高职高专护理专业"十二五"规划教材

总主编 王维利

Nursing

内科护理学

NEIKE HULIXUE

主 编 王荣俊 毕清泉

副主编 张 静 余江萍 童晓云

编 者 （以姓氏笔画为序）

王荣俊（合肥职业技术学院）

方 琼（合肥职业技术学院）

毛丽英（皖南医学院）

刘凤云（阜阳职业技术学院）

毕清泉（安徽医科大学）

吴 丹（安徽医科大学第二附属医院）

余江萍（安庆医药高等专科学校）

余新超（安徽理工大学）

张 静（蚌埠医学院）

项 茹（安徽医科大学）

洪静芳（安徽医科大学）

童晓云（合肥职业技术学院）

程桐花（皖西卫生职业学院）

樊 军（宣城职业技术学院）

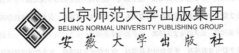

北京师范大学出版集团
BEIJING NORMAL UNIVERSITY PUBLISHING GROUP
安徽大学出版社

图书在版编目(CIP)数据

内科护理学/王荣俊,毕清泉主编. —合肥:安徽大学出版社,2011.9(2014.6重印)

ISBN 978-7-5664-0111-3

I.①内… Ⅱ.①王…②毕… Ⅲ.①内科学:护理学 Ⅳ.①R473.5

中国版本图书馆 CIP 数据核字(2011)第 076768 号

内科护理学

王荣俊　毕清泉 主编

出版发行:北京师范大学出版集团
　　　　　安 徽 大 学 出 版 社
　　　　　(安徽省合肥市肥西路 3 号 邮编 230039)
　　　　　www.bnupg.com.cn
　　　　　www.ahupress.com.cn
印　　刷:中国科学技术大学印刷厂
经　　销:全国新华书店
开　　本:184mm×260mm
印　　张:40.5
字　　数:981 千字
版　　次:2011 年 9 月第 1 版
印　　次:2014 年 6 月第 3 次印刷
定　　价:63.00 元
ISBN 978-7-5664-0111-3

策划统筹:李 梅 钟 蕾　　　　　　装帧设计:李 军
责任编辑:钟 蕾 武溪溪　　　　　　责任印制:赵明炎

编写说明

受安徽大学出版社之邀,安徽医科大学护理学院携手全省高校护理学院(系)、医学专科院校护理系的教师和部分医院临床高级护理人员,共同编写了这套护理学专科专业教材。编写这套教材的目的很明确:一是为安徽省护理专业的教材建设打下基础;二是为安徽省护理专业教师提供一个教学交流的平台;三是为安徽省护理学科"十二五"规划的完成与发展做出贡献。编写全程都做了精心的设计。本套教材的编写思路和要求如下:

● **态度知识技能并重** 学做人——是教育的基本要求,也是职业教育的重点;尊重他人与自己、认知社会与职业,提高学生的情商反映在教学的每一个环节;教师有责任以课堂教学为平台、以教材为媒介,帮助学生提高情商,帮助学生认知护理专业的职业价值;这在每册教材的每一章学习目标和内容中都有所体现。学知识——是学生的主要任务;能提高学生获取知识的积极性是优秀教材的特性之一;本套教材期望通过新颖活泼的编写方式来予以体现。学技能——是学生应用知识从事护理职业的关键。技能按其性质和表现特点,可区分为动(操)作技能和智力技能(如归纳、演绎、分析、写作之类)两种。护理专业学生的操作技能培养与教材中操作原则、流程的编写密切相关,而智力技能涉及教材内容编写的方方面面,我们强调在教材编写中,注意各种技能之间的相互影响,努力以学生已形成的技能来促进其新技能的形成,即技能正迁移;在教材内容编写中做到明确、准确、精确、有意义、有逻辑、有系统,前后呼应,融会贯通,避免学生已形成的技能阻碍了新技能的形成,即技能负迁移,这是本教材努力追求的。

● **编写体例新颖活泼** 学习和借鉴优秀教材特别是国外精品教材的写作思路、写作方法以及章节安排;摒弃传统护理专业教材中知识点表述按部就班、理论讲解抽象和枯燥无味的弊端;学习和借鉴优秀人文学科教材的写作模式,风格清新活泼。抓住学生的兴趣点,让教材为学生所用,便于学生自学,尤其是避免学生面对教材、面对专业课程产生畏难情绪。

● **注重人文知识与专业知识的结合** 教材中适当穿插一些有趣的历史和现实事例;注重教材的可读性,改变专业教材艰深古板的固有面貌,以利于学生在学习护理专业知识的同时,提高其人文素质素养,起到教书育人的作用。

● **以学生及职业特征为本** 现代教育观和职业教育规范要求我们教师在编写这套教材时,努力做到以学生为中心,以学生未来从事的护理职业特征为本,并且考虑到医疗卫生改革的现状和临床护理发展变化的趋势。在教材编写中多设置提问、回答等互动环节,为学生参与教学提供必要条件;教材发挥的作用是在学生听教师授课的同时,还要自己动手、动脑;强调锻炼学生的思维能力以及运用知识解决问题的能力。

● **与时俱进更新教材内容** 将最新的知识吸收到教材中。教材中用到的示意图、实物图、实景图、流程图、表格、思考题等都要注重其前沿性,让学生开拓知识视野。

目前,我国护理学已由原来医学一级学科下设的二级学科增列为国家一级学科,这为我国护理专业的发展提供了很好的契机。在这套教材出版后,我们期望全体参加编写教师仍然能保持团队合作的精神,安徽医科大学护理学院愿意继续携手安徽省医学院校护理专业各学科教师,以校际学科教研组的形式开展学科学术研究和教学合作与交流,共同讨论使用本套教材时发现的问题与解决问题的方法,为这套教材再版做好准备。

王维利

2011 年于合肥

前　言

　　为了适应医学高职高专教学改革和全面推进素质教育的需要,基于对以往《内科护理学》教材的反思,在内科护理学课程改革与建设的实践中,进一步发展和完善我国高职高专层次的内科护理学教材,使其不仅在内容上切实体现学科培养目标及学科发展需要,而且在学时匹配上亦要符合高职高专课程计划的要求。因此,在医学高等职业技术教育系列教材编审委员会的指导下,本着"以就业为导向、以能力为本位、以发展技能为核心"的职教理念,以适应岗位需要为目标,突出应用性、实践性的原则,并参照2011年护士执业资格考试大纲,编写了三年制高职高专护理学专业"十二五"规划教材《内科护理学》。

　　1.教材内容坚持"三基"(基础理论、基本知识、基本技能)、"五性"(思想性、科学性、先进性、启发性、适用性)原则,一方面反映了医学和护理学的新知识和新技术;另一方面又立足于培养目标,突出针对性和应用性,以应用为主旨,把握教学内容的深度、广度,突出护理教材的特色。

　　2.实施教学内容的结构改革。每节中的"疾病病人的护理"的教学内容,按护理的基本程序进行编写,最后将本节内容进行概括、总结,即"重点提示",以帮助学生更好地掌握重点知识。每章"重点疾病"节前提供典型案例,以个案情景导入课程内容,体现理论联系实际的教学理念。

　　3.各系统疾病的诊疗护理技术,分别附于相关的"疾病病人的护理"之后,使其与该节的教学内容结合得更加紧密。

　　全书共10章,内容分别是绪论、呼吸系统疾病病人的护理、循环系统疾病病人的护理、消化系统疾病病人的护理、泌尿系统疾病病人的护理、血液系统疾病病人的护理、内分泌及代谢疾病病人的护理、风湿性疾病病人的护理、神经系统疾病病人的护理、传染病病人的护理。本教材主要供高职高专护理学专业学生使用,同时可供其他层次从事护理教学及临床护理工作者参考。

在编写过程中,全体编者本着认真负责的态度参与编写,参阅了国内有关教材和专著,并得到各编者所在院校的大力支持,在此一并表示诚挚的谢意。由于时间紧迫,编者的能力和水平有限,加之改革的框架结构是初步尝试,教材中难免存在错误和疏漏之处,恳请使用本教材的同仁和学生提出宝贵意见,以求再版时改进和完善。

王荣俊

2011 年 3 月

目录

93 第三章 循环系统疾病病人的护理

185　第四章　消化系统疾病病人的护理

263　第五章　泌尿系统疾病病人的护理

433　第八章　风湿性疾病病人的护理

460 第九章　神经系统疾病病人的护理

542　第十章　传染病病人的护理

第一章

绪 论

本章学习目标

1. 了解内科护理学的概念、范围、结构和内容。
2. 掌握内科护理学的学习目的、方法和要求。
3. 熟悉现代护士应具备的职业素质。

一、内科护理学的性质和内容

内科护理学是研究内科病人的生理、心理和社会等方面健康问题的发生发展规律,运用先进的护理理念和整体护理程序诊断和处理病人的健康问题,以恢复和保持病人健康的一门临床护理学科,是建立在基础医学、临床医学和人文科学基础上的一门综合性应用学科。内科护理学所阐述的内容,在临床护理学的理论和实践中具有普遍意义,是临床各科护理学的基础。它与社区护理、老年护理、急救护理等临床各科护理均有着密切的联系。随着医学模式从"生物医学模式"向"生物－心理－社会医学模式"转化,整体护理观的形成,护理实践的范围从医院向社区、从人的疾病向病人再到所有的人扩展,护理对象也从个体向群体扩展。随着高新医学技术的发展,内科护理学的内容也在不断更新和发展。

内科护理学是护理专业开设的一门核心课程,涉及范围广、内容丰富,知识体系整体性强,涵盖了呼吸系统疾病、循环系统疾病、消化系统疾病、泌尿系统疾病、血液及造血系统疾病、内分泌代谢性疾病、风湿性疾病、神经系统疾病、传染病病人的护理。本教材的基本结构是:每个系统或每类疾病是按照护理程序的框架、运用护理专业语言进行编写的。概述包括常见症状体征的护理、常见疾病病人的护理、常用诊疗技术的护理等;每个章节都比较全面地阐述了疾病的病因和发病机制、病理、临床表现、治疗原则和要点;护理评估从健康史(包括病因、诱因、既往史和个人史等)、身体状况(包括症状和体征、辅助检查)和心理社会状况三个方面进行阐述;护理措施包括休息和环境、饮食护理、病情观察、用药护理、对症护理、特殊护理、心理护理等七个方面,并作详细论述;而护理诊断或问题、护理目标和评价,针对性较强,仅作简要论述。且在每种疾病后面都附有健康教育知识。其内容坚持"三基"(基础理论、基本知识、基本技能)、"五性"(思想性、科学性、先进性、启发性、适用性)原则,坚持理论与实践相结合,突出护理教材的个性特征,体现"以人的健康为中心"的护理理念和整体护理的科学内涵,以利于学生积极地参与到阅读和教学过程中来,把学生培养成为具有熟练职业技能和高尚职业道德的高素质实用型人才。

二、内科护理的影响因素及发展趋势

内科护理学的发展与医学的发展密切相关。近年来,医学各个领域都取得了长足的发展。这些发展对护理学,特别是内科护理学的发展有着深远的影响。故护理人员只有不断学习、不断更新知识与理念,才能适应医学飞速发展的新形势。

(一)内科护理的影响因素

1.社会需求变化对内科护理的影响 随着科学的飞速发展、社会的进步、人民物质文化和生活水平的不断提高,疾病谱发生了明显的变化。在我国,原先的一些传染病、寄生虫病已基本控制,某些地方病的发病率也明显下降,而心脑血管疾病、恶性肿瘤、慢性支气管炎、糖尿病、高血压病等与生活方式、环境因素有关的疾病,以及某些性传播疾病则呈上升趋势。人民群众对卫生保健服务的要求不仅仅是要求治疗疾病,更重要的是促进和维护健康、预防疾病。这些变化促使医学模式由"生物医学模式"向"生物-心理-社会医学模式"转变。与此相适应的以整体的"人的健康为中心"的现代护理观也取代了传统的以疾病护理为中心及以病人护理为中心的护理观。内科护理的任务扩展到促进健康、预防疾病、协助康复、减轻痛苦的人的生命全过程中,以满足整体的人的生理需求、心理文化需求、精神需求及环境需求。护士的角色也从护理提供者转变为护理计划者、管理者和协调者以及健康教育者。这就对护士的综合素质提出了更高的要求,护理人员只有树立全新的护理理念,主动学习新知识,提高职业技能,才能适应医学模式的转变。

2.医学发展对内科护理的影响 临床医学的飞速发展,尤其是内科学的发展,促进了内科护理学的发展,具体表现在以下几个方面。

(1)病因和发病机制方面 随着基础医学研究的不断深入,人们对许多疾病,特别是内科疾病的病因、发病机制有了进一步的认识,并努力从免疫学、遗传学、细胞生物学、分子生物学等角度认识内科疾病的发病机制。护理人员作为护理事业的规划者、管理者、实施者和健康教育者,只有掌握这些知识,才能深入认识这些疾病,更好地指导护理实践,有的放矢地对病人进行健康教育。

(2)诊断技术方面 内科疾病的诊断技术也有了很大进展。实验室检查技术,如酶联免疫吸附测定、病原体的 DNA 和 RNA 测定、聚合酶链反应(PCR)等,现代影像技术,如电子计算机 X 线体层摄影、磁共振显像(MRI)、数字减影血管造影(DSA)、放射性核素检查、超声波诊断技术等,均有助于内科疾病的诊断。以上诊断技术的不断更新,要求护士必须了解这些检查手段的基本原理和检查适应证、禁忌证,并做好检查前后的护理工作和检查中的护理配合。

(3)病情监测方面 现代临床应用于病情监测的仪器也在不断更新,如心、肺、脑监护仪应用于心、肺、脑功能的许多指标的监护与报警,提示医护人员发现病情的变化,从而为及时抢救病人争取了时间,提高了抢救的成功率。对于这些监护系统,内科护士要了解其简单原理、用途,会熟练使用,并能对监护系统的仪器设备进行正常维护,及时发现仪器出现的故障,并进行简单的检修。

(4)治疗和预防方面 近年来,内科疾病防治方面也在不断发展。临床上新的有效的治疗药物,如第四代头孢菌素、新一代喹诺酮、人工合成胰岛素、人生长激素和组织型纤溶酶原激活剂等不断出现,为许多疾病的治疗提供了极有效的帮助。另外,机械通气技术、血液净化技术、脏器移植技术、心脏起搏技术、介入治疗技术等逐步广泛应用于临床,都需要护理人员的参与和配合,协助医生共同完成。护理人员必须认真学习相关知识,做好相应的护理工作。如使用新药,护理人员要了解其药理作用、使用注意事项及副作用,做好病人用药护理;对于新的治疗器械的应用,护理人员也要了解其基本原理,熟练掌握其技术操作环节,做好治疗前、中、后的护理。

(二)内科护理的发展趋势

1.体现人文性 随着社会的发展和人民生活、文化水平的不断提高,人民对健康的需求不断增多,一方面对医疗保健服务的质量要求不断提高,另一方面对医疗保健中的人文关怀的要求日益增加,希望得到更好的医疗服务以提高生命质量。因此,如何培养临床护理人员的人文关怀思想,正确认识人的价值、理解生命的意义,是内科护理未来发展的趋势,如尊重病人的权利和情感、人格和隐私,满足病人的个性和需求,关心和爱护病人,实施人文关怀护理,为病人提供体贴入微、技术娴熟的人性化服务,以满足广大人民群众对健康的需求。

2.大力开展社区护理、家庭护理,突破传统护理的局限性 从促进健康、预防疾病的角度开展社区卫生服务,是提高整体人群的健康水平和国民健康指标的有效措施。1997年1月15日,《中共中央、国务院关于卫生改革与发展的决定》明确提出,要积极开展社区卫生服务,逐步形成功能合理、方便群众的卫生服务网络。1999年1月,卫生部根据我国国情提出要优化卫生资源配置、大力发展社区卫生服务。而社区护理作为社区卫生工作的重要组成部分,也就成为护理专业发展的一个重要领域。

3.护理教育事业的相应改革 随着护理事业的发展,护理工作范围的扩大,护理工作者将迎来新的挑战。目前的护士数量和质量虽然已有所增加和提高,但还远远不能满足社会的需要。原有的护理教育存在着课程设置不能适用护理模式的转变、人文学科薄弱、学员基础知识不足等问题。面对先进的监护设备和新的治疗方法,临床护士必然会感到知识的匮乏,渴望学习新知识的愿望日益增强,学习气氛将会空前高涨。

4.护理科研的蓬勃开展 随着护理实践的发展、教育水平的提高及护理模式的转变,现在的临床护理已不再是完全从属于临床医学的一部分,而是一门独立存在的学科。护理研究是临床护理发展的动力,对护理知识体系的发展有着深远的影响。只有充分应用科学研究成果,才能建立和发展护理学科的理论体系,丰富护理学科的知识和技能,提高护理服务质量和学术水平,发挥独立学科应有的作用,开创护理学科的新局面。因此,研究方向的设定、研究方法的改进、研究成果的交流和实践中的推广都是其重要内容。护理人员有责任和义务通过科学研究改进护理方法,推动护理学的发展。

三、内科护理人员的角色作用及要求

随着护理学的发展以及护士专业角色的扩展,社会和健康服务对象对护士素质要求也越加严格。21世纪的临床护士只有具备以下基本素质,才能适应人类对健康的需求和护理事业的发展。

1.具有丰富的专业知识　护士不但应具备基础医学知识、护理专业知识,还应掌握广泛的社会、人文知识、外语和电子计算机应用技能,以及其他必要的现代科学发展的新理论、新技术,要不断更新专业知识和技术,具有实事求是、勇于钻研的科学精神。

2.具有高度的责任心和良好的职业道德　护理工作的特殊性要求护士有全心全意为人民服务的思想和自爱、自尊、自强、自制的品质。做事认真细致,敢于承担责任,热爱护理工作,尊重病人,热爱病人,忠于职守,遵守护理的职业道德规范和伦理原则。

3.具有较强的护理技能　掌握合理的知识结构、较完整的护理专业理论知识和较强的护理操作技能;具有敏锐的观察能力和综合、分析、判断能力及护理教育和护理科研能力;能根据护理程序对护理对象实施整体护理,解决其身心健康问题。

4.具有健全的体魄、开朗的性格和饱满的精神状态　具有健全的体魄和良好的职业形象,举止端庄大方、活泼、亲切、真诚,动作轻盈敏捷,着装整洁素雅,要有健康的心理,要乐观开朗、情绪稳定、胸怀豁达。有良好的人际关系,同仁间相互尊重,团结协作。同时,护士自身应有健康的生活方式,为他人起表率作用。

5.具有人际沟通和教育的知识和能力　护士能运用良好的沟通技能提供高质量的护理服务,并与其他健康保健人员有效合作。同时,应用教与学的知识和原理进行健康教育,使人们转变健康观念,采取促进、维持和恢复健康的有效措施。

6.具有解决问题的能力　能识别和处理人的健康问题是护士的基本素质。当遇到特殊情况时,护士应能判别问题所在,果断做出决策,采取有效的解决措施。护理研究是解决问题的基本方法。

7.能做到移情和保持敏感　护士应从服务对象的角度考虑和理解所发生的情况,对病人要体贴、关爱,对病人的各种需求应保持敏感的态度,及时发现和解决问题。

8.具有自我评价的能力　专业护士要对自己有正确的评价,了解自身的长处和潜力以及弱项和缺点,以便在工作中扬长避短,不断发展。

四、评判性思维在内科护理中的应用

评判性思维是指个体在复杂的情景中,能灵活地运用已有的知识、经验,对问题及解决方法进行选择、识别,在反思的基础上进行分析、推理,做出合理判断和正确取舍的高级思维方法和形式。评判性思维在内科护理工作中的应用主要表现在以下几个方面。

1.促进现代护理观的形成　目前,不少护士还认为,护理是从属于临床医学的一门学科,从而导致护士工作的从属性、依赖性、缺乏主动性。而主动性正是评判性思维的基础。因此,在护理实践中,护士应转变护理理念,变被动为主动,逐步形成现代护理观,主动、自觉地为病人提供整体的、满意的护理服务。

2.提高护理程序的实施质量　护理程序是一种整体护理观的临床思维方法,需要用科学分析和判断信息资料的能力,做出科学的判断,这种有意识的、自觉的思维模式就是评判性思维模式。所以,在护理程序的实施过程中有机地融入和运用评判性思维,可以有效地提高护理程序实施的质量和水平。这就要求护理工作者对于护理程序中的每一个步骤都要应用评判性思维技巧。在护理评估阶段,要认真仔细地观察、分析,区分病人的资料是否与健康问题有关,判断资料是否重要,整理和组织核实资料,并根据护理理论框架进行正确的分类;在护理诊断阶段,需要找出线索和线索之间的联系,做出合理的推论,形成护理诊断,这个过程就是评判性思维的过程;在护理计划阶段,护士作为一个评判性思维者,根据已具备的知识和经验及病人的情况,做出"可能的"或"有危险的"护理诊断,做出合理的选择,为病人制定预期目标、评价护理效果的标准,分析判断相关因素,制定护理措施;在护理实施阶段,护士运用护理和相关学科的知识和原理为病人解决问题;在护理评价阶段,护士同样要用评判性思维,通过观察收集资料,将收集的资料与评价标准比较,以判断预期目标是否达到。

3. 提高健康教育的服务水平　在护理健康教育中,评判性思维贯穿于健康教育的每一个环节,可使健康教育的内容和方法更符合病人的需求。护士首先要对病人的基本情况进行归纳、总结,进行评判性的思维活动,找出病人存在的问题和矛盾,对病人进行有效的个性化宣传,更好地提高健康教育的效果。

4. 培养护士的整体素质　我国传统的护理教育比较注重理论与技术操作的学习和培养,而较忽视思维的训练,在认识问题、分析问题、解决问题的意识和能力上还有很大差距,以至于使学生缺乏创造性思维的素养,从而阻碍了护理人员潜能的发挥。在新的护理形势下,护理教育不仅是护理知识的学习过程,还要求学生获得解决问题的能力。因此,注重学生评判性思维的培养是内科护理教学中的重要内容。

五、学习内科护理学的目的、方法和要求

学习内科护理的目的是使学生建立"以人的健康为中心"的护理理念,理解整体护理的科学内涵,能运用临床护理的基础理论、基本知识和基本技能,以护理程序为导向,实施整体护理,以解决健康问题,为维护和增进人民健康,为护理对象减轻痛苦、促进康复提供护理服务。

本课程的学习要注意理论学习、临床见习和毕业实习三个环节。理论学习通过课堂讲授进行;临床见习一般采用课间见习的方式进行,主要是配合课堂教学进行案例示教、护理查房、病例讨论,指导学生进行收集资料、书写护理病历及计划的练习等;毕业实习是在临床带教老师的指导下,通过对内科病人实施整体护理,把所学的理论和技能运用于临床实践中。在理论学习环节,学生应注意理论知识学习的系统性、完整性,积极参与到教师的互动式教学活动中,并充分利用现代化的教学手段,以便开发思维,加深对教学内容的理解。临床见习和毕业实习均为实践教学环节,是理论联系实际的重要过程,学生应积极主动参与,充分锻炼自己的实际工作能力,加强人际沟通能力和评判性思维能力的培训,并注意培养自己的职业道德素养,树立良好的职业形象。学习内科护理的方法具体有:

1. 以课堂教学目标为导向　采用课堂讲授、自学、讨论、示教、临床见习和实习等形式,启发诱导,因材施教,发展智力,培养能力,充分应用现代化的教学手段开展教学活动,如多媒体教学等。

2. 加强"三基"学习　内科护理是护理专业的核心课程,与基础医学和临床医学课程有着密切联系,学好本课程的前提就是掌握相关知识,加强"三基"学习。掌握"三基"就是要解

决对病人做什么护理、怎样护理以及为什么要这样做等问题。只有这样,才能更好地运用所学的理论知识和实践技能为病人提供有效的整体护理服务。

3.坚持理论与实践相结合的原则　内科护理的突出特点是实践性非常强。因此,学生不仅要认真学习书本上的理论知识,还要通过教学见习和临床实习,将理论知识应用于实践,以解决临床上的实际问题,同时在实践中应树立尊重病人、关爱病人、以病人为中心的服务意识。针对学习和实践中遇到的问题,能通过查阅资料、综合分析等加以解决。认真完成实习中的各项任务,努力形成护理思维,提高职业能力。

通过本课程的学习,学生应达到如下目标:

1.知识目标

(1)了解或熟悉常见内科疾病的概念、病因和发病机制、临床特点、治疗原则。

(2)了解常见内科疾病病人的护理目标和护理评价。

(3)掌握常见内科疾病病人的护理评估、护理诊断或问题、护理措施和健康教育内容。

(4)熟悉内科常见急危重病人的抢救原则和抢救配合。

2.能力目标

(1)能运用所学的理论知识,应用评判思维的方法,对常见内科疾病病人进行护理评估,确定护理问题,制定护理目标和计划,并根据护理计划对病人实施整体护理。

(2)具有能对常见内科疾病病人的病情变化和治疗反应进行观察和初步分析处理的能力。

(3)能按照护理操作规程,对病人进行内科常用护理技术操作。

(4)具有向个体、家庭、社区提供保健服务和开展健康教育的能力。

(5)能在教师指导下,对急危重症病人进行初步应急处理和抢救配合。

3.思想教育目标

(1)树立"以人的健康为中心"的护理理念及全心全意为护理对象服务的观念,表现出对护理对象的高度责任心、同情心和爱心。

(2)具有认真刻苦、勤奋好学的学习态度,要反应敏捷,具有严谨、求实、细致的工作作风以及良好的职业道德精神。

(3)具有学习尝试护理领域的新理论、新方法和新技术的创新意识。

(4)具有先进的护理理念,自觉地按照整体护理程序开展护理工作。

课后思考

1.简述内科护理学的概念。

2.简述内科护理的学习目的、方法和要求。

3.现代护士应具备的职业素质有哪些?

(王荣俊)

第二章
呼吸系统疾病病人的护理

第一节　呼吸系统疾病病人常见症状体征的护理

本节学习目标

1. 掌握咳嗽与咳痰、咯血、肺源性呼吸困难的基本概念、评估内容及护理措施。
2. 熟悉以咳痰、咯血、肺源性呼吸困难主诉的病人需要实施的实验室检查。
3. 了解咳痰、咯血、肺源性呼吸困难的病因和发病机制。
4. 体现护士的爱伤精神和人文关怀,尊重病人的身心需求。

呼吸系统疾病的常见症状有咳嗽与咳痰、呼吸困难、咯血等。

一、咳嗽与咳痰

咳嗽与咳痰(cough and expectoration)是呼吸系统疾病最常见的症状之一,是人体的一种反射性保护动作。借咳嗽反射可将呼吸道内的分泌物和异物从口腔排出。痰是气管、支气管的分泌物或肺泡内的渗出物,借助于支气管黏膜上皮细胞的纤毛运动、支气管平滑肌的收缩及咳嗽时的气流冲动,将呼吸道内的分泌物从口腔排出的动作称为咳嗽。剧烈、频繁、持久的咳嗽,是肺气肿形成的一个因素,并可诱发自发性气胸;频繁的咳嗽常常影响病人的睡眠,消耗体力,不利于疾病的康复。

(一)护理评估

1.健康史　了解有无呼吸系统感染,如青壮年长期咳嗽者应注意肺结核、支气管扩张。男性40岁以上,尤其有吸烟嗜好的,应考虑慢性支气管炎、阻塞性肺气肿,并应警惕支气管肺癌。对肺部有毒物质的职业或个人史,如接触各种粉尘、发霉的干草、吸入花粉或进食某些食物时会出现喷嚏,剧烈运动后出现胸闷、气紧等,以上可提示肺部变应性疾病;询问吸烟史、有无生食溪蟹等可能引起肺部寄生虫的饮食史;是否使用过可导致肺部病变的某些药物,如博莱霉素、胺碘酮可引起肺纤维化,血管紧张素转换酶抑制剂可引起顽固性咳嗽,受体阻断药可引起支气管痉挛等;某些疾病如支气管哮喘是否有家族史。

2. 身体状况

(1)症状 ①干咳或刺激性呛咳:见于急性上呼吸道感染、急性支气管炎、呼吸道异物、慢性咽喉炎、肺结核和支气管肺癌早期等;咳嗽多痰见于慢性支气管炎、支气管扩张、肺脓肿、肺寄生虫病、肺结核有空洞者。②咳嗽时间:晨间咳嗽多见于上呼吸道慢性炎症、慢性支气管炎、支气管扩张等。夜间咳嗽多见于肺结核、心力衰竭。③咳嗽音色:短促的轻咳、咳而不爽者多见于干性胸膜炎、胸腹部创伤或手术后,病人在咳嗽时常用手按住患处以减轻疼痛;伴金属音的咳嗽,应警惕肿瘤;嘶哑性咳嗽见于声带炎症或因肿瘤肿块压迫喉返神经所致。④咳嗽与体位:支气管扩张、肺脓肿的咳嗽与体位改变有明显的关系;脓胸伴支气管胸膜瘘时,在一定体位、脓液进入瘘管时可引起剧烈咳嗽;纵隔肿瘤、大量胸腔积液病人,改变体位时也会引起咳嗽。⑤痰液特征:白色黏痰见于慢性支气管炎、支气管哮喘;黄色脓性痰常提示合并感染;血性痰见于支气管扩张、肺结核、支气管肺癌等;痰量增多反映支气管和肺的炎症在发展,痰量减少提示病情好转;若痰量减少,而全身中毒症状反而加重、体温升高,提示排痰不畅;典型的支气管扩张病人有大量脓性痰;痰有恶臭,提示厌氧菌感染。

(2)体征 评估病人生命体征、精神状态、营养状况、皮肤颜色有无异常。呼吸系统疾病多与感染有关,病人常有体温升高、脉率增快;肺性脑病病人出现意识障碍;慢性呼吸衰竭、肺结核病人出现消瘦或体重下降;缺氧时出现发绀、二氧化碳潴留时皮肤潮红等;有无鼻翼扇动、鼻窦压痛、牙龈红肿、扁桃体肿大、气管移位、颈静脉充盈、淋巴结肿大;是否有皮下气肿、胸壁和胸部压痛等表现;有无异常呼吸运动、呼吸频率、节律和深度的变化;是否有桶状胸等胸廓异常;有无触觉语颤增强或减弱、胸膜摩擦感;是否有叩诊音异常;有无异常呼吸音及干、湿啰音,胸膜摩擦音等。

(3)实验室及其他检查 进行血、尿、粪常规,影像学,支气管镜,肺功能等检查。此外,根据病情可选择性地进行心电图、肝肾功能等检查,以协助病因诊断。

3. 心理-社会状况 长期或剧烈的咳嗽可导致病人出现头痛、精神萎靡、食欲不振、睡眠障碍、呼吸肌疲劳和酸痛等。体格虚弱或咳嗽无力者、昏迷病人及痰液黏稠时,会导致病人排痰困难,影响治疗效果;长期或剧烈的咳嗽,可引起病人精神紧张、焦虑;常年反复的咳嗽、咳痰,容易使病人对治疗丧失信心,产生抑郁等不良情绪。

(二)护理诊断/问题

1. 清理呼吸道无效 与痰液黏稠量多、无效咳嗽引起痰液不易排除有关。
2. 有窒息的危险 与意识障碍、无力排痰、呼吸道分泌物增多阻塞气道有关。
3. 睡眠型态紊乱 与夜间频繁咳嗽影响睡眠有关。

(三)护理目标

病人能摄入足够的液体,痰液稀薄,容易咳出;食欲增加,营养状况逐渐改善。

(四)护理措施

1. 休息与环境 提供整洁、舒适环境,减少不良刺激。保持室内空气新鲜、洁净,维持合适的室温(18～20℃)和湿度(50%～60%),避免诱因。

2.饮食护理　对于慢性咳嗽者,给予高蛋白质、多维生素及足够热量的饮食。注意病人的饮食习惯,保持口腔清洁,避免油腻、辛辣等刺激性食物,少食多餐,增强食欲。一般每天饮水 1500ml 以上,因足够的水分可保证呼吸道黏膜的湿润和病变黏膜的修复,利于痰液稀释和排出。

3.病情观察　密切观察咳嗽、咳痰情况,详细记录痰液的色、量、质,正确收集痰标本,及时送检,防止病菌传播。

4.用药护理　按医嘱静滴或口服抗生素、止咳祛痰药物,指导病人正确使用超声雾化或蒸汽吸入,掌握药物的疗效和副作用,不滥用药物,排痰困难者勿自行服用强镇咳药。

5.对症护理　促进有效排痰。

(1)指导病人有效咳嗽　协助病人坐于床上,指导病人深吸气后屏气 3 秒,用力将痰咳出;也可以让病人坐在椅上,屈膝,腹部与膝之间垫枕,上身前倾,指导病人深吸气后屏气 3 秒,双上肢挤压腹部处枕头的同时,用力将痰咳出。

(2)湿化和雾化疗法　适用于痰液黏稠而不易咳出者。保持体液平衡是最有效的祛痰措施。鼓励病人多饮水,每日饮水 1500ml 以上,同时注意湿润空气,湿化痰液,便于排出。

(3)胸部叩击　每1～2 小时改变体位 1 次,便于痰液引流。必要时用手或"自动叩击器"在胸廓肺区处进行叩击(图 2-1)。使痰液松动,利于咳出。此法尤其适用于长期卧床、久病体弱、排痰无力的病人。

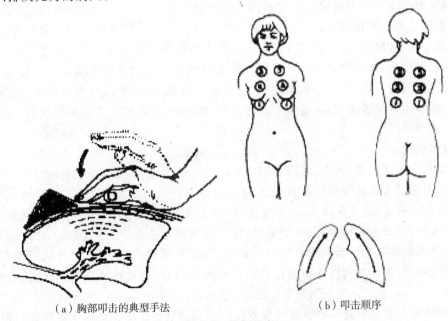

（a）胸部叩击的典型手法　　　　　　（b）叩击顺序

图 2-1　胸部叩击

(4)体位引流　体位引流是利用重力作用使肺、支气管内分泌物排出体外,又称重力引流。适用于肺脓肿、支气管扩张等有大量痰液而排出不畅的情况。禁用于呼吸功能不全、有明显呼吸困难和发绀者,近1～2 周内曾有大咯血史,严重心血管疾病或年老体弱和气胸等。

(5)机械吸痰　适用于无力咳出黏稠痰液,意识不清或排痰困难者。可经病人的口、鼻腔、气管插管或气管切开处进行负压吸痰。

6.心理护理　长期或剧烈的咳嗽,可引起病人精神紧张、焦虑、抑郁等不良情绪。医护人员给予精神安慰,建立良好的护患关系,取得病人的信任。

（五）健康教育

加强原发病的防治;寒冷季节或气候突变外出时,注意保暖,可戴口罩或防寒面具;戒烟;加强体育锻炼,增强体质,避免进入空气污浊的公共场所。

（六）护理评价

病人能否摄入足够的液体,痰液是否稀薄,是否容易咳出;食欲是否增加,营养状况有无逐渐改善。

二、肺源性呼吸困难

呼吸困难(dyspnea)是指当病人感到空气不足或呼吸急促,出现呼吸用力、呼吸肌或辅助呼吸肌参与呼吸运动,同时呼吸频率、节律与呼吸深度均发生变化的现象。呼吸困难是临床上重要的症状和体征。

（一）护理评估

1.健康史　了解呼吸困难时应注意:①起病缓急:突发者多见于呼吸道异物、张力性气胸等;起病较急者应考虑肺水肿、肺不张、气胸、大叶性肺炎。起病缓慢者多为慢支、阻塞性肺气肿、肺心病、肺结核等。②有无诱因:支气管哮喘发作可有过敏物质接触史,与活动有关者常见于心脏疾病、肺气肿、尘肺,自发性气胸者多有过度用力或屏气史。③年龄、性别:儿童期应考虑呼吸道异物、急性呼吸道感染、先天性心肺疾病;青年人多为肺结核、胸膜疾病;女性突发呼吸困难应考虑癔症;老年人多为肺癌、肺气肿、冠心病。④遵医嘱用药,治疗后症状有无缓解等。

2.身体状况

（1）症状　有无咳嗽、咳痰、胸痛、发热、神志改变等;重度体力活动引起的呼吸困难为轻度,轻度体力活动所致的呼吸困难为中度,休息时也有呼吸困难为重度。

（2）体征　神志:病人烦躁不安、神志恍惚、谵妄或昏迷,见于严重缺氧、二氧化碳潴留或重症颅脑疾病;严重者表情痛苦、鼻翼扇动、张口呼吸或点头呼吸;肺气肿病人常缩唇吹气;缺氧引起呼吸困难常有口唇发绀。呼吸的频率、深度和节律:轻度呼衰时呼吸可深而快,严重时呼吸浅而慢;神经精神性呼吸困难常出现呼吸慢而深、潮式呼吸或间歇呼吸;有无辅助呼吸肌参与呼吸运动、"三凹征"、异常呼吸音、哮鸣音、湿啰音等。

（3）实验室及其他检查　动脉血气分析有助于测定低氧血症和二氧化碳潴留的程度。X线胸片、CT可检查有无肺炎、肺结核、肺不张、肺癌、气胸或胸腔积液等。肺功能测定了解肺功能的基本状态,明确肺功能障碍的程度和类型。

3.心理-社会反应　有无紧张、疲乏、注意力不集中、失眠、抑郁、焦虑或恐惧的心理等。

（二）护理诊断/问题

1.气体交换受损　与呼吸道痉挛、呼吸面积减少、换气功能障碍有关。

2.活动无耐力　与日常活动时供氧不足、疲乏有关。

（三）护理目标

病人呼吸困难程度减轻；能进行有效的休息和活动，活动耐力逐渐提高。

（四）护理措施

1.休息与环境　采取半卧位或端坐位，提供安静舒适、空气洁净的环境，合适的温度和湿度，哮喘病人应避免接触过敏原，如尘螨、刺激性气体、花粉等。

2.饮食护理　保证每日摄入足够的热量，宜进食富含维生素、易消化食物，避免刺激性强、易于产气的食物，防止便秘、腹胀而影响呼吸。对张口呼吸、痰液黏稠者，补充足够水分，并做好口腔护理。

3.病情观察　动态观察病情变化，及时发现和解决病人异常情况，监测动脉血气分析。

4.用药护理　遵医嘱应用支气管舒张药、抗菌药物、呼吸兴奋剂等，观察药物疗效和副作用。

5.氧疗和机械通气　按医嘱正确氧疗，根据不同疾病、严重程度，选择合理的氧疗或机械通气的方式，以缓解症状。氧疗是纠正缺氧、缓解呼吸困难的一种最有效的治疗手段。临床上根据病人病情和血气分析结果采取不同的给氧方法和给氧浓度：一般缺氧而无二氧化碳潴留者（PaO_2 50～60mmHg），可用一般流量（2～4L/min）、浓度（29%～37%）给氧；严重缺氧而无二氧化碳潴留者（PaO_2 40～50mmHg），可用面罩短时间、间歇高流量（4～6L/min）、高浓度（45%～53%）给氧；缺氧而有二氧化碳潴留者（PaO_2＜60mmHg，$PaCO_2$＞50mmHg），可用持续低流量（1～2L/min）、低浓度（25%～29%）给氧。

6.心理护理　因呼吸困难可引起病人烦躁不安、恐惧，而不良情绪反应又会加重呼吸困难，所以医护人员应陪在病人身边，适当安慰病人，使病人保持情绪稳定和增强安全感。

（五）健康教育

1.疾病知识宣教　积极防治原发病，减少活动量，保证休息。避免接触过敏原等。保持口腔、鼻腔清洁，预防感染。指导病人掌握各种药物的正确使用方法及注意事项。

2.生活指导　指导病人进食易消化、不易发酵的食物，禁烟、酒，保持大便通畅，避免劳累，少讲话。教会病人观察呼吸困难的各种表现，严重时应及时就医。

（六）护理评价

病人发绀是否减轻，呼吸频率、深度和节律是否趋于正常或呼吸平稳；日常活动耐力是否提高。

三、咯　血

咯血是呼吸系统疾病常见的症状之一，是指喉以下的呼吸道或肺组织出血，血液随咳嗽动作由口腔排出的过程。咯血大多为呼吸和循环系统疾病所引起。可为少量的痰中带血或大咯血。大咯血易引起窒息和休克，只有抢救及时，才能挽救病人生命。

（一）护理评估

1. 健康史　了解病人有无肺结核、支气管扩张、支气管肺癌等呼吸系统疾病；有无风湿性心瓣膜病、急性肺水肿等心血管系统疾病；有无白血病、再生障碍性贫血、血小板减少性紫癜、DIC 等血液系统疾病；有无急性感染性疾病等。

2. 身体状况

（1）症状　咯血可从偶尔一次到长年不停，咯血前病人可先有咽痒、胸闷等症状，咯血时可伴呛咳，病人出冷汗、脉搏细数、呼吸急促、浅表颜面苍白等表现。咯血的血多呈鲜红色，咯血量差异甚大，从痰中带血、咯血痰到大量咯血不等。24 小时咯血量在 100ml 以内为小量咯血；在 100～500ml 为中等量咯血；咯血量在 500ml 以上或一次咯血 100～500ml 为大量咯血。反复大量咯血易发生低血容量休克和窒息，这是咯血的主要死亡原因。咯血量不一定与疾病的严重程度一致，但临床上可作为判定咯血严重程度和预后的重要依据。同时注意咯血与呕血的鉴别。

（2）体征　有无贫血貌、消瘦、扁平胸、休克等。

（3）实验室及其他检查　查血常规、胸部 X 线检查或 CT 检查、心电图、痰液涂片、痰培养等结果，有助于疾病诊断。

3. 心理－社会状况　无论咯血量多少，病人均会产生不同程度的焦虑与恐惧；要对其社会支持系统进行评估。

（二）护理诊断/问题

1. 有窒息的危险　与意识障碍、大量咯血引起气道阻塞等有关。
2. 焦虑或恐惧　与反复咯血或大咯血有关。

（三）护理目标

病人咯血得到控制，未发生窒息；病人情绪稳定，积极配合治疗和护理。

（四）护理措施

1. 休息与环境　指导病人卧床休息，避免不必要的交谈，减少肺部活动。协助病人取适当体位，如肺结核病人应取患侧卧位，以防止病灶向健侧扩散。非结核咯血病人应取健侧位或平卧位，头偏向一侧。环境安静舒适。

2. 饮食护理　小量咯血者宜进少量温凉流质饮食，大咯血者暂禁食。避免饮用浓茶、咖啡、酒等刺激性饮料。

3. 病情观察　观察咯血的量、颜色、性质及出血的速度，观察血压、脉搏、呼吸、瞳孔、意识状态等方面的变化。

4. 对症护理　对于发生大咯血的病人应给予以下护理。

（1）绝对卧床休息　减少翻动和搬运。

（2）保持呼吸道通畅　嘱病人轻轻将气管内存留的积血咯出，给予高浓度氧气吸入。

（3）窒息抢救护理　大咯血有窒息征兆时立即取头低足高 45°俯卧位，托起头部向背屈，轻拍背部,嘱病人尽量将气管内存留的积血咯出。必要时用粗管道吸引血块,也可以直接刺激咽喉,咳出血块,或用手指裹上纱布清除口、咽、喉、鼻部血块,或行气管插管或在气管镜直视下吸取血块。告诉病人不能屏气,以免诱发喉头痉挛,血液引流不畅形成血块,加重窒息。

(4)应用脑垂体后叶素(血管加压素)　立即建立两条静脉通道,先将脑垂体后叶素5～10U加入50％葡萄糖40ml中,15～20分钟内缓慢静脉注射,然后将脑垂体后叶素10～20U加入10％葡萄糖液250ml中,选另一条静脉专门用于缓慢静脉滴注。在严密监护下使用脑垂体后叶素。

(5)镇静　守护并安慰病人,消除其紧张情绪,使之有安全感。对极度紧张、咳嗽剧烈者,可遵医嘱给予小剂量镇静剂、止咳剂,如地西泮5～10mg肌注或10％水合氯醛10～15ml保留灌肠。禁用吗啡、哌替啶,以免抑制呼吸。大咯血伴剧烈咳嗽时可使用可待因。但年老体弱、肺功能不全者要慎用镇静剂及强镇咳药,以免抑制咳嗽反射和呼吸中枢,使血块不能咯出而发生窒息。

(6)其他处理　若咯血量过多,应尽快配血、输血。大量咯血不止者,还可经纤支镜局部注射凝血酶或行气囊压迫止血措施。

(7)保持呼吸道通畅　鼓励病人轻轻把血、痰咳出。备好吸引器、气管插管包和气管切开包等急救用品,以便及时解除呼吸道阻塞。

(8)休克护理　病人出现休克时,应及时补充血容量,做好相应的护理。

5.心理护理　情绪波动使交感神经兴奋,可以诱发或加重咯血。多进行解释、安慰,以消除病人紧张情绪,这在咯血护理中尤为重要。

(五)健康教育

积极防治原发病,避免精神紧张、刺激、兴奋、恐惧、过度活动等诱发因素,积极配合治疗。保持大便通畅,学会自我监测病情,定期随访。

(六)护理评价

病人呼吸道是否通畅;病人情绪是否稳定;病人是否愿意配合治疗和护理。

本节小结

咳嗽与咳痰是呼吸系统的常见症状;其临床特征有助于疾病的诊断,主要的护理措施是协助排痰,保持呼吸道通畅。呼吸困难是呼吸系统疾病的重症表现,护理的重点是保持呼吸道通畅和合理给氧。咯血的常见病因是呼吸系统疾病,大量咯血导致的最严重的后果是窒息,主要的护理措施是密切观察和协助窒息抢救。

本节关键词:咳嗽与咳痰;呼吸困难;咯血

(毕清泉)

第二节 急性呼吸道感染病人的护理

案例 2-1

李某,男,23 岁,近 2 天因受凉后出现发热,咳嗽咳出少量黏液痰。检查:T 38.2℃,P 98 次/分,R 24 次/分,BP 100/70mmHg。双肺呼吸音粗,有散在的干性啰音,余无特殊。血象 WBC $10.0 \times 10^9/L$,N76％。X 线检查:左下肺纹理增粗。

问题:

1. 该病人存在哪些护理问题?

2. 如何对该病人进行健康教育?

本节学习目标

1. 掌握急性呼吸道感染的临床表现、主要护理诊断/问题、护理措施。

2. 熟悉急性呼吸道感染的实验室检查及治疗。

3. 了解急性呼吸道感染的病因和发病机理。

4. 体现护士的爱伤精神和人文关怀,尊重病人的身心需求。

急性上呼吸道感染(upper respiratory tract infection,URTI)简称"上感",是人类常见的传染病之一,指鼻腔、咽或喉部急性炎症。发病不分年龄、性别、职业和地区,多发生于冬春季,且可在季节变化时小规模流行。该病的特征是起病急、病情轻、病程短、预后较好,但因其发病率高,对生活劳动影响较大,亦有部分病人可引起肾炎、风湿病、心内膜炎等严重并发症,所以必须积极预防和治疗。

一、急性上呼吸道感染病人的护理

【疾病概要】

（一）病因与发病机制

急性上呼吸道感染 70％～80％是由病毒引起。常见病毒有鼻病毒、冠状病毒、副流感病毒等。另有 20％～30％上感是由细菌引起的,其中以溶血性链球菌多见,其次为流感嗜血杆菌、肺炎链球菌和葡萄球菌,偶见革兰阴性杆菌。

发病机制主要是当全身或呼吸道局部防御能力下降时,受凉、淋雨、过度疲劳等诱发因素,使原存在于上呼吸道或从外界侵入的病毒或细菌迅速繁殖。或者因接触含有病原体的病人而诱发。

（二）临床表现

1. 临床类型

（1）普通感冒（common cold）　为病毒感染所引起，俗称"伤风"或"上感"。起病急，主要以鼻部症状为主，初期有咽干、喉痒，继而出现打喷嚏、鼻塞、流涕，可伴咽痛，有时由于耳咽管炎致听力减退。可伴咽痛、头痛、流泪、呼吸不畅、声嘶、干咳或咳少量黏液。可有全身不适，或有低热、食欲不振、鼻和咽部黏膜充血和水肿，如无并发症，一般5～7天痊愈。

（2）急性病毒性咽炎和喉炎　主要由鼻病毒、腺病毒等病毒所致，临床特征为咽部发痒和烧灼感，无明显疼痛。出现咽下疼痛时，常提示有链球菌感染。体检咽部明显充血和水肿，颌下淋巴结肿大，可有触痛，腺病毒感染时可伴有眼结膜炎。急性喉炎多由流感病毒、副流感病毒、腺病毒等引起，临床表现为明显声音嘶哑，说话困难，咳嗽疼痛，常有发热、咽炎和咳嗽。体检可见喉部水肿、充血，局部淋巴结肿大，伴触痛，可闻喘息声。

（3）急性咽扁桃体炎　病原体多为溶血性链球菌，其次为流感嗜血杆菌。起病急，有明显咽痛、畏寒、发热等症状，体温可达39℃以上。体检咽部明显充血，扁桃体肿大、充血，表面有黄色点状渗出物，有时伴颌下淋巴结肿大，有压痛。

2. 并发症　急性上呼吸道感染常可引起急性鼻窦炎、中耳炎、气管－支气管炎、风湿热、肾小球肾炎、心肌炎等。

3. 实验室及其他检查

（1）血白细胞计数　病毒感染时白细胞计数正常或偏低，伴淋巴细胞升高。细菌感染时，白细胞计数、中性粒细胞增多，并伴核左移现象。

（2）病原学检查　一般无需明确病原学检查。但通过对病毒和（或）病毒抗体的检测，可判断病毒的类型，区别病毒还是细菌感染。细菌培养可判断细菌类型和进行药敏试验，以指导临床用药。

（三）治疗要点

1. 病因治疗　病毒引起的感染一般不用抗生素，韦巴西林、奥司他韦、金刚胺、病毒灵、阿糖胞苷等对某些病毒感染有一定疗效。利福平对流感病毒有一定疗效。聚肌胞可使人体产生干扰素，抑制病毒的繁殖。细菌感染可选用青霉素、红霉素、螺旋霉素和磺胺等抗菌药物。

2. 对症治疗　重点是减轻症状，缩短病程和预防并发症。

3. 中草药治疗　常用中成药有银翘解毒片、板蓝根冲剂、清热感冒冲剂等。

【护理】

（一）护理评估

1. 健康史　了解病人发病前有无受凉、淋雨、劳累等诱因；有无与感冒病人接触史；了解是否出现头痛、鼻窦压痛、心悸、心率增快、水肿、高血压、尿液改变、耳道流脓、咳嗽、干啰音等相关症状和体征。

2.身体状况

(1)症状　病人有无鼻塞、流涕、打喷嚏、声音嘶哑、咽痛等上呼吸道症状,是否伴有畏寒、发热、头痛、乏力、食欲不振等全身症状。

(2)体征　评估病人生命体征、鼻咽部黏膜充血、水肿情况,扁桃体有无肿大发红,表面有无渗出物。

(3)实验室及其他检查　了解病人血常规有无白细胞计数及分类的改变;了解病人胸部X线检查有无肺纹理增粗等。

3.心理-社会状况　出现并发症时病人是否有不良情绪等心理反应。

(二)护理诊断/问题

1.体温过高　与病毒和(或)细菌感染有关。
2.语言沟通障碍　与声音嘶哑、咽痛、头痛有关。
3.潜在并发症　急性鼻窦炎、中耳炎、气管-支气管炎、风湿热、肾小球肾炎、心肌炎等。

(三)护理目标

病人体温恢复正常;病人语言沟通无障碍;未发生并发症。

(四)护理措施

1.休息与环境　静卧休息,病情严重者绝对卧床休息。避免交叉感染,注意呼吸道病人的隔离,保持病室空气流通。

2.饮食护理　给予高热量、高蛋白质、多维生素和易消化饮食,鼓励病人多饮水。

3.病情观察　如有耳痛、耳鸣、听力减退、外耳道流脓等提示有中耳炎;若病人发热、头痛加重,伴脓涕,鼻窦有压痛应考虑鼻窦炎,并及时通知医生;恢复期若出现眼睑水肿、心悸、关节痛等症状,应及时请医生诊治。

4.用药护理　遵医嘱给予抗生素,并观察药效和副反应。

5.对症护理　高热时予以降温,采取物理或药物降温,防止虚脱的发生,督促病人多饮水,维持电解质平衡。寒战时保暖。

(五)健康教育

症状消退后,应鼓励病人进行有规律的体育锻炼和耐寒训练,以增强体质;养成良好的个人卫生习惯,避免受凉、淋雨、过度劳累等诱发因素。在流行季节尽量少去公共场所。

(六)护理评价

病人体温是否控制在正常范围;病人头痛、咽痛是否消失。

二、急性气管-支气管炎病人的护理

急性气管-支气管炎(acute broncho-bronchitis)是由生物、物理、化学刺激或过敏等所引起的急性气管-支气管黏膜炎症,多为散发,临床主要表现为咳嗽和咳痰。

【疾病概要】

(一)病因与发病机制

1.微生物 病原体与上呼吸道感染类似。最常见的病毒为腺病毒、流感病毒(甲、乙)、冠状病毒、鼻病毒等。细菌以流感嗜血杆菌、卡他莫拉菌等为主,肺支原体也可引起本病。

2.物理、化学因素 冷空气、粉尘、刺激性气体或烟雾(如二氧化硫、二氧化氮、氨气、氯气等)的吸入。

3.过敏反应 常见的吸入致敏原包括花粉、有机粉尘、真菌孢子、动物皮毛、排泄物;钩虫、蛔虫的幼虫在肺的移行;对细菌蛋白质过敏。

(二)病理

急性气管—支气管炎的发病机制是:由于上述病因刺激,使气管、支气管黏膜充血水肿,淋巴细胞和中性粒细胞浸润;同时伴有纤毛上皮细胞损伤,合并细菌感染时,分泌物呈脓性。

(三)临床表现

1.症状 起病较急,通常全身症状较轻,可有发热。先有急性上呼吸道症状,当炎症波及气管、支气管黏膜时,出现咳嗽、咳痰,开始为频繁干咳,伴胸骨后不适,2～3天后,痰由黏液性转为黏液脓性,偶有痰中带血。如伴有支气管痉挛,则有气急和喘鸣。可有发热,全身不适。咳嗽、咳痰可延续2～3周。迁延不愈者可演变为慢性支气管炎。

2.体征 体检可无明显阳性表现。可闻及两肺呼吸音粗,散在干湿性啰音,啰音部位常不固定,咳痰后可减少或消失。

3.实验室及其他检查 病毒感染时,白细胞计数正常或偏低。细菌感染时,白细胞和中性粒细胞计数可升高,血沉加快。痰涂片或培养可发现致病菌。X线胸片检查大多发现肺纹理增粗,少数无异常发现。

(四)治疗要点

1.对症治疗 刺激性干咳可用右美沙芬、喷托维林等镇咳。痰液黏稠不易咳出时用盐酸氨溴索、溴己新等。超声雾化吸入对缓解症状有良好效果。有喘息时加用氨茶碱等止喘药。

2.病因治疗 根据感染的病原体及病情轻重,可选用抗生素或抗病毒药物治疗。细菌感染可选用青霉素、螺旋霉素、磺胺制剂等,必要时选用喹诺酮类、头孢类抗生素。

【护理】

(一)护理评估

1.健康史 询问发病前有无上呼吸道感染史;了解是否有过敏物质、刺激性气体的接触史;了解病人近期的治疗经过及用药情况。

2.身体状况

(1)症状 注意咳嗽、咳痰的性质,出现的时间及持续时间;是否有发热、食欲不振等全身症状;了解是否伴有呼吸困难。

（2）体征　观察呼吸的频率、节律及深浅;肺部听诊是否有呼吸音粗糙和散在的干湿性啰音;观察体温和痰液的变化。

（3）实验室及其他检查　细菌感染时,白细胞计数可升高,以中性粒细胞增多为主;痰检查发现致病菌;X胸片正常或出现肺纹理增粗。

3.心理－社会状况　询问是否有咳嗽、咳痰而影响休息及出现焦虑不安等心理反应。

（二）护理诊断/问题

1.清理呼吸道无效　与支气管炎症、痰液黏稠有关。
2.气体交换受损　与支气管痉挛有关。
3.焦虑　与咳嗽、咳痰而影响休息、工作有关。

（三）护理目标

病人痰液变稀、有效咳嗽能顺利排出痰液,保持气道通畅;病人呼吸困难减轻或消失;焦虑减轻或消失。

（四）护理措施

1.休息与环境　保持环境安静,适宜的温度、湿度,通气良好的居室、取舒适的体位有利于休息。

2.饮食护理　高热量、多维生素、产气少的饮食,做到少食多餐,避免因饱胀而引起呼吸不畅。

3.病情观察　观察痰液是否容易咳出和体温变化情况,休息时是否能够平卧,睡眠能否得到保证;观察呼吸的频率、节律和深度的改变等。

4.用药护理　遵医嘱给予抗病毒药或抗生素。有细菌感染征象者,可根据痰液病原菌检查选用抗生素,症状严重者可肌内注射或静脉滴注抗生素。痰稠不易咳出可给予雾化吸入或蒸气吸气。

5.心理护理　鼓励病人说出焦虑的原因,向病人解释本病的相关知识,以减轻其心理压力,有利于休息与工作。

（五）健康教育

生活要有规律,避免过度劳累、受寒等;宣传不吸烟;平时应加强耐寒锻炼,增强体质;改善劳动和生产环境,避免接触或吸入过敏原;督促病人按时服药,发现异常及时就诊。

（六）护理评价

病人痰液是否变稀;病人是否有效咳嗽,排出痰液;呼吸困难是否减轻或消失;焦虑情绪是否得以改善。

本节小结

急性上呼吸道感染主要是咽喉部痒痛症状,急性气管－支气管炎主要是咳嗽、咳痰。由病毒引起时,血象不高,由细菌引起时,白细胞增高。针对病因进行对症治疗和护理。

本节关键词:上感;急性支气管炎;咳嗽

（毕清泉）

第三节　肺炎病人的护理

案例 2-2

某病人,男,24 岁,3 天前淋雨后出现寒战,高热达 40℃,伴咳嗽、胸痛,咳铁锈色痰。检查:神志清楚,急性病容,呼吸急促,T 39.8℃,P 108 次/分,R 30 次/分,BP 102/72mmHg;左下肺部闻及管状呼吸音;X 线示左下肺大片状阴影,呈肺段分布;痰涂片可见肺炎球菌。初步诊断为肺炎球菌性肺炎。

问题:
1.该病人存在哪些护理问题?
2.主要护理要点有哪些?

本节学习目标

1.掌握肺炎的临床表现、主要护理诊断/问题、护理措施。
2.熟悉肺炎的实验室检查及治疗。
3.了解肺炎的病因和发病机理。
4.体现护士的爱伤精神和人文关怀,尊重病人的身心需求。

肺炎是呼吸系统常见病,在我国发病率、死亡率较高,占各种死因的第五位。老年人或免疫功能低下者(应用免疫抑制剂、久病体衰、糖尿病、尿毒症等)并发肺炎时死亡率更高。肺炎发病率、病死率高可能与下列因素有关:病原体变迁、病原学诊断困难、易感人群结构改变、医院获得性肺炎发病率增高、不合理应用抗生素引起细菌耐药性增高等。细菌性肺炎是最常见的肺炎,由于抗生素的出现及发展,曾一度使肺炎病死率明显下降。但近年来,由于病原体变迁、人口老年化、不合理应用抗生素、伴有其他疾病和免疫功能低下等因素,使得肺炎病死率不再降低,甚至有所上升。

一、疾病概要

肺炎(pneumonia)是指终末气道、肺泡和肺间质的炎症,可由病原微生物、理化因素、免疫损伤、过敏及药物所致,病因以感染最常见。一般而言,凡未表明特定病因者的肺炎均指感染性的。肺炎的种类较多,有多种分类方法。

(一)分类

1.按解剖学分类 分为大叶性(肺泡性)肺炎、小叶性(支气管性)肺炎和间质性肺炎。

2.按病因分类

(1)细菌性肺炎 如肺炎球菌性肺炎、金黄色葡萄球菌肺炎、甲型溶血性链球菌肺炎、革兰阴性杆菌肺炎(大肠杆菌肺炎、肺炎杆菌肺炎、绿脓杆菌肺炎、克雷白杆菌肺炎、流感嗜血杆菌肺炎、铜绿假单胞菌肺炎等)。

(2)非典型病原体所致的肺炎 如军团菌肺炎、支原体肺炎和衣原体肺炎等。

(3)病毒性肺炎 如冠状病毒肺炎、腺病毒肺炎、呼吸道合胞病毒肺炎、流感病毒肺炎、单纯疱疹病毒肺炎等。

(4)真菌性肺炎 如白色念珠菌肺炎、曲菌肺炎、放射菌肺炎等。

(5)其他病原体所致的肺炎 如立克次体肺炎、弓形虫肺炎、肺吸虫肺炎等。

(6)理化因素所致的肺炎 如放射性损伤所引起的放射性肺炎、胃酸吸入、药物引起的化学性肺炎等。

3.按患病环境分类

(1)社区获得性肺炎(community acquired pneumonia,CAP) 也称院外肺炎,是指在医院外引起的感染性肺实质的炎症,主要病原体为肺炎链球菌(占40%)、支原体、衣原体、流感嗜血杆菌和呼吸道病毒,包括具有明确潜伏期的病原体感染而在入院后平均潜伏期内发病的肺炎。

(2)医院获得性肺炎(hospital acquired pneumonia,HAP) 亦称为医院内肺炎,是指病人入院时既不存在、也不处于潜伏期,而于入院48小时后发生的肺炎,或原有感染但在住院期间发生的肺炎,居院内感染的第三位。HAP包括呼吸机相关肺炎和卫生保健相关肺炎。目前已日益受到重视,感染的途径以口咽部吸入为主,其次为血源性播散。有感染高危因素病人的常见病原体有肺炎链球菌、流感嗜血杆菌、金黄色葡萄球菌、铜绿假单胞菌、大肠杆菌、肺炎克雷白杆菌等;无感染高危因素病人的常见病原体为铜绿假单胞菌、肠杆菌属、肺炎克雷白杆菌等,金黄色葡萄球菌的感染有明显增加的趋势。

(二)临床表现

1.共同临床表现 细菌性肺炎的症状变化较大,可轻可重,决定于病原体和宿主的状态。常见症状为咳嗽、咳痰,或原有呼吸道症状加重,并出现脓性痰或血痰,伴或不伴胸痛。肺炎病变范围大者可有呼吸困难,呼吸窘迫。大多数病人有发热。早期肺部体征无明显异常,重症者可有呼吸频率增快,鼻翼扇动,发绀。肺实变时有典型的体征,如叩诊浊音、语颤增强和支气管呼吸音等,也可闻及湿啰音。并发胸腔积液者,患侧胸部叩诊浊音,语颤减弱,呼吸音减弱。临床常见肺炎的症状、体征和 X 线特征见表 2-1。

表 2-1　常见肺炎的症状、体征和 X 线特征

病原体	病史、症状、体征	X 线特征
肺炎链球菌	起病急、寒战、高热、咳铁锈色痰、胸痛、肺实变体征	肺叶或肺段实变，无空洞，可伴胸腔积液
金黄色葡萄球菌	起病急、寒战、高热、脓血痰、气急、有毒血症状、休克	肺叶或小叶浸润，早期空洞，脓胸可见液气囊腔
肺炎克雷伯杆菌	起病急、寒战、高热、全身衰竭、咳砖红色胶冻状痰	肺叶或肺段实变，蜂窝状脓肿
铜绿假单胞菌	毒血症症状明显，脓痰，可呈蓝绿色	弥漫性支气管肺炎，早期肺脓肿
大肠埃希菌	原有慢性病，高热、脓痰、呼吸困难	支气管肺炎，脓胸
流感嗜血杆菌	高热、呼吸困难、衰竭	支气管肺炎，肺叶实变无空洞
厌氧菌	吸入病史，高热、腥臭痰、毒血症症状明显	支气管肺炎、脓胸、脓气胸，多发性肺脓肿
军团菌	高热、肌痛、相对缓脉	下叶斑片浸润，可有空洞
支原体	起病缓、可小流行、乏力、肌痛头痛	下叶间质支气管肺炎，3～4 周可自行消散

2.临床类型

(1)肺炎球菌肺炎　由肺炎链球菌感染引起的肺实质炎症，约占社区获得性肺炎的半数，发病前常有受凉、淋雨、疲劳、醉酒和病毒感染史，有上呼吸道感染的前驱症状。①起病急骤，以高热、寒战、咳嗽、咳铁锈色痰(或痰中带血)及胸痛为典型临床症状，体温在数小时内升至 39～40℃，发热高峰在下午或傍晚，或呈稽留热。②体征：急性病容，口角和鼻周有单纯疱疹，病变广泛时有发绀，有败血症者可出现皮肤、黏膜淤点、巩膜黄染等。早期肺部无明显异常，肺实变时叩诊浊音、触觉语颤增强、听诊有支气管呼吸音，消散期可闻及湿啰音，病变累及胸膜时可有胸膜摩擦音。③严重感染者，可伴发感染性休克、休克型肺炎、急性呼吸窘迫综合征及精神神经症状，其他并发症有胸膜炎、脓胸、心包炎等。

(2)葡萄球菌肺炎　由葡萄球菌引起的急性肺部化脓性炎症。常发生于有慢性基础疾病或免疫功能受损者，病情较重，若治疗不当，病死率较高。①起病急骤，寒战、高热等毒血症状明显，体温高达 39～40℃，胸痛、咳嗽、脓性痰，痰量多，痰中可带血或呈脓血状。②早期可无阳性体征，与严重的中毒症状和呼吸道症状不平行，其后出现两肺散在湿啰音和肺实变体征，发生气胸或脓气胸时有相应体征。③病情严重者早期即可出现周围循环衰竭。老年病人症状可不典型。

(3)革兰阴性杆菌肺炎　是指由肺炎克雷白杆菌、嗜肺军团杆菌、铜绿假单胞菌、流感嗜血杆菌、大肠埃希菌等引起的肺部炎症，是医院获得性肺炎的常见类型。多见于年老体弱、营养不良、慢性呼吸系统疾病及长期使用免疫抑制剂致机体免疫功能低下者。①有发热、咳嗽、咳痰、胸痛、气急、发绀、心悸等症状，严重者可出现休克和呼吸衰竭。②痰液特征与感染病原菌相关，如克雷白杆菌感染时，痰液呈砖红色胶冻样，铜绿假单胞菌感染时，痰液呈绿色脓性，嗜肺军团杆菌感染时，痰液呈带少量血丝的黏痰或血痰等。③体征：原有基础疾病的体征加上肺部湿啰音和肺实变征等。

(4)真菌性肺炎(肺部真菌感染)　是最常见的深部真菌病。多继发于长期应用广谱抗菌药物、糖皮质激素、细胞毒药物及免疫抑制剂而致机体免疫功能低下,或因长期留置导管、插管等诱发,临床表现与细菌性肺炎相似。①肺念珠菌病:表现为畏寒、高热、咳白色泡沫样黏痰或呈胶冻状,有酵臭味,有时咯血。②肺曲霉病:以干咳、胸痛常见,部分病人有咯血,病变广泛时出现气急、呼吸困难甚至呼吸衰竭。

(5)支原体肺炎　由肺炎支原体引起的呼吸道和肺部的急性炎症,常同时有咽炎、支气管炎和肺炎。支原体肺炎约占非细菌性肺炎的1/3以上或各种原因引起肺炎的10%。①起病缓慢,有发热、乏力、头痛、咽痛、食欲不振、肌肉酸痛等全身症状;偶伴胸骨后疼痛,肺外表现常见如斑丘疹、多形红斑等。②咳嗽多呈阵发性刺激性呛咳,有少量白色黏液痰。③体征:咽部充血、颈部淋巴结肿大等,肺部体征常不明显。

(6)病毒性肺炎　由上呼吸道病毒感染向下蔓延所致的肺部炎症。约占需住院的社区获得性肺炎的8%,大多发生于冬春季节,可暴发或散发流行。①起病较急,发热、头痛、全身酸痛、倦怠等表现较突出,有咳嗽、少痰或白色黏液痰、咽痛等呼吸道症状。②小孩或老年人易发生重症病毒性肺炎,表现为呼吸困难、发绀、嗜睡、精神萎靡,甚至发生休克、心力衰竭、呼吸衰竭或急性呼吸窘迫综合征等并发症。③胸部体征常不明显,严重者有呼吸浅快、心率增快、发绀、肺部干湿啰音。

3.实验室及其他检查

(1)血液检查　细菌性肺炎:血白细胞计数及中性粒细胞比例明显增高,并有核左移现象,细胞内可见中毒颗粒。

(2)病原学检查　包括痰液涂片及痰培养(最常用的病原学检测方案)、血液及胸腔积液培养等。病毒性肺炎需行下呼吸道分泌物或肺活检标本培养分离病毒,真菌性肺炎可行痰液和组织真菌培养。

(3)胸部X线检查　可表现为肺纹理改变、肺部炎症阴影和胸腔积液征象等。

(4)免疫学检查　对支原体肺炎和病毒性肺炎的诊断有重要作用。

(三)治疗要点

1.抗感染治疗　是肺炎治疗的主要环节,正确合理选用抗感染药物是关键。可根据患病环境和当地流行病学资料或根据细菌培养和药敏试验结果,选择敏感的抗菌药物。一般对于青壮年和无基础疾病的社区获得性肺炎,常选用青霉素类、第一代头孢菌素和对呼吸系统感染有显著疗效的喹诺酮类药物;对于老年人、有基础疾病的社区获得性肺炎,常选用第二、三代头孢菌素、β-内酰胺类/β-内酰胺酶抑制剂和喹诺酮类,可联合用大环内酯类和氨基糖苷类;对于医院获得性肺炎,常用药物有第二、三代头孢菌素、β-内酰胺类/β-内酰胺酶抑制剂、喹诺酮类和碳青霉烯类。对重症肺炎的治疗应首选广谱的强力抗菌药物,并要足量、联合用药。

(1)肺炎球菌肺炎　首选青霉素G,用药途径及剂量可根据病情轻重和有无并发症而定。对青霉素过敏或耐药者,可用喹诺酮类、头孢菌素类药物,多重耐药菌株感染者选用万古霉素。疗程通常为2周,或在退热后3天停药,也可由静脉用药改为口服,维持数日。

(2)葡萄球菌肺炎　选用敏感的抗菌药物的同时,强调早期引流痰液。因金黄色葡萄球菌对青霉素G多耐药,故可选用耐青霉素酶的半合成青霉素或头孢菌素,如苯唑西林钠、氯唑西林、头孢呋辛钠等,也可参考细菌培养的药敏试验结果选择抗菌药物。

(3)革兰阴性杆菌肺炎　抗菌药物宜大剂量、长疗程、联合用药,以静脉滴注为主。抗菌治疗前应尽可能进行细菌培养和药敏试验,以利于抗菌药物的调整。①克雷白杆菌肺炎:常用第二、三代头孢菌素联合氨基糖苷类抗菌药物。②军团菌肺炎:首选药物为红霉素,也可加用利福平。③铜绿假单胞菌肺炎:可应用第三代头孢菌素、氨基糖苷类和喹诺酮类等。

(4)真菌性肺炎　轻症在消除诱因后,病情好转,重症应用抗真菌药物治疗,如氟康唑、两性霉素 B 等。

(5)支原体肺炎　早期应用适当抗菌药物可减轻症状、缩短病程,首选大环内酯类如红霉素等。

(6)病毒性肺炎　以对症治疗为主,如果没有明确的细菌感染证据,一般不宜应用抗菌药预防性治疗。抗病毒药物有利巴韦林、阿昔洛韦、奥司他韦、金刚烷胺等,尤其对于有免疫缺陷或应用免疫抑制剂者应尽早使用。

2.抗休克治疗　发生感染性休克时,应通过补充血容量、纠正酸中毒、应用血管活性药和糖皮质激素等措施进行抗休克治疗。

3.对症支持治疗　包括卧床休息,补充足够的蛋白质、热量和维生素,鼓励多饮水,清除呼吸道分泌物、保持气道通畅,维持呼吸功能、纠正缺氧,维持水、电解质平衡等。

二、护　理

(一)护理评估

1.健康史　评估有无导致机体防御机制下降的因素,如吸烟、酗酒、年老体弱、长期卧床、意识不清、吞咽和咳嗽反射障碍,存在慢性基础疾病,长期使用肾上腺皮质激素、免疫抑制剂或抗肿瘤药物及接受机械通气或大手术等。

2.身体状况

(1)症状　可轻可重,决定于病原体和宿主的状态。常见症状为咳嗽、咳痰,或原有呼吸道症状加重,并出现脓性痰或血痰,伴或不伴胸痛。肺炎病变范围大者可有呼吸困难、呼吸窘迫。大多数病人有发热症状。

(2)体征　早期无明显异常,重症者可有呼吸频率增快、鼻翼扇动、发绀。肺实变时有典型的体征,如叩诊浊音、语颤增强和支气管呼吸音等,也可闻及湿啰音。并发胸腔积液者,患侧胸部叩诊浊音,语颤减弱,呼吸音减弱。

(3)实验室及其他检查　通过血液检查、病原学检查、胸部 X 线检查、免疫学检查等检查是否符合上述肺炎特点。

3.心理－社会状况　因肺炎起病急、全身中毒症状明显和短期内病情加重,询问病人及家属有无焦虑不安甚至恐惧等心理反应。

(二)护理诊断/问题

1.体温升高　与感染有关。

2.气体交换受损　与肺部感染引起呼吸面积减少有关。

3.疼痛　与胸膜反应有关。

4.潜在的并发症　感染性休克。

5.焦虑　与病情重、对疾病不了解有关。

（三）护理目标

体温恢复正常;呼吸道通畅,呼吸平稳;胸痛减轻;焦虑减轻或消失;未发生并发症。

（四）护理措施

1.休息与环境　卧床休息,气急者给予半卧位。

2.饮食护理　给予高蛋白质、高热量、高维生素、易消化的流质或半流质,鼓励多饮水,每日饮水量在 2000ml 以上(有心、肾功能不全者适当控制)。

3.病情观察　观察生命体征、神志、面色、尿量的变化情况,尤其要严密监测体温、脉搏、呼吸。注意痰色、痰量、发绀、胸痛是否改善。若病人高热持续不退、呼吸极度困难、神志明显改变、心悸不能随体温下降而缓解等,提示可能有并发症发生。

4.用药护理　遵医嘱给予抗生素或抗病毒药。若是细菌感染者,可根据痰液病原菌检查选择敏感抗生素,注意药效与副作用的观察。

5.对症护理

(1)降温　高热时可物理降温,或按医嘱给予小剂量退热剂,保持病人皮肤清洁干燥。退热时需及时补充液体,以防虚脱。

(2)保暖　寒战时用暖水袋或电热毯保暖,并适当增加被褥。

(3)胸痛护理　嘱病人患侧卧位或用胶布固定胸壁,以减轻疼痛。

(4)口腔护理　睡前、睡后、餐前、餐后清洁口腔,如漱口、刷牙、口腔护理等。

(5)改善呼吸,促进排痰　气急者给予半卧位,或遵医嘱给予氧气吸入,流量 2～4L/min。黏痰不易咳出时可鼓励病人多饮水促进体内水化作用,亦可给予蒸汽或超声雾化吸入,或遵医嘱给予祛痰剂,以稀释痰液,并配合翻身拍背促进痰液排出。

6.休克型肺炎的抢救与护理

(1)立即给予休克卧位、保暖、吸氧。

(2)判断病情转归　严密监测体温、脉搏、呼吸、血压、神志、尿量、皮肤颜色及温度的变化,记录 24 小时出入量。若病人神志逐渐清醒、生命体征稳定、皮肤变暖、尿量增加,预示病情已开始好转。必要时监测动脉血气分析和电解质情况。

(3)配合抢救用药　迅速建立两条静脉通道,保证迅速扩容及抢救药物按时按量输入。使用血管活性药物时,要加强巡视,防止药液外渗引起局部组织损伤。

7.心理护理　本病起病急,症状明显,病情重,往往会给病人带来种种心理困扰,如怕耽误工作或学习、不适应陌生环境等。护理人员要多关心、安慰病人,多与病人沟通,让病人了解本病常识,用良好的心态积极配合治疗,以促进康复。

（五）健康教育

注意劳逸结合,生活有规律。帮助病人了解肺炎的病因和诱因,避免受凉,不要吸烟、酗酒,适量参加体育锻炼,增强体质。防止过度疲劳和感冒,预防肺炎的发生。

（六）护理评价

病人体温是否恢复正常;呼吸是否平稳;胸痛是否消失;病人焦虑是否减轻或消失;是否发生并发症;能否积极配合治疗和护理。

本节小结

肺炎是指终末气道、肺泡和肺间质的炎症,可由病原微生物感染、各种理化因素、免疫损伤、过敏及药物作用所致。各种肺炎均有不同程度的全身毒血症状和呼吸系统疾病症状表现,不同肺炎的痰液各有其特征,胸部 X 线检查和痰液检查有助于诊断,治疗以抗感染及抗休克为主。护理的重点是对症护理和感染性休克的配合抢救。

本节关键词:肺炎;肺炎球菌性肺炎;病毒性肺炎;支原体性肺炎

（毕清泉）

第四节　肺脓肿病人的护理

案例 2-3

张某,男,23 岁,咳嗽,咳大量脓痰,反复咯血 8 年。近 2 天因受凉后出现发热,咳嗽加剧,痰液增多,混有少量血液,恶臭味。检查:T 39.6℃,P 102 次/分,R 32 次/分,BP 100/70mmHg。WBC $12×10^9$/L,N 85%。X 线检查:左下肺纹理紊乱呈蜂窝状改变,可见液平面。

问题:

1.该病人存在哪些可能的医疗诊断?

2.该病人存在哪些护理问题?

本节学习目标

1.掌握肺脓肿的临床表现、主要护理诊断/问题、护理措施。

2.熟悉肺脓肿的实验室检查及治疗。

3.了解肺脓肿的病因和发病机理。

4.体现护士的爱伤精神和人文关怀,尊重病人的身心需求。

肺脓肿(lung abscess)是由多种病原菌引起的肺实质坏死的肺部化脓性感染,早期为肺组织的化脓性炎症,继而坏死、液化,由肉芽组织包绕形成脓肿。临床特征为高热、咳嗽和咳大量脓臭痰。本病可发生在任何年龄,男多于女。在抗生素广泛应用以来,本病的发病率明显降低。

一、疾病概要

(一)病因与发病机制

正常人呼吸道的鼻腔、口咽部有细菌的定植。急性肺脓肿主要病原体是细菌,一般与口腔、上呼吸道定植菌密切相关,常为多种细菌混合感染,包括需氧、兼性厌氧和厌氧细菌。肺脓肿有以下几种分类。

1. 吸入性肺脓肿 也称原发性肺脓肿,是最常见的类型。病原体经口、鼻咽腔吸入为最主要的发病原因。正常情况下,呼吸道咳嗽反射比较灵敏,可以防止误吸。但口腔卫生不良、牙周炎、牙龈炎、上呼吸道手术、全身麻醉、神志不清、食管病变、置鼻饲管、醉酒、体弱者及有基础病的老年人容易发病。吸入性肺脓肿的发病部位与解剖结构和部位有关,右总支气管较陡直,管径较粗大,吸入物好发右侧,病原体多为厌氧菌。

2. 继发性肺脓肿 是在某些肺部疾病基础之上继发感染所致,如支气管囊肿、细菌性肺炎、肺结核空洞、支气管扩张、异物吸入阻塞支气管引起的远端肺化脓炎症等产生的脓肿。

3. 血源性肺脓肿 由于肺外感染病灶的细菌或脓毒性栓子经血道播散至肺部,引起小血管栓塞,产生化脓性炎症,导致组织坏死,从而形成肺脓肿。常由于外伤感染、痈疖、骨髓炎、静脉吸毒、感染性心内膜炎等所致。常见致病菌为金黄色葡萄球菌、表皮葡萄球、链球菌。

(二)临床表现

1. 症状 多数病人为急性起病,有畏寒、高热,体温达 39～40℃,伴有咳嗽、咳黏液痰或黏液脓性痰,炎症累及胸膜可引起呼吸性胸痛,常伴精神不振、全身乏力、食欲减退等全身毒血症状。若感染不能及时控制,1～2 周后可致咳嗽加剧,咳出大量脓臭痰及坏死组织,痰量可达 300～500ml/d,咳出的痰液静置后可分三层,呈脓性、黄绿色、可带血。咳出大量脓痰后,体温开始下降,全身毒血症状随之好转,数周内一般情况逐渐恢复正常。约有 1/3 病人有血痰或小量咯血,偶有中、大量咯血。慢性肺脓肿病人常有咳嗽、咳脓痰、反复发热和咯血,持续数周到数月。

2. 体征 肺部体征与肺脓肿的大小和部位有关。病变早期、病灶较小或位于肺脏深部,多无阳性体征;病变较大可有实变体征;病变晚期可有空洞性呼吸音;累及胸膜时,可闻及胸膜摩擦音或呈现胸腔积液体征;慢性肺脓肿常有杵状指(趾)、消瘦、贫血等。

3. 实验室及其他检查

(1)血常规检查 急性肺脓肿外周血白细胞总数明显增高,中性粒细胞在 90% 以上,核明显左移,常有中毒颗粒。慢性肺脓肿病人白细胞可稍高或正常,红细胞和血红蛋白减少。

(2)痰细菌学检查 痰涂片革兰染色,痰、胸腔积液和血培养包括需氧和厌氧培养,抗菌药物敏感试验有助于确定病原体和选择有效的抗菌药物。痰菌培养及纤支镜在肺深部取菌培养或涂片等有助于确定病原菌。

（3）X线检查 早期化脓性炎症在X线表现为大片浓密、边缘不清，或为团片状浓密阴影，分布在一个或数个肺段。在肺组织坏死、肺脓肿形成后，脓液经支气管排出，脓腔出现圆形透亮区及气液平面，其四周被浓密炎症浸润所环绕；血源性肺脓肿表现为肺周边有散在小片状阴影；慢性肺脓肿呈厚壁空洞，内壁不规则。

（4）纤维支气管镜检查 有助于明确病因和病原学诊断，并可用于治疗。

（三）治疗要点

治疗原则是抗感染，加强脓液引流。

1.抗生素治疗 青霉素G对导致肺脓肿的大多数感染细菌都有效，故最常用。早期经验性治疗多选用青霉素G、头孢菌素、林可霉素、甲硝唑等。此后可行痰培养和药敏试验指导选用抗生素。革兰阴性杆菌感染可用氨基苷类并加用二代、三代头孢菌素、氟喹诺酮类；金葡菌感染，采用半合成青霉素或可加用氨基苷类或头孢类药物，亦可用万古霉素。疗程需4周以上，必要时持续8～12周。

2.脓液引流 可缩短病程，提高治愈率。

（1）体位引流 是利用重力作用使肺、支气管内分泌物排出体外，身体状况较好者可采取体位引流排痰。

（2）有条件可尽早应用纤维支气管镜冲洗及吸引治疗，还可直接反复灌洗抗生素药液，每周1～2次，加强局部治疗。

3.手术疗法 肺脓肿病程超过3个月，经内科治疗，病变未见明显吸收，并有反复感染、咯血者，并发支气管胸膜瘘或脓胸经抽吸冲洗治疗效果不佳者，怀疑癌肿阻塞者，都可考虑手术治疗。

二、护 理

（一）护理评估

1.健康史 询问有无口腔卫生不良、牙周炎、牙龈炎、上呼吸道手术、全身麻醉、神志不清等易患因素。

2.身体状况

（1）症状 有畏寒、高热，体温达39～40℃，伴有咳嗽、咳黏液痰或黏液脓性痰，炎症累及胸膜可引起呼吸性胸痛，常伴精神不振、全身乏力、食欲减退等全身毒血症状。慢性肺脓肿病人常有咳嗽、咳脓痰、反复发热和咯血，持续数周到数月。

（2）体征 实变体征；病变晚期可有空洞性呼吸音。

（3）实验室及其他检查 血常规、痰细菌学检查、胸部X线等检查有上述改变。

3.心理－社会状况 了解病人对疾病知识的认知程度，观察病人对疾病的心理活动特点或情绪反应；社会支持系统的评估包括病人家庭成员的文化、教育背景、经济收入、关系是否和睦，对病人病情的了解及关心、支持程度等。

（二）护理诊断/问题

1.体温过高　与肺组织的炎症性坏死有关。

2.清理呼吸道无效　与脓痰积聚、痰液黏稠、无效咳嗽有关。

3.气体交换受损　与肺内炎症、脓肿的形成有关。

4.营养失调　低于机体的需要量,与进食差、机体消耗增加有关。

（三）护理目标

病人体温正常,能摄入足够液体,痰液稀薄,容易咳出;病人食欲增加,营养状况逐渐改善。

（四）护理措施

1.休息与环境　本病急性期应卧床休息,以减少体力和能量消耗。当毒血症状消退后,病人可适当下床活动,促进炎症吸收和组织修复。本病有大量脓臭痰,影响食欲及休息,故应保持室内空气流通,并注意保暖。

2.饮食护理　给予高蛋白质、高热量、高维生素饮食,加强营养,改善机体情况,提高免疫能力。

3.病情观察　准确记录24小时排痰量。细致观察痰的颜色、性质、气味及静置后是否分层。正确留取痰标本并及时送检做细菌培养,以免痰中口腔菌在室温下大量繁殖,影响致病菌的诊断。

4.用药护理　遵医嘱给予抗生素、祛痰药、支气管舒张剂,并观察其药效和副反应。

5.对症护理　做好口腔护理,减轻口臭。对高热者做好降温处理;痰多者予以体位引流。

6.心理护理　对情绪低落的病人,予以心理指导,鼓励其树立战胜疾病的信心。

（五）健康教育

1.提倡健康的生活方式　应重视口腔护理,积极治疗龋齿、牙周炎、扁桃体炎等口腔慢性感染病灶,避免污染分泌物误吸入下呼吸道。饭前、饭后、睡前、睡后、体位引流前后都要漱口、刷牙。多饮水、忌辛辣、戒烟酒。保持环境整洁、舒适,避免尘埃与烟雾的刺激,维持适宜的室温和湿度,同时注意保暖,避免受凉。

2.积极治疗原发病灶　如肺炎、皮肤痈疖或肺外化脓性病灶等。不挤压痈疖,防止血源性肺脓肿的发病。

3.指导病人练习深呼吸,采取有效的咳嗽、咳痰,进行正确的体位引流排痰;按医嘱服药,向病人讲解抗菌素用药的疗程、方法、副作用及坚持疗程的重要性,提醒病人发现异常及时就诊。

（六）护理评价

病人体温是否正常,能否摄入足够液体,痰液是否稀薄,是否容易咳出;病人食欲是否增加,营养状况是否逐渐改善。

本节小结

肺脓肿是肺部细菌化脓性感染引起的脓肿。临床上以畏寒、高热、咳嗽、咳大量脓臭痰为主要特征。部分病灶 X 线可见液平面。治疗护理重点是抗感染，加强痰液引流。

本节关键词：肺脓肿；大量脓痰；咯血

（毕清泉）

第五节　支气管扩张症病人的护理

案例 2-4

张某，男，23 岁，反复咳嗽，咳大量脓痰，偶有痰中带血 1 年余。近 2 天因受凉后出现发热，咳嗽加剧，痰液增多，混有少量血液，恶臭味。检查：T 39.6℃，P 102 次/分，R 32 次/分，BP 100/70mmHg。神志清楚，急性面容，消瘦，两肺呼吸音粗，左下肺可闻及固定的湿啰音，血象 WBC $12×10^9$/L，N 85％。X 线检查：左下肺纹理紊乱呈蜂窝状改变，可见小液平面。

问题：

1. 该病人的临床表现有何特点？
2. 该病人存在哪些护理问题？

本节学习目标

1. 掌握支气管扩张的临床表现、主要护理诊断/问题、护理措施。
2. 熟悉支气管扩张的实验室检查及治疗。
3. 了解支气管扩张的病因和发病机理。
4. 体现护士的爱伤精神和人文关怀，尊重病人的身心需求。

支气管扩张症（bronchiectasis）多见于儿童和青年。随着人民生活水平的提高，麻疹、百日咳疫苗的预防接种以及近年来急、慢性呼吸道感染的恰当治疗，其发病率有降低趋势。

一、疾病概要

支气管扩张症是指直径大于 2mm 中等大小的近端支气管由于管壁的肌肉和弹性组织破坏而引起的异常扩张。临床主要表现为慢性咳嗽、咳大量脓痰和（或）反复咯血。有些因素常常可以诱发(表 2-2)。

表 2-2　支气管扩张诱发因素

种类	诱发因素
感染	细菌、真菌、分支杆菌、病毒等
免疫缺陷	原发性如低免疫球蛋白血症;继发性如长期服用免疫抑制药物
先天性疾病	α_1 抗胰蛋白酶缺陷、纤毛缺陷、先天性结构缺损
气道阻塞	外源性压迫、异物、恶性肿瘤、黏液阻塞、肺叶切除后其余肺叶纠集弯曲
毒性物质吸入	氨气、氯气和二氧化氮等

(一)病因与发病机制

1.支气管扩张的主要病因是支气管－肺组织感染和支气管阻塞。两者相互影响,促使支气管扩张的发生和发展。

2.支气管扩张也可能由先天发育障碍及遗传因素引起,但较少见。

3.30%支气管扩张病人病因未明,但通常弥漫性的支气管扩张发生于存在遗传、免疫或解剖缺陷的病人,如囊性纤维化、纤毛运动障碍和严重的 α_1 抗胰蛋白酶缺乏。

4.低免疫球蛋白血症、免疫缺陷和罕见的气道结构异常也可引起弥漫性疾病,如气管支气管扩张(Mounier-Kuhn 综合征)、软骨缺陷以及变应性支气管肺曲菌病等常见疾病的少见并发症。

(二)病理

支气管扩张常常是位于段或亚段支气管管壁的破坏和炎性改变,受累管壁的结构,包括软骨、肌肉和弹性组织破坏被纤维组织替代。扩张的支气管包括三种不同类型。①柱状扩张:支气管呈均一管形扩张且突然在一处变细,远处的小气道往往被分泌物阻塞。②囊状扩张:扩张的支气管腔呈囊状改变,支气管末端的盲端也呈无法辨认的囊状结构。③不规则扩张:病变支气管腔呈不规则改变或呈串珠样改变。显微镜下可见支气管炎症及纤维化、支气管壁溃疡、鳞状上皮化生和黏液腺增生。病变支气管相邻的肺实质也可存在纤维化、肺气肿、支气管肺炎和肺萎陷。炎症可致支气管壁血管增多,并伴有相应支气管动脉扩张及支气管动脉和肺动脉吻合。

(三)临床表现

1.症状

(1)慢性咳嗽、大量脓痰　与体位改变有关,这是由于支气管扩张部位分泌物积储,改变体位时分泌物刺激支气管黏膜引起咳嗽和排痰。其严重度可用痰量估计:轻度,150ml/d;急性感染发作时,黄绿色脓痰量每日可达数百毫升。感染时痰液静置后出现分层的特征:上层为泡沫,下悬脓性成分,中层为混浊黏液,下层为坏死组织沉淀物。引起感染的常见病原体为铜绿假单胞菌、金黄色葡萄球菌、流感嗜血杆菌、肺炎链球菌和卡他莫拉菌。

(2)反复咯血　50%～70%的病人有程度不等的咯血,从痰中带血至大量咯血,咯血量与病情严重程度、病变范围有时不一致。部分病人以反复咯血为唯一症状,临床上称为"干性支气管扩张",其病变多位于引流良好的上叶支气管。

（3）反复肺部感染　其特点是同一肺段反复发生肺炎并迁延不愈。这是由于扩张的支气管清除分泌物的功能丧失，引流差，易于反复发生感染。

（4）慢性感染中毒症状　如反复感染，可出现发热、乏力、食欲减退、消瘦、贫血等，儿童可影响发育。

2.体征　早期或干性支气管扩张可无异常肺部体征，病变加重或继发感染时常可闻及下胸部、背部固定而持久的局限性湿啰音，有时可闻及哮鸣音，部分慢性病人伴有杵状指（趾）。出现肺气肿、肺心病等并发症时有相应体征。

3.实验室及其他检查

（1）影像学检查　X线胸片可无异常（占10％）或肺纹理增多、增粗，囊状扩张可见粗乱肺纹理中有多个不规则蜂窝状（卷发状）阴影，柱状支气管扩张常表现为"轨道征"。支气管碘油造影是传统的确诊支气管扩张症的方法，可确定病变的存在，明确病变的部位性质及范围，主要用于为外科手术指征和切除范围提供重要的参考依据。CT检查可显示管壁增厚的柱状或成串成簇的囊状扩张。目前胸部高分辨率CT（HRCT）已基本上取代支气管造影。螺旋CT在诊断支气管扩张的程度和在某一肺段中的分布方面优于HRCT。

（2）纤维支气管镜检查　可明确扩张、出血和阻塞部位。镜下可进行局部灌洗，取灌洗液作细菌学和细胞学检查。

（3）痰液检查　痰液涂片、细菌培养或加药物敏感试验，以指导临床选药。

（四）治疗要点

支气管扩张的治疗主要是防治呼吸道的反复感染，其关键在于呼吸道保持引流通畅和有效的抗菌药物的治疗。

1.保持呼吸道通畅　通过祛痰剂稀释脓痰，再经体位引流清除痰液，以减少继发感染和减轻全身中毒症状。

（1）药物　可用祛痰剂和支气管舒张剂促进痰液排出。

（2）体位引流　体位引流的作用有时较抗生素治疗尤为重要。

（3）纤维支气管镜吸排痰　痰液引流不畅者，可经纤维支气管镜检查排除支气管内阻塞，吸出痰液注入抗生素，使引流通畅，或做支气管灌洗治疗。

2.控制感染　是急性感染期的主要治疗措施。应根据临床表现和痰培养结果，先用抗生素。常口服选用阿莫西林（amoxicillin）0.5g，每日4次，环丙沙星0.5g，一日2次；或头孢类抗生素。严重感染时可静脉滴注氨苄青霉素，或一、二、三代头孢菌素加丁胺卡那霉素。另外，全身用药配合局部给药（雾化吸入、环甲膜穿刺和纤支镜），可提高抗菌效果。

3.手术治疗　反复呼吸道急性感染或（和）大咯血病人，其病变范围不超过二叶肺，经药物治疗不易控制，年龄40岁以下，全身情况良好，可根据病变范围作肺段或肺叶切除术。

二、护　理

（一）护理评估

1.健康史　评估病人有无支气管扩张症相关的病史，如麻疹、百日咳、支气管肺炎等；有无导致支气管阻塞的原发病变,有无支气管先天性发育障碍及 α_1-抗胰蛋白酶缺乏等家族史等。

2.身体状况

(1)症状 评估病人反复咳嗽、咳痰和咯血的频率、诱因,痰液的量及性状。

(2)体征 有无闻及下胸部、背部固定而持久的局限性湿啰音,有时可闻及哮鸣音,表现为消瘦、贫血貌、杵状指(趾)等。

(3)实验室及其他检查 痰液、纤维支气管镜、影像学等检查,是否有上述异常改变。

3.心理—社会状况 由于疾病迁延不愈,反复咳嗽、咳痰和(或)咯血,病人极易产生焦虑、悲观心理。大咯血时,病人感到生命受到威胁,会出现紧张、恐惧心理。

(二)护理诊断/问题

1.清理呼吸道无效 与痰液黏稠、量多、无效咳嗽引起痰液不易排除有关。

2.营养失调 营养低于机体需要量,与慢性感染导致机体消耗增加有关。

3.有窒息的危险 与痰多且黏稠、大咯血而不能及时排除有关。

(三)护理目标

病人能摄入足够的液体,痰液稀薄,容易咳出;食欲增加,营养状况逐渐改善。

(四)护理措施

1.休息与环境 静卧休息,病情严重者绝对卧床休息。

2.饮食护理 给予高热量、高蛋白质、高维生素和易消化饮食,鼓励病人多饮水。

3.病情观察 观察咳嗽、咳痰、咯血、呼吸情况,警惕窒息。

4.用药护理 遵医嘱给予抗生素、祛痰药、支气管舒张剂,并观察其药效和副反应。

5.对症护理 体位引流,有利于排除积痰,对痰多、黏稠而不易排出者的作用有时强于抗生素。

(1)准备 引流前可雾化、用祛痰药等。

(2)体位 抬高患肺,引流气管开口向下(图 2-2)。

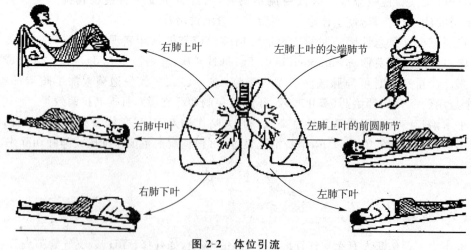

图 2-2 体位引流

（3）辅助措施　胸部叩击,雾化吸入。

（4）引流时间　一般安排在早晨起床时、晚餐前及睡前。饭前 1 小时、饭后 1～3 小时进行。每次引流 15～20 分钟,每日 1～3 次。

（5）引流中观察　病人反应、痰液的颜色、量、性质。

（6）引流后护理　休息、保持口腔清洁、记录、送检。

6. 心理护理　由于疾病迁延不愈,反复发作往往会给病人带来种种心理问题,如怕耽误工作或学习,不适应陌生环境等等。护理人员要多关心、安慰病人,多与病人沟通,让病人了解本病常识,用良好的心态积极配合治疗,以促进康复。

（五）健康教育

1. 介绍有关疾病知识,指导病人及家属积极防治呼吸道感染,鼓励参加适当的体育锻炼以增强机体免疫力和抗病能力。注意生活规律,劳逸结合,避免过度活动或情绪激动而诱发咯血。

2. 教会病人体位引流的方法并掌握有效咳嗽及排痰技巧。指导自我监测病情,一旦发现症状加重如痰量增多、咯血、呼吸困难加重、畏寒发热、胸痛等应及时就诊。

（六）护理评价

病人能否摄入足够的液体,痰液是否稀薄,是否容易咳出;食欲是否增加,营养状况是否逐渐改善。

本节小结

支气管扩张是指直径大于 2mm 的中等大小的支气管由于管壁的肌肉和弹性组织破坏所引起的异常和持久性扩张。典型表现为慢性咳嗽、咳大量脓痰和(或)反复咯血。可闻及固定而局限的湿啰音。高分辨率 CT 成为支气管扩张的主要诊断方法,支气管碘油造影仅用于准备外科手术的病人。治疗、护理主要是控制感染、体位引流、窒息抢救。

本节关键词:支气管扩张;大量脓痰;咯血;体位引流

（毕清泉）

第六节　慢性支气管炎、慢性阻塞性肺疾病病人的护理

案例 2-5

某病人,男,55 岁,慢性咳嗽、咳痰 6 年余。近 1 周咳嗽加重,伴发热。吸烟 25 年,神志清楚,T 38℃,P 116 次/分,R 32 次/分,BP 130/76mmHg,桶状胸,双肺可闻及散在干、湿啰音。初步诊断为:慢性支气管炎、阻塞性肺气肿,急性发作期。

问题：

1.该病人要进一步确诊还需做哪些检查？

2.该病人存在哪些护理问题？

本节学习目标

1.掌握慢性阻塞性肺疾病的临床表现、主要护理诊断/问题、护理措施。

2.熟悉慢性阻塞性肺疾病的实验室检查及治疗。

3.了解慢性阻塞性肺疾病的病因和发病机理。

4.体现护士的爱伤精神和人文关怀，尊重病人的身心需求。

一、慢性支气管炎病人的护理

慢性支气管炎(chronic bronchitis,简称慢支)是气管、支气管黏膜及其周围组织的慢性非特异性炎症。临床上以咳嗽、咳痰为主要症状，每年发病持续 3 个月，连续 2 年或 2 年以上。应排除具有咳嗽、咳痰、喘息症状的其他疾病。慢性支气管炎是严重危害我国人民身体健康的常见病，患病率随年龄增长而增加。

【疾病概要】

(一)病因与发病机制

慢性支气管炎确切的病因及发病机制尚未完全清楚。目前认为主要与以下因素有关。

1.有害气体和有害颗粒 如香烟、烟雾、粉尘、刺激性气体(二氧化硫、二氧化氮、氯气、臭氧等)。这些理化因素可损伤气道上皮细胞，使纤毛运动减退，巨噬细胞吞噬能力降低，导致气道净化功能下降。

2.感染因素 病毒、支原体、细菌等感染是慢性支气管炎发生发展的重要原因之一。病毒感染以流感病毒、鼻病毒、腺病毒和呼吸道合胞病毒为常见。细菌感染常继发于病毒感染，常见病原体为肺炎链球菌、流感嗜血杆菌、卡他莫拉菌和葡萄球菌等。

3.其他因素 年龄、免疫、气候等因素均与慢性支气管炎有关。寒冷空气可以刺激腺体增加黏液分泌，纤毛运动减弱，黏膜血管收缩，局部血循环障碍，有利于继发感染。另外，老年人细胞免疫功能下降，溶菌酶活性降低，从而容易造成呼吸道的反复感染。

(二)病理

支气管上皮细胞变性、坏死、脱落，后期出现鳞状上皮化生，纤毛变短、粘连、倒伏、脱失。黏膜和黏膜下充血水肿，杯状细胞和黏液腺肥大和增生、分泌旺盛，大量黏液潴留。浆细胞、淋巴细胞浸润及轻度纤维增生。病情继续发展，炎症由支气管壁向其周围组织扩散，黏膜下层平滑肌束可断裂萎缩，黏膜下和支气管周围纤维组织增生，肺泡弹性纤维断裂，进一步发展成阻塞性肺疾病。

（三）临床表现

1.症状　缓慢起病，病程长，反复急性发作而病情加重。主要症状为咳嗽、咳痰，或伴有喘息。急性加重系指咳嗽、咳痰、喘息等症状突然加重。①咳嗽：一般以晨间咳嗽为主，睡眠时有阵咳或排痰。②咳痰：一般为白色黏液和浆液泡沫性痰，偶可带血。清晨排痰较多，起床后或体位变动可刺激排痰。③喘息或气急：喘息明显者常称为喘息性支气管炎，部分可能合伴支气管哮喘。若伴肺气肿时可表现为劳动或活动后气急。

2.体征　早期多无异常体征。急性发作期可在背部或双肺底听到干、湿啰音，咳嗽后可减少或消失。如合并哮喘可闻及广泛哮鸣音。

3.分型及分期　①分型：单纯型，主要表现为慢性咳嗽、咳痰；喘息型，除慢性咳嗽、咳痰外，出现喘息，伴有哮鸣音。②分期：急性发作期，指在1周内出现脓性或黏液脓性痰，痰量明显增加，或伴有发热等炎症表现，或"咳"、"痰"、"喘"等症状任何一项明显加剧；慢性迁延期，指有不同程度的"咳"、"痰"、"喘"症状迁延达1个月以上者；临床缓解期，经治疗或临床缓解，症状基本消失或偶有轻微咳嗽、少量痰液，保持2个月以上者。

4.实验室及其他检查

（1）血液检查　细菌感染时偶可出现白细胞总数和（或）中性粒细胞增高。

（2）痰液检查　可培养出致病菌。涂片可发现革兰阳性菌或革兰阴性菌或大量已破坏的白细胞和杯状细胞。

（3）X线检查　早期可无异常。反复发作引起支气管壁增厚，细支气管或肺泡间质炎症细胞浸润或纤维化，表现为肺纹理增粗、紊乱，以双下肺野明显。

（4）呼吸功能检查　早期无异常。如有小气道阻塞时，最大呼气流速－容量曲线在75%和50%肺容量时，流量明显降低。

（四）治疗要点

1.急性发作期治疗

（1）控制感染　常用青霉素类、头孢菌素类、大环内酯类、氟喹诺酮类、氨基糖苷类等抗生素。

（2）止咳、祛痰　常用溴己新、盐酸氨溴索等。对年老体弱无力咳痰或痰量较多者，应以祛痰为主，不宜选用强镇咳剂，如可待因等，以免抑制呼吸中枢及加重呼吸道阻塞和炎症，导致病情恶化。

（3）解痉、平喘　对于喘息型慢支，常选用解痉平喘药。常用氨茶碱、沙丁胺醇等。

（4）雾化治疗　可选用抗生素、祛痰药、解痉平喘药等进行雾化吸入治疗，以加强局部消炎、扩张气道、稀释痰液的作用。

2.缓解期治疗

（1）增强体质、预防感冒是防治慢性支气管炎的主要内容之一。

（2）戒烟，避免有害气体和其他有害颗粒的吸入。

（3）反复呼吸道感染者，可试用免疫调节剂或中医中药，如细菌溶解产物、卡介菌多糖核酸、胸腺肽等。

【护理】

(一)护理评估

1.健康史　评估有无长期吸烟史,烟雾、粉尘、有害气体等理化刺激因素和螨虫、寄生虫、花粉等过敏因素,有无细菌、病毒感染等诱发急性发作的因素。

2.身体状况

(1)症状　评估咳嗽、咳痰情况,以清晨和晚间睡前较重、白天较轻,合并感染时咳嗽加重。重症病人咳嗽频繁、长年不断,痰液呈白色黏液或浆液泡沫痰,偶可带血,清晨起床后咳痰较多。急性发作或伴有细菌感染时,呈黄色脓痰及痰量增加。部分病人因支气管平滑肌痉挛而出现喘息。

(2)体征　肺部可闻及湿啰音或哮鸣音及呼气延长,多在继发感染时发作或加重。

(3)实验室及其他检查　急性发作时,血白细胞计数总数和中性粒细胞增多;喘息型,血嗜酸粒细胞增多。痰液涂片或培养可查到致病菌等。

3.心理状态　慢性支气管炎病程长、反复急性发作且逐渐加重,病人易出现烦躁不安或情绪低落、失眠、缺乏自信,甚至对治疗丧失信心;如家庭过多地给予照顾,可致病人产生依赖性而缺乏独立性。

(二)护理诊断/问题

1.清理呼吸道无效或低效　与无效咳嗽、痰液黏稠有关。
2.体温过高　与慢支并发感染有关。

(三)护理目标

病人能掌握有效的咳嗽、排痰技巧;痰液能咳出;体温正常。

(四)护理措施

1.休息与环境　病情严重者绝对卧床休息。注意指导病人保持环境空气清新、温暖、湿润,避免各种致病因素,如吸烟、寒冷刺激等。

2.饮食护理　给予高热量、高蛋白质、高维生素饮食,提供适合病人口味的食物及适宜的进餐环境。进食时让病人取半卧位或坐位,以利吞咽,餐后2小时内避免平卧;鼓励病人少量多餐,不宜过饱,避免油腻、辛辣等刺激性食物,必要时静脉补充营养;多饮水,每日饮水1500ml以上,有助于呼吸道黏膜的湿润和病变黏膜的修复,利于痰液稀释和排出。

3.病情观察　密切观察病人咳嗽、咳痰、喘息等症状,注意发作时间及诱发因素,尤其是痰液性质、颜色与量,出现咳痰不畅、呼吸困难症状加重时,应立即报告医生。

4.用药护理　遵医嘱给予抗生素、祛痰药、支气管舒张剂,并观察其药效和副反应。

5.对症护理　如有发热、咳嗽、咳痰则给予相应处理。

6.心理护理　慢支病人常常会有焦虑情绪,护士应帮助病人树立信心,掌握有效的应对措施。

（五）健康教育

1. 宣传教育　向病人及家属宣传慢支治疗是一个长期过程，要有信心配合坚持治疗。
2. 适当休息和饮食　避免劳累，注意营养摄入。
3. 增强体质　鼓励病人坚持锻炼，加强耐寒能力与机体抵抗力。
4. 避免诱因　注意保暖，预防感冒，积极戒烟，消除及避免烟雾、粉尘和刺激性气体。

（六）护理评价

病人能进行有效的咳嗽，是否保持气道通畅；营养状况是否改善，有无并发症发生；病人自感是否舒适并参与护理，尽可能地改善生活质量。

二、慢性阻塞性肺疾病病人的护理

【疾病概要】

慢性阻塞性肺疾病（chronic obstructive pulmonary disease，COPD）是一种具有气流受限特征的肺部疾病，且气流受限不完全可逆，呈进行性发展。COPD 是呼吸系统常见病。因肺功能减退，严重影响病人的生活质量，病死率较高。COPD 与慢性支气管炎、肺气肿等疾病密切相关。

（一）病因与发病机制

确切的病因不清楚。但认为与肺部对香烟烟雾等有害气体或有害颗粒的异常炎症反应有关。这些反应存在个体易感因素和环境因素的互相作用。

1. 吸烟　为重要的发病因素，吸烟者慢性支气管炎的患病率比不吸烟者高 2～8 倍，烟龄越长，吸烟量越大，COPD 患病率越高。
2. 空气污染　大气中的有害气体如二氧化硫、二氧化氮、氯气等可损伤气道黏膜上皮，使纤毛清除，功能下降，黏液分泌增加，为细菌感染增加条件。
3. 感染因素　与慢性支气管炎类似，感染亦是 COPD 发生发展的重要因素之一。
4. 职业粉尘和化学物质　接触职业粉尘及化学物质，如烟雾、变应原、工业废气及室内空气污染等，浓度过高或时间过长时，均可能产生与吸烟类似的 COPD。
5. 蛋白酶－抗蛋白酶失衡　蛋白水解酶对组织有损伤、破坏作用；抗蛋白酶对弹性蛋白酶等多种蛋白酶具有抑制功能，其中 α_1-抗胰蛋白酶（α_1-AT）是活性最强的一种。蛋白酶增多或抗蛋白酶不足均可导致组织结构破坏产生肺气肿。吸入有害气体、有害物质可以导致蛋白酶产生增多或活性增强，而抗蛋白酶产生减少或灭活加快；同时氧化应激、吸烟等危险因素也可以降低抗蛋白酶的活性。先天性 α_1-抗胰蛋白酶缺乏，多见北欧血统的个体，我国尚未见正式报道。
6. 其他　氧化应激、炎症、自主神经功能失调、气温变化、营养不良等都有可能参与COPD 的发生、发展。

（二）病理

COPD 的病理改变主要表现为慢性支气管炎及肺气肿的病理变化。支气管黏膜上皮细胞变性、坏死,溃疡形成。纤毛倒伏、变短、不齐、粘连,部分脱落。缓解期黏膜上皮修复、增生、鳞状上皮化生和肉芽肿形成。杯状细胞数目增多肥大,分泌亢进,腔内分泌物潴留。基底膜变厚坏死。肺气肿的病理改变可见肺过度膨胀,弹性减退。外观灰白或苍白,表面可见多个大小不一的大疱。镜检见肺泡壁变薄,肺泡腔扩大、破裂或形成大疱,血液供应减少,弹力纤维网破坏。按累及肺小叶的部位,可将阻塞性肺气肿分为小叶中央型、全小叶型及介于两者之间的混合型三类。其中以小叶中央型为多见。

（三）临床表现

1.症状　早期可无明显症状,随病情进展,在原有咳、痰、喘等慢支症状的基础上出现逐渐加重气促或呼吸困难,典型症状是劳力性气促。

2.体征　早期体征不明显。随着病情的发展,视诊可见胸廓前后径增大即桶状胸,呼吸运动减弱,部分病人呼吸变浅,频率增快等;触诊语颤减弱或消失;叩诊呈过清音,心浊音界缩小或不易叩出,肺下界和肝浊音界下移,肺下界活动度减小;听诊呼吸音普遍减弱,呼气延长,心音遥远。

3、实验室及其他检查

(1)X 线检查　COPD 早期胸片可无明显变化,以后可出现肺纹理增粗、紊乱等非特异性改变,也可有肺气肿改变。X 线胸片对诊断 COPD 特异性不高,主要用于确定肺部并发症及鉴别其他肺部疾病。

(2)心电图检查　可见低电压。

(3)肺功能检查　是判断气流受阻的主要客观指标,对 COPD 诊断、严重程度评价、疾病进展、预后及治疗反应等有重要意义。FEV_1/FVC 指第一秒用力呼气容积占用力肺活量的百分比,是评价气流受阻的敏感指标。吸入支气管舒张药后 $FEV_1/FVC < 70\%$ 及 $FEV_1 < 80\%$,可确定为不能完全可逆的气流受限。

(4)血气检查　对确定低氧血症、高碳酸血症、酸碱平衡失调及判断呼吸衰竭类型有价值。

（四）治疗要点

对于已形成的肺气肿病变尚无治疗方法可以使其逆转,各种治疗目的在于延缓肺气肿病变的发展,改善呼吸功能。

1.早期无明显症状者的治疗重点在于避免致病因素,如戒烟等,加强锻炼,增强体质。

2.COPD 急性加重期治疗

(1)支气管舒张药　尽管支气管舒张药对 COPD 作用较弱,但仍能部分舒张支气管,增强膈肌功能,增强支气管纤毛排送功能,缓解气短症状,提高生活质量。循证医学证据表明对 COPD 病人来说长效 β_2 受体激动剂和长效抗胆碱能药物较短效制剂更有效。β_2 受体激动剂、抗胆碱能药物及茶碱类药物联合使用效果比单用为好。常用长效 β_2 受体激动剂有沙美特罗、福莫特罗,常用长效抗胆碱能药物有溴化异丙托品、噻托溴铵,常用茶碱类药物有氨茶碱。急性加重期应增加支气管舒张药的剂量或使用次数,并改用氧气驱动的射流雾化吸入器。

（2）氧疗 给予持续低流量吸氧。

（3）控制感染 开始时根据病人所在地常见病原菌类型经验性地选择抗生素,若疗效不佳,再根据痰培养药敏试验结果调整药物。长期应用广谱抗生素、激素易继发真菌感染,需注意预防。

（4）糖皮质激素 COPD急性加重期住院病人宜在应用支气管舒张剂、抗生素的基础上口服或静脉使用糖皮质激素。

（5）其他治疗 促进排痰,补充水、电解质、高热量高蛋白高维生素饮食,积极治疗并发症等。

3.稳定期治疗

（1）教育和劝导病人戒烟。

（2）支气管舒张药 同急性加重期治疗相似。

（3）止咳、祛痰 同慢支治疗。

（4）长期家庭氧疗（LTOT） 对COPD病人可提高生活质量和生存率,并对血流动力学、运动能力和精神状态均会产生有益的作用。LTOT指征为:①$PaO_2 \leqslant 55mmHg$ 或 $SaO_2 \leqslant 80\%$,有或没有高碳酸血症。②PaO_2 55～70mmHg 或 $SaO_2 \leqslant 89\%$,并有肺动脉高压、右心衰或红细胞增多症。一般用鼻导管吸氧,氧流量为 1.0～2.0L/min,吸氧时间 10～15h/d。目的是使病人在静息状态下或在海平面、静息状态下,达到 $PaO_2 \geqslant 60mmHg$ 和（或）SaO_2 升至 90%。

（5）长期吸入糖皮质激素 对于COPD与哮喘合并存在的病人,长期吸入糖皮质激素和长效 β_2 受体激动剂效果较好。

（6）免疫调节治疗 适当应用胸腺肽注射液、核酪注射液、死卡介苗精制品注射液等,可调节机体免疫。

（7）康复治疗 可以使因进行性气流受限、严重呼吸困难而很少活动的病人改善活动能力、提高生活质量,是COPD病人稳定期的重要治疗手段,具体包括呼吸生理治疗、肌肉训练、营养支持、精神治疗与教育等多方面措施。

【护理】

（一）护理评估

1.健康史 评估病人的年龄、性别、职业、文化背景和家族史。COPD多见于老年男性病人。某些病人具有家族性,AT缺乏性肺气肿。在COPD的各种致病因素中,吸烟是最重要的,因此护士在收集病人的吸烟史时,应详细询问吸烟时间、吸烟量、烟草的焦油和尼古丁的含量。询问病人是否有哮喘、咳嗽和呼吸急促,以及持续时间、加重因素等。评估是否有咳嗽,咳痰,痰液颜色、量及咳嗽、咳痰持续时间。

2.身体状况

（1）症状 评估病人有无咳、痰、喘等慢支症状及在此基础上出现逐渐加重的气促或呼吸困难。

（2）体征 有无桶状胸、呼吸运动减弱,叩诊呈过清音,心浊音界缩小或不易叩出,肺下界和肝浊音界下移,肺下界活动度减小;听诊呼吸音普遍减弱,呼气延长,心音遥远。

(3)实验室及其他检查　肺功能检查有 FEV1/FVC<70%、胸部 X 线检查有纹理增粗、紊乱等非特异性改变和肺气肿改变。

3.心理－社会状况　了解 COPD 在社会、经济和心理各个方面对病人生活的影响。

(二)护理诊断/问题

1.气体交换受损　与气道阻塞、通气不足、呼吸肌疲劳、分泌物过多和肺泡呼吸面积减少有关。

2.低效性呼吸型态　与气道阻塞、膈肌变平以及能量不足有关。

3.清理呼吸道无效　与呼气流受阻、分泌物增多而黏稠、气道湿度减低和无效咳嗽有关。

4.营养失调　营养低于机体需要量，与食欲降低、腹胀、能量不足、呼吸困难、痰液增多有关。

5.焦虑　与呼吸困难、健康状况的改变、病情危重有关。

6.活动无耐力　与疲劳、呼吸困难、氧供与氧耗失衡有关。

7.潜在并发症　呼吸衰竭、右心衰竭、气胸等。

(三)护理目标

病人能维持有效的气体交换；咳嗽通畅；营养状况改善，无并发症发生；病人自感舒适并参与护理；尽可能地改善生活质量。

(四)护理措施

1.休息与环境　半卧位或端坐位时，由于重力作用，膈肌位置下降，胸腔容量扩大，腹腔内脏器对心肺的压力减少，肺活量增加；肺气肿病人站立时后背部要有支撑点，以减轻胸廓对胸腔的压力。静卧休息，病情严重者绝对卧床休息。

2.饮食护理　给予高蛋白质、高热量、高维生素、易消化饮食。积极改善病人全身营养状况，对于提高病人的生活质量、改善预后，具有重要价值。但二氧化碳潴留者要避免摄入过多的碳水化合物，以免产生过多的二氧化碳，加重二氧化碳潴留。急性加重期饮食经口摄入往往使气急、缺氧加重，反而消耗能量，导致营养不良，此时可采用经胃肠营养和静脉营养。

3.病情观察　观察生命体征、神志，尤其注意呼吸频率、节律、深度及呼吸困难程度、缺氧及二氧化碳潴留的症状和体征。观察咳嗽、咳痰情况，包括痰液的颜色、量、性状，以及咳痰是否通畅。注意有无并发症发生。

4.用药护理　遵医嘱用药，应用抗生素、止咳、祛痰等药物，注意观察药物疗效及不良反应。禁止随意乱用止咳药、安眠药、镇静药、止痛药、麻醉药，以免抑制呼吸及咳嗽反射。

5.对症护理

(1)咳嗽、咳痰的护理同本章第一节。

(2)氧疗护理　持续低流量吸氧：可通过鼻导管持续吸氧或每天 15 小时以上低流量吸氧，或戴面罩吸氧，一般吸氧流量为 1~2L/min，浓度为 25%~29%。注意观察氧疗效果：若吸氧后呼吸困难缓解、发绀减轻、心率减慢，表示氧疗有效；若意识障碍加深，可能为二氧化碳潴留加重。应根据动脉血气分析结果和病人的临床表现，及时调整吸氧流量或浓度，达到既保持氧疗效果，又可防止氧中毒和二氧化碳麻醉的目的。不可擅自变动氧流量，告诉病人及家属擅自加大氧流量的危害，取得他们的理解和配合。

（3）生活护理　协助病人翻身、洗漱、进食、排便等，尤其注意让病人在带氧状态下排大便，以免用力加重缺氧。

（4）长期家庭氧疗护理　一般用鼻导管吸氧，氧流量为 $1\sim2L/min$，吸氧时间大于 $15h/d$。提醒病人及家属注意用氧安全，严格遵医嘱控制氧流量，注意定期清洁、消毒用氧装置。教会家属如何判断氧疗的效果，以便发现异常及时就诊。

6.呼吸功能锻炼　对于改善早期肺功能症状及缓解期症状都具有重要意义。腹式呼吸：阻塞性肺气肿病人往往过依赖于胸式呼吸增加呼吸频率，代偿呼吸困难。但这种代偿较腹式呼吸的有效性低，病人容易疲劳。加强稳定期病人膈肌、腹肌运动训练，有利于腹式呼吸，减少病人能量消耗，提高呼吸效率，改善呼吸功能。

（1）腹式深呼吸　请病人做缓慢而深的呼吸，吸气动作尽量慢，腹部凸出，最好能持续 3～5 秒以上，至无法吸气后再缓缓地呼气，以增强膈肌、腹肌的肌力和耐力（见图 2-3）。

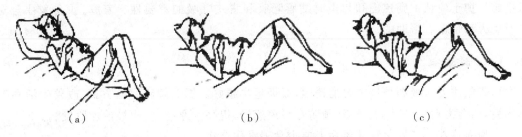

图 2-3　腹式呼吸锻炼

（2）体外膈肌起搏　是一种用于改善肺通气、增加膈肌活动度的新技术。膈肌起搏通过体表电极刺激膈神经，增加膈肌收缩，使膈肌活动幅度增加，促进腹式呼吸。

（3）缩唇呼吸　其目的是通过缩唇形成的微弱阻力来延长呼气时间，增加气道压力，延缓气道塌陷。吸气与呼气时间比为 1:2 或 1:3，顺序：全身放松，肩部上下运动（图 2-4-a）；用鼻吸气（图 2-4-b）；缩唇缩小向前呼气（图 2-4-c）；另外也可借助工具缩唇呼吸，如夹住鼻子，像吹口哨一样缩住口，少量均匀呼出，呼吸比是 1:2 或 1:3（图 2-4-d）；每分钟 7～8 次。呼气量以能使距口唇 15～20cm 处，与口唇等高点水平的蜡烛火焰随气流倾斜又不至于熄灭为宜。有条件也可以做吹水训练，以吸管对着水杯内的水（约 1/3 杯）吹气，每次 3 分钟。

（4）缩唇腹式呼吸　缩唇腹式呼吸是将缩唇呼吸与腹式呼吸结合进行，是肺气肿缓解期改善肺功能的最佳方法。其具体操作为：病人取站立位、平卧位或半卧位，用鼻缓慢深吸气，膈肌最大程度地下降，腹部凸出。呼气时用缩唇呼吸方式，同时腹肌收缩，膈肌上抬，胸腔压力增加，便于气体呼出。习惯于缩唇腹式呼吸方式后，不论走、坐、卧均可随时采用。

（5）呼吸操　双手上举，用鼻缓慢吸气时，膈肌最大程度地下降，腹部凸出。弯腰，双手下垂并与上身垂直，同时缩唇呼吸，腹肌收缩。吸气与呼气时间比为 1:2 或 1:3。

（6）全身运动（肌肉训练）　能有效地挖掘呼吸功能潜力，提高机体耐寒及抗病能力。尤其配合使用缩唇腹式呼吸后,更能提高呼吸效率。常采用平地行走、慢跑、打太极拳、练气功、家务劳动等形式。运动时间、程度根据病人自觉症状及呼吸、心率情况而定。一般每天锻炼3~4次。

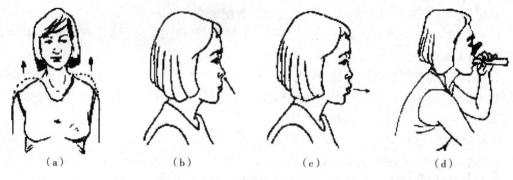

（a） （b） （c） （d）

图2-4 缩唇呼吸训练方法（鱼唇样）

7.心理护理 COPD病人呼吸困难急性发作时常常会有焦虑情绪。焦虑可以导致呼吸困难,影响呼吸功能。护士应和病人一起制定护理计划,帮助病人树立信心,掌握有效的应对措施。护士应认识到焦虑和恐惧时缩唇呼吸和腹式呼吸的重要性。家庭、朋友和社会支持对病人都是很有帮助的。

（五）健康教育

1.避免诱因 吸烟是最主要的诱因,戒烟越早越好。提倡健康生活方式,改善生活和工作环境,如有害粉尘、气体等环境,预防呼吸道感染,提高耐寒能力,积极治疗原发病。

2.加强营养 二氧化碳潴留病人要少食碳水化合物。

3.合理休息与活动 急性加重期卧床休息,稳定期坚持力所能及的运动锻炼,如散步、打太极拳等。鼓励病人生活自理。

4.坚持长期家庭氧疗。

5.学会自我监测病情变化 及时识别急性加重期,及时就诊处理。

（六）护理评价

病人氧分压和二氧化碳分压能否维持在正常范围内;能否坚持药物治疗;能否演示缩唇呼吸和腹式呼吸的技术;呼吸困难发作时能否采取正确体位;使用节能法;清除过多痰液,保持呼吸道通畅;根据身高和年龄维持正常体重;减少急诊就诊和入院的次数。

本节小结

慢支是支气管非特异性炎症。吸烟、寒冷、呼吸道感染是最重要病因。主要症状为咳、痰、喘。实验室检查常无异常。咳、痰、喘每年持续3个月,连续2年或以上,排除其他疾患,即可诊断。治疗和护理的重点是急性发作期抗感染,保持呼吸道通畅。缓解期指导病人防寒保暖,防止呼吸道感染。

COPD 是一组以气流受限为特征的肺部疾病,气流受限不完全可逆,呈进行性发展。COPD 是由于过度充气,肺容量增大所致。COPD 的典型症状是在咳、痰、喘基础上出现逐渐加重的呼吸困难,桶状胸、呼吸运动减弱、语颤减弱、叩诊过清音、呼吸音减弱。X 线示两肺透亮度增加。RV/TLC 增大,FEV_1/FVC 减少。吸烟、寒冷、呼吸道感染是本病加重的主要诱因。治疗和护理重点是持续低流量吸氧及稳定期进行呼吸功能锻炼。

本节关键词:慢性阻塞肺部疾病;COPD 缩唇呼吸;腹式呼吸

（毕清泉）

第七节 支气管哮喘病人的护理

案例 2-6

某病人,男,18 岁,2 小时前与朋友聚会后,突然张口喘息,大汗淋漓,入院后查:T 36.5℃,P 126 次/分,R 32 次/分,BP 110/70mmHg,神志清醒,仅能说单字,表情紧张,端坐位,口唇发绀,双肺叩诊过清音,呼气明显延长,双肺野闻及广泛哮鸣音。病人对鱼虾有过敏史,其母患有支气管哮喘。

问题:

1. 该病人可能的医疗诊断是什么?
2. 应采取哪些主要的护理措施?

本节学习目标

1. 掌握支气管哮喘的临床表现、主要护理诊断/问题、护理措施。
2. 熟悉支气管哮喘的实验室检查及治疗。
3. 了解支气管哮喘的病因和发病机理。
4. 能热情耐心地为病人进行恰当的护理。

哮喘是一种常见病,全球约有 1.6 亿哮喘病人。各国患病率不等,国际儿童哮喘和变应性疾病研究显示:13～14 岁儿童的哮喘患病率为 0～30%。我国五大城市的资料显示:同龄儿童的哮喘患病率为 3%～5%。一般认为儿童患病率高于青壮年,老年人群的患病率有增高的趋势。成人男女患病率大致相同,发达国家高于发展中国家,城市高于农村。约 40% 的病人有家族史。来自全球哮喘的数据表明,尽管从病人和社会的角度来看,控制哮喘的花费似乎很高,但不正确的治疗可导致哮喘反复发作,治疗费用将会更高。因此,合理的防治至关重要。为此,世界各国的哮喘防治专家共同起草,并不断更新了全球哮喘防治倡议

（Global Initiative for Asthma,GINA）。GINA 目前已成为防治哮喘的重要指南。

一、疾病概要

支气管哮喘（bronchial asthma,简称哮喘）是由多种细胞（如嗜酸性粒细胞、肥大细胞、T淋巴细胞、中性粒细胞、气道上皮细胞等）和细胞组分参与的气道慢性炎症性疾病。这种慢性炎症与气道高反应性相关,通常出现广泛多变的可逆性气流受限,并引起反复发作性的喘息、气急、胸闷或咳嗽等症状,常在夜间和（或）清晨发作、加剧,多数病人可自行缓解或经治疗缓解。

（一）病因与发病机制

哮喘的病因和发病机制因还不十分清楚,病因可能与遗传因素及环境因素有关。哮喘被认为是多基因遗传病。遗传率为 70%～80%。环境因素中主要包括某些激发因素,如尘螨、花粉、真菌、动物毛屑、二氧化硫、氨气等各种特异性和非特异性吸入物;感染,如细菌、病毒、原虫、寄生虫感染等;食物,如鱼、虾、蟹、蛋类、牛奶等;药物,如普萘洛尔（心得安）、阿司匹林等;气候变化、运动、妊娠等都可能是哮喘的诱发因素。

哮喘的发病机制不完全清楚,可概括为免疫－炎症反应、神经机制和气道高反应性及其相互作用。

（二）病理

疾病早期,因病理的可逆性,肉眼观察解剖学上很少有器质性改变。随着疾病的发展,病理学变化逐渐明显。肉眼可见肺膨胀及肺气肿,肺柔软疏松有弹性,支气管及细支气管内含有黏稠痰液及黏液栓。支气管壁增厚、黏膜肿胀充血形成皱襞,黏液栓塞局部可出现肺不张。显微镜下可见气道上皮下有肥大细胞、肺泡巨噬细胞、嗜酸性粒细胞、淋巴细胞与中性粒细胞浸润,气道黏膜下组织水肿,微血管通透性增加,支气管内分泌物贮留,支气管平滑肌痉挛,纤毛上皮细胞脱落,基底膜露出,杯状细胞增殖及支气管分泌物增加等病理改变。若哮喘长期反复发作,则表现为支气管平滑肌肌层肥厚,气道上皮细胞下纤维化、基底膜增厚等,气道重构和周围肺组织对气道的支持作用消失。

（三）临床表现

1. 症状　主要为发作性伴有哮鸣音的呼气性呼吸困难或发作性胸闷和咳嗽。典型的症状为呼气性呼吸困难、喘鸣,有时伴有咳嗽,常在夜间或清晨发作。接触过敏原、病毒感染或情绪波动等可诱发或加重,症状可自行缓解或经治疗后缓解。缓解期可无任何症状及体征,但常反复发作,每次发作短者仅数分钟,长者达数日或更长。

2. 体征　发作时胸部呈过度充气状态,有广泛的哮鸣音,呼气音延长。中、重度病人发作时取端坐位,可有颈静脉怒张、发绀、大汗淋漓、脉搏加快和奇脉,辅助呼吸肌显著突出,胸廓饱满,胸部叩诊呈过清音,听诊双肺可闻及呼气性哮鸣音,气道严重阻塞时呼吸音、哮鸣音可减弱或消失。若伴有感染,则可闻及湿啰音。

严重的哮喘发作持续 24 小时以上,经一般支气管舒张剂治疗不能缓解者,称为重症哮喘或哮喘持续状态。常见诱因为：①呼吸道感染未控制。②过敏原未清除。③严重脱水、痰液黏稠、形成痰栓,阻塞细支气管,导致肺不张。④治疗不当或突然停用糖皮质激素。⑤精神过度紧张。⑥严重缺氧、酸中毒、电解质紊乱。⑦出现并发症：如气胸、肺功能不全、心功能障碍等。

4.并发症　哮喘反复发作和感染可并发慢性支气管炎、阻塞性肺气肿、肺源性心脏病、自发性气胸、肺不张、肺纤维化,其中最常见的并发症是阻塞性肺气肿。

5.实验室及其他检查

(1)胸部 X 线检查　哮喘发作时两肺透亮度增加,缓解期多无异常。

(2)血常规检查　过敏性哮喘发作时血嗜酸性粒细胞升高,合并感染时白细胞总数和中性粒细胞增多。

(3)动脉血气分析　血气分析能判断病人是否存在呼吸衰竭,对诊断和治疗有重要指导意义,为重症哮喘的首要检查项目。PaO_2 有不同程度降低,轻中度哮喘时,由于过度通气,可使 $PaCO_2$ 下降,pH 上升,表现为呼吸性碱中毒;重症哮喘气道阻塞严重,$PaCO_2$ 上升,表现为呼吸性酸中毒或代谢性酸中毒。

(4)支气管舒张试验(bronchial dilation test,BDT)用以测定气道可逆性。有效的支气管舒张药可使发作时的气道痉挛得到改善,肺功能指标好转。常用吸入型的支气管舒张剂如沙丁胺醇、特布他林及异丙托溴铵等。

(5)呼气峰流速(PEF)及其变异率测定　PEF 可反映气道通气功能的变化。哮喘发作时,PEF 下降。此外,由于哮喘有通气功能时间节律变化的特点,常于夜间或凌晨发作或加重,使其通气功能下降。若 24 小时内 PEF 或昼夜 PEF 波动率≥20％,也符合气道可逆性改变的特点。

(6)肺功能测定　肺通气功能指标的测定,可以客观地判断哮喘病情,指导合理的治疗。最常用的肺通气功能指标是第 1 秒用力呼气容积(FEV_1)和峰值呼气流速(PEF)。通过 FEV_1 和 PEF 测定值及 PEF 昼夜波动率有助于对哮喘病情的严重度进行分级。

(7)过敏原检测　分体内试验和体外试验。

1)体内试验：①皮肤过敏原测试：用于指导避免过敏原接触和脱敏治疗,临床较为常用。需根据病史和当地生活环境选择可疑的过敏原进行检查,可通过皮肤点刺等方法进行,皮试阳性提示病人对该过敏原过敏。②吸入过敏原测试：验证过敏原吸入引起的哮喘发作,因过敏原制作较为困难,且该检验有一定的危险性,目前临床应用较少。

2)体外检测可检测病人的特异性 IgE,过敏性哮喘病人血清特异性 IgE 可较正常人明显增高。

(四)治疗要点

目前尚无特效的治疗方法,但长期规范化治疗可使哮喘症状得到控制,减少复发乃至不发作。

1.脱离变应原　部分病人能找到引起哮喘发作的变应原或其他非特异刺激因素,立即使病人脱离变应原的接触是防治哮喘最有效的方法。

2.药物治疗　治疗哮喘药物主要分为两类。

(1)缓解哮喘发作药　此类药物主要作用为舒张支气管,故也称支气管舒张药。

1)β肾上腺素受体激动剂(简称 β₂受体激动剂):是缓解哮喘的首选药物,主要通过兴奋 β₂受体,激活腺苷酸环化酶,增加细胞内环磷酸腺苷(cAMP)的合成,舒张支气管平滑肌,稳定肥大细胞膜。该类药物有极强的支气管舒张作用,平喘作用迅速(吸入后可在数分钟内起效),副作用小,但对气道炎症几乎无作用,不宜单独、长期使用。常用的 β₂受体激动剂有:①短效—速效 β₂受体激动剂:沙丁胺醇气雾剂、特布他林气雾剂,适用于急性发作控制。②短效—迟效 β₂受体激动剂:沙丁胺醇片、特布他林片,适用于日间治疗。③长效—迟效 β₂受体激动剂:适用于夜间防治,常用沙美特罗气雾剂。④长效—速效 β₂受体激动剂:福莫特罗干粉吸入剂,适用于急性发作控制,也适用于夜间防治。

2)茶碱类:能稳定和抑制肥大细胞、嗜酸性粒细胞、中性粒细胞和巨噬细胞,抑制磷酸二酯酶,提高平滑肌内的 cAMP 浓度,拮抗腺苷受体,刺激分泌肾上腺素,增强呼吸肌收缩,同时具有气道纤毛清除功能和抗炎作用,常用药有氨茶碱等。急重症哮喘时,用葡萄糖稀释氨茶碱后静脉推注或滴注,每天总量不得超过 1.2～1.5g。为提高疗效,防止不良反应,应经常监测血氨茶碱浓度。

3)抗胆碱能药物:作用机制是抑制分布于气道平滑肌的迷走神经释放乙酰胆碱,使平滑肌松弛。常用异丙溴胺吸入制剂、阿托品、东莨菪碱、654-2 等。该类药舒张支气管平滑肌的作用较慢和较弱。

4)糖皮质激素(简称激素):是对气道过敏反应炎症最有效的抗炎药,与 β₂受体兴奋剂联合应用能有效控制哮喘的发作。吸入激素制剂有丙酸培氯米松(必可酮)、布地奈德、丙酸氟替卡松等。鉴于吸入激素与吸入长效 β₂受体激动剂分别作用于支气管哮喘发病的不同环节,两药有协同和互补作用,同时吸入可减少激素的用量和副作用,该治疗方案被推荐为中、重度持续哮喘的首选方法。严重哮喘可同时口服或静脉用激素。

5)其他:白三稀调节剂适用于阿司匹林和运动诱发哮喘的治疗;色甘酸钠是非激素类抗炎剂,作用不强,但副作用很小,对 β₂受体激动剂、茶碱类难以控制的哮喘有效,尤其对预防运动或变应原诱发的哮喘最为有效;抗组胺药具有抗过敏反应作用,适用于有过敏的哮喘病人。酮替酚对过敏性哮喘有预防作用。肾上腺素、异丙肾上腺素也可治疗哮喘,但其对心血管影响较大,目前已很少使用。

(2)平喘药

1)解痉平喘药:适用于急性发作时治疗。包括速效吸入型 β₂受体激动剂、短效口服 β₂受体激动剂、抗胆碱药物、糖皮质激素等。首选为速效吸入型 β₂受体激动剂。

2)抗炎治喘药物:能抑制气道过敏反应性炎症,需要长期预防性应用。包括吸入型糖皮质激素、长效吸入型 β₂受体激动剂、长效口服 β₂受体激动剂、白三稀调节剂、色甘酸钠等。根据病情严重程度,首先考虑使用吸入激素或吸入激素加吸入长效吸入型 β₂受体激动剂。

3.免疫疗法　分为特异性和非特异性两种,前者又称脱敏疗法(或称减敏疗法)。由于有 60%的哮喘发病与特异性变应原有关,采用特异性变应原(如螨、花粉、猫毛等)作定期反复皮下注射,剂量由低至高,以产生免疫耐受性,使病人脱(减)敏。例如采用标化质量,因而脱敏治疗需要在有抢救措施的医院进行。除常规的脱敏疗法外,还有季节前免疫法,一些季节性发作的哮喘病人多为花粉致敏,可在发病季节前 3～4 个月开始治疗,除皮下注射以外,目前已发展了口服或舌下（变应原）免疫疗法，但尚不成熟。非特异性疗法，如注射卡介苗、转移因子、疫苗等生物制品抑制变应原反应的过程，有一定辅助的疗效。目前采用基因工程制备的人工重组抗 IgE 单克隆抗体在治疗中、重度变应性哮喘中已取得较好效果。

4. 重度哮喘的抢救　除上述哮喘急性发作的治疗措施外，还应进行下列治疗：

（1）补液　纠正因哮喘持续发作时张口呼吸、出汗、进食少等原因引起的脱水，可避免痰液黏稠导致气道堵塞。每日补液量一般为 2500～3000ml。

（2）抗生素　重度哮喘发作病人气道阻塞严重，易于产生呼吸道和肺部感染，故应酌情选用广谱抗生素静脉滴注。

（3）纠正酸中毒　严重缺氧可引起代谢性酸中毒，使病人的支气管对平喘药的反应性降低。可用 5% 碳酸氢钠静脉滴注或缓慢静脉注射。

（4）纠正电解质紊乱　部分病人可因反复应用 β_2 受体激动剂和大量出汗而出现低钾、低钠等电解质紊乱，应及时予以纠正。

（5）并发症的处理　当病人出现张力性气胸、痰栓阻塞或呼吸衰竭时，应及时诊断、及时处理。哮喘病人出现意识障碍是应用机械通气的绝对适应证，既通畅呼吸道又能给予相应的治疗。

二、护　理

（一）护理评估

1. 健康史　询问病人生活习惯和嗜好，有无过敏史、哮喘家族史及既往健康状况，有无接触花粉、动物皮毛、鱼虾等接触史；有无呼吸道感染史；有无气候变化、运动、妊娠等激发因素；患病后治疗经过等。

2. 身体状况

（1）症状　评估病人发作时呼吸困难的程度及持续时间，是否伴有咳嗽、咳痰，活动是否受限。典型症状表现为呼气性呼吸困难、咳嗽和喘鸣。可在数分钟内发作，经数小时至数天，用支气管舒张药或自行缓解。

（2）体征　评估生命体征、意识状态、皮肤、黏膜的颜色、咳痰的特点和胸部体征；严重者呼吸费力、血压下降、皮肤黏膜发绀；出现嗜睡或意识障碍，常提示呼吸衰竭的可能；严重时可有大量白色泡沫痰。同时应观察病人的面部表情、体位及颈静脉，重症哮喘常呈痛苦表情、端坐位和颈静脉怒张。胸部叩诊呈过清音，听诊双肺布满哮鸣音（呼气时听诊明显）。

（3）实验室及其他检查　痰液中有无嗜酸粒细胞；血常规有无嗜酸粒细胞增高；肺功能指标是否显著下降；胸部 X 线有无双肺透亮度增加，若有肺纹理增多和炎性浸润阴影，提示并发感染。动脉血气分析有无 PaO_2 降低，$PaCO_2$ 是否增高；血清 IgE 有无升高。

3. 心理—社会状况　因哮喘发作时出现呼吸困难、濒死感而导致病人焦虑、甚至恐惧的心理反应。

（二）护理诊断/问题

1. 清理呼吸道无效　与支气管平滑肌痉挛、分泌物增多、黏稠有关。

2.低效型呼吸型态　与哮喘发作有关。

3.焦虑或恐惧　与哮喘发作有关。

4.潜在并发症　感染、呼吸衰竭、自发性气胸、肺气肿。

5.知识缺乏　缺乏使用气雾剂的知识和技能。

（三）护理目标

病人能有效咳嗽、顺利排痰；能维持最佳呼吸型态；情绪稳定；知道相关气雾剂的知识。

（四）护理措施

1.休息与环境　应保持室内空气新鲜，温度、湿度适宜。避免过敏原，防止尘土飞扬，室内不宜放置羊毛毯、花草、羽毛枕头等。给病人取舒适的坐位或半坐位，在床上放一张小桌子，横跨于病人腿部，便于病人伏桌休息，减轻体力消耗，充分休息。

2.饮食护理　以营养丰富、高维生素的流质或半流质的食物为主，勿勉强进食。严禁食用与发病有关的食物，如蛋、鱼、虾、蟹、生姜等刺激性食物。多痰者宜协助多饮水，以补充由于喘憋、出汗过多而失去的水分。

3.病情观察　根据病情，定期检测血压、脉搏、呼吸、心率；哮喘常在夜间或清晨发作，应加强巡视和观察。严密观察病人神志、面容、出汗、发绀及呼吸困难的程度，及时发现呼吸衰竭、自发性气胸的征兆，并协助医生抢救。

4.配合治疗

（1）保持情绪稳定，必要时遵医嘱给予地西泮，但禁用抑制呼吸的镇静剂，如吗啡。

（2）协助排痰，改善呼吸，注意哮喘病人不宜用超声雾化吸入。

（3）正确给氧，重症哮喘遵医嘱给予持续低流量鼻导管吸氧，以免二氧化碳潴留。

（4）按医嘱使用支气管解痉药物、抗炎药物及补充液体，注意观察疗效和不良反应。

1）β_2受体激动剂：此类药物的主要不良反应为偶有头痛、头晕、心悸、手指震颤等，停药或坚持用药一段时间后症状可消失。应向病人做好解释工作。久用会产生耐药性，但停药1～2周可恢复敏感性。药物用量过大可引起严重心律失常，甚至发生猝死，要注意监测心律的变化。

2）茶碱类药物：主要的不良反应是胃肠道、心脏和中枢神经系统的毒性反应。静脉注射（滴注）速度过快可引起恶心、呕吐、心悸、胸闷、心律失常、血压下降、头痛、失眠、眩晕。故静脉给药时，应该稀释后，缓慢静脉推注，严密监测心律情况，注意有无消化道症状，发现异常时，暂时停药，同时报告医师。口服用药有消化道反应时，可与复方氢氧化铝（胃舒平）同服，或于饭后服；茶碱缓释片（舒弗美）或氨茶碱控释片的内部有控释材料，必须整片吞服。

3）激素类药物：长期吸入激素的主要副作用为口咽部真菌感染、咳嗽和局部皮肤变薄等，应指导病人吸入激素后立即漱口、洗脸。静脉滴注或口服激素时，密切观察是否有消化道出血，监测血电解质，以防止水、电解质紊乱。口服激素宜在饭后服用，以减少对胃肠道的刺激。激素的用量应按医嘱进行阶段式逐渐减量，嘱病人不得自行停药或减量。

4）其他：抗组胺药的主要副作用是倦怠、嗜睡等，司机、脑力劳动者慎用。色甘酸二钠吸入后，及时漱口或饮水可避免干咳的发生。白三稀调节剂是一类新的治疗哮喘药物，目前发现其主要不良反应是较轻微胃肠道症状,用药中还需严密观察有无其他不良反应。

5.气雾剂的使用 用药前仔细评估病人使用气雾剂的情况,找出使用中存在的问题及其相关因素,针对问题并结合其文化程度、学习能力,确定教育内容、方法及进度。向病人及家属演示气雾剂的正确使用方法。吸药前先取下气雾剂保护盖,将药瓶上下摇动几次,缓慢呼气至最大量,然后将喷口放入口内,双唇含住喷口,经口缓慢吸气,在深吸气过程中按压驱动装置,继续吸气至最大量,屏气10秒,使较小的雾粒在更远的外周气道沉降,然后再缓慢呼气。若需要再次吸入,应等待至少1分钟后再吸入药液(即推荐3~5分钟吸入2喷),间隔一定时间是为了"第一喷"吸入的药物扩张狭窄的气道后,再次吸入的药物更容易到达远端受累的支气管。气雾剂对个别人会有刺激,尤其激素类气雾剂可能会导致咽喉部出现白色念球菌感染,因此要注意,每次喷完药物后认真漱口,并将漱口水吐掉,以减少咽部并发症。

6.心理护理 哮喘发作时病人常有精神紧张、烦躁,甚至出现恐惧心理,医护人员应陪伴在病人床旁,安慰病人,提供良好的心理支持,使其产生信任和安全感。

(五)健康教育

避免接触过敏原及非特异性刺激物,指导病人有计划地进行体育锻炼和耐寒锻炼,增强抵抗力,减少复发。在发作季节前使用免疫增强剂,有哮喘发作应及时就医。

(六)护理评价

能否有效咳嗽;病人是否维持最佳呼吸和情绪稳定。

本节小结

哮喘是以气道变应性炎症和气道高反应为特征的疾病。典型表现是反复发作的呼气性呼吸困难、气喘、哮鸣音,严重时可有奇脉。症状可自行或经治疗后缓解。病情最严重的是重症哮喘。可以自我监测的肺通气功能指标是PEFR。常用平喘药物有β_2受体激动剂、茶碱类药物、激素类药物。气雾剂给药方便、迅速、副作用小。哮喘的护理重点是指导病人避免接触过敏原,自我监测。

本节关键词:哮喘;变应原;气道炎症;呼气峰流速

(毕清泉)

第八节 慢性肺源性心脏病病人的护理

案例 2-7

某病人,男,67岁,吸烟40余年,慢支病史20余年,气短5年。体格检查:T 36℃,

P 96 次/分,R 20 次/分,BP 130/85mmHg,桶状胸,双肺叩诊过清音,触觉语颤减弱,肺泡呼吸音减弱。心尖搏动位于左侧第 5 肋间锁骨中线外 1.0cm。辅助检查:WBC 11.0×10^9/L,N 0.79,L 0.21。X 线胸片:双肺透亮度增加,肺动脉扩张。

问题:

1.该病人的临床诊断有哪些?
2.该病人存在哪些护理问题?

本节学习目标

1.掌握慢性肺源性心脏病的临床表现、主要护理诊断/问题、护理措施。
2.熟悉慢性肺源性心脏病的实验室检查及治疗。
3.了解慢性肺源性心脏病的病因和发病机理。
4.体现护士的爱伤精神和人文关怀,尊重病人的身心需求。

肺源性心脏病(corpulmonale,简称肺心病)是指由支气管－肺组织、胸廓或肺血管病变致肺血管阻力增加,产生肺动脉高压,继而右心室结构或(和)功能改变的疾病。根据起病缓急和病程长短,可分为急性和慢性肺心病两类,临床上以后者多见。本节介绍慢性肺源性心脏病。

一、疾病概要

慢性肺源性心脏病(chronic pulmonary heart disease),简称慢性肺心病,是由于慢性肺组织、胸廓的慢性病变或肺血管病变所引起的肺组织结构和(或)功能异常,表现为肺血管阻力增加,肺动脉压力增高,进而引起右心室扩张或(和)肥厚,伴或不伴右心功能衰竭的心脏病,应排除先天性心脏病和左心病变引起者。

(一)病因

按原发病变发生部位将病因分为四大类。

1.**慢性支气管、肺疾病** 最常见。我国慢性肺心病中 80%～90%继发于 COPD。其次是支气管哮喘、支气管扩张、重症肺结核、肺尘埃沉着症、间质性肺炎、过敏性肺泡炎等。

2.**胸廓运动障碍性疾病** 较少见。如脊椎后凸、侧凸、脊椎结核、类风湿关节炎、胸膜广泛粘连、胸廓成形术后造成的严重胸廓或脊椎畸形,以及神经肌肉疾患如脊髓灰质炎,均可引起胸廓活动受限、肺受压、支气管扭曲或变形,导致肺功能受损,气道引流不畅,肺部反复感染,并发肺气肿或纤维化。

3.**肺血管疾病** 慢性血栓栓塞性肺动脉高压、肺小动脉炎、累及肺动脉的过敏性肉芽肿病,以及原因不明的原发性肺动脉高压,均可使肺动脉狭窄、阻塞,引起肺血管阻力增加、肺动脉高压和右心室负荷加重,发展成慢性肺心病。

4.其他　原发性肺泡通气不足及先天性口咽畸形、睡眠呼吸暂停低通气综合征等均可产生低氧血症,引起肺血管收缩,导致肺动脉高压,发展成慢性肺心病。

引起右心室扩大、肥厚的因素很多。但先决条件是肺功能和结构的不可逆性改变,发生反复的气道感染和低氧血症,导致一系列体液因子和肺血管的变化,使肺血管阻力增加,肺动脉血管的结构重塑,产生肺动脉高压。

(二)发病机制和病理

1.肺动脉高压的形成

(1)肺血管阻力增加的功能性因素　缺氧、高碳酸血症和呼吸性酸中毒使肺血管收缩、痉挛,其中缺氧是肺动脉高压形成的最重要因素。引起缺氧性肺血管收缩的原因很多,现认为体液因素在缺氧性肺血管收缩中占重要地位。

(2)肺血管阻力增加的解剖学因素　解剖学因素系指肺血管解剖结构的变化,形成肺循环血流动力学障碍。主要原因是:①长期反复发作的慢性阻塞性肺疾病及支气管周围炎,可累及邻近肺小动脉,引起血管炎、管壁增厚、管腔狭窄或纤维化,甚至完全闭塞,使肺血管阻力增加,产生肺动脉高压。②随肺气肿的加重,肺泡内压增高,压迫肺泡毛细血管,造成毛细血管管腔狭窄或闭塞。肺泡壁破裂造成毛细血管网的毁损,肺泡毛细血管床减损超过70%时肺循环阻力增大。③肺血管重塑:慢性缺氧使肺血管收缩,管壁张力增高,同时缺氧时肺内产生多种生长因子,可直接刺激管壁平滑肌细胞、内膜弹力纤维及胶原纤维增生。④血栓形成:尸检发现,部分慢性肺心病急性发作期病人存在多发性肺微小动脉原位血栓形成,引起肺血管阻力增加,加重肺动脉高压。

(3)血液黏稠度增加和血容量增多　慢性缺氧产生继发性红细胞增多,血液黏稠度增加。

2.心脏病变和心力衰竭　肺循环阻力增加时,右心发挥其代偿功能,以克服肺动脉压升高的阻力而发生右心室肥厚。肺动脉高压早期,右心室尚能代偿。随着病情的进展,特别是急性加重期,肺动脉压持续升高,超过右心室的代偿能力,右心失代偿,右心排出量下降,右心室收缩末期残留血量增加,舒张末压增高,促使右心室扩大和右心室功能衰竭。

3.其他器官的损害　缺氧和高碳酸血症除影响心脏外,尚导致其他重要器官如脑、肝、肾、胃肠及内分泌系统、血液系统等发生病理改变,引起多器官的功能损害。

(三)临床表现

本病发展缓慢,临床上除原有肺、胸疾病的各种症状和体征外,主要是逐步出现的肺、心功能不全以及其他器官受损的征象,往往表现为急性发作期与缓解期交替出现。

1.肺、心功能代偿期　症状有咳嗽、咳痰、气促,活动后可有心悸、呼吸困难、乏力和劳动耐力下降,急性感染可使上述症状加重,少有胸痛或咯血。体征可有不同程度的发绀和肺气肿体征,偶有干、湿性啰音,心音遥远等。

2.肺、心功能失代偿期

(1)呼吸衰竭　多见于急性呼吸道感染之后。呼吸困难加重,夜间为甚,常有头痛、失眠、食欲下降,但白天嗜睡,即肺性脑病的表现为表情淡漠、神志恍惚、谵妄等各种精神神经障碍症状。明显发绀、心悸、胸闷,严重时可有视网膜血管扩张、视乳头水肿等颅内压升高的表现。二氧化碳潴留可出现呼吸浅慢、球结膜充血、水肿,面色及皮肤潮红、温暖、多汗等。

(2)右心功能衰竭 气促更明显,有心悸、食欲不振、腹胀、恶心等。发绀更明显,颈静脉怒张,心率增快,可出现心律失常,剑突下可闻及收缩期杂音,甚至出现舒张期杂音。肝大且有压痛,肝颈静脉回流征阳性,下肢水肿,重者可有腹水。少数病人可出现肺水肿及全心衰竭的体征。

3.并发症 肺性脑病、酸碱失衡及电解质紊乱、心律失常、休克、消化道出血、弥散性血管内凝血(DIC)等。

4.实验室及其他检查

(1)血象检查 红细胞及血红蛋白可升高。合并感染时白细胞总数增高,中性粒细胞增加或有核左移。血清钾、钠、氯、钙、镁均可有变化。部分病人可有肾功能或肝功能改变。

(2)X线检查 除肺、胸基础疾患的X线征象外,尚有肺动脉高压和右心室肥大的征象,是诊断肺心病的主要依据。

(3)血气分析 有低氧血症和(或)高碳酸血症,如 PaO_2 低于 60mmHg 和(或)$PaCO_2$ 高于 50mmHg 时,表示有呼吸衰竭。

(4)心电图检查 主要表现为右心室肥大、肺型P波等。也可有低电压和右束支传导阻滞,是诊断肺心病的参考条件。

(5)超声心动图检查 右室流出道内径增大,右心室内径增大,右心室前壁厚度增大,左右心室内径比值减小,右肺动脉内径或肺动脉干及右心房增大等。

(四)治疗要点

1.急性加重期 积极控制感染;通畅呼吸道,改善呼吸功能;纠正缺氧和二氧化碳潴留;控制呼吸和心力衰竭;积极处理并发症。

(1)控制感染 参考痰菌培养及药敏试验选择抗生素。在还没有培养结果前,根据感染的环境及痰涂片革兰染色选用抗生素。社区获得性感染以革兰阳性菌占多数,医院感染则以革兰阴性菌为主,或选用二者兼顾的抗生素。常用的有青霉素类、氨基糖苷类、氟喹诺酮类及头孢菌素类抗感染药物,且必须注意可能继发真菌感染。

(2)控制心力衰竭 慢性肺心病心力衰竭的治疗与其他心脏病心力衰竭的治疗有不同之处,因为慢性肺心病病人一般在积极控制感染、改善呼吸功能后心力衰竭便能得到改善,病人尿量增多,水肿消退,不需加用利尿药。但对治疗无效的重症病人,可适当选用利尿药、正性肌力药或扩血管药物。

(3)氧疗 通畅呼吸道,纠正缺氧和二氧化碳潴留,可用鼻导管吸氧或面罩给氧。

(4)控制心律失常 一般经过治疗慢性肺心病的感染和缺氧后,心律失常可自行消失。如果持续存在,可根据心律失常的类型选用药物,详见第三章相关章节。

(5)抗凝治疗 应用普通肝素或低分子肝素防止肺微小动脉原位血栓形成。

(6)加强护理工作 因病情复杂多变,必须严密观察病情变化,加强心肺功能的监护。翻身、拍背,排出呼吸道分泌物,是改善通气功能的一项有效措施。

2.缓解期 目的是增强病人的免疫功能,去除诱发因素,减少或避免急性加重期的发生,希望使肺、心功能得到部分或全部恢复,如长期家庭氧疗、调整免疫功能等。

二、护 理

(一)护理评估

1.健康史 询问有无支气管、肺部疾病病史。本次患病前有无诱因和目前临床症状的主要特点。了解既往和目前的治疗经过及用药情况,包括药物名称、用法、用量、效果及不良反应。

2.身心状况

(1)症状 评估原发疾病的症状,如咳嗽、咳痰、呼吸困难等;评估有无呼吸衰竭的呼吸困难加重、发绀明显等表现,甚至出现嗜睡、昏迷、抽搐等肺心脑病的表现;有无右心衰竭的失代偿期表现,有无明显乏力、尿少、下肢水肿,严重者全身水肿。

(2)体征 评估肺心病病人的生命体征、意识状态、胸部体征变化的肺气肿体征;感染时肺部可闻及干、湿性啰音;肺动脉瓣区第二心音亢进,提示有肺动脉高压;三尖瓣区出现收缩期杂音或剑突下见心脏搏动,提示有右心室肥大。肺心病失代偿期体检有颈静脉怒张、肝大、肝静脉回流征阳性,心界向左扩大,三尖瓣区有收缩期吹风样杂音,可有奔马律。

(3)实验室及其他检查 血红细胞和血红蛋白可升高,合并感染时,白细胞总数及中性粒细胞增加,动脉血气分析示低氧血症或伴高碳酸血症;X线检查可见右下肺动脉干扩张,肺动脉段凸出和右心室肥大症;心电图可示右心房肥大和右心室肥大的表现。

3.心理—社会状况 由于肺心病的病程较长且反复急性发作,病情逐渐加重,给病人及家庭带来较重的经济、精神负担,病人常情绪低落,甚至对治疗丧失信心,应了解家庭及社会支持系统情况。

(二)护理诊断/问题

1.气体交换受损 与肺泡及毛细血管大量丧失、弥散面积减少有关。

2.清理呼吸道无效 与呼吸道感染、痰液过多而黏稠有关。

3.体液过多 与钠、水潴留,心肌收缩力下降,心排血量减少有关。

4.照顾者角色困难或家庭应对无效 与照顾者长期身心疲乏、经济拮据及与病人缺乏沟通有关。

5.活动无耐力 与缺氧、心功能减退有关。

6.潜在并发症 肺性脑病,水、电解质及酸碱紊乱,消化道出血。

(三)护理目标

病人呼吸困难缓解,痰液量减少;缺氧有所改善,活动耐力增加;水肿减轻或消失;病情好转,能得到照顾者及社会的支持,病人病情稳定;无并发症的发生。

(四)护理措施

1.休息与环境 提供安静舒适的环境,采取舒适的体位卧床休息,以减少机体耗氧量,从而减慢心率和减轻呼吸困难,有利于肺心功能改善。

2.饮食护理 提供高热量、高蛋白质、富含维生素、清淡易消化、低盐的饮食,防止便秘且避免加重心脏负担。

3.病情观察 密切观察病情变化,注意病人的生命体征、神志的改变、咳嗽、咳痰、呼吸困难和发绀的程度,根据病情定时测量并记录,定时监测血气分析。如由深而慢的呼吸变为浅快呼吸,且出现点头、提肩呼吸或有尿量减少、下肢水肿、心悸、腹胀、腹痛等提示有呼吸衰竭或右心衰竭的可能;如发现病人注意力不集中、烦躁不安、神志恍惚则为肺性脑病的先兆,应立即报告医生并协助采取相应的抢救措施。

4.用药护理 遵医嘱给予祛痰、平喘、抗感染的药物并观察药物的疗效及不良反应。利尿剂应以缓慢、少量和间歇用药为原则。烦躁不安时切勿随意使用镇静安眠药,以免诱发或加重肺性脑病。病人可因缺氧和感染而对洋地黄类药物耐受性降低,易发生中毒,用量宜少。

5.对症护理 ①及时清除痰液,改善肺泡通气:对体弱卧床、痰多而黏稠的病人,宜每2～3小时帮助翻身1次,同时鼓励病人咳嗽,并在呼气期给予拍背,促进痰液排出。对神志不清者,可进行机械吸痰。②持续低流量吸氧:氧浓度一般在 25%～30%,氧流量(1～2)L/min,经鼻导管持续吸入,必要时可通过面罩或呼吸机给氧。因失代偿期病人多为慢性Ⅱ型呼吸衰竭。③水肿病人的护理:限制水盐摄入;做好皮肤护理;正确记录 24 小时出入液量;按医嘱应用利尿剂,注意观察水肿消长情况。④加强呼吸肌锻炼,如腹式呼吸和缩唇呼气。

6.心理护理 肺心病病人精神休息和体力休息同等重要。因此,应做好病人心理护理工作,帮助病人认识这些问题并指导应对措施。与照顾者沟通,争取使病人得到良好的关注和照顾。

(五)健康教育

①防治引起本病的疾患:提倡戒烟;积极防治原发病的诱发因素,尤其呼吸道感染。②指导合理用药,坚持家庭氧疗,出现病情变化及时就医。③指导病人合理饮食。④增强体质,加强耐寒锻炼,如用冷水洗脸和洗鼻等。开展多种形式的群众性体育活动和卫生宣教,提高人群的卫生知识,增强抗病能力。

(六)护理评价

病人呼吸困难是否缓解;血气分析结果是否正常;痰液量是否减少;活动能力是否增强;水肿是否减轻。

本节小结

慢性肺心病是肺胸疾病导致的右心病变。代偿期除原有肺胸疾病表现外,还有肺动脉高压、右心室扩大的体征。代偿期治疗同肺气肿稳定期治疗。失代偿期表现为呼吸衰竭、右心衰竭。失代偿期治疗是呼吸衰竭治疗与右心衰竭治疗的结合,但本病右心衰竭处理不同于常规心衰处理,主要是先抗感染,再决定是否利尿、强心。慢支是本病的最主要原因。本病主要的诱因同肺气肿。按心、肺功能代偿和失代偿分别进行护理。

本节关键词:慢性肺源性心脏病;右心衰竭;呼吸衰竭

（毕清泉）

第九节　肺结核病人的护理

案例 2-8

某病人,男,27 岁,因气急、咳嗽、咳痰 1 年半、痰中带血 1 周,时有胸闷,晚间盗汗而就诊。查体:T 37.4℃,P 80 次/分,R 20 次/分,BP 105/70mmHg,消瘦。门诊查胸片示:锁骨下片状、絮状阴影,边缘模糊。

问题:

1.该病人可能的临床诊断有哪些?

2.如何进行健康教育?

本节学习目标

1.掌握肺结核的临床表现、主要护理诊断/问题、护理措施。

2.熟悉肺结核的实验室检查及治疗。

3.了解肺结核的病因和发病机理。

4.体现护士的爱伤精神和人文关怀,尊重病人的身心需求。

肺结核(pulmonary tuberculosis)在 21 世纪仍然是严重危害人类健康的主要传染病,是全球关注的公共卫生和社会问题,也是我国重点控制的主要疾病之一。

一、疾病概要

肺结核(pulmonary tuberculosis,PTB)是结核分枝杆菌(简称结核菌)引起的肺部慢性传染性疾病。结核菌可侵入全身多个器官,但以肺部最为常见。其基本病理特征为渗出、干酪样坏死及其他增殖性组织反应,可伴空洞形成。临床上常有低热、盗汗、消瘦、乏力等全身症状及咳嗽、咯血等呼吸道症状。其中痰中带菌病人是肺结核重要的传染源。

（一）病因及发病机制

1.结核分枝核菌　结核分枝杆菌因其涂片染色具有抗酸性,故又称抗酸杆菌。结核分支核菌为需氧菌,其适宜温度为 37℃左右,合适 pH 为 6.8～7.2。生长缓慢,增殖一代需

14～20小时,生长成可见菌落一般需 4～6 周。

(1)菌体成分与生物活性 结核分枝杆菌菌体成分复杂,主要是类脂质、蛋白质和多糖类。类脂质占总量的 50%～60%,其中蜡质约占 50%,其作用与结核病的组织坏死、干酪液化、空洞发生以及结核变态反应有关。

在人体内,脂质能引起单核细胞、上皮样细胞和淋巴细胞浸润而形成结核结节;蛋白质可引起过敏反应及中性粒细胞、单核细胞浸润;多糖则参与某些免疫反应。

(2)耐药性 耐药为结核菌的重要生物学特性,与治疗成败的关系很大。可分为原发性耐药和继发性耐药,前者指从未接触过药物治疗的结核病人体内某些结核菌对某些药不敏感,后者指接受过药物治疗的结核病人体内有些结核菌发生诱导变异,逐渐适应含药环境而继续生存,使抗结核药治疗失败。

(3)抵抗力 对外界理化因素的抵抗力较强。能耐寒、耐干燥、耐潮湿,在干燥环境中可存活数月或数年,在阴湿环境下能生存 5 个月以上,但在阳光下曝晒 2～7 小时或紫外线照射 30 分钟左右即可被杀死。70%乙醇接触 2 分钟,含有效氯 2000mg/L 的消毒液浸泡、擦拭 30 分钟以上可被杀灭。湿热对结核菌杀伤力较强,80℃ 5 分钟,90℃ 1 分钟即可杀死。将痰吐在纸上直接焚烧是最简易的灭菌方法。除污剂或合成洗涤剂对结核菌完全不起作用。

2. 分型结核分枝杆菌 结核分枝杆菌分人型、牛型、鼠型等种类,其中引起人类结核病的主要为人型结核菌和牛型结核菌。

3. 人体的反应性

(1)免疫力 人体对结核菌的免疫力分非特异性免疫力(先天或自然免疫力)和特异性免疫力(后天性免疫力)两种。后者是通过接种卡介苗或感染结核菌后获得的免疫力,其免疫力强于自然免疫。但二者对机体的保护作用都是相对的。机体免疫力强可防止患结核病或使病情趋于局限。而婴幼儿、老年人和营养不良、糖尿病、矽肺、艾滋病及使用糖皮质激素、免疫抑制剂治疗者,由于机体免疫功能低下而易受结核菌感染而发病,或使原已稳定的病灶重新活动。

(2)变态反应 结核杆菌侵入人体后 4～8 周,身体组织对结核菌及其代谢产物所发生的敏感反应,属于第Ⅳ型(迟发型)变态反应。可通过结核菌素试验来测定。结核病变态反应表现为病灶局部溃疡、坏死、经久不愈等。

(3)初次感染与再次感染 Koch 观察到给豚鼠初次接种一定量的结核菌,注射局部溃疡长期不愈合,并经淋巴及血液向全身播散,导致豚鼠死亡。将同量结核菌注入 4～6 周前曾受少量结核菌感染的豚鼠体内后,注射局部溃疡较快愈合,无全身播散。此现象称为"科赫(Koch)现象",它反映了机体对结核菌初感染与再感染所表现出的不同反应。提示初次感染结核菌后,若机体免疫力低下,细菌被吞噬细胞携至淋巴结(淋巴结肿大),并可向全身播散(菌血症)。但再次感染(受过轻微结核菌感染或已接种过卡介苗),机体已有相当的免疫力,不易引起淋巴结肿大,不易发生全身播散,常表现为局部组织反应剧烈,病灶多为渗出性,甚至干酪样坏死、液化而形成空洞或钙化。初次感染结核菌所致的肺结核病,常称为原发性肺结核,多见于小儿,细菌往往从病灶被吞噬细胞携至淋巴管再到肺门淋巴结,形成原发综合征。抵抗力下降时易引起血行播散。再次感染结核菌所致的肺结核病,常称为继发性肺结核,多发生在曾受过结核菌感染的成年人。

4.肺结核的发生发展　感染后的结核病的发生发展与转归取决于入侵结核菌的数量、毒力、免疫力及变态反应的强弱。当人体抵抗力处于劣势,结核菌数量大、毒力强时,结核病常进展恶化;反之感染后不易发病,即使发病亦比较轻,且易治愈。人体抵抗力较强时大多数病变在病程发展的某个阶段可吸收消散或钙化,特别是在合理使用抗结核药物之后,临床痊愈较快。

（二）感染途径

1.呼吸道传播　是结核菌的主要感染途径。

（1）飞沫传播　是肺结核最重要的传播途径。传染源主要是痰中带菌的结核病人,尤其是未经治疗者。病人在咳嗽、打喷嚏或高声说笑时将附着结核杆菌的痰沫四溅,使接触者直接吸入带菌飞沫而受到感染。尤其直径 $1\sim5\mu m$ 大小的飞沫最容易在肺泡内沉积,因该飞沫重量较轻,飘浮于空气中时间较长,当室内通风不良时,该飞沫浓度较高,更增加了被吸入的危险。

（2）尘埃传播　较少见。带菌痰滴飘落于地面或其他物品上,干燥后随尘埃被人吸入呼吸道。

2.消化道感染　是结核菌的次要感染途径。如饮用消毒不彻底的感染牛型结核菌牛奶,通过与病人共餐或食用带菌食物而引起肠道感染,再影响到肺。

3.血行感染　初感染时,或感染后病灶恶化或复发时,结核菌可经淋巴、血液传播至肺或其他组织、器官。

4.其他感染途径　如通过皮肤、泌尿生殖系统等感染再影响到肺,均很少见。

（三）病理

结核病的基本病理变化是炎性渗出、增生和干酪样坏死。结核病的病理过程特点是破坏与修复常同时进行,故上述三种病理变化多同时存在,也可以某一种变化为主,而且可相互转化。渗出为主的病变主要出现在结核性炎症初期或病变恶化复发时,可表现为局部中性粒细胞浸润,继之由巨噬细胞及淋巴细胞取代。增生为主的病变表现为典型的结核结节,直径约为 0.1mm,数个融合后肉眼能见到,由淋巴细胞、上皮样细胞、朗格汉斯巨细胞以及成纤维细胞组成。结核结节的中间可出现干酪样坏死。

抗结核化学治疗问世前,结核病的病理转归特点为吸收愈合十分缓慢、多反复恶化和播散。采用化学治疗后早期渗出性病变可完全吸收消失或仅留下少许纤维索条。一些增生病变或较小干酪样病变在化学治疗下也可吸收缩小逐渐纤维化,或纤维组织增生将病变包围,形成散在的小硬结灶。未经化学治疗的干酪样坏死病变常发生液化或形成空洞,含有大量结核分枝杆菌的液化物可经支气管播散到对侧肺或同侧肺其他部位引起新病灶。经化疗后干酪样病变中的大量结核分枝杆菌被杀死,病变逐渐吸收缩小或形成钙化。

（四）临床表现

1.症状

（1）全身症状　发热为常见的症状,表现为午后低热、盗汗、乏力、食欲减退、体重减轻等全身毒性症状。若肺部病灶进展播散时,可有不规则高热、畏寒等,妇女有月经失调或闭经。

（2）呼吸系统症状

1）咳嗽咳痰：是肺结核最常见症状。咳嗽较轻,干咳或少量黏液痰。有空洞形成时,痰量增多,若合并其他细菌感染,痰可呈脓性。若合并支气管结核,表现为刺激性咳嗽。

2）咯血：1/3～1/2 的病人有咯血,炎性病灶的毛细血管扩张可致痰中带血,或小量咯血;若小血管损伤或来自空洞的血管破裂,可引起中等量以上的咯血;大血管损伤可大量咯血;甚至发生失血性休克;大咯血时若血块阻塞大气道可引起窒息;咯血量与病变严重程度不一定成正比。咯血后持续高热常提示病灶播散。

3）呼吸困难：一般肺结核无呼吸困难,若病变范围较大,或干酪样肺炎,并有大量胸腔积液、自发性气胸、肺心病、呼衰、心衰者常有呼吸困难,甚至发绀。

4）胸痛：病变累及壁层胸膜时有胸壁刺痛,并随呼吸和咳嗽而加重。

（3）其他 若肺结核病人有头痛、恶心、呕吐、脑膜刺激征,提示病人可能并发结核性脑膜炎。

2.体征 病灶小或位置深者,多无异常体征。病变范围较大者可有患侧肺实变体征。肺结核好发于上叶尖后段,故肩胛间区或锁骨上下部位听到细湿啰音,有一定的诊断价值。肺有广泛纤维化或胸膜粘连增厚者,对侧可有代偿性肺气肿体征。

3.临床分型

（1）原发性肺结核 含原发综合征及胸内淋巴结结核。多见于儿童,无症状或症状轻微,多有结核病家庭接触史。X线胸片为哑铃型阴影即原发病灶、引流淋巴管炎和肿大的肺门淋巴结,形成典型的原发综合征(图 2-5)。抵抗力强时大多数病灶可自行吸收或钙化。

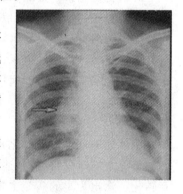

图 2-5 原发综合征

（2）血行播散型肺结核 含急性血行播散型肺结核(急性粟粒型肺结核)及亚急性、慢性血行播散型肺结核。急性粟粒型肺结核多见于婴幼儿和青少年,特别是营养不良、患传染病和长期应用免疫抑制剂导致抵抗力明显下降的小儿,多同时伴有原发型肺结核。成人也可发生急性粟粒型肺结核,可由病变中和淋巴结内的结核分枝杆菌侵入血管所致。起病急,持续高热,中毒症状严重,约一半以上的小儿和成人合并结核性脑膜炎。胸部 X 线显示双肺满布粟粒状阴影,大小及密度均匀常并发结核性脑膜炎。

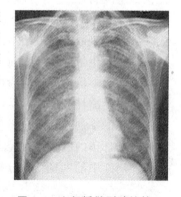

图 2-6 血行播散型肺结核

（3）继发型肺结核 多见于成人,病程长、易复发。肺内病变多为含有大量结核分枝杆菌的早期渗出性病变,易进展,多发生干酪样坏死、液化、空洞形成和支气管播散;同时又多出现病变周围纤维组织增生,使病变局限化和瘢痕形成。常包括以下特点。

1）浸润性肺结核：是最常见的继发型肺结核。当人体免疫力低下时,肺部病灶内潜伏的结核菌重新繁殖,形成以渗出为主,伴有程度不同的干酪样病灶,称浸润型肺结核。病灶部位多在锁骨上下,胸部 X 线显示为片状、絮状阴影,边缘模糊。

2)空洞性肺结核:空洞形态不一。多由干酪渗出病变溶解形成洞壁不明显的、多个空腔的虫蚀样空洞;伴有周围浸润病变的新鲜的薄壁空洞(图 2-7),痰中多带菌。临床症状较多,如发热、咳嗽、咳痰和咯血等。空洞性肺结核病人痰中经常排菌,病菌从支气管播散,但经有效治疗后,可以达到空洞愈合,痰中结核菌阴性。

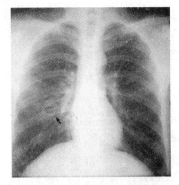

图 2-7 空洞性肺结核

3)结核球:多由干酪样病变吸收和周边纤维膜包裹或干酪空洞阻塞性愈合而形成,凝成球形病灶,称"结核球"(图 2-8)。结核球内有钙化灶或液化坏死形成空洞,同时 80% 以上结核球有卫星灶,直径在 2～4cm 之间,多小于 3cm。

4)干酪样肺炎:发生在机体免疫力和体质衰弱,又受到大量结核分枝杆菌感染的病人,或有淋巴结支气管瘘者,淋巴结中的大量干酪样物质经支气管进入肺内而发生大片干酪样坏死。病情呈急性进展,出现高热、呼吸困难等严重毒性症状,临床上称为干酪(或结核性)性肺炎。

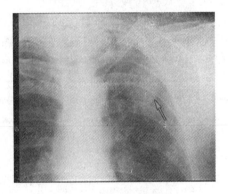

图 2-8 肺结核伴结核球

5)纤维空洞性肺结核:纤维空洞性肺结核的特点是病程长,反复进展恶化,肺组织破坏重,肺功能严重受损,双侧或单侧出现纤维厚壁空洞和广泛的纤维增生,造成肺门抬高和肺纹理呈垂柳样,患侧肺组织收缩,纵隔向患侧移位,常见胸膜粘连和代偿性肺气肿,且空洞长期不愈,痰中结核菌始终阳性。常并发肺心病。

4.结核性胸膜炎 含结核性干性胸膜炎、结核性渗出性胸膜炎、结核性脓胸。干性胸膜炎胸痛明显,可闻及胸膜摩擦音。渗出性胸膜炎有胸闷、气促,胸痛减轻、大量胸腔积液、可以有呼吸困难。结核性胸水为渗出液,呈草黄色或血性。

5.其他肺外结核 按部位和脏器命名,如骨关节结核、肾结核、肠结核等。

6.菌阴肺结核 菌阴肺结核为 3 次痰涂片及 1 次培养阴性的肺结核,其诊断标准为:①典型肺结核临床症状和胸部 X 线表现。②抗结核治疗有效。③临床可排除其他非结核者。

4.实验室及其他检查

(1)痰液结核菌检查

1)痰直接涂片找结核杆菌:是简单、快速、易行和可靠的方法,是确诊肺结核的主要依据,证明病灶是否具有开放性、传染性。若阴性不能排除肺结核,应连续查。

2)痰培养:结核分枝杆菌培养为痰结核分枝杆菌检查提供准确可靠的结果,常作为结核病诊断的金标准。同时也为药物敏感性测定和菌种鉴定提供菌株。但结核分枝杆菌培养时间较长,一般为 2～6 周,阳性结果随时报告,培养至 8 周仍未生长者报告阴性。

3)PCR(聚合酶链反应法)检查:该方法快速、简便,标本中有少量结核菌者可得阳性结果,但不足之处是可能出现假阳性或假阴性。PCR、核酸探针检测特异性 DNA 片段,色谱技术检测结核硬脂酸和分枝菌酸等菌体特异成分以及采用免疫学方法检测特异性抗原和抗体等。

(2)影像学检查　胸部 X 线是诊断肺结核的重要方法,是判断病情发展、治疗效果及肺结核分型的主要依据。X 线检查不但可以早期发现肺结核,而且可判断病变部位、范围、性质、有无空洞或空洞的大小、洞壁厚薄等。病变多分布在上叶尖后段或下叶背段。浸润、干酪样变和空洞形成,均考虑为活动性病灶。肺部 CT 检查可发现微小或隐蔽性病灶,了解病变范围,帮助鉴别肺病变。

(3)结核菌素试验　目前世界卫生组织和国际防痨和肺病联合会推荐使用的结核菌素为纯蛋白衍化物(purified protein derivative,PPD)PPD-RT23,以便于国际间结核感染率的比较。结核菌纯蛋白衍生物(PPD),系从旧结核素滤液中提取结核蛋白精制而成,为纯结素,不产生非特异性反应。通常在左前壁屈侧中部皮内注射 0.1ml(5U),48～72 小时后测量皮肤硬结直径(不是红晕直径),小于 4mm 为阴性,5～9mm 为弱阳性,10～19mm 为阳性,20mm 以上或局部有水泡、坏死为强阳性。

成人结素试验阳性仅表示曾受到结核菌感染或接种过卡介苗,并不表示一定患病。所以,本试验在结核病的诊断和鉴别诊断中的应用价值有限。若呈强阳性,常提示活动性结核病。结素试验对婴幼儿的诊断价值大于成人,因年龄越小,自然感染率越低。3 岁以下强阳性反应者,应视为有新近感染的活动性结核病,应进行治疗。结素反应如果 2 年内从小于 10mm 增加至 16mm 以上时,可认为有新的结核感染。

结素试验阴性说明机体未感染结核菌,还见于:①结核感染后 4～8 周以内处于变态反应前期。②免疫力下降和变态反应暂时受抑制,如应用糖皮质激素或免疫抑制剂者、严重结核病和危重病人、淋巴细胞免疫系统缺陷者、严重营养不良者等。

(4)其他检查　活动性肺结核可有血沉增快;纤维支气管镜检查及取活组织做病理检查;重病例可有继发性贫血,血红蛋白可下降。

(四)治疗要点

1.化学治疗(简称化疗)　凡是活动性肺结核病人均需进行化疗。结核菌根据其代谢状态分为 A、B、C、D 四群。A 菌群快速繁殖,B 菌群、C 菌群处于半静止状态,D 菌群处于休眠状态,不繁殖。各菌群之间可以相互转化。大多数抗结核药可以作用于 A 菌群,抗结核药对 B 菌群、C 菌群作用较差,对 D 菌群无作用。

(1)化疗原则　早期、规律、全程、适量、联合用药治疗。

1)早期:早期以 A 菌群为主,生长代谢旺盛,病灶血流丰富,药效好。

2)规律:指严格执行医嘱,按时按量用药,防止耐药菌株产生。

3)全程:指病人必须按治疗方案,坚持完成规定疗程,目的是彻底治愈,防止复发。

4)适量:严格遵照医嘱用药。药量少则效果差,易产生耐药性;药量多则毒副作用大。

5)联合:采用多种抗结核药物治疗,杀死病灶中不同生长速度的菌群,防止耐药菌株产生。

（2）常用抗结核药物　见表2-3。

表 2-3　常用抗结核药物及主要不良反应

药名	作用机理	不良反应
异烟肼（H，INH）	抑制 DNA 合成，杀菌剂	周围神经炎、偶有肝损害
利福平（R，RFP）	抑制 mRNA 合成，杀菌剂	肝功能损害、过敏反应
链霉素（S，SM）	抑制蛋白质合成，半杀菌剂	肾功能损害、听力障碍、过敏、眩晕
吡嗪酰胺（Z，PZA）	吡嗪酸抑菌，半杀菌剂	胃肠不适、肝功能损害、高尿酸血症、关节痛
对氨基水杨酸钠（P，PAS）	干扰中间代谢，抑菌剂	肝功能损害、胃肠道反应、过敏反应
乙胺丁醇（E，EMB）	抑制 RNA 合成，抑菌剂	肝功能损害、胃肠道反应、过敏反应

全杀菌剂指药物浓度在常规剂量下，达到试管内最低抑菌浓度的 10 倍以上，否则称为抑菌剂。链霉素对巨噬细胞外碱性环境中结核菌作用最强，对细胞内结核菌作用较弱，而吡嗪酰胺能杀灭巨噬细胞内酸性环境中结核菌，所以他们两个都是半杀菌剂。

（3）标准化治疗方案　肺结核（包括肺外结核）必须采用标准化治疗方案。对于新病例其方案分两个阶段，即 2 个月强化（初始）期和 4～6 个月的巩固期。强化期通常联合 3～4 个杀菌药，约在 2 周之内传染性病人经治疗转为非传染性，症状得以改善。巩固期药物减少，但仍需灭菌药，以清除残余菌并防止复发。我国卫生部推荐的化疗方案是：初治菌阳肺结核治疗方案，含初治涂阴有空洞形成或粟粒型肺结核。

1）每天用药方案：①强化期：前 2 个月用异烟肼、利福平、吡嗪酰胺和乙胺丁醇，顿服。②巩固期：后 4 个月用异烟肼、利福平顿服。简写为 2HRZE/4HR。以下类推。

2）间歇用药方案：①强化期：前 2 个月用异烟肼、利福平、吡嗪酰胺和乙胺丁醇，隔天 1 次或每周 3 次。②巩固期：后 4 个月用异烟肼、利福平，隔天 1 次或每周 3 次。简写为 $2H_3R_3Z_3/4H_3R_3$。每个药名右侧的下标"3"表示每周 3 次。若第 2 个月末痰菌仍阳性，则延长 1 个月强化期，相应缩短 1 个月巩固期。

初治菌阳肺结核除外有空洞、粟粒型肺结核，可用①2HRZ/4HR。②$2HRZ/4H_3R_3$。③$2H_3R_3Z_3/4H_3R_3$ 治疗。

（4）顿服及间歇化学治疗　抗结核药物血中高峰浓度的杀菌作用优于经常性维持低药物浓度水平的情况。每天 1 次顿服要比每天分 2 次以上服药所产生的高峰血药浓度高 3 倍，所以对抗结核治疗来说，间歇化学治疗比持续治疗疗效好。

2.对症治疗

（1）咯血　痰中带血或小量咯血：以对症治疗为主，包括休息、止咳、镇静等；中等量或大量咯血：应严格卧床休息，应用止血药物（如脑垂体后叶素），胸部放置冰袋，并配血备用；取侧卧位，轻轻将气管内的积血咳出；必要时可行纤维支气管镜止血。

（2）糖皮质激素在结核病上的应用　主要是利用其抗炎、抗毒作用。仅用于结核毒性症状严重者。必须确保在有效抗结核药物治疗的情况下使用。使用剂量依病情而定，一般用泼尼松口服每日 20mg，顿服，1～2 周，以后每周递减 5mg，用药时间为 4～8 周。

3.肺结核外科手术治疗　当前肺结核外科手术治疗主要的适应证是经合理化学治疗后无效、多重耐药的厚壁空洞、大块干酪灶、结核性脓胸、支气管胸膜瘘和大咯血保守治疗无效者。

二、护　理

(一)护理评估

1. 健康史　了解既往健康状况,有无患麻疹、矽肺、糖尿病、艾滋病、营养不良等;注意询问有无与肺结核病人接触史、疫苗接种史;了解病人卫生习惯、生活环境及家庭经济状况等。

2. 身体状况

(1)症状　典型肺结核的全身毒血症状,表现为午后低热、盗汗、乏力、食欲减退、体重减轻等。若肺部病灶进展播散时,可有不规则高热、畏寒等,妇女有月经失调或闭经。

(2)体征　在肩胛间区或锁骨上下部位闻及细湿啰音。

(3)实验室及其他检查　痰液结核菌、胸部X线检查、结核菌素检查符合上述肺结核检查结果。

3. 心理一社会状况　病人对结核病往往缺乏认识。疾病造成的身体不适,且病程长,具有传染性,需与社会隔离,使病人感到焦虑、孤独,甚至悲观厌世。评估病人家庭成员的文化、教育背景、经济收入、关系是否和睦,对病人病情的了解及关心、支持程度等。

(二)护理诊断/问题

1. 知识缺乏　缺乏有关肺结核传播及化疗方面知识,与缺乏指导或缺少信息来源有关。

2. 体温过高　与结核分枝杆菌感染有关。

3. 营养失调　低于机体需要量,与机体消耗增加、食欲减退有关。

4. 有传染的危险　与结核菌随痰液排出有关。

5. 潜在并发症　有咯血、肺源性心脏病、呼吸衰竭、气胸、窒息等。

(三)护理目标

病人对结核病有正确认识,主动配合药物治疗和消毒隔离;体温正常;机体营养状况改善;症状消失;情绪稳定,对治疗疾病有信心。

(四)护理措施

1. 休息与环境　轻症及恢复期病人,不必严格限制活动,但要避免劳累及过度兴奋。有高热、中毒症状明显及咯血者应卧床休息。

2. 饮食护理　肺结核是一种慢性消耗性疾病,给予高热量、高蛋白质、高维生素饮食,鼓励病人多饮水、戒烟酒。蛋白质能增加机体抗病能力及机体的修复能力,病人饮食中应有充足的鱼、肉、蛋、牛奶、豆制品等动植物蛋白,成人每天蛋白质总量应为90~120g,由于体内分解代谢加速和抗结核药物的毒性反应,使机体营养代谢失衡、抵抗力下降、病情恶化,需要加强饮食护理。鼓励病人多饮水,每天不少于1.5~2L,保证机体代谢需要和体内毒素排泄,多食含纤维素食物,保持大便通畅。多食富含维生素类的新鲜蔬菜和水果,以减轻血管渗透性、促进渗出病灶的吸收,并对神经系统及胃肠神经有调节作用。

3. 病情观察　观察生命体征变化情况。若高热持续不退,脉搏快速、呼吸急促,提示病情较重,应加强护理,观察有无咯血先兆,如咽喉发痒、刺激感、胸闷加剧、胸内发热等,发现异常立即通知医生,并积极配合处理。

4. 用药护理　观察药物不良反应,抗结核药物治疗周期长(至少 6 个月),易发生副反应,对机体影响较大。用药时要注意观察病人有无黄疸、肝区不适、胃肠反应、眩晕、耳鸣、皮疹、末梢神经发麻等情况,发现异常及时与医师联系,进行相应处理。

5. 对症护理　高热、盗汗的病人,及时用毛巾擦干身体和更换衣服。对咯血的护理:宽慰病人放松情绪,安静休息,采取患侧卧位。遵医嘱给药,止血药物:脑垂体后叶素,5～10U 缓慢静注,静脉点滴维持治疗,镇静剂如地西泮、10%水化氯醛、普鲁卡因,镇咳药如咳比清、可待因。饮食:大量咯血者应暂禁食,小量咯血者宜进少量凉或温的流质饮食,避免饮用浓茶、咖啡酒等刺激性饮料。保持大便通畅。一旦发生窒息,应及时抢救:①保持呼吸道通畅:立即取头低脚高 45°的俯卧位,轻拍背部迅速排出在气道和口咽部的血块,器械吸引、气管插管、气管切开。②高浓度氧疗。③必要时用呼吸兴奋剂。④密切观察病情变化,咯血时要注意防治阻塞性肺不张、肺部感染及休克等并发症。

6. 抽液护理　配合医生抽取结核性胸腔积液,按要求留取胸水标本,及时送生化检查和胸水脱落细胞检查。

7. 心理护理　肺结核病程长、恢复慢,且病情易反复,病人易急躁,护士应耐心向病人讲解疾病的知识,使之了解只有坚持合理、全程化疗,病人才可完全康复。

(五)健康教育

1. 尽早控制传染源　与结核病人密切接触者应去医院进行有关检查。早期发现病人并登记管理,给予及时正规治疗是预防结核病疫情的关键。

2. 作好隔离,预防传染

(1)宣传教育　宣传结核病的传播途径及消毒、隔离的重要性,指导病人采取积极的预防方法和有效的消毒、隔离措施,并能自觉遵照执行。

(2)隔离　让病人单居一室,进行呼吸道隔离,室内保持良好通风,每日用紫外线照射消毒;告之病人不可面对他人打喷嚏或咳嗽,严禁随地吐痰。在打喷嚏或咳嗽时用双层纸巾遮住口鼻,纸巾用后焚烧,吐出的痰液用 2000mg/L 含有效氯的消毒液灭菌处理;餐具、痰杯应煮沸消毒或用消毒液浸泡消毒,同桌共餐时使用公筷;被褥、书籍在烈日下曝晒 6 小时以上;病人外出时应戴口罩。

(3)预防　给未受过结核菌感染的新生儿、儿童及青少年接种卡介苗,使人体产生对结核菌的获得性免疫力,减轻感染后的发病与病情。在开放性肺结核(即排菌者)的家庭内,与结核菌素阳性的病人密切接触的成员及结素试验新近转为阳性的儿童可服用异烟肼预防结核。

3. 用药指导　督促病人坚持规则、全程化疗是最重要的指导用药内容。告诉病人不规则用药或过早停药是治疗失败的主要原因。

4. 定期复查　及早发现药物毒副作用,及时调整药物。密切关注治疗效果,彻底治愈肺结核。

（六）护理评价

病人能否充分休息；营养状况是否改善；能否完成治疗计划；预防措施是否得到落实。

本节小结

　　肺结核是结核菌引起的肺部慢性传染性疾病。痰中排菌病人是肺结核病重要的传染源。肺结核的发生发展与机体免疫力、结合菌数量、毒力有关。全身表现为午后低热、盗汗、消瘦等，局部表现为咳嗽、咳痰、咯血等。痰找结核菌是确诊肺结核的主要依据。影像学检查是诊断肺结核的重要方法，是判断病情发展、治疗效果及肺结核分型的主要依据。化疗原则为早期、规律、全程、适量、联合用药治疗。护理特色为全程督导短程化疗。

　　本节关键词：肺结核；结核分枝杆菌；原发性肺结核；继发性肺结核

（毕清泉）

第十节　原发性支气管肺癌病人的护理

案例 2-9

　　某病人，男，69 岁，吸烟 36 年。近数月来人较消瘦，且有刺激性呛咳，剧咳时感胸痛，咯白色泡沫痰，有时带少量血丝，经抗感染治疗无明显效果。病人表情紧张，彻夜不眠。查：T 36.8℃，P 96 次/分，R 23 次/分，BP 108/76mmHg，听诊右肺中部有局限性哮鸣音。X 线检查见右肺肺门附近有单侧不规则肿块阴影，无邻近转移现象。

　　问题：
　　1.该病人的临床表现有何特点？
　　2.该病人存在哪些护理问题？

本节学习目标

　　1.掌握原发性支气管肺癌的临床表现、主要护理诊断/问题、护理措施。
　　2.熟悉原发性支气管肺癌的实验室检查及治疗。
　　3.了解原发性支气管肺癌的病因和发病机理。
　　4.体现护士的爱伤精神和人文关怀，尊重病人的身心需求。

肺癌是严重危害人类健康的疾病,根据世界卫生组织(WHO)2003 年公布的资料显示,肺癌无论是发病率(120 万/年)还是死亡率(110 万/年),均居全球癌症首位。在我国,肺癌已超过癌症死因的 20%,且发病率及死亡率均迅速增长。自 2000 年至 2005 年,我国肺癌的发病人数增加了 11.6 万,死亡人数增加了 10.1 万。英国肿瘤学家 R.Peto 预言:如果我国不及时控制吸烟和空气污染,到 2025 年我国每年肺癌发病人数将超过 100 万,成为世界第一肺癌大国。

一、疾病概要

原发性支气管癌(primary bronchogenic carcinoma),简称肺癌(lung cancer),为起源于支气管黏膜或腺体的恶性肿瘤。肺癌发病率为男性肿瘤的首位,并由于早期诊断不足致使预后差。目前随着诊断方法的进步、新药以及靶向治疗药物的出现,规范有序的诊断、分期以及根据肺癌临床行为进行多学科治疗的进步,生存率已经有所提高。然而,要想大幅度地提高生存率,仍有赖于早期诊断和早期规范治疗。

(一)病因与发病机制

肺癌发生的病因和发病机制至今未明,可能与下列因素有关。

1.吸烟　大量研究表明,吸烟是肺癌死亡率进行性增加的首要原因。国内外调查均表明,80%～90% 的男性肺癌与吸烟有关,而且肺癌的发病率和死亡率与吸烟呈剂量依赖关系。纸烟中含有多种致癌物质,与肺癌有关的主要是苯并芘。被动吸烟者也容易引起肺癌。

2.电离辐射　大剂量电离辐射可引起肺癌,不同射线产生的效应也不同,如在日本广岛原子弹释放的是中子和 α 射线,长崎则仅有 α 射线,前者患肺癌的危险性高于后者。

3.饮食与营养　食物中维生素 A、E、B_2,维甲类,β 胡萝卜素和微量元素(锌、硒)的摄入量与癌症发生负相关,其中最突出的是肺癌。

4.职业因素　已被确认的致人类肺癌的职业因素有石棉、砷、铬、镍、二氯甲醚、煤烟、焦油和石油中的多环芳烃、烟草的加热产物等,若长期接触可诱发肺癌。职业因素还与吸烟具有协同的致癌作用。

5.空气污染　肺癌发病率在工业发达国家或地区比不发达国家高,城市高于农村,表明环境污染与肺癌有关。室外大环境污染主要来自汽车废气、工业废气、公路沥青等。室内小环境污染如被动吸烟、烹调时的烟雾、室内用煤以及装修材料的污染都是肺癌的危险因素。

6.其他诱发因素　美国癌症学会将结核列为肺癌的发病因素之一。有结核病者患肺癌的危险性是正常人群的 10 倍。其主要组织学类型是腺癌。此外,病毒感染、真菌毒素(黄曲霉)等,对肺癌的发生可能也起一定作用。

7.遗传和基因改变　长期探索和研究,表明肺癌可能是一种外因通过内因发病的疾病。上述的外因可诱发细胞的恶性转化和不可逆的基因改变,包括原癌基因的活化、抑癌基因的失活、自反馈分泌环的活化和细胞凋亡的抑制,从而导致细胞生长的失控。

(二)肺癌分类

1.按解剖学部位分类

(1)中央型肺癌　发生在段支气管至主支气管的肺癌称为中央型肺癌,约占 3/4,较多见鳞状上皮细胞癌和小细胞肺癌(small cell lung cancer,SCLC)。

(2)周围型肺癌　发生在段支气管以下的肺癌称为周围型肺癌,约占1/4,多见腺癌。

2.按组织病理学分类

(1)非小细胞肺癌(non-small-cell lung cancer,NSCLC)

1)鳞状上皮细胞癌(简称鳞癌):包括乳头状型、透明细胞型、小细胞型和基底细胞样型。

2)腺癌:包括腺泡状腺癌、乳头状腺癌、细支气管－肺泡细胞癌、实体癌黏液形成。

3)大细胞癌:包括大细胞神经内分泌癌、复合性大细胞神经内分泌癌、基底细胞样癌、淋巴上皮瘤样癌、透明细胞癌、伴横纹肌样表型的大细胞癌。可发生在肺门附近或肺边缘的支气管。

4)其他:腺鳞癌、类癌、肉瘤样癌、唾液腺型癌(腺样囊性癌、黏液表皮样癌)等。

(2)小细胞肺癌(small cell lung cancer,SCLC)　包括燕麦细胞型、中间细胞型、复合燕麦细胞型。癌细胞多为类圆形或菱形,胞浆少,类似淋巴细胞。燕麦细胞型和中间型可能起源于神经外胚层的 Kulchitsky 细胞或嗜银细胞。

(三)临床表现

肺癌的临床表现与其发生部位、大小、类型、发展的阶段、有无并发症及有无转移有密切关系。大多数病人因呼吸系统症状就医,约有5%病人发现肺癌时无症状。

1.原发肿瘤引起的症状和体征

(1)咳嗽　为最常见的早期症状。表现为阵发性刺激性干咳或少量黏液痰,继发感染时,痰量增多呈黏液脓性。肿瘤增大引起支气管狭窄时,加重咳嗽,多为持续性,呈高调金属音性咳嗽或刺激性呛咳。

(2)血痰或咯血　以中央型肺癌多见。多数病人表现为间断、反复或持续性少量痰中带血。部分病人以咯血为首发症状,若癌肿侵蚀大血管则有大咯血。

(3)喘鸣、气急　肿瘤向支气管内生长,或转移到肺门淋巴结致使肿大的淋巴结压迫主支气管或隆突,或引起部分气道阻塞时,可有呼吸困难、气短、喘息,偶尔表现为喘鸣,听诊时可发现局限或单侧哮鸣音。

(4)发热　肿瘤压迫、阻塞支气管,导致肺不张、肺炎,引起发热,此种发热用抗生素治疗暂时有效。若肿瘤坏死引起"癌性热",抗生素则治疗无效。

(5)体重下降　消瘦为恶性肿瘤的常见症状之一。肿瘤发展到晚期,由于肿瘤毒素和消耗的原因,并有感染、疼痛所致的食欲减退,可表现为消瘦或恶病质。

2.肺外胸内扩展引起的症状和体征

(1)胸痛　约50%的肿瘤直接侵犯胸膜、肋骨和胸壁,出现持续、固定、剧烈的胸痛。近半数病人可有模糊或难以描述的胸痛或钝痛,可由于肿瘤细胞侵犯所致,也可由于阻塞性炎症波及部分胸膜或胸壁引起。

(2)呼吸困难　多与癌肿阻塞气道及并发肺炎、肺不张或胸腔积液等有关,可出现吸气性呼吸困难。

(3)吞咽困难　由肿瘤侵犯或压迫食道所致。

(4)声音嘶哑　由肿瘤侵犯或压迫喉返神经所致。

(5)上腔静脉阻塞综合征 肿瘤侵犯或压迫上腔静脉,导致上腔静脉曲张,上肢及颈面部水肿等症状。

(6)Horner综合征 位于肺尖部肺癌又称肺上沟癌(Pancoast癌),易压迫颈部交感神经,引起病侧眼睑下垂、瞳孔缩小、眼球内陷,同侧额部与胸壁少汗或无汗。

(7)臂丛神经压迫征 肿瘤侵犯或压迫臂丛神经,可致同侧自腋下向上肢内侧放射性、烧灼样疼痛。

3.胸外转移引起的症状和体征

(1)脑、中枢神经系统转移 常有颅高压征象,如头痛、呕吐等,以及其他症状,如共济失调、偏瘫、精神异常等。少见的症状为癫痫发作、偏瘫、小脑功能障碍、定向力和语言障碍。

(2)转移至腹部 部分小细胞肺癌可转移到胰腺,表现为胰腺炎症状或阻塞性黄疸。其他细胞类型的肺癌也可转移到胃肠道、肾上腺和腹膜后淋巴结,多无临床症状,依靠CT、MRI或PET作出诊断。

(3)骨转移 可引起骨痛和病理性骨折。大多为溶骨性病变,少数为成骨性。可致骨痛。

(4)胸膜转移 常表现为血性胸腔积液。

(5)淋巴结转移 锁骨上淋巴结是肺癌转移的常见部位,可毫无症状。典型者多位于前斜角肌区,固定且坚硬,逐渐增大、增多,可以融合,多无痛感。

4.胸外症状 指肺癌非转移性胸外表现或称之为副癌综合征(paraneoplastic syndrome),主要表现为以下几个方面。

(1)肥大性肺性骨关节病 常见于肺癌,也见于局限性胸膜间皮瘤和肺转移癌(胸腺、子宫、前列腺转移)。多侵犯上、下肢长骨远端,发生杵状指(趾)和肥大性骨关节病。

(2)神经肌肉综合征 包括小脑皮质变性、脊髓小脑变性、周围神经病变、重症肌无力和肌病等。原因不明确。这些症状与肿瘤的部位和有无转移无关。多见于小细胞未分化癌。

(3)高钙血症 可由骨转移或肿瘤分泌过多甲状旁腺素相关蛋白引起,常见于鳞癌。

(4)分泌促肾上腺皮质激素样物 小细胞肺癌或支气管类癌是引起库欣综合征的最常见细胞类型,很多病人在瘤组织中甚至血中可测到促肾上腺皮质激素(ACTH)增高。

(5)异位促性腺激素 合并异位促性腺激素的肺癌不多,大部分是大细胞肺癌,主要为男性轻度乳房发育和增生性骨关节病。

(6)分泌抗利尿激素 不适当的抗利尿激素分泌可引起厌食、恶心、呕吐等水中毒症状,还可伴有逐渐加重的神经并发症。

(7)类癌综合征 类癌综合征的典型特征是皮肤、心血管、胃肠道和呼吸功能异常。主要表现为面部、上肢躯干的潮红或水肿,胃肠蠕动增强,腹泻,心动过速,喘息,瘙痒和感觉异常。

(三)实验室及其他检查

1.胸部影像学检查 是发现支气管肺癌的最基本的方法。一般先作X线正、侧位胸片,必要时进行CT、MRI或支气管造影等检查。X线胸片提示肺癌的直接征象是肺内块状阴影,呈分叶状,周边有细毛刺样放射,可有空洞。肺癌的继发征象有阻塞性肺炎、肺不张、胸腔积液、肺门或纵隔淋巴结肿大及肿瘤转移侵蚀肋骨和椎体等。

2.纤维支气管镜检查 可直接窥视支气管和细支气管情况,取可疑组织做病理检查,或刷检、冲洗做细胞学检查,是早期诊断肺癌的方法之一。

3.活组织病理学检查 经皮穿刺胸膜活检、组织切片中细胞表面抗原检测和应用标记单克隆抗体的扫描检查方法,是识别体内癌细胞及确定其生长部位的重要手段。取锁骨上或腋下淋巴结作病理学检查,可判断是否肿瘤转移及其组织细胞学类型。

4.细胞学检查 痰脱落细胞检查是最简单有效的早期诊断方法之一。方法是于清晨留取病人由深部咳出的痰液立即送检。多次(一般以 3~4 次为宜)反复检查可提高阳性率。

(四)治疗要点

治疗方案主要根据肿瘤的组织学决定。通常 SCIC 发现时已转移,难以通过外科手术根治,主要依赖化疗或放化疗综合治疗。相反,NSCLC 可为局限性,外科手术或放疗可根治,但对化疗的反应较 SCLC 差。

1.手术治疗 一般认为Ⅰ期、Ⅱ期和部分Ⅲ期非小细胞肺癌病人首选手术,术后视情况进行放疗及化疗。N_0病人术后 5 年生存率一般为 33.7%~53.7%。已有转移者生存率明显下降。小细胞肺癌病人就诊时 90%以上已发生转移,因此主张先化疗后手术。

2.化学治疗(简称化疗) 是小细胞肺癌首选及主要的治疗,化疗后病人的生存期明显延长。辅助性化疗用于非小细胞性肺癌可提高手术和化疗的疗效。按细胞类型结合细胞动力学原理,合理选用化疗药物和制定用药方案可提高化学疗效。为增加疗效、减低毒性、延缓耐药性的产生,多采用间歇、短程、联合用药。常用药物有环磷酰胺(CTX)、异环磷酰胺(IFO)、甲氨蝶呤(MTX)、长春新碱(VCR)、阿霉素(ADM)、顺铂(DDP)、足叶乙甙(VP-16)、丝裂霉素(MMC)等。

常用对 SCLC 比较有效的化疗方案有:EP 方案(VP-16+DDP)、$CAVP_{16}$方案(CTX+ADM+VP-16)、CAV 方案(CTX+ADM+VCR)等。

常用对 NSCLC 比较有效的化疗方案有:CAP 方案(CTX+ADM)、MVP 方案(MMC+VDS+DDP)、EP 方案(VP-16+DDP)等。

3.放射治疗(简称放疗) 放疗分为根治性和姑息性两种。根治性放疗用于病灶局限、因解剖原因不宜手术或病人不愿意手术者。姑息性放疗目的在于抑制肿瘤的发展,延迟肿瘤扩散和缓解症状。可采用^{60}钴、γ 射线或中子加速器照射。单纯的放疗效果差,故目前多主张放疗加化疗。

4.药物止痛 药物是控制癌痛的基本方法,其原则是个体化。药物的选择应按世界卫生组织(WHO)推荐的癌痛控制的三阶梯方案用药(表 2-4),不能等疼痛时再给药,应按时给药,每 3~6 小时给药 1 次。首选口服给药。

表 2-4 癌痛控制的三阶梯方案用药

种类	常用药物
轻度疼痛	阿司匹林、扑热息痛
中度疼痛	强痛定、可待因
重度疼痛	吗啡、杜冷丁、盐酸二氢埃托啡

5.生物反应调节剂(BRM)和中药治疗　如小剂量干扰素、集落刺激因子和中医药能增强机体对化疗、放疗的耐受性,提高疗效。

二、护　理

(一)护理评估

1.健康史　询问吸烟情况和被动吸烟史;有无长期接触职业性致癌因子(如石棉、砷、铬、工业粉尘、煤烟等)职业史;有无接触放射线、癌肿家族史;是否患有肺结核、慢性支气管炎等慢性肺部疾患;了解工作环境和居住、生活环境有无空气污染状况。

2.身体状况

(1)症状　①呼吸系统症状:常以阵发性刺激性呛咳为早期首发症状,无痰或有少量白色黏液痰;肿瘤肿大引起支气管狭窄时,咳嗽呈高调的金属音;继发感染时,痰量增多,呈黏液脓性;咯血、胸痛、呼吸困难;癌肿阻塞气道及并发肺炎、肺不张或胸腔积液,可出现气急、呼吸困难。②全身症状:发热,可由肿瘤坏死引起,更多见的是因继发性肺炎引起,食欲减退、消瘦、明显乏力。③癌肿压迫与转移引起的症状:如压迫喉返神经,使声音嘶哑;侵犯或压迫食管,引起吞咽困难;肝转移,可出现黄疸等。

(2)体征　早期可无阳性体征。肺癌部分阻塞支气管时,可有局限性哮鸣音;随癌症进展,可有气管移位、肺不张、肺炎、胸腔积液体征;如肿瘤压迫或阻塞上腔静脉,出现颈部、胸部静脉充盈,头面部及上肢水肿;压迫颈交感神经引起霍纳综合征;癌肿转移,可有右锁骨上及腋下淋巴结肿大;部分病人可有杵状指、库欣综合征、肥大性骨关节病等肺外表现。

(3)实验室及其他检查　胸部影像学检查、痰脱落细胞学检查、纤维支气管镜检查、其他经胸壁细针穿刺活检、纵隔镜检查、胸腔镜检查、肿瘤标记物检查、剖胸肺活检等。

3.心理-社会状况　早期症状不明显,接受各种检查使病人产生猜疑和焦虑不安。一旦确诊为肺癌,表现为惊恐、沮丧、哭泣、极度忧虑。病情逐渐恶化,使病人容易产生悲观、绝望心理,产生轻生自杀念头。少数病人自制力下降,对外采取攻击态度,将愤怒发泄到家属、亲友、医护人员身上,拒绝配合治疗和护理,拒绝与人交谈或交往。

(二)护理诊断/问题

1.疼痛　与癌细胞浸润胸膜、肋骨、胸骨,肿瘤压迫肋间神经或转移有关。

2.气体交换受损　与肿瘤阻塞气道、自发感染有关。

3.有皮肤完整性受损的危险　与接受放疗损伤皮肤组织或长期卧床导致局部血液循环障碍及恶液质有关。

4.营养失调　低于机体的需要量与癌肿致机体过度消耗,摄入不足,感染、疼痛和化疗反应所致呕吐、食欲下降有关。

5.恐惧　与肺癌的确诊、对治疗无信心及病痛的折磨和预感到死亡威胁等有关。

6.潜在并发症　如肺部感染、呼吸衰竭、化疗药物不良反应、放射性食管炎、放射性肺炎。

（三）护理目标

病人疼痛减轻或消失;病人能维持呼吸道通畅;病人皮肤无破溃;病人营养状况有所改善;病人情绪稳定,配合治疗;无相关并发症的发生。

（四）护理措施

1. **休息与环境** 保持环境安静,根据不同病期安排病人适当休息,采取舒适的体位,减轻身体不适。

2. **饮食护理** 良好的营养状态是保证完成治疗计划的前提,恶病质是无法接受各项治疗的。宜给予高热量、高蛋白质、高维生素饮食,依据病情不同采取口喂、鼻饲、静脉补充营养。取得家属的配合,经常变换口味,增加食物的色、香、味,刺激食欲,满足病人的饮食习惯,促进病人主动摄取食物。必要时酌情输全血、血浆、复方氨基酸等,以增强病人的抗病能力。

3. **病情观察** 观察肺癌病人常见症状、体征的动态变化;注意有无肿瘤转移的症状;化疗、放疗者,严密观察有无恶心、呕吐、脱发、口腔溃疡、皮肤损害等不良反应;放疗者有无吞咽困难等放射性食管炎及咳嗽、咳痰等放射性肺炎的发生;监测周围血象、血浆蛋白变化;监测生命体征、尿量和体重。

4. **用药护理** 常用化疗药物有环磷酰胺、顺铂、卡铂、依托泊苷、长春新碱、丝裂霉素等。化疗后,应注意观察化疗药物不良反应:如注意骨髓抑制反应和消化道反应的护理;注意保护和合理使用静脉血管;注意口腔护理等。

5. **对症护理**

（1）疼痛的护理 ①注意倾听病人对疼痛的诉说,观察其非语言表达,作出准确评估,如病人疼痛的部位、性质、程度及持续时间、加重或减轻的因素,影响病人表达疼痛的因素。②减轻病人心理压力:由于对疾病的忧虑,对死亡的恐惧而影响病人情绪,使疼痛加剧。应理解病人的痛苦,以同情、安慰和鼓励的语言与举止支持病人,以减轻心理压力,提高痛阈值。③分散病人的注意力:指导病人采用放松技术,如阅读书报、听音乐、看电视、交谈等方式转移注意力,减轻疼痛的感受强度。④为病人营造良好的休息环境:保持病房适宜的温度、湿度,通风良好,安静,调整舒适的体位,保证病人充分的休息。⑤应用物理的方法止痛:如按摩、局部冷敷、针灸、经皮肤电刺激等,可降低疼痛的敏感性。⑥应用药物止痛:遵医嘱按三阶梯止痛方案用药。必要时指导病人使用自控镇痛泵。

（2）呼吸困难病人给予半卧位,遵医嘱吸氧。根据病情,鼓励病人下床活动以增加肺活量。大量胸腔积液者,协助医师进行胸腔穿刺抽液。

（3）放射性皮肤损害放疗时,取舒适体位,嘱病人不要移动身体。放疗后应穿宽松柔软的衣服,勿擦去放射部位的标记,保持照射部位干燥。照射部位只用清水洗,忌用肥皂或用力擦洗;避免阳光直接照射、热敷;忌贴胶布;避免涂凡士林软膏、红汞、碘酊、乙醇等。

（4）对放射性食管炎的处理 有咽下困难、疼痛、黏液增多者,注意保持口腔的清洁,给流质或半流质食物,饭后喝温水冲洗食管,避免刺激性食物。有咽下疼痛时,可口服氢氧化铝凝胶,疼痛难忍者可口含利多卡因溶液、服用利多卡因凝胶。

（5）对放射性肺炎的处理　早期给予抗生素、糖皮质激素治疗。协助病人进行有效排痰,防止痰液潴留,咳嗽明显而痰不多者,适当给予镇咳药,呼吸困难者适当吸氧。

6.心理护理　针对性地进行心理护理:医护人员要根据病人的年龄、职业、文化、性格等情况,给予不同的沟通和支持。在未确诊前,劝说病人接受各种检查;确诊后根据病人心理承受能力决定是否向其透露病情;对有一定文化素养,具有正确、豁达的人生观,迫切要求了解病情的病人,应尊重其求知权力,采用合适的语言将诊断结果告知病人,缩短其期待诊断的焦虑期,并通过告知,不失时机地给予心理援助,引导病人面对现实,正确认识癌症。利用求生的欲望,达到使病人用意念调动潜在力量,与癌症进行斗争,使其余生更充实,提高生活质量。

7.临终护理　总体来说,支气管肺癌的预后很差,86%的病人在确诊后 5 年内死亡,尤其未分化小细胞肺癌死亡率更高。支气管肺癌病人将比正常人更早面临临终过程。临终阶段应采取综合措施让病人躯体症状得到缓解,心理上获得最大的安慰和支持,最后能较安详、无憾、有尊严地离开人世。此时,家属同样需要医务人员的关怀,更好地渡过哀伤期,维持身心健康,投入新的生活。临终关怀工作中,护士是倡导者、组织者、协调者和实践者,对癌症病人要充满爱心与希望,尽一切可能减轻他们在临终期的身心痛苦,提高生命质量。

（五）健康教育

1.减少或避免吸入含有致癌物质的空气和粉尘。

2.广泛宣传吸烟的危害,大力提倡戒烟(尤其要避免年轻人吸烟)、公共场所禁止吸烟。通过增加对香烟制品的收税来减少烟民等,已被许多国家和地区证明是行之有效的预防肺癌的措施。

3.加强劳动保护,积极开展防止肺癌的宣传教育。

4.肺癌病人的预后取决于能否早期诊断、及时治疗。对高危人群进行重点普查,是早期发现、早期诊断和早期治疗肺癌病人的重要手段。

（六）护理评价

病人情绪是否稳定;疼痛是否减轻;营养是否改善;皮肤是否完整;是否配合治疗。

本节小结

肺癌是最常见的肺部原发性恶性肿瘤。咳嗽为最常见的早期症状。主要表现为阵发性刺激性干咳或少量血痰或咯血,喘鸣,气急,肿瘤引起支气管狭窄,造成部分阻塞,可产生局限性哮鸣音。

本节关键词:肺癌;鳞癌;腺癌;大细胞癌;小细胞癌

（毕清泉）

第十一节　自发性气胸病人的护理

本节学习目标

1. 掌握自发性气胸的临床表现、主要护理诊断/问题、护理措施。
2. 熟悉自发性气胸的实验室检查及治疗。
3. 了解自发性气胸的病因和发病机理。
4. 体现护士的爱伤精神和人文关怀,尊重病人的身心需求。

胸膜腔是不含气体的密闭的潜在性腔隙。当气体进入胸膜腔造成积气状态时,称为气胸(pneumothorax)。气胸可分成自发性、外伤性和医源性三类。自发性气胸又可分成原发性和继发性,前者发生在无基础肺疾病的健康人,后者常发生在有基础肺疾病的病人,如慢性阻塞性肺疾病(COPD)。气胸是常见的内科急症,男性多于女性,发生气胸后,胸膜腔内负压可变成正压,致使静脉回心血流受阻,产生程度不同的心、肺功能障碍。本节主要叙述自发性气胸。

一、疾病概要

自发性气胸(spontaneous pneumothorax)系指在无外伤或人为因素情况下,因肺部疾病使肺组织及脏层胸膜自发破裂,空气进入胸膜腔造成的胸腔积气和肺萎缩。

(一)病因与发病机制

1. 原发性气胸　原发性自发性气胸多见于瘦高体型的男性青壮年,常规 X 线检查肺部无显著病变指征。气胸的发生常由肺尖部脏层胸膜下肺泡先天发育缺陷或炎症瘢痕形成的肺大泡破裂所致。

2. 继发性气胸　继发性自发性气胸多见于有基础肺部病变者,以 COPD 最常见,其次是肺结核、尘肺、肺癌等。主要由肺气肿、肺大泡破裂所致,也见于肺组织坏死波及脏层胸膜等情况。

自发性气胸的发生常与剧烈运动、剧咳、排便用力、持重物、举手欢呼、打喷嚏等用力屏气动作,使气道内压力突然增高有关。机械通气时压力过高也可诱发气胸。但也有一些病人无明显上述诱因。

自发性气胸的发病机制为:肺组织异常,气道内压力过高,脏层胸膜破裂、肺容量减少压迫心脏、大血管纵隔移位。月经性气胸仅在月经来潮前后 24～72 小时内发生,病理机制尚不清楚,可能是由胸膜上有异位子宫内膜破裂所致。妊娠期气胸可因每次妊娠而发生,可能跟激素变化和胸廓顺应性改变有关。

（二）临床表现

气胸症状的轻重与有无肺基础疾病及功能状态、气胸发生的速度、胸膜腔内积气量及其压力大小3个因素有关。若原已存在严重肺功能减退，即使气胸量小，也可有明显的呼吸困难；年轻人即使肺压缩80%以上，有的症状亦可以很轻。

1.症状　自发性气胸的首发症状是患侧突发胸痛，随之干咳和呼吸困难。随着病情发展，胸痛有所减轻，但呼吸困难明显加重，严重者烦躁不安、冷汗、紫绀、呼吸浅快，甚至发生呼吸衰竭、休克。

2.体征　主要的胸部体征包括患侧胸廓饱满，呼吸运动减弱，气管移向健侧，叩诊鼓音，语颤及呼吸音均减低或消失，皮下气肿时有捻雪感。

3.临床分型　根据胸膜破口的情况及发生气胸后对胸膜腔内压力的影响，将自发性气胸分为以下三种类型。

（1）闭合性（单纯性）气胸　随着呼气时肺回缩及浆液渗出物的作用，脏层胸膜破口自行封闭，不再有空气进入胸膜腔。

（2）交通性（开放性）气胸　胸膜破口较大或两层胸膜间有粘连和牵拉，如气管胸膜瘘，使破口持续开放，空气在吸气和呼气时自由进出胸膜腔。抽气后可呈负压，但观察数分钟，压力又复升至抽气前水平。

（3）张力性（高压性）气胸　胸膜破口呈活瓣样阻塞，吸气时开启，空气进入胸膜腔，呼气时破口关闭，胸腔内气体不能再经破口返回呼吸道排出体外。此型气胸胸膜腔内压测定常超过 $10cmH_2O$，甚至高达 $20cmH_2O$，抽气后胸膜腔内压可下降，但又迅速复升，对机体呼吸循环功能的影响最大，必须紧急抢救处理。

4.实验室及其他检查

（1）胸部 X 线检查　是诊断气胸、判断疗效的重要方法，典型 X 线表现为外凸弧形的细线条形阴影，称为气胸线，线外透亮度增高，无肺纹理，线内为压缩的肺组织。大量气胸时，肺脏向肺门回缩，呈圆球形阴影。大量气胸或张力性气胸常显示纵隔及心脏移向健侧。合并纵隔气肿在纵隔旁和心缘旁可见透光带。

（2）腔内压测定　胸内负压减低或呈正压。闭合性气胸一般积气量不大，抽气后胸腔可维持负压，提示破口已闭合；交通性气胸胸腔内压力维持在 0 上下，抽气后观察数分钟仍无变化；张力性气胸胸腔内压力为正压，抽气至负压后不久又恢复正压。

（三）治疗要点

治疗原则：排气减压，促进患侧肺复张，缓解症状，防止复发。

1.保守治疗　适用于首次发作，肺萎缩在 20% 以下，不伴有呼吸困难者。嘱病人绝对卧床休息，少讲话，减少肺活动，有利于破裂口的愈合和气体吸收。气体可在 2～3 周内自行吸收。气急、发绀者，给予高浓度氧气吸入，既可改善缺氧，又可促进气体吸收。治疗具体措施有保守治疗、胸腔减压、经胸腔镜手术或开胸手术等。

2.排气减压治疗　适用于呼吸困难明显者，或肺压缩大于 20% 的病人。

（1）紧急排气　张力性气胸可用小刀或大号针头直接从患侧锁骨中线第 2 肋间或腋前

线第4～5肋间刺入胸腔进行急救。如时间允许,穿刺前在针尾部扎一橡皮指套,指套盲端切一小口,当胸腔压力大于大气压时,气体自动从小口逸出,小于大气压时,小口关闭,这样既可减小胸腔感染又便于病人的安全转运。

(2)气胸箱抽气 最常用。可同时测压和抽气,一般每次抽气不超过1L,以使胸内压维持在1～2cmH_2O以下,必要时可重复抽气。

(3)胸腔插管水封瓶闭式引流或连续负压吸引 适用于经反复抽气疗效不佳的交通性气胸或张力性气胸,一般用单瓶水封瓶引流。胸膜腔积液多时,可用双瓶引流。肺复张不满意时采用连续负压吸引。

1)正压连续排气法:将胸腔引流管连接于床旁的水封瓶正压排气装置。适用于闭合性和张力性气胸。

2)持续负压排气法:胸腔引流管连接于负压连续排气装置,使胸腔内压力保持负压水平($-12～-8cmH_2O$为宜)。适用于胸腔内压不高而肺仍未复张的气胸,尤其是慢性气胸和多发性气胸。

3.胸膜粘连术 用于经上述处理无效或反复发作的气胸。将化学粘连剂、生物刺激剂或50%葡萄糖等经胸腔插管或胸腔镜注入或喷洒在胸膜腔,引起无菌性胸膜炎,由于局部炎症渗出,使脏层和壁层胸膜增厚、粘连,减少其破裂,从而达到防治气胸的目的。

4.手术治疗 复发性气胸、慢性气胸(病程超过3个月)、血气胸等可能需手术治疗。

5.原发病及并发症处理 积极治疗原发病,避免诱因,预防和处理继发的细菌感染。

二、护 理

(一)护理评估

1.健康史 评估有无相关的发病因素、有无基础肺疾病及功能状态,重点了解诱发因素。

2.身体状况

(1)症状 评估胸痛、呼吸困难情况,在剧咳、用力、剧烈体力活动时或在休息时,突然发生剧烈胸痛,如刀割样或针刺样,持续时间较短,继之出现胸闷、气促,并伴有刺激性咳嗽。积气量大或原已有较严重的慢性肺疾病者,呼吸困难明显,病人不能平卧,被迫患侧卧位以减轻呼吸困难;若发生双侧气胸,呼吸困难更为突出;张力性气胸时,胸膜腔内压骤然升高,肺萎缩、纵隔移位,迅速出现严重呼吸困难和循环障碍,甚至发生意识不清、呼吸衰竭。如气胸发生前肺功能尚好、肺压缩小于20%,呼吸困难可不明显。

(2)体征 呼吸增快,发绀,气管向健侧移位;患侧胸部膨隆,肋间隙增宽,呼吸运动和语颤减弱,叩诊呈过清音或鼓音;右侧气胸时,肝浊音界下降或消失;左侧少量气胸或纵隔气肿时,可在左心缘处听到与心跳一致的气泡破裂音,称Hamman征,液气胸时可闻及胸内振水音,皮下气肿时出现皮下握雪感。

(3)实验室及其他检查 胸部X线检查、胸腔内压测定符合上述气胸的表现。

3.心理-社会状况 评估病人有无紧张、恐惧心理以及家庭社会支持情况。

(二)护理诊断/问题

1.低效性呼吸型态 与肺扩张能力下降、疼痛、缺氧、焦虑有关。

2.疼痛　胸痛与气体刺激胸膜或胸腔置管引流有关。

3.有感染的危险　与胸腔与气道相通及或胸腔置管有关。

4.潜在并发症　脓气胸、血气胸、纵隔气肿与皮下气肿、呼吸衰竭。

(三)护理目标

病人呼吸困难减轻;胸痛减轻或消失;未发生并发症。

(四)护理措施

1.休息与环境　急性自发性气胸病人应绝对卧床休息,协助采取有利于呼吸的体位,如抬高床头,半坐位或端坐位等;避免用力、屏气、咳嗽等可增加胸腔内压的活动;环境应安静,保证充足的睡眠,以利于减少耗氧和胸腔气体的吸收;对于睡眠形态紊乱的病人,在了解原因后针对性地给予解决。

2.吸氧　必要时面罩吸氧;氧流量控制在 $2\sim5L/min$,吸氧可加快胸腔内气体的吸收,减少肺活动度,促使胸膜裂口愈合;若有纵隔气肿,可给予高浓度吸氧,增加纵隔内氧浓度,有利于气肿消散。

3.密切观察病情变化　注意胸痛、生命体征及肺部体征的变化,经常巡视病房,及时听取病人主诉。严密观察呼吸频率、深度及呼吸困难的表现和血氧饱和度变化,必要时监测动脉血气。大量气胸,尤其是张力性气胸时,可迅速出现严重呼吸循环衰竭,发现病人出现心率加快、血压下降、发绀、冷汗、心律失常、休克等病情变化时,要及时通知医生并配合处理。

4.缓解疼痛　教会病人床上活动的方法和自我放松的技巧,如缓慢深呼吸、全身肌肉放松、听音乐、广播或看书报,以分散注意力,减轻疼痛;胸痛剧烈时,按医嘱给予止痛药和镇静剂;咳嗽剧烈时,遵医嘱给予止咳药物,以减轻咳嗽引起的胸痛。如果疼痛不缓解、病人主诉近期疼痛与以往有明显的变化时,及时与医生联系并有效地处理。

5.协助医生做好各种检查的准备和配合工作　做各项检查、操作前向病人做好解释,以避免恐惧。

6.做好胸腔闭式引流的护理　见后诊疗技术有关内容。

(五)健康教育

提醒病人坚持治疗原有肺部病变,应建议气胸病人戒烟,避免气胸诱发因素,若突然感到胸闷、胸痛、气急或原有呼吸困难突然加重,应及时就医。

(六)护理评价

病人呼吸是否通畅;胸痛是否减轻或消失;血气分析结果是否正常;有无发生并发症。

本节小结

自发性气胸是指肺组织自发破裂,空气进入胸膜腔。典型表现为患侧突发胸痛、干咳、呼吸困难,患侧叩诊鼓音、呼吸音减低、气管向健侧移位,X 线示患侧透亮度增加、肺纹理消失,肺组织向肺门收缩。最主要的治疗是排气减压治疗。护理的重点是胸腔闭式引流的护理,指导病人避免诱因。

本节关键词:气胸;闭合性气胸;开发性气胸;张力性气胸

（毕清泉）

第十二节 呼吸衰竭病人的护理

案例 2-10

某病人,女性,68 岁,咳嗽、咳痰伴气喘 17 年,近 2 天来因受风寒,咳嗽加剧,痰呈黄色,不易咳出,夜间烦躁不眠,白昼嗜睡。体检:T 38℃,P 116 次/分,R 32 次/分,BP 130/85mmHg,消瘦,半卧位,问话回答有时不切题,发绀,皮肤温暖。球结膜充血水肿,颈静脉怒张,桶状胸,呼吸浅而快,肺部叩诊呈过清音,两肺散在哮鸣音,肺底湿啰音。实验室检查:RBC $5.6×10^{12}$/L,Hb 160g/L,WBC $14.5×10^9$/L,动脉血 PaO_2 43mmHg,$PaCO_2$ 70mmHg。

问题:

1. 该病人主要临床诊断有哪些?
2. 该病人存在哪些护理问题?

本节学习目标

1. 掌握呼吸衰竭的临床表现、主要护理诊断/问题、护理措施。
2. 熟悉呼吸衰竭的实验室检查及治疗。
3. 了解呼吸衰竭的病因和发病机理。
4. 体现护士的爱伤精神和人文关怀,尊重病人的身心需求。

呼吸衰竭(respiratory failure)是指各种原因引起的肺通气和(或)换气功能严重障碍,以致在静息状态下亦不能维持足够的气体交换,导致低氧血症伴(或不伴)高碳酸血症,进而引起一系列病理生理改变和相应临床表现的综合征。其临床表现缺乏特异性,明确诊断有赖于动脉血气分析,若在海平面、静息状态、呼吸空气条件下,动脉血氧分压(PaO_2)低于60mmHg,伴或不伴二氧化碳分压($PaCO_2$)高于 50mmHg,并排除心内解剖分流和原发于心排出量降低等因素,可诊断为呼吸衰竭。

一、疾病概要

(一)病因

完整的呼吸过程由相互衔接并同时进行的外呼吸、气体运输和内呼吸三个环节来完成。

参与外呼吸即肺通气和肺换气的任何一个环节的严重病变,都可导致呼吸衰竭,常见的病因有以下几种。

1.气道阻塞性病变 气管-支气管的炎症、肿瘤、异物、痉挛、纤维化瘢痕,如慢性阻塞性肺疾病(COPD)、重症哮喘等引起气道阻塞和肺通气不足,或伴有通气/血流比例失调,导致缺氧和CO_2潴留,发生呼吸衰竭。

2.肺组织病变 各种累及肺泡和(或)肺间质的病变,如肺炎、严重肺结核、弥漫性肺纤维化、肺气肿、肺水肿、矽肺等,均致肺泡减少、有效弥散面积减少、肺顺应性减低、通气/血流比例失调,导致缺氧或合并潴留。

3.肺血管疾病 肺栓塞、肺血管炎等可引起通气/血流比例失调,或部分静脉血未经过氧合直接流入肺静脉,导致呼吸衰竭。

4.神经肌肉疾病 脑血管疾病、颅脑外伤、脑炎以及镇静催眠剂中毒,可直接或间接抑制呼吸中枢。脊髓颈段或高位胸段损伤(肿瘤或外伤)、脊髓灰质炎、多发性神经炎、重症肌无力、有机磷中毒、破伤风以及严重的钾代谢紊乱,均可累及呼吸肌,造成呼吸肌无力、疲劳、麻痹,导致呼吸动力下降而引起肺通气不足。

5.胸廓与胸膜病变 胸部外伤造成连枷胸、严重的自发性或外伤性气胸、脊柱畸形、大量胸腔积液或伴有胸膜肥厚与粘连、类风湿性脊柱炎、强直性脊柱炎等,均可影响胸廓活动和肺脏扩张,造成通气减少及吸入气体分布不均,导致呼吸衰竭。

(二)发病机制和病理生理

1.肺泡通气不足 健康成人在静息状态下呼吸空气时,总肺泡通气约 4L/min,可维持正常肺泡 PaO_2 和 $PaCO_2$。各种原因导致肺泡通气不足时,使进出肺的气体量减少,导致 PaO_2 降低和 $PaCO_2$ 升高,流经肺泡毛细血管的血液不能充分动脉化,从而导致缺氧和二氧化碳潴留。

2.通气与血流比例失调 是低氧血症最常见的原因。正常成人在静息状态下,肺泡通气(V)与周围毛细血管血流(Q)比例应保持在 0.8,才能保持有效的气体交换。若 V/Q 小于 0.8,则产生肺动-静脉样分流;若 V/Q 大于 0.8,生理死腔增大。V/Q 失调最终引起缺氧,对二氧化碳潴留影响甚微。

3.弥散障碍 肺内气体交换是通过弥散过程实现的。肺泡弥散面积减少或呼吸膜的增厚均可影响气体的弥散。由于氧气的弥散速度比对二氧化碳慢,且氧气的弥散仅为二氧化碳的 1/20,故弥散障碍通常以低氧血症为主。

慢性呼吸衰竭急性发作的诱因:①呼吸系统急性感染。②镇静安眠药、麻醉剂对呼吸中枢的抑制。③二氧化碳潴留病人给氧浓度过高。④耗氧量增加:如寒战、高热、手术、合并甲亢等。其中急性上呼吸道感染是最常见的诱因。

4.缺氧和二氧化碳潴留对机体的影响 呼吸衰竭时发生的低氧血症和高碳酸血症,能够影响全身各系统器官的代谢、功能甚至使组织结构发生变化,通常先引起各系统器官的功能和代谢发生一系列代偿适应反应,以改善组织的供氧,调节酸碱平衡和适应改变了的内环境。当呼吸衰竭进入严重阶段时,则出现代偿不全,表现为各系统器官严重的功能和代谢紊乱直至衰竭。

(1)对中枢神经系统的影响 脑组织、细胞对缺氧十分敏感。轻度缺氧可引起注意力不集中、定向障碍、智力减退。随着缺氧加重,可导致烦躁不安、谵妄、神志恍惚、甚至昏迷。二氧化碳潴留对中枢神经起抑制作用,引起精神神经症状。缺氧和二氧化碳潴留均会使脑血管扩张,血流量增加,颅内压增高,颅内压增高进一步加重脑组织缺氧,而造成恶性循环。

(2)对心脏、循环的影响 缺氧和二氧化碳潴留均可刺激心脏,使心率加快,心搏量增加,血压上升;缺氧时肺小动脉收缩,肺循环阻力增加,导致肺动脉高压,使右心负荷加重;长期缺氧可使心肌发生变性、坏死和心肌收缩力降低,导致心力衰竭。缺氧、二氧化碳潴留还可引起严重心律失常。$PaCO_2$中度升高时,四肢浅表静脉和毛细血管扩张,表现为病人皮肤潮红、温暖、多汗,有二氧化碳潴留面容如面部潮红、温暖、多汗,球结膜充血水肿等。

(3)对呼吸的影响 缺氧主要通过颈动脉体和主动脉体化学感受器的反射作用兴奋呼吸中枢,增强呼吸运动,甚至出现呼吸窘迫。若缺氧加重缓慢,则这种反射反应迟钝。PaO_2明显降低时,对呼吸中枢有抑制作用。长期慢性缺氧时呼吸中枢易受呼吸抑制药物的影响,故慢性呼吸衰竭病人要慎用镇静药、止痛药、麻醉药、安眠药。

慢性Ⅱ型呼衰时呼吸中枢化学感受器对二氧化碳反应差,主要依靠缺氧对颈动脉体和主动脉体的兴奋作用。若吸高浓度氧,使这种缺氧兴奋呼吸的作用减弱,肺通气量反而下降。因此对这种病人进行氧疗时,如吸入高浓度氧,由于解除了低氧对呼吸的刺激作用,可造成呼吸抑制,应注意避免。

(4)呼吸性酸中毒和电解质的影响 严重缺氧时,体内三羧酸循环、氧化磷酸化作用和有关酶活性受抑制,不但降低机体产生能量效率,还因无氧酵解增加,乳酸在体内堆积,导致代谢性酸中毒。

(5)对血液系统的影响 慢性缺氧时,由于红细胞生成素增加,刺激骨髓引起继发性红细胞增多,使血液黏稠度增加,加重肺循环和右心负担,且易引起DIC等并发症。

(6)对消化系统的影响 消化道功能障碍,表现为消化不良、食欲不振,甚至出现胃肠黏膜溃疡、坏死、糜烂和出血。缺氧可直接或间接损害肝细胞使丙氨酸氨基转移酶上升,若缺氧能够得到及时纠正,肝功能可逐渐恢复正常。

(7)对肾功能的影响 呼吸衰竭的病人常常合并肾功能不全,使肾血管痉挛,血流减少,引起肾功能障碍,表现为少尿和氮质血症。若及时治疗,随着外呼吸功能的好转,肾功能可以恢复。

(三)呼吸衰竭分类

1. 按照动脉血气分析分类

(1)Ⅰ型呼吸衰竭 即缺氧性呼吸衰竭,血气分析特点是PaO_2低于60mmHg,$PaCO_2$降低或正常。主要见于肺换气障碍(通气/血流比例失调、弥散功能损害和肺动、静脉分流)疾病,如严重肺部感染性疾病、间质性肺疾病、急性肺栓塞等。

(2)Ⅱ型呼吸衰竭 即高碳酸性呼吸衰竭,血气分析特点是PaO_2低于60mmHg,伴有$PaCO_2$大于50mmHg,系肺泡通气不足所致。单纯通气不足时,低氧血症和高碳酸血症的程度是平行的,若伴有换气功能障碍,则低氧血症更为严重。

2.按照发病急缓分类

(1)急性呼吸衰竭 由于某些突发的致病因素,如严重肺疾患、创伤、休克、电击、急性气道阻塞等,使肺通气和(或)换气功能迅速出现严重障碍,在短时间内引起呼吸衰竭。因机体不能很快代偿,若不及时抢救,会危及病人生命。

(2)慢性呼吸衰竭 指一些慢性疾病,如 COPD、肺结核、间质性肺疾病、神经肌肉病变等,其中以 COPD 最常见,造成呼吸功能的损害逐渐加重,经过较长时间发展为呼吸衰竭。早期虽有低氧血症或伴高碳酸血症,但机体通过代偿适应,生理功能障碍和代谢紊乱较轻,仍保持一定的生活活动能力,动脉血气分析 pH 在正常范围(7.35~7.45)。另一种临床较常见的情况是在慢性呼吸衰竭的基础上,因合并呼吸系统感染、气道痉挛或并发气胸等情况,病情急性加重,在短时间内出现 PaO_2 显著下降和 $PaCO_2$ 显著升高,称为慢性呼吸衰竭急性加重,其病理生理学改变和临床情况兼有急性呼吸衰竭的特点。

3.按照发病机制分类 可分为通气性呼吸衰竭和换气性呼吸衰竭,也可分为泵衰竭(pump failure)和肺衰竭(lung failure)。驱动或制约呼吸运动的中枢神经系统、外周神经系统、神经肌肉组织以及胸廓统称为呼吸泵,这些部位的功能障碍引起的呼吸衰竭称为泵衰竭。通常泵衰竭主要引起通气功能障碍,表现为Ⅰ型呼吸衰竭。肺组织、气道阻塞和肺血管病变造成的呼吸衰竭,称为肺衰竭。肺组织和肺血管病变常引起换气功能障碍,表现为Ⅰ型呼吸衰竭。严重的气道阻塞性疾病(如 COPD)影响通气功能,造成Ⅱ型呼吸衰竭。

(四)临床表现

除导致呼衰的基础疾患的表现外,其临床表现主要与缺氧和高碳酸血症有关。

1.呼吸困难 是呼吸衰竭最早出现的症状。多数病人有明显的呼吸困难,可表现为频率、节律和幅度的改变。较早表现为呼吸频率增快,病情加重时出现呼吸困难,辅助呼吸肌活动加强,如三凹征、胸闷、发憋、呼吸费力、喘息等是病人最常见的主诉。呼吸频率、节律和幅度均可发生变化。COPD、哮喘为呼气性呼吸困难,常有点头、提肩等辅助呼吸肌参与呼吸运动的体征。肺实质炎症、胸廓运动受限时表现为混合性呼吸困难,即吸气和呼气同样费力,呼吸浅快。呼吸困难是呼衰的重要表现之一,但呼吸困难的程度与呼衰的程度不一定相关。

2.紫绀 紫绀是缺氧的典型表现。当动脉血氧饱和度低于90%时,可在口唇、指甲出现发绀;另应注意,因发绀的程度与还原型血红蛋白含量相关,所以红细胞增多者发绀更明显,贫血者则发绀不明显或不出现;发绀还受皮肤色素及心功能的影响。紫绀常在血流丰富的口唇、指甲、舌头等处出现,有学者认为舌头血流丰富,少有淤血,一般无色素沉着,因此是观察肺性紫绀的最佳部位。

3.精神神经症状 急性缺氧可出现精神错乱、躁狂、昏迷、抽搐等症状。如合并急性二氧化碳潴留,可出现嗜睡、淡漠、扑翼样震颤,甚至呼吸骤停。由于二氧化碳潴留,慢性Ⅱ型呼吸衰竭病人可以有肺性脑病(二氧化碳麻醉)的表现,早期表情淡漠、注意力不集中、反应迟钝及定向障碍,晚期头痛、多汗、烦躁、白天嗜睡、夜间失眠。严重者有谵妄、昏迷、抽搐、扑翼样震颤、视乳头水肿,可因脑水肿、脑疝而死亡。肺性脑病的诱因与慢性呼吸衰竭急性发作的诱因相同。

4.心血管系统症状 出现血压升高、脉压增加、心动过速。严重缺氧、酸中毒时出现循环衰竭、血压下降、心律失常、心脏停搏。皮肤潮红、温暖、多汗与二氧化碳潴留引起外周血管扩张有关。

5.其他 可有谷丙转氨酶升高、蛋白尿、红细胞尿、尿素氮升高、上消化道出血等。若治疗及时,随缺氧、二氧化碳潴留的纠正,上述症状可缓解或消失。

(五)实验室及特殊检查

1.动脉血气分析 动脉血气分析可作为诊断的依据。呼吸衰竭时 PaO_2 低于 60mmHg 和(或)$PaCO_2$ 高于 50mmHg,SaO_2 低于 75%。pH 低于 7.35 为失代偿性酸中毒,高于 7.45 为失代偿性碱中毒,但 pH 异常不能说明是何种性质的酸碱失衡。剩余碱(BE)为机体代谢性酸碱失衡的定量指标,其正常值范围为 0 ± 2.3mmol/L。代谢性酸中毒时,BE 负值增大;代谢性碱中毒时,BE 正值增大。二氧化碳结合力(CO_2CP)在一定程度上反映呼吸性酸中毒的严重程度,其正常值范围为 22~32mmol/L。代谢性酸中毒或呼吸性碱中毒时 CO_2CP 降低,呼吸性酸中毒或代谢性碱中毒时 CO_2CP 升高。

2.胸部影像学检查 包括普通 X 线胸片、胸部 CT 和放射性核素肺通气/灌注扫描、肺血管造影等。

3.痰液检查 痰液涂片与细菌培养的检查结果有利于病因确诊。

4.电解质 呼吸性酸中毒合并代谢性酸中毒时,常伴有高钾血症。呼吸性酸中毒合并代谢性碱中毒时,常有低钾和低氯血症。

5.其他检查 血液、肺功能、肝功能、肾功能等也可以有相应变化。

(六)治疗要点

呼吸衰竭治疗的基本原则是迅速纠正严重缺氧和二氧化碳潴留,积极治疗原发病,消除诱因,维持心、脑、肾等重要脏器的功能,预防和治疗并发症。

1.保持呼吸道通畅 对任何类型的呼吸衰竭,保持呼吸道通畅是最基本、最重要的治疗措施。气道通畅是纠正缺氧和二氧化碳潴留的先决条件。

(1)清除呼吸道分泌物和异物。

(2)缓解支气管痉挛 用支气管舒张剂,必要时应用肾上腺糖皮质激素,急性呼吸衰竭病人需静脉给药。

(3)必要时采用气管插管或气管切开方法建立人工气道。

2.氧疗 氧疗是改善低氧血症的主要手段。氧疗的目的是通过提高肺泡氧分压,增加氧弥散能力,提高 PaO_2,改善低氧血症导致的组织缺氧。机体缺氧状态的改善又可减轻呼吸肌因代偿缺氧过度工作的负担和减轻心脏的负荷。

吸氧浓度的原则是:保证 PaO_2 迅速提高到 60mmHg 或血氧饱和度达 90% 以上的前提下,尽量减低吸氧浓度。Ⅰ型呼吸衰竭的主要问题为氧合功能障碍而通气功能基本正常,较高浓度(高于 35%)给氧可以迅速缓解低氧血症而不会引起二氧化碳潴留。对于Ⅱ型呼吸衰竭,往往需要低浓度低流量给氧。

3. 增加通气量

(1)呼吸中枢兴奋剂 必须在保持气道通畅的情况下使用,尼可刹米、洛贝林、吗乙苯吡酮是常用的呼吸中枢兴奋剂,使呼吸加深加快,改善通气,还有一定的苏醒作用。

(2)机械通气 严重通气和换气功能障碍,经常规治疗无效者,应及时采用气管插管加机械通气。

4. 病因治疗 如前所述,引起急性呼吸衰竭的原发疾病多种多样,在解决呼吸衰竭本身造成危害的前提下,针对不同病因采取适当的治疗措施十分必要,这也是治疗呼吸衰竭的根本所在。

5. 纠正酸碱失衡和电解质紊乱

(1)呼吸性酸中毒 本病最常见呼吸性酸中毒,所以治疗关键是积极改善通气,促使二氧化碳排出。不是首先补充碱性液体,要慎用碱性药。

(2)代谢性酸中毒 多为低氧血症所致的乳酸血症性酸中毒,主要是通过改善缺氧来纠正,若 $pH < 7.20$ 应给予碱性药。

(3)代谢性碱中毒 主要因低钾、低氯引起,必要时应积极补充氯化钾、精氨酸等。

(4)电解质紊乱 以低钾、低氯、低钠最为常见,应及时纠正。

6. 积极控制感染 有感染者,应积极控制感染,有条件者应尽快行痰培养及药物敏感试验,明确致病菌和选用敏感有效的抗生素。

7. 并发症的防治 如休克、上消化道出血、DIC 等并发症需进行相应处理。

二、护　理

(一)护理评估

1. 健康史 询问病人有无慢性阻塞性肺疾病、严重肺结核、尘肺等病史;有无胸部手术、外伤、胸廓畸形、广泛胸膜增厚等病史;有无呼吸道感染等诱因。

2. 身体状况

(1)症状 ①除原发病的症状外,呼吸困难是最早、最突出的症状。COPD 所致的呼衰,病情较轻时,表现为呼气性呼吸困难;严重时,发展成浅速呼吸、点头或提肩呼吸;因二氧化碳潴留处于麻醉状态时,可出现为浅慢呼吸或潮式呼吸。②发绀:是缺氧的典型表现,以口唇、指(趾)甲等处发绀明显。③精神神经症状:缺氧早期,脑血流量增加,可出现搏动性急性头痛。轻度缺氧,可出现注意力分散、定向力减退;缺氧程度加重,出现烦躁不安、神志恍惚、嗜睡、昏迷等。轻度二氧化碳潴留表现兴奋症状,如烦躁、白天嗜睡、夜间失眠;严重时,表现为神志淡漠、肌肉震颤,间歇抽搐,昏睡,昏迷等二氧化碳麻醉现象,称肺性脑病。④循环系统症状:早期血压升高,心动过速;晚期心率减慢,血压下降,心律失常,甚至心跳骤停。⑤泌尿系统症状:蛋白尿、血尿、氮质血症、少尿等。

(2)体征 外周浅表静脉充盈,皮肤温暖、多汗,面色潮红,球结膜充血水肿。部分病人可有视神经乳头水肿,瞳孔缩小,腱反射减弱或消失,锥体束征阳性等。

(3)实验室及其他检查 动脉血气分析、胸部影像学检查、痰液检查、血象、血电解质检查符合上述呼吸衰竭检查结果。

3.心理－社会状况　由于对病情和预后的顾虑,病人会产生恐惧、忧郁的心理。采用气管插管或气管切开的病人,语言表达及沟通障碍,病人情绪易烦躁、悲观,甚至绝望,表现为拒绝治疗或过分依赖呼吸机。社会支持系统的评估:评估病人家庭成员的文化、教育背景、经济收入、关系是否和睦,对病人病情的了解及关心、支持程度等。

（二）护理诊断/问题

1.气体交换受损　与通气不足、肺内分流增加、通气/血流失调和弥散障碍有关。

2.清理呼吸道无效　与分泌物增加、意识障碍、人工气道、呼吸肌及其支配神经功能障碍有关。

3.焦虑　与呼吸困难、气管插管、病情严重程度、失去个人控制及对预后的不确定有关。

4.营养失调　低于机体需要量与食欲缺乏、呼吸困难、人工气道及机体消耗增加有关。

5.潜在的并发症　消化道出血、心力衰竭、休克等。

（三）护理目标

病人呼吸困难缓解;气道通畅,咳嗽减轻或消失;焦虑减轻;营养状况得到改善;未发生并发症。

（四）护理措施

1.休息与环境　因机体活动会增加氧耗量,故对明显低氧血症的病人,应限制活动量。活动量以不出现呼吸困难、心率增快为宜。对呼吸困难明显的病人嘱其绝对卧床休息。协助病人取舒适卧位,如半卧位或坐位。协助其生活护理。

2.饮食护理　由于呼吸衰竭病人呼吸功增加、发热等原因,导致能量消耗,能量消耗增加,机体代谢处于负平衡,营养支持对提高抢救成功率及病人生活质量均有重要意义。应给予高蛋白质、高脂肪、低碳水化合物、适量维生素与微量元素的流质饮食。昏迷病人给予鼻饲或肠外营养。

3.病情观察　密切观察呼吸频率、节律和深度,呼吸困难的程度;观察有无发绀、球结膜充血及水肿、有无皮肤温暖多汗的表现;监测生命体征、神志、尿量、血气分析结果、尿常规、电解质、pH等指标;观察有无神志恍惚、烦躁、抽搐等肺性脑病及黑便、呕血等胃肠道并发症的表现。一旦发生,及时报告医师,并协助处理。

4.用药护理　遵医嘱给予抗生素、呼吸兴奋剂,要保持呼吸道通畅,适当增加吸入氧浓度。静滴速度不宜过快,用药后注意呼吸频率、幅度及神志的变化,若出现恶心、呕吐、烦躁、肌肉抽搐要及时通知医生,严重者立即停药。慎用抑制呼吸类药物。

5.氧疗护理

（1）给氧浓度和给氧方法　根据病人病情和血气分析结果采取不同的给氧方法和给氧浓度。原则上是在保证迅速提高 PaO_2 到 60mmHg 以上或 SaO_2 达 90% 以上的前提下,尽量降低吸氧浓度。Ⅰ型呼吸衰竭可短时间内间歇高浓度(高于 50%)或高流量(4～6L/min)吸氧。Ⅱ型呼吸衰竭采取持续低流量、低浓度给氧,氧流量 1～2L/min,浓度在 25%～29%。防止高浓度氧抑制呼吸,加重二氧化碳潴留。慢性呼吸衰竭病人最常用、简便的给氧方法是应用鼻导管吸氧,有条件时可用面罩吸氧。最终使 PaO_2 高于 60mmHg,而对 $PaCO_2$ 没有明显加重趋势。

(2)观察用氧效果　吸氧过程中,注意观察用氧效果,如吸氧后呼吸困难缓解、发绀减轻、心率减慢,表示氧疗有效;定时监测动脉血气分析结果的变化,根据血气结果及时调节吸氧流量和浓度,以防止发生氧中毒和二氧化碳麻醉。

6.保持气道通畅　鼓励病人多饮水,做好雾化吸入护理。注意湿化空气。配合应用化痰药物。指导病人进行有效咳嗽、排痰,必要时给予定时改变体位,叩击背部,以利痰液排出。

7.机械通气的护理　详见《基础护理学》相关章节。

8.皮肤、口腔护理　慢性呼吸衰竭病人往往取半卧位或端坐卧位,应将海绵圈间断置于骶尾部,并对足跟部进行保护。保持床单清洁、干燥、柔软。加强口腔护理,防止口腔溃烂。

9.心理护理　了解病人病后的心理反应及日常生活活动能力。评估家属、朋友、单位对病人支持的情况,促进病人与家人及单位之间的沟通,减轻病人身心负担,促进心理平衡和自我护理,争取回归社会。

(五)健康教育

1.疾病知识的指导　向病人及家属介绍疾病的发生、发展、治疗护理过程及转归,使病人理解康复保健的目的。加强治疗原发病,避免引起呼衰的诱因,如预防上呼吸道感染、戒烟、少到公共场所,减少呼吸道感染的机会;避免情绪激动等。增强体质,坚持冷水洗脸等耐寒锻炼。教会病人缩唇呼吸、腹式呼吸、有效咳嗽、体位引流、家庭合理氧疗等自我保健措施,促进病人康复,延缓肺功能恶化。

2.生活指导　指导病人制订合理的活动与休息计划,教会病人减少氧耗量的活动与休息的方法。合理膳食,加强营养,增强抗病能力。

3.用药指导　指导病人遵医嘱用药,了解药物的剂量、用法和注意事项。

4.自我病情监测　指导病人及家属识别病情变化,如痰量增多且呈脓痰,呼吸困难加重或神志改变,应及早就医。

(六)护理评价

病人气道是否通畅;排痰是否顺利;情绪是否稳定;缺氧和二氧化碳潴留症状是否得到改善;能否配合治疗。

本节小结

呼吸衰竭是在原有慢性肺部病变基础上合并 PaO_2 低于 60mmHg, $PaCO_2$ 高于50mmHg。临床主要表现为缺氧、二氧化碳潴留。Ⅰ型呼吸衰竭治疗护理的关键是短时间内高浓度、高流量吸氧,Ⅱ型呼吸衰竭治疗护理的关键是持续低流量吸氧,增加通气量。

本节关键词:呼吸衰竭;低氧血症;高碳酸血症;氧疗

(毕清泉)

第十三节　急性呼吸窘迫综合征病人的护理

本节学习目标

1. 掌握急性呼吸窘迫综合征的临床表现、主要护理诊断/问题、护理措施。
2. 熟悉急性呼吸窘迫综合征的实验室检查及治疗。
3. 了解急性呼吸窘迫综合征的病因和发病机理。
4. 体现护士的爱伤精神和人文关怀，尊重病人的身心需求。

急性呼吸窘迫综合征(acute respiratory distress syndrome,ARDS)是指由心源性以外的各种肺内外致病因素导致的急性、进行性呼吸衰竭。其主要病理特征为由于肺微血管通透性增高，肺泡渗出富含蛋白质的液体，进而导致肺水肿及透明膜形成，可伴有肺间质纤维化。病理生理改变以肺容积减少、肺顺应性降低和严重通气/血流比例失调为主。临床表现为呼吸窘迫和顽固性低氧血症，肺部影像学表现为非均一性的渗出性病变。

一、疾病概要

(一)病因与发病机制

诱发 ARDS 的致病高危因素包括各种类型的严重休克、严重创伤、严重感染、肺脂肪栓塞、吸入有毒气体、误吸胃内容物、溺水、氧中毒、大量输血、DIC、急性胰腺炎、药物中毒、妊娠高血压综合征等。

目前多数学者认为，本病的发病机制主要是肺毛细血管内皮细胞的损伤、通透性增加和肺表面活性物质减少。毛细血管内皮细胞的损伤主要与肺内中性粒细胞的积聚和激活后释放的氧自由基、多种蛋白酶、花生四烯酸代谢产物、前列腺素和血栓素有关。

(二)病理

ARDS 主要的病理改变是肺含水量增多，肺广泛充血、水肿和肺泡内透明膜形成。主要有三个病理阶段：渗出期、增生期和纤维化期，常重叠存在。主要病理生理改变是肺容量减少，顺应性降低(即肺弹性回缩力增加)以及气体交换和弥散功能障碍，缺氧进行性加重，难以纠正。

(三)临床表现

1.症状　除原发病如严重休克、感染、创伤、大手术等相应的征象之外，主要出现进行性呼吸窘迫、气促(呼吸频率大于 35 次/分)、发绀，常伴烦躁、焦虑、出汗，往往在基础疾病救治过程中(常在发病1~3天内)。

2. 体征 早期两肺多无阳性体征,中期可闻湿啰音,晚期除广泛湿啰音外,可出现浊音及实变体征。

3. 实验室及其他检查

(1)X线表现 早期无阳性体征或仅表现为边缘模糊的肺纹理增多,继而出现斑片状阴影并逐渐融合成大片状浸润阴影,大片阴影中可见支气管充气征,后期可出现肺间质纤维化改变。

(2)动脉血气分析 典型改变为PaO_2小于60mmHg,$PaCO_2$小于35mmHg,pH升高,氧合指数PaO_2/FiO_2(吸入氧的分数值)降低(正常值400~500),低于200是诊断ARDS(低于300可诊断为肺损伤)的必要条件。

(3)呼吸功能测定 动态测定肺功能,显示肺顺应性降低,无效腔通气量比例增加。

(4)血流动力学测定 肺动脉压增高,肺动脉楔嵌压(PAWP)增加。若PAWP大于18mmHg提示左心衰竭。

(四)治疗要点

ARDS是一种急性呼吸系统危重症,治疗原则包括:积极治疗原发病,氧疗,机械通气以及调节液体平衡等。

1. 积极治疗原发病 原发病治疗是ARDS治疗的首要原则和基础,必须积极治疗。

2. 纠正缺氧 迅速纠正低氧血症、尽快提高PaO_2是抢救ARDS最重要的措施。高浓度给氧,尽快使PaO_2高于60mmHg或SaO_2高于90%,轻症可面罩给氧,无效时需机械通气供氧。

3. 机械通气 尽管ARDS机械通气的指征尚无统一的标准,多数学者认为一旦诊断为ARDS,应尽早进行机械通气。ARDS机械通气宜采用合适水平的呼气末正压通气(PEEP),以利于减轻肺损伤和肺泡水肿、改善氧合功能和肺顺应性,一般PEEP水平为8~18cmH_2O;同时给予小潮气量,一般为6~8ml/kg,使吸气平台压控制在30~35cmH_2O以下,防止肺过度扩张。

4. 营养支持与监护 ARDS时机体处于高代谢状态,应补充足够的营养。因静脉营养可引起感染和血栓形成等并发症,故提倡全胃肠营养。

5. 液体管理 为减轻肺水肿,应合理限制液体入量,以允许的较低循环容量来维持有效循环,保持肺脏于相对"干"的状态。在血压稳定和保证组织器官灌注前提下,液体出入量宜轻度负平衡,可使用利尿药促进水肿的消退,调节液体平衡。ARDS的早期除非有低蛋白血症,否则不宜输注胶体液。

6. 其他治疗 可酌情使用糖皮质激素、表面活性物质和一氧化氮等。

二、护 理

(一)护理评估

1. 健康史 评估有无引起ARDS的各种高危致病因素,如严重肺内外感染、严重休克、肺挫伤、严重非胸部创伤、DIC、急性胰腺炎、药物中毒、妊娠高血压综合征等。了解有无既往慢性心肺疾病史。

2.身体状况

(1)症状 除原发疾病表现外,临床症状常在原发疾病起病后 5 天内(半数在 24 小时内)表现。最早出现的症状是呼吸困难、发绀,伴烦躁、焦虑、出汗等。随着病程的进展,出现进行性加重的呼吸窘迫。呼吸困难的特点为:呼吸深快,费力,病人感到胸廓紧缩、严重憋气。

(2)体征 早期肺部听诊可无异常或仅有少量细湿啰音,后期可闻及水泡音和管状呼吸音。

(3)实验室及其他检查 动脉血气分析、X 线、呼吸功能测定、血流动力学测定符合上述 ARDS 检查的特点。

3.心理-社会状况 由于病情危重突然出现呼吸困难、严重憋气感等,病人会产生恐惧、烦躁、悲观,甚至绝望心理,应评估病人家庭成员对病人病情的了解及关心、支持程度等。

(二)护理诊断/问题

1.低效性呼吸形态 与肺毛细血管炎症性损伤、通透性增加、肺广泛性充血水肿、肺泡内透明膜形成、肺顺应性降低有关。

2.恐惧 与呼吸困难、气管插管、病情严重程度、失去个人控制及对预后的不确定有关。

3.潜在并发症 多脏器功能衰竭。

(三)护理目标

病人呼吸困难缓解;气道通畅,咳嗽减轻或消失;焦虑减轻;未发生并发症。

(四)护理措施

1.休息与环境 安置病人于呼吸监护病室实施特别监护,保持病室空气清新,定时通风换气和空气、地面消毒,注意保暖。

2.饮食护理 由于呼吸衰竭病人呼吸功增加、发热等原因,导致能量消耗增加,机体代谢处于负氮平衡。应给予高蛋白质、高脂肪、低碳水化合物、适量维生素与微量元素的流质饮食。昏迷病人给予鼻饲或肠外营养。

3.病情观察 观察生命体征和意识状态,尤其是呼吸困难程度和发绀的病情变化;注意每小时尿量变化,准确记录 24 小时出入液量。遵医嘱及时送检血气分析和生化检测标本。

4.用药护理 遵医嘱给予抗生素、呼吸兴奋剂。要保持呼吸道通畅,适当增加吸入氧浓度。静滴速度不宜过快,用药后注意呼吸频率、幅度及神志的变化,若出现恶心、呕吐、烦躁、肌肉抽搐,要及时通知医生,严重者立即停药。慎用抑制呼吸类药物。

5.对症护理

(1)给氧 遵医嘱给予高浓度(高于 50%)、高流量(4~6L/min)氧以提高氧分压,在给氧过程中,氧气应充分湿化,防止气道黏膜干裂受损。给氧时,应记录吸氧方式、吸氧用药浓度和时间。观察氧疗效果和副反应,防止发生氧中毒。

(2)遵医嘱输液,维持适当的体液平衡,严格控制输液速度,防止因输液不当而诱发或加重肺水肿。

(3)加强皮肤和口腔护理,防止继发感染。

（4）加强人工气道和机械通气护理。

6.心理护理　对神志清醒使用机械通气的病人,通过语言或非语言的方式与其加强沟通,给予心理支持。

（五）健康教育

1.指导病人加强营养,合理膳食,改善体质以提高抗病能力;注意休息,适当锻炼身体。
2.教会病人一些自我保健和自我护理的知识和能力。

（六）护理评价

病人呼吸困难有无缓解;气道是否通畅,咳嗽是否减轻或消失;焦虑是否减轻;是否发生并发症。

本节小结

急性呼吸窘迫综合征是指由心源性以外的各种肺内外致病因素导致的急性、进行性呼吸衰竭。临床表现主要为呼吸窘迫和顽固性低氧血症,死亡的原因主要与多脏器功能衰竭有关。PaO_2 低于 60mmHg,$PaCO_2$ 低于 35mmHg,特别是 PaO_2/FiO_2 低于 200 是诊断 ARDS 的必要条件。治疗的原则是积极治疗原发病、氧疗、机械通气和调节液体平衡。护理的重点是氧疗和机械通气护理。

本节关键词:急性呼吸窘迫综合征;低氧血症;氧疗;机械通气

（毕清泉）

第十四节　呼吸系统疾病常用诊疗技术及护理

一、纤维支气管镜检查术及护理

（一）概念

纤维支气管镜检查术(简称纤支镜)是经纤维内镜对气管、支气管进行检查、治疗。

（二）目的

1.检查　直接观察气管、支气管黏膜情况(包括充血、水肿、溃疡、肿物及异物),作黏膜刷检或钳检,实施支气管肺泡灌洗,对收集到的组织、支气管肺泡灌洗(BAL)液进行组织、微生物、细胞、免疫学检查,明确病原和病理诊断。

2.治疗　吸取或清除气管内阻塞物,向气管内注入药物、局部止血、激光治疗或切除良性肿瘤。作为气管插管的引导,用于急诊抢救。经支气管镜放置气管、支气管,架扩张狭窄支气管。

（三）适应证

1.原因不明的咯血,需明确病因及出血部位。

2.疑为气管内异物或肺部疾病者。

3.X线胸片无异常，而痰中找到瘤细胞者。

4.需进行气管内治疗者。

5.需收集下呼吸道分泌物做组织学、细菌学检查者。

（四）禁忌证

1.对麻醉药过敏，不能用其他药物代替者。

2.全身状态差或其他器官极度衰竭者。

3.有严重心肺功能不全、严重心律失常、频发心绞痛者。

4.主动脉瘤破裂危险者。

5.出凝血机制严重障碍以致无法控制的出血者。

6.新近有上呼吸道感染或高热、哮喘发作或大咯血者，需待症状控制后才可使用纤支镜。

（五）护理

1.术前准备

（1）病人准备　向病人说明检查目的及有关配合事项；检测血小板和出凝血时间，摄胸片，必要时做心电图和血气分析；术前禁食4小时，术前30分钟按医嘱肌注阿托品0.5mg，口服地西泮5～10mg，静注50％葡萄糖溶液40ml（糖尿病者除外）。

（2）用物准备：纤维支气管镜、吸引器、活检钳、细胞刷、冷光源、注射器。2％利多卡因、阿托品、肾上腺素、50％葡萄糖溶液、0.9％氯化钠溶液，以及氧气和心电监护仪等。

2.术中配合

（1）安置病人取仰卧位，不能平卧位，可先用2％利多卡因做咽喉喷雾麻醉。

（2）配合医生选择经口或鼻插管，并经纤维支气管镜滴入麻醉剂做黏膜表面麻醉，配合做好吸引、活检、治疗等措施。

（3）病情观察：观察病人面色、神志、生命体征及有无出血情况，发现异常及时通知医生并配合处理。

3.术后护理

（1）术后禁食2小时，麻醉消失后方可进食，以防误吸。饮食以温凉流质或半流质为宜。

（2）鼓励病人轻轻咳出痰液和血液，如有声嘶或咽喉疼痛，给予雾化吸入，及时留取痰标本送检。

（3）密切观察病人是否有发热、声嘶或咽喉疼痛、胸痛、呼吸道出血等表现，如呼吸道出血量多时，应及时通知医生并配合处理。

（4）按医嘱常规应用抗生素，预防呼吸道感染。

二、胸腔穿刺术及护理

（一）概念

胸腔穿刺术（简称胸穿）是从胸腔内抽取积液或积气的操作。

（二）目的

检查胸水的性质以及各种生化指标，有利于诊断和鉴别诊断；排除胸腔积液或积气，缓解压迫症状，避免胸膜粘连增厚；向胸腔内注射药物，辅助治疗。

（三）适应证

1. 胸腔积液性质不明，抽取积液检查，协助病因诊断。
2. 大量胸腔积液或气胸者。
3. 通过胸膜腔穿刺向胸膜腔内注入药物（抗生素、抗肿瘤药物、粘连剂等）以行局部治疗。

（四）禁忌证

1. 大咯血、严重肺结核及肺气肿者。
2. 有严重出血倾向，血小板明显减少或用肝素、双香豆素等进行抗凝治疗者。
3. 不能合作的病人也相对禁忌，必要时可给予镇静剂或行基础麻醉后进行胸膜腔穿刺。

（五）护理

1. 术前护理

（1）病人准备　向病人及家属解释穿刺目的、操作步骤以及术中注意事项，协助病人做好精神准备和配合穿刺。胸腔穿刺术是一种有创性操作，术前应确认病人签署知情同意书。操作前指导病人练习穿刺体位，并告知病人在操作过程中保持穿刺体位，不要随意活动，不要咳嗽或深呼吸，以免损伤胸膜或肺组织。必要时给予镇咳药。

（2）用物准备　常规治疗盘、无菌胸腔穿刺包、2%利多卡因、无菌手套、无菌试管、量杯等。

2. 术中配合及护理

（1）体位　抽液时，协助病人反坐于靠背椅上，双手平放椅背上；或取坐位，使用床旁桌支托；亦可仰卧于床上，举起上臂；完全暴露胸部或背部。如病人不能坐直，还可采用侧卧位，床头抬高 30°抽气时，协助病人取半卧位（图 2-9）。

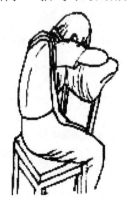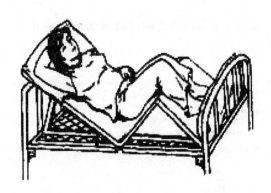

图 2-9　胸腔穿刺体位

（2）穿刺部位　一般胸腔积液的穿刺点在肩胛线或腋后线第7～8肋间隙或腋前线第5肋间隙。气胸者取患侧锁骨中线第2肋间隙或腋前线第4～5肋间隙进针。

（3）穿刺方法　常规消毒皮肤，局部麻醉。术者左手示指和拇指固定穿刺部位的皮肤，右手将穿刺针在局部麻醉处沿下位肋骨上缘缓慢刺入胸壁直达胸膜。连接注射器，在协助下抽取胸腔积液或气体。穿刺过程中应避免损伤脏层胸膜，并注意保持密闭，防止发生气胸。术毕拔出穿刺针，再次消毒穿刺点后覆盖无菌敷料，稍用力压迫穿刺部位片刻。

（4）病情观察　穿刺过程中应密切观察病人的脉搏、面色等变化，以判定病人对穿刺的耐受性。注意询问病人有无异常的感觉，如病人有任何不适，应减慢或立即停止抽吸。抽吸时，若病人突觉头晕、心悸、冷汗、面色苍白、脉细、四肢发凉，提示病人可能出现"胸膜反应"，应立即停止抽吸，使病人平卧，密切观察血压，防止休克。

抽液抽气量：每次抽液、抽气时，不宜过快、过多，防止抽吸过多过快使胸腔内压骤然下降，发生复张后肺水肿或循环障碍、纵隔移位等意外。首次总排液量不宜超过600ml，抽气量不宜超过1000ml，以后每次抽吸量不应超过1000ml。如胸腔穿刺是为了明确诊断，抽液50～100ml即可，置入无菌试管送检。如治疗需要，抽液抽气后可注射药物。

3.操作后护理

（1）记录穿刺的时间、抽液抽气的量、胸水的颜色以及病人在术中的状态。

（2）监测病人穿刺后的反应，观察病人的脉搏和呼吸状况，注意血胸、气胸、肺水肿等并发症的发生。观察穿刺部位，如出现红、肿、热、痛，体温升高或液体溢出等及时通知医生。

（3）嘱病人静卧，24小时后方可洗澡，以免穿刺部位感染。

（4）鼓励病人深呼吸，促进肺膨胀。

三、采集动脉血气分析标本及护理

（一）概念

采集动脉血进行酸碱度、二氧化碳分压、氧分压、碳酸氢盐、氧饱和度等的分析过程，称动脉血气分析。

（二）目的

动脉血气分析能客观反映呼吸衰竭的性质和程度，是判断有无缺氧和二氧化碳潴留的最可靠方法，对指导调节氧疗、机械通气各种参数以及纠正酸碱和电解质失衡有重要价值。

（三）适应证

1.呼吸功能衰竭者。

2.心、肺复苏后，对病人的继续监控。

3.进行机械通气辅助治疗的病人。

（四）禁忌证

无绝对禁忌证。有出血倾向的病人，谨慎应用。

（五）护理

1. 术前准备

（1）病人准备　向病人说明穿刺的目的和术中注意事项。

（2）用物准备　1ml 无菌注射器、每毫升含 1500U 肝素溶液 1 支、橡皮塞、消毒静脉穿刺盘。

2. 术中配合

（1）安置病人舒适的穿刺体位，穿刺点可选股动脉、肱动脉或桡动脉。常选用桡动脉，病人手心向上，手腕轻度过伸；选用股动脉，病人平卧，穿刺侧下肢外展，充分暴露穿刺部位，动脉搏动最强处为进针点。

（2）用注射器抽取少量肝素溶液，使之与针头及管壁充分接触后推出多余的肝素溶液；常规消毒局部皮肤和左手示指、中指，用左手示指和中指固定动脉，右手持注射器由远端沿血管走行，从示指和中指之间垂直或与皮肤呈 30°角进针；进入动脉血管后，血液借助动脉压推动针芯上移，采血 1ml 左右。在穿刺过程中尽量避免气泡进入，采血后立即排尽气泡并用橡皮塞或其他物品封住针头。

3. 术后护理

（1）采血拔针头的同时，用消毒干棉签按压穿刺点 2～5 分钟，其力度以摸不到脉搏为宜，以防止局部出血。

（2）详细填写化验单，注明吸氧方法和浓度，呼吸机的参数以及采血时间。

（3）立即送检，以免影响测定结果。

课后思考

1. 如何指导病人进行有效咳嗽？

2. 呼吸系统疾病发生咯血的主要机制有哪些？

3. 上呼吸道感染的常见类型有哪些？

4. 对患有休克性肺炎病人应从哪些方面进行监测？

5. PPD 试验的临床意义有哪些？

6. 肺结核的治疗原则是什么？

7. 如何指导病人进行呼吸功能训练？

8. 现有一位 COPD 的病人准备出院，应如何对其进行健康教育？

9. 如何对咯血窒息的病人进行抢救？

10. 何谓Ⅱ型呼吸衰竭？其氧疗原则是什么？

11. 何谓家庭氧疗？其氧疗的指征是什么？

12. 支气管哮喘病人应用糖皮质激素时的注意事项有哪些？

13. 简述纤维支气管镜术后的护理。

14. 应如何指导病人避免气胸的诱发因素？

15. 简述呼吸衰竭时低氧血症和高碳酸血症的发生机制。

16.导致呼吸衰竭的病因有哪些?

17.列出急性呼吸窘迫综合征的诊断标准。

18.何谓 ARDS? ARDS 病人的监护要点是什么?

（毕清泉）

第三章
循环系统疾病病人的护理

　　循环系统疾病又称心血管病,已成为威胁我国居民生命健康的主要疾病。统计数据表明,我国每年约有300万人死于心血管疾病,占全部死亡原因的40%左右,居各种死因之首。因此,作为心血管病的专科护理,应在整体护理理念的指导下,有效开展心血管病的预防工作,积极配合各项专科诊疗技术,鼓励病人建立良好的生活方式,努力提供优质护理服务。

第一节　循环系统疾病常见症状体征的护理

案例 3-1

　　某女士,69岁,夜间睡眠中突然感到气急、憋闷而醒,被迫坐起,端坐呼吸,口唇青紫。体检:T 36.7℃,P 119次/分,R 33次/分,BP 150/108mmHg,两肺底闻及少许湿啰音。心界叩诊呈靴形增大,听诊心尖区可闻及舒张期奔马律,心率119次/分,律齐。肝脾肋下未及,下肢轻度水肿。

　　问题:
　　1.该病人主要的症状和体征有哪些?
　　2.该病人主要的护理诊断有哪些?

本节学习目标

1.掌握循环系统疾病常见症状的基本概念、评估程序及内容。
2.熟悉循环系统疾病常见症状体征的实验室检查要点。
3.了解循环系统疾病常见症状体征的病因和发病机制。
4.体现护士的爱伤精神和人文关怀,尊重病人的身心需求。

一、心源性呼吸困难

　　心源性呼吸困难是指由于各种心脏病发生左心和(或)右心功能不全时,使病人自觉空气不足,呼吸困难,出现紫绀,端坐呼吸,并可有呼吸频率、节律及深度的异常。

（一）护理评估

1.健康史 详细询问病人心源性呼吸困难的首发时间、起病特点、发展过程与活动的关系；有无诱发因素如感染、精神紧张、体力活动等。既往有无原发性高血压、心绞痛、心包炎、风湿热等病史；采取何种方法能减轻呼吸困难，有无特殊的药物服用及过敏史。

2.身体状况 评估病人的呼吸频率、节律及深度，血压、脉搏，意识状况，面容与表情，营养状况，体位，皮肤黏膜有无发绀、水肿，颈静脉充盈程度等。胸部体征：有无三凹征，两侧肺底是否可闻及哮鸣音或湿啰音。心脏检查：心率、心律、心音的改变，有无奔马律，有无心包炎的体征。应特别注意各种呼吸困难的特点。

心功能不全引起的呼吸困难有以下类型：①劳力性呼吸困难：是最早出现也是病情最轻的一种。其特点是在体力活动时发生或加重，休息后缓解或消失。引起呼吸困难的体力活动有上楼、穿衣、洗漱、步行等，呼吸困难的程度常随活动强度的加大而加重。②夜间阵发性呼吸困难：常发生在入睡后 2～4 小时，于睡眠中突然憋醒，并被迫坐起，呼吸深快，大多于端坐休息后自行缓解。重者有哮鸣音，称为"心源性哮喘"。③端坐呼吸困难：常是严重心功能不全的表现之一，病人平卧位时有呼吸困难，常被迫采取坐位。高枕卧位、半卧位甚至端坐时方可使憋气好转。

心包炎引起的呼吸困难有以下特点：心包炎伴心包积液时，因支气管、肺受压及肺淤血，故呼吸困难是其最突出的症状。呼吸困难严重时，病人呈端坐呼吸、身体前倾、呼吸浅快、面色苍白，可有发绀。

3.实验室及其他检查 做血气分析，判断病人缺氧的程度及酸碱平衡状况；胸部 X 线检查有助于判断肺水肿和肺淤血的严重程度。

4.心理－社会状况 随着心功能不全的发展，呼吸困难逐步加重，出现窒息感，影响机体活动能力、日常生活以及睡眠。应注意观察病人是否有精神紧张、焦虑不安甚至悲观绝望等负性情绪；家属能否给予有效的心理支持。

（二）护理诊断/问题

1.气体交换受损 与肺水肿、肺淤血或伴肺部感染有关。
2.活动无耐力 与氧的供需失调有关。

（三）护理目标

病人呼吸困难明显改善或消失；病人活动耐力逐渐增加，活动时无明显不适。

（四）护理措施

1.休息与环境 对劳力性呼吸困难病人，应减轻体力劳动，使呼吸困难缓解。当呼吸困难加重时，需加强生活护理，照顾病人饮食起居，注意口腔清洁，协助大、小便等以减轻心脏负荷。保持室内空气新鲜流通；病人衣服宽松，盖被轻软，以减轻憋闷感。

2.饮食护理 指导病人养成良好的饮食习惯，建立合理的饮食结构。如饮食宜低盐、适当多进食蔬菜，防止因便秘而加重心脏负荷，每餐不宜过饱等。

3.病情观察 密切观察病情变化,如皮肤发绀是否减轻,呼吸困难有无改善,血气分析结果是否正常等。观察呼吸困难的发生时间、程度、特点及是否伴有阵咳、咳泡沫痰,及时发现心功能变化情况,尤其应加强夜间巡视和床旁安全监护。

4.用药护理 遵医嘱用药,观察药物的疗效,注意有无不良反应。静脉输液时应严格控制输液速度,一般为 20～30 滴/分。

5.对症护理

(1)保持呼吸道通畅,根据病情给予氧气吸入。一般给氧流量为 2～4L/min,肺心病病人则吸入 1～2L/min 氧气,而急性肺水肿病人的给氧流量为 6～8L/min,并用酒精湿化。

(2)加强原发病的护理 如心包炎病人出现呼吸困难加重等心脏压塞征象时,应配合医师行心包切开或穿刺引流术;心功能不全病人遵医嘱给予抗感染、抗心衰等药物,以改善肺泡通气等。

6.心理护理 多关心、巡视病人,了解病人的心理状况,及时给予安慰和疏导,以稳定病人情绪。

二、心源性水肿

水肿是指液体在组织间隙过多积聚。心源性水肿主要是指由于心血管病发生心功能不全时,体循环静脉淤血,使机体组织间隙有过多的液体积聚。

(一)护理评估

1.健康史 应详细了解水肿初始出现的部位、程度、时间、发展速度、水肿与饮食、活动及体位的关系;评估导致水肿的原因,是否伴有少尿、活动后心悸、气急、不能平卧等症状;评估摄盐量、饮水量、尿量等;病人目前的休息状况、用药名称、剂量、时间、方法及其疗效。

心源性水肿最常见的病因为右心衰竭。其发生主要为有效循环血量不足,肾血流量减少,肾小球滤过率降低,继发性醛固酮增多,肾小管对钠水的重吸收增加,引起钠水潴留。静脉压增高、毛细血管静水压增高、组织液回吸收减少是导致心源性水肿的另一重要原因。此外,心源性水肿也可见于渗出性心包炎或缩窄性心包炎。系因心包内压力上升,引起心脏受压,导致心室舒张末期充盈受阻,使周围静脉压增高,体循环淤血钠水潴留和静脉淤血所致。

2.身体状况 评估病人水肿的范围、程度,压之是否凹陷,观察生命体征、体重、颈静脉充盈程度,还应注意有无腹水征、胸腔积液等。

右心衰病人水肿的特点为首先出现在身体下垂部位,常下床活动的病人易出现在双下肢,卧床病人则见于腰骶部、肩胛部及枕部等,严重水肿病人可出现胸、腹腔积液;缩窄性心包炎病人的腹水常较皮下水肿出现得早且明显得多,这与一般心力衰竭中所见者相反。可能与心包的局部缩窄累及肝静脉的回流以及静脉压的长期持续升高有关。

3.实验室及其他检查 了解病人有无低蛋白血症及电解质紊乱。

4.心理-社会状况 了解病人是否因水肿引起躯体不适和形象改变而心情烦躁;是否因为病情长期反复发作而丧失信心,甚至出现悲观绝望等心理反应。

(二)护理诊断/问题

1.体液过多 与低蛋白血症、钠水潴留有关。

2.有皮肤完整性受损的危险　与水肿部位循环改变、强迫体位或躯体活动受限有关。

（三）护理目标

病人水肿减轻或消失。病人住院期间皮肤完整，不发生压疮。

（四）护理措施

1.休息与环境　向病人及家属解释休息的意义，休息可增加肾血流量，提高肾小球滤过率，使尿量增加，减轻心脏负荷。因此，轻度水肿者应限制活动；重度水肿者，尤其心、肝、肾功能减退时，应卧床休息，有利水肿消退。保持环境安静。

2.饮食护理　应给予低盐、低热量、易消化饮食，少食多餐，以免加重消化道淤血。病人每日的摄盐量在 5g 以下为宜。除钠盐外，其他含钠多的食品、饮料如腌制食品、香肠、味精、罐头也应限制。注意病人口味和烹调技巧，以促进食欲，可酌情使用一些调味品，如洋葱、大蒜、辣椒粉、醋、柠檬及酒，都可以改善低钠饮食的味道。

3.病情观察　观察水肿的特点，监测腹围、体重、24 小时液体出入量等变化。

4.用药护理　遵医嘱正确使用洋地黄、利尿剂等药物，注意观察用药后水肿的消退情况、体重和尿量的变化，注意监测有无电解质紊乱；水肿病人静脉补液时，输液速度应慢，一般控制在 30 滴/分以内。①噻嗪类利尿剂最主要的副作用为低钾血症，表现为腹胀、肠鸣音减弱、乏力等，并且可诱发心律失常或洋地黄中毒。应用过程中宜同时补充含钾丰富的食物，必要时，遵医嘱补充钾盐。②氨苯蝶啶的副作用为嗜睡、乏力、皮疹、胃肠道反应，长期用药可以产生低钾血症，伴肾功能减退、少尿或无尿者应慎用。③螺内酯毒性小，可以出现嗜睡、男性乳房发育、面部多毛、运动失调等，肾功能不全、高钾血症者禁用。④利尿剂的应用时间：除非在紧急情况下，以早晨或日间为宜，防止夜间排尿过频而影响病人休息。

5.皮肤护理　参见《基础护理学》相应章节。

6.心理护理　多关心、巡视病人，了解病人的心理状况，及时给予安慰和疏导，以稳定病人情绪。

三、心源性晕厥

晕厥是一时性广泛脑组织缺血、缺氧所引起的短暂、突发的可逆性意识丧失。心脏停搏 5～10 秒即可产生晕厥。

（一）护理评估

1.健康史　注意询问过去是否有心血管和神经系统疾病病史；发作前有无诱因，如紧张、恐惧、剧痛等；有无先兆表现，如头昏、眼花、恶心、呕吐、出汗等；晕厥是突然发作还是发生于体位改变时、历时长短及缓解方式。

晕厥可由多种病因引起，包括心脏性、代谢性、药物性、血管神经性以及脑血管病变等。心脏性晕厥又有多种原因，其中以严重心律失常造成长时间心脏停搏或无有效的心排出量最为常见，其他原因有心肺功能不全、急性心脏射血受阻等。

2.身体状况　重点评估意识状态，瞳孔大小及对光反射、呼吸、脉率、血压、心音，是否伴心音消失、抽搐、瘫痪等。

3.实验室及其他检查 包括心电图、24 小时动态心电图、心电监护、心脏超声心动图、血糖、脑电图等。

4.心理－社会状况 病人清醒后自感事态严重往往出现恐惧、紧张情绪。肥厚性心肌病病人可因家族中有类似病史者发生猝死而处于极端焦躁状态,有的病人也可出现过度依赖心理,惧怕突然死亡,缺乏回归社会的信心。

（二）护理诊断／问题

潜在并发症:猝死。

（三）护理目标

病人晕厥发作次数减少。病人不发生心律失常或各种严重的心律失常能得到及时发现和处理。

（四）护理措施

1.休息与环境 有晕厥史的病人平时应注意休息,避免过度劳累和精神紧张;晕厥发作频繁的病人应卧床休息,加强生活护理。维持安静的环境。

2.病情观察 密切观察病人的意识状态、心率、呼吸、血压、皮肤黏膜状况等。一旦出现猝死的表现,如意识丧失、大动脉搏动消失、呼吸停止、抽搐等,应立即抢救。心电监护要密切监测心率、心律的变化。监测心律失常的类型、发作次数、持续时间、治疗效果等情况。

3.用药护理 遵医嘱给予抗心律失常药物,注意药物的给药途径、剂量、给药速度,观察药物的治疗作用和不良反应。用药期间严密监测心律、心率、心电图、血压,及时发现因用药而引起的新的心律失常。

4.对症处理及原发病的护理 当病人发生严重心律失常时,应及时采取以下措施:嘱病人绝对卧床休息,减少心肌耗氧量和对交感神经的刺激;吸氧 4~6L/min,改善因心律失常造成血液动力学紊乱而引起的组织缺氧;准备好各种抢救药品及器材,如除颤器、临时起搏器等;及时做好抢救配合工作。

5.心理护理 耐心向病人解释病情,宽慰病人,以消除病人的紧张和焦虑情绪。

四、心 悸

心悸是指病人自觉心跳或心慌伴心前区不适感。

（一）护理评估

1.健康史 应注意了解病人有无心血管系统疾病及甲亢、贫血等病史;发作有无明显诱因,如劳累、吸烟、饮酒、情绪激动等;既往发作情况,缓解方式,对日常生活、工作的影响;有无其他伴随症状,如发热、胸痛、呼吸困难或晕厥、抽搐等。

最常见的病因为心律失常,如期前收缩、心房纤颤、心动过速、心动过缓等;也可因心脏搏动增强而发生;除健康人剧烈运动、精神紧张或情绪激动、过量吸烟、饮酒、饮浓茶或咖啡时可发生外,多见于甲亢、发热、贫血以及各种疾病所致的心室肥大病人;也可见于心脏神经官能症者,女性多见,除心悸外,常有胸痛、失眠、头痛等其他神经官能症症状。

2.身体状况　应重点检查心脏体征,包括心前区有无隆起、心尖搏动位置和范围;心界、心率、心律、心音、杂音和心包摩擦音等;各瓣膜区有无震颤;脉搏的频率、节律、强度。心动过速发生时可以出现心悸症状,症状的轻重取决于发作时心室率快速程度及持续时间。当期前收缩频发或成联律时,可因心排血量减少而引起心悸症状。

3.实验室及其他检查　做心电图、24 小时动态心电图、心电监护、心脏超声心动图、心导管检查、甲状腺功能检查及肺功能检查等。

4.心理—社会状况　心悸初发者,因毫无思想准备,可能会紧张害怕;屡发或病程长者,因担心病情加重、治疗效果不佳而感到焦虑、忧郁、不知所措。神经官能症者的不良心理反应更加明显。

（二）护理诊断/问题

舒适的改变:与心悸发作时心前区不适、胸闷有关。

（三）护理目标

病人焦虑情绪减轻或消失,病人不适感减轻。

（四）护理措施

1.休息与环境　病人的上衣应宽松,且应避免左侧卧位,因为紧束胸壁或左侧卧位可使心跳感更加明显,更易感到心悸。心悸发作时应卧床休息,减少心肌耗氧量和对交感神经的刺激。待心悸缓解后逐渐增加活动量。为病人创造良好的休息环境,特别应注意保持环境安静,避免嘈杂。

2.饮食护理　嘱病人少量多餐,避免过饱,避免摄入辣椒、浓茶、咖啡等刺激性的饮料或食物,戒烟酒。

3.病情观察　注意观察心率、心律、脉搏变化,观察病人的伴随症状,必要时进行心电、血压监护。一旦发现严重的心律失常或心悸伴有胸痛,立即向医生报告并准备配合治疗。

4.用药护理　嘱病人定时定量服用药物,观察药物不良反应,原有症状加重或出现不适应及时向医生报告。

5.对症护理　合理给氧,一般可中等流量给氧。吸氧可增加机体的供氧,缓解心悸发作时的不适症状,如胸闷、呼吸困难等。

6.心理护理　向病人解释心悸的严重程度并不一定与病情成正比,而焦虑、紧张等不良情绪却可使心悸加重;指导病人通过深呼吸、与人谈话、看电视、听音乐等方式转移注意力,放松紧张情绪;鼓励家属多关心、体贴病人。

本节小结

循环系统疾病最常见的症状和体征有:心源性呼吸困难、心源性水肿、心源性晕厥、心悸。护士接诊病人后应按评估→诊断→计划(目标和措施)→实施→评价的程序对病人进行护理。

本节关键词:心源性呼吸困难;心源性水肿;心源性晕厥;心悸

课后思考

1.如何护理心源性水肿病人?

2.心源性呼吸困难病人在活动方面应该注意什么?

(洪静芳)

第二节　心力衰竭病人的护理

案例 3-2

高女士,29岁,有风湿性心脏病史5年。1周前受凉后出现低热、咳嗽、咳白色黏痰,未予治疗。近3天出现心慌、气短伴食欲不振、双下肢水肿入院。护士夜间巡回病房时,发现该病人突然憋醒,被迫坐起,咳嗽伴气喘,烦躁。体检:P 114次/分,R 34次/分,BP 170/90mmHg,半卧位、口唇青紫,听诊肺部满布湿啰音和哮鸣音,心率114次/分,律齐,心尖部闻及舒张早期奔马律。

问题:

1.分析该病人可能的医疗诊断。

2.提出目前最主要的护理诊断。

本节学习目标

1.掌握急性心力衰竭、慢性心力衰竭的临床表现、主要护理诊断/问题、护理措施。

2.熟悉对心力衰竭病人主要的治疗措施。

3.了解急性心力衰竭、慢性心力衰竭的病因、发病机制及实验室检查表现。

4.体现护士的爱伤精神和人文关怀,尊重病人的身心需求。

一、疾病概要

心力衰竭(heart failure)简称心衰,在绝大多数情况下,是指心肌收缩力下降使心排血量不能满足机体代谢的需要,器官、组织血液灌注不足,同时出现肺循环和(或)体循环淤血表现的一种综合征。少数情况下,心肌收缩力尚可使心排血量维持正常,但由于左心室充盈压异常增高,使肺静脉血液回流受阻而导致肺循环淤血,称之为舒张性心力衰竭。心力衰竭时通常伴有肺循环和(或)体循环淤血,故又称之为充血性心力衰竭(congestive heart failure)。随着心血管疾病发病率的增高及人口趋于老龄化,心力衰竭的发病率逐渐增多,是临床极为常见的危重病症。

心力衰竭按其发展速度可分为急性和慢性心力衰竭,以慢性居多;按有无舒缩功能障碍又可分为收缩性和舒张性心力衰竭;按其发生的部位可分为左心衰竭、右心衰竭和全心衰竭。

【慢性心力衰竭】

慢性心力衰竭亦称慢性充血性心力衰竭,是大多数心血管疾病的最终归宿,也是最主要的死亡原因。引起慢性心力衰竭的基础心脏病:在发达国家,缺血性心肌病引起的心力衰竭已占到心力衰竭总数的 $50\% \sim 70\%$;和发达国家相比,我国过去以心瓣膜病为主,但近年来其所占比例已趋下降,而冠心病、高血压的比例呈明显上升趋势。

(一)病因与发病机制

1.基本病因

(1)原发性心肌损害　心肌本身的病变或代谢障碍均可以导致心肌舒缩功能改变。各种类型的心肌炎及心肌病、冠心病、心肌缺血和心肌梗死是引起心力衰竭的最常见的原因;心肌代谢障碍性疾病,以糖尿病心肌病最为常见。

(2)心脏负荷过重　①压力负荷(也称后负荷、收缩期负荷)过重是指心脏在收缩期所承受的阻力增加,常见动脉血压增高(如肺动脉高压、高血压),瓣膜狭窄(如主动脉瓣或肺动脉瓣狭窄)以及流出道阻力增大(如主动脉缩窄)等疾病。②容量负荷(也称前负荷、舒张期负荷)过重是指心脏舒张期所承受的容量负荷过大,见于瓣膜返流性疾病(如主动脉瓣、二尖瓣关闭不全),左、右心或动静脉分流性先天性心血管疾病(如动脉导管未闭、房间隔缺损、室间隔缺损),全身血容量增多或循环血量增多的疾病(如慢性贫血、甲状腺功能亢进)。

2.诱因　有基础心脏病的病人,其心力衰竭症状的出现或加重常可因一些增加心脏负荷的因素诱发,常见的诱发因素有下列几种。

(1)感染　各种感染,尤其是呼吸道感染是心力衰竭最重要的诱因。感染可通过多种途径增加心脏负荷和(或)妨碍心肌的舒缩功能。

(2)血容量增加　如静脉输液或输血过多、过快等均可使血容量增加,心脏容量负荷过重,易诱发或加重心力衰竭。

(3)心律失常　特别是心房颤动,其他快速型心律失常及严重的缓慢型心律失常均可诱发心力衰竭。快速型心律失常可增加心肌耗氧量,减少心排血量及冠状动脉灌注。

(4)妊娠和分娩　因妊娠中晚期血容量增加,临产时宫缩、精神紧张、腹内压力增高,使静脉回流增加和外周血管阻力增高,加大心脏前、后负荷和心肌耗氧量,易诱发原来心功能处于代偿期的心脏病人发生心力衰竭。

(5)生理或心理压力过大　如劳累过度,情绪激动,精神过于紧张,由于交感神经兴奋和儿茶酚胺分泌增加等原因,使心率加快,心脏负荷和心肌耗氧量均增加,可诱发心力衰竭。

(6)对药物、限钠和(或)限制液体量的依从性不良,如摄入过多钠盐饮食等。

（7）其他 药物使用不当(如不恰当停用洋地黄)，合并甲状腺功能亢进、贫血、肺栓塞等。

3.发病机制 慢性心力衰竭的发病机制十分复杂。正常心脏具有强大的代偿调节机制，以适应日常活动中的额外负荷；当基础心脏病损及心脏功能障碍时，机体启动多种代偿调节机制，如心肌肥厚、交感神经兴奋性增强、肾素－血管紧张素系统激活及各种体液因子的改变等，各种不同机制可使心功能在一定时间内维持在相对正常的水平，但也有其负性的效应，长期维持最终发生失代偿，即可引起心力衰竭。

（二）临床表现

临床上左心衰竭最为常见，单纯右心衰竭较少见。

1.左心衰竭 以肺淤血及心排血量减低表现为主。常见于高血压性心脏病、冠心病、二尖瓣关闭不全和主动脉瓣关闭不全等。

（1）症状

1）呼吸困难：是左心衰竭最主要的表现。随着严重程度的增加，可表现为劳力性呼吸困难，夜间阵发性呼吸困难或端坐呼吸(参见本章第一节心源性呼吸困难)。

2）咳嗽、咳痰、咯血：咳嗽多在夜间平卧或体力活动时加重，痰多为白色浆液性泡沫状，有时痰中带血丝，肺水肿时可有粉红色泡沫状痰。长期慢性淤血使肺静脉压力增高，导致支气管血液循环和肺循环之间形成侧支，支气管黏膜下静脉淤血扩张，一旦破裂则引起大咯血。

3）其他症状：病人常烦躁或心悸、疲倦、乏力、失眠、头晕、嗜睡、尿少等，其原因主要是心排血量不足，导致心、脑、肾、骨骼肌等器官、组织灌注不足。

（2）体征 除原有心脏病体征外，常有左心室增大，心率加快，心尖部可闻及舒张早期奔马律，肺动脉瓣区第二心音亢进。两肺有较多湿啰音，并可闻及哮鸣音，湿啰音的分布可随体位改变而变换位置。

2.右心衰竭 以体循环静脉淤血为主要表现。

（1）症状 主要由慢性持续淤血引起各脏器功能改变所致。病人可出现食欲不振、腹胀、恶心、呕吐等胃肠道反应及肝脏淤血；肾脏淤血引起尿少、夜尿增多、蛋白尿和肾功能减退。常有呼吸困难，但较左心衰竭轻。

（2）体征 ①颈静脉征：颈静脉搏动增强、充盈、怒张是右心衰竭的主要体征。当压迫肝脏时，可见颈静脉充盈或怒张更明显，为肝颈静脉返流征阳性，若出现则右心衰竭更具特征性。②肝肿大：肝因淤血而肿大，并常伴有压痛，长期淤血可发展成为心源性肝硬化，晚期可出现黄疸、肝功能损害及腹水。③水肿：是右心衰竭的主要表现。其特征为首先出现于身体的下垂部位，严重者遍及全身，并可出现胸水和腹水。胸水一般双侧多见，若为单侧则以右侧更为多见，可能与右膈下肝淤血有关。④心脏体征：除原有心脏病的相应体征外，常因右心室增大或全心增大导致心浊音界向两侧扩大，三尖瓣区可有收缩期吹风样杂音。心率增快，胸骨左缘第3～4肋间可闻及舒张早期奔马律。

3.全心衰竭 左、右心衰的临床表现并存。右心衰继发于左心衰而形成的全心衰，因右心排血量减少，可使左心衰的呼吸困难等肺淤血症状减轻。

4.心功能分级与分期 将心脏病病人按心功能状况给以分级，对于判断病情轻重、指导治疗、护理措施的选择、劳动能力的评定、预后的判断等有实用价值。美国纽约心脏病学会

(NYHA)于1928年提出的分级方案,主要是根据病人自觉的活动能力划分为四级。

Ⅰ级:病人有心脏病,但活动量不受限制,平时一般活动不引起疲乏、心悸、呼吸困难或心绞痛。

Ⅱ级:心脏病病人的体力活动受到轻度的限制,休息时无自觉症状,但平时一般活动下可出现疲乏、心悸、呼吸困难或心绞痛。

Ⅲ级:心脏病病人的体力活动明显受限,小于平时一般活动量即引起上述症状。

Ⅳ级:心脏病病人不能从事任何体力活动,休息状态下也出现心衰的症状,体力活动后加重。

这种分级方案的优点是简便易行,其缺点是仅凭病人的主观陈述或医务人员的主观判断,有时症状与客观检查有很大差距。鉴于此,美国心脏病学会(ACC)和美国心脏学会(AHA)制定了一种新的心衰分类法,该方法同时强调了心衰的发生与进展。2009年发表的"ACC/AHA心衰指南"传承了既往指南所采用的心衰综合征发展过程中的A、B、C、D四个阶段(4期),将防治结合,有助于医务人员早期识别心衰危险人群。

A期:存在心衰的高危因素,如高血压等,但无结构性心脏病或心衰症状。

B期:有结构性心脏病,如左室肥厚,但无心衰症状或体征。

C期:现有或曾有心衰症状伴结构性心脏病的病人。

D期:指可能需要接受专业治疗的顽固性心衰病人。

该分期系统旨在完善而非取代NYHA功能分级,后者主要评估了有心衰症状的C期和D期病人症状的严重性;而前者则更有助于客观地识别病人和采取适宜的预防或治疗措施。

5.实验室及其他检查

(1)X线检查 左心衰竭的病人主要有肺门阴影增大、肺纹理增加等肺淤血表现;右心衰竭的病人常见右心室增大,有时伴胸腔积液表现。

(2)超声心动图 可提供心腔大小变化及心瓣膜结构情况。

(3)心—肺吸氧运动试验 在运动状态下测定病人对运动的耐受量,即测得最大耗氧量(VO_{2max})及无氧阈值,更能说明心脏的功能状态。

(4)创伤性血流动力学检查 目前多采用漂浮导管,经静脉插管直至肺小动脉,测定各部位的压力及血液含氧量,计算心脏指数(CI)及肺小动脉楔压(PCWP),直接反映左心功能。

(三)治疗要点

慢性心力衰竭的治疗不能仅限于缓解症状,必须采取综合治疗措施,达到以下目的:提高运动耐量,改善生活质量;延缓或阻止心室重塑,防止心肌损害进一步加重;降低死亡率。

1.病因治疗

(1)限制或去除基本病因 如控制高血压,应用药物、介入及手术治疗改善冠状动脉供血,心脏瓣膜病的换瓣手术及先天畸形的纠治手术等。

(2)消除诱因 如积极选用适当的抗生素治疗控制感染;避免过劳和情绪激动,进行心理治疗等均有助于防止心力衰竭的发生;纠正心律失常,特别是心室率较快的心房颤动,如不能及时复律,应尽快控制心室率。

2.一般治疗

(1)休息 包括脑力和体力休息,良好的休息能减轻心脏负荷,有利于心功能的恢复。

(2)合理调节饮食 采取少量多餐,选用营养丰富易消化的食品,避免吃不易消化和易胀气食品。控制钠盐摄入,对服用利尿剂者,钠盐的控制不必过严,以防发生低钠血症。

3.药物治疗

(1)利尿剂 利尿剂是心力衰竭治疗中最常用的药物,通过抑制肾小管特定部位氯或钠的重吸收,利尿排钠,减轻心脏的容量负荷,对缓解淤血症状、减轻水肿有十分显著的效果。常用利尿剂的剂量和作用参见《护理药理学》。

(2)正性肌力药 通过增加心肌收缩力而增加心排血量,是治疗心力衰竭的主要药物。

1)洋地黄类药物:具有增强心肌收缩力、抑制心脏传导系统的作用,对迷走神经系统有直接兴奋作用,减缓心率,从而改善心力衰竭病人的血流动力学变化。

适应证:适应各种心脏病所致的心力衰竭;室上性快速性心律失常,如心房颤动,室上性心动过速。

慎用或不用:肺源性心脏病导致的右心衰,常伴低氧血症,洋地黄效果不好且易中毒,应慎用。高度房室传导阻滞、肥厚型心肌病病人,应禁用洋地黄。急性心肌梗死心力衰竭,最初24小时内一般不用洋地黄治疗。常用洋地黄制剂如下:①地高辛:目前多使用维持量的给药方法,即0.25mg,每日1次,连续口服相同剂量7天后,血浆浓度可达有效稳态,免除了负荷量用药,能减少洋地黄中毒的发生率,适用于中度心力衰竭的维持治疗。②毛花苷丙(西地兰):静脉注射用制剂,注射后10分钟起效,适用于急性心力衰竭或慢性心力衰竭加重者,特别适用于心衰伴快速心房颤动者。③毒毛花苷K:静脉注射后5分钟起效,适用于急性心力衰竭者。

2)其他正性肌力药物:常用药物有肾上腺能受体兴奋剂,如多巴胺、多巴酚丁胺,磷酸二酯酶抑制剂如米力农、氨力农。

(3)血管扩张剂 血管扩张剂通过扩张外周阻力血管和容量血管而减轻心脏前后负荷,减少心肌耗氧,改善心功能。常用的血管扩张剂有:

1)静脉扩张剂:主要扩张容量血管,以硝酸酯类为主。硝酸甘油,每次0.3~0.6mg,舌下含服,可重复使用;重者静脉滴注,从小剂量开始。硝酸异山梨醇(消心痛)舌下含服,2小时一次,亦可口服。

2)动脉扩张剂:主要扩张阻力血管,药物种类很多,如 α_1 受体阻滞剂(哌唑嗪、酚妥拉明)、钙通道阻滞剂、直接舒张血管平滑肌的制剂(双肼屈嗪)等。

3)动、静脉扩张剂:同时扩张静脉和动脉的硝普钠可降低前负荷和后负荷,也可扩张肺血管。硝普钠可致血压显著下降,一般应在监护状态下使用。

(4)肾素－血管紧张素－醛固酮系统抑制剂

1)血管紧张素转化酶抑制剂:其作用机制除了因扩血管作用减轻淤血外,还能拮抗神经体液因子的过分激活,达到延长病人生存期的目的。常用药物如卡托普利12.5~25mg,餐前1小时口服,每日2次。也可选用长效制剂如苯那普利等。

2)血管紧张素受体拮抗剂:常用药物如氯沙坦、缬沙坦、坎地沙坦等。

3)抗醛固酮制剂:如螺内酯,可阻断醛固酮效应,对改善慢性心力衰竭的远期预后有较好的作用。

(5)β受体阻滞剂:如卡维地洛等,可通过对抗代偿机制中交感神经兴奋性增强的效应而降低病人的死亡率。应用时从小剂量开始,逐渐增大剂量,适量长期维持。

【急性心力衰竭】

急性心力衰竭(acute heart failure)是指由于急性心脏病变引起的心排血量显著急骤降低,导致组织器官灌注不足和急性淤血综合征。急性右心衰竭即急性肺源性心脏病,多由大块肺梗死引起,较少见。临床上以急性左心衰竭较为常见,表现为急性肺水肿或心源性休克,是严重的急危重症,应积极而迅速地抢救。

(一)病因与发病机制

1.病因

(1)急性弥漫性心肌损害 如急性心肌炎、急性广泛性心肌梗死等。

(2)急性压力负荷过重 如高度二尖瓣狭窄或主动脉狭窄者突然过度体力活动;高血压心脏病、血压急剧升高或高血压危象。

(3)急性容量负荷过重 如急性心肌梗死、感染性心内膜炎或外伤引起的乳头肌断裂,或功能不全、腱索断裂、瓣膜穿孔等导致的急性瓣膜反流;输液过多过快时。

(4)严重心律失常 如心室颤动和其他严重的室性心律失常、缓慢性心律失常等。

(5)急性心室舒张受限 如急性大量心包积液或积血、快速的异位心律等。

2.发病机制 心肌收缩力突然严重减弱,或左室瓣膜性急性反流,使心排血量急剧减少。左室舒张末压迅速升高,肺静脉回流不畅,导致肺静脉压快速升高。肺毛细血管压随之升高,使血管内液体渗入到肺间质和肺泡内形成急性肺水肿。

(二)临床表现

急性左心衰竭发病急骤,主要表现为急性肺水肿。病人突然出现严重呼吸困难,呼吸频率可达 30~40 次/分,端坐呼吸,伴有恐惧、窒息感,面色发绀或灰白,大汗淋漓,频繁咳嗽,严重时咳粉红色泡沫样痰。发病开始可有一过性血压升高,病情如不缓解,血压可持续下降直至休克。听诊两肺布满湿啰音和哮鸣音,心率增快,心尖部可闻及舒张早期奔马律,肺动脉瓣区第二心音亢进。

(三)治疗要点

急性肺水肿属急危重症,应积极而迅速地抢救。

1.病情监测 将病人安置于危重病监护病房,监测心电、血压、呼吸,测量心率、心律、脉搏频率、节律,并观察意识、皮肤温度和颜色、尿量、肺部啰音等变化。对安置漂浮导管者应监测血流动力学指标的变化,以判断药物疗效和病情进展。

2.体位 立即协助病人取坐位,双腿下垂,以利于呼吸和减少静脉回心血量,减轻心脏容量负荷。

3.给氧 一般用鼻导管或面罩给予高流量吸氧,6~8L/min,应用 30%~50% 乙醇湿化或有机硅消泡剂,可使肺泡内泡沫的表面张力下降而破裂,有利于改善通气,必要时可加压吸氧。

4.配合抢救 迅速建立静脉通路,遵医嘱正确使用药物。

(1)吗啡 5~10mg 静脉注射或皮下注射,可扩张小血管,减轻心脏负荷,又可减轻病人的烦躁不安。注意观察用药后有无心率变化、呼吸抑制、血压下降等不良反应。

（2）利尿剂　呋塞米 20～40mg 静脉注射，可迅速利尿，兼有扩张静脉作用，能显著降低心脏前负荷。注意准确记录尿量、监测血压及电解质变化。

（3）洋地黄制剂　可用毛花苷丙或毒毛花苷 K 稀释后缓慢静脉注射，注意观察心率、心律的变化。

（4）血管扩张剂　可选用硝酸甘油、硝普钠或酚妥拉明静脉滴注。①硝酸甘油：可扩张小静脉，降低回心血量，初始剂量为 5～10μg/min，以后可根据治疗反应调整剂量。②硝普钠：为动、静脉血管扩张剂，静注后 2～5 分钟起效。注意监测血压，根据血压调整剂量，维持收缩压在 100mmHg 左右。因硝普钠对光敏感，静脉滴注时输液瓶用铝箔或黑纸覆盖，避光滴注；每次滴注的药液配制时间不超过 4 小时；避免大剂量长期应用，以免发生氰化物中毒。③酚妥拉明：α 受体阻滞剂，以扩张小动脉为主。静脉用药以 0.1mg/min 开始，根据血压调整剂量。

（5）氨茶碱　解除支气管痉挛，减轻呼吸困难，并有一定正性肌力及扩管利尿作用。

5.其他疗法　糖皮质激素的应用，可解除支气管痉挛和降低外周血管阻力；四肢轮流结扎、静脉放血，适用于大量输血输液所致的急性肺水肿。

二、护　理

（一）护理评估

1.健康史　详细询问病人有无高血压、冠心病、风湿性心瓣膜病等心脏病史；了解是否存在诱发或加重心力衰竭的因素，如过度劳累、感染与情绪激动、严重心律失常、妊娠、失血与严重脱水等；询问既往和目前检查、用药治疗情况，了解病人对疾病的认识和对护理的需求。

2.身体状况

（1）症状　有无呼吸困难，消化道症状，咳嗽、咳痰、咯血等，生命体征是否正常。

（2）体征　有无肺部湿啰音、水肿、颈静脉征、肝脏体征、心脏体征等。

（3）实验室及其他检查　X线检查、超声心动图、创伤性血流动力学检查、心－肺吸氧运动试验等有无上述异常改变。

3.心理－社会状况　生活中较强的应激原是心力衰竭加重的重要诱因。病人常因病程漫长、症状反复出现而使体力活动受限，甚至不能从事任何体力活动，出现烦躁、焦虑、甚至绝望等。护士应收集病人的家庭情况、生活环境、对疾病的态度等资料；了解家庭成员等社会支持状况。

（二）护理诊断/问题

1.气体交换受损　与左心衰竭致肺淤血有关。

2.活动无耐力　与心排血量下降有关。

3.体液过多　与右心衰竭致钠水潴留、体循环静脉淤血有关。

4.潜在并发症　洋地黄中毒。

（二）护理目标

病人的呼吸困难能减轻或消失，活动耐力能增加，心功能得以改善或维持；病人了解疾病和治疗的相关知识，减轻焦虑，情绪平稳。

（四）护理措施

1.休息与环境　适当的心身休息可减少组织耗氧量，从而减轻心脏负荷，有利于心功能的恢复。长期卧床休息的病人，帮助其做四肢被动活动，鼓励其经常变换体位，深呼吸和咳嗽，预防压疮、肺部感染、下肢静脉血栓形成及肌肉萎缩等并发症。

根据心力衰竭的程度，协助病人采取不同体位，注意保持舒适体位。轻者采取头高位，严重者取半卧位、坐位或两腿下垂，减少回心血量，减轻肺淤血，缓解呼吸困难。

2.饮食护理　给予低热量、低钠、高蛋白质、高维生素、清淡易消化、避免产气的饮食；少量多餐，以免加重胃肠道淤血。

3.病情观察　慢性心衰者应观察病人有无呼吸困难、咳嗽、咯痰、恶心、腹胀、乏力等，注意其具体表现及对日常生活的影响；监测呼吸的频率、节律和呼吸音，心律，心率，发绀的程度及肺部啰音的变化；观察水肿出现或变化的部位、时间、程度、性质等，同时观察水肿局部皮肤有无感染、压疮的发生。夜间应加强巡视病房，一旦发现病情加重，及时告知医生，给予处理并配合抢救。急性心衰者应安置于危重监护病房，测量心率、脉搏的变化（不能以脉率代替心率），监测心电图、呼吸、血压、尿量等，并做详细记录；同时观察意识、肺部啰音、皮肤温度、颜色等变化；如出现血压下降、四肢厥冷、意识障碍等休克表现时，应立即报告医生，配合抢救。

4.用药护理　遵医嘱给病人进行药物治疗，并注意观察药物疗效及不良反应。

（1）洋地黄类药应用的护理　洋地黄制剂治疗剂量与中毒剂量接近，是发生洋地黄中毒的根本原因。其毒性反应主要有：

1）胃肠道反应：最常见，食欲不振是出现最早的中毒症状，继之可出现恶心、呕吐，偶有消化道出血。

2）神经系统症状：洋地黄中毒的病人可出现头痛、乏力、失眠、眩晕及幻觉等症状。

3）视觉异常：可出现黄视、绿视、红视或视力模糊、闪光等。

4）心律失常：是洋地黄中毒最严重的表现。快速和缓慢心律失常两种情况都有可能发生，以快速心律失常多见，最常见的是室性期前收缩，对洋地黄中毒的诊断具有重要意义，可表现为二联律、三联律，严重时会出现室扑和室颤。缓慢心律失常以二度Ⅱ型或三度房室传导阻滞较为多见。

对应用洋地黄类药物的病人应加强护理：

1）解释：给药前向病人解释洋地黄治疗的必要性及其中毒表现。

2）观察：给药前护士应注意病人有无洋地黄制剂的毒性反应。如给药前询问病人有无恶心、呕吐、乏力、色视等；检查心率、心律、脉搏。若出现心率（脉搏）过快或过慢（心率或脉搏＜60次/分），或节律改变，如由规则变不规则或由不规则突然变规则，可能为洋地黄中毒，应暂停给药，并立即报告医生。

3）准确用药：洋地黄制剂的用量个体差异很大，剂量应随时调整，严格遵医嘱按时、按量给药，定期监测地高辛浓度。

4）慎重静脉注射：毛花苷丙或毒毛旋花子苷 K 静脉用药时要稀释后缓慢注射，静脉注射需 10～15 分钟以上，并注意观察病人的反应。

5）易中毒诱因：下列几种情况均可使机体对洋地黄类药物的耐受性更差，诱发中毒，用药后应严密观察病人的反应：①老年人。②心肌缺血、缺氧。③水、电解质和酸碱平衡紊乱，尤其是低钾、低镁、高钙。④肝、肾功能不全。⑤正在使用一些药物如胺碘酮、维拉帕米、阿司匹林等，可与洋地黄相互作用发生中毒。

6）一旦发生中毒，立即协助处理：①立即停用洋地黄为首要措施。②有低血钾者应给予补充钾盐，暂停排钾利尿剂。③纠正心律失常，快速型心律失常首选苯妥英钠或利多卡因；对缓慢型心律失常可试用阿托品治疗或安置临时起搏器。④洋地黄特异抗体治疗洋地黄中毒所致的各种严重心律失常，具有快速、特效的作用。

（2）非洋地黄类正性肌力药护理　长期应用可引起心律失常，注意观察心律、心率及心电图的变化。

（3）利尿剂的应用及护理　参见本章第一节心源性水肿护理措施。

（4）β-受体阻滞剂护理　可引起血压下降、低血糖、心律失常、支气管哮喘、高血脂及心功能恶化等，应注意观察。

（5）血管扩张剂的应用及护理　应严密观察脉搏和血压的变化，严格掌握滴速。用硝普钠时应注意现用现配、避光输液，避免长期大剂量使用。

（6）遵医嘱酌情用药　可根据心衰程度、尿量遵医嘱灵活调整用药剂量。

5.对症护理　出现水肿、呼吸困难时参见本章第一节相应症状的护理措施。

6.心理护理　紧张、焦虑等精神应激在心力衰竭的发病中起重要作用，故减轻病人的精神负担与限制体力活动同等重要。因此，应给予病人足够的关注和精神安慰，鼓励病人说出内心感受，指导病人进行自我心理调整。必要时遵医嘱应用镇静剂，减少交感神经兴奋对心脏带来的不利影响。

（五）健康教育

病人不了解如何遵从医务人员的意见，常常是导致心衰恶化或再入院的原因。因此，应向病人提供书面的出院指导或宣教材料，主要内容如下。

1.心力衰竭的防治知识，包括病因及诱因、症状、并发症及预后等，使病人及家属能正确了解疾病知识并积极配合治疗措施；避免各种诱因，如保持心情舒畅，避免上呼吸道感染等；育龄妇女应避孕，若心功能Ⅰ级或Ⅱ级，可以妊娠，但需做好孕期监护。

2.活动与休息，与病人及家属一起根据心功能状况制定活动计划和目标。

3.合理饮食，强调低钠饮食的重要性，给予低钠、易消化、不胀气、清淡、富含纤维素的食物，每日食盐的摄入量在 5g 以下；要少食多餐，尤其是晚餐宜少，可将晚餐提前。多食水果蔬菜，以防便秘，告诉病人排便时不可太用力，以免增加心脏负荷。

4.强调严格遵医嘱服药，不得随意撤换或增减药物，让病人明确用药的名称、作用、剂量、用法、时间、目的、可能出现的不良反应、预防方式。

5.自我监护,及时发现病情变化 ①若体重增加,即使尚未出现水肿也应警惕心力衰竭先兆,如气急加重、夜尿增多、有厌食饱胀感常提示心力衰竭复发。②注意足踝部有无水肿。③夜间平卧时出现咳嗽、气急加重是左心衰竭的表现,应立即就医。嘱病人定期门诊随访,防止病情发展。

(六)护理评价

病人呼吸困难能否减轻或消失,活动耐力能否增加,心功能是否得以维持或改善;病人是否了解了疾病和治疗的相关知识,情绪能否平稳。

本节小结

慢性心力衰竭主要是由原发性心肌损害或心脏负荷过重所致。其临床表现主要以肺循环和/或体循环淤血为特征。根据病人自觉的活动能力可将病人的心功能划分为四级。慢性心力衰竭的治疗主要以病因治疗、一般治疗及药物治疗为主。护理重点应关注药物护理、饮食、活动、预防诱因及健康教育等。急性左心衰竭发病急骤,主要表现为急性肺水肿。护理抢救配合的重点为:坐位、高流量吸氧、建立静脉通路,遵医嘱正确使用药物,如强心剂、利尿剂及血管扩张药物等。

本节关键词:心力衰竭;肺循环淤血;体循环淤血

课后思考

1.如何对该案例中的病人进行护理并配合医生抢救? 对该病人如何进行健康指导?

2.简述慢性心力衰竭的诱因、临床表现及治疗要点。

3.使用洋地黄药物的注意事项有哪些? 如何判断洋地黄中毒? 如何处理?

(洪静芳)

第三节 心律失常病人的护理

案例 3-3

王先生,63岁,急性心肌梗死入院,晨间护理时发现病人 P 160 次/分,BP 100/70mmHg,立即通知医生。心电图检查提示:连续出现宽大畸形的 QRS 波,时限＞0.12秒,ST-T 波方向与主波方向相反。

问题:

1.该病人可能出现了哪种心律失常?

2.该病人可能出现哪些症状与体征?

本节学习目标

1. 掌握心房颤动、室性期前收缩、阵发性心动过速、心室颤动及房室传导阻滞的临床表现、心电图特征。

2. 熟悉心房颤动、室性期前收缩、阵发性心动过速、心室颤动及房室传导阻滞的治疗要点。

3. 了解心房颤动、室性期前收缩、阵发性心动过速、心室颤动及房室传导阻滞的病因。

4. 体现护士的爱伤精神和人文关怀，尊重病人的身心需求。

一、疾病概要

正常心律起源于窦房结，并沿正常房室传导系统顺序激动心房和心室，频率每分钟60～100次（成人），节律基本规则。心律失常（cardiac arrhythmia）是指心脏冲动的起源部位、频率、节律、传导速度和激动次序的异常。

心律失常依其发生原理可分为冲动形成异常和冲动传导异常。冲动形成异常主要分为窦性心律失常和异位心律失常；冲动传导异常常见为房室间传导阻滞。临床常依据心律失常发生时的心率快慢而将其分为快速性心律失常和缓慢性心律失常。

【窦性心律失常】

正常心脏起搏点位于窦房结，由窦房结发出冲动引起的心律称窦性心律，成人频率为每分钟60～100次。正常窦性心律的心电图特点（图3-1）：①P波在Ⅰ、Ⅱ、aVF导联直立，aVR导联倒置。②PR间期0.12～0.20秒。③PP间期之差<0.12秒。窦性心律的频率因性别、年龄、体力活动等不同有显著差异。

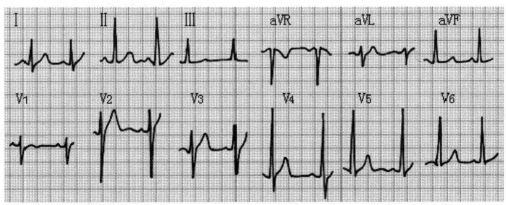

图3-1 正常心电图

（一）窦性心动过速

成人窦性心律的频率超过每分钟 100 次，称为窦性心动过速（sinus tachycardia）。

1.病因和发病机制　窦性心动过速常与交感神经兴奋及迷走神经张力降低有关。它不是一种原发性心律失常，可由多种原因引起。

（1）生理性　由饮浓茶、喝酒、运动、焦虑、情绪激动等引起。

（2）病理性　甲亢及呼吸功能不全、低氧血症、低钾血症、发热、血容量不足、贫血、心衰等其他心脏疾患时极易发生。

（3）药物　应用阿托品、肾上腺素、异丙肾上腺素等。

2.临床表现　病人有心悸、头昏、眼花、出汗、乏力等症状，也可有原发疾病的表现，可诱发其他心律失常或心绞痛。

3.心电图特征　心电图表现为（图 3-2）：①窦性心律，成人频率≥100 次/分。②每个 P 波后都有一个 QRS 波群，P-R 间期或 R-R 间期<0.6 秒。

4.治疗要点　消除诱因，治疗原发病。尽量避免诱因，如喝酒、饮浓茶及应用使心率加快的药物。保持心情愉快，防止焦虑与过度激动。如有心肺疾病或其他全身性疾病时应积极治疗。如反复发作、症状明显而影响日常生活与工作时，应及时就诊，尽早查明原因，以利于防治。窦性心动过速药物治疗首选心得安。

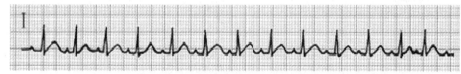

图 3-2　窦性心动过速

（二）窦性心动过缓

成人窦性心律的频率低于每分钟 60 次，称为窦性心动过缓（sinus bradycardia）。

1.病因和发病机制

（1）生理性　多见于健康的成人，尤其是老年人、运动员以及睡眠状态的人。窦性心动过缓最常见的原因是迷走神经张力增高。

（2）病理性　亦见于急性心肌梗死、心肌炎、冠心病、心肌病或病窦综合征等器质性心脏病及颅内压增高、血钾过高、甲状腺机能减退等。

（3）药物应用　洋地黄、利血平、β-受体阻滞剂或甲基多巴等也可致窦性心动过缓。

2.临床表现　病人多无自觉症状，当心率过慢致心排血量不足时，可有头晕、胸闷甚至晕厥等。

3.心电图特征　心电图表现为（图 3-3）：①窦性心律，频率<60 次/分，多在 40～60 次/分之间。②P-P 间期或 R-R 间期>1.0 秒。

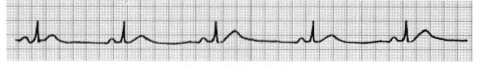

图 3-3　窦性心动过缓

4.治疗要点　如心率不低于 50 次/分,一般不引起症状,不需治疗。如心率低于 40 次/分,伴心绞痛、心功能不全或中枢神经系统功能障碍,可用麻黄素、阿托品或异丙肾上腺素以提高心率。

(三)窦性停搏

窦性停搏(sinus pause)是指窦房结冲动形成暂停或中断,导致心房及心室活动相应暂停的现象,又称窦性静止(sinus arrest)。

1.病因和发病机制

(1)功能性　多由于强烈的迷走神经反射所致,常见于气管插管、咽部受刺激、按压颈动脉窦或眼球等。

(2)病理性　多见于炎症、缺血、损伤、退行性变等各种因素,损伤了窦房结的自律细胞。

(3)药物　如奎尼丁、胺碘酮、洋地黄、β-受体阻滞剂等药物过量。

2.临床表现　如心脏停搏时间较长而无逸搏,病人可发生头晕、抽搐、昏厥,甚至死亡。

3.心电图特征　心电图表现为(图 3-4):在规律的窦性心律中,有时在一段时间内突然无 P 波出现,且所出现的 P 波之前与之后的 P-P 间期与正常 P-P 间期不成倍数关系,窦性静止后常出现逸搏,以维持心脏排血功能。

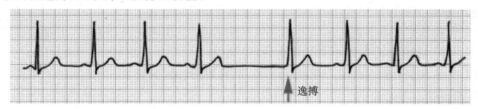

逸搏

图 3-4　窦性停搏

4.治疗要点　功能性不需特殊处理,去除有关因素后可自行恢复;对病理性的窦性停搏,应查清病因给予对因治疗;有晕厥史者,应及时安装人工心脏起搏器。

(四)病态窦房结综合征

病态窦房结综合征(sick sinus syndrome,SSS),简称病窦综合征。由窦房结及其邻近组织病变引起的窦房结起搏功能和(或)窦房结传导功能障碍,从而产生多种心律失常的综合表现。

1.病因和发病机制

(1)窦房结或周围组织病变　如特发性硬化－退行性变、心肌病、心肌炎、风湿性心脏病、冠心病、外科手术损伤、高血压等。

(2)病理改变　主要是窦房结和心房纤维增生,可伴有窦房结动脉的结内部分闭塞,偶可累及房室交界处和分支。

2.临床表现　起病隐袭,进展缓慢,有时可被偶然发现。以心、脑、肾及胃肠等脏器供血不足的症状为主,如乏力、胸痛、心悸、头晕、易激动、失眠、记忆力减退、反应迟钝等,可持久或间歇发作。出现窦性停搏或高度窦房阻滞时,可发生短阵晕厥或黑矇,甚至发生阿－斯综合征。

3.心电图特征　心电图表现为(图 3-5)：①明显而持久的窦性心动过缓(心率＜50 次/分)，用阿托品不易纠正。②窦房结阻滞或窦性静止。③窦房传导阻滞与房室传导阻滞并存。④慢—快综合征。⑤交界性逸搏心律。

疑为病窦综合征，心电图检查仍未确诊者，可行阿托品试验、运动试验及经食道或直接心房调搏试验检测窦房结功能。后者是病窦综合征较可靠的诊断方法，特别是结合药物阻滞自主神经系统的影响，更可提高敏感性。

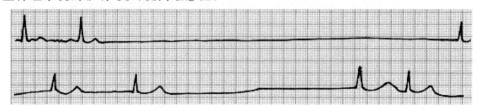

图 3-5　病态窦房结综合征(慢—快综合征)

4.治疗要点

(1)病因治疗　首先应尽可能明确病因，给予病因治疗。如冠状动脉明显狭窄者可行经皮穿刺冠状动脉腔内成形术，应用硝酸甘油等改善冠脉供血。

(2)药物治疗　对不伴快速性心律失常的病人，可试用阿托品、异丙肾上腺素或麻黄素以提高心率。避免使用减慢心率的药物如钙拮抗剂及 β 受体阻滞剂等。

(3)安装人工心脏起搏器　症状明显者，最好安装心脏起搏器，在此基础上用抗心律失常药控制快速心律失常。

【房性心律失常】

(一)房性期前收缩

房性期前收缩(atrial premature beats)是指起源于窦房结以外心房的任何部位的过早异位搏动。正常人与各种器质性心脏病人均可发生，正常人房性期前收缩发生率约在 60％以上。

1.病因和发病机制

(1)器质性心脏病　各种心肌炎、心肌病、肺源性心脏病、风湿性心瓣膜病、冠状动脉粥样硬化性心脏病、高血压病、心力衰竭及休克等常易发生期前收缩。

(2)功能性　可发生于正常人，疲劳、消化不良、情绪激动、神经紧张、过度吸烟、饮酒或喝浓茶等均可引起期前收缩发作。

(3)药物及其他　锑剂、奎尼丁、普鲁卡因酰胺、洋地黄等致心肌中毒性损害，肾上腺素、多巴胺等因剂量稍大使心肌兴奋。酸碱平衡失调及电解质紊乱也可引起期前收缩发生。

2.临床表现　偶发期前收缩可无明显不适或仅有心脏停跳感；频发期前收缩可有心前区不适、心悸和乏力等。除原有基础心脏病的阳性体征外，心脏听诊时可发现在规则的心律中出现提早的心跳，其后有一较长的间歇(代偿间歇)，同时伴有该次脉搏的减弱或消失。

3.心电图特征　如图 3-6，提前出现的房性异位 P′波，其形态与同导联窦性 P 波不同；P′R间期＞0.12 秒。P′波后的 QRS 波群有三种可能：①与窦性心律的 QRS 波群相同。

②因室内差异性传导出现宽大畸形的 QRS 波群。③提前出现的 P′波后无 QRS 波群,称为未下传的房性期前收缩;多数为不完全性代偿间歇(即期前收缩前后窦性 P 波之间的时限常短于2个窦性 PP 间期)。

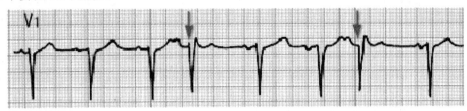

图 3-6 房性期前收缩

4.治疗要点 寻找病因,治疗原发疾病。偶发的无症状的房性期前收缩一般无需药物治疗;对于发作频繁、症状明显、有器质性心脏病者,可选用镇静剂、普罗帕酮、β受体阻滞剂等药物治疗。

(二)房性心动过速

房性心动过速(atrial tachycardia)简称房速,是室上性心动过速的一种,它是指起搏点在心房的异位性心动过速。按发生机制分为三种:自律性房性心动过速、折返性房性心动过速、紊乱性房性心动过速。

1.病因和发病机制 房性心动过速可发生在无器质性心脏病者,其发作与情绪激动、过度疲劳、大量饮酒、饮浓茶、咖啡等有关。也可见于各种器质性心脏病,如冠心病、高血压性心脏病、风湿性心瓣膜病、肺心病、甲亢性心脏病、心肌病、洋地黄中毒等。

2.临床表现 心动过速的发作起始和终止较突然,病人常有心悸、头颈部发胀感、头晕等症状,发作短暂或持续数日。听诊心律规则,心率常在160~220 次/分。

3.心电图特征 房性心动过速相当于连续 3 次或 3 次以上出现的房性期前收缩。其心电图特征为(图 3-7):房性 P′波,频率160~220 次/分,节律规整。P′波有两种可能:①直立P′波,P′R 间期>0.12 秒。②P′波重叠于前一心动周期的 T 波内(心室率较快时),不易辨认;QRS 波群形态与正常窦性心律相似,当伴有室内差异性传导时 QRS 波群可宽大畸形;RR 间期规则,但当伴有二度Ⅰ型或Ⅱ型房室传导阻滞,如下传比例不规则时 RR 间期可不相等;可出现继发性 ST-T 改变。

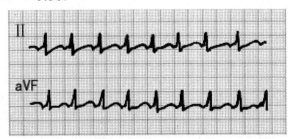

图 3-7 房性心动过速

4.治疗要点 积极治疗引发房性心动过速的各种心脏病,去除诱因,洋地黄中毒引起者停用洋地黄制剂。

（三）心房扑动和心房颤动

心房扑动(atrial flutter)(简称房扑)和心房颤动(atrial fibrillation)(简称房颤)在病因和发病机制上密切相关,有时可互相转化。两者既可以是持续存在的,也可以是短暂发生的。房颤是成人最常见的心律失常之一,远较房扑多见,二者发病率之比为(10～20):1。

1.病因和发病机制 绝大多数见于各种器质性心脏病,其中以风湿性心瓣膜病最为常见;其次是冠心病、甲亢性心脏病、高血压性心脏病及洋地黄中毒、心包炎、心肌病、肺源性心脏病等;亦可见于胸腔手术及心导管检查。

2.临床表现 房扑和房颤的症状取决于有无器质性心脏病、基础心功能以及心室率的快慢。如心室率不快且无器质性心脏病者可无任何症状;心室率快者可有心悸、头晕、胸闷、乏力等。房颤时心房有效收缩消失,心排血量减少25%～30%,加之心室率增快,对血流动力学影响较大,导致心排血量、冠状动脉循环及脑部供血明显减少,引起心力衰竭、心绞痛或晕厥;还易引起心房内附壁血栓的形成,部分血栓脱落可引起体循环动脉栓塞,以脑栓塞最常见。体检时房扑的心室律可不规则或规则。房颤时,听诊第一心音强弱不等,心室律绝对不规则;心室率较快时,脉搏短绌(脉率慢于心率)明显。

3.心电图特征

(1)心房扑动心电图特征(图3-8) ①P波消失,代之以形状相似的锯齿状心房扑动波(F波),间隔均匀,频率为250～350次/分。②F波与QRS波群成某种固定的比例,最常见的比例为2:1房室传导,有时比例关系不固定,则引起心室律不规则。③QRS波群形态一般正常,伴有室内差异性传导者QRS波群可增宽、变形。

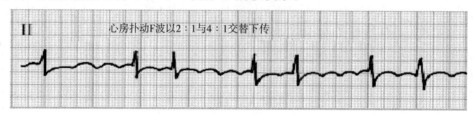

图3-8 心房扑动

(2)心房颤动心电图特征(图3-9) ①P波消失,代之以大小不等、形态不一、间期不等的心房颤动波(f波),频率为350～600次/分。②RR间期绝对不等。③QRS波群形态通常正常,当心室率过快,发生室内差异性传导时,QRS波群增宽、变形。

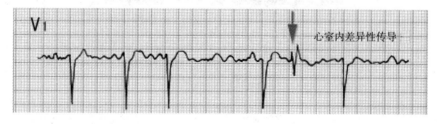

图3-9 心房颤动

4.治疗要点　积极寻找原发疾病和诱发因素,作出相应处理。有恢复窦性心律指征者,应尽量争取药物或电复律;不能复律者应控制心室率。

【室性心律失常】

(一)室性期前收缩

室性期前收缩(premature ventricular beats)是指起源于心室的过早异位搏动,是一种最常见的心律失常。室性期前收缩可以起源于一个异位起搏点(单源性),也可以起源于多个异位起搏点,称多源性期前收缩;可以成对出现,可以偶发,也可以频发;出现在两个正常窦性搏动之间的期前收缩,称为间位性或插入性期前收缩;每隔1、2、3个正常窦性搏动出现一次期前收缩者,分别称为二联律、三联律、四联律。

1.病因和发病机制　室性期前收缩可见于健康人,其发生与过度疲劳、情绪激动、过量饮酒或吸烟、饮浓茶、咖啡等有关。冠心病(尤其是急性心肌梗死)、心肌病、风湿性心瓣膜病、心肌炎等各种心脏病常可引起。此外,药物(如洋地黄、肾上腺素、奎尼丁、氯仿、环丙烷麻醉药等)毒性作用,电解质紊乱(如低钙血症、低钾血症等),心导管检查或心脏手术均可引起室性期前收缩。

2.临床表现　偶发的室性期前收缩或病人不敏感时可无症状,多数病人有心跳暂停感或心悸;频发的室性期前收缩由于心排血量减少,可引起头痛、乏力、晕厥等。原有心脏病者可诱发或加重心力衰竭或心绞痛。听诊心律不规则,室性期前收缩后有较长的代偿间歇;室性期前收缩的第一心音增强,第二心音减弱或消失。脉搏触诊可发现脉搏脱落。

3.心电图特征　①提前出现的 QRS 波群宽大畸形,时限>0.12秒。②QRS 波群前无相关的 P 波。③T 波方向与 QRS 波群主波方向相反。④多数为完全性代偿间歇(图 3-10)。

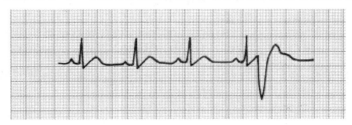

图 3-10　室性期前收缩

4.治疗要点

(1)病因治疗　积极治疗原发病,解除诱因。如改善心肌供血、控制心肌炎症、纠正电解质紊乱、避免过度疲劳或情绪激动等。

(2)药物治疗　无明显自觉症状或偶发的室性期前收缩者,一般无需抗心律失常药物治疗,可酌情使用镇静剂,如地西泮等。如频繁发作,有器质性心脏病者或症状明显,必须积极治疗。洋地黄中毒引起的室性期前收缩者首选苯妥英钠;急性心肌梗死早期发生的室性期前收缩可选用利多卡因;其他可选用美西律、胺碘酮等。

(二)室性心动过速

室性心动过速(ventricular tachycardia)是指发生于希氏束分叉以下部位的心动过速,简称室速。

1.病因和发病机制　室速多见于心肌病变广泛而严重的病人,如冠心病发生急性心肌梗死;其次是心肌病、心肌炎、二尖瓣脱垂、心瓣膜病等。药物(如洋地黄、普鲁卡因胺、奎尼丁、锑剂等)毒性作用、电解质紊乱(低镁血症、低钾血症等)、心肺手术、低温麻醉、Q－T间期延长综合征等亦可引发室速。

2.临床表现　症状轻重取决于室速发作的频率、持续时间、心功能状况及有无器质性心脏病。非持续性室速(发作时间<30秒)病人通常仅有心悸或无症状;持续性室速病人常伴明显血流动力学障碍与心肌缺血,可出现低血压、晕厥、心绞痛、休克或急性肺水肿。

听诊心律略不规则,心率常在100～250次/分。如发生完全性房室分离,则第一心音强度不一致。

3.心电图特征　①3个或3个以上的室性期前收缩连续出现。②QRS波群宽大畸形,时限>0.12秒。③ST-T波方向与QRS波群主波方向相反。④心室率通常为100～250次/分,心律规则或略不规则。⑤P波与QRS波群无固定关系,形成房室分离,偶尔个别或所有心室激动逆传夺获心房,出现逆行P波。⑥心室夺获与室性融合波(图3-11)。

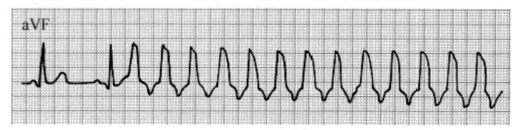

图 3-11　阵发性室性心动过速

4.治疗要点　由于室速多发生于器质性心脏病者,往往导致血流动力学障碍,甚至发展为室颤,因此应严密观察,予以紧急处理,终止其发作。一般遵循的原则是:无器质性心脏病者发生的非持续性室速,如无症状,无需进行治疗;持续性室速发作,无论有无器质性心脏病,均应给予治疗;有器质性心脏病的非持续性室速亦应考虑治疗。

(三)心室扑动和心室颤动

心室扑动(ventricular flutter)(简称室扑)和心室颤动(ventricular fibrillation)(简称室颤)是最严重的致命性心律失常。前者为心室快而微弱的无效收缩;后者为各部位心室肌无效而不协调的乱颤。室扑多为室颤的前奏,而室颤则是导致心源性猝死的常见心律失常,也是其他疾病临终前或心脏病的表现。

1.病因和发病机制　常见于冠心病尤其急性心肌梗死,其次是心肌病、心瓣膜病等严重心脏病。此外,抗心律失常药物、雷击、触电或溺水、低温麻醉心脏手术等亦可引起。

2.临床表现　室扑、室颤对血流动力学的影响均等于心室停搏,其临床表现无差别,二者具有下列特点:意识突然丧失,常伴有全身抽搐,持续时间长短不一;心音消失,脉搏触不到,血压测不出;呼吸不规则或停止;瞳孔散大,对光反射消失。

3.心电图特征　室扑的心电图特点(图3-12):P-QRS-T波群消失,代之以波幅大而较规则的正弦波(室扑波)图形,频率为 150~300 次/分。

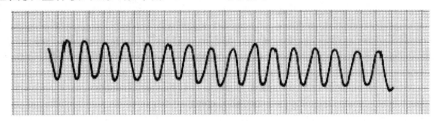

图 3-12　心室扑动

室颤的心电图特点(图 3-13):P-QRS-T 波群消失,代之以形态、振幅与间隔绝对不规则的颤动波(室颤波),频率为 150~500 次/分。

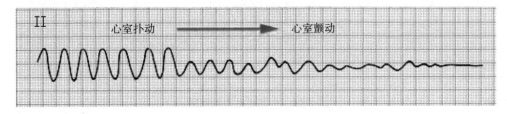

图 3-13　心室颤动

4.治疗要点　室扑或室颤发作时,应争分夺秒地进行抢救,按心肺脑复苏原则进行,力争在 4 分钟内建立有效呼吸和循环。具体抢救步骤可按下列顺序进行:A(airway):保持气道通畅,清除呼吸道异物。B(breathing):建立有效呼吸,立即进行人工呼吸。C(circulation):建立有效循环,首先进行心前区叩击和人工心脏按压。D(drug):药物治疗,以肾上腺素为主要复苏物,酌情选用利多卡因、普鲁卡因胺、溴苄胺等。E(electrocardiogram):实施心电监护。F(fibrillation):进行非同步电除颤复律。G(gauge):对病情进行全面评估。H(hypothermia):施行低温疗法。I(intensive care):对病人连续进行重症监护。

【房室心脏传导阻滞】

房室传导阻滞(atrioventricular block,AVB)是指冲动从心房传到心室的过程中,冲动传导的延迟或中断。根据病因不同,其阻滞部位可发生在房室结、房室束以及束支系统内,按阻滞程度可分为三类。

1.病因和发病机制　常见器质性心脏病,如冠心病(急性下壁或前壁心肌梗死)、病毒性心肌炎、心肌病、急性风湿热、心内膜炎、先天性心血管病等。其他病因如药物(如洋地黄、普鲁卡因胺、奎尼丁等)毒性作用、电解质紊乱、心脏手术、甲状腺功能减退症等。偶尔一度和二度Ⅰ型房室传导阻滞可见于健康人,与迷走神经张力过高有关。

2.临床表现

(1)一度房室传导阻滞　指传导时间延长(PR 间期延长);病人多无自觉症状,听诊时第一心音可略为减弱。

(2)二度房室传导阻滞　指心房冲动部分不能传入心室(心搏脱漏);心搏脱漏仅偶尔出现时,病人多无症状或偶有心悸,如心搏脱漏频繁心室率缓慢时,可有头晕、乏力甚至短暂晕厥;听诊有心音脱漏,触诊脉搏脱落,若为 2:1 传导阻滞,则可听到慢而规则的心室率。

(3)三度房室传导阻滞 指心房冲动全部不能传入心室;病人症状取决于心室率的快慢,如心室率过慢,心排血量减少,导致心脑供血不足,可出现头晕、疲乏、心绞痛、心力衰竭等,如心室搏动停顿超过 15 秒,可引起晕厥、抽搐,即阿—斯综合征,严重者可猝死;听诊心律慢而规则,心室率多为 35~50 次/分,第一心音强弱不等,间或闻及心房音及响亮清晰的第一心音(大炮音)。

3.心电图特征

(1)一度房室传导阻滞心电图特征(图 3-14) ①PR 间期延长,成人>0.20 秒(老年人>0.22秒)。②每个 P 波后均有 QRS 波群。

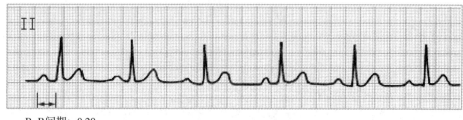

P–R间期>0.20s

图 3-14　一度房室传导阻滞

(2)二度房室传导阻滞 按心电图表现可分为Ⅰ型和Ⅱ型。

二度Ⅰ型(文氏现象)心电图特征(图 3-15):①PR 间期在相继的心搏中逐渐延长,直至发生心室脱漏,脱漏后的第一个 PR 间期缩短,如此周而复始。②相邻的 RR 间期进行性缩短,直至 P 波后 QRS 波群脱漏。③心室脱漏造成的长 RR 间期小于两个 PP 间期之和。

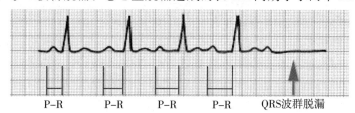

P–R　　P–R　　P–R　　P–R　　QRS波群脱漏

图 3-15　二度Ⅰ型房室传导阻滞

二度Ⅱ型(莫氏现象)心电图特征(图 3-16):①PR 间期固定不变(可正常或延长)。②数个 P 波之后有一个 QRS 波群脱漏,形成 2∶1、3∶1、3∶2 等不同比例房室传导阻滞。③QRS波群形态一般正常,亦可有异常。

如果二度Ⅱ型房室传导阻滞下传比例≥3∶1 时,称为高度房室传导阻滞。

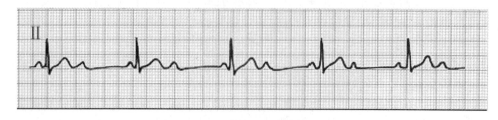

图 3-16　二度Ⅱ型房室传导阻滞

(3)三度房室传导阻滞心电图特征(图 3-17)　①P 波与 QRS 波群各有自己的规律,互不相关,呈完全性房室分离。②心房率＞心室率。③QRS 波群形态和时限取决于阻滞部位,如阻滞位于希氏束及其附近,心室率为 40~60 次/分,QRS 波群正常。④如阻滞部位在希氏束分叉以下,心室率可在 40 次/分以下,QRS 波群宽大畸形。

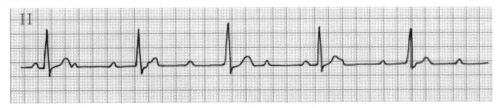

图 3-17　三度房室传导阻滞

4.治疗要点

(1)病因治疗　积极治疗引起房室传导阻滞的各种心脏病,纠正电解质紊乱,停用有关药物,解除迷走神经过高张力等。一度或二度Ⅰ型房室传导阻滞,心室率不太慢(＞50 次/分)且无症状者,仅需病因治疗,心律失常本身无需进行治疗。

(2)药物治疗　二度Ⅱ型或三度房室传导阻滞,心室率慢并影响血流动力学,应及时提高心室率以改善症状,防止发生阿—斯综合征。常用药物有:①阿托品静脉注射,适用于阻滞部位位于房室结的病人。②异丙肾上腺素持续静脉滴注,使心室率维持在 60~70 次/分,对急性心肌梗死病人要慎用。

(3)人工心脏起搏治疗　对心室率低于 40 次/分、症状严重者,特别是曾发生过阿—斯综合征者,应首选安装人工心脏起搏器。

二、护　　理

(一)护理评估

1.健康史　应询问病人既往是否存在冠心病、心肌病、甲亢、贫血等基础疾病;有无精神紧张、过度疲劳、情绪激动及大量吸烟、饮酒、喝浓茶或咖啡等诱发因素;了解既往心律失常发作情况,包括发作时间、次数、主要表现及就医情况;询问近期服用抗心律失常药物的名称、疗效、不良反应等。

2.身体状况

(1)症状　病人出现不同程度的心悸、乏力、胸闷、呼吸困难;心跳停顿感或短暂晕厥;重者诱发或加重心力衰竭、心绞痛;严重时出现阿—斯综合征,甚至猝死。

(2)体征　评估病人脉搏频率、节律及心率、心律和心音的变化。

(3)实验室及其他检查

1)心电图:是诊断心律失常最重要的无创性检查技术。

2)动态心电图:亦称 Holter 心电图,是诊断心律失常的重要手段。可获得受检者日常生活状态下连续 24 小时甚至更长时间的心电图资料,检测到常规心电图检查不易发现的心律失常;并结合分析受检者的生活日志,了解病人的活动状态、症状及服用药物等与心电图变化之间的关系。

3)运动试验：如怀疑心律失常与运动有关，可做运动试验协助诊断。

4)其他检查：临床心电生理、食管心电图检查，有助于鉴别复杂的心律失常。

3.心理－社会状况　情绪反应可导致自主神经功能紊乱而诱发心律失常；对有器质性心脏病病人，负性的社会生活事件常可诱发心律失常。心律失常发作时，给病人带来不舒适的感觉，可出现焦虑、烦躁等不良情绪；严重者有濒死感，从而产生恐惧心理。

(二)护理诊断/问题

1.活动无耐力　与心律失常致心排血量减少、组织缺血缺氧有关。
2.焦虑/恐惧　与心律失常反复发作、对治疗缺乏信心有关。
3.潜在并发症　猝死、心输出量减少。
4.知识缺乏　缺乏信息或信息有误。

(三)护理目标

病人心悸减轻或缓解，活动耐力有所增加；心率、心律转为正常；焦虑减轻或消失，情绪平稳。

(四)护理措施

1.休息与环境　根据病情合理安排：①症状较轻或无症状的功能性心律失常病人，鼓励其正常生活和工作，注意劳逸结合。②胸闷、头晕、心悸等症状明显的病人采取高枕卧位、半卧位或其他舒适体位，尽量避免左侧卧位。③阵发性室性心动过速、频发性期前收缩、二度Ⅱ型及三度房室传导阻滞发作时，绝对卧床休息。保持休息的环境安静，空气清新。

2.饮食护理　饱食、饮刺激性饮料、酗酒和吸烟均可诱发心律失常，应予以避免。指导病人少量多餐，选择清淡、易消化、低脂和富有营养的饮食。对服用利尿剂者应鼓励多进食富含钾盐的食物，如香蕉、橘子等，避免出现低钾血症而诱发心律失常。

3.病情观察　①观察有无心悸、乏力、胸闷、头晕等心律失常的症状，观察其程度、持续时间及给日常生活带来的影响，定时测量心率、心律、脉率，判断有无心律失常的发生。②房颤病人应同时测量脉率和心率1分钟，观察脉搏短绌的变化，有无晕厥，询问其诱因、发作时间及过程；24小时动态心电图检查的病人，嘱其保持平素的生活和活动，并记录症状出现的时间及当时所从事的活动，以利于发现病情、查找病因；连续心电监护的严重心律失常病人，应严密观察心率、心律变化，并做好记录。③发现阵发性室性心动过速、频发、多源性、成联律出现的室性期前收缩或 RonT 现象、二度Ⅱ型或三度房室传导阻滞时，立即告知医生，紧急处理。

4.用药护理　严格遵医嘱服用抗心律失常药物。静脉注射抗心律失常药物时，速度缓慢。严密监测心率、心律、脉率及心电图的变化，及时发现因用药而引起新的心律失常和药物不良反应(表 3-1)。

表 3-1　常见心律失常药物不良反应及护理措施

药物名称	不良反应	护理措施
利多卡因	有中枢抑制作用和心血管系统不良反应,剂量过大引起震颤、抽搐,甚至呼吸抑制和心脏停搏等	注意给药的剂量和速度。对心力衰竭、肝肾功能不全、酸中毒者和老年人应减少剂量
普罗帕酮	引起恶心、呕吐、眩晕、视力模糊、房室传导阻滞,诱发和加重心力衰竭等	餐时或餐后服用可减少胃肠道刺激
奎尼丁	可致心力衰竭、窦性停搏、房室传导阻滞、室性心动过速等心脏毒性反应	给药前要测量血压、心率、心律,如血压低于 90/60mmHg,心率慢于 60 次/分,或心律不规则时通知医生
普萘洛尔	引起低血压、心动过缓、心力衰竭等,并加重哮喘与慢性阻塞性肺部疾病;糖尿病病人可能引起低血糖、乏力	在给药前测量病人心率,当心率低于 50 次/分时及时停药
维拉帕米	有低血压、心动过缓、房室传导阻滞等不良反应	严重心衰、高度房室传导阻滞及低血压者禁用
胺碘酮	可致胃肠道反应、肝功能损害、心动过缓、房室传导阻滞,久服影响甲状腺功能和引起角膜碘沉着,少数病人出现肺纤维化	

5.对症护理　当病人发生较严重心律失常时,采取下列护理措施:①嘱病人卧床休息,保持情绪稳定,减少心肌耗氧量和对交感神经的刺激。②立即建立静脉通道,为抢救、用药做好准备;给予鼻导管吸氧,改善因心律失常造成血液动力学改变而引起的机体缺氧。③准备好纠正心律失常的药物、其他抢救药品及临时起搏器、除颤器等。

6.心理护理　情绪激动或精神紧张,可导致自主神经功能紊乱,诱发或加重心律失常。因此,应给予必要的安慰和解释;告知病人心律失常的可治性,提供安静舒适的环境,解除病人的焦虑情绪;多与病人沟通,教会病人自我控制,疏导不良的心理反应。

(五)健康教育

1.讲解心律失常的常见诱因、病因及防治知识,使病人及家属充分了解该疾病。有晕厥史的病人避免从事高空作业、驾驶等有危险的工作,有头晕、黑蒙时立即平卧,以免晕厥发作时摔伤。

2.快速心律失常病人应改变不良的生活习惯,如吸烟、饮酒、喝咖啡、浓茶等,以低脂、易消化饮食为主、少食多餐,避免饱餐;避免精神紧张激动。心动过缓者,避免屏气用力动作,以免兴奋迷走神经而加重心动过缓。

3.遵医嘱继续服用抗心律失常药物,不可自行减量或撤换药物。教会病人观察药物疗效和不良反应,必要时提供书面材料。

4.自我监测病情　教会病人及家属测量脉搏的方法,至少每天 1 次,每次在 1 分钟以上,并做好记录;教会病人家属徒手心肺复苏的方法以备紧急需要时应用。叮嘱如有以下情形应及时就诊：①脉搏过快，超过 100 次/分，休息及放松后仍不减慢。②脉搏过缓，少于 60 次/分，并有头晕、目眩或黑蒙。③脉搏节律不齐，出现漏搏，期前收缩超过 5 次/分。④原本整齐的脉搏，出现忽强忽弱、忽快忽慢的现象。⑤应用抗心律失常药物后出现不良反应。

（六）护理评价

病人心悸能否缓解，活动耐力是否增加；焦虑能否减轻或消失，情绪是否平稳；心率、心律能否转为正常。

本节小结

1. 心律失常是指心脏冲动的起源部位、频率、节律、传导速度和激动次序的异常。护理方面应严密观察心率、心律及心电图的变化。注意有猝死危险的心律失常，如室性心动过速、心室扑动、心室颤动、三度房室传导阻滞、病态窦房结综合征等。

本节关键词：心律失常；期前收缩；心房纤颤；房室传导阻滞；心室纤颤

课后思考

1. 如何对本节案例中的病人进行护理？

2. 心房纤颤的听诊特点及心电图特点有哪些？

3. 如何对心律失常病人进行用药护理？

（洪静芳）

第四节　原发性高血压病人的护理

案例 3-4

杨先生，33 岁，高血压病史半年，近半年来，出现 3 次心前区发闷感，与过度激动有关，休息后可缓解，未予重视。近日因劳累而休息较少，2 小时前病人突然感到头痛加剧、烦躁、心前区疼痛来院急诊。体检：BP 190/140mmHg，R 23 次/分，P 104 次/分，心界向左扩大，两肺无异常，眼底检查见出血、渗出及视神经乳头水肿，心电图检查：左室肥大。尿蛋白（＋＋＋），血尿素氮：7.2mmol/L，血肌酐：402μmol/L。

问题：

1. 该病人的医疗诊断是什么？为什么？

2. 首选的处理措施是什么？

本节学习目标

1. 掌握原发性高血压、高血压急症、高血压脑病、高血压危象的概念,以及原发性高血压的临床表现、护理措施。

2. 熟悉原发性高血压的分类及治疗原则。

3. 了解原发性高血压的病因和实验室检查。

4. 体现护士的爱伤精神和人文关怀,尊重病人的身心需求。

一、疾病概要

高血压是以体循环动脉血压升高为主要表现的临床综合征,可分为原发性及继发性两大类。在绝大多数病人中,高血压的病因不明,称为原发性高血压,占高血压病人的95%以上;在不足5%的病人中,血压升高是某些疾病的一种临床表现,称为继发性高血压。

原发性高血压(primary hypertension),又称高血压病,可引起心、脑、肾严重并发症,其发病率高,对人们的健康危害较大。

根据1999年世界卫生组织和国际高血压学会(WHO/ISH)高血压治疗指南,高血压的诊断标准为:未服抗高血压药的情况下,收缩压≥140mmHg和/或舒张压≥90mmHg(表3-2)。

表3-2 成人血压水平的分类

类别	收缩压(mmHg)		舒张压(mmHg)
理想血压	<120	和	<80
正常血压	<130	和	<85
正常高值	130~139	或	85~89
1级高血压(轻型)	140~159	或	90~99
亚组:临界高血压	140~149	或	90~94
2级高血压(中型)	160~179	或	100~109
3级高血压(重型)	≥180	或	≥110
单纯收缩期高血压	≥140	和	<90
亚组:临界收缩期高血压	140~149	和	<90

(一)病因与发病机制

本病的发生原因和机制尚不完全清楚,目前认为是多种因素参与的结果。

1. 发病因素

(1)年龄与性别 高血压患病率随年龄而上升,35岁以后上升幅度较大。性别差异不大,虽然青年时期男性患病率高于女性,但女性绝经期后患病率又稍高于男性。

(2)摄盐量 大量研究显示,食盐摄入量与高血压的发生密切相关,摄盐量高的地区患病率明显高于摄盐量低的地区。

(3)肥胖 肥胖者患病率是体重正常者的2~6倍。

(4)遗传 父母均为高血压者其子女患高血压的概率明显高于父母均为正常血压者,但高血压并非遗传性疾病。

(5)职业 脑力劳动者患病率高于体力劳动者,城市居民高于农村居民。

(6)其他因素 精神刺激、持续的紧张状态、吸烟、长期的噪声影响等均与高血压的发生有一定关系。

2.发病机制

(1)中枢神经和交感神经系统的影响 长期的过度紧张和反复的精神刺激使大脑皮质兴奋与抑制过程失调,皮质下血管运动中枢失去平衡,交感神经活动增强,引起全身小动脉收缩,外周血管阻力增加,血压升高。

(2)肾素-血管紧张素-醛固酮系统的影响 由肾小球旁细胞分泌的肾素,可将肝产生的血管紧张素原水解为血管紧张素Ⅰ,再经血管紧张素转换酶的作用转化为血管紧张素Ⅱ。后者有强烈的收缩小动脉平滑肌作用,引起外周阻力增加;还可刺激肾上腺皮质分泌醛固酮,使钠在肾小管中再吸收增加,造成水钠潴留,其结果均使血压升高。

此外,血管内皮通过代谢、生成、激活和释放的各种血管活性物质及胰岛素抵抗所致的高胰岛素血症亦可参与本病的发生。

(二)临床表现

1.一般表现 大多数病人起病缓慢,早期多无症状,偶于体检时发现血压升高,亦可有头痛、头晕、眼花、耳鸣、失眠、乏力等症状,症状与血压水平未必一致。体检时可听到主动脉瓣第二心音亢进,主动脉瓣区收缩期杂音或收缩早期喀喇音。长期持续高血压可有左心室肥厚并可闻及第四心音。

2.并发症表现 随着病程进展,血压持久升高,可导致心、脑、肾等靶器官损害。

(1)心脏表现 血压长期升高使左心室后负荷过重,左心室肥厚扩张,最终导致充血性心力衰竭;高血压可促使冠状动脉粥样硬化的形成及发展并使心肌耗氧量增加,可出现心绞痛、心肌梗死、心力衰竭及猝死。

(2)脑部表现 病人常有头痛、头晕、头胀,系由高血压引起颈外动脉扩张及搏动增强所致。高血压也可促进脑动脉粥样硬化的发生,可引起脑动脉血栓形成及短暂性脑缺血发作。血压急剧升高可发生高血压脑病。还有的病人因硬化的脑内小动脉形成的微小动脉瘤破裂而致脑出血。

(3)肾脏表现 长期持久血压升高可致进行性肾小动脉硬化,并加速了肾动脉粥样硬化的发生,使肾功能减退,出现多尿、夜尿、尿中有红细胞及蛋白,晚期可出现氮质血症及尿毒症。

(4)眼底表现 可反映高血压的严重程度,分为四级:Ⅰ级:视网膜动脉痉挛、变细;Ⅱ级:视网膜动脉狭窄,动脉交叉压迫;Ⅲ级:眼底出血或棉絮状渗出;Ⅳ级:出血或渗出伴有视神经乳头水肿。

3.特殊临床类型 原发性高血压大多起病及进展均缓慢,少数高血压病人可表现为急进重危而构成特殊的临床类型。

(1)恶性高血压　1%~5%的中、重度高血压病人可发展为恶性高血压,其发病机制尚不清楚,可能与治疗不当或不及时治疗有关。病理上以肾小动脉纤维样坏死为突出特征。临床特点:①发病较急骤,多见于中青年。②血压明显升高,舒张压持续在130mmHg以上。③头痛、视力模糊、眼底出血、渗出或视神经乳头水肿。④肾脏损害突出,表现为持续性蛋白尿、血尿及管型尿,并可伴肾功能不全。⑤进展迅速,如不及时治疗,可死于肾衰竭、心力衰竭或脑卒中。

(2)高血压危重症

1)高血压脑病:是指血压急剧升高同时伴有中枢神经功能障碍,如严重头痛、呕吐、神志改变,重者意识模糊、抽搐、癫痫样发作甚至昏迷。其发生机制可能是过高的血压导致脑灌注过多,出现脑水肿所致。

2)高血压危象:在高血压病程中,由于周围血管阻力的突然上升,血压在短时间内剧升,病人出现头痛、烦躁、心悸、恶心、呕吐、多汗、面色苍白或潮红、视力模糊等征象。血压以收缩压显著升高为主,也可伴舒张压升高。发作一般历时短暂,控制血压后病情可以迅速好转,但易复发。危象发作时交感神经兴奋性增加,血中儿茶酚胺分泌过多。

4.实验室及其他检查

(1)心电图　可有左心房负荷过重表现,或左心室劳损、肥厚。

(2)X线检查　胸部X线检查可见左心肥大。

(3)超声心动图　提示左心室和室间隔肥厚,左心室和左心房腔增大。

(4)动态血压监测　用小型携带式血压记录仪测定24小时血压动态变化,对高血压的诊断有较高的价值。

(5)实验室检查　检查血常规、尿常规、血脂分析、尿分析、空腹血糖、血尿素氮和肌酐等。

(三)治疗要点

治疗目的:血压下降到或接近正常范围;防止和减少心脑血管及肾脏并发症,降低病残率和病死率。一般需长期甚至终身治疗。

1.非药物治疗　适合于各型高血压病人,尤其是对轻型者,单独非药物治疗可使血压下降。

(1)限制钠摄入　一般每天摄入食盐量不超过6g为宜。

(2)减轻体重　尤其是对肥胖的病人,应限制每日热量摄入。

(3)适当运动　以有氧运动为宜。适当的运动有利于调整中枢神经系统功能。

2.降压药物治疗

(1)药物种类　1993年WHO/ISH建议以下五类药物为一线降压药。

1)利尿剂:使细胞外液容量减低、心排血量减低,并通过利钠作用使血压下降。降压作用缓和,服药2~3周后作用达高峰,适用于轻、中度高血压,尤其适用于老年人收缩期高血压及心力衰竭伴高血压的治疗。常用药物有排钾利尿剂,如噻嗪类氢氯噻嗪;袢利尿剂呋塞米;保钾利尿剂如氨苯蝶啶。

2)钙通道阻滞剂:其特点是阻滞钙离子通道,抑制血管平滑肌及心肌钙离子内流,从而使血管平滑肌松弛、心肌收缩力降低,使血压降低。常用药物如硝苯地平、地尔硫䓬、尼群地平。目前临床多应用长效或缓释型制剂,如非洛地平、氨氯地平等。

3)β受体阻滞剂:通过阻滞β受体,使心排血量减低、抑制肾素释放,并通过阻滞交感神经突触前膜使神经递质释放减少,从而使血压降低。此药降压作用缓慢,1～2周内起作用,适用于轻、中度高血压,尤其是心率较快的中青年病人或合并有心绞痛、心肌梗死后的高血压病人。常用药物如美托洛尔、阿替洛尔。

4)血管紧张素转换酶抑制剂:是通过抑制血管紧张素转换酶,使血管紧张素生成减少,同时抑制激肽酶使缓激肽降解减少,两者均有利于血管扩张,使血压降低。此药对各种程度的高血压均有一定的降压作用,对伴有心力衰竭、左室肥大、心肌梗死后、糖耐量减低或糖尿病肾病蛋白尿等合并症的病人尤为适宜。常用药物如卡托普利、依那普利。

5)α受体阻滞剂:通过阻滞α受体,对抗去甲肾上腺素的动静脉收缩作用,使血管扩张,血压下降。常用药物如哌唑嗪。

(2)用药原则

1)药物剂量一般从小开始而逐渐增加,达到降压目的后改用维持量以巩固疗效。

2)可采用联合用药的方法以增强药物协同作用,减少每一种药物剂量,抵消副作用,提高疗效。联合用药原则为,当一种首选药物未能满意降压时,应更换另一种药物或加用第二种药物。

3)对一般高血压病人来说,不必急剧降压,以缓降为宜,不宜将血压降至过低,以避免引起或加重心、脑、肾供血不足。一般年轻人可控制在 $120\sim130/80mmHg$,老年人可控制在 $140/90mmHg$ 以下。

3.重症高血压的治疗 应迅速使血压下降,同时也应对靶器官的损害和功能障碍予以处理。

(1)快速降压 首选硝普钠静脉滴注,开始剂量 $10\sim25\mu g/min$,以后可根据血压情况逐渐加量,直至血压降至安全范围。

(2)硝酸甘油 静脉滴注可使血压较快下降,剂量为 $5\sim10\mu g/min$ 开始,然后每 $5\sim10$ 分钟增加 $5\sim10\mu g/min$ 至 $20\sim50\mu g/min$。停药后数分钟作用即消失。

(3)有高血压脑病时宜给予脱水剂如甘露醇;亦可用快速利尿剂如呋塞米静脉注射。

(4)有烦躁、抽搐者则给予地西泮、巴比妥类药物肌注或水合氯醛保留灌肠。

二、护 理

(一)护理评估

1.健康史 询问有无高血压家族史;有无肥胖、心脏病、肾脏病、糖尿病、高脂血症、痛风、支气管哮喘等病史及用药情况;了解职业、人际关系、个性特征、环境中是否有引发本病的应激因素;了解生活与饮食习惯、烟酒嗜好。

2.身体状况 评估病人的生命体征、一般情况,有无并发症,有无恶性高血压、高血压危重症等。

3.心理－社会状况 高血压是一种慢性病,病程迁延不愈,需终身用药,且并发症多而严重,给病人带来精神压力,病人常有烦躁不安、精神紧张、焦虑、忧郁等不良情绪。

4.实验室及其他检查 心电图、X线检查、超声心动图、实验室等检查结果有无上述异常改变。

（二）护理诊断/问题

1.疼痛 头痛与血压升高有关。
2.有受伤的危险 与急性低血压反应、头晕、视力模糊或意识改变有关。
3.潜在并发症 高血压急症。

（三）护理目标

能运用有效的方法缓解疼痛，血压降至正常范围，头痛减轻（或消失）；能说出防止受伤的措施和方法，避免发生摔倒或受伤；能描述高血压急症的各种诱因，避免并发症的发生。

（四）护理措施

1.休息与环境 头痛、眩晕、视力模糊的病人应卧床休息，抬高床头，保证充足的睡眠；保持病室安静，减少声光刺激，限制探视；护理操作动作要轻巧并集中进行，少打扰病人；对因焦虑而影响睡眠的病人遵医嘱应用镇静剂。

2.饮食护理 低钠盐饮食，摄钠量不超过 6g/d；控制总热量，减少胆固醇、脂肪摄入，适当增加蛋白质，多吃水果、蔬菜，摄入足量的钾、镁、钙，避免过饱，戒刺激性的饮料及烟酒。

3.病情观察 定时规范地测量血压并记录，测压前 30 分钟禁止吸烟和饮咖啡，排空膀胱，测压前 5 分钟安静休息。密切观察病情变化，出现心悸、气急、不能平卧、夜间阵咳等征象，提示心力衰竭；出现剧烈头痛、眩晕、血压急剧升高、呕吐、烦躁不安、视力模糊、意识障碍，及肢体瘫痪、感觉障碍、失语、瞳孔改变等征象，提示高血压急症或脑血管意外，立即报告医生。

4.用药护理

（1）嘱病人按时按量服药，不可随意漏服、增减药量、补吃上次剂量或突然停药，以防血压过低或突然停药引发血压迅速升高及某些不良反应。

（2）降压药可引起直立性低血压，应指导病人改变姿势或起床的动作不宜太快，洗澡水不宜过热，下床活动时穿弹力袜，站立时间不宜过久，发生头晕时立即平卧抬高下肢以增加脑部供血和回心血量，外出时应有人陪伴。

（3）注意观察药物不良反应（表 3-3）。

表 3-3 常用降压药及不良反应

类别	药物	主要不良反应
利尿剂	氢氯噻嗪	血钾、血钠降低，血尿酸、血糖、血胆固醇增高
	螺内酯	血钾增高、加重胆汁血症、男性乳房发育
β受体阻滞剂	普萘洛尔	负性肌力作用、心动过缓、支气管收缩、脂质代谢异常
	美托洛尔	冠心病突然停药可诱发心绞痛
钙通道阻滞剂	硝苯地平等	头痛、面色潮红、心律增快、踝部水肿
血管紧张素Ⅱ受体阻滞剂	氯沙坦	轻度头晕、乏力、胃肠道不适，偶有过敏
血管紧张素转换酶抑制剂	卡托普利	干咳、低血压效应、肾功能损害加重、血钾升高

5.对症护理 高血压急症病人护理:

(1)安置病人于半卧位,抬高床头,绝对卧床休息,避免一切不必要的活动和不良刺激;安定病人情绪,必要时遵医嘱给予镇静剂。

(2)保持呼吸道通畅,氧流量 4～5L/min,持续给氧。

(3)严密观察生命体征、瞳孔、意识、尿量变化,做好生活护理。

(4)迅速建立静脉通路,遵医嘱给予速效降压药,通常首选硝普钠,应避光使用,每 5～10 分钟测血压 1 次,使血压缓慢下降,如有头痛、心悸、出汗、烦躁不安、胸骨后疼痛、肌肉抽动,应立即停止输液、降低床头,并报告医生。

6.心理护理 病人情绪变化时,给病人以直接的心理疏导和心理援助,消除病人的顾虑。在血压控制后,根据病人的生活方式和性格特点,解释疾病的相关知识,提出改变生活方式和不良性格的方法,教会病人自我心理调节的方法,使其心态平和,保持乐观情绪,同时家属也应给病人提供支持。

（五）健康教育

1.向病人讲解高血压的知识和危害性,引起病人的足够重视。让病人了解终身治疗的重要性。强调本病虽难彻底治愈,但有效的血压控制可预防或减轻靶器官损害。

2.饮食原则为限钠、限盐、限动物脂肪、限胆固醇、适当增加含钾食物的摄入。多食含纤维素较高的食物,如薯类、蔬菜等可降低血胆固醇;限制饱和脂肪酸含量高的食物。

3.对需长期用降压药的病人,详细告知药物的名称、用法、剂量、疗效与副作用的观察及应对方法,强调规律服药的重要性,嘱病人按时按量服药,不可随意漏服、增减药量、补吃上次剂量或突然停药。

4.坚持适当运动,指导病人根据血压水平和年龄选择适宜的运动方式,如慢跑、太极拳、步行、气功等。注意劳逸结合,运动强度、频度和时间以不出现不适应为度,避免力量性和竞技性运动。

5.定期复查 教会病人或家属正确测量血压的方法,按时测压和记录,长期监测血压变化,血压升高或病情异常时及时就医。

（六）护理评价

病人血压是否控制在正常范围;病人情绪是否稳定;能否避免发生心、脑、肾等靶器官的损害及高血压急症等并发症,或发生后能否及时得到发现和处理。

本节小结

原发性高血压是指病因未明的以体循环动脉血压升高为主的临床综合征。临床以一般表现和心、脑、肾及眼底并发症为主要表现。少数高血压病人可表现为急进重危而影响生命。护理方面应做好高血压急症的抢救配合及一般病人的健康教育。

本节关键词:高血压病;高血压急症

课后思考

请根据本节病例内容,说出如何配合该病人的具体抢救处理。

（洪静芳）

第五节　冠状动脉粥样硬化性心脏病病人的护理

案例 3-5

赵先生,62岁,反复发作性心前区疼痛6年,每次发作均与过度劳累有关,经休息3～5分钟可缓解。1分钟前因饱餐后出现持续性心前区压榨性疼痛,向左肩部放射,舌下含服硝酸甘油不能缓解,并伴恶心、呕吐、大汗淋漓、濒死感。体检:神志清楚,T 37.2℃,P 60次/分,R 17次/分,BP 100/70mmHg,其余各系统检查未见异常。入监护室后,心情紧张、焦虑,对所患疾病有一定了解。心电图示:Ⅱ、Ⅲ、avF导联有深宽Q波,ST呈弓背向上抬高,T波倒置。实验室检查:AST 45U/L,肌红蛋白90mg/L。

问题:

1. 该病人可能的医疗诊断是什么?依据是什么?
2. 该病人主要的护理诊断有哪些?

本节学习目标

1. 掌握心绞痛和心肌梗死的概念、临床表现及护理措施。
2. 熟悉心绞痛和心肌梗死的实验室检查、临床分型及治疗原则。
3. 了解心绞痛和心肌梗死的病因和发病机理。
4. 体现护士的爱伤精神和人文关怀,尊重病人的身心需求。

一、概　述

冠状动脉粥样硬化性心脏病(coronary atherosclerotic heart disease)是指冠状动脉粥样硬化,使血管腔狭窄、阻塞,导致心肌缺血缺氧,甚至坏死而引起的心脏病,它和冠状动脉功能性改变(痉挛)一起,统称冠状动脉性心脏病(coronary heart disease),简称冠心病,亦称缺血性心脏病(ischemic heart disease)。

本病在欧美国家极为常见,甚至已成为有些地区和国家的首位死亡原因。以往本病在我国不多见,近年来由于人均期望寿命的延长,生活水平的提高,本病的发生率绝对和相对地增多,现已成为导致人口死亡的主要原因之一。因此,采取积极的防治措施十分重要。

(一)病因与发病机制

1.病因　引起冠状动脉粥样硬化的原因是多方面的,目前认为主要和以下因素有关。

(1)性别　本病男性多于女性,女性患病常在绝经期之后,此时雌激素减少,血高密度脂蛋白也减少。

(2)年龄　本病多发在40岁以后,49岁以后进展较快。

(3)血压　60%～70%的冠状动脉粥样硬化病人有高血压,患病者较血压正常者高3～4倍。

(4)血脂　目前认为,与动脉粥样硬化形成关系最密切的血脂异常为高胆固醇、高甘油三酯、低密度和极低密度脂蛋白增高、高密度脂蛋白减低。

(5)吸烟　吸烟可造成动脉壁氧含量不足,促进动脉粥样硬化的形成。吸烟者比不吸烟者的发病率和死亡率高2～6倍,且与每日吸烟的支数(吸烟量)呈正比。被动吸烟也成为冠心病发生的危险因素。

(6)肥胖　体重超过标准体重20%的肥胖者易患本病,尤其在短期内体重明显增加者,动脉粥样硬化可急剧恶化。

(7)糖尿病　糖尿病病人及糖耐量减低者中本病发病率也较非糖尿病者高。

(8)缺少活动　缺少体力活动者冠心病发病率较高,而经常进行体力锻炼者血脂常较低,较少发生动脉粥样硬化。

(9)家族史　家族中有在年轻时患本病者,其近亲得病的机会可明显增高。

(10)其他　常进食较高的热量、胆固醇、糖、动物性脂肪和钠盐者,性情急躁、竞争性过强、工作专心而不注意休息、强制自己为成就而奋斗的A型性格者均易患冠心病。

2.发病机制　近年来,多数学者支持"内皮损伤反应学说",认为本病各种危险因素最终都损伤动脉内膜,而粥样斑块的形成是动脉对内膜损伤作出反应的结果。

(二)临床分型

根据冠状动脉病变的范围、部位、血管阻塞程度及心肌缺血程度,可将冠心病分为以下五种临床类型。

1.隐匿型冠心病　无症状,而静息时或负荷实验后心电图有心肌缺血性改变者,心肌无明显组织形态改变。

2.缺血性心肌病型冠心病　表现为心脏增大、心力衰竭和心律失常,因长期心肌缺血导致心肌纤维化而引起。临床表现与原发性扩张型心肌病类似。

3.心肌梗死型冠心病　由于冠状动脉闭塞以致心肌急性缺血坏死,症状严重,常伴有心功能不全、心律失常、心源性休克、猝死等严重并发症。

4.心绞痛型冠心病　有发作性胸骨后疼痛,由一时性心肌供血不足引起,心肌可无组织形态改变或伴有纤维化改变。

5.猝死型　因原发性心脏骤停而死亡,多为心脏局部发生电生理紊乱,引起严重心律失常所致。

本节将重点介绍"心绞痛"和"心肌梗死"两种类型。

二、心绞痛病人的护理

【疾病概要】

心绞痛(angina pectoris)是一种由于冠状动脉供血不足,导致心肌急剧的、暂时的缺血与缺氧所引起的临床综合征。其特点为有阵发性的前胸压榨性疼痛感觉,主要位于胸骨后部,可放射至心前区和左上肢,常发生于情绪激动或劳动时,持续数分钟,休息或用硝酸酯制剂后消失。

(一)病因与发病机制

最根本的原因是冠状动脉粥样硬化引起血管管腔狭窄和(或)痉挛。其他病因以重度主动脉瓣关闭不全或狭窄较为常见,先天性冠状动脉畸形、肥厚型心肌病、冠状动脉扩张症、冠状动脉栓塞等亦可是本病病因。

当冠状动脉病变导致管腔狭窄或扩张性减弱时,限制了血流通过量的增大,使心肌的供血量相对地比较固定。一旦心脏负荷突然增加,如情绪激动或体力活动等使心肌氧耗量增加时,心肌对血液的需求增加;或在突然发生循环血流量减少的情况下,冠状动脉血液灌注量突降;或当冠状动脉发生痉挛时,其血流量减少。其结果均导致心肌血液供求不平衡,心肌血液供给不足,遂引起心绞痛发作。

(二)临床表现

1.症状　以发作性胸痛为主要临床表现,疼痛的特点如下:

(1)诱因　常因体力劳动或情绪激动而诱发,也可在饱餐、寒冷、阴雨天气、吸烟时发病。疼痛发生在体力劳动或激动时。

(2)性质　为压迫性不适或紧缩、发闷、堵塞、烧灼感,无锐痛或刺痛,偶伴濒死感。

(3)部位　位于胸骨体上段或中段之后,可波及心前区,有手掌大小范围,界限不很清楚。常放射至左肩、左臂内侧达无名指和小指,或至咽、颈、背、上腹部等。

(4)持续时间　疼痛大多持续3~5分钟,一般不超过15分钟,多于停止原来的活动后,或舌下含服硝酸甘油1~5分钟内缓解。可数天、数周发作一次,亦可一日内多次发作。

2.体征　平时一般无异常体征。心绞痛发作时常见面色苍白、皮肤湿冷或出汗、表情焦虑、血压升高、心率增快,心尖部可出现第四心音、一过性收缩期杂音。

3.实验室及其他检查

(1)心脏 X 线检查　无异常发现或心影增大、肺淤血等。

(2)心电图检查　静息心电图约有半数病人为正常,亦可出现非特异性 ST-T 改变。心绞痛发作时常可出现暂时性心肌缺血性的 ST 段压低,有时出现 T 波倒置。

运动负荷心电图及 24 小时动态心电图检查可明显提高缺血性心电图的检出率,目前已作为常用的心电图检查。

(3)冠状动脉造影　可使左、右冠状动脉及其主要分支得到清楚的显影。一般认为,管腔面积缩小 70%～75% 以上会严重影响血供,缩小 50%～70% 也有一定意义。本检查具有确诊价值,并对选择治疗方案及预后判断极为重要。

(4)放射性核素检查 利用放射性铊或锡显像所示灌注缺损,提示心肌供血不足或消失区域,对心肌缺血诊断极有价值。如同时做运动负荷试验,则能大大提高诊断的阳性率。

(三)治疗要点

心绞痛的治疗原则是改善冠状动脉的血供和减轻心肌的耗氧量。

1.发作时的治疗

(1)休息 发作时应立即休息,一般病人在停止活动后症状即可消除。

(2)药物治疗 宜选用作用快、疗效高的硝酸酯制剂。这类药物除可扩张冠状动脉、降低阻力、增加冠状循环的血流量外,还可通过对周围血管的扩张作用,减少静脉回流心脏的血量,降低心室容量、心排血量、心腔内压和血压,减轻心脏前后负荷和心肌的需氧,从而缓解心绞痛。常用药物有:①硝酸甘油片,0.3～0.6mg,舌下含服,迅速被唾液所溶解而吸收,1～2 分钟即开始起作用,作用持续 30 分钟左右。副作用有头昏、头胀痛、头部跳动感、面红、心悸等,偶有血压下降。因此,第一次用药时,病人宜平卧片刻,必要时吸氧。②硝酸异山梨醇酯,每次剂量 5～10mg,舌下含服,2～5 分钟见效,作用维持 2～3 小时。新近还有供喷雾吸入用的制剂。③亚硝酸异戊酯,为极易气化的液体,每安瓿 0.2ml,用时以手帕包裹并敲碎,立即盖于鼻部吸入。作用起效快而维持时间短,10～15 分钟内开始,数分钟即消失。本药的作用与硝酸甘油相同,其降血压的作用更明显,宜慎用。在应用上述药物的同时,可考虑用镇静剂。

2.缓解期的治疗

(1)一般治疗 尽量避免各种诱发因素如情绪激动、过度劳累等,积极治疗及预防诱发或加重冠心病的危险因素,如高脂血症、高血压、糖尿病等。

(2)药物治疗 使用作用持久的抗心绞痛药物,可单独选用、交替应用或联合应用。

此外,还可用抑制血小板聚集的药物,防止血栓形成。常用药物有双嘧达莫(潘生丁)、阿司匹林等。

(3)冠状动脉介入治疗 对符合适应证的心绞痛病人可行冠状动脉内支架植入术(stent)及经皮冠状动脉腔内血管成形术(PTCA)。

(4)外科手术治疗 对病情严重、药物治疗效果不佳、经冠状动脉造影后显示不适合介入治疗者,应及时做冠脉搭桥术。

【护理】

(一)护理评估

1.健康史 询问病人有无高血压、高脂血症、糖尿病、吸烟、肥胖等危险因素;有无导致心脏负荷增加的诱发因素,如情绪激动、劳累、饱食、寒冷、吸烟、心动过速以及休克等;了解病人的年龄、饮食习惯、生活方式、工作性质、服药史、体重变化等。

2.身体状况 有无心前区疼痛,注意疼痛的性质、部位、诱因、持续时间、缓解方式等;是否有心率加快、血压升高、面色苍白、冷汗等。

3.心理—社会状况 当出现心前区疼痛及病情反复发作时,病人易产生焦虑、紧张、恐惧或抑郁等心理反应。

4.实验室及其他检查 心脏X线检查、心电图检查、放射性核素检查是否异常。

(二)护理诊断/问题

1.急性疼痛 胸痛与冠状动脉供血不足导致心肌缺血、缺氧有关。

2.活动无耐力 与心肌氧的供需失调有关。

3.潜在并发症 心肌梗死。

4.焦虑 与心绞痛反复频繁发作有关。

(三)护理目标

病人能避免各种诱因,并能运用有效的方法缓解疼痛;发作次数减少或不发作;活动耐力增加;无并发症发生;病人情绪稳定,焦虑感减轻或消失。

(四)护理措施

1.休息与环境 心绞痛发作时,让病人立即停止活动,协助病人卧床休息或安静坐下。指导病人采用缓慢深呼吸等方式放松,安慰病人,减轻其紧张不安感,必要时给病人氧气吸入。缓解期病人一般不需要卧床休息,合理安排活动与休息,保证充足的休息时间,并鼓励病人参加适度的体力劳动和体育锻炼,如打太极拳、散步等,以提高活动耐力。活动量以不引起症状为度,出现不适立即停止活动,安静休息并给予处理。避免重体力劳动、竞赛性活动、剧烈运动和屏气用力动作,防止精神过度紧张、情绪激动和长时间的工作。不稳定型心绞痛病人应卧床休息,环境要安静。

2.饮食护理 以低热量、低盐、低脂、低胆固醇、高维生素、高纤维素、适量蛋白、清淡易消化的饮食为主。三餐有规律,少量多餐,避免过饱,避免刺激性食物,戒烟酒。

3.病情观察 心绞痛发作时观察疼痛的性质、部位、程度、持续时间,有无缓解及其缓解方式,观察心率、心律、心音、血压、脉搏,有无面色苍白、大汗、恶心、呕吐等。同时立即描记心电图,及时了解有无心律失常和心肌梗死等并发症的发生,一旦发现立即向医生报告。

4.用药护理 硝酸酯制剂可有头昏、头胀痛、面红、心悸等不良反应,但不影响治疗,消除其顾虑;偶有血压下降,故含服药物时应平卧,必要时吸氧。

5.对症护理 对需要介入治疗或外科手术治疗的病人,应积极做好准备并配合治疗。

6.心理护理 向病人解释:焦虑可加重心肌缺血和心脏负荷,对病情不利。指导病人学会放松技巧,缓解焦虑和恐惧。

(五)健康教育

1.教会心绞痛发作时的缓解方法,若活动时出现呼吸困难、脉搏过快、心前区疼痛,应立即停止活动、就地休息,并舌下含服硝酸甘油。嘱病人随身携带硝酸酯制剂,以备发作时急救。一旦心绞痛发作频繁、程度加重、持续时间延长、硝酸甘油疗效差,应警惕心肌梗死,立刻由家属护送就诊。告知病人定期复查心电图、血脂、血糖等。

2. 指导病人发作时立即将硝酸异山梨醇酯或硝酸甘油酯置于舌下含化或轻轻嚼碎后含化,舌下应保留一些唾液让药物完全溶解,不要急于咽下。观察用药效果,若用药 5 分钟后疼痛仍未缓解,嘱病人更换另一种硝酸酯类药物,并及时通知医生,协助寻找原因。

3. 合理膳食,宜摄入低盐、低热量、低脂、低胆固醇饮食,适当运动,控制体重,戒烟,减轻精神压力。避免各种诱因,如精神紧张、过度劳累、饱餐或高脂餐、便秘等。

(六)护理评价

病人能否避免各种诱因,减少发作次数或不发作;能否运用有效方法缓解疼痛;病人是否情绪稳定、焦虑减轻或消失。

三、心肌梗死病人的护理

【疾病概要】

心肌梗死(myocardial infarction)是指因冠状动脉供血急剧减少或中断,使相应的心肌严重而持久地缺血导致心肌坏死。临床上表现为持久的胸骨后剧烈疼痛、发热、白细胞计数和血清心肌酶增高、心电图进行性改变;可发生心律失常、心力衰竭或休克,属冠心病的严重类型。本病在欧美常见,美国 35～84 岁人群中年发病率男性为 71‰,女性为 22‰,每年约有 80 万人发生心肌梗死,45 万人再梗死。在我国本病发病率以华北地区最高。

(一)病因与发病机制

心肌梗死的基本病因是冠状动脉粥样硬化(偶因冠状动脉栓塞、炎症、痉挛、先天性畸形所致),造成心肌血供不足和管腔严重狭窄,而侧支循环未充分建立。在此基础上如有下列情况可引起血供急剧减少或中断,使心肌出现严重而持久的急性缺血达 1 小时以上,即可发生心肌梗死:①管腔内血栓形成、粥样斑块破溃、粥样斑块内或其下发生出血或血管持续痉挛,使冠状动脉完全闭塞。②休克、出血、外科手术、脱水或严重心律失常,致心排血量骤降,冠状动脉灌流量锐减。③重体力活动、血压剧升或情绪过分激动,致左心室负荷明显加重,儿茶酚胺分泌增多,心肌需氧需血量猛增,冠状动脉明显供血不足。

心肌梗死往往在饱餐特别是在进食大量脂肪后、用力大便时或晨 6 时至 12 时发生。这与餐后血脂增高,血黏稠度增高,血小板黏附性强,局部血流缓慢,血小板易于集聚而致血栓形成,用力大便时心脏负荷增加等有关。梗死部位的心肌呈灰白或淡黄色,冠状动脉闭塞后一般需要经过 6 小时后才出现明显的组织学改变;上午冠状动脉张力高,集体应激反应性增强,易使冠状动脉痉挛。心肌梗死完全愈合需 6～8 周。

(二)临床表现

临床表现与心肌梗死部位、面积的大小、侧支循环情况密切相关。

1. 先兆表现 有 50%～81.2% 的病人在起病前数日至数周有乏力、胸部不适、活动时心悸、气急、烦躁等前驱症状,其中以新发生心绞痛或原有心绞痛加重最为突出;心绞痛发作较以往频繁,程度较重,时间较长,硝酸甘油疗效较差,诱发因素不明显;心电图呈现明显缺血性改变。及时处理先兆症状,可使部分病人避免心肌梗死发生。

2.症状

(1)疼痛　为最早出现的最突出的症状。多发生于清晨,其性质和部位与心绞痛相似,但多无明显诱因,常发生于安静时,程度更剧烈,呈难以忍受的压榨、窒息或烧灼样,伴有大汗、烦躁不安、恐惧及濒死感,持续时间可长达数小时或数天,服硝酸甘油无效。部分病人疼痛可向上腹部、下颌、颈部、背部放射而被误诊。少数急性心肌梗死病人可无疼痛,一开始即表现为急性心力衰竭或休克。

(2)全身症状　表现为心动过速、发热、白细胞增高和血沉增快等,由坏死物质吸收所引起。一般在疼痛发生后24～48小时出现,程度与梗死范围常呈正相关,体温一般在38℃左右,很少超过39℃,持续约1周。

(3)胃肠道症状　疼痛剧烈时常伴频繁的恶心、呕吐和上腹胀痛,与心排血量降低/组织灌注不足和迷走神经受坏死心肌刺激等有关。肠胀气亦多见。重症可发生呃逆。

(4)心律失常　见于75%～95%的病人,多发生在起病1～2周内,尤其是在24小时内。以室性心律失常多见,尤其是室性期前收缩。频发、成对出现、多源性或呈RonT现象的室性期前收缩以及短阵室性心动过速常为心室颤动的先兆。下壁梗死易发生房室传导阻滞。

(5)休克　主要是心源性休克,由心肌广泛坏死、心排血量急剧下降所致。休克多在起病后数小时至1周内发生,发生率约为20%。近年来由于早期采用冠状动脉再通的措施,使心肌坏死的面积及时缩小,休克的发生率大幅度下降。休克者主要表现为面色苍白、皮肤湿冷、脉细而快、大汗淋漓、烦躁不安、尿量减少,严重者可出现昏迷。

(6)心力衰竭　主要是急性左心功能不全,可在起病最初几天内发生,或在梗死演变期出现,由梗死后心肌收缩力显著减弱或不协调所致。其发生率为32%～48%。病人表现为呼吸困难、咳嗽、发绀、烦躁等。重者出现肺水肿,随后可出现右心衰竭的表现。

3.体征

(1)心脏体征　心脏浊音界可正常或轻至中度增大,心率可增快也可减慢,心律不齐,心尖部第一心音减弱,可闻第四心音奔马律,部分病人在心前区可闻收缩期喀喇音或杂音,为二尖瓣乳头肌功能失调或断裂所致,亦有部分病人在起病2～3天出现心包摩擦音。可有各种心律失常。

(2)血压　除急性心肌梗死早期血压可增高外,几乎所有病人都有血压降低。

4.实验室及其他检查

(1)心电图　参见《健康评估》相关章节。急性透壁性心肌梗死的心电图常有典型的改变及演变过程。急性期可见异常深、宽的Q波(反映心肌坏死),ST段呈弓背向上明显抬高(反映心肌损伤)及T波倒置。其心电图演变过程为抬高的ST段可在数日至2周内逐渐回到基线水平,T波倒置加深呈冠状T,此后逐渐变浅、平坦,部分可恢复直立。Q波大多数永久存在。

(2)超声心动图　可了解心室各壁的运动情况,评估左心室梗死面积,测量左心功能,诊断室壁瘤和乳头肌功能不全,为临床治疗及判断预后提供重要依据。

(3)实验室检查

1)血清心肌酶:其中血清肌酸磷酸激酶及其同工酶(CPK、CPK-MB)可在起病后6小时以内升高,24小时达高峰,3～4天后恢复正常;天门冬氨酸氨基转移酶(AST)在起病6～12

小时内升高,24～48 小时达高峰,3～6 天后恢复正常;乳酸脱氢酶(LDH)起病后 8～10 小时升高,2～3 天达到高峰,1～2 周后恢复正常。此外尚有血清肌钙蛋白及肌红蛋白增高现象。

2)血液检查常见白细胞计数增高,红细胞沉降率增快,可持续 1～3 周。

(三)治疗要点

治疗原则是尽早使缺血的心肌得到血液再灌注,挽救濒死心肌,缩小心肌缺血范围,防止梗死面积扩大,保护和维持心脏功能,及时处理严重心律失常、心力衰竭及各种并发症,防止猝死。

1.一般治疗

(1)休息　急性期需卧床休息 1 周,保持环境安静。减少探视,防止不良刺激,减轻焦虑。

(2)吸氧　间断或持续吸氧 2～3 天,重者可以面罩给氧。

(3)监测　在冠心病监护室(CCU)行心电图、血压、呼吸等监测 3～5 天,有血流动力学改变者可行漂浮导管作肺毛细血管楔嵌压和静脉压监测。密切观察心率、心律、心功能、血压的变化,为适时作出治疗措施、避免猝死提供客观资料。

2.解除疼痛　尽快解除病人疼痛。常用药物有哌替啶或吗啡肌注。

3.再灌注心肌　为防止梗死面积扩大,缩小心肌缺血范围,要尽早使闭塞的冠状动脉再通,使心肌得到再灌注。

(1)溶栓疗法　在起病 6 小时内使用纤维蛋白溶酶原激活剂激活血栓中纤维蛋白溶酶原,使其转变为纤维蛋白溶酶而溶解冠脉内的血栓。常用药物有链激酶(SK)、尿激酶(UK),新型溶栓剂有重组组织型纤维蛋白溶酶原激活剂(rt-PA)。

(2)急诊经皮腔内冠状动脉成形术(PTCA)　经溶解血栓治疗,冠状动脉再通后又再堵塞,或虽再通但仍有重度狭窄者,可紧急施行本法扩张病变血管。近年来也有用本法直接再灌注心肌。

4.消除心律失常　心律失常是引起病情加重及死亡的重要原因,必须及时消除。一旦发生室性期前收缩或室性心动过速,应立即用利多卡因 50～100mg 静脉注射,每 5～10 分钟重复一次,直至消失,或总量达 300mg 后以 1～3mg/min 静脉滴注维持,情况稳定后改为口服。发生室颤时立即行非同步直流电复律,发生缓慢性心律失常可用阿托品 0.5～1mg 肌肉或静脉注射。发生严重的房室传导阻滞时应尽早安装临时心脏起搏器。详见第三节"心律失常"。

5.控制休克　急性心肌梗死后的休克属心源性,亦可伴有外周血管舒缩障碍或血容量不足。可采用补充血容量、升压药及血管扩张剂、纠正酸中毒来治疗。如上述处理无效时,应在主动脉内气囊反搏术的支持下,即刻行急诊 PTCA 或支架植入,使冠脉及时再通。

6.治疗心力衰竭　主要是治疗急性左心功能不全,除应用利尿剂、吗啡外,应选用血管扩张剂来减轻左心室前后负荷。如心衰程度较轻,可用硝酸异山梨醇酯舌下含服、硝酸甘油静脉滴注,如心衰较重宜首选硝普钠静滴。但应注意洋地黄制剂可能引起室性心律失常,应慎用。由于最早期出现的心力衰竭主要由坏死心肌间质充血、水肿引起顺应性下降所致,而左心室舒张末期容量尚不增大,因此,在急性心肌梗死发生后 24 小时内应尽量避免使用洋地黄制剂。

7.其他治疗

(1)抗凝疗法　目前多用在溶栓疗法之后,对防止梗死面积扩大及再梗死有积极疗效。常用药物为肝素,500~1000U 静滴,维持凝血时间在正常的 2 倍左右。其他抗凝药物有口服双香豆素、华法林等。

其他还可使用抗血小板聚集的药物,如阿司匹林、抵克立得等。对有出血、出血倾向者或出血既往史、新近手术而创面未愈合者、活动性溃疡病者、血压过高及严重肝肾功能不全者禁用抗凝治疗。

(2)β受体阻滞剂、血管紧张素转换酶抑制剂和钙通道阻滞剂　急性心肌梗死早期应用β受体阻滞剂,对伴有交感神经功能亢进者防止梗死范围扩大、改善预后有利,但应注意其对心脏收缩功能的抑制,常用药物有阿替洛尔、美托洛尔。血管紧张素转换酶抑制剂中的卡托普利有助于改善恢复期心肌的重构,降低心力衰竭的发生率,从而减低死亡率。钙通道阻滞剂亦有类似效果,常用药物有地尔硫草。

(3)极化液疗法　将氯化钾 1.5g、普通胰岛素 8~12U 加入 10％葡萄糖液 500ml 静滴,每日 1~2 次,7~14 日为一疗程。可促进心肌摄取和代谢葡萄糖,使钾离子进入细胞内,恢复心肌细胞膜极化状态,改善心肌收缩功能,减少心律失常,并促使心电图上抬高的 ST 段回到等电位线。

(4)促进心肌代谢药物　维生素 C、肌苷酸钠、细胞色素 C、辅酶 A、维生素 B_6 等加入 5％~10％葡萄糖液 500ml 中,缓慢静脉滴注,每日 1 次,2 周为一疗程。1,6-二磷酸果糖 10g,稀释后静脉滴注,15 分钟滴完,每日 2 次,1 周为一疗程。

【护理】

(一)护理评估

1.健康史　询问病人有无冠心病危险因素、心绞痛发作史;有无休克、脱水、外科手术、出血、严重心律失常等心排血量骤减的因素,以及重体力活动、情绪激动、血压突然升高、饱餐特别是脂肪餐、用力排便等诱因;了解疼痛发生的性质、时间,与以往发作有无不同,休息或硝酸甘油能否缓解等。

2.身体状况　有无上述症状和体征等。

3.心理-社会状况　急性心肌梗死时,病人因突发剧烈胸痛、呼吸困难、入住监护病房而产生恐惧感或濒死感,因自理能力、活动耐力下降而产生焦虑和悲观情绪。家属、亲友对疾病的认识程度及对病人的态度,直接影响病人的情绪和预后。

4.实验室及其他检查　心电图检查、超声心动图检查、实验室检查是否异常。

(二)护理诊断/问题

1.急性疼痛　胸痛与心肌缺血坏死有关。

2.活动无耐力　与心输出量减少引起全身氧供不足有关。

3.恐惧　与胸痛产生濒死感、监护室环境、担忧预后及抢救性创伤有关。

4.有便秘的危险　与卧床时活动减少、某些药物不良反应、饮食变化有关。

5. 潜在并发症　心律失常、休克等。

（三）护理目标

病人心前区疼痛减轻或消失；活动耐力提高，活动后无不适反应；恐惧感减轻或消失，情绪平稳；病人能描述预防便秘的措施，排便次数和粪便性状保持正常；避免并发症发生。

（四）护理措施

1. 休息与环境　①安置病人于监护病房（CCU），连续 1 周监测心电图、呼吸、血压等。②保持病室舒适、安静，谢绝探视，保证病人充足的休息和睡眠时间。第 1~3 日绝对卧床休息，翻身、洗漱、进食、排便等均由护理人员帮助料理；第 4~6 日可在床上活动肢体，无合并症者可在床上坐起，逐渐过渡到坐在床边或椅子上；第 1~2 周开始在室内走动，逐步过渡到室外行走；第 3~4 周可到室外活动，试着上下楼梯。病情严重或有并发症者应适当延长卧床时间。③病情稳定后渐增活动量，促进心脏侧支循环的形成和心脏功能恢复，防止关节僵硬、失用性肌肉萎缩、深静脉血栓形成及便秘。目前主张无并发症者的卧床时间不宜过长，环境要安静。

2. 饮食护理　给予低脂、低胆固醇、低钠、无刺激、易消化的饮食，少量多餐。第 1 周给予流质饮食，第 2 周改为半流质，第 3 周可吃软食，1 个月后恢复低热量、低胆固醇普通饮食，戒烟酒。

3. 病情观察　急性期连续进行心电监测，密切监测心律、心率，发现房室传导阻滞及室性期前收缩时，立即报告医生，配合处理。密切观察尿量、意识、皮肤黏膜，观察病人有无心悸、胸闷、呼吸困难、头晕、乏力等心力衰竭及心源性休克的征象，对大动脉搏动消失、意识丧失者按心脏骤停进行抢救。

4. 用药护理　遵医嘱使用止痛、溶栓、抗凝、改善心肌代谢、抗心律失常、抗休克、纠正心力衰竭的药物，观察药物疗效及不良反应。①给予硝酸酯类药物时，应随时监测血压变化，严格控制静脉输液量和滴速。②给予吗啡等镇静剂时，应注意有无呼吸抑制。③使用溶栓药物前，应检查血常规、血型和出凝血时间，观察溶栓药物的不良反应，如过敏反应、低血压和出血等。

5. 对症护理　①心源性休克护理：取休克卧位，高流量吸氧，密切观察生命体征、尿量、神志，必要时留置导尿管观察每小时尿量。保证静脉输液通畅，有条件者可通过中心静脉或肺毛细血管楔嵌压监测调整输液速度。应做好病人的口腔和皮肤护理，按时翻身预防肺炎等并发症，做好重症监护记录。②心力衰竭与心律失常护理：详见"心力衰竭"和"心律失常"章节。

6. 病人行介入治疗者，按介入治疗护理。

7. 排便护理　便秘是急性心肌梗死卧床休息时最容易忽视的护理问题。嘱病人严禁用力排便，急性心肌梗死病人急性期常规给缓泻剂，但不能用硫酸镁等作用较强的泻药。

8. 心理护理　向病人解释不良情绪会增加心肌耗氧量和心脏负荷，加重病情。关心、尊重、鼓励、安慰病人，帮助其树立战胜疾病的信心。进行各项抢救操作时，应冷静、沉着、正确、熟练，给病人以安全感。嘱家属保持情绪稳定，不要在病人面前流露恐惧情绪。

（五）健康教育

1.帮助病人调整和改变以往的生活方式 肥胖者限制热量摄入,给予低脂、低糖、低胆固醇饮食,控制体重;戒烟酒;克服焦虑、急躁情绪,保持平和、乐观的心情;避免饱餐;防止便秘;定期复查,坚持服药等。家属应给病人创造一个良好的身心休养环境。使病人了解 A 型性格与冠心病之间的关系,帮助病人矫治 A 型性格。

2.与病人及家属共同制定康复方案 出院后康复治疗的目标为:病人在出院 3～4 周内采用非监视型的方案,将体力适应性提高。初期散步时脉率不应超过症状限制性心率,4 周后可逐渐恢复到患病前的活动水平;第 8～12 周后可开始较大活动量的锻炼,如洗衣、骑车等;3～6 个月后可部分或完全恢复工作,但对驾驶、高空作业、重体力劳动及其他精神紧张或工作量过大的工种应予以更换。

3.定期检查 定期进行心电图、血脂、血糖检查,积极治疗高血压、高脂血症、糖尿病。嘱病人当疼痛比以往频繁、程度加重、用硝酸甘油不易缓解、伴出冷汗等时,应由家属护送即刻到医院就诊,警惕心肌梗死的发生。

4.坚持按医嘱服药 自我监测药物的副作用,发生心动过缓时应暂停服药并到医院就诊。在家中,硝酸甘油应放在易取之处,用后放回原处,家人也应知道药物的位置,以便需要时能及时找到。外出时随身携带硝酸甘油以应急。此外,硝酸甘油见光易分解,应放在棕色瓶中,6 个月更换 1 次,以防止药物受潮、变质而失效。

5.康复运动锻炼 指导病人制定个体化的运动方案。

（1）运动类型 选择散步、慢跑、划船器运动、坐位踏车运动、游泳及气功、太极拳等活动。

（2）运动强度和时间 为保证运动训练的安全性,病人应根据自己在运动时与运动后的心率反应来衡量运动量。病人运动时如出现气促、胸闷、心悸等症状,即刻停止运动并测心率。出院的早期阶段运动后,心率不应超过症状限制型心率的 85%,以后逐渐增加运动量。运动持续时间以 20～40 分钟为宜。开始时运动时间和休息时间为 1:1。

6.性生活的指导

（1）如无并发症,心肌梗塞后 6～8 周可开始性生活;恢复正常性生活后,如有下列情形则表示心脏过劳,应该立即告诉医师或停止:①性生活后心跳、呼吸过速持续 20～30 分钟。②性生活后心悸现象持续 15 分钟或以上。③性生活时或性生活后感到胸痛。

（2）性行为指导 ①在性生活前舌下含服硝酸甘油,温水浴、轻音乐有助于身体放松。②病人性生活之前最好能有一段休息时间。③禁止婚外性行为,以免加重心脏负荷。

（六）护理评价

病人胸痛是否减轻或消失;活动耐力是否增强;病人情绪是否稳定;能否预防便秘的发生;能否避免发生心律失常及休克等并发症,或发生后能否及时得到发现和处理。

本节小结

冠状动脉粥样硬化性心脏病是指冠状动脉粥样硬化,使血管腔狭窄、阻塞,导致心肌缺血缺氧甚至坏死而引起的心脏病。临床以心绞痛和心肌梗死为常见类型护理方面应重点做好胸痛的护理及病情监测。

本节关键词:冠状动脉粥样硬化性心脏病;心绞痛;心肌梗死

课后思考

1. 心绞痛与心肌梗死的临床表现有哪些异同点?
2. 请针对本节病例提出主要的护理措施。
3. 请为该病人制定一份健康教育计划。

(洪静芳)

第六节 心脏瓣膜病病人的护理

案例 3-6

某病人,女,38 岁,10 年前每当体力活动后出现心悸、气短,渐加重,直至休息时也感到呼吸费力。1 年来时伴双下肢浮肿及咳嗽,咳白色泡沫痰,曾咯血数次。1 周前发生急性上呼吸道感染,伴发热、呼吸困难加重,于近日入院。起病以来,精神渐差,无畏寒、盗汗等。

查体:T 37℃,P 80 次/分,R 22 次/分,BP 110/70mmHg。半卧位,肺部叩诊清音,听诊双肺底可闻及湿啰音。心脏叩诊向两侧增大,HR110 次/分,节律绝对不齐,第一心音强弱不等,心尖部可闻及舒张期隆隆样杂音。肝脏触诊肋下两指并有压痛,双下肢凹陷性水肿。实验室检查:Hb 90g/L,WBC $12.3×10^9$/L,N 0.78,L 0.20,M 0.02。尿蛋白(++)。白细胞 10~13/HP,红细胞 20~30/HP。心电图示心房纤颤,左房右室肥大,心肌劳损。X 线检查:肺淤血征,左心房增大,肺动脉段突出,右心室增大。超声心动图:二尖瓣呈"城墙样"改变,瓣口面积缩小。

问题:
1. 该病人最可能的临床诊断是什么?其依据是什么?
2. 该病人主要的护理诊断是什么?主要的护理措施有哪些?

本节学习目标

1. 掌握风湿性心脏瓣膜病的临床表现、主要护理诊断/问题、护理措施。
2. 熟悉风湿性心脏瓣膜病的实验室检查及治疗。
3. 了解风湿性心脏瓣膜病的病因和发病机理。
4. 体现护士的爱伤精神和人文关怀，尊重病人的身心需求。

　　心脏瓣膜病(valvular heart disease)是由于炎症、缺血性坏死、退行性改变、先天性畸形、黏液瘤样变性、创伤等原因所致的单个或多个瓣膜的结构或功能异常(包括瓣环、瓣叶、腱索、乳头肌等粘连、增厚、变硬、挛缩)，产生瓣膜口狭窄和(或)关闭不全。二尖瓣最常受累，约占70％，其次为主动脉瓣，二尖瓣并主动脉瓣病变者占20％～30％，单纯主动脉瓣病变占2％～5％，三尖瓣和肺动脉瓣累及少见。如病变累及2个或以上瓣膜时为多瓣膜病。风湿热是其主要原因，动脉硬化及老年性退行性变、感染性心内膜炎也可导致瓣膜病变。

　　风湿性心脏瓣膜病(rhematic valvular heart disease)简称风心病，是风湿性心脏炎后所致的慢性心瓣膜损害。风湿活动反复发作，可加重原有的瓣膜损伤。风心病主要累及20～40岁人群，女性多于男性。我国风心病的人群患病率已有所下降，但仍是常见的心脏病之一，而老年人的瓣膜钙化和瓣膜黏液瘤样变性在我国日益增多。本节重点介绍风湿性炎症引起的二尖瓣病变和主动脉瓣病变。

一、疾病概要

【二尖瓣狭窄】

　　风心病中单纯二尖瓣狭窄约占25％；二尖瓣狭窄伴关闭不全占40％，主动脉瓣常同时受累。

　　(一)病理

　　二尖瓣狭窄的病理改变可表现为瓣膜交界处粘连、瓣叶游离缘粘连、腱索粘连融合，导致二尖瓣开放受限，瓣口面积减少，狭窄的瓣膜呈漏斗状，瓣口常呈"鱼口"状。瓣叶钙化沉积可使瓣环显著增厚。慢性二尖瓣狭窄可导致左心房扩大及左心房壁钙化，尤其在并发心房颤动时左心耳及左心房内可形成附壁血栓。

　　正常成人二尖瓣口面积为4～6cm²。当二尖瓣轻度狭窄时，瓣口面积减少至2cm²以下，左心房压力升高，左心房代偿性扩张及肥厚以增强收缩。此时病人多无症状，临床表现为代偿期。当二尖瓣中度狭窄或重度狭窄时，瓣口面积可减少到1.5cm²甚至1cm²，狭窄的瓣口可使舒张期血液自左心房进入左心室受限，引起左房肥大，肺静脉压增高，从而导致肺淤血和肺水肿，晚期因肺动脉压增高而致右心衰竭。

（二）临床表现

1. 症状

（1）呼吸困难　是最常见的早期症状，主要由肺淤血、肺的顺应性降低所致，感染、运动、精神紧张、妊娠或心房颤动为其常见诱因。早期多先有劳力性呼吸困难，随狭窄加重，出现夜间阵发性呼吸困难和端坐呼吸。

（2）咯血　可为血性痰或血丝痰，伴有夜间阵发性呼吸困难。急性肺水肿时咳大量粉红色泡沫痰。突然咯大量鲜血常见于严重二尖瓣狭窄者，可为首发症状。

（3）咳嗽　可能与支气管黏膜淤血水肿易引起慢性支气管炎，或左心房增大压迫左主支气管有关。表现为卧床时干咳，常在冬季明显。

（4）声音嘶哑　较少见，由于扩大的左心房和肺动脉压迫左喉返神经所致。

2. 体征　重度二尖瓣狭窄者常有"二尖瓣面容"。心尖区可触及舒张期震颤；若心尖区可闻及第一心音亢进和开瓣音，提示瓣膜前叶柔顺、活动度好。心尖区可有低调的隆隆样舒张中晚期杂音，局限，不传导。肺动脉高压时肺动脉瓣区第二心音亢进或伴分裂。右心室扩大伴相对性三尖瓣关闭不全时，在三尖瓣区可闻及全收缩期吹风样杂音。

3. 实验室及其他检查

（1）心电图　左心房扩大，可出现"二尖瓣型 P 波"，QRS 波群示电轴右偏和右心室肥厚，可合并心房颤动等。

（2）X 线检查　轻度二尖瓣狭窄时，X 线表现可正常。中、重度二尖瓣狭窄时左心房显著增大，肺动脉总干、左心耳和右心室扩大，心影呈梨形（二尖瓣型心脏）。

（3）超声心动图　M 型超声示二尖瓣前后叶同向运动，呈"城墙样"改变。二维超声心动图可显示狭窄瓣膜的形态和活动度。彩色多普勒血流显像可实时观察二尖瓣狭窄的射流。经食管超声心动图有利于左心房附壁血栓的检出。

（三）治疗要点

1. 预防和治疗风湿活动和感染性心内膜炎　有风湿活动的病人应长期甚至终身应用苄星青霉素，一次 120 万 U，每月肌注 1 次。口服抗风湿药物，如阿司匹林等。感染性心内膜炎的防治措施见本章第七节。

2. 无症状期的治疗主要是保持和增强心脏的代偿功能　一方面避免心脏过度负荷，如重体力劳动、剧烈运动等；另一方面必须注意动静结合，适当做些力所能及的活动和锻炼，以增强体质，提高心脏储备能力。

3. 防治并发症　改善病人的症状和心功能。右心衰竭者应限制钠盐摄入，应用利尿药和地高辛。急性肺水肿的处理原则参见本章第二节中"急性肺水肿的治疗要点"，但避免使用以扩张小动脉为主的药物，应选用以扩张静脉、减轻心脏前负荷为主的硝酸酯类药物。慢性心房颤动者如无禁忌证应长期服用华法林，预防血栓栓塞。

4. 介入治疗　如经皮球囊二尖瓣成形术，是缓解单纯二尖瓣狭窄的首选方法。

5. 外科治疗　外科治疗是解决瓣膜病的根本手段，如二尖瓣分离术、瓣膜修补术和人工瓣膜置换术等。

【二尖瓣关闭不全】

二尖瓣关闭不全(mitral incompetence)常与二尖瓣狭窄同时存在,亦可单独存在。

(一)病理

风湿性炎症引起二尖瓣瓣叶僵硬、增厚、变性、纤维化、钙化而变形,以致左心室收缩时不能完全关闭。当左心室收缩时部分血液反流入左心房,当左心室舒张时,左心房过多的血液注入左心室,引起左房左室肥大,晚期发生左心衰竭而导致肺淤血、肺动脉高压和右心衰竭。

(二)临床表现

1.症状　轻度二尖瓣关闭不全者可终身无症状,严重时有心排血量减少,突出症状是疲乏无力,呼吸困难出现较晚。

2.体征　心尖搏动呈抬举样,向左下移位。第一心音减弱,心尖区可闻及高调全收缩期吹风样杂音,向左腋下和左肩胛下区传导,常伴震颤。

3.并发症　与二尖瓣狭窄相似,但感染性心内膜炎较二尖瓣狭窄时多见,体循环栓塞比二尖瓣狭窄时少见。

4.实验室及其他检查

(1)X线检查　慢性重度二尖瓣关闭不全者常见左心房、左心室增大,左心衰竭时可见肺淤血和间质性肺水肿征。

(2)心电图检查　主要为左心房增大。常见心房颤动,部分有左心室肥厚及非特异性ST-T改变。

(3)超声心动图检查　M型和二维超声心动图不能确定二尖瓣关闭不全。脉冲多普勒超声和彩色多普勒血流显像敏感性几乎达100%,可诊断二尖瓣关闭不全,且可半定量反流程度。

(4)其他　放射性核素心室造影可测定左室收缩、舒张末期容量以及休息、运动时射血分数,判断左室收缩功能等。

(三)治疗要点

1.内科治疗　包括预防和治疗风湿活动和感染性心内膜炎,治疗并发症等。

2.外科治疗　包括瓣膜修补术和人工瓣膜置换术。

【主动脉瓣狭窄】

风湿性主动脉瓣狭窄(aortic stenosis)大多伴有关闭不全或二尖瓣病变。

(一)病理

主要原因是风湿性炎症导致瓣膜交界处粘连融合,瓣口纤维化、僵硬、钙化和挛缩畸形,引起狭窄。

正常成人主动脉瓣口面积$\geqslant 3.0 cm^2$。当主动脉瓣瓣口面积$\leqslant 1.5 cm^2$时,收缩期仍无明显跨瓣压差;当主动脉瓣瓣口面积$\leqslant 1.0 cm^2$时,左室收缩压明显升高,跨瓣压差显著。主动脉瓣严重狭窄使其开放受限,左心室收缩时射血受阻,左心室进行性肥厚,最终导致左心衰竭,严重者可导致冠状动脉和脑动脉血流量减少,而出现心绞痛和脑缺血表现。

（二）临床表现

1.症状　出现较晚,典型的主动脉瓣狭窄三联症为呼吸困难、心绞痛和晕厥。

（1）呼吸困难　见于90%有症状的病人。先为劳力性呼吸困难,进而可发生夜间阵发性呼吸困难、端坐呼吸和急性肺水肿。

（2）心绞痛　见于60%有症状的病人。多由运动诱发,休息后缓解,主要原因是心肌缺血。

（3）晕厥　见于1/3有症状的病人,多发生于直立、运动中或运动后,少数在休息时发生,由脑缺血引起。

2.体征　①心尖搏动呈抬举性。②主动脉瓣听诊区可触及收缩期震颤;闻及粗糙而响亮的收缩期喷射性杂音,向颈部传导,常伴震颤,是主动脉瓣狭窄最重要的体征。③第一心音正常,主动脉瓣区第二心音减弱。

3.并发症　左心衰竭多见,50%~70%的病人死于充血性心力衰竭;约10%的病人出现心房颤动。感染性心内膜炎、体循环栓塞较少见。

4.实验室及其他检查

（1）心电图检查　重度狭窄者有心律失常、左心室肥大伴继发性 ST-T 改变。

（2）X 线检查　心影正常或左心室轻度增大,升主动脉根部常见狭窄后扩张。

（3）超声心动图检查　二维超声心动图可见左心室壁增厚,主动脉瓣钙化、增厚、交界融合。多普勒超声可检出主动脉瓣口面积及跨瓣压差。

（4）心导管检查　当超声心动图不能确定狭窄程度并考虑人工瓣膜换瓣时,应进行心导管检查。可同步测定左心室与主动脉内压力并计算压差。

（三）治疗要点

1.预防和治疗风湿活动和感染性心内膜炎　给予抗心律失常和纠正心力衰竭等药物,慎用洋地黄和利尿剂。

2.介入治疗　如经皮球囊主动脉瓣成形术。

3.手术治疗　目前治疗成人主动脉瓣狭窄的主要方法为人工瓣膜置换术。

【主动脉瓣关闭不全】

（一）病理

主动脉瓣关闭不全(aortic incompetence)是由于风湿性炎症引起瓣膜纤维化、增厚、缩短变形而致关闭不全,心室舒张期主动脉血液反流,左心室容量负荷增加使左心室扩大肥厚,最终导致左心衰竭。此外,由于舒张期血液反流回左心室,使主动脉舒张压过低导致心、脑等器官灌注不足的表现。临床上约2/3的主动脉瓣关闭不全为风心病所致。

（二）临床表现

1.症状　早期可无症状或有心悸、心前区不适、头部动脉强烈搏动感等,晚期可出现左心衰竭的表现。心绞痛少见,晕厥罕见。

2.体征

(1)心尖搏动呈抬举性,弥散而有力,向左下移位。

(2)心浊音界向左下扩大。

(3)胸骨左缘第3~4肋间可闻及舒张早期高调哈气样杂音,向心尖部传导,是主动脉瓣关闭不全最重要的体征。

(4)严重者在心尖部可闻及舒张中晚期隆隆样杂音,称为奥-弗氏杂音(Austin-Flint 杂音),但不伴第一心音亢进。

(5)周围血管征 颈动脉搏动增强的点头征、毛细血管搏动征、水冲脉、股动脉枪击音,听诊器压迫股动脉可闻及双期杂音(Duroziez 双重杂音)。

3.并发症 常见感染性心内膜炎、室性心律失常,心脏性猝死少见。

4.实验室及其他检查

(1)心电图 左心室肥大及继发性 ST-T 改变。

(2)X 线检查 左心室增大伴升主动脉继发性扩张、迂曲明显。

(3)超声心动图 二维超声可显示瓣膜和主动脉根部的形态改变(左心室内径及左室流出道增宽,主动脉根部内径增大);脉冲多普勒和彩色多普勒血流显像可探及左心室全舒张期反流束,为最敏感的确定主动脉瓣反流的方法,并可判断其严重程度。

(4)其他 放射性核素心室造影可测定左心室收缩、舒张末容量和静息、运动时射血分数,判断左心室功能。当无创技术不能确定反流程度并考虑外科治疗时,可行选择性主动脉造影。

(三)治疗要点

内科治疗与主动脉瓣狭窄基本相同;严重主动脉瓣关闭不全时可选择人工瓣膜置换术。

二、护 理

(一)护理评估

1.健康史 主要评估有无风湿热或慢性咽炎、扁桃体炎等链球菌感染史;近期有无风湿活动、呼吸道感染、心律失常、过度劳累及情绪激动等使病情加重的情况。应仔细询问病人既往体质如何,是否易患上呼吸道感染和扁桃体炎,有无关节炎病史等,治疗情况如何;疾病的发生及病情的进展情况,有无并发症的出现,过去的治疗情况及疗效等。询问病人的职业情况、工作环境如何,运动锻炼情况和耐受程度。

2.身体状况

(1)症状 主要评估有无心源性呼吸困难、咯泡沫痰等肺淤血及肺水肿的表现,有无乏力、心悸、心绞痛、晕厥等心、脑供血不足的表现,有无少尿、水肿、食欲不振、恶心、呕吐等体循环淤血的表现。

(2)体征 注重评估心脏大小、心脏震颤、心脏杂音、心音变化、心律失常、外周血管征、栓塞征象,尤其是颈静脉怒张、肝脏肿大、水肿等右心衰竭体征和肺部干湿啰音、心尖部舒张期奔马律、交替脉等左心衰竭体征。

（3）评估有无并发症

1）心律失常：心律失常可能为病人就诊的首发病症，以心房颤动最多见，为相对早期的常见并发症，主要见于二尖瓣狭窄，为诱发心功能不全及栓塞的重要因素。起始可为阵发性，之后可转为慢性心房颤动。突发快速心房颤动常为左房衰竭和右心衰竭甚至急性肺水肿的常见诱因。

2）心力衰竭：大部分病人迟早会发生心功能不全。心力衰竭是风湿性心瓣膜病晚期常见的并发症及主要死亡原因。高度二尖瓣狭窄的病人，可因剧烈体力活动、情绪激动、感染、妊娠和分娩等诱因而并发急性肺水肿。

3）急性肺水肿：为重度二尖瓣狭窄的严重并发症，如不及时救治，可能致死。

4）栓塞：最常见于二尖瓣狭窄伴有心房颤动者。20%以上的病人可发生体循环栓塞，其中以脑动脉栓塞最多见，其余依次为四肢和内脏（脾、肾、肠系膜）动脉栓塞。

5）肺部感染：较常见，长期肺淤血易致肺部及支气管感染，可诱发或加重心力衰竭。

6）感染性心内膜炎：较少见，多见于二尖瓣关闭不全（或合并狭窄）和主动脉瓣关闭不全的病人。

3.实验室及其他检查 ①风湿活动期抗链球菌溶血素"O"（ASO）测定滴度1∶400，红细胞沉降率（ESR）增快。②X线检查示中、重度二尖瓣狭窄时，左心房增大、肺动脉段突出，心外形呈梨形；二尖瓣关闭不全时，左心房和左心室增大；主动脉瓣狭窄时，左心室增大，主动脉根部可有狭窄后扩张；主动脉瓣关闭不全时，左心室增大、升主动脉扩张、主动脉弓突出，心脏外形呈靴形等。③心电图检查可示房室肥厚、心律失常。二尖瓣狭窄时左心房明显扩大，可出现二尖瓣型P波（P波宽大而有切迹），并可合并心房颤动；二尖瓣关闭不全可有左心室肥厚劳损；主动脉瓣狭窄及关闭不全可有左心室肥厚及继发ST-T改变等。④二维超声心动图检查可显示瓣膜的形态和活动度，测量瓣膜口面积，正确提供房室大小；彩色多普勒用于检测心脏及血管的血流方向等。

4.心理—社会状况 风心病是一种慢性病，病人的心理状况在病程不断进展的过程中也在发生不断的变化。在疾病的早期，心功能处于代偿期，症状不明显，病人常常不重视；当病情加重、出现心力衰竭、活动耐力下降时，导致病人情绪低落；晚期症状重、并发症多，又易产生悲观、失望及焦虑情绪；当病情反复、经济负担过重时，易产生悲观、厌世情绪；当内科保守治疗效果不佳需外科手术时，病人又因经济困难或担心手术风险而顾虑重重，出现恐惧心理。

（二）护理诊断/问题

1.心排出量减少 与瓣膜狭窄或血液反流使心排血量减少，并发心力衰竭、心律失常有关。

2.有感染的危险 与长期肺淤血、抵抗力下降及风湿活动有关。

3.体温过高 与风湿活动、并发感染有关。

4.焦虑 与病情反复，经济困难，担心疾病预后、工作、生活和前途有关。

5.潜在并发症 心力衰竭、心律失常、心绞痛、亚急性感染性心内膜炎、血栓栓塞、肺部感染、猝死等。

6.家庭应对无效 与家属长期照顾病人导致体力、精神、经济上负担过重有关。

7.知识缺乏 缺乏疾病过程及治疗配合等方面的知识。

（三）护理目标

病人心排出量正常;病人体温正常,未发生感染;焦虑情绪减轻或消失;无并发症发生;家庭成员能从各方面给予病人支持,积极配合医院治疗;病人了解疾病的特点和治疗方法,能积极配合治疗。

（四）护理措施

1.休息 休息可减轻心脏负荷,防止心力衰竭及并发症。应根据心功能状态安排休息与活动。保持病室安静,限制探视。

2.饮食护理 应给予低钠、低脂、高蛋白质、高纤维素、易消化的清淡饮食,以加强营养,增强机体抵抗力;心力衰竭者每餐不宜过饱,应多食新鲜蔬菜水果,保持大便通畅,以减轻心脏负荷。

3.病情观察

(1)密切观察体温、咳嗽、咳痰、呼吸音等状况的变化,以便及时发现肺部感染。

(2)观察有无心功能不全的表现,当出现劳力性或夜间阵发性呼吸困难、乏力、尿量减少等症状时,应及时报告医生处理;如出现极度呼吸困难、端坐呼吸、咳粉红色泡沫样痰等急性肺水肿表现时,在报告医生的同时,应准备抢救物品和配合抢救。

(3)注意脉搏、心率和心律的变化,以便及时发现心律失常。

(4)密切观察有无栓塞的征兆,及时发现脑栓塞、四肢动脉栓塞、肾栓塞、脾栓塞、肺栓塞,以利紧急处理和做好相应护理。

(5)对不明原因发热的病人,应注意观察有无皮肤黏膜淤点、贫血、脾大、杵状指等表现,并遵医嘱采血送血培养,及时诊断亚急性感染性心内膜炎和正确使用抗生素;注意红细胞沉降率和抗链球菌溶血素"O"滴度的检测结果,及时诊断风湿活动和采取相应的治疗、护理措施。

4.用药护理 预防风湿热复发,可应用苄星青霉素,一次 120 万 U,每 4 周肌注 1 次。应长期甚至终生使用。出现并发症时,根据病情可选用抗生素、利尿剂、洋地黄、抗心律失常药、抗凝药等,应密切观察其疗效及不良反应。

5.对症护理

(1)高热护理 ①病情观察,测量体温,每 4 小时 1 次,注意热型,以协助诊断。观察有无风湿活动的表现,如皮肤环形红斑、皮下结节、关节红肿及疼痛不适等。体温超过 38.5℃时给予物理降温或遵医嘱给予药物降温,半小时后测量体温并记录降温效果。②给予高热量、高蛋白质、高维生素、易消化饮食,以促进机体恢复。③卧床休息,限制活动量,以减少机体消耗。协助生活护理,出汗多的病人应勤换衣裤、被褥,防止受凉。待病情好转,实验室检查正常后再逐渐增加活动。④遵医嘱给予抗生素及抗风湿药物治疗。阿司匹林可导致胃肠道反应、牙龈出血、血尿、柏油样便等不良反应,应饭后服药并观察有无出血。

(2)风湿活动　风心病常有风湿活动反复发作,应绝对卧床休息至症状消失,实验室指标恢复正常后 3～4 个月才可逐渐增加活动量;风湿性关节炎病人应尽量减少关节活动,并下垫软垫,可局部热敷,以促进血液循环,减轻肿痛;发热病人应观察热型及伴随症状,体温超过 38.5℃时应给予物理降温,并记录降温效果,每 4 小时测体温 1 次,并做好口腔及皮肤护理。

(3)吸氧　合并心力衰竭时可给予适当吸氧。

6.潜在并发症护理

(1)心力衰竭护理　①避免诱因,避免劳累和情绪激动,积极预防和控制感染,纠正心律失常等。②监测生命体征,评估病人有无呼吸困难、乏力、食欲减退、少尿、肝大、下肢水肿等。③一旦发生心衰则按心衰护理。

(2)栓塞护理　①评估有无栓塞的危险因素,是否因心力衰竭而活动减少、长期卧床;有无心房、心室扩大及附壁血栓;有无心房颤动。②密切观察有无栓塞征象,一旦发生,立即报告医生并协助处理。③休息与活动:左心房内有巨大附壁血栓者应绝对卧床休息,以防脱落造成其他部位栓塞。病情允许时应鼓励并协助病人翻身、活动下肢、按摩及用温水泡脚或下床活动,防止下肢深静脉血栓形成。④遵医嘱用药:如抗心律失常药、抗血小板聚集药,可预防附壁血栓形成和栓塞。

(3)感染性心内膜炎护理　详见本章第七节内容。

7.特殊治疗的护理　如进行经皮球囊瓣膜成形术、人工瓣膜置换术等,应做好相应手术护理。

8.心理护理　告知病人预防感冒,防止风湿活动,使心功能处于代偿期,仍可参加一定的工作和活动。介入和手术治疗是治疗本病的有效方法,可以提高病人的生活质量和远期存活率可以此安慰、鼓励病人,消除其焦虑、悲观等心理。

(五)健康教育

1.告知病人及家属本病的病因及进程特点,说明治疗风心病的长期性和艰巨性,鼓励病人正确对待,积极配合治疗,树立战胜疾病的信心。各种风湿性心脏瓣膜病病程长短不一,有的可长期处于代偿期而无明显症状,有的则病情进展迅速。手术治疗可显著提高病人的生活质量和存活率,故有手术指征者,应动员病人尽早手术,提高生活质量,以免失去最佳手术时机。

2.预防感染　重点预防风湿活动反复发作,改善居住环境,保持室内空气流通、阳光充足、温暖、干燥。日常生活中适当锻炼,加强营养,提高机体抵抗力。注意防寒保暖,避免劳累和精神紧张;避免感冒,避免与上呼吸道感染、咽炎病人接触,一旦发生感染应立即用药治疗。病人在拔牙、导尿术、内镜检查、分娩、人工流产等手术操作前应告诉医生自己有风心病史,以便于预防性使用抗生素;劝告反复发生扁桃体炎者在风湿活动控制后 2～4 个月通过手术摘除扁桃体。

3.避免诱因　避免重体力劳动、剧烈运动或情绪激动。育龄妇女要根据心功能情况在医师指导下选择好妊娠与分娩时机(心功能Ⅲ、Ⅳ级的病人最好不要生育),病情较重不能妊娠与分娩者,做好病人及其配偶的思想工作。

4.指导病人限制食盐及脂肪的摄入,饮食以少量多餐为原则,给予动物性蛋白,以增加病人的抵抗力。

5.告诉病人坚持按医嘱服药的重要性,详细介绍所用药物的名称、用法、疗效及副作用。

6.定期门诊复查,病情变化时及时就医。

(六)护理评价

病人晕厥发作是否减少或无再次发作,心排出量是否正常;体温是否正常;情绪是否稳定,能否积极配合治疗;有无并发症发生或及时发现并配合医生处理;病人是否了解疾病的有关知识,并能积极配合;家庭成员是否给予了病人很大的支持和帮助。

本节小结

风湿性心瓣膜病变的主要病因为风湿热,以二尖瓣和主动脉瓣受累最多。可引起心衰、心律失常、栓塞、感染性心内膜炎等并发症。治疗与护理要点是控制风湿活动、防治各种并发症,必要时采取手术治疗。

本节关键词:风湿性心瓣膜病;风湿活动;并发症;介入治疗

课后思考

1.风湿性心瓣膜病病人的主要护理诊断/问题有哪些?

2.如果病例中病人突然胸闷、气促、呼吸困难、咳粉红色泡沫痰、烦躁不安,可判断病人出现何种问题? 如何处理?

3.风湿性心瓣膜病病人的健康教育有哪些?

(童晓云)

第七节　感染性心内膜炎病人的护理

案例 3-7

某病人,女,25 岁,原有风湿性心瓣膜病主动脉瓣狭窄,近 3 周出现发热、乏力、不适。查体示:皮肤黏膜有少许淤点,主动脉瓣区有收缩期与舒张期杂音,脾脏可触及。血红蛋白 80g/L。

问题:

1.该病人最可能的诊断是什么?

2.为明确诊断还需进行哪些主要检查?

3.该病人存在哪些护理诊断/问题?

本节学习目标

1. 掌握感染性心内膜炎的临床表现、主要护理诊断/问题、护理措施。
2. 熟悉感染性心内膜炎的实验室检查及治疗。
3. 了解感染性心内膜炎的病因和发病机理。
4. 体现护士的爱伤精神和人文关怀，尊重病人的身心需求。

感染性心内膜炎(infective endocarditis,IE)是病原微生物直接感染所致的心瓣膜或心室壁内膜的炎症，伴赘生物形成。瓣膜是最常受累部位。感染性心内膜炎多发生于原有心脏病的基础上，以风湿性心瓣膜病多见，也可发生于老年退行性心瓣膜病，先天性心脏病如动脉导管未闭、室间隔缺损、人工瓣膜及其他心血管病、正常瓣膜等。临床表现有发热、淤点、心脏杂音、脾大、周围血管栓塞等。

根据病程，感染性心内膜炎分为急性和亚急性，后者较前者多见。根据瓣膜受累的情况又可分为自体瓣膜心内膜炎、人工瓣膜心内膜炎和静脉药瘾者心内膜炎，其中以自体瓣膜亚急性感染性心内膜炎常见。

急性感染性心内膜炎的特征为：①中毒症状明显。②病程进展迅速，数天至数周引起瓣膜破坏。③感染迁移多见。④病原体主要为金黄色葡萄球菌。亚急性感染性心内膜炎的特征为：①中毒症状轻。②病程持续数周至数月。③感染迁移少见。④病原体以草绿色链球菌多见，其次为肠球菌。预后取决于治疗是否及时、瓣膜损害程度、病原菌对抗生素的敏感性、病前心肾功能状况，以及病人年龄、手术时机与治疗条件和并发症的严重程度。未治疗的急性病人一般均在 4 周内死亡，亚急性者的自然病史一般超过 6 个月。死亡原因多为心力衰竭、肾衰竭、栓塞、细菌性动脉瘤破裂或严重感染。近期和远期病死率仍较高，治愈后的 5 年存活率仅为 $60\%\sim70\%$，10%的病人在治疗后数月或数年内再发。

一、疾病概要

【自体瓣膜心内膜炎】

(一)病因与发病机制

1. 急性自体瓣膜心内膜炎(native valve endocarditis)　主要由金黄色葡萄球菌引起，少数由肺炎球菌、A 族链球菌、淋球菌和流感杆菌所致。发病机制尚不清楚，主要累及正常心瓣膜，主动脉瓣受累常见。病原菌来自皮肤、肌肉、骨骼或肺部等部位的活动性感染灶。

2. 亚急性自体瓣膜心内膜炎　最常见的致病菌是草绿色链球菌，其次为 D 族链球菌(牛链球菌和肠球菌)和表皮葡萄球菌。其他病因有革兰阴性杆菌、厌氧菌、真菌、病毒、螺旋体、立克次体及衣原体。主要发生于器质性心脏病病人，首先是心瓣膜病病人，尤其是二尖瓣和主动脉瓣，其他为先天性心血管病，如室间隔缺损、动脉导管未闭、法洛四联征和主动脉狭窄。致病菌可在呼吸道感染、拔牙、扁桃体摘除、泌尿系器械检查或心脏手术时进入血流,导致暂时性菌血症。细菌随血流到达心内膜,黏附于病变内膜的微小血栓上,并迅速繁殖形成菌落,菌落进一步促使血小板聚集和纤维蛋白沉积形成赘生物。赘生物在心内膜上生长造成瓣叶破损、穿孔和腱索断裂,引起瓣膜功能不全;赘生物碎片脱落时可导致体循环栓塞;赘生物还释放细菌形成持续性菌血症,在心外的其他部位引起迁徙性脓肿。

本病的病理特征是心瓣膜上形成赘生物、微生物经血行播散至全身器官和组织引起炎症、出血损害。

(二)临床表现

1.症状　发热是早期最常见的症状。亚急性者起病隐匿,可有全身不适、乏力、食欲不振和体重减轻等非特异性症状。一般低于39℃,呈弛张热,午后和晚上较高,伴寒战和盗汗,并有全身不适、全身乏力、食欲不振、体重减轻等非特异性表现,常伴有头痛、背痛和肌肉关节痛。急性者呈暴发性败血症过程,有寒战、高热、突发心力衰竭。

2.体征

(1)心脏杂音　80%～85%的病人可闻及心脏杂音,可由基础心脏病和(或)心内膜炎导致瓣膜损害所致,瓣膜损害所致的新的或增强的杂音主要为关闭不全的杂音,尤其是以主动脉瓣关闭不全多见。急性者比亚急性者更易出现杂音强度和性质的变化,或出现新的杂音。杂音性质的变化是本病的特征性表现。

(2)周围体征　多为非特异性,现已不多见,可能由微血管炎或微栓塞引起。包括皮肤黏膜淤点、指和趾甲下线状出血、Roth 斑(视网膜的卵圆形出血斑,中心呈白色)、Osler 结节(常见于亚急性者,在指和趾垫出现豌豆大的红或紫色痛性结节,略高出皮肤,并有明显压痛)、Janeway 结节(位于手掌或足底处直径 1～4mm 的无压痛小结节)等。

(3)动脉栓塞　赘生物脱落引起动脉栓塞占 20%～40%,多见于病程后期,常见于脑、心、脾、肺、肾、肠系膜和四肢。脑动脉栓塞时可出现神智和精神改变、肢体瘫痪、失语、视野缺损、吞咽困难及抽搐和昏迷;脾栓塞时可出现左上腹剧痛,呼吸和体位变化时加重;冠状动脉栓塞时可出现心肌缺血,引起心绞痛甚至心肌梗死;肾栓塞时可出现腰痛、血尿;肠系膜动脉栓塞时可出现急腹症的症状;肢体动脉栓塞时可出现病变肢体变白或紫绀、发冷、疼痛、跛行甚至动脉搏动消失;肺动脉栓塞时可出现咳嗽、呼吸困难、咯血、胸痛等。

(4)感染的非特异性症状　病程超过 6 周的病人 15%～50% 可出现脾大;贫血较多见,多为轻到中度贫血,晚期会出现重度贫血,主要由感染抑制骨髓所致;部分病人有杵状指。可引起动脉栓塞如脑动脉栓塞;其他有皮肤黏膜淤点、脾大、贫血等表现。

3.并发症　心力衰竭为最常见并发症,其他可见细菌性动脉瘤、迁移性脓肿、神经系统并发症(脑栓塞、脑细菌性动脉瘤、脑出血、中毒性脑病、脑脓肿、化脓性脑膜炎等)、肾脏并发症(肾动脉栓塞和肾梗死、肾小球肾炎、肾脓肿)等。

4.实验室及其他检查

(1)血培养　是诊断感染性心内膜炎最重要的方法,药敏试验可为治疗提供依据。近期未接受过抗生素治疗的病人阳性率可达 95% 以上。

(2)血常规　进行性贫血较常见,白细胞计数正常或轻度升高,分类计数中性粒细胞轻度左移,红细胞沉降率升高。

（3）尿液　尿液检查可见镜下血尿和轻度蛋白尿,肉眼血尿提示肾梗死。红细胞管型和大量蛋白尿提示弥漫性肾小球肾炎。

（4）超声心动图　可探查出赘生物,观察瓣膜情况。

（5）其他　心电图可发现心律失常。X线检查可了解心脏外形、肺部表现等。免疫学检查可有循环中免疫复合物、高丙种球蛋白血症,病程超过6周以上的亚急性病人可检出类风湿因子阳性。

（三）治疗要点

1.抗生素治疗　是最重要的治疗措施。用药原则为在连续多次采集血培养标本后应早期、大剂量及长疗程应用抗生素,疗程至少6～8周,以静脉给药方式为主。病原微生物不明时,急性者选用针对金黄色葡萄球菌、链球菌、革兰阴性杆菌均有效的广谱抗生素,亚急性者选用针对大多数链球菌的抗生素。可根据临床征象、体检及经验推测最可能的病原菌,选用广谱抗生素。已培养出病原微生物时,应根据药物敏感试验结果选择用药。常用药物有青霉素、氨苄西林、头孢三嗪等,联合用药可增强杀菌能力,如氨苄西林、万古霉素、庆大霉素或阿米卡星等,真菌感染者选两性霉素B。

2.外科治疗　对抗生素治疗无效、严重心内膜炎并发症者如严重瓣膜反流、心肌或瓣环脓肿等,应考虑手术。

【人工瓣膜和静脉药瘾者心内膜炎】

（一）人工瓣膜心内膜炎（prothetic valve endocarditis）

1.病因　早期人工瓣膜心内膜炎一般发生于人工瓣膜置换术后60天以内,60天以后发生者为晚期人工瓣膜心内膜炎。

2.病理　最常累及主动脉瓣,出现赘生物形成、人工瓣膜部分破裂、瓣周漏、瓣环周围组织和心肌脓肿。

3.临床表现　术后发热、出现新杂音、脾大或周围栓塞综合征。血培养同一种细菌阳性结果至少2次,可诊断本病。预后不良。

4.治疗要点　本病难以治愈。应在自体瓣膜心内膜炎用药基础上,将疗程延长为6～8周。任一用药方案均应加庆大霉素。有瓣膜再置换术的适应证者,应早期手术。

（二）静脉药瘾者心内膜炎（endocarditis in intravenous drug abusers）

1.病因　金黄色葡萄球菌为主要致病菌。多见于年轻男性,致病菌最常来源于皮肤,药物污染所致者少见。

2.病理与临床表现　大多累及正常心瓣膜。急性发病者多见,常伴有迁移性感染灶。

3.治疗要点　同自体瓣膜心内膜炎,以抗感染、对症治疗为主,并进行戒毒治疗。

二、护　理

（一）护理评估

1.健康史　评估病人既往有无心瓣膜病、先天性心脏病等病史。病前有无咽峡炎、扁桃体炎、上呼吸道感染，近期有无拔牙、扁桃体摘除术、泌尿系统器械检查或心脏手术等。有无静脉药瘾。

2.身体状况

（1）症状与体征　评估病人有没有发热、心脏杂音的变化及动脉栓塞的表现，体检有无皮肤淤点、Roth 斑、Osler 结节、脾大等体征。

（2）评估有无并发症

1）心脏：心力衰竭是最常见的并发症，主要由瓣膜关闭不全所致。其他有心肌炎、急性心肌梗死等。

2）细菌性动脉瘤：一般见于晚期，多无症状。

3）神经系统：包括脑栓塞、脑细菌性动脉瘤。

4）肾脏：免疫复合物沉积引起肾小球肾炎、肾栓塞。

（3）实验室及其他检查　①病人血培养阳性率可达 95％以上；90％以上的病人红细胞沉降率增快；血液检查示进行性贫血较常见，60％～70％病人属正常色素型正常细胞性贫血，白细胞计数轻度升高或正常，甚至偏低，但常有核左移。②尿液检查可有镜下血尿和轻度蛋白尿，肉眼血尿提示肾栓塞。③超声心动图检查约 50％以上的病人能检出有赘生物（一般为大于 3mm 的赘生物），并可显示原发的心脏病变及赘生物所引起的瓣膜和心脏功能损害。

3.心理－社会状况　由于出现并发症、疗程长或病情反复，病人常有烦躁、焦虑或恐惧等情绪反应。

（二）护理诊断／问题

1.体温过高　与感染有关。

2.营养失调　营养低于机体需要量，与食欲下降、长期发热导致机体消耗过多有关。

3.焦虑　与发热、疗程长或病情反复、出现并发症有关。

4.活动无耐力　与感染、贫血、心力衰竭等有关。

5.急性意识障碍　与脑血管栓塞有关。

6.潜在并发症　充血性心力衰竭、栓塞。

7.知识缺乏　缺乏心内膜炎发生、变化及防治等有关的知识。

（三）护理目标

感染得到控制，体温恢复正常，血培养阴性；食欲恢复正常，营养状况改善；情绪稳定，焦虑、恐惧感消失；活动耐力增加，能保持最佳活动水平；没有发生并发症或并发症一旦出现能得到及时的发现和处理；掌握感染性心内膜炎的病因、诱因及防治等有关的知识。

（四）护理措施

1.休息　休息可减少机体能量消耗和减轻心脏负荷,避免或减少并发症的发生。高热病人应卧床休息至体温正常,心衰病人可采取半坐卧位,卧床休息期间要协助病人生活护理,同时也要协助病人做肢体屈伸等被动运动,以防下肢深部静脉血栓形成。急性期过后可根据病人心功能分级决定活动量,以增加活动耐力。

2.饮食护理　应给予高热量、高蛋白质、高维生素、低胆固醇、易消化的半流食或软食,蛋白质摄入量为 $1.5\sim2.0g/d$,多摄入含高蛋白质的瘦肉、鸡蛋、鱼、大豆、牛奶等和含有丰富维生素的橘子、新鲜蔬菜,鼓励病人多喝水以补充发热引起的机体消耗,做好口腔护理,以增进食欲。必要时遵医嘱给予静脉补充营养物质。有心力衰竭的病人按心衰的饮食原则进行指导。禁烟酒,禁饮浓茶、咖啡。贫血病人应注意补充含铁高的食物,如瘦肉、动物内脏等。

3.病情观察

(1)观察体温及皮肤黏膜　每 $4\sim6$ 小时测量体温 1 次,准确绘制体温曲线,以反映体温的热型及动态变化,判断病情进展及治疗效果;评估病人有无皮肤淤点、指或趾甲下出血、Osler 结节、Janeway 损害等周围体征及消退情况。

(2)注意病人心脏杂音的变化,发现与之前不同或新的杂音,应及时通知医生。

(3)注意观察有无心、脑、脾、肾、肢体和肺栓塞的表现。如病人出现心前区疼痛,应考虑发生冠状动脉栓塞;当病人出现头痛、意识障碍、偏瘫、瞳孔大小不对称甚至抽搐、昏迷等征象,应考虑发生脑栓塞;当病人出现腰痛、血尿,应考虑发生肾栓塞;当肢体突然疼痛、跛行或脉搏消失,应考虑发生肢体动脉栓塞;当病人出现胸痛、呼吸困难、咯血,应考虑发生肺栓塞。遇到这些情况时,应及时通知医生予以相应处理。

4.用药护理　告知病人抗生素是治疗本病的关键,需坚持长疗程、大剂量的抗生素治疗才能杀灭,疗程一般 $4\sim6$ 周。观察药物疗效、可能产生的不良反应,并及时报告医生。严格按时间用药,以确保维持有效的血药浓度。本病的大多数致病菌对青霉素敏感,而且青霉素毒性较小,是首选药物。革兰阴性肠道细菌所致的感染性心内膜炎应选择以氨基糖苷类抗生素为主。青霉素的不良反应主要有药物过敏和过敏性休克,氨基糖苷类有耳、肾毒性不良反应。用药期间注意保护静脉,可使用静脉留置针,避免多次穿刺增加病人痛苦,注意观察病人的听力及肾功能变化。

5.对症护理

(1)体温过高　监测体温,每 $4\sim6$ 小时测体温 1 次,并准确绘制体温曲线;高热时给予物理降温如温水擦浴等,必要时使用药物降温,及时记录降温后体温变化。

(2)排便护理　要保持大便通畅,避免用力排便,以免引发或加重心力衰竭。饮食中增加纤维素的摄入,必要时予以缓泻剂。

6.血培养标本采集　每次采静脉血 $10\sim20ml$,同时作需氧和厌氧培养。正确留取合格的血培养标本对诊断心内膜炎非常重要。

7.心理护理　由于在原已患心脏病的基础上又患感染性心内膜炎,长时间静脉用药、多次采血标本检查、栓塞引起的疼痛、经济负担等,使病人产生烦躁、焦虑情绪。当出现心力衰竭或脑栓塞时,病人常产生恐惧或情绪低落等心理反应,鼓励病人让其树立治疗的信心。

8.并发症的预防及护理 密切观察有无脑、肾、脾、肺血管等栓塞及心衰早期表现,及时应用抗感染药物治疗和对症处理,有心力衰竭者按心衰的护理措施护理。心脏超声可见巨大赘生物的病人,应绝对卧床休息,防止赘生物脱落。

（五）健康教育

1.向病人和家属讲解本病的病因与发病机制、致病菌侵入途径、坚持足够剂量和足够疗程抗生素治疗的重要性。

2.在施行口腔手术,如拔牙,扁桃体摘除术,上呼吸道手术或操作,泌尿、生殖、消化道侵入性诊治或其他外科手术治疗前,告诉病人应向医生说明自己有心瓣膜病、心内膜炎等病史,以预防性使用抗生素。

3.生活指导 嘱病人平时注意防寒保暖,少去公共场所,减少病原体入侵的机会。饮食上予以高热量、高蛋白质、高维生素、低胆固醇、易消化的食物,保持口腔和皮肤清洁,勿挤压痤疮、疖、痈等感染病灶。

4.教会病人学会自我监测 监测体温变化及有无栓塞表现,识别并发症的早期征兆和本病复发的表现,定期门诊随访。一般在停止治疗2周内出现体温再次升高、纳差、皮下结节等时应考虑复发,及时到医院就诊。

（六）护理评价

体温是否恢复正常;血培养是否为阴性。病人的营养状况是否得到改善;体重是否恢复正常;活动耐力是否增强。病人能否接受患病事实,是否能配合治疗和护理。病人是否了解本病的病因、预防措施、坚持足够疗程抗生素治疗的重要意义。

本节小结

感染性心内膜炎分为急性和亚急性,后者较前者多见。亚急性感染性心内膜炎多发生在心瓣膜病变的基础上,急性感染性心内膜炎大多累及正常心瓣膜。主要治疗是抗感染。护理时主要注意用药护理、对症护理及正确采集血标本。

本节关键词:感染性心内膜炎;发热;杂音;抗感染;血培养

课后思考

1.亚急性感染性心内膜炎的病因及主要临床表现有哪些?
2.感染性心内膜炎的主要治疗措施是什么?
3.感染性心内膜炎的主要护理措施有哪些?

（童晓云）

第八节　心肌疾病病人的护理

案例 3-8

某病人,女,16岁,发热、心悸、乏力3天,昏厥1次。平素体健,2周前因受凉"感冒"。体检:T38℃,咽部充血;心率118次/分,心律不齐,余无异常发现。实验室检查:WBC $12×10^9/L$,红细胞沉降率(ESR)为28mm/h,心电图:窦性心动过速,ST-T段压低,T波低平或倒置,室性期前收缩频发,7~8次/分。收入监护病房。该学生再三要求出院,担心住院影响学业。

问题:

1. 该病人最可能的临床诊断是什么?
2. 该病人的主要护理诊断是什么?

本节学习目标

1. 掌握原发性心肌病、病毒性心肌炎病人的临床表现、主要护理诊断/问题、护理措施。
2. 熟悉原发性心肌病、病毒性心肌炎病人的实验室检查及治疗。
3. 了解原发性心肌病、病毒性心肌炎病人的病因和发病机理。
4. 体现护士的爱伤精神和人文关怀,尊重病人的身心需求。

心肌疾病是指除心脏瓣膜病、冠状动脉粥样硬化性心脏病、高血压性心脏病、肺源性心脏病、先天性心脏病以外的以心肌病变为主要表现的一组疾病。其主要病理改变在心脏及传导系统,主要临床表现为心脏增大、心力衰竭和心律失常。心肌疾病分为原发性心肌病和继发性心肌病(或特发性心肌病)两类,前者病因未明,而后者病因明确。

一、原发性心肌病病人的护理

【疾病概要】

心肌病(cardiomyopathy)是指伴有心肌功能障碍的心肌疾病。WHO和国际心脏病学会(ISFC)工作组以病理生理学、病因学和发病学为基础,对心肌病分类(WHO/ISFC,1995年)如下:①扩张型心肌病:左心室或双心室扩张,有收缩功能障碍。②肥厚型心肌病:左心室或双心室肥厚,通常为非对称性室间隔肥厚。③限制型心肌病:收缩正常,室壁不厚,单或双心腔舒张功能低下及舒张容积减小。④致心律失常型右室心肌病:右心室进行性纤维脂肪变。⑤未分类心肌病:不适合归类于上述类型的心肌病(如弹性纤维增生症)。⑥特异性心肌病:病因明确或与系统疾病相关的心肌疾病。

原发性心肌病（primary cardiomyopathy）是一组原因未明的、以心肌病变为主的心脏病。起病缓慢，主要临床表现有心脏扩大、心力衰竭、心律失常、胸痛等。治疗原则是限制体力活动，低盐饮食，补充营养，应用洋地黄、利尿剂、血管扩张剂、β受体阻滞剂、钙通道阻滞剂等治疗。

近年来心肌病有增加的趋势，青年男性发病率高。临床最常见的是扩张型心肌病，其次为肥厚型心肌病。本部分重点阐述扩张型心肌病和肥厚型心肌病。

（一）扩张型心肌病

扩张型心肌病（dilated cardiomyopathy，DCM）的主要特征是一侧或双侧心腔扩大，心肌收缩功能减退，可产生心力衰竭。本病男性多于女性，常伴有心律失常，病死率较高。

1.病因与发病机理　病因未明，除家族遗传因素外，近年来认为主要与持续病毒感染、自身免疫、代谢异常、酒精中毒、抗癌药物等有关。

2.病理　主要病理变化是心腔扩张、室壁变薄、纤维瘢痕形成，常有附壁血栓。

3.临床表现　扩张型心肌病的病程长短不等，心力衰竭的出现频度较高，预后不良。以往认为症状出现后5年存活率在40%左右，死亡原因多为心力衰竭、严重心律失常。近年来，由于治疗手段的进步，病人存活率已明显提高。

（1）症状　起病缓慢，早期病人可有心脏轻度扩大而无明显症状。临床上以充血性心力衰竭为主要表现，常有活动后心悸、气急、乏力、浮肿、肝肿大、腹胀等，严重时可出现急性肺水肿。常出现各种心律失常，晚期常发生室性心动过速甚至心室颤动；部分病人可发生栓塞或猝死。

（2）体征　主要为心脏扩大，第一心音减弱，多数病人可听到第三或第四心音，可于二、三尖瓣区听到收缩期杂音，该杂音在心功能改善后减弱或消失。心功能不全时有交替脉、奔马律、肝肿大、水肿、胸腹水等体征。

（3）实验室及其他检查

1）心电图：可出现各种心律失常，如心房颤动、室性心律失常、房室传导阻滞等。其他还有非特异性ST-T改变、低电压及病理性Q波。

2）X线检查：心脏中度至重度普遍增大，心胸比率大于50%，搏动弱，有肺淤血征象。

3）超声心动图：心脏各腔均增大，以左心室扩大显著，心室壁运动减弱，彩色血流多普勒显示有二尖瓣、三尖瓣反流。

4）其他：放射性核素检查、心导管检查和心血管造影、心内膜心肌活检等均有助于诊断。

4.治疗要点　本病病因未明，尚无特异防治方法。

（1）并发症治疗　治疗心力衰竭和各类心律失常、防止猝死。注意本病易发生洋地黄中毒，应慎用，也可用扩血管药物，如血管紧张素转化酶抑制剂、β受体阻滞剂等。

（2）对症支持疗法　可用一些改善心肌代谢的药物，如辅酶Q、FDP及维生素。

（3）手术治疗　对于长期严重心力衰竭、内科治疗无效者，有条件时可考虑进行心脏移植。

（二）肥厚型心肌病

肥厚型心肌病（hypertrophic cardiomyopathy，HCM）的主要特征是心肌非对称性肥厚、左心室血液充盈受阻、舒张期顺应性下降。临床根据左心室流出道有无梗阻可分为梗阻性肥厚型心肌病及非梗阻性肥厚型心肌病。本病常为青年猝死的原因,在有阳性家族史的青少年中猝死尤为多发,猝死原因多为室性心律失常,特别是室颤。一般成人病例10年存活率为80%,小儿病例为50%。

1.病因　病因不明,常有明显家族史。目前被认为是常染色体显性遗传,高血压、高强度运动、体内儿茶酚胺代谢异常是本病的诱发因素。

2.病理　其病理变化主要是心肌细胞肥大,以室间隔非对称性肥厚、心室腔缩小为特征,重者有左心室流出道梗阻。

3.临床表现

(1)症状　部分病人可无自觉症状,因猝死或体检时才被发现。梗阻性肥厚型心肌病病人的主要症状为心悸、胸痛、劳力性呼吸困难、头晕及晕厥,甚至猝死。晚期可出现心功能不全表现。非梗阻性肥厚型心肌病病人的临床表现类似于扩张型心肌病的临床表现。

(2)体征　心脏轻度增大,心底部第二心音可呈逆分裂。梗阻性肥厚型心肌病病人在胸骨左缘第3～4肋间可听到喷射性收缩期杂音,心尖部也常可闻及吹风样收缩期杂音。使心肌收缩力下降或左心室容量增加的因素,如应用β受体阻滞剂、取下蹲位或举腿时,杂音可减轻;而使心肌收缩力增强或左心室容量减少的因素如屏气、含服硝酸甘油时,杂音可增强。

(3)实验室及其他检查

1)心电图:常见左心室肥大伴劳损,可有深而不宽的病理性Q波、各种心律失常及ST-T改变。

2)X线检查:心影正常或增大不明显,如有心力衰竭则心影明显增大,尤以左心室明显。

3)超声心动图:可显示室间隔非对称性肥厚(舒张期室间隔厚度与左心室后壁厚度之比大于或等于1.3,少数病例显示心肌均匀肥厚或心尖部肥厚)。间隔运动减弱。彩色多普勒血流显像示左室腔变小,左室流出道狭窄。

4)其他:可作心血管造影、心导管检查及心内膜心肌活检,对确诊有重要价值。

4.治疗要点　治疗原则为减慢心率,降低心肌收缩力,减轻流出道梗阻和抗室性心律失常。

(1)β受体阻滞剂及钙通道阻滞剂最为常用,常用药物有美托洛尔或维拉帕米、地尔硫革。避免使用增强心肌收缩力的药物,如洋地黄及减轻心脏负荷的药物,以免加重左室流出道梗阻。

(2)重症梗阻性肥厚型心肌病内科治疗无效者,做介入或手术治疗,可行无水乙醇化学消融术或植入双腔DDD型起搏器,或外科手术切除肥厚的室间隔心肌。

【护理】

(一)护理评估

1.健康史　评估病人有无阳性家族史,发病前有无病毒感染、药物中毒和代谢异常等各种使心肌受损的可能因素。有无高血压、高强度运动、情绪激动及病毒感染、代谢异常、药物中毒等有关诱发因素。

2.身体状况

(1)症状　评估病人有无扩张型心肌病的表现,如气急甚至端坐呼吸、浮肿、肝大等充血性心力衰竭的症状和体征,可合并各种心律失常、栓塞或猝死。

(2)体征　评估病人有无心脏扩大,流出道有梗阻的可在胸骨左缘第3～4肋间听到收缩期杂音。

(3)实验室及其他检查　①扩张型心肌病:胸部X线检查示心脏中度到重度普遍增大,心胸比率大于50%,搏动弱,有肺淤血征象;心电图可出现各种心律失常、非特异性ST-T改变、低电压及病理性Q波。超声心动图示左心室、左心房、右心室腔明显扩大,以左室腔扩大为主,心室壁活动减弱,提示心肌收缩力减弱,还可见到二尖瓣、三尖瓣反流。核素显影可示心腔扩大及心室收缩功能减退的程度,射血分数明显降低。②肥厚型心肌病:胸部X线检查示心影扩大不明显,如有心力衰竭时心影可明显增大,尤以左心室明显。心电图最常见为左心室肥厚伴劳损,如有ST-T改变及病理性Q波。室性心律失常亦常见。超声心动图显示室间隔的非对称性肥厚,舒张期室间隔厚度与左心室后壁厚度之比大于或等于1.3,心室腔变小,左室流出道狭窄。左心室造影显示左室腔缩小变形,室间隔增厚突入心腔。心内膜心肌活检可见心肌细胞畸形肥大,排列紊乱。

3.心理-社会状况　由于病程漫长,反复出现心慌、气促甚至心功能不全,逐渐丧失劳动力而致病人心情忧郁、焦虑、恐惧,甚至对疾病的治疗失去信心,感到绝望。

(二)护理诊断/问题

1.气体交换受损　与心力衰竭、肺淤血、肺水肿有关。

2.活动无耐力　与心肌病变使心脏收缩力减退,左室流出道梗阻,心排出量减少有关。

3.疼痛　胸痛与肥厚心肌耗氧量增加、冠状动脉供血相对不足有关。

4.有受伤的危险　与梗阻性肥厚型心肌病所致的头晕或晕厥有关。

5.焦虑　与病程长、症状逐渐或反复发作、治疗效果不明显等有关。

6.潜在并发症　如心力衰竭、栓塞、心律失常、猝死。

7.知识缺乏　缺乏对心肌病的表现、预防、预后和自我护理有关的知识。

(三)护理目标

呼吸困难明显改善,发绀消失;活动耐力增加;疼痛减轻或消失;无意外发生;能说出减轻焦虑的方法,正确对待疾病,焦虑感减轻或消失;未发生并发症或一旦发生能得到及时的处理;能获得本病防治和自我护理有关的知识。

(四)护理措施

1.休息　急性期心肌病人限制体力活动甚为重要,休息可减少心肌和机体组织的耗氧量,减少静脉回心血流量,减轻心脏负荷,增加心肌收缩力,改善心功能。

2.饮食　给予高蛋白质、高维生素、易消化饮食,以促进心肌代谢,增加机体抵抗力,如进食含有优质蛋白质的鱼类、瘦肉、鸡蛋清、大豆等和含有丰富的维生素和矿物质的山楂、香蕉、红枣、菠菜、橘子、紫菜、干蘑菇、番茄等;增加粗纤维食物以防止便秘。有心力衰竭时予以低盐饮食,并限制水的摄入,一天液体量在1000ml内,以防止水钠潴留;少量多餐,避免摄入高热量及刺激性食物,以防增加心脏负担。

3.病情观察　密切观察病人的生命体征,必要时进行心电监护,以及时发现严重心律失常,防止发生猝死。

4.用药护理

(1)扩张型心肌病　主要选用洋地黄、利尿剂及血管扩张剂。

(2)肥厚型心肌病　主要长期使用β受体阻滞剂、钙拮抗剂,此类药物能减轻流出道肥厚心肌的收缩,降低流出道梗阻程度,改善症状,对于晚期病人梗阻症状不明显而心功能已减退者不宜多用。

5.心理护理　要关心病人疾苦,稳定其情绪,解除恐惧感,使其保持乐观情绪,配合治疗。

(五)健康教育

1.教育病人要限制活动,症状轻者可参加轻体力活动,但要避免劳累。防寒保暖,预防呼吸道感染。

2.饮食上予以高蛋白质、高维生素、高纤维素的易消化食物,以促进心肌代谢,心力衰竭时低盐饮食,戒烟酒,女性病人不宜妊娠。

3.教育病人坚持服用抗心衰、纠正心律失常药物,以提高存活年限。

4.嘱病人定期门诊随访。

(六)护理评价

心悸及呼吸困难是否减轻,活动耐力是否逐渐增加;病人是否获得有关本病的表现及如何避免诱发心力衰竭、心绞痛发生的知识,是否定期到医院随诊;病人能否遵守休息、饮食的保健措施和坚持合理的治疗方法和用药;焦虑、恐惧感是否消除。

二、病毒性心肌炎病人的护理

【疾病概要】

病毒性心肌炎(viral myocarditis)是指由嗜心肌性病毒感染引起的心肌非特异性间质性炎症。发病年龄以儿童和青少年多见,但成人也不罕见。一般急性期为3个月,3个月～1年为恢复期,1年以上为慢性期。临床表现常取决于病变的广泛程度,轻重差异很大,轻者可完全没有症状,重者可并发心律失常、心力衰竭甚至猝死。

本病预后多良好,多数可痊愈。重症和患病期处于过度疲劳状态可致病情急剧恶化,不能完全恢复而转为慢性心肌炎,也有可能演变为扩张型心肌病。

(一)病因与发病机制

各种病毒都可能引起心肌炎,其中以柯萨奇病毒(A组、B组)、埃可(ECHO)病毒及脊髓灰质炎病毒较常见,尤其是柯萨奇B组病毒感染,占30%～50%。此外,流感、风疹、单纯疱疹、肝炎病毒、HIV等也能引起心肌炎。病毒性心肌炎的发病机制包括:病毒直接侵犯心肌;细胞免疫,主要是 T 细胞以及多种细胞因子和毒素引起心肌细胞溶解、间质水肿,伴有炎性细胞浸润和微血管损伤。这些变化均可损害心脏的结构和功能。

(二)病理

典型病变是心肌间质增生、水肿及充血,内有大量炎性细胞浸润等。

(三)临床表现

病毒性心肌炎的临床表现取决于病变的广泛程度和严重性,轻者可无明显症状,重者可致猝死。

1.症状

(1)一般症状　约半数病人在发病前 1~4 周有病毒感染史,出现发热、疲乏等"感冒"样症状或恶心、呕吐、腹泻等消化道症状。

(2)心脏受累症状　轻者早期病人可无任何症状,后期常出现胸闷、心悸、呼吸困难、心前区痛等表现。严重者甚至出现各种严重心律失常、阿—斯综合征、心源性休克、猝死等。

2.体征　可见与体温升高不平行的心动过速、心尖部第一心音减弱、出现第三心音或杂音,重者有各种心律失常、心脏扩大、心力衰竭等体征。

3.实验室及其他检查

(1)心电图　常见 ST-T 改变及各型心律失常,严重心肌损害时可出现病理性 Q 波。

(2)X 线检查　可见心影正常或扩大。

(3)血液生化检查　血沉增快、C 反应蛋白增加,心肌肌酸激酶(CK-MB)、肌钙蛋白 T、肌钙蛋白 I 增高。

4.其他检查　心内膜心肌活检有助于病原学诊断。血清柯萨奇病毒 IgM 抗体滴度明显增高、外周血肠道病毒核酸阳性等。

(四)治疗要点

目前无特异性治疗,主要针对心律失常、心力衰竭进行治疗和充分休息、加强营养、改善心肌代谢、保护心肌等。

1.对症支持治疗　急性期应卧床休息,补充富含维生素和蛋白质的食物。使用维生素 C、肌酐、极化液等心肌营养药物。

2.并发症治疗　心力衰竭者给予利尿剂和血管紧张素转换酶抑制剂等。心律失常者可选用抗心律失常药物。完全性房室传导阻滞者,可考虑使用临时性心脏起搏器。目前不主张早期使用糖皮质激素,但在有难治性心力衰竭、房室传导阻滞等情况下可慎用。

3.抗病毒治疗　可用黄芪、牛磺酸、辅酶 Q_{10} 等中西医结合治疗,有一定疗效。必要时可用干扰素抗病毒、调节免疫等。

【护理】

(一)护理评估

1.健康史　询问发病前 1~4 周有无先驱病毒感染史(上呼吸道感染或肠道感染史),有无细菌感染、营养不良、寒冷、剧烈运动、酗酒、过度疲劳、妊娠、缺氧等诱发因素。

2.身体状况

（1）症状与体征　评估病人有没有在病毒感染史后出现心悸、胸痛、呼吸困难、浮肿甚至阿—斯综合征发作等心律失常和心力衰竭的症状与体征。

（2）评估有无并发症

1）心力衰竭：可出现心悸、呼吸困难、颈静脉怒张、肝大、肺部啰音等心衰的症状和特征。主要是由心肌明显受损、心肌收缩力下降引起。

2）心律失常：心肌炎病人可出现各种心律失常，特别是室性心律失常及房室传导阻滞等，甚至可引起 Adams-Stokes 综合征。

3）心源性休克：主要由于心肌严重受损引起心肌收缩力下降、合并严重心律失常，导致心排血量明显不足。

（3）实验室及其他检查。

3.心理—社会状况　一般症状轻或无明显不适的青少年病人，在休息及治疗期间，会因担心影响学业或工作而出现焦虑不安。症状明显的病人担心留下后遗症而恐惧，病人家属也会出现担心、紧张不安。

（二）护理诊断/问题

1.活动无耐力　与心肌损害导致心排出量减少或并发心律失常和心力衰竭有关。

2.体温过高　与心肌炎症有关。

3.焦虑　与起病急，担心疾病预后、学习和前途有关。

4.知识缺乏　缺乏对心肌炎的发病、防治和自我护理认识。

5.潜在并发症　如心力衰竭、心律失常。

（三）护理目标

病人能在疾病恢复后积极配合活动计划，活动时无心慌、胸闷、乏力等不适表现；体温是否正常；情绪稳定，焦虑减轻或消失；能描述心肌炎发生的诱因、症状、疾病的过程及自我护理方法，能遵守保健措施；并发症减少或没有发生。

（四）护理措施

1.休息　向病人及其家属解释急性期严格卧床休息和病情稳定后逐渐增加活动量的重要性：休息可减轻心脏负荷，使心肌氧耗量减少，有利于心功能的恢复，防止病情加重或转为慢性病程。

2.饮食护理　急性期应给予高蛋白质、高维生素、低热量、低钠、清淡、易消化饮食。多吃新鲜蔬菜，禁烟酒，禁饮浓茶、咖啡。可予普通饮食或半流食，心力衰竭病人宜半流食或流食。不宜过热、过冷，宜少量多餐，避免过饱。

3.病情观察　加强心电监护及床边巡视，观察生命体征、尿量，注意观察有无呼吸困难、咳嗽、水肿、肺部啰音等表现，备好抢救药品和物品。如发现频发室早、短阵室速、房室传导阻滞等应立即通知医生，并遵医嘱予以抗心律失常药，必要时行电复律或临时起搏。

4.用药护理　因心肌炎时心肌细胞对洋地黄的耐受性较差,应注意洋地黄的毒性反应。目前认为糖皮质激素在治疗早期不宜应用,但如果病情严重,如出现严重的心律失常、难治性心衰、心源性休克等,可在短期内足量应用激素,疗程不宜超过 2 周。可应用地塞米松或氢化可的松静脉滴注,注意激素的不良反应。极化液含钾,静脉滴注时滴速不宜过快,以防抑制心肌作用。血管扩张剂、利尿剂可减轻心脏负荷,注意观察血压、尿量等变化。严格控制输液的量和速度,防止发生急性肺水肿。

5.心理护理　病人因长时间卧床休息或发生心律失常不能及时控制,对预后不了解,怕留有后遗症,从而易产生焦虑、烦躁甚至产生恐惧感等情绪。应向病人说明本病的演变过程和预后,关心、安慰病人,介绍治疗成功的病例,使病人保持乐观情绪,树立治疗的信心。

（五）健康教育

1.告诉病人及其家属合理休息、适当锻炼及加强营养的重要性。急性病毒性心肌炎病人出院后需继续休息 3～6 个月,无并发症者可考虑恢复部分或全部轻体力工作和学习。6个月～1 年内避免剧烈运动或重体力劳动、妊娠等。

2.指导病人进食高蛋白质、高维生素、易消化的食物,尤其是维生素 C 含量丰富的食物,如新鲜的蔬菜、水果等,以促进心肌代谢和修复。戒烟酒及刺激性食物。

3.注意防寒、保暖,防止上呼吸道感染,病情恢复后鼓励病人适当锻炼,增加机体抵抗力。

4.自我保健与监测　教会病人及其家属自测脉搏,发现异常或出现心悸、胸闷等不适应立即就诊,并定期门诊随访。

（六）护理评价

病人活动时疲劳感是否减轻或消失,有无心慌、气急等不适症状;体温是否正常;病人是否能描述引起心肌炎的诱因和心肌炎的症状,用药、饮食、营养及重要性,如何休息和活动,能否遵守休息和饮食原则;病人的情绪是否稳定,焦虑、恐惧感是否消失。

本节小结

原发性心肌病以扩张型心肌病最多见,其次是肥厚型心肌病。扩张型心肌病最主要的病理改变为心腔扩大、心肌收缩力下降。主要表现为心律失常、心力衰竭。护理时主要是针对心律失常、心衰进行护理。肥厚型心肌病的主要病理变化是心室肌非对称性肥厚,表现为劳力性呼吸困难、心悸、心前区闷痛、晕厥,甚至猝死。病毒性心肌炎主要是在病毒感染之后出现心悸、胸闷、阿—斯综合征发作等表现,还可引起心衰。主要治疗和护理措施是充分休息,加强营养及对症护理。

本节关键词:心肌病;病毒性心肌炎;心律失常;心力衰竭;休息;加强营养

课后思考

1.本节案例中,病人住院第 4 日,在床上突然发生晕倒、四肢抽搐、心音消失,数秒后心音恢复,抽搐停止,逐渐清醒,应首先考虑发生了何种情况?

2.原发性心肌病的主要临床表现有哪些?

3.扩张性心肌病和肥厚性心肌病在临床表现、治疗、护理措施上有何不同?

(童晓云)

第九节　心包炎病人的护理

案例 3-9

　　某病人,男,38 岁,出现乏力、心悸、呼吸困难、腹胀、食欲减退 4 周后入院。体检:T 38℃,BP 80/60mmHg,R 26 次/分,神清,半卧位,口唇、面颊、甲床发绀,颈静脉怒张,两肺闻及湿啰音。心界扩大,心尖搏动减弱,心音低而遥远,心率 108 次/分,律齐,胸骨左缘第 3～4 肋间可闻及心包叩击音。肝肋下 5cm,脾肋下 1.5cm,双下肢水肿及腹水。X 线检查示心音正常大小,有心包钙化影。心电图示 QRS 低电压,T 波低平。

　　问题:
　　1.该病人最可能的临床诊断是什么?
　　2.该病人存在哪些护理诊断/问题?

本节学习目标

　　1.掌握急性心包炎、缩窄性心包炎的临床表现、主要护理诊断/问题、护理措施。
　　2.熟悉急性心包炎、缩窄性心包炎的实验室检查及治疗要点。
　　3.了解急性心包炎、缩窄性心包炎的病因和发病机理。
　　4.体现护士的爱伤精神和人文关怀,尊重病人的身心需求。

　　心包炎是由各种细菌、病毒、肿瘤、代谢性疾病、自身免疫性疾病、理化因素等引起的心包脏层、壁层急性炎症病变(充血、水肿、渗出)和慢性炎症病变(心包粘连、增厚、缩窄、钙化等)等一组疾病。按病程进展,可分为急性心包炎(伴或不伴心包积液)、慢性心包积液、粘连性心包炎、亚急性渗出性缩窄性心包炎、慢性缩窄性心包炎等。临床上以急性心包炎和慢性缩窄性心包炎最为常见。

一、疾病概要

【急性心包炎】

急性心包炎(acute pericarditis)为心包脏层和壁层的急性炎症,可由细菌、病毒、自身免疫、物理、化学等因素引起。心包炎常是某种疾病表现的一部分或为其并发症,因此常被原发疾病所掩盖,但也可单独存在。

（一）病因与发病机制

常见的病因为风湿热、结核及细菌性感染。近年来病毒感染、肿瘤、心肌梗死性及尿毒症性心包炎发病率明显增多。

1.感染性　由细菌、病毒、真菌、立克次体、寄生虫等感染。

2.非感染性　常见的有急性非特异性心包炎,自身免疫性如风湿热、系统性红斑狼疮、结节性多动脉炎、类风湿关节炎等,肿瘤性、代谢性疾病如尿毒症、痛风等,外伤或放射性等物理因素。

（二）病理

急性炎症反应早期为纤维蛋白性心包炎,病理改变为心包脏层和壁层出现纤维蛋白,白细胞和少量内皮细胞组成的炎性渗出,此时尚无明显液体积聚。随着病程发展则转变为渗出性心包炎,心包腔渗出液增多,常为浆液纤维蛋白性,液体量由100ml至2000～3000ml不等,可呈血性或脓性。当渗出液短时间内大量增多时,心包腔内压力迅速上升,导致心室舒张期充盈受限,并使外周静脉压升高,最终导致心排血量降低,血压下降,出现急性心脏压塞。

（三）临床表现

1.症状

（1）心前区疼痛　多见于急性心包炎早期,为纤维蛋白性心包炎的主要症状,缓慢进展的结核性或肿瘤性心包炎的疼痛症状可能不明显。疼痛可位于心前区,性质尖锐,与呼吸运动有关,常因咳嗽、变换体位或吞咽动作而加重。疼痛也可为压榨性,位于胸骨后,需注意与心肌梗死相区别。

（2）呼吸困难　是渗出性心包炎最突出的症状。临床表现取决于积液对心脏的压塞程度,重者则出现循环障碍或衰竭,可有端坐呼吸、呼吸浅速、面色苍白、发绀等。也可因压迫气管、喉返神经、食管而产生干咳、声音嘶哑及吞咽困难。

（3）全身症状　可表现为发冷、发热、乏力、烦躁、上腹胀痛。

2.体征

（1）心包摩擦音　是纤维蛋白性心包炎的典型体征,因炎症而变得粗糙的壁层与脏层在心脏活动时相互摩擦而发生,呈抓刮样粗糙音,与心音的发生无相关性。多位于心前区,以胸骨左缘第3～4肋间最为明显,坐位时身体前倾、深吸气或将听诊器胸件加压则更易听到。心包摩擦音可持续数小时或持续数天、数周,当积液增多将两层心包分开时,摩擦音即可消失。心前区听到心包摩擦音即可作出心包炎的诊断。

(2)心包积液征 是渗出性心包炎的体征。心脏叩诊浊音界向两侧扩大,心尖搏动减弱或消失,心音低而遥远。大量积液时可在左肩胛骨下出现浊音及左肺受压迫所引起的支气管呼吸音,称心包积液征(Ewart 征)。大量心包积液可使收缩压下降,而舒张压变化不大,故脉压变小,可累及静脉回流,出现颈静脉怒张、肝大、水肿及腹水等。

(3)心脏压塞征 急性心脏压塞表现为心动过速、血压下降、脉压变小和静脉压明显上升,如心排血量显著下降可引起急性循环衰竭、休克。亚急性或慢性心脏压塞表现为体循环静脉淤血、颈静脉怒张、静脉压升高、奇脉等。

3.实验室及其他检查

(1)实验室检查 感染性者常有外周血白细胞计数增加、红细胞沉降率增快等炎症反应。

(2)心电图 常规导联普遍 ST 段抬高呈弓背向下型(除 aVR 外),一至数天后,ST 段回到基线,出现 T 波低平及倒置,持续数周至数月后 T 波逐渐恢复正常。渗出性心包炎时可有 QRS 波群低电压及电交替,无病理性 Q 波。

(3)X 线检查 心包腔内渗液达 250～300ml 或以上时可见心影向两侧增大,呈三角烧瓶状,心影随体位变动而改变,肺部无明显充血现象,是心包积液的有力证据。

(4)超声心动图 M 型或二维超声心动图中均可见液性暗区。对诊断心包积液简单易行,迅速可靠。

(5)心包穿刺 可证实有心包积液,并可抽取心包穿刺液进行常规涂片、细菌培养和寻找肿瘤细胞等检查。

(6)心包镜及心包活检 有助于明确病因。

(四)治疗要点

1.对症治疗 呼吸困难者给予半卧位、吸氧;疼痛者应用镇痛剂;水肿者用利尿剂。

2.病因治疗 针对病因,应用相应抗生素、抗结核药物、化疗药物等治疗。

3.心包穿刺 大量心包渗液时,必要时可行心包穿刺减轻压迫症状和解除心脏压塞,并在心包腔内注入抗菌药物或化疗药物等。

4.心包切开引流及心包切除术 化脓性心包炎应尽早行心包切开引流及心包切除术等。

【缩窄性心包炎】

缩窄性心包炎(constrictive pericarditis)是指心包明显增厚、纤维化、粘连、钙化,使心脏被紧密包围,限制心室收缩、舒张功能而产生的一系列循环障碍的慢性心包炎性病变。

(一)病因与发病机制

继发于急性心包炎,在我国以结核性心包炎最为常见,其次为由化脓性或创伤性心包炎演变而来。少数与心包肿瘤、急性非特异性心包炎及放射性心包炎等有关。

(二)病理

心包纤维组织增生、增厚、粘连、钙化,最终形成坚厚的瘢痕,使心包失去伸缩性,致使心室舒张期扩张受阻,充盈减少,心排血量下降。长期缩窄后心肌可萎缩。

（三）临床表现

起病缓慢，心包缩窄多于急性心包炎后1年内形成，少数可长达数年。

1.症状　有呼吸困难、疲乏、食欲不振、上腹胀满或疼痛等症状。

2.体征　有颈静脉怒张、肝大、腹水、下肢水肿等。心浊音界正常或稍大、心尖搏动减弱或消失、心音减低、心率增快，可出现心包叩击音和奇脉。

3.实验室及其他检查

（1）心电图　有ST-T变化、T波低平或倒置，QRS波群低电压。

（2）X线检查　心影偏小、正常或轻度增大，可见心包钙化影。

（3）超声心动图　可见心包增厚、心室腔容积变小、室壁活动减弱、室间隔矛盾运动等。

（四）治疗要点

1.病因治疗　积极针对病因治疗。

2.心包切除术　及早实施心包切除术是治疗的关键。通常在心包感染被控制、结核活动已静止即应手术，以免病情发展而影响手术效果。在术后继续用药1年。

二、护　理

（一）护理评估

1.健康史　评估病人有无结核、病毒等感染和风湿热、肿瘤、外伤等病史，有无自身免疫性（如风湿热、系统性红斑狼疮）、肿瘤性、内分泌及代谢性（如痛风、尿毒症）、外伤、放射性损伤史等。

2.身体状况

（1）症状与体征　评估病人是否出现急性心包炎的表现，如早期以心前区疼痛为主要症状，可听到心包摩擦音。随着积液的增多可出现渗出性心包炎的表现，如呼吸困难、邻器官受压迫（干咳、吞咽困难等），若快速渗出大量心包积液时，还可出现心包压塞的表现，如血压下降、心动过速、脉压变小，甚至可产生急性循环衰竭、休克。

（2）评估有无并发症

1）心力衰竭：可引起左心室衰竭和右心室衰竭，表现为呼吸困难、颈静脉怒张、水肿、肝大等。

2）急性循环衰竭：表现为血压下降、脉压变小等。主要因心排血量显著下降而引起。

（3）实验室及其他检查　常有白细胞计数增加，血沉增快。当心包内积液量超过250～300ml时，X线检查可见心脏阴影向两侧普遍性增大，呈烧瓶样，心脏搏动减弱或看不见搏动。心电图示常规导联（除aVR和V_1外）ST段呈弓背向下抬高，T波先高后低，渗液性心包炎时可有QRS波群低电压、电交替、心动过速等，无病理性Q波。超声心动图检查心包积液量达50ml以上时可见液性暗区。

（4）心理－社会状况　因疼痛、心脏压塞而出现呼吸困难，或当病因诊断不明、病情加重、疗效不佳时，病人及家属会出现烦躁不安、焦虑、恐惧等情绪反应。

(二)护理诊断/问题

1.气体交换受损　与肺淤血、肺或支气管受压有关。

2.体温过高　与细菌、病毒等感染因素导致急性炎症反应有关。

3.体液过多　与心包积液引起体循环淤血有关。

4.营养失调　营养低于机体需要量,与结核、肿瘤等有关。

5.疼痛　心前区疼痛与心包炎症有关。

6.焦虑　与病因诊断不明、病情重、疗效不佳有关。

7.潜在并发症　有休克、心力衰竭等,与心脏压塞有关。

8.知识缺乏　缺乏有关发病病因及彻底治疗的重要性的知识。

(三)护理目标

呼吸困难减轻或消失;体温恢复正常;水肿减轻或消失;营养状况得到改善,体重增加;心前区疼痛减轻或消失;焦虑、恐惧感减轻或消失;及早发现心脏压塞征象,休克、心力衰竭等一旦出现能得到及时处理;能说出有关疾病防治和护理的知识。

(四)护理措施

1.休息　休息可减少心肌和组织的耗氧量,减轻由于心脏压塞而引起的体循环淤血症状和心排血量减少引起的气促等症状。有呼吸困难者应采取半卧位或坐位休息,心包压塞的病人往往被迫采取前倾坐位,应提供床上小桌,以节省体力,协助病人满足生活自理的需要。

2.饮食　应予以高热量、高蛋白质、高维生素、易消化的半流质或软食,保证营养供给,促进疾病恢复。对有心功能不全的病人应限制钠盐的摄入,避免饱餐。必要时静脉补充营养物质,但输液时要注意控制输液速度。

3.病情观察　密切观察病人血压、心率、呼吸的变化。有发热、胸痛者注意观察胸痛、体温的变化。水肿明显、使用利尿剂治疗者,注意记录 24 小时出入量,观察水肿消长情况。当出现明显呼吸困难、血压下降等心包压塞症状时,应立即通知医生并配合医生行心包穿刺术,以缓解症状。

4.用药护理　常用有糖皮质激素、抗结核药物、抗肿瘤药等,用药期间注意药物的副作用。

5.对症护理

(1)发热　定时测量并记录体温,观察发热的症状和体征变化情况;体温超过 39℃以上时予以降温,先用物理降温,必要时用小剂量退热剂;做好口腔、皮肤等护理。

(2)呼吸困难　协助病人取半卧位或坐位,予以吸氧,根据缺氧程度调节氧流量,并观察氧疗效果。控制输液速度和量,心包压塞时配合医生进行心包穿刺或切开引流术,以缓解症状。

(3)心前区疼痛　评估疼痛的部位、程度、性质、缓解方法和有无心包摩擦音等;指导病人卧床休息,保持情绪稳定;嘱病人勿用力咳嗽,深呼吸或突然改变体位以免疼痛加重;若疼痛程度严重,可适量使用解热镇痛药或吗啡类药物;遵医嘱针对原发病因治疗。

(4)水肿　观察水肿的范围、程度及有无胸水或腹水,低盐饮食,遵医嘱给予利尿剂,并做好皮肤护理。

6.心包穿刺术的护理　详见本章第十节。

7.心包切除术的护理　对缩窄性心包炎的病人应说明行心包切除术的重要性,解除其顾虑,尽早接受手术治疗。病人术后仍应坚持休息半年左右,有利于心功能的恢复。

8.心理护理　病人的恐惧常出现在心脏压塞时,医护人要守护在病人身边,给病人以安全感,要及时处理病人的不适,使病人情绪稳定,树立战胜疾病的信心,配合治疗和护理。

(五)健康教育

1.向病人介绍本病有关的知识,如急性心包炎几乎都是继发的,病因实质上是各种原发疾病,如结核病,化脓性、风湿性心包炎等,应积极治疗和预防原发病。

2.嘱病人注意充分休息,加强营养,给予高热量、高蛋白质、高维生素、易消化的食物,限盐饮食。注意防寒保暖,防止呼吸道感染,以避免加重病情。

3.对急性心包炎的病人应说明坚持足够疗程药物治疗的重要性,结核性心包炎如不积极治疗常可演变成慢性缩窄性心包炎。教育病人按要求彻底治疗,注意药物不良反应,定期随访肝肾功能。

(六)护理评价

生命体征是否正常,营养状况是否得到改善。急性心包炎的病人是否了解心包炎的病因、治疗等相关知识。水肿是否减轻或消失。焦虑感是否减轻或消失。

本节小结

急性心包炎可分为纤维蛋白性心包炎、渗出性心包炎、心包压塞,表现为胸痛、呼吸困难,严重时引起充血性心力衰竭。护理要点是注意休息,限制体力活动,加强营养,给予高热量、高蛋白质、高维生素、低钠饮食;注意观察生命体征变化及有无呼吸困难、发绀、颈静脉怒张、肝肿大、水肿等病情变化情况;有呼吸困难者予以吸氧。

本节关键词:急性心包炎;缩窄性心包炎;心包压塞;心包穿刺;心包切除术

课后思考

1.急性心包炎、缩窄性心包炎的临床表现有哪些?
2.心包炎主要的护理诊断/问题有哪些?
3.缩窄性心包炎的有效治疗和护理措施有哪些?

(童晓云)

第十节　循环系统疾病常用诊疗技术及护理

本节学习目标

1. 熟悉循环系统常用诊疗技术的适应证、禁忌证、主要护理措施。
2. 了解循环系统常用诊疗技术的目的、方法。
3. 体现护士的爱伤精神和人文关怀,尊重病人的身心需求。

一、心脏电复律及护理

(一)概念

心脏电复律(cardioversion)是指在短时间内向心脏通以高压强电流,使心肌瞬间同时除极,消除异位性快速心律失常,使之转复为窦性心律的方法。心脏电复律最早用于消除心室颤动,故亦称为心脏电除颤。心脏电复律分为两种:

1. 直流电同步电复律　适用于除心室颤动以外的快速型心律失常。除颤器一般设有同步装置,放电时电流正好与 R 波同步,使电流刺激落在心室肌的绝对不应期,避免诱发室速或室颤。通常经胸壁体外电复律能量选择为:心房扑动所需电能一般较小,为 50~100J,心房颤动和室上性心动过速为 100~150J,室性心动过速为 100~200J。

2. 直流电非同步电除颤　临床上用于心室颤动,可在任何时间放电。通常能量选择为 200~360J。有时预激综合征合并快速心房颤动或室性心动过速有宽大的 QRS 和 T 波,除颤仪在同步工作方式下无法识别 QRS 波而不放电,此时也可用低电能非同步电除颤,以免延误病情。

(二)目的

消除异位性快速心律失常,转复为窦性心律。

(三)适应证

1. 心室颤动和扑动(是电复律的绝对指征)。
2. 心房颤动和扑动伴血流动力学障碍者。
3. 药物及其他方法治疗无效或有严重血流动力学障碍的阵发性室上性心动过速、室性心动过速。
4. 预激综合征合并快速心律失常者。

（四）禁忌证

1.伴高度或完全性房室传导阻滞的心房颤动或扑动。

2.伴病态窦房结综合征的异位性快速心律失常。

3.病史多年，心脏（尤其是左心房）明显增大及心房内有新鲜血栓形成或近3个月有栓塞史。

4.出现洋地黄中毒、低钾血症时。

（五）方法

1.病人平卧于绝缘的硬板床上，松开衣领，有义齿者取下，开放静脉通路，给予氧气吸入。术前做全导联心电图。

2.清洁电击处的皮肤，连接好心电导联线，贴放心电监测电极片时注意避开除颤部位。

3.连接电源，打开除颤器开关，选择一个R波高耸的导联进行示波观察。选择"同步"或"非同步"按钮。

4.遵医嘱用地西泮0.3～0.5mg/kg缓慢静注，至病人角膜反射开始消失的深度。麻醉过程中严密观察呼吸。

5.充分暴露病人前胸，将两电极板上均匀涂满导电糊或包以生理盐水浸湿的纱布，分别置于胸骨右缘第2～3肋间和心尖部，两电极板之间距离不应小于10cm，与皮肤紧密接触，并有一定压力。按充电钮充电到所需功率，嘱任何人避免接触病人及病床，两电极板同时放电，此时病人身体和四肢会抽动一下，通过心电示波器观察病人的心律是否转为窦性。

6.根据情况决定是否需要再次电复律。

（六）护理

1.术前护理

（1）病人准备　①向择期复律的病人介绍电复律的目的和必要性、大致过程、可能出现的不适和并发症，取得其合作。②遵医嘱做术前检查（血电解质等）。③遵医嘱停用洋地黄类药物24～48小时，给予改善心功能、纠正低血钾和酸中毒的药物。有心房颤动的病人复律前应进行抗凝治疗。④复律前1～2天口服奎尼丁，预防转复后复发，服药前做心电图，观察QRS波时限及QT间期变化。⑤复律术前当天晨禁食，排空膀胱。

（2）物品准备　准备除颤器、生理盐水、导电糊、纱布垫、地西泮、心电和血压监护仪及心肺复苏所需的抢救设备和药品。

2.术后护理

（1）病人卧床休息24小时，麻醉清醒后2小时内避免进食，以免恶心呕吐。

（2）持续心电监护24小时，注意心律、心率变化。密切观察病情变化，如神志、瞳孔、呼吸、血压、皮肤及肢体活动情况，及时发现病人有无栓塞征象。

（3）遵医嘱继续服用奎尼丁、洋地黄或其他抗心律失常药物，以维持窦性心律。

（4）及时发现有无因电击而致的各种心律失常及栓塞、局部皮肤灼伤、肺水肿等并发症，并协助医生给予处理。

二、心脏起搏术及护理

(一)概念

心脏起搏术(artificial cardiac pacing)是利用人工心脏起搏器发放一定形式的电脉冲，刺激心脏，使之激动和收缩，即模拟正常心脏的冲动形成和传导，以治疗由于某些心律失常所致的心脏功能障碍的一种方法。心脏起搏器简称起搏器(pacemaker)，由脉冲发生器和起搏电极导线组成。

(二)起搏器种类

1. 根据起搏器电极导线植入的部位分类　①单腔起搏器：只有一根电极导线置于一个心腔。常见的有VVI起搏器(电极导线植入右心室)和AAI起搏器(电极导线植入右心房)。②双腔起搏器：两根电极导线分别置于心房和心室，进行房室顺序起搏。③三腔起搏器：目前主要分为双房右室三腔起搏器(治疗房室传导阻滞合并阵发性心房颤动)和右房＋双室三腔起搏器(治疗心力衰竭)。

2. 根据心脏起搏器应用的方式分类　①临时心脏起搏：采用体外携带式起搏器。②植入式心脏起搏：起搏器一般埋植在病人胸部(偶尔植入其他部位)的皮下组织内。

(三)适应证

1. 植入式心脏起搏　适用于需长期起搏的病人。

(1)伴有临床症状的二度Ⅱ型以上的房室传导阻滞。

(2)伴有症状的束支－分支水平阻滞，间歇性二度Ⅱ型房室传导阻滞。

(3)病态窦房结综合征或房室传导阻滞，心室率极慢，小于45次/分，特别是频繁发作阿－斯综合征者。

(4)有窦房结功能障碍或房室传导阻滞的病人，必须采用具有减慢心率作用的药物治疗时，应该植入起搏器。

(5)反复发生的颈动脉窦性晕厥和血管迷走性晕厥，以心脏反应为主者。

(6)药物治疗效果不满意的顽固性心力衰竭(可行心脏再同步起搏治疗)。

2. 临时心脏起搏　适用于急需起搏、房室传导阻滞有可能恢复的病人；超速抑制治疗异位快速心律失常或需"保护性"应用的病人。

(四)方法

1. 临时心脏起搏　将双极电极导线经外周静脉(常用股静脉或左锁骨下静脉)送至右心室心尖部，电极接触到心内膜，起搏器置于体外。放置时间不宜超过1个月，以免发生感染。

2. 植入式心脏起搏　单腔起搏：将单极电极导管从头静脉或锁骨下静脉、颈外静脉送至右心室或右心房，将起搏器埋藏于前胸壁胸大肌皮下组织中。双腔起搏：一般将心房起搏电极导线顶端置于右心房，心室起搏电极置于右心室。三腔起搏时如行双房起搏则左房电极放置在冠状窦内，如行心脏再同步治疗(双心室)时，左室电极经过冠状窦放置在左室侧壁。

（五）护理

1. 术前护理

（1）病人准备 ①向病人及其家属介绍安置起搏器的意义，手术的过程、方法和注意事项及安全性，以解除其思想顾虑和精神紧张。②指导病人完成必要的实验室检查，如血、尿常规、血型、出凝血时间、胸片、心电图、Holter 等。③皮肤准备：一般放置临时起搏器备皮范围为双侧腹股沟及会阴部，埋藏式起搏器备皮范围为左上胸部（包括颈部和腋下）。备皮时动作应轻柔，勿损伤皮肤。④手术前一天遵医嘱做青霉素皮试。⑤训练病人平卧床上大小便，以免术后由于卧床体位而出现排便困难。⑥术前停用抗凝剂。术前应用抗凝剂者需停用至凝血酶原时间恢复在正常范围内。⑦术前 6 小时禁食，术前 2 小时内应用抗生素，精神过度紧张者可在术前半小时予以镇静剂，排空大小便。

（2）物品准备 检查起搏系统性能，预先进行测试。备齐一切抢救设备及药品。

2. 术后护理

（1）休息 术后将病人平移至床上，嘱病人保持平卧位或略向左侧卧位 1～3 天，术侧肢体不宜过度活动，勿用力咳嗽，以防电极脱位，如出现咳嗽症状，尽早应用镇咳药。安置临时起搏器病人需绝对卧床，术侧肢体避免屈曲或活动过度。卧床期间做好生活护理。

（2）监测 遵医嘱给病人持续心电监护 48～72 小时，描记 12 导联心电图，了解病人植入起搏器的类型及起搏频率。密切观察病人心率及心律的变化，注意有无电极移位或脱落的发生。观察有无腹壁肌肉抽动、心脏穿孔等表现；监测脉搏、心率、心律、心电变化及病人自觉症状，及时发现有无电极导线移位或起搏感知障碍，立即报告医生并协助处理。出院前常规拍摄胸片。

（3）伤口护理 起搏器局部伤口包扎后，用沙袋压迫 6～8 小时，且每隔 2 小时解除压迫 5 分钟。定期更换敷料，临时起搏器应每天换药 1 次。观察起搏器囊袋有无出血或血肿，观察伤口有无渗血、红、肿，病人有无局部疼痛、皮肤变暗发紫、波动感等，及时发现出血、感染等并发症。监测体温变化，常规应用抗生素，预防感染。注意观察伤口有无渗血、红肿等情况，有异常时及时通知医生。一般术后 7 天拆线。

（4）预防感染 术后给予抗生素 3～5 日，预防感染，注意观察体温变化。

（5）观察术后并发症，如感染、心肌穿孔、电极脱落等。

3. 健康教育

（1）起搏器知识指导 告知病人起搏器的设置频率及使用年限。指导其妥善保管好起搏器卡（有起搏器型号、有关参数、安装日期、品牌等），外出时随身携带，便于出现意外时为诊治提供信息。

（2）告知病人家庭生活用电一般不影响起搏器工作，但应避免强磁场和高电压的场所，如核磁、激光、变电站等。嘱病人当接触某种环境或电器后出现胸闷、头晕等不适时，应立即离开现场或不再使用该种电器。平时将移动电话放置在远离起搏器至少 15cm 的口袋内，拨打或接听电话时采用对侧。避免剧烈运动，装有起搏器的一侧上肢应避免做用力过度或幅度过大的动作，以免影响起搏器功能或使电极脱落。

（3）教会病人自我监测病情 每天自测脉搏 2 次，自行检查该部位有无红、肿、热、痛等炎症反应或出血现象，出现不适立即就医。

(4)定期随访,测试起搏器功能　出院后半年内每1～3个月随访1次,情况稳定后每半年随访1次。接近起搏器使用年限时,应缩短随访间隔时间,如有起搏失灵或在电池耗尽之前应及时更换起搏器。

三、心导管检查术及护理

(一)概念

心导管检查术包括右心导管检查与选择性右心造影、左心导管检查与选择性左心造影,是一种非常有价值的诊断方法,也是一种通过心导管插管术(cardiac catheterization)进行心脏各腔室、瓣膜与血管构造及功能检查的方法。

(二)目的

明确诊断心脏和大血管病变的部位与性质、病变是否引起了血流动力学改变及其程度,为采用介入性治疗或外科手术提供依据。

(三)适应证

1.诊断先天性心脏病,特别是有心内分流的先心病。

2.从静脉置入漂浮导管至右心及肺动脉作血流动力学检测者。

3.心内电生理检查。

4.了解室壁瘤瘤体大小与位置以决定手术指征。

5.选择性冠状动脉造影术。

6.静脉及肺动脉造影。

7.心肌活检术。

(四)禁忌证

1.感染性疾病,如感染性心内膜炎、败血症、肺部感染等。

2.严重出血性疾病、严重肝肾损害者、严重心律失常及严重的高血压未加控制者。

3.电解质紊乱,洋地黄中毒。

4.外周静脉血栓性静脉炎者。

(五)方法

整个检查均在X线透视下进行。一般采用Seldinger经皮穿刺法,局麻后自股静脉、上肢贵要静脉或锁骨下静脉(右心导管术)或股动脉(左心导管术)插入导管到达相应部位,插入造影导管至相应部位后注入造影剂,进行造影。动脉穿刺成功后应注入肝素3000U,随后操作每延长1小时,增加肝素1000U。连续心电监测和压力监测,必要时行血气分析。

(六)护理

1.术前准备

(1)病人准备　①向病人及其家属介绍手术的方法和意义、手术的必要性和安全性,以解除思想顾虑和精神紧张,必要时手术前夜口服地西泮 5mg,保证充足的睡眠。②指导病人完成必要的实验室检查(血尿常规、血型、出凝血时间、血电解质、肝肾功能)、胸片、超声心动图等。③根据需要行双侧腹股沟及会阴部或上肢、锁骨下静脉穿刺术区备皮及清洁皮肤。④做好青霉素皮试及造影剂碘过敏试验。⑤穿刺股动脉者应检查两侧足背动脉搏动情况并标记,以便于术中、术后对照观察。⑥训练病人床上排尿,指导病人术前排空膀胱。⑦术前 4小时禁食、禁水,小儿全麻者术前 6 小时禁食、4 小时禁水;⑧术前 30 分钟遵医嘱给予苯巴比妥 0.1g 肌注。

(2)物品准备 备齐抢救药品、物品和器械。

2.术后护理

(1)卧床休息,穿刺侧肢体制动 10~12 小时,卧床期间做好生活护理。

(2)静脉穿刺者以 1kg 沙袋加压伤口 4~6 小时;动脉穿刺者压迫止血后进行加压包扎,以 1kg 沙袋加压伤口 6 小时;观察动、静脉穿刺点有无出血与血肿,如有异常立即通知医生。

(3)定时检查足背动脉搏动情况,比较两侧肢端的颜色、温度、感觉与运动功能情况。

(4)连续应用 3 日青霉素,预防感染。

(5)监测病人的一般状态及生命体征。观察术后并发症,如心律失常、空气栓塞、出血、感染、热原反应、心脏压塞、心脏壁穿孔等。

四、心导管射频消融术及护理

(一)概念

心导管射频消融术(radio frequency catheter ablation,RFCA)是通过心导管将射频电流引入心脏内,以消融特定部位的心肌细胞,消除病灶、治疗心律失常的一种导管治疗方法。

射频电流是一种低电压高频(30kHz~1.5MHz)电磁波。射频消融仪通过导管头端的电极释放射频电流,在导管头端与局部的心肌内膜之间电能转化为热能,达到一定温度(46~90℃)后,使特定的局部心肌细胞脱水、变形、坏死,自律性和传导性能均发生改变,从而使心律失常得以根治。

(二)目的

消融特定部位的心肌细胞,消除病灶、治疗心律失常。

(三)适应证

1.伴有阵发性心房颤动和心室率快的预激综合征。

2.发作频繁且药物治疗不能满意控制的室上性心动过速。

3.发作频繁和(或)症状重、药物治疗不能满意控制的心肌梗死后室速;无器质性心脏病证据的室性期前收缩和室性心动过速呈反复发作性,或合并有心动过速心肌病,或者血流动力学不稳定者。

4.顽固性心房扑动、特发性心房颤动。

5.不适当窦速合并心动过速心肌病。

（四）禁忌证

同心导管检查术。

（五）方法

首先经过穿刺锁骨下静脉导入心导管,行电生理检查以明确诊断并确定消融的病灶点。选用射频消融导管引入射频电流。消融左侧房室旁路时,消融导管经股动脉逆行或股静脉经房间隔置入;消融右侧房室旁路或改良房室结时,大头导管经股静脉置入,确定电极到位后用30W放电5～10秒,成功后再放电10～60秒。重复电生理检查,确认异常传导途径或异位兴奋灶消失。

（六）护理

术前护理、术后护理基本同心导管检查术。另外应注意以下几点:

1.术前停用抗心律失常药物5个半衰期以上;常规12导联心电图检查,必要时进行食管调搏、Holter等检查。

2.描记12导联心电图,观察术后并发症,如房室传导阻滞、血栓与栓塞、气胸、心脏压塞等。

五、冠状动脉介入性诊断、治疗及护理

【冠状动脉造影术】

（一）概念

冠状动脉造影术(coronary arterial angiography,CAG)是将冠状动脉造影导管经动脉送至左右冠状动脉开口进行造影的一种检查方法,是诊断冠心病最可靠的方法。

（二）目的

可以提供冠状动脉病变的部位、性质、范围、侧支循环状况等的准确资料,有助于选择最佳治疗方案。

（三）适应证

1.疑有冠心病而无创性检查未确诊者。伴严重心动过缓者可安置临时起搏器。

2.冠心病病人需明确动脉病变情况以及考虑介入性治疗或旁路移植手术者。

（四）禁忌证

除与心导管术相同外,造影剂过敏、严重心功能不全、外周动脉血栓性脉管炎者均不能施行。

（五）方法

将心导管经皮穿刺插入股动脉、肱动脉或桡动脉送到主动脉根部,分别插入左、右冠状

动脉口,注入造影剂使冠状动脉及其主要分支显影。

（六）护理

与心导管术基本相同。另外还需注意：

1.术前还需训练床上排尿及连续咳嗽动作；术前 6 小时禁水,但不禁药。

2.术后动脉穿刺部位按压 15～20 分钟以彻底止血,加压包扎,沙袋压迫 6～8 小时,术侧肢体制动 12 小时,平卧 24 小时,注意观察穿刺部位有无出血、血肿及足背动脉搏动情况,观察心率、血压及心电图变化。

【经皮冠状动脉介入治疗】

经皮冠状动脉介入治疗（percutaneous coronary intervention,PCI）是用心导管技术疏通狭窄甚至闭塞的冠状动脉管腔,从而改善心肌的血流灌注的一种检查方法。PCI 包括经皮穿刺冠状动脉腔内成形术（PTCA）、经皮冠状动脉内支架置入术及冠状动脉内旋切术、旋磨术和激光成形术,统称为冠状动脉介入治疗。其中 PTCA 和支架置入术是冠心病的重要治疗手段,有关内容详见下面第六点介绍。

六、经皮穿刺冠状动脉腔内成形术、冠状动脉内支架置入术及护理

（一）概念

经皮穿刺冠状动脉腔内成形术（percutaneous transluminal coronary angioplasty,PTCA）是在冠状动脉造影的基础上,使用前端带有球囊的心导管扩张狭窄的冠状动脉,将一定量的稀释造影剂经副腔注入囊腔,使囊腔外径扩张,加压于外围的粥样硬化物质,使其压缩和变形,在血流的冲击下重新形成一个新的平滑内腔,从而使狭窄血管再通,达到解除其狭窄、改善心肌供血、缓解症状、改善心功能的一种非外科手术方法,是冠状动脉介入治疗的最基本手段。

冠状动脉内支架置入术（percutaneous intracoronary stent implantation）是在 PTCA 基础上发展而来的,是指在血管病变部位植入一个金属支架以保持血流通畅。

（二）目的

PTCA 的目的是疏通狭窄甚至闭塞的冠状动脉管腔,从而改善心肌的血流灌注。经皮穿刺冠状动脉内支架置入术的目的是防止和减少 PTCA 后急性冠状动脉闭塞和后期再狭窄。

（三）适应证

1.PTCA 的适应证

（1）冠状动脉不完全狭窄,狭窄程度在 75％以上。

（2）冠状动脉单支或多支近段、孤立、向心性、局限性、长度小于 15mm 的无钙化病变。

（3）有临床症状的 PTCA 术后再狭窄。

（4）新近发生的单支冠状动脉完全阻塞。

(5)冠状动脉旁路移植血管再狭窄病变。

2.经皮穿刺冠状动脉内支架置入术的适应证

(1)冠状动脉支起始或近端病变。

(2)由 PTCA 治疗引起的急性冠状动脉闭塞、血管内膜撕裂和弹性回缩病变。

(3)血管内径大于或等于 3.0mm。

（四）禁忌证

1.PTCA 的禁忌证

(1)无保护的冠状动脉左主干病变,体部狭窄程度大于 50%,是 PTCA 的绝对禁忌证。

(2)冠状动脉病变狭窄程度小于或等于 50%,无心肌缺血临床证据者。

(3)多支广泛性弥漫性病、慢性完全闭塞性伴严重钙化的病变。

(4)冠状动脉僵硬或钙化性、偏心性狭窄。

(5)有凝血机制障碍,包括出血性疾病和高凝状态。

2.经皮穿刺冠状动脉内支架置入术的禁忌证　无绝对禁忌证。但有出血倾向者,血管直径小于或等于 2.0mm 的或病变血管严重迂曲的均不宜。

（五）方法

先作冠状动脉造影,再用指引导管将带球囊导管置入,通过细钢丝引至狭窄病变处,以 1:1稀释的造影剂注入球囊,加压(压力先低后渐增高),使之膨胀以扩张血管。如扩张成功则逐渐减压,回抽造影剂,将球囊抽成负压状态撤出。

（六）护理

1.术前护理

(1)病人准备　①应向病人介绍手术的大致过程,消除顾虑,取得病人的合作;向家属讲明手术的必要性和可能出现的并发症及意外,并签署同意手术书。②按要求备好手术部位皮肤、造影剂过敏试验及手术前镇静剂、抗生素的应用。③术前测量体温、血压和心率。另外,做 PTCA 及支架置入术前必须口服抗血小板聚集药物,如阿司匹林、抵克力得等。术前 5 天停用抗凝剂,如低分子肝素。

(2)物品准备　备齐抢救药品、物品和器械。①检查并备好各种抢救药品、气管插管、吸引器、除颤器、心电监护仪、氧气等,建立静脉通路。②检查手术所需的各种器械,如导管等。③插管前给病人含服硝酸甘油以预防冠状动脉痉挛。

2.术后护理

(1)病情监测　持续心电监护 24 小时。严密观察心率、心律、血压和左心功能不全的表现;观察有无心肌缺血、心肌梗死等急性期并发症。定期监测血小板、出凝血时间的变化。观察伤口情况及足背动脉搏动情况;短期反复行心电图和酶学检查,以便早期发现急性心肌梗塞。

(2)术后即可进易消化清淡饮食,但避免过饱;鼓励病人多饮水,以加速造影剂的排泄。

(3)PTCA 术后卧床 36 小时,冠脉内支架置入术术后卧床 48 小时,加强生活护理。术后1周内避免抬重物,防止穿刺部位再出血。1周后有可能恢复日常生活与轻体力工作。

(4)防止出血　一般于术后4~6小时拔除动脉鞘管,按压穿刺部位15~20分钟以彻底止血,用弹力绷带加压包扎,沙袋压迫6小时,右下肢制动24小时,防止出血。如穿刺桡动脉者术后可立即拔除导管鞘管,局部加压包扎。注意观察有无出血倾向,如穿刺点渗血、牙龈出血、血尿、便血等,定时监测出凝血时间。

(5)预防感染　常规应用抗生素3~5日,预防感染。

(6)术后应继续长时间口服抗血小板聚集药物,如阿司匹林、波立维、噻氯匹啶等,平均需持续用药半年以上,并定期复查凝血酶原时间。其他按医嘱服用硝酸酯类、钙通道阻滞剂、ACEI类药物。冠状动脉内支架置入术术后除服用阿司匹林外,宜加氯吡格雷,连用6~9个月。

(7)取得心脏外科的积极配合,随时做好冠状动脉手术的准备。

(8)定期随访　PTCA术后3~6个月约有30%的病人发生再狭窄,支架置入术术后半年再狭窄率约20%,故应定期门诊随访。

七、冠状动脉内粥样斑块清除术及护理

(一)概念

冠状动脉内粥样斑块清除术是一种机械去除斑块的治疗方法,包括冠状动脉内斑块旋磨术、定向冠状动脉内斑块旋切术、冠状动脉腔内斑块旋切吸引术、冠状动脉激光成形术、冠状动脉射频成形术、冠状动脉超声成形术等。下面主要介绍冠状动脉内斑块旋磨术。

(二)目的

疏通狭窄的冠状动脉管腔,改善心肌的血流灌注。

(三)适应证

1.不适于PTCA的冠状动脉长段弥漫性病变、钙化性病变、血管开口部病变和血管弯曲部位病变。

2.冠状动脉介入治疗后再狭窄。

3.冠状动脉单支或多支的复杂病变。

4.PTCA中球囊不能跨越或不能扩张的病变,可先行冠状动脉内斑块旋磨术再行PTCA及支架放置术。

(四)禁忌证

1.冠状动脉完全阻塞且指引钢丝不能通过。

2.静脉旁路血管。

3.病变处血管再栓塞;明显冠状动脉夹层撕裂。

(五)方法

1.术前准备　用药同冠状动脉内支架术,选择合适的旋磨头,并选择合适的转速。

2.按 PTCA 操作程序导入指引导管到冠状动脉开口处,此时注意血压及心电图变化,避免完全阻塞冠状动脉。

3.将旋磨导管沿指引钢丝缓慢送至狭窄近端(此时用低速转动旋磨头),然后将旋磨头高速缓慢推进。旋磨头通过狭窄病变处后,再退到病变近端再次旋磨,或更换旋磨导管再次旋磨,直到造影满意。

4.旋磨结束后,退出旋磨导管,再次造影满意后即退出指引钢丝及导管。

并发症:冠状动脉痉挛、心律失常、无再流现象、心肌梗死、冠状动脉穿孔。

（六）护理

与 PTCA 相同。

八、经皮穿刺球囊二尖瓣成形术及护理

（一）概念

经皮穿刺球囊二尖瓣成形术(percutaneous balloon mitral valvuloplasty，PBMV)是指利用心导管术将球囊导管送至狭窄的二尖瓣处,通过加压后扩张球囊,使粘连的瓣叶间部分或完全撕开,从而解除二尖瓣狭窄的一种治疗方法。该方法具有创伤小、相对安全、疗效好、恢复快、可重复应用等特点,是目前缓解单纯二尖瓣狭窄的首选方法,可获得与外科二尖瓣闭式分离术相似的效果。

（二）目的

解除二尖瓣狭窄。

（三）适应证

1.中至重度二尖瓣狭窄,瓣叶较柔软,无明显钙化,心功能Ⅱ～Ⅲ级者。
2.外科分离术后再狭窄。

（四）禁忌证

1.二尖瓣狭窄伴有中度至重度的二尖瓣反流及主动脉瓣病变。严重的瓣下结构病变,二尖瓣有明显钙化为相对禁忌证。
2.左心房血栓或近期(半年内)有体循环栓塞史。
3.风湿活动。
4.房颤病史超过半年者。
5.对造影剂过敏者。

（五）方法

经皮从股静脉穿刺将球囊导管送入右心房,通过房间隔穿刺送入左心房并到达二尖瓣口,稀释造影剂向球囊内快速加压充盈,膨胀的球囊将粘连狭窄的二尖瓣交界处分离。

（六）护理

同心导管检查术。另外还应注意：

1.术前护理 应进行经食管超声探查有无左心房血栓，有血栓者或慢性心房颤动的病人应在术前充分应用华法林抗凝。

2.术后护理 ①术后第2天复查超声心动图评价扩张效果。②伴心房颤动者继续服用地高辛（控制心室率）及华法林等抗凝剂。③观察术后并发症，如二尖瓣反流、心脏压塞、体循环动脉血栓与栓塞等。

九、漂浮导管检查术及护理

（一）概念

漂浮导管检查术是应用顶端带气囊的聚氯乙烯导管，在床边迅速插入肺动脉中而不需借助X线透视，能直接监测右心房、右心室、肺动脉和肺毛细血管嵌入压以及测定心排出量，通常作为监测左心功能和血液动力学改变的一种手段。漂浮导管又称导管，常用的有四腔和伴有双极起搏电极两种。

（二）目的

1.直接监测右心房、右心室、肺动脉和肺毛细血管嵌入压以及测定心排出量。

2.监测左、右心功能和血液动力学改变。

（三）适应证

1.急性心肌梗塞合并泵衰竭，需监测左、右心功能，评价其治疗效果。

2.心功能不全时，应用快速扩血管药物和正性收缩药物治疗，可判断疗效，以提供有效的客观指标。

（四）方法

1.采用经皮穿刺或切开任何一处较大表浅静脉插入导管，通过连续测压和心电示波器监护，能准确将导管插至肺动脉中。一般选用股静脉、贵要静脉、肱静脉或锁骨下静脉作为导管插入。

2.经套管插管术，用套针穿刺右股静脉，将导引钢丝置入，后拔出套管，再插入扩张管和导管鞘，拔出钢丝和扩张管，将漂浮导管从导管鞘插入，并立即接肝素盐水滴注，10～15滴/分，以维持导管通畅。

3.待导管插入40～45cm，导管顶端到达腔静脉，接近右心房，向气囊腔注入1～1.5ml空气，随之用三路开关锁住气囊导管，使导管易于进入右心房。顶端的气囊在血流推动下，经右心室依次漂浮到达肺动脉及肺小动脉，然后换上换能器，观察压力曲线变化，判断导管位置，直到嵌顿到直径相同的小动脉，测定肺毛细血管嵌入压（正常值为0.8～1.6kPa）。

4.测得肺毛细血管嵌入压后放去球囊气体，再将导管退至肺动脉，使其在肺动脉中处于游离状态,以免导管嵌入时间过长,导致肺小动脉破裂,或由于导管尖端对管腔、室壁的刺激而发生室性心律失常。导管退至肺动脉可继续测定肺动脉压力(正常肺动脉舒张末期压力1~2kPa)。

5.测定心排出量时,将温度稀释心排出量测定仪的接头与导管连接测温器的尾端衔接,当微变温度计开口在肺动脉时,由管腔外口注入 0~4℃葡萄糖液,通往右心房,此时在心排出量测定仪上即可显示并记录下有关心排出量的各种参数。

6.最后向导管腔内注入 0.1% 肝素溶液 3~5ml,并锁住导管尾端。

(五)护理

1.术前护理

(1)病人准备　①向家属说明检查的必要性,可能发生的并发症和意外,签署同意手术书。

(2)物品准备　①检查测压记录仪、心排出量测定仪等器材的性能。②仔细检查导管气囊是否漏气,分清管道与气囊开口,并做好标记。③注意环境安静、清洁,术前用紫外线灯消毒。④配备无菌注射用水及量杯、备用注射器、葡萄糖溶液及若干冰块,配备肝素溶液,作定时冲洗导管用。⑤做青霉素、普鲁卡因过敏试验,皮肤消毒及预防性应用抗生素等与心导管检查术相同。

2.术后护理

(1)密切注意病情变化及可能发生的并发症,如心律失常、肺小动脉破裂等。

(2)术后应用抗生素,预防发生感染性心内膜炎。每天清洁伤口,更换纱布,注意局部渗血情况,保证接近伤口的体外导管的无菌。

(3)如病情需要,需留置导管时,应固定牢靠,留置一般不宜超过 72 小时,每隔半小时至1 小时定期用含肝素溶液冲洗导管,以免导管尖端血块堵塞。

(4)留置导管期间右侧肢体制动。每 4 小时测定肺动脉压和肺毛细血管嵌入压并作记录。

(5)撤管后穿刺部位局部沙袋压迫止血 6 小时。导管用毕取出,用纱布擦去血污,将气囊内气体排空,严禁用水冲洗气囊腔,导管腔内用肝素水及生理盐水反复冲洗清洁、晾干,用环氧乙烷气体消毒。

十、心包穿刺术及护理

(一)概念

心包穿刺术是自心包腔内抽取心包积液或积血的有创操作方法。

(二)目的

1.主要用于对心包积液性质的判断与协助病因的诊断。

2.通过穿刺抽液可以解除心包压塞的临床症状。某些心包积液如化脓性心包炎,经过排脓、冲洗及注药可达到治疗作用。

（三）适应证

1.各种原因所致的心包积液或积血。

2.心包压塞。

（四）方法

1.穿刺由医生操作,并进行心电监护,病人取半卧位或坐位,仔细叩出心浊音界,定好穿刺点,现在一般采用心脏超声定位。通常的穿刺点在剑突与左肋弓缘夹角处或心尖部,采用后者进针时,根据横膈位置高低一般在左侧第5或第6肋间隙心浊音界内2.0cm左右进针。

2.常规进行消毒,手术者带无菌手套,铺洞巾,经皮肤至心包壁层用利多卡因进行局部麻醉。

3.穿刺的常用方法有两种:

（1）胸骨下心包穿刺术 常规皮肤消毒铺巾,于胸骨剑突与左肋缘交界处之下,局部麻醉。进针方向与腹前壁成45°角,针尖向上后方,指向心包腔底部,边进针边吸,至刺入心包腔内抽出,有液体时,用左手固定针头,此时针尖不要再深入,以免刺伤心壁,直至将心包腔内液体抽尽。

（2）心前区心包穿刺术 于左第5～6肋间隙心浊音界内侧（一般于左锁骨中线稍内侧）,局麻后,针自下向上后方刺入心包腔,边进针边吸,至吸出液体时,立即停止进针,以免触及心肌或损伤冠状动脉。尽量吸出心包积液。

抽液过程中,用血管钳夹住针体,固定其深度,注意随时夹闭胶管,防止空气进入心包腔。嘱病人不要咳嗽和深呼吸。第一次抽液量不超过100～200ml,若抽出鲜血,立即停止抽吸,密切观察有无心包压塞出现。密切观察病人的反应,如病人感觉心悸,出冷汗、头晕、气短或心电监护仪上提示心率、血压变化等,应立即停止手术,并予以阿托品、肾上腺素等进行处理。

（五）护理

1.术前护理

（1）病人准备 ①术前需进行心脏超声检查,确定积液的量和穿刺部位。②向病人说明手术的意义和必要性,消除其紧张情绪和顾虑,并嘱其在穿刺过程中避免咳嗽和深呼吸。必要时术前1小时可用少量镇静剂。③操作前开放静脉通道。

（2）物品准备 常规消毒治疗盘、无菌心包穿刺包1个（内有心包穿刺针接胶管、5ml和50ml注射器各1副,7号针头1支,血管钳、洞巾、纱布等）、无菌手套、1％普鲁卡因、心电图机、抢救药品（阿托品）、心脏除颤器和人工呼吸机。

2.术后护理

（1）穿刺结束后夹闭橡胶管拔针,覆盖消毒纱布,压迫数分钟后用胶布固定。

（2）嘱病人卧床休息,密切观察病人的生命体征。

（3）记录穿刺抽出的液体量和性状,留取一部分标本立即送检。

（4）做心包引流者应做好引流管的护理。

本节小结

本节主要介绍了循环系统常用诊疗技术的目的、方法、适应证、禁忌证。主要护理要点是做好循环系统常用诊疗技术术前的病人准备、物品准备和术后护理。

本节关键词:诊疗技术;护理

课后思考

1.心脏起搏术的适应证有哪些？如何做好相应护理？

2.冠状动脉介入治疗有哪些种类？治疗目的是什么？

3.二尖瓣狭窄首选的治疗方法是什么？术后并发症有哪些？如何做好相应护理？

（童晓云）

第四章
消化系统疾病病人的护理

第一节　消化系统疾病常见症状体征的护理

案例 4-1

程先生，男，28岁，晚餐后自觉上腹部疼痛伴腹胀，呕吐1次，来院就诊。

问题：
1. 该病例考虑何种疾病？如何分诊？
2. 为明确诊断还需要做哪些评估？

本节学习目标

1. 掌握恶心与呕吐、腹痛、腹泻的基本概念、评估程序、评估内容及护理措施。
2. 熟悉以恶心与呕吐、腹痛、腹泻为主诉的病人所需要实施的实验室检查及其他检查。
3. 了解恶心与呕吐、腹痛、腹泻的病因和发生机制。
4. 体现护士的爱伤精神和人文关怀，尊重病人的身心需求。

一、恶心与呕吐

恶心（nausea）是一种上腹不适、紧迫欲吐的感觉。呕吐（vomit）是指胃内容物或部分肠内容物经食管、口腔排出体外的现象。二者均为复杂的反射动作，可单独发生，但多数病人先有恶心，继而呕吐。呕吐是机体的一种保护性防御反射，但长期频繁的呕吐可引起脱水、电解质及酸碱平衡紊乱、营养失调等；剧烈呕吐可引起食管贲门黏膜撕裂，诱发上消化道出血；意识障碍病人发生呕吐时，有可能发生误吸，引起肺部感染、窒息等不良后果。

恶心呕吐的病因最常见于消化系统疾病，也可见于神经系统疾病及其他系统疾病。①消化系统疾病：如胃癌、胃炎、消化性溃疡、肠梗阻、肝炎、肝硬化、胰腺炎、腹膜炎以及胃肠功能紊乱等。②中枢神经系统疾病：如脑血管疾病（如脑出血、脑梗死、蛛网膜下腔出血、脑外伤、颅内占位性病变、颅内感染（如脑炎、脑膜炎等）。③前庭功能障碍性疾病：如晕动病、迷路炎、梅尼埃病等。④其他系统疾病:如药物因素、代谢障碍、妊娠早期、妊娠高血压综合征、甲亢危象、闭角型青光眼、急性心肌梗死等。

(一)护理评估

1.健康史　评估有无引起恶心与呕吐的原发性疾病,如消化系统疾病、中枢神经系统疾病、前庭功能障碍性疾病、代谢障碍性疾病以及目前使用的药物等。

2.身体状况　评估病人恶心与呕吐发生的时间、原因或诱因、发生频率与进食的关系;呕吐的特点及呕吐物的性质和量;呕吐伴随的症状,如是否伴有腹痛、腹泻、发热、头痛、眩晕、呕血、胸痛、黄疸等。

3.心理-社会状况　长期频繁的恶心呕吐,常使病人产生紧张、烦躁,甚至焦虑、恐惧等不良心理反应。应注意评估病人的精神状态,有无焦虑、抑郁,呕吐与精神因素有无关联等。

4.实验室及其他检查　进行血、尿、粪常规检查;必要时对呕吐物做毒物分析或细菌培养检查,呕吐量人者需做电解质、酸碱平衡等有关指标测定。此外,根据病情可选择性地进行肝、肾功能,心电图等检查,以协助病因诊断。

(二)护理诊断/问题

1.有体液不足的危险　与大量呕吐导致水、电解质丢失有关。
2.焦虑　与频繁呕吐、不能进食有关。

(三)护理目标

病人恶心呕吐减轻或停止,生命体征在正常范围内,未发生水、电解质失调;病人情绪稳定,积极配合治疗护理。

(四)护理措施

1.休息与环境　病人呕吐时,协助其采取合适体位利于呕吐;病情重及体力差者,取侧卧位或仰卧位,头偏向一侧,以防止呕吐物坠入呼吸道发生窒息或吸入性肺炎。环境保持安静,室内要通风,空气要清新。

2.饮食护理　呕吐时暂禁食,呕吐停止后提供清淡易消化的饮食,少食多餐。频繁剧烈呕吐者或有严重水电解质紊乱时,遵医嘱静脉补液,避免发生水、电解质及酸碱平衡紊乱。

3.病情观察　观察病人呕吐的特点,记录呕吐的次数,呕吐物的性质、量、颜色和气味。动态观察实验室检查结果,如水和血电解质变化、酸碱平衡的状态等。

4.用药护理　按医嘱用药。控制呕吐常用止呕药物,使用时要注意用法、剂量以及观察不良反应。如甲氧氯普胺可增加胃的排空、减轻胃与十二指肠的逆蠕动,而起到止呕的作用。但此药可引发直立性低血压,用药后嘱病人不可突然变换体位,由平卧到坐位或由坐位到立位时动作要缓慢。阿托品可缓解胃肠痉挛,但会出现面部潮红、口干、心动过速等反应,要告知病人不要过于紧张。

5.对症护理　①指导病人进行缓慢的深呼吸,使声门开放、减少进入胃内的空气,从而减轻或控制恶心与呕吐。②及时清理呕吐物,吐后帮助病人清洁口鼻腔,让病人用温开水漱口,更换污染衣物与被褥,开窗通风,以减少呕吐物气味及污浊环境对病人感官的刺激。

6.心理护理　①评估病人的心理状态,耐心解答病人及家属提出的问题,向病人解释精神紧张不利于呕吐的缓解,紧张焦虑影响食欲和消化功能,恶心与呕吐会加重病人对疾病的担心。②指导病人减轻焦虑的方法,如常用深呼吸、转移注意力等。

二、腹　痛

腹痛(abdominal pain)主要是指腹部感觉神经纤维受到某些因素(消化器官的膨胀、肌肉痉挛、腹膜刺激、血供不足等)刺激后产生的一种疼痛和不适感。临床上按起病缓急、病情长短分为急性和慢性腹痛。

急性腹痛多由腹腔脏器的急性炎症,空腔脏器梗阻或扩张、扭转或破裂,腹腔内血管阻塞等引起。慢性腹痛的原因常为腹腔脏器的慢性炎症,腹腔脏器包膜的张力变化,消化性溃疡,胃肠神经功能紊乱,肿瘤压迫及浸润等,疼痛时间超过3个月。此外,某些全身性疾病、泌尿生殖系统疾病、腹外脏器疾病,如急性心肌梗死和下叶性肺炎等,也可引起腹痛。

(一)护理评估

1.健康史　评估腹痛发生的可能原因和诱因;既往的健康状况;有无类似症状;个人的生活习惯和嗜好、工作种类、工作环境等。

2.身体状况　①评估腹痛的部位、性质、程度、持续的时间。②腹痛与进食、活动、体位等的关系。③腹痛发生时的伴随症状,如有无恶心、呕吐、腹泻、呕血、便血、血尿、发热等。④病人的生命体征、神志、神态、体位、营养状况以及伴随症状,如腹痛伴黄疸者提示与胰腺、胆系疾病有关,腹痛伴休克者可能与腹腔脏器破裂、急性胃肠穿孔、急性出血坏死性胰腺炎、急性心肌梗死、肺炎等有关。

3.心理-社会状况　急性腹痛起病急剧,疼痛剧烈,常导致病人出现精神紧张、焦虑、恐惧等不良心理反应。慢性腹痛发病隐袭且反复发作,易致病人对治疗失去信心。

4.实验室及其他检查　根据不同病种进行相应的实验室检查,必要时需做X线检查,消化道内镜检查等,以明确腹痛的病因和监测病情。

(二)护理诊断/问题

腹痛:与腹腔脏器炎症、缺血、痉挛、溃疡、肿瘤及功能性疾病有关。

(三)护理目标

病人的腹痛逐渐减轻至消失,情绪稳定,积极配合检查及治疗。

(四)护理措施

1.休息与环境　急性腹痛的病人应卧床休息,加强对病人巡视,随时了解和满足病人的需求,协助病人取舒适的体位,以减轻疼痛,利于休息。烦躁不安者应采取防护措施,防止坠床等意外发生。病情轻的慢性腹痛病人可边工作边治疗,指导病人合理安排工作和休息,寻找缓解腹痛的方法,注意劳逸结合。

2.饮食护理　急性腹痛病人，诊断未明时宜禁食，必要时行胃肠减压。慢性腹痛病人应选用营养丰富、易消化、富含维生素的饮食。注意腹痛病因不同，其饮食原则各异，如溃疡性结肠炎宜食低纤维食物，禁忌乳制品，急慢性胆囊炎应摄取低脂肪食物等。

3.病情观察　严密观察病人腹痛的部位、性质、程度及伴随症状、生命体征的变化。如果疼痛性质及程度突然发生改变，且经常对症处理疼痛不能减轻反而加重者，需警惕某些并发症的出现，如溃疡穿孔、弥漫性腹膜炎等，应立即告知主管医师进行必要的检查。

4.用药护理　镇痛药物的种类甚多，应根据疼痛的病因选择用药。急性剧烈腹痛诊断未明确时，不可随意使用镇痛药，以免掩盖症状、延误病情。疼痛缓解或消失后应及时停药，防止药物副作用及病人对药物产生耐药性和成瘾性。

5.对症护理　教会病人使用非药物缓解疼痛的方法可减轻其焦虑、紧张，提高其痛阈值和对疼痛的控制感。具体方法有：①行为疗法：指导式想象（利用一个人对某特定事物的想象而达到特定的正向效果，如回忆一些有趣的往事可转移对疼痛的注意）、深呼吸、冥想、音乐疗法、生物反馈等。②局部热疗法：除急腹症外，对疼痛局部可使用热水袋进行热敷，从而缓解肌肉痉挛而达到止痛效果。③针灸止痛：根据不同疾病和疼痛部位选择针疗穴位。

6.心理护理　疼痛是一种主观感觉。对疼痛的感受既与疾病的性质、病情有关，也与病人对疼痛的耐受性和表达有关。影响病人对疼痛的耐受性与表达的主要因素有病人的年龄、个性、文化背景、情绪和注意力、周围人们的态度，疼痛对病人的生活、工作、休息、睡眠和社交活动的影响等。急剧发生的剧烈腹痛，持续存在或反复出现的慢性腹痛以及预后不良的癌症疼痛，均可造成病人精神紧张、情绪低落，而消极悲观和紧张的情绪又可使疼痛加剧。因此，护士对病人和家属应进行细致而全面的心理评估，取得家属的配合，有针对性地对病人进行心理疏导。

三、腹　泻

腹泻（diarrhea）是指排便次数多于平日习惯的频率，粪质稀薄。腹泻多由于肠道疾病引起，其他原因有药物、全身性疾病、过敏和心理因素等。发病机制为肠蠕动亢进、肠分泌增多或吸收障碍。小肠病变引起的腹泻，粪便呈糊状或水样，可含有未完全消化的食物成分，大量腹泻易导致脱水和电解质丢失，部分慢性腹泻病人可发生营养不良。大肠病变引起的腹泻，粪便可含有脓、血、黏液，病变累及直肠时可出现里急后重。

（一）护理评估

1.健康史　评估腹泻发生的可能原因和诱因；既往的健康状况；有无类似症状；个人的生活习惯和嗜好、工作种类、工作环境等。

2.身体状况　①评估腹泻发生的时间、次数、病程的长短；粪便的性状、量、气味和颜色。②腹泻发生时的伴随症状和体征：有无腹痛及腹痛的部位，有无里急后重、恶心呕吐、发热等伴随症状；急性腹泻病人有无口渴、疲乏无力等脱水表现；慢性腹泻病人有无消瘦、贫血体征。③评估病人有无腹胀、腹部包块、压痛、肠鸣音异常等；有无因排便频繁及粪便刺激引起肛周皮肤糜烂。

3.心理-社会状况　频繁腹泻易导致脱水、电解质紊乱，使病人感到疲乏无力，影响正常工作,参与社会活动的积极性不高,甚至厌恶。慢性腹泻病因常不明,也使病人对预后产生担忧。

4.实验室及其他检查 采取新鲜粪便标本做显微镜检查,必要时做细菌学检查。急性腹泻者注意监测血电解质、酸碱度等变化。

（二）护理诊断／问题

腹泻:与肠道疾病或全身疾病有关。

（三）护理目标

病人的腹泻次数减少或停止,生命体征、尿量、血生化指标在正常范围内。

（四）护理措施

1.休息与环境 急性严重腹泻、全身症状明显的病人应卧床休息,慢性腹泻病人可增加休息时间。腹部注意保暖,可用热水袋热敷腹部,以减弱肠道运动,减少排便次数。休息的环境保持通风,空气新鲜清洁。

2.饮食护理 饮食以少渣、易消化食物为主,避免生冷、多纤维、味道浓烈的刺激性食物。急性腹泻者应根据病情禁食或给予流质、半流质、软食。腹泻好转后鼓励病人逐渐增加食量,避免发生营养不良。

3.病情观察 密切观察排便的次数、量及性状,每日准确记录出入量,监测生命体征和血生化指标。观察病人有无水、电解质紊乱及酸碱平衡失调的表现。急性严重腹泻者会丢失大量水分和电解质,可引起脱水及电解质紊乱,严重时导致休克,故应严密监测病人有无口渴、皮肤弹性下降、尿量减少、神志淡漠等脱水表现;有无肌无力、腹胀、肠鸣音减弱、心律失常、低钾血症等的表现。一旦发现异常,及时告知医师采取相应措施。

4.用药护理 ①按医嘱用药,腹泻的治疗以病因治疗为主。②应用止泻药物(如鞣酸蛋白、碱式碳酸铋、活性炭等)时注意观察病人的排便情况,腹泻得到控制时应及时停药。③严重腹泻者丢失大量水和电解质需要及时遵医嘱补充水和电解质,以满足病人的生理需要量,一般可经口服补充,严重腹泻伴恶心呕吐、禁食或全身症状明显者需经静脉补充。

5.肛门周围皮肤的护理 排便频繁时,因粪便的刺激,可使肛周皮肤损伤,引起糜烂及感染。因此,要告知病人排便后宜用软纸擦拭,擦拭动作应轻柔,便后用温水清洗肛门及周围皮肤,清洗后轻轻拭干局部,保持局部清洁干燥,必要时涂凡士林或抗生素软膏以保护肛周皮肤。

6.心理护理 向病人及家属解释腹泻的可能原因及治疗原则,帮助病人消除顾虑,提高病人对腹泻的正确认知,主动配合检查和治疗。

本节小结

消化系统疾病最常见的症状和体征有:恶心与呕吐、腹痛、腹泻等。护士接诊病人后应按评估→诊断→计划(目标和措施)→实施→评价的程序对病人进行护理。

本节关键词:恶心与呕吐;腹痛;腹泻

课后思考

1. 当就诊者主诉恶心与呕吐时,应考虑可能是哪个系统出现病变?

2. 病人出现恶心与呕吐、腹痛、腹泻的原因有哪些?

2. 当第一次接触就诊者时,应按什么程序为就诊者提供护理?

（余江萍）

第二节　胃炎病人的护理

案例 4-2

　　王先生,男,48岁,2年前自觉上腹部隐痛伴腹胀,餐后加重,伴返酸嗳气,无呕吐,伴大便干燥,排便困难。曾于多家医院诊治,症状时轻时重,迁延不愈。

问题:

1. 该病例应考虑何种疾病?

2. 为明确医疗诊断还需要做哪些评估?

本节学习目标

　　1. 掌握急性胃炎、慢性胃炎的临床表现、主要护理诊断/问题、护理措施。

　　2. 熟悉对胃炎病人实施的实验室检查及治疗措施。

　　3. 了解急性胃炎、慢性胃炎的病因和发病机制。

　　4. 体现护士的爱伤精神和人文关怀,尊重病人的身心需求。

一、疾病概要

　　胃炎(gastritis)是由不同病因引起的胃黏膜炎症。按临床发病缓急分为急性胃炎和慢性胃炎两大类型。

【急性胃炎】

　　急性胃炎(acute gastritis)是指胃黏膜的急性炎症,其主要病变是胃黏膜的糜烂和出血,故常称为急性糜烂出血性胃炎。病变可局限于胃窦和胃体,也可波及全胃。

　　(一)病因与发病机制

　　引起急性糜烂出血性胃炎的常见病因有:

1.药物　常见的有非甾体抗炎药(NSAID),如阿司匹林、吲哚美辛等,还有某些抗肿瘤药、口服氯化钾和铁剂等。这些药物直接损伤胃黏膜上皮层。其中非甾体抗炎药还通过抑制环氧合酶的作用而抑制胃黏膜生理性前列腺素的合成,削弱胃黏膜的屏障功能。某些抗肿瘤药(如氟尿嘧啶)对快速分裂的细胞(如胃肠道黏膜细胞)产生明显的细胞毒作用。

2.急性应激　多由于重要脏器严重病变、颅内病变、大手术、创伤、大面积烧伤、休克等所致。以胃腔内渗血常见,约20%病人可发生较大量出血,少数发生急性溃疡,称为"应激性溃疡"。发病机制尚未完全明确,但一般认为,应激状态下胃黏膜微循环不能正常运行而造成黏膜缺血、缺氧是发病的重要环节,由此可导致胃黏膜黏液和碳酸氢盐分泌不足,局部前列腺素合成不足,上皮再生能力减弱等改变,胃黏膜屏障因而受损。

3.乙醇　乙醇具有亲脂性和溶脂能力,高浓度乙醇可直接破坏胃黏膜屏障。

黏膜屏障的正常保护功能是维持胃腔与胃黏膜内氢离子高梯度状态的重要保证,当上述因素导致胃黏膜屏障破坏时,胃腔内氢离子便会反弥散进入胃黏膜内,从而进一步加重胃黏膜的损害,最终导致胃黏膜糜烂出血。上述各种因素亦可能增加十二指肠液反流入胃腔,其中的胆汁和各种胰酶参与了胃黏膜屏障的破坏。

(二)临床表现

1.症状　由于病因不同,临床表现不尽一致。轻者多无明显症状,仅少数有上腹不适、疼痛、食欲下降、恶心、呕吐等消化不良表现。胃部出血一般呈少量、间歇、可自行停止。发生大出血时呈呕血、黑粪,持续少量渗血可致贫血。

2.体征　上腹部可有不同程度的压痛。

3.实验室及其他检查

(1)粪便检查　大便隐血试验阳性。

(2)纤维胃镜检查　一般应在急性大出血后24~48小时内进行。镜下可见多发性糜烂出血灶和黏膜水肿为特征的急性胃黏膜病损。确诊则有赖于纤维胃镜检查的特征性表现。

(三)治疗要点

针对病因和原发疾病采取防治措施:①去除病因或诱因,如由药物引起者应立即停止用药,酗酒者宜戒酒。②对症治疗,发生大出血时参阅"上消化道大出血"进行处理。

【慢性胃炎】

慢性胃炎(chronic gastritis)是由多种原因引起的胃黏膜慢性炎症性病变。病变基本局限于胃黏膜层,分布不均,以淋巴细胞和浆细胞浸润为主,有少量中性粒细胞和嗜酸性粒细胞。我国目前采用国际上新悉尼系统(update forms)的分类方法,根据病理组织学改变和病变在胃的分布部位,结合可能的病因,将慢性胃炎分为浅表性(又称非萎缩性,non-atrophic)、萎缩性(atrophic)和特殊类型(special forms)三大类。慢性浅表性胃炎是指不伴有胃黏膜萎缩性改变,胃黏膜层以淋巴细胞和浆细胞为主的慢性炎症细胞浸润的胃炎。幽门螺杆菌感染是这类慢性胃炎的主要病因。慢性萎缩性胃炎是指胃黏膜已发生了萎缩性改变,常伴有肠上皮化生。慢性萎缩性胃炎又可再分为多灶萎缩性胃炎和自身免疫性胃炎两大类。特殊类型胃炎的种类很多,由不同病因所致,临床上较少见。以下重点介绍前两大类胃炎。

（一）病因与发病机制

慢性胃炎的病因尚未完全阐明，主要病因有以下几个方面。

1.幽门螺杆菌（Hp）感染　目前认为 Hp 感染是慢性胃炎最主要的病因。

2.饮食　流行病学资料显示，饮食中高盐和缺乏新鲜蔬菜水果与慢性胃炎的发生密切相关。

3.自身免疫　自身免疫性胃炎以富含壁细胞的胃体黏膜萎缩为主。壁细胞损伤后能作为自身抗原刺激机体的免疫系统，而产生相应的壁细胞抗体和内因子抗体，破坏壁细胞，使胃酸分泌减少乃至缺失，还可影响维生素 B_{12} 吸收，导致恶性贫血。

4.物理及化学因素　长期饮浓茶、酒、咖啡，食用过热、过冷、过于粗糙的食物，可损伤胃黏膜；服用大量非甾体类抗炎药可破坏黏膜屏障；各种原因引起的十二指肠液反流。

（二）病理

慢性胃炎的过程是胃黏膜损伤与修复的一种慢性过程，主要组织病理学特征是炎症、萎缩、肠上皮化生以及异型增生。

（三）临床表现

1.症状　慢性胃炎病程迁延，进展缓慢，缺乏特异性症状。大多无明显症状，部分有上腹痛或不适、食欲不振、饱胀、嗳气、反酸、恶心和呕吐等消化不良的表现，症状常与进食或食物种类有关，少数可有少量上消化道出血。自身免疫性胃炎病人可出现明显畏食、贫血和体重减轻。

2.体征　多不明显，有时可有上腹轻压痛。

3.实验室及其他检查

（1）胃镜及胃黏膜活组织检查　是最可靠的诊断方法，通过胃镜在直视下观察黏膜病损。慢性浅表性胃炎可见红斑（点、片状或条状）、黏膜粗糙不平、出血点等；慢性萎缩性胃炎可见黏膜呈颗粒状、黏膜血管显露、色泽灰暗、皱襞细小。两种胃炎皆可伴有糜烂、胆汁反流。在充分活组织检查基础上，以病理组织学诊断明确病变类型，并可检测幽门螺杆菌。

（2）幽门螺杆菌检测　可通过侵入性（如快速尿素酶测定、组织学检查等）和非侵入性（如^{13}C 或^{14}C 尿素呼气实验等）方法检测幽门螺杆菌。

（3）血清学检查　自身免疫性胃炎时，抗壁细胞抗体和抗内因子抗体可呈阳性；血清促胃液素水平明显升高；多灶萎缩性胃炎时，血清促胃液素水平正常或偏低。

（4）胃液分析　自身免疫性胃炎时，胃酸缺乏；多灶萎缩性胃炎时，胃酸分泌正常或偏低。

临床上有反复上腹胀痛及消化不良表现，病程迁延，确诊则有赖于胃镜及胃黏膜活组织病理学检查。

（四）治疗要点

1.清除幽门螺杆菌感染　目前多采用的治疗方案为一种胶体铋剂或一种质子泵抑制剂

加上两种抗菌药物,常用枸橼酸铋钾(CBS),每次240mg,每天2次,与阿莫西林(每次500~1000mg,每天2次)及甲硝唑(每次200mg,每天4次)三药联用,2周为1个疗程,抗菌药物还有克拉霉素(甲红霉素)、呋喃唑酮等。

2.对症处理 如因非甾体类抗炎药引起,应停药并给予抗酸药;如因胆汁反流,可用氢氧化铝凝胶来吸附,或予以硫糖铝及胃动力药以中和胆盐,防止反流;有胃动力学改变,可服用多潘立酮、西沙必利等。

3.自身免疫性胃炎的治疗 目前尚无特异性治疗,有恶性贫血可肌注维生素B_{12}。

4.胃黏膜异型增生的治疗 除给予上述积极治疗外,关键在于定期随访。对已明确的重度异型增生病人可选择预防性内镜下胃黏膜切除术。

二、护 理

(一)护理评估

1.健康史 主要询问:①有无服用非甾体类抗炎药物,有无不良的饮食习惯。②既往有无严重脏器疾病、接受过大手术、大面积烧伤、休克等病史;有无慢性心力衰竭、肝硬化门静脉高压、尿毒症、营养不良、口腔及鼻咽部慢性炎症、胃手术或胆囊切除术等。

2.身体状况

(1)症状 评估起病急缓及进展情况,有无贫血及体重减轻等全身表现;有无上腹饱胀不适;进餐后是否疼痛明显,是否呈规律性上腹隐痛,伴食欲不振、嗳气、反酸、恶心和呕吐等。

(2)体征 上腹有无压痛。

(3)实验室及其他检查 胃镜及胃黏膜活组织检查,幽门螺杆菌检测,血清学检查,胃液分析等有无异常。

3.心理-社会状况 评估病人是否因疾病带来情绪改变。轻症病人是否有满不在乎的心理;重症病人特别是呕血和(或)黑便病人有无紧张、焦虑等;慢性胃炎病人是否因病情呈慢性经过、反复发作、时轻时重、症状又不典型而胡思乱想,认为患有"不治之症"而出现紧张、不安、失眠、忧虑和情绪不稳等;病人对治疗和护理的需求以及对预后的信心;家庭成员对病人所患疾病的认识及重视程度,能否为病人提供正确的照顾和经济支持;社区卫生服务机构能否为病人提供服务。

(二)护理诊断/问题

1.腹痛 与胃黏膜炎性病变有关。

2.营养不良 低于机体需要量与畏食、消化吸收不良等有关。

3.焦虑 与病情反复、病程迁延有关。

4.知识缺乏 缺乏对慢性胃炎病因和预防知识的了解。

(三)护理目标

病人腹痛缓解或消失;食欲增加,能合理摄取营养,体重增加;能采取有效应对措施,正确面对疾病,消除忧虑、焦急心理,情绪稳定、乐观;能说出慢性胃炎的可能病因以及预防复发的措施。

（四）护理措施

1. 休息与环境　病人要注意休息、避免劳累、注意劳逸结合,有呕血或黑便时应卧床休息。保持休息的环境安静,空气清新。

2. 饮食护理　急性胃炎病人在饮食上一般给予无渣、温热、半流质饮食;少量出血时可给牛奶、米汤等流质,以中和胃酸,有利于胃黏膜的修复;呕血者应暂禁食。慢性胃炎病人饮食要选择丰富维生素、蛋白质、易消化食物,避免粗糙、辛辣、坚硬的食物;少食多餐,要有规律性,避免暴饮暴食,戒除烟酒。

3. 病情观察　密切观察:①有无上腹不适、食欲减退、饱胀、嗳气、反酸、恶心与呕吐等消化不良的表现及程度。②有无出血、黑便等消化道出血表现。③有无畏食、贫血、体重减轻等表现及程度。

4. 用药护理　指导病人按医嘱正确使用药物(具体用药见治疗要点),介绍药物的不良反应,如有异常及时复诊,提高病人用药的依从性。

5. 对症护理　腹痛可针灸内关、合谷、足三里等穴位来缓解疼痛,也可用热水袋热敷胃部以缓解胃痉挛,减轻腹痛。

6. 心理护理　向病人及家属介绍急性胃炎、慢性胃炎病因与预后的相关知识,如急性胃炎去除病因后预后良好。个别由于大量或反复出血而危及生命。慢性胃炎长期持续存在,但多数病人无症状,少数慢性浅表性胃炎可演变为慢性多灶萎缩性胃炎,极少数慢性多灶性萎缩性胃炎经长期演变可发展为胃癌,以消除病人的顾虑。

（五）健康教育

1. 疾病知识指导　向病人及家属介绍本病的有关病因,指导病人避免诱发因素,教育病人保持良好的心理状态,平时生活要有规律,合理安排工作和休息时间,注意劳逸结合,积极配合治疗。

2. 生活知识指导　指导病人注意饮食卫生和加强营养,养成有规律的饮食习惯;避免过冷、过热、辛辣等刺激性食物及浓茶、咖啡等饮料;嗜酒者应戒酒,防止乙醇损伤胃黏膜。

3. 用药指导　根据病人的具体情况进行指导,如避免使用对胃黏膜有刺激的药物,必须使用时应同时服用制酸剂或胃黏膜保护剂;介绍药物的不良反应,如有异常应及时复诊,定期门诊随访。

（六）护理评价

病人腹痛是否缓解或消失;食欲是否增加,能否合理摄取营养,体重是否增加;能否接受治疗护理措施,正确面对疾病,消除忧虑心理,保持乐观情绪;能否说出急性胃炎、慢性胃炎的可能病因以及预防复发的措施。

本节小结

胃炎是指不同病因引起的胃黏膜炎症,按临床发病缓急分为急性胃炎和慢性胃炎两大类型。急性胃炎的常见病因有药物、应激、乙醇等因素,慢性胃炎目前认为与幽门螺杆菌感染、食物、自身免疫等有关。护理的重点是指导病人合理饮食,规范治疗,保持乐观的心态。

本节关键词:急性胃炎;慢性胃炎

课后思考

1.引起胃炎的病因有哪些?

2.急性胃炎和慢性胃炎的病因和发病机制是否相同?

3.请为慢性胃炎病人制定一份健康教育计划。

(余江萍)

第三节 消化性溃疡病人的护理

案例 4-3

某病人,男,42岁,农民,因间断上腹痛5年、加重1周来就诊。病人自5年前开始间断出现上腹胀痛,空腹时明显,进食后可自行缓解,有时夜间痛醒,无放射痛,有嗳气和反酸,常因进食不当或生气诱发,每年冬春季节易发病。1周前因饮酒后再次上腹痛,腹痛较前重,但部位和规律同前。发病以来无恶心、呕吐和呕血,饮食好,二便正常,无便血和黑便,体重无明显变化。既往无肝肾疾病及胆囊炎和胆石症病史,无手术、外伤和药物过敏史。无烟酒嗜好。查体:T 36.7℃,P 80次/分,R 18次/分,BP 120/80mmHg。一般状况可,无皮疹,浅表淋巴结无肿大,巩膜无黄染。心肺未见异常,腹平软,中上腹有压痛,无肌紧张和反跳痛,全腹未触及包块,肝脾肋下未触及,Murphy征阴性,移动性浊音阴性,肠鸣音4次/分,双下肢不肿。实验室检查:Hb 132g/L,WBC 5.5×10^9/L,N 70%,L 30%,PLT 250×10^9/L。

问题:

1.该病例应考虑何种疾病?依据是什么?

2.为明确诊断还需要做哪些评估?

本节学习目标

1. 掌握消化性溃疡的临床表现、主要护理诊断/问题、护理措施。
2. 熟悉对消化性溃疡病人实施的实验室检查及治疗要点。
3. 了解消化性溃疡的病因和发病机制。
4. 体现护士的爱伤精神和人文关怀,尊重病人的身心需求。

一、疾病概要

消化性溃疡(peptic ulcer)主要指发生于胃和十二指肠黏膜的慢性溃疡,即胃溃疡(gastric ulcer,GU)和十二指肠溃疡(duodenal ulcer,DU)。临床上十二指肠溃疡较胃溃疡多见,两者之比约为3:1。十二指肠溃疡好发于青壮年,胃溃疡的发病年龄一般较十二指肠溃疡迟10年左右。秋冬和冬春之交是本病的好发季节。溃疡的形成与多种因素有关,其中胃酸和胃蛋白酶的消化作用是溃疡形成的基本因素,故称为消化性溃疡。

(一)病因、诱因及发病机制

1.幽门螺杆菌感染 大量研究表明,幽门螺杆菌(Hp)感染是消化性溃疡的重要病因。Hp感染引起消化性溃疡的机制有:①定植:幽门螺杆菌呈螺旋菌体,有鞭毛黏附因子及胃上皮细胞有黏附因子受体。②损害:幽门螺杆菌分泌尿素酶、空泡毒素蛋白、黏液酶、酯酶等,而Hp感染所致的高促胃液素血症刺激胃酸分泌,增强了侵袭因素的作用。

2.胃酸和胃蛋白酶 胃酸和胃蛋白酶是胃液的主要成分,是对胃和十二指肠黏膜有侵袭作用的主要因素,而胃酸又在其中起主要作用。这是因为,不但胃蛋白酶原需要盐酸激活才能转变为胃蛋白酶,从而降解蛋白质分子、损伤黏膜,而且胃蛋白酶的活性取决于胃液pH,当胃液pH上升到4以上时,胃蛋白酶就失去活性,因此胃酸的存在是溃疡发生的决定因素。

3.药物因素 某些非甾体类抗炎药(NSAID)、抗癌药等对胃和十二指肠黏膜具有损伤作用,其中以NSAID最为明显。长期服用NSAID可诱发消化性溃疡,阻碍溃疡的愈合,增加溃疡的复发率和出血、穿孔等并发症的发生。NSAID除直接作用于胃、十二指肠黏膜导致其损伤外,主要通过抑制前列腺素合成,削弱前列腺素对胃十二指肠黏膜的保护作用。

4.胃排空延缓和胆汁反流 GU病人多有胃排空延缓和十二指肠—胃反流。前者使胃窦部张力增高、胃内食糜停留过久、兴奋壁细胞分泌胃酸。当胃窦、十二指肠运动协调和幽门括约肌功能障碍时,可引起十二指肠—胃反流,反流液中的胆汁、胰液和其他化学成分可损伤胃黏膜。上述病因并非GU的原发病因,但能加重Hp感染或NSAID对胃黏膜的损伤。

5.精神、遗传因素 临床观察表明,长期精神紧张、焦虑或情绪容易波动的人易患消化性溃疡。遗传素质也与消化性溃疡有关。有资料表明,GU 病人的家族中,GU 的发病率较正常人高 3 倍。但随着对 Hp 在消化性溃疡发病中重要作用的认识,遗传因素的重要性受到了挑战,有研究表明,消化性溃疡的家庭聚集现象与 Hp 感染有关。但单卵双胎同胞发生溃疡的一致性高于双卵双胎,这说明遗传因素仍不能否定。

6.其他因素 吸烟者消化性溃疡的发生率比不吸烟者高,其机制尚不明确,可能与吸烟增加胃酸和胃蛋白酶分泌,降低幽门括约肌张力和影响胃黏膜前列腺素合成等因素有关。高盐饮食因高浓度盐损伤胃黏膜而增加 GU 发生的危险性。

(二)病理

消化性溃疡大多是单发,也可多个,呈圆形或椭圆形。DU 多发生在球部,前壁比较常见;GU 多在胃角和胃窦小弯。DU 直径多小于 10mm;GU 则稍大。溃疡浅者累及黏膜肌层,深者则可贯穿肌层,甚至浆膜层,穿破浆膜层时可致穿孔,血管破溃可引起出血。

(三)临床表现

临床表现不一,少数病人可无症状,或以出血、穿孔等并发症作为首发症状,多数消化性溃疡有慢性过程、周期性发作和节律性疼痛的特点。其发作常与不良精神刺激、情绪波动、饮食失调等有关。

1.症状

(1)腹痛 上腹部疼痛是本病的主要症状,可为钝痛、灼痛、胀痛甚至剧痛或呈饥饿样不适感。疼痛多位于上腹中部、偏右或偏左。多数病人疼痛有典型的节律,与进食有关。DU 的疼痛常在餐后 3~4 小时开始出现,如不服药或进食则持续至下次进餐后才缓解,即疼痛—进餐—缓解,故又称空腹痛。约半数病人于午夜出现疼痛,称午夜痛。GU 的疼痛多在餐后 0.5~1 小时出现,至下次餐前自行消失,即进餐—疼痛—缓解。午夜痛也可发生,但较 DU 少见。部分病人无上述典型疼痛,而仅表现为无规律性的上腹隐痛不适,也可因并发症的出现而发生疼痛性质及节律的改变。

(2)其他 消化性溃疡除上腹疼痛外,尚可有反酸、嗳气、恶心、呕吐、食欲减退等消化不良症状,也可有失眠、多汗、脉缓等自主神经功能失调表现。

2.体征 溃疡活动期可有剑突下固定而局限的压痛点,缓解期则无明显体征。

3.特殊类型的消化性溃疡 ①无症状性溃疡:15%~35%的消化性溃疡病人无任何症状,尤以老年人多见。多因其他疾病做胃镜或 X 线钡餐检查时偶然发现;或当发生出血、穿孔等并发症时,甚至于尸体解剖时才被发现。②老年人消化性溃疡:胃巨大溃疡多见,临床表现多不典型,常无任何症状或症状不明显,疼痛多无规律,食欲不振、恶心与呕吐、消瘦、贫血等症状较突出,需与胃癌鉴别。③复合性溃疡:指胃与十二指肠同时存在溃疡,多数 DU 发生先于 GU。本病约占全部消化性溃疡的 5%,其临床症状并无特异性,但幽门梗阻的发生率较单独 GU 或 DU 高。④幽门管溃疡:较为少见,常伴胃酸分泌过高,其主要表现为餐后立即出现较为剧烈而无节律性的中上腹疼痛,对抗酸药反应差,易出现幽门梗阻、穿孔、出血等并发症。⑤球后溃疡:指发生于十二指肠球部以下的溃疡,多位于十二指肠乳头近端,球后溃疡的夜间痛和背部放射性疼痛更为多见,并发大量出血者亦多见,内科治疗效果差。

4.并发症

(1)上消化道出血 是消化性溃疡最常见的并发症。出血引起的临床表现取决于出血的速度和量。轻者表现为黑便与呕血,重者出现周围循环衰竭,甚至低血容量性休克,应积极抢救。

(2)穿孔 溃疡病灶向深部发展穿透浆膜层则并发穿孔。溃疡穿孔临床上可分为急性、亚急性和慢性三种类型,以急性穿孔多见,穿孔可致弥漫性腹膜炎。

(3)幽门梗阻 大多由 DU 或幽门管溃疡引起。急性梗阻多因炎症水肿和幽门部痉挛所致,梗阻为暂时性,随炎症好转而缓解。慢性梗阻主要由于溃疡愈合后瘢痕收缩而呈持久性。幽门梗阻使胃排空延迟,病人可感上腹饱胀不适,疼痛于餐后加重,且有反复大量呕吐,呕吐物呈酸腐味的宿食,大量呕吐后疼痛可暂缓解。严重频繁呕吐可致失水和低氯低钾性代谢性碱中毒,常继发营养不良。上腹饱胀和逆蠕动的胃型,以及空腹时检查胃内有振水音,抽出胃液量大于 200ml,是幽门梗阻的特征性表现。

(4)癌变 少数 GU 可发生癌变,癌变率在 1% 以下,DU 则极少见。对长期 GU 病史、年龄在 45 岁以上、经严格内科治疗 4~6 周症状无好转、大便隐血试验持续阳性者,应怀疑是否癌变,需进一步检查和定期随访。

5.实验室及其他检查

(1)幽门螺杆菌检测 Hp 感染的检测方法主要包括快速尿素酶试验、组织学检查、^{13}C 或 ^{14}C 尿素呼气试验和血清学试验等。其中 ^{13}C 或 ^{14}C 尿素呼气试验检测 Hp 感染的敏感性和特异性均较高,常作为根除治疗后复查的首选方法。

(2)大便隐血试验 隐血试验阳性提示溃疡有活动,如 GU 病人持续阳性,应怀疑癌变的可能。

(3)X 线钡餐检查 溃疡的 X 线直接征象是龛影,对溃疡诊断有确诊价值。

(4)胃镜检查和黏膜活检 可直接观察溃疡部位、病变大小、性质,并可在直视下取活组织做病理检查和 Hp 检测。其诊断的准确性高于 X 线钡餐检查。

(四)治疗要点

治疗的目的在于消除病因、控制症状、愈合溃疡、防止复发和避免并发症。

1.根除 Hp 治疗 对于 Hp 阳性的消化性溃疡病人,应首先给予根除 Hp 治疗。目前多采用将抑制胃酸分泌药、抗菌药或起协同作用的胶体铋剂联合应用的治疗方案。常应用一种质子泵抑制剂或一种胶体铋剂加上克拉霉素、阿莫西林、甲硝唑 3 种抗菌药物中的 2 种,组成三联疗法。如枸橼酸铋钾 480mg/d、阿莫西林 2000mg/d 及甲硝唑 800mg/d。上述剂量分 2 次服,疗程 7 天,可有效根除 Hp 感染。

2.降低胃酸的药物治疗 包括抗酸药和抑制胃酸分泌药两类。前者与胃内盐酸作用形成盐和水,使胃酸降低,对缓解溃疡疼痛症状有较好效果,如常用碱性抗酸药氢氧化铝、氢氧化镁及其复方制剂等。但长期大量应用时副作用较大,故很少单一应用抗酸药来治疗溃疡。目前临床上常用的抑制胃酸分泌药有 H_2 受体拮抗剂(H_2RA)和质子泵抑制剂(PPl)两大类。常用 H_2 受体拮抗剂(H_2RA)药物有西咪替丁 800mg/d、雷尼替丁 300mg/d 和法莫替丁 40mg/d,三者一日量可分 2 次口服或睡前顿服,服药后基础胃酸分泌特别是夜间胃酸分泌明显减少。常用质子泵抑制剂有奥美拉唑 20mg、兰索拉唑 30mg 和潘托拉唑 40mg,每天 2 次口服。对 Hp 阴性的溃疡,服用任何一种 H_2RA 或 PPI,DU 疗程一般为 4～6 周,GU 为 6～8 周,并根据溃疡复发率、病人年龄、溃疡并发症和合并其他严重疾病等危险因素,考虑是否进行维持治疗。

3.保护胃黏膜治疗　常用的胃黏膜保护剂包括硫糖铝和枸橼酸铋钾(CBS)。硫糖铝和 CBS 能黏附覆盖在溃疡面上形成一层保护膜,从而阻止胃酸和胃蛋白酶侵袭溃疡面。此外,还可促进内源性前列腺素合成和刺激表皮生长因子分泌,使上皮重建和增加黏液/碳酸氢盐分泌。硫糖铝常用剂量是 1.0g,每日 4 次,CBS 480mg/d,疗程为 4 周。此外,前列腺素类药物如米索前列醇亦具有增加胃黏膜防御能力的作用。

4.手术治疗　对于大量出血经内科紧急处理无效、急性穿孔、瘢痕性幽门梗阻、内科治疗无效的顽固性溃疡以及胃溃疡疑有癌变者,可行手术治疗。

二、护　理

(一)护理评估

1.健康史　询问有关疾病的诱因和病因,如发病是否与天气变化、饮食不当或情绪激动等有关;有无暴饮暴食、喜食酸辣等刺激性食物的习惯;是否嗜烟酒;是否经常服用阿司匹林等药物;家族中有无患溃疡病者等。此次发病与既往有无不同;是否做过何种检查和治疗,结果如何。

2.身体状况

(1)症状　询问疼痛发作的过程,如首次发作的时间,疼痛与进食的关系,是餐后还是空腹出现,有无规律,部位及性质如何;应用何种方法能缓解疼痛;是否伴有恶心、呕吐、嗳气、反酸等其他消化道症状;有无呕血、黑便、频繁呕吐等伴随征象;有无痛苦表情,有无消瘦、贫血貌,生命体征是否正常。

(2)体征　上腹部有无固定压痛点,有无逆蠕动波,全腹有无压痛、反跳痛,有无腹肌紧张,有无肠鸣音减弱或消失等。

(3)实验室及其他检查　血常规、大便隐血试验、Hp 检测、胃液分析、X 线钡餐检查、胃镜及黏膜活检等有无上述异常改变。

3.心理-社会状况　本病病程长,有周期性发作和节律性疼痛的特点,如不重视预防和正规治疗,病情可反复发作和产生并发症,从而影响病人的学习和工作,使病人产生焦虑急躁情绪。故应评估病人及家属对疾病的认识程度,病人有无焦虑或恐惧等心理,评估病人工作性质是否处于精神紧张状态,生活中有无承受压力情况,有无不协调的人际关系或工作生活挫折,了解病人家庭经济状况和社会支持情况。

(二)护理诊断/问题

1.腹痛　与胃酸刺激溃疡面引起化学性炎症反应有关。

2.知识缺乏　缺乏溃疡病防治知识。

3.潜在并发症　上消化道大出血。

（三）护理目标

病人能描述避免引起疼痛的因素;能应用缓解疼痛的方法和技巧,使疼痛减轻或消失;无消化道出血征象,或消化道出血发生时能被及时发现和处理。

（四）护理措施

1.休息与环境　溃疡活动者应卧床休息,保持环境安静、舒适,保证病人充足的睡眠。病情轻者可边工作边治疗,注意生活规律和劳逸结合。

2.饮食护理　指导病人建立合理的饮食习惯和结构。

（1）进餐方式　病人应定时进食,以维持正常消化活动的节律。在溃疡活动期,宜少食多餐,避免餐间零食和睡前进食,使胃酸分泌有规律。饮食不宜过饱,以免胃窦部过度扩张而增加促胃液素的分泌。一旦症状得到控制,应尽快恢复正常的饮食规律。进餐时注意细嚼慢咽,咀嚼可增加唾液分泌,后者具有稀释和中和胃酸的作用。

（2）食物选择　选择营养丰富、易于消化的食物。症状较重的病人可以面食为主,因面食较柔软、易消化,且含碱,能有效中和胃酸,不习惯于面食则以软米饭或米粥代替。由于蛋白质类食物具有中和胃酸作用,可摄取适量脱脂牛奶,宜安排在两餐间饮用,但牛奶中的钙质反过来刺激胃酸分泌,故不宜多饮。脂肪到达十二指肠时虽能刺激小肠黏膜分泌肠抑胃液素,抑制胃酸分泌,但同时又可引起胃排空减慢,胃窦扩张,致胃酸分泌增多,故脂肪摄取也应适量。避免食用机械性刺激强的食物（指生、冷、硬、粗纤维多的蔬菜、水果,如葱头、韭菜、芹菜等）和化学性刺激强的食物（如浓肉汤、咖啡、浓茶、辣椒、酸醋等调味品）。

3.病情观察　观察病人上腹痛的规律、性质、程度及部位;观察大便的性状;观察有无并发症发生。

4.用药护理　遵医嘱用药,并注意观察药物疗效及不良反应。

（1）抗酸药　如氢氧化铝凝胶,应在饭后 1 小时和睡前服用。服用片剂时应嚼服,乳剂给药前应充分摇匀。抗酸药应避免与奶制品同时服用,因两者相互作用可形成络合物。酸性的食物及饮料不宜与抗酸药同服。氢氧化铝凝胶能阻碍磷的吸收,引起磷缺乏症,表现为食欲不振、软弱无力等症状,甚至可导致骨质疏松,长期服用还可引起严重便秘、代谢性碱中毒与钠潴留,甚至造成肾损害。服用镁制剂则易引起腹泻。

（2）H_2受体拮抗剂　应在餐中或餐后即刻服用,也可一日剂量在睡前一次服用。如需同时服用抗酸药,则两药应间隔 1 小时以上。静脉给药时应注意控制速度,速度过快可引起低血压和心律失常。西咪替丁对雄激素受体有亲和力,可造成男性乳腺发育、阳痿以及性功能紊乱,肾脏是其主要的排泄器官,应用期间应注意病人的肾功能。此外,少数病人还可出现一过性肝功能损害和粒细胞缺乏,可出现头痛、头晕、疲倦、腹泻及皮疹等反应。如出现上述反应,需及时协助医生进行处理。药物可从母乳排除,哺乳期应停止用药。

（3）质子泵抑制剂　奥美拉唑可引起头晕,特别是用药初期,应嘱病人用药期间避免开车或做其他必须高度集中注意力的工作。

（4）保护胃黏膜药物　①胶体铋剂,枸橼酸铋钾（CBS）为常用制剂,因其在酸性环境中方起作用,故宜餐前半小时服用。服 CBS 过程中可使齿、舌变黑,可用吸管直接吸入。部分病人服药后出现便秘和粪便变黑,停药后可自行消失。少数病人有恶心、一过性血清转氨酶升高等,极少数出现急性肾衰竭。②硫糖铝片宜在进餐前 1 小时服用,可有便秘、口干、皮疹、眩晕、嗜睡等不良反应。因其含糖量较高,糖尿病病人应慎用。不能与多酶片同服,以免降低疗效。

(5)抗菌药物　阿莫西林服用前应询问病人有无青霉素过敏史,应用过程中注意有无迟发性过敏反应的出现,如皮疹。甲硝唑可引起恶心、呕吐等胃肠道反应,应在餐后半小时服用,并可遵医嘱用甲氧氯普胺、维生素 B_{12} 等拮抗。

5.对症护理

(1)帮助病人认识和去除病因　向病人解释疼痛的原因,指导和帮助病人减少或去除加重和诱发疼痛的因素:①对服用非甾体类抗炎药者,应停药。②避免暴饮暴食和食用刺激性饮食,以免加重对胃肠黏膜的损伤。③对嗜烟酒者,劝其戒除。但应注意突然戒断烟酒可引起焦虑、烦躁,也会刺激胃酸分泌,故应与病人共同制定切实可行的戒烟酒计划,并督促其执行。

(2)疼痛护理　注意观察及详细了解病人疼痛的规律和特点,并按其特点指导缓解疼痛的方法。如 DU 表现为空腹痛或午夜痛,病人可准备抑酸食物(苏打饼干等),在疼痛前进食或服用抑酸剂以防疼痛。也可采用局部热敷或针灸止痛等。在症状较重时,嘱病人卧床休息,可使疼痛等症状缓解。

6.心理护理　告知病人消化性溃疡的发生发展与精神紧张、不良情绪、个性特点、行为方式等心理社会因素有关。教会病人认识压力,学会放松技巧,避免神经精神因素对疾病的影响。

(五)健康教育

1.向病人及家属讲解引起和加重溃疡病的相关因素。

2.指导病人保持乐观的情绪、规律的生活,避免过度紧张与劳累。

3.指导病人建立合理的饮食习惯和结构,戒除烟酒,避免进食刺激性食物。

4.嘱病人慎用或勿用致溃疡药物,如阿司匹林、咖啡因、泼尼松等。

5.指导病人按医嘱正确服药,学会观察疗效及不良反应,不随便停药,以减少复发。

6.嘱病人定期复诊,若上腹疼痛节律发生变化,程度加剧或者出现呕血、黑便时,应立即就医。

(六)护理评价

病人能否说出引起疼痛的原因,情绪是否稳定,是否戒除烟酒,饮食是否规律,能否选择适宜的食物,未见因饮食不当而诱发疼痛;病人能否正确服药,上腹部疼痛是否减轻并逐渐消失;病人有无呕血、黑便等上消化道出血的表现,生命体征是否平稳。

本节小结

消化性溃疡主要指发生于胃和十二指肠黏膜的慢性溃疡,即胃溃疡和十二指肠溃疡。消化性溃疡典型的症状是慢性、周期性、节律性上腹痛。护理的重点是指导病人合理饮食,规范治疗,保持乐观的心态。

本节关键词:消化性溃疡;上腹痛

课后思考

1. 请说出消化性溃疡的病因及发病机制。
2. 消化性溃疡的典型症状是什么?
3. 消化性溃疡的常见并发症有哪些?

(余江萍)

第四节　胃癌病人的护理

案例 4-4

杨女士,58 岁,1 年前因上腹痛、嗳气、反酸来医院就诊,诊断为"胃溃疡"。用药后症状减轻。近 1 个月来上腹痛明显,原有餐前痛消失,疼痛无任何规律,有时餐前痛,有时餐后痛。

问题:
1. 该病人病情是否有变化?
2. 该病人可能并发何种疾病? 为明确诊断需要做哪项评估?

本节学习目标

1. 掌握胃癌的临床表现、主要护理诊断/问题、护理措施。
2. 熟悉对胃癌病人实施的实验室检查及治疗要点。
3. 了解胃癌的病因和发病机制。
4. 体现护士的爱伤精神和人文关怀,尊重病人的身心需求。

胃癌(gastric carcinoma)是人类常见的恶性肿瘤,居全球肿瘤发病和癌症死亡率的第二位。其发病率在不同年龄、不同国家和种族之间有较大差异。男性胃癌的发病率和死亡率均高于女性,男女之比约为 2:1,发病年龄以中老年居多,55～70 岁为高发病年龄段。一般而言,有色人种比白种人易罹患本病。日本、智利、俄罗斯和爱尔兰为高发区,而北美、西欧、澳大利亚和新西兰的发病率较低。我国胃癌的发病率在不同地区之间也有很大差异。北方地区的甘肃、宁夏、青海及东北等地高发,湖南、广西、广东以及云南、贵州、四川等地的发病率较低。全国平均年死亡率约为 16/10 万(男性 22/10 万,女性 10/10 万)。

一、疾病概要

(一)病因及发病机制

胃癌的发生是一个多步骤、多因素进行性发展的过程。正常情况下,胃黏膜上皮细胞的增殖和凋亡之间保持动态平衡。这种平衡有赖于癌基因、抑癌基因及一些生长因子的共同调控。多因素共同影响上述平衡的维持,共同参与胃癌的发生。一般认为其发生是下列因素共同参与所致。

1.饮食与环境因素　不同国家和地区发病率的明显差异,说明本病与环境因素有关。流行病学研究结果表明,长期食用霉变食品、咸菜、烟熏和腌制鱼肉以及高盐饮食,可增加胃癌发生的危险性。烟熏和腌制食品中含高浓度的硝酸盐,后者可在胃内受细菌硝酸盐还原酶的作用形成亚硝酸盐,再与胺结合成致癌的亚硝胺。高盐饮食致胃癌的危险性增加机制尚不清楚,可能与高浓度盐造成胃黏膜损伤,使黏膜易感性增加而协同致癌作用有关。

2.幽门螺杆菌感染　1994 年 WHO 宣布幽门螺杆菌是人类胃癌的 I 类致癌原,其诱发胃癌的可能机制是:幽门螺杆菌导致的慢性炎症有可能成为一种内源性致突变原;幽门螺杆菌是一种硝酸盐还原剂,具有催化亚硝酸化作用而起致癌作用;幽门螺杆菌的某些代谢产物可促进上皮细胞变异。

3.遗传因素　从胃癌发病具有家族聚集倾向和可发生于同卵同胞的现象,认为其发生与遗传有关。致癌物质对遗传易感者更易致癌。

4.癌前状态　胃癌的癌前状态分为癌前疾病和癌前病变。前者是指与胃癌相关的胃良性疾病,有发生胃癌的危险性,如慢性萎缩性胃炎、胃息肉、残胃炎、胃溃疡;后者是指较易转变为癌组织的病理学变化,如肠型化生和异型增生。

(二)病理

胃癌可发生于胃的任何部位,但半数以上发生在胃窦部、胃小弯及前后壁,其次是贲门部,胃体相对少见。根据癌肿侵犯胃壁的程度可分为早期和进展期胃癌。早期胃癌是指癌组织浸润深度仅限于黏膜或黏膜下层,不论有无局部淋巴结转移。进展期胃癌深度超过黏膜下层,已侵入肌层者称中期,侵及浆膜层或浆膜外层者称晚期胃癌。在临床上进展期胃癌较多见,根据其形态类型又分为四型,分别是:I 型,又称息肉型,最少见;II 型,又称溃疡型,较常见;III 型,又称溃疡浸润型,最常见;IV 型,又称弥漫浸润型,少见。胃癌有直接蔓延、淋巴结转移、血行播散和种植转移四种扩散方式,其中淋巴结转移最常见。

（三）临床表现

1. 症状

（1）早期胃癌　早期多无症状，部分病人可出现消化不良的表现。

（2）进展期胃癌　上腹痛为最早出现的症状，常同时伴有纳差、厌食、体重减轻。腹痛可急可缓，开始仅为上腹饱胀不适，餐后更甚，继之有隐痛不适，偶呈节律性溃疡疼痛，但这种疼痛不能被进食或服用制酸剂缓解。病人常有早饱感及软弱无力。早饱感是指病人虽感饥饿，但稍一进食即感饱胀不适。早饱感或呕吐是胃壁受累的表现。贲门癌累及食管下端时可出现吞咽困难；胃窦癌引起幽门梗阻时出现严重恶心呕吐；黑便或呕血常见于溃疡型胃癌。胃癌转移至身体其他脏器可出现相应的症状，如转移至骨骼时，可有全身骨骼剧痛；转移至肝可引起右上腹痛、黄疸和（或）发热；转移至肺可引起咳嗽、咯血、呃逆；转移至胰腺则会出现持续性上腹痛并放射至背部。

2. 体征　早期胃癌多无明显体征，进展期主要体征为腹部包块，多位于上腹部偏右，呈坚实可移动结节状，有压痛。肝脏转移可出现肝大，并扪及坚硬结节，常伴黄疸。腹膜转移时可发生腹水，出现移动性浊音。远处淋巴结转移时可扪及 Virchow 淋巴结，质硬不活动。直肠指诊时在直肠膀胱凹可触及一架板样肿块。此外，某些胃癌病人可出现伴癌综合征，包括反复发作的浅表性血栓静脉炎（Trousseau 征）、黑棘皮病（皮肤皱褶处有色素沉着，尤其在两腋）和皮肌炎等，可有相应的体征，有时可在胃癌被察觉前出现。

3. 实验室及其他检查

（1）血常规　多数病人有缺铁性贫血。

（2）大便隐血试验　持续阳性有辅助诊断意义。

（3）X 线钡餐检查　早期胃癌 X 线检查可表现为局限性表浅的充盈缺损或呈边缘锯齿状不规则的龛影或黏膜有灶性积钡，胃小区模糊不清等征象。进展期胃癌的 X 线诊断率可达 90% 以上。凸入胃腔的肿块，表现为较大而不规则的充盈缺损；溃疡型表现为龛影位于胃轮廓之内，内缘不整齐，周围黏膜僵直，蠕动消失，并见皱襞中断现象；浸润型胃癌表现为胃壁僵直，蠕动消失，胃腔狭窄。

（4）内镜检查　内镜直视下可观察病变部位、性质，并取黏膜做活组织检查，是目前最可靠的诊断手段。早期胃癌可表现为小的息肉样隆起或凹陷，一片变色的黏膜，或粗糙不平呈颗粒状，有时不易辨认。进展期胃癌可表现为凹凸不平、表面污秽的肿块，或不规则较大溃疡，常见渗血及溃烂。目前亦用超声内镜（endoscopic ultrasonography，EUS）检查，它是一种将超声探头引入内镜的检查，可判断胃内或胃外的肿块，观察肿瘤侵犯胃壁的深度，对肿瘤侵犯深度的判断准确率可达 90%，有助于区分早期和进展期胃癌。

（四）治疗要点

1. 手术治疗　外科手术切除加区域淋巴结清扫是目前唯一有可能根治胃癌的方法。对胃癌病人，如无手术禁忌证或远处转移，应尽可能手术切除。

2. 胃镜下治疗　对早期胃癌可在胃镜下行高频电凝切除术、激光或微波凝固及光动力治疗等。因早期胃癌可能有淋巴结转移，所以内镜下治疗不如手术可靠。

3.化学治疗 有转移淋巴结癌灶的早期胃癌及全部进展期胃癌均需辅以化疗,在术前、术中及术后使用,以使癌灶局限、消灭残存癌灶及防止复发和转移。晚期胃癌化疗主要是缓解症状,改善生存质量及延长生存期。常用药物有氟尿嘧啶(5-FU)、丝裂霉素(MMC)、替加氟(FT-207)、阿霉素(ADM)等。

4.支持治疗 应用高能量静脉营养疗法可以增强病人的体质,使其能耐受手术和化疗;使用对胃癌有一定作用的生物制剂,如香菇多糖、沙培林等,可提高病人的免疫力。

二、护 理

(一)护理评估

1.健康史

(1)询问病人的年龄、性别、性格特征、职业、饮食习惯、用药史;同时了解病人家族中有无胃癌或其他肿瘤患者等有关病因和诱因。

(2)询问病人既往有无慢性胃病病史,特别是溃疡、慢性萎缩性胃炎、胃息肉及胃部手术史等可能诱发肿瘤的“癌前病变”。

2.身体状况

(1)症状 有无纳差、厌食、体重减轻、腹痛;有无反酸、嗳气、恶心、呕吐等。

(2)体征 上腹部有无固定压痛,是否触及包块等。

(3)实验室及其他检查 血常规、大便隐血试验、Hp检测、胃液分析、X线钡餐检查、胃镜及黏膜活检等有无异常。

3.心理—社会状况 本病系恶性肿瘤,预后较差,多数病人都能预知预后,病人极易产生焦虑、恐惧心理。故应评估病人及家属对疾病的认识程度,病人有无焦虑或恐惧等心理,了解病人家庭经济状况和社会支持情况,病人所能得到的社区保健资源和服务状况。

(二)护理诊断/问题

1.疼痛 与癌细胞浸润有关。

2.营养失调(低于机体需要量) 与胃癌造成吞咽困难、消化吸收障碍等有关。

3.潜在并发症 如出血、梗阻、穿孔等。

(三)护理目标

病人疼痛减轻至能忍受;能进食,体重在正常范围,一般状态良好;未发生出血、梗阻、穿孔等并发症。

(四)护理措施

1.休息与环境 轻症病人可适当参加日常活动,进行身体锻炼,以不感到疲劳为原则。重症病人应卧床休息,采取适当体位,避免诱发疼痛。

2.饮食护理 告知病人充足的营养支持对机体恢复有重要作用。鼓励病人积极摄入食物;依据病人进食状况提供营养丰富的普食、半流质或流质饮食,在食物烹调时注意色、香、味以增进病人的食欲。

3.病情观察 ①监测病人疼痛的性质、部位,是否有恶心与呕吐、吞咽困难、呕血及黑便等症状,如出现剧烈腹痛和腹膜刺激征,应考虑发生穿孔的可能性,及时协助医师进行有关检查或手术治疗。②密切观察病人的体温、脉搏、呼吸、血压等生命体征的变化及有无并发症的出现。③定期测量体重,监测血清蛋白和血红蛋白等营养指标。

4.用药护理 遵医嘱进行化疗,以抑制和杀伤癌细胞,注意观察药物的疗效和不良反应。在化疗静脉给药时,选择较粗的血管以保证药液在血管内而不外溢;依据化疗药物的特性调节输液速度。

5.对症护理 主要是控制疼痛。

(1)药物止痛 遵医嘱给予相应的止痛药,目前治疗癌性疼痛的主要药物有:①非麻醉镇痛药(阿司匹林、吲哚美辛、对乙酰氨基酚等)。②弱麻醉性镇痛药(可待因、布桂嗪等)。③强麻醉性镇痛药(吗啡、哌替啶等)。④辅助性镇痛药(地西泮、异丙嗪、氯丙嗪等)。给药时应遵循 WHO 推荐的三阶梯疗法,即选用镇痛药必须从弱到强,先以非麻醉药为主,当其不能控制疼痛时依次加用弱麻醉性及强麻醉性镇痛药,并配以辅助用药,采取复合用药的方式达到镇痛效果。

(2)病人自控镇痛(PCA) 该方法是用计算机化的注射泵,经由静脉、皮下或椎管内连续性输注止痛药,并且病人可自行间歇性给药,增加了病人自我照顾和对疼痛的自主控制能力。

6.心理护理 当病人得知疾病确诊后,预感预后不佳而表现出愤怒或逃避现实甚至绝望的心理。护士应提供精神支持:①护士应与病人建立良好的护患关系,运用倾听、解释、安慰等技巧与病人沟通,以示关心与体贴,及时取得家属的配合。②耐心听取病人自身感受的叙述,并给予支持与鼓励。③介绍有关胃癌治疗的进展信息,提高病人治疗的自信心。④指导病人保持乐观的生活态度,用积极的心态面对疾病,树立战胜疾病、延缓生命的信心。

(五)健康教育

1.疾病预防指导 开展卫生宣教,提倡多食富含维生素 C 的新鲜水果、蔬菜;多食肉类、鱼类、豆制品;避免高盐饮食,少食咸菜、烟熏和腌制品;食物储存要科学,不食霉变食品。对胃癌高危人群,如中度或重度胃黏膜萎缩、中度或重度肠化生不典型增生或有胃癌家族史者应定期检查,以便早期诊断和治疗。

2.生活指导 指导病人生活要有规律,保证充足的睡眠,根据病情和体力,适量活动,增强机体抵抗力。注意个人卫生,特别是体质衰弱者,应做好口腔、皮肤黏膜的护理,防止继发性感染。指导病人运用适当的心理防卫机制,保持乐观态度和良好的心理状态,以积极的心态面对疾病。

3.治疗指导 指导病人及家属如何早期识别并发症,及时就诊。指导病人合理使用止痛药,提高控制疼痛的效果,同时告知病人疼痛发作时不能完全依赖止痛药,以免成瘾。

本节小结

　　胃癌是恶性肿瘤,目前在癌症病死率中排列第二位。胃癌可发生于胃的任何部位,但半数以上发生在胃窦部、胃小弯及前后壁,其次是贲门部,胃体相对少见。根据癌肿侵犯胃壁的程度,可分为早期和进展期胃癌。目前临床采取综合治疗,一旦确诊首选手术治疗。

　　本节关键词:胃癌

课后思考

　　1.早期胃癌和进展期胃癌各有何表现?

　　2.对癌前病变者,你如何进行健康教育?

(余江萍)

第五节　炎症性肠病病人的护理

案例 4-5

　　张先生,男,38 岁。因腹痛、解黏液脓血便 3 个月余入院。病人于 3 个月前无明显诱因出现腹痛,以左下腹为主,多为隐痛,并解黏液脓血便,4～6 次/日,便后腹痛无缓解。曾入当地医院检查,粪常规示:红细胞(＋＋),白细胞(＋＋＋),诊断为"肠炎",给予"氟哌酸、肠乐"等治疗,症状稍有好转。为进一步诊治转入我院。病人自起病以来精神、睡眠可,无明显消瘦。体检:T 37.8℃,R 16 次/分,P 89 次/分,BP 100/60mmHg,皮肤黏膜无黄染,浅表淋巴结无肿大,心肺(一),腹软,肝脾肋下未及,左下腹压痛(＋)、无反跳痛,余无特殊。实验室检查:血常规:WBC $4.3×10^9$/L,RBC $3.35×10^{12}$/L,Hb 112g/L。大便常规:RBC(＋＋＋),WBC(＋＋＋＋)。

　　问题:

　　1.该病例考虑何种疾病?其依据是什么?

　　2.该病人存在哪些主要护理问题?

1. 掌握炎症性肠病的临床表现、主要护理诊断/问题、护理措施。
2. 熟悉对炎症性肠病病人实施的实验室检查及治疗要点。
3. 了解炎症性肠病的病因和发病机制。
4. 体现护士的爱伤精神和人文关怀，尊重病人的身心需求。

一、疾病概要

炎症性肠病(inflammatory bowel disease，IBD)是一种病因尚不十分清楚的慢性非特异性肠道炎症性疾病，主要包括溃疡性结肠炎(ulcerative colitis，UC)和克罗恩病(Crohn's disease，CD)。一般认为，UC 和 CD 是同一疾病的不同亚类，组织损伤的基本病理过程相似，但可能由于致病因素不同，发病的具体环节不同，最终导致组织损害的表现不同。

IBD 病因和发病机制至今尚未完全明确，已知与肠道黏膜免疫系统异常反应所导致的炎症反应有关，可能与下列因素相互作用有关。

1. 环境因素　近几十年来，IBD 的发病率持续增高，这一现象见于社会经济高度发达的北美、北欧，继而是西欧、南欧，最近才是日本、南美。这一现象反应了环境因素在 IBD 发病中的作用，如饮食、吸烟或暴露于其他尚不明确的因素。

2. 遗传因素　研究报道，IBD 病人一级亲属发病率显著高于普通人群，而其配偶发病率不增加。近年来全基因组扫描及候选基因的研究，发现了不少可能与 IBD 相关的染色体上的易感区域及易感基因。

3. 感染因素　微生物在 IBD 发病中的作用一直受到重视，但至今尚未找到某一特异微生物病原与 IBD 有恒定关系。有研究认为，副结核分枝杆菌及麻疹病毒与 CD 有关系，但证据缺乏说服力。近年关于微生物致病性的另一种观点正日益受到重视，这一观点认为，IBD(特别是 CD)是针对自身正常肠道菌丛的异常免疫反应引起的。

4. 免疫因素　一般认为肠道黏膜免疫系统在 IBD 肠道炎症发生、发展、转归过程中发挥着重要作用。据研究报道，UC 的 T 细胞反应趋于低下，而 CD 的 T 细胞常显示效应功能增强。

目前对 IBD 病因和发病机制的认识可概括为：环境因素作用于遗传易感者，在肠道菌丛的参与下，启动了肠道免疫及非免疫系统，最终导致免疫反应和炎症过程。可能由于抗原的持续刺激或(及)免疫调节紊乱，这种免疫炎症反应表现为过度亢进和难以自限。

【溃疡性结肠炎】

溃疡性结肠炎(ulcerative colitis)是一种慢性非特异性结肠炎症，任何年龄均可发病，多见于 20～40 岁。

(一)病理

病变主要位于直肠和乙状结肠，可延伸到降结肠，甚至整个结肠。病变一般仅限于黏膜和黏膜下层,少数重症者可累及肌层。活动期黏膜呈弥漫性炎症反应,可见水肿、充血与灶性出血,黏膜脆弱,触之易出血。由于黏膜与黏膜下层有炎症性细胞浸润,大量中性粒细胞在肠腺隐窝底部聚集,形成小的隐窝脓肿。当隐窝脓肿融合破溃,黏膜即出现广泛的浅小溃疡,并可逐渐融合成不规则的大片溃疡。结肠炎症在反复发作、不断破坏和修复的慢性过程中,黏膜丧失正常结构,大量新生肉芽组织增生,常出现炎性息肉,并且由于溃疡愈合形成瘢痕,黏膜肌层与肌层增厚,使结肠变形缩短,结肠袋消失,甚至有肠腔狭窄。少数病人有结肠癌变,以恶性程度较高的未分化型多见。

(二)临床表现

起病多数缓慢,病程呈慢性过程,多表现为发作与缓解交替。临床表现与病变范围、临床类型及病期分期等有关。

1. 消化系统表现

(1)腹泻和黏液脓血便 见于绝大多数病人。腹泻主要与炎症导致大肠黏膜对水钠吸收障碍以及结肠运动功能失常有关,粪便中的黏液脓血则为炎症渗出、黏膜糜烂及溃疡所致。黏液脓血便是本病活动期的重要表现。大便次数及便血的程度反映病情轻重,轻者每日排便 2～4 次,便血轻或无;重者每日 10 次以上,脓血明显可见,甚至大量便血。粪质亦与病情轻重有关,多数为糊状,重者可至稀水样。病变限于直肠或及乙状结肠,病人除可有便频、便血外,偶尔有便秘,这是由病变引起直肠排空功能障碍所致。

(2)腹痛 轻型病人可无腹痛或仅有腹部不适。一般有轻度至中度腹痛,多位于左下腹或下腹的阵痛,亦可涉及全腹,有疼痛-便意-便后缓解的规律,常有里急后重。若并发中毒性巨结肠或炎症波及腹膜,则有持续性剧烈腹痛。

(3)其他症状 可有腹胀,严重病例有食欲不振、恶心、呕吐。

(4)体征 轻、中型病人仅有左下腹轻压痛,有时可触及痉挛的降结肠或乙状结肠。重型和暴发型病人常有明显压痛和鼓肠。若有腹肌紧张、反跳痛、肠鸣音减弱,应注意中毒性巨结肠、肠穿孔等并发症。

2. 全身表现 一般出现在中、重型病人。中、重型病人活动期常有低度至中度发热。高热多提示合并症或见于急性暴发型。重症或病情持续活动可出现衰弱、消瘦、贫血等表现。

3. 肠外表现 本病可伴有多种肠外表现,包括外周关节炎、结节性红斑、坏疽性脓皮病、巩膜外层炎、前葡萄膜炎、口腔复发性溃疡等,这些肠外表现在结肠炎控制或结肠切除后可以缓解或恢复;骶髂关节炎、强直性脊柱炎、原发性硬化性胆管炎及少见的淀粉样变性、急性发热性嗜中性皮肤病等,可与溃疡性结肠炎共存,但与溃疡性结肠炎本身的病情变化无关。

4. 临床分型 按本病的病程、程度、范围及病期进行综合分型。

(1)临床类型 ①初发型:指无既往史的首次发作。②慢性复发型:临床上最多见,发作期与缓解期交替。③慢性持续期:症状持续,间以症状加重的急性发作。④急性暴发型:少见,急性起病,病情严重,全身毒血症状明显,可伴中毒性巨结肠、肠穿孔、败血症等并发症。上述各型可相互转化。

(2)临床严重程度 ①轻型:腹泻每日 4 次以下,便血轻或无,无发热、脉速,贫血无或轻,血沉正常。②重型:腹泻每天超过 6 次,并有明显黏液脓血便,有发热、脉速等全身症状,血沉加快、血红蛋白下降。③中型：介于轻型与重型之间。

（3）病变范围　可分为直肠炎、直肠乙状结肠炎、左半结肠炎（结肠脾曲以下）、广泛性或全结肠炎（病变扩展至结肠脾曲以上或全结肠）。病变并非从直肠连续扩展而呈区域性分布者称区域性结肠炎，较为罕见。

（4）病情分期　分为活动期和缓解期。

5. 并发症

（1）中毒性巨结肠　多发生在暴发型或重症溃疡性结肠炎病人。国外报道重症病人中该病发生率约为5%。此时结肠病变广泛而严重，累及肌层与肠肌神经丛，肠壁张力减退，结肠蠕动消失，肠内容物与气体大量积聚，引起急性结肠扩张，一般以横结肠最严重。常因低钾、钡剂灌肠、使用抗胆碱能药物或阿片类制剂而诱发。临床表现为病情急剧恶化，毒血症明显，有脱水与电解质平衡紊乱，出现鼓肠、腹部压痛、肠鸣音消失。血常规白细胞计数显著升高。X线腹部平片可见结肠扩大，结肠袋消失。该种并发症预后很差，易引起急性肠穿孔。

（2）直肠、结肠癌变　多见于广泛性结肠炎、幼年起病而病程漫长者。国外报道，起病20年和30年后病变部位癌变率分别为7.2%和16.5%。

（3）其他并发症　肠道大出血发生率约为3%。肠穿孔多与中毒性巨结肠有关。肠梗阻少见，发生率远低于克罗恩病。

6. 实验室及其他检查

（1）血常规检查　可见血红蛋白下降、白细胞计数在活动期可有增高，红细胞沉降率加快和C反应蛋白增高是活动期的标志。

（2）大便检查　肉眼常见黏液脓血便，显微镜检见红细胞和脓细胞，连续粪便（至少三次）病原学检查可帮助排除感染性结肠炎。

（3）结肠镜检查　一般做全直肠结肠检查，必要时做回肠末端检查，并取活组织做病理学检查。病变多从直肠开始逆行向上扩展，呈连续性、弥漫性分布，表现为：①黏膜血管纹理模糊、紊乱、充血、水肿、易脆、出血及脓性分泌物附着，亦常见黏膜粗糙，呈细颗粒状。②病变明显处可见弥漫性糜烂或溃疡。③慢性病变者可见结肠袋囊变浅、变钝或消失、假息肉及桥形黏膜等。

（4）X线钡剂灌肠检查　主要改变为：①黏膜粗乱和（或）颗粒样改变。②肠管边缘呈锯齿状或毛刺样，肠壁有多发性小充盈缺损。③肠管短缩，袋囊消失呈铅管样。

（5）黏膜病理学检查　活动期和缓解期有不同表现：①活动期可见黏膜表层糜烂、溃疡，隐窝炎、隐窝脓肿。②缓解期可见隐窝结构紊乱、杯状细胞减少。

（三）治疗要点

活动期溃疡性结肠炎的治疗目标是尽快控制炎症，缓解症状。缓解期应继续维持治疗。综合性、个体化处理包括药物、营养、支持、心理及对症处理。

1. 内科治疗

（1）一般治疗　强调休息、饮食和营养。活动期病人应充分休息，以减少精神和体力消耗，并给流质饮食，病情好转后改营养丰富、少渣饮食。发病与牛奶有关的病人限制乳制品摄入。病情严重者应禁食,给胃肠外营养。

(2)药物治疗 ①氨基水杨酸制剂:柳氮磺吡啶为常用药物,适用于轻、中型病人和经糖皮质激素治疗已缓解的重型病人。②糖皮质激素:适用于对氨基水杨酸制剂疗效不佳的轻、中型病人,尤适用于重型活动期和暴发型病人。③免疫抑制剂:可适用于激素治疗效果不佳或对激素依赖的慢性持续型病人。

2.外科手术治疗 一般采用全结肠切除加回肠造瘘术。

【克罗恩病】

克罗恩病(Crohn disease)是一种病因未明的肠道慢性肉芽肿性炎症,多见于 15～30 岁,首次发作可出现在任何年龄。

(一)病理

病变主要累及回肠末段与邻近右侧结肠,其次为小肠,主要在回肠,少数见于空肠。病变呈节段性或跳跃式分布。早期黏膜呈鹅口疮样溃疡,随后溃疡增大,形成纵行溃疡和裂隙溃疡,呈鹅卵石样外观。当病变累及肠壁全层、肠壁增厚变硬、肠腔狭窄时,可发生肠梗阻。溃疡穿孔可致局部脓肿,或穿透至其他肠段、器官、腹壁,形成内瘘或外瘘,慢性穿孔可引起粘连。

(二)临床表现

起病多隐匿、缓慢,病程呈慢性,活动期和缓解期交替,有终生复发倾向。临床表现随病变部位、病期及并发症而各异。

1.消化系统表现

(1)腹痛 为最常见症状,多位于右下腹或脐周,间歇性发作,常为痉挛性阵痛伴肠鸣,常于进餐后加重,排便或肛门排气后缓解。腹痛的发生可能与肠内容物通过炎症、狭窄肠段,引起局部肠痉挛有关。腹痛亦可由部分或完全性肠梗阻引起,此时伴有肠梗阻症状。出现持续性腹痛和明显压痛,提示炎症波及腹膜或腹腔内脓肿形成。全腹剧痛和腹肌紧张,可能系病变肠段急性穿孔所致。

(2)腹泻 亦为本病常见症状之一,主要由病变肠段炎症渗出,蠕动增加及继发性吸收不良引起。腹泻先是间歇发作,病程后期可转为持续性。粪便多为糊状,一般无脓血和黏液。病变涉及下段结肠或肛门直肠者,可有黏液血便及里急后重。

(3)腹部包块 见于 10%～20% 病人,由于肠粘连、肠壁增厚、肠系膜淋巴结肿大、内瘘或局部脓肿形成所致。多位于右下腹与脐周。固定的腹块提示有粘连,多已有内瘘形成。

(4)瘘管形成 因透壁性炎性病变穿透肠壁全程至肠外组织器官而成。瘘管形成是 Crohn 病的临床特征之一,往往作为与溃疡性结肠炎鉴别的依据。瘘分内瘘和外瘘,前者可通向其他肠段、肠系膜、膀胱、输尿管、阴道、腹膜后等处,后者通向腹壁或肛周皮肤。肠段之间内瘘形成可致腹泻加重及营养不良。肠瘘通向的组织与器官因粪便污染可致继发性感染。外瘘或通向膀胱、阴道的内瘘均可见粪便与气体排出。

(5)肛门直肠周围病变 包括肛门直肠周围瘘管、脓肿形成及肛裂等病变,见于部分病人,有结肠受累者较多见。有时该类病变可作为本病的首发或突出的临床表现。

2.全身表现 本病全身表现较多且较明显。

(1)发热 为常见的全身表现之一,与肠道炎症活动及继发感染有关。间歇性低热或中度热常见,少数呈弛张高热伴毒血症。少数病人以发热为主要症状,甚至较长时间不明原因发热之后才出现消化道症状。

(2)营养障碍 由慢性腹泻、食欲减退及慢性消耗等因素所致。表现为消瘦、贫血、低蛋白血症和维生素缺乏等。青春期前病人常有生长发育迟滞。

3.肠外表现 本病可有全身多个系统损害,因而伴有一系列肠外表现,包括杵状指(趾)、关节炎、结节性红斑。

4.并发症 肠梗阻最常见,其次是腹腔内脓肿,可出现吸收不良综合征,偶可并发急性穿孔或大量便血。直肠或结肠黏膜受累者可发生癌变。肠外并发症有胆石症,系由胆盐的肠内吸收障碍引起。可有尿路结石,可能与脂肪吸收不良使肠内草酸盐吸收过多有关。脂肪肝颇常见,与营养不良及毒素作用等因素有关。

5.实验室及其他检查

(1)实验室检查 血常规检查常见血红蛋白水平下降,白细胞增高,红细胞沉降率增快,低蛋白血症;粪便隐血试验常呈阳性。

(2)影像学检查 根据临床表现做钡剂小肠造影或钡剂灌肠,可见多发性、节段性炎症伴僵硬、狭窄、裂隙状溃疡、瘘管、假息肉形成及鹅卵石样改变等。B超、CT、MRI检查可显示肠壁增厚、腹腔或盆腔脓肿等。

(3)结肠镜检查 全结肠镜检查见节段性、非对称性黏膜炎症,纵行或匍行性溃疡,鹅卵石样改变,可有肠腔狭窄和肠壁僵硬等,病变呈跳跃式分布。

(4)黏膜病理学检查 可见裂隙状溃疡、结节病样肉芽肿、固有膜底部和黏膜下层淋巴细胞聚集,而隐窝结构正常,杯状细胞不减少,固有膜中量炎症细胞浸润及黏膜下层增宽。

(三)治疗要点

治疗的目的是控制病情活动、维持缓解及防治并发症。

1.内科治疗 是本病的基本治疗方法。

(1)一般治疗 强调饮食调理和营养补充,一般给高营养低渣饮食,适当给予叶酸、维生素 B_{12} 等多种维生素及微量元素。

(2)药物治疗 维持时间多需 2 年以上甚至终生。①氨基水杨酸制剂为结肠型、回结肠型克罗恩病的第一线药物,对控制轻、中型病人的活动性有一定疗效,但仅适用于病变局限于结肠者。②糖皮质激素系小肠型克罗恩病的第一线药物,是目前控制病情活动性的最有效药物,适用于活动期病人,一般主张使用时初量足、疗程长。③免疫抑制剂适用于激素治疗效果不佳或对激素依赖的慢性活动性病人。④有瘘管与化脓性并发症时,应及时使用甲硝唑、环丙沙星和克拉霉素等抗生素。⑤新的生物制品抗肿瘤坏死因子(TNF)-α 单克隆抗体主要用于顽固性克罗恩病、瘘管形成及免疫抑制剂治疗无效者。

2.外科手术治疗 主要用于致命性并发症,如解除肠梗阻、治疗腹腔内化脓性并发症、难治性瘘或窦道形成以及顽固性克罗恩病和生活质量极差者。手术后需维持治疗,以防复发和并发症。

二、护 理

（一）护理评估

1.健康史　了解患病、诊治过程及病人的饮食状况、排泄形态。发病时有无精神刺激、劳累、饮食失调等诱因；吸烟、饮酒对排便次数的影响；询问生活史、生活事件与病情恶化的关系；疼痛及腹泻对睡眠的影响，工作压力造成的不适症状。

2.身体状况　评估病人的生命体征、神志、营养状况、皮肤和黏膜、腹部是否胀满。

3.实验室及其他检查　影像学检查、实验室检查、内镜检查、手术切除标本检查等有无异常改变。

4.心理—社会状况　评估病人对疾病的认知和疾病对病人生活方式和家庭人员关系的影响；家庭和社会支持系统的状况。

（二）护理诊断／问题

1.疼痛　与炎症性肠病活动有关。

2.营养失调：低于机体需要量　与腹泻和吸收不良有关。

3.焦虑　与疾病反复发作有关。

4.潜在并发症　如肠瘘。

（三）护理目标

病人疼痛减轻或缓解；营养状况良好，腹泻减轻或停止，机体水、电解质不紊乱；情绪稳定；肠瘘得到有效预防和护理。

（四）护理措施

1.休息与环境　病变活动期应卧床休息，缓解期注意劳逸结合。保持环境安静。

2.饮食护理　①指导病人选择高营养低残渣饮食。避免摄入全麦食品、壳果类食品、生冷水果和蔬菜、油炸鸡蛋和油炸土豆片等。告诉病人戒烟、戒酒，避免饮用含咖啡因的饮料。②贫血病人宜补充维生素 B_{12}、叶酸、输血，血清白蛋白过低者可输血白蛋白或血浆。③明显摄入不足者，给予肠内或肠外营养支持。

3.病情观察　①观察病人腹痛、腹泻症状。②观察有无脱水的表现，发现口干、尿量减少等症状时，应及时报告医生处理。③观察病人有无发热、腹痛、腹膜炎症状和体征。④密切观察药物的不良反应。

4.用药护理　遵医嘱用药，并注意药物的不良反应。

(1)氨基水杨酸制剂　有两类不良反应，一类是与剂量相关的，如恶心、呕吐、食欲减退、头疼、可逆性男性不育等，消化道副作用餐后服药可减轻。另一类属于过敏，有皮疹、粒细胞减少、自身免疫性溶血、再生障碍性贫血等，服药期间定期查血象。

(2)糖皮质激素　易引起继发感染，出现向心性肥胖，减药速度不可过快。

5.对症护理

(1)缓解腹痛　根据医嘱予以解痉药物。

(2)控制腹泻　①观察病人腹痛、腹泻症状。②遵医嘱给予水杨酸柳氮吡啶(SASP)等药物,同时观察药物的不良反应,如恶心、呕吐、皮疹、白细胞减少或溶血反应等。

(3)维持水、电解质平衡　①对频繁腹泻的病人及时补充水分。②记录出入量,包括腹泻的次数、量以及尿量。

(4)肠瘘的预防和护理　炎症性肠病病人术后易并发肠瘘,因此必须加强观察,注意观察病人有无发热、腹痛、腹膜炎症状和体征。若发生外瘘,应保护瘘口周围皮肤,用生理盐水清洁并保持干燥,避免皮肤破损和继发感染。

6.心理护理　帮助炎症性肠病病人识别压力源和减轻压力的方法,鼓励病人表达自己的感受,鼓励其学习解决问题的策略,培养其自尊、自立的思想。教育病人及家属正确对待疾病,让病人保持情绪稳定,树立战胜疾病的信心。

(五)健康教育

1.生活指导　指导病人合理休息与活动,注意劳逸结合;合理饮食,摄入足够的营养素,维持良好的营养状况;避免较硬和粗糙的食物。

2.疾病知识指导　告知病人本病由于病因不明,病情易反复发作,迁延不愈,让病人接受这种病变的过程,以接受的心态对待本病,配合治疗。

3.用药指导　嘱病人坚持治疗,教会病人识别药物的不良反应,勿随意更换药物或停药;用药期间需要大量饮水,出现异常情况如疲乏、头痛、发热、手脚发麻、排尿不畅等症状要及时就诊,以免延误病情。

(六)护理评价

病人疼痛是否减轻或消失;病人的腹泻及其伴随症状是否减轻或消失;病人有无脱水;病人营养素摄入是否充足,营养状况是否得到改善;病人情绪是否稳定。

本节小结

炎症性肠病是一种病因尚不十分清楚的慢性非特异性肠道炎症性疾病,主要包括溃疡性结肠炎和克罗恩病。临床主要表现是腹痛、腹泻,少数病例有瘘管形成。目前无特效治疗方法,重在对症护理。

本节关键词:溃疡性结肠炎;克罗恩病

课后思考

1.请说出炎症性肠病的可能病因。

2.溃疡性结肠炎和克罗恩病有何不同?

3.如何指导炎症性肠病病人用药?

(余江萍)

第六节 肝硬化病人的护理

案例 4-6

某病人，男，56岁，9年前曾患急性肝炎，经住院治疗，至肝功能正常后出院。近半年来常感全身乏力、食欲减退、右上腹不适。3周前因出差劳累后纳差更明显，有腹胀、失眠。近日家属发现病人巩膜黄染，尿色加深。昨晚呕出咖啡样血水约800ml，今凌晨1时来院急诊。体检：T 38.2℃，P 104次/分，R 25次/分，BP 97.5/50mmHg，神志清，面色略苍白，巩膜黄染，右侧颈部可见一个蜘蛛痣，两手肝掌明显，心、肺无异常发现，肝肋下未及，脾肋下4cm，质硬无压痛，腹部可见轻度腹壁静脉曲张，移动性浊音阳性，下肢凹陷性水肿（＋），神经系统检查未见异常。辅助检查：血常规中 RBC $2.9 \times 10^{12}/L$，Hb 90g/L，WBC $2.8 \times 10^9/L$，PLT $55 \times 10^9/L$。尿常规阴性，大便隐血试验（＋＋）。

问题：

1. 该病例拟诊断是什么疾病？
2. 该病人存在哪些主要护理问题？

本节学习目标

1. 掌握肝硬化的临床表现、主要护理诊断/问题、护理措施。
2. 熟悉对肝硬化病人实施的实验室检查及治疗要点。
3. 了解肝硬化的病因和发病机制。
4. 体现护士的爱伤精神和人文关怀，尊重病人的身心需求。

肝硬化是常见病，世界范围内的年发病率约为100(25～400)/10万，发病高峰年龄在35～48岁，男性多见，出现并发症时死亡率高。肝硬化是我国常见疾病和主要死亡病因之一。

一、疾病概要

肝硬化(hepatic cirrhosis)是以肝组织弥漫性纤维化、假小叶和再生结节形成为特征的慢性肝病。临床以肝功能损害和门静脉高压为主要表现，晚期可出现一系列严重的并发症。

(一)病因和发病机制

引起肝硬化的病因很多，目前我国以病毒性肝炎最为常见，欧美国家则以酒精中毒居多。

1. 病毒性肝炎 主要是乙型肝炎，其次为丙型肝炎或乙型加丁型重叠感染。其发病机制主要与肝炎病毒所造成的免疫损伤有关,经过慢性肝炎,尤其是慢性活动性肝炎演变而来,故称为肝炎后肝硬化。

2.日本血吸虫病 反复或长期感染血吸虫的病人,由于虫卵及其毒性产物在肝脏汇管区的刺激,引起汇管区结缔组织增生所致,称为血吸虫病肝硬化。

3.酒精中毒 长期大量饮酒者,由于乙醇及其中间代谢产物(乙醛)直接损害肝细胞,且长期酗酒所致的营养失调可引起酒精性肝硬化。

4.药物及化学毒物 长期反复接触某些化学性毒物,如磷、砷、四氯化碳等,或长期服用某些药物,如双醋酚丁、甲基多巴等,可引起中毒性肝炎,最终发展成为肝硬化。

5.胆汁淤积 不论是肝内胆管还是肝外胆管发生的持续性胆汁淤积,由于高浓度的胆红素及胆汁酸对肝细胞的化学性损害,可致肝细胞变性坏死和结缔组织增生,最终发生肝硬化,称为胆汁性肝硬化。

6.循环障碍 慢性右心功能不全、心包填塞征以及肝静脉和(或)下腔静脉回流障碍导致肝脏长期淤血,肝细胞因缺氧而发生变性坏死和结缔组织增生,导致肝硬化,称为心源性肝硬化。

7.其他 造成肝硬化直接和间接的原因还有很多,如代谢障碍、营养失调等。少数病人病因不明,称为隐匿性肝硬化。

上述一种或多种病因长期作用于肝脏,均可导致广泛的肝细胞变性坏死、再生结节形成和广泛的结缔组织增生、假小叶形成。这些病理变化使肝内的血管扭曲、变形、受牵拉、管腔狭窄,致使肝内血循环障碍、肝血管床变小,由此构成了门脉高压的病理解剖基础,同时血循环障碍也加重了肝细胞的营养代谢障碍,促使肝脏病变的进一步发展和肝脏功能的不断降低。

(二)病理

在大体形态上,肝脏早期肿大、晚期明显缩小,质地变硬,外观呈棕黄色或灰褐色,表面有弥漫性大小不等的结节和塌陷区。切面见肝正常结构被圆形或近圆形的岛屿状结节代替,结节周围有灰白色的结缔组织间隔包绕。在组织学上,正常肝小叶结构被假小叶所代替。假小叶由再生肝细胞结节(或)及残存肝小叶构成,内含2~3个中央静脉或1个偏在边缘部的中央静脉。假小叶内肝细胞有不同程度变性甚至坏死。汇管区因结缔组织增生而增宽,其中可见程度不等的炎症细胞浸润,并有小胆管样结构(假胆管)。根据结节直径形态,1994年国际肝病信息小组将肝硬化分为三型:①小结节性肝硬化:结节大小相仿、直径3~5mm。②大结节性肝硬化:结节大小不等、一般平均直径为3mm,最大直径可达5cm。③大小结节混合性肝硬化:肝内同时存在大、小结节两种病理形态。

(三)临床表现

肝硬化的病程进展多较缓慢,临床上根据病人肝脏功能的代偿状况将肝硬化分为肝功能代偿期和失代偿期。

1.代偿期 部分病人可无任何不适。多数病人早期以乏力、食欲不振较为突出,可伴有恶心、厌油腻、腹胀、腹泻及上腹不适等症状。症状多呈间歇性,常与劳累有关,休息和治疗后可缓解。病人多消瘦,肝脏可轻度肿大,质地中等度硬,伴轻度压痛。脾脏亦可有轻、中度肿大。肝功能正常或轻度异常。

2.失代偿期 失代偿期主要表现为肝功能减退和门静脉高压所致的症状和体征。

(1)肝功能减退的临床表现

1)全身表现:一般情况和营养状况均较差,消瘦、乏力、精神不振,可有不规则低热、面色灰暗黝黑(肝病面容)、皮肤干枯,还可有浮肿、舌炎、口腔溃疡、夜盲等。

2)消化道症状:食欲不振甚至厌食、腹胀不适、恶心呕吐,可有腹泻。上述症状的产生与胃肠道淤血水肿、消化吸收障碍和肠道菌群失调有关。

3)出血倾向和贫血:病人常可发生鼻衄、牙龈出血、皮肤紫癜和胃肠出血等。其发生与肝脏合成凝血因子减少、脾功能亢进和毛细血管脆性增加有关。贫血的发生则与营养不良、肠道吸收障碍、出血、脾功能亢进等有关。

4)内分泌失调:由于肝功能减退,对雌激素、醛固酮和抗利尿激素的灭活减少,病人体内的雌激素和醛固酮、抗利尿激素的水平增高。雌激素水平的增高可通过负反馈作用,致雄激素和肾上腺皮质激素分泌减少。由于雌激素和雄激素比例失调,男性可出现性欲减退、睾丸萎缩、毛发脱落及乳房发育;女性出现月经失调、闭经、不孕等,病人常有肝掌和蜘蛛痣。醛固酮、抗利尿激素的增多可引起水肿,并对腹腔积液的形成和加重起重要的促进作用。肾上腺皮质激素减少,有颜面部及其他暴露部位皮肤的色素沉着,可有血糖降低。

(2)门静脉高压的表现 门静脉高压症的三大临床表现是脾大、侧支循环的建立与开放、腹水。

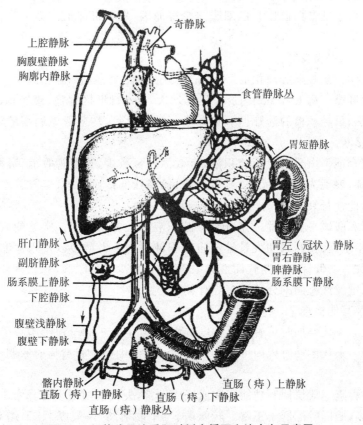

图4-1 门静脉回流受阻时侧支循环血流方向示意图

1)脾大:门静脉高压可致脾脏淤血性肿大,多为轻、中度肿大,部分可达脐下。后期可出现脾功能亢进,表现为红细胞、白细胞和血小板均减少。

2)侧支循环的建立与开放:门静脉高压时来自消化器官和脾脏的回心血受阻,使门、腔静脉交通支扩张、血流量增加,建立起侧支循环。临床上重要的侧支循环有食管和胃底静脉、腹壁静脉以及痔静脉。

3)腹水:是失代偿期最突出的表现。大量腹水使腹部膨隆,可见脐外翻或脐疝,皮肤紧绷发亮;可使膈肌抬高,病人因此出现呼吸困难、心悸。腹水形成的机制有:①门静脉高压使腹腔脏器毛细血管床静水压增高,组织间液回流减少而漏入腹腔。②低蛋白质血症使血浆胶体渗透压降低,血管内液外渗。③肝静脉回流受阻,使肝淋巴液生成增多,超过胸导管引流的能力而渗入腹腔。④继发性醛固酮、抗利尿素增多引起钠水潴留。⑤有效循环量不足,致交感神经活动增强,前列腺素、心房肽等利尿因素活性降低,导致肾血流量、排钠和排尿量减少。

(3)肝脏情况　早期肝脏大,表面尚平滑,质地中等;晚期肝脏缩小,可呈结节状,表面不光滑,质硬,多无压痛。但当肝细胞进行性坏死或并发炎症时,可有压痛。

3.并发症

(1)上消化道出血　为最常见的并发症。多系食管下段和胃底静脉曲张破裂所致。表现为突发的大量呕血和黑便。

(2)感染　由于低蛋白血症和白细胞减少等原因,病人机体抵抗力下降,加之门腔静脉侧支循环开放,增加了细菌入侵与繁殖的机会。易合并的感染有肺炎、胆道感染、大肠杆菌性败血症和自发性腹膜炎等。

(3)肝性脑病　是晚期肝硬化最严重的并发症,也是最常见的死亡原因。

(4)原发性肝癌　病人若短期内肝脏迅速增大、持续性肝区疼痛、腹腔积液增多呈血性、不明原因的发热、虽经积极的治疗但病情却进行性恶化等,均应考虑癌变的可能,需做进一步检查以明确诊断。

(5)肝肾综合征　由于大量腹腔积液,有效循环量减少,肾血管收缩,肾血流量减少,肾小球滤过率下降,表现为少尿、无尿、氮质血症、稀释性低钠血症等,但肾脏本身并无器质性损害,故又称功能性肾衰竭。

(6)电解质和酸碱平衡紊乱　尤其是腹腔积液病人更为突出。常见的有:①低钠血症:与长期钠摄入不足、长期利尿和大量排放腹腔积液使钠丢失增多以及水钠潴留所致的稀释性低钠血症有关。②低钾血症与代谢性碱中毒:与进食少、呕吐、腹泻、长期使用利尿剂或高渗葡萄糖制剂、继发性醛固酮分泌增多等有关。

4.实验室及其他检查

(1)血常规　失代偿期时可有不同程度贫血,脾功能亢进时全血细胞减少。

(2)尿常规　失代偿期时尿内可有蛋白质、管型、红细胞。有黄疸时尿胆红素阳性、尿胆原增加。

(3)肝功能检查　代偿期肝功能正常或轻度异常,失代偿期则多有异常。重症病人可有血清胆红素增高,胆固醇酯低于正常。转氨酶轻、中度增高,一般以 ALT 增高较显著,肝细胞广泛大量坏死时则可能有谷草转氨酶(AST)升高。血清总蛋白正常、降低或增高,血清白蛋白下降,球蛋白可增高,白蛋白/球蛋白的比值降低或倒置。血清蛋白电泳可见白蛋白减少,γ球蛋白增多。凝血酶原时间有不同程度的延长。

(4)影像检查 X线钡餐检查显示食管下段有虫蚀样或蚯蚓样充盈缺损。胃底静脉曲张时钡餐检查显示菊花样充盈缺损。超声显像、CT和MRI检查可显示肝、脾形态改变。

(5)内镜检查 上消化道内镜检查可直观静脉曲张的部位和程度。腹腔镜检查可在直视下对病变明显处进行肝穿刺,做活组织检查,以明确肝硬化病因。

(四)治疗要点

目前尚无特效治疗方法。早期诊断、积极治疗原发病可预防或阻止肝硬化病变的发展。失代偿期的治疗主要是对症处理、改善肝功能及抢救并发症。有手术适应证者慎重选择时机行手术治疗。

1.腹腔积液治疗

(1)限制水、钠摄入 部分病人通过限制水、钠摄入可产生自发性利尿。

(2)增加水、钠排出

1)利尿剂:临床上常用的利尿剂有保钾利尿剂,如安体舒通、氨苯蝶啶等。效果不明显时可加用排钾利尿剂,如呋塞米或氢氯噻嗪等。

2)导泻:大量腹腔积液者可因稀释性低钠血症和功能性肾衰而使利尿剂无效,病人可口服甘露醇,通过肠道排出水分。

3)腹腔穿刺放液:大量腹腔积液出现明显压迫症状时,可穿刺放液以减轻症状,但应严格控制每次放液量。

(3)提高血浆胶体渗透压 定期输注血浆、新鲜血液或白蛋白,有利于促进腹水消退,也可改善病人的一般状况。

(4)腹水浓缩回输 放出5000~10000ml腹腔积液浓缩至500ml后回输至病人静脉内,可提高血浆白蛋白浓度和血浆胶体渗透压,增加血容量,改善肾血流灌注,从而起到利尿、减少腹腔积液的作用,多用于难治性腹腔积液病人的治疗。

(5)减少腹水生成和增加其去路 例如,腹腔-颈静脉引流是将腹腔积液引入上腔静脉;胸导管-颈内静脉吻合术可使肝淋巴液顺利进入颈内静脉,从而减少肝淋巴液漏入腹腔,使腹腔积液的来源减少。

2.手术治疗 通过各种分流、断流和脾切除术等,降低门脉压力和消除脾功能亢进。肝移植是近年来最新的治疗晚期肝硬化的方法。

二、护 理

(一)护理评估

1.健康史 主要询问有无肝炎史、心力衰竭、胆道疾病史;是否长期大量饮酒;有无长期接触化学毒物,如四氯化碳、砷、磷等;是否长期服用损肝药物,如甲基多巴、双醋酚汀等;有无慢性肠道感染、消化不良、消瘦、黄疸、出血史。

2.身体状况 有无消瘦乏力、食欲减退、恶心呕吐;是否有鼻出血;男性病人有无性欲减退、乳房发育;女性病人是否有月经失调、闭经、不孕;是否有皮肤色素沉着、蜘蛛痣、肝掌;是否有肝脾肿大、腹水等。

3.实验室及其他检查 电解质、肝功能及内镜检查是否异常。

4.心理－社会状况 评估病人的心理状况,有无性格、行为的改变;有无焦虑、抑郁、悲观等情绪。

（二）护理诊断/问题

1.营养失调 营养低于机体需要量与食欲减退、消化和吸收障碍有关。

2.体液过多 与肝功能减退、门静脉高压引起的水钠潴留有关。

3.有皮肤完整性受损的危险 与水肿、长期卧床有关。

4.潜在并发症 上消化道出血、肝性脑病。

（三）护理目标

病人营养素的摄入增加,营养状况改善;能复述出水肿的原因,水肿减轻或消退;能遵循休息和活动计划,无皮肤破损或感染;不发生上消化道出血、肝性脑病。

（四）护理措施

1.休息与环境 休息可以减轻病人能量的消耗,减轻肝脏代谢的负担,有助于肝细胞修复。有明显腹水时应取半卧位或坐位,以改善病人的呼吸状况。下肢水肿者可抬高下肢,以利静脉回流。阴囊水肿者可用托带托起阴囊,以减轻不适感。环境要安静。

2.饮食护理 既保证营养又遵守必要的饮食限制是改善肝功能、延缓病情进展的基本措施。①肝硬化病人的饮食原则是:以高热量、高蛋白质、高维生素、适量脂肪、易消化食物为原则,并根据病情变化及时调整。蛋白质(肝性脑病除外)每日每千克体重 1～1.5g,应选用高生物效价的蛋白质,以利于肝细胞修复和维持血浆蛋白正常水平。血氨升高时应限制或禁食蛋白质,待病情好转后再逐渐增加摄入量。②限制水、钠摄入:有腹腔积液者应低盐或无盐饮食,钠限制在每日 500～800mg(氯化钠 1.2～2.0g),进水量限制在每日 1000ml左右。

3.病情观察

(1)观察病人的食欲、有无恶心与呕吐;评估其营养状况,包括每日营养摄入量、体重、化验室检查的有关指标变化。

(2)观察腹水和组织水肿的消长情况,准确记录出入量、测量腹围及体重,在病人有进食量不足、呕吐、腹泻时,或遵医嘱使用利尿剂及放腹腔积液后更应加强观察。

(3)监测血清电解质和酸碱变化,及时发现和纠正电解质和酸碱平衡紊乱。

(4)注意观察病情,观察病人的精神、行为、言语变化,监测脑电图,以便及时发现并纠正肝性脑病。

4.用药护理 使用利尿剂应注意:利尿速度不宜过快,以每周体重减轻不超过 2kg 为宜。短时间内快速大量利尿可能诱发肝昏迷,故应小剂量、间歇用药。使用排钾利尿剂者应注意补钾。

5.对症护理

(1)食管、胃底静脉曲张的护理 严格要求病人避免粗糙的、过硬的食物,以防损伤曲张的静脉而导致出血。可指导病人进食菜泥、果泥、肉末、软饭、面食等,且进餐时应细嚼慢咽。服用片剂的药物应先磨成粉末再行服用。

(2)腹水护理 ①大量腹水者卧床时可取半卧位,以使膈肌下降,有利于呼吸运动,减轻呼吸困难和心悸。②避免使腹内压突然剧增的因素,例如剧烈咳嗽、打喷嚏、用力排便等。③限制水、钠摄入,准确记录出入量,定期测量腹围、体重,观察腹水消退情况,教会病人正确的测量和记录方法,以便自我监测病情。④按医嘱使用利尿剂。⑤必要时配合医师放腹水。

(3)皮肤护理 病人皮肤常干燥、水肿,黄疸时可有皮肤瘙痒,长期卧床等因素可发生皮肤破损和继发感染。因此,除常规皮肤护理、预防压疮外,还应注意每日要用温水擦浴,水温不宜过高,否则可使皮肤更加干燥、皮肤瘙痒加重;衣着应宽松、柔软,床铺应平整、洁净;皮肤瘙痒者应遵医嘱给予止痒处理,嘱病人勿抓搔,以免皮肤破损和感染。

6.心理护理 给病人以理解、同情和关心,耐心解释肝硬化的有关知识,鼓励病人说出心理感受,对其提出的疑问给予解答。指出良好的治疗护理及必要的自我保健,能使病情缓解。帮助病人分析不利于个人和家庭的各种因素,引导病人正确应对,并提供所能给予的最大帮助。帮助病人树立战胜疾病的信心和勇气,保持愉快心情。

(五)健康教育

1.告诉病人及家属本病预后较差,帮助病人及家属掌握与本病相关的知识和自我护理的方法,以延缓肝损害的进程。

2.指导病人根据病情调节好活动与休息,以保证充足的休息与睡眠,失代偿期多卧床休息,合理安排活动强度。

3.指导病人根据病情制定合理的饮食计划和营养搭配,使病人充分认识到饮食治疗对肝硬化病人的重要性以及饮食应注意的事项,除应加强营养外,要避免粗糙食物,戒除烟酒等,切实落实饮食计划。

4.指导病人认识常用的对肝脏有毒的药物,治疗用药应遵医嘱,不能随意服用或更改,以免用药不当,加重肝脏损伤。

5.要求病人及家属熟悉各种并发症的诱因及其主要表现,一旦发生可疑的并发症表现,应及时复诊。病人应定期门诊检查。

(六)护理评价

病人能否自己选择符合饮食治疗计划的食物,保证每日所需热量、蛋白质、维生素等营养成分的摄入;病人能否陈述减轻水钠潴留的有关措施,腹水和皮下水肿等引起的身体不适有无减轻;病人能否按计划休息和活动,皮肤有无破损和感染;病人是否发生消化道出血、肝性脑病等并发症。

本节小结

肝硬化是以肝组织弥漫性纤维化、假小叶和再生结节形成为特征的慢性肝病。临床以肝功能损害和门静脉高压为主要表现,晚期可出现一系列严重的并发症。目前无特效治疗护理方法,重在延缓肝功能。

本节关键词:肝硬化;假小叶;门静脉高压

课后思考

1.肝硬化常见的病因有哪些?
2.肝硬化的基本病理变化是什么?
3.请制定一份肝硬化腹水病人护理计划。

(余江萍)

第七节 原发性肝癌病人的护理

本节学习目标

1.掌握原发性肝癌的临床表现、主要护理诊断/问题、护理措施。
2.熟悉对原发性肝癌病人实施的实验室检查及治疗要点。
3.了解原发性肝癌的病因和发病机制。
4.体现护士的爱伤精神和人文关怀,尊重病人的身心需求。

原发性肝癌是我国常见恶性肿瘤之一,在消化系统恶性肿瘤死亡率中位居第三位,位于胃癌和食管癌之后。本病可发生于各年龄段,以 40～49 岁最为多见,男性多于女性,男女之比为(2～5)∶1。

一、疾病概要

原发性肝癌(primary carcinoma of the liver,简称肝癌)是指肝细胞或肝内胆管细胞发生的恶性肿瘤。

(一)病因及发病机制

本病的病因与发病机制尚未完全肯定,可能与多种因素的综合作用有关。

1.病毒性肝炎 流行病学调查发现,原发性肝癌病人中约有 1/3 有慢性肝炎史。肝癌高发区人群的 HBsAg 阳性率高于低发区,而肝癌病人血清 HBsAg 及其他乙型肝炎标志的·阳性率也高达 90%,提示乙型肝炎病毒与肝癌高发有明显关系。研究提示丙型病毒性肝炎与肝癌的发病也密切相关。

2.肝硬化 原发性肝癌合并肝硬化者占 50%～90%,主要是在乙型和丙型病毒性肝炎基础上发生,而在欧美国家肝癌则常发生在酒精性肝硬化的基础上。

3.黄曲霉素 黄曲霉素中的代谢产物黄曲霉素 B_1 有强烈的致癌作用。流行病学调查结果发现,在粮油、食物受黄曲霉素 B_1 污染严重的地区,肝癌发病率也较高。

4.其他因素 肝癌的发生还与遗传、水源污染、有机氯类农药、亚硝胺类、华支睾吸虫感染等有关。

(二)病理

1.分型

(1)按大体形态分型 ①块状型:最多见,癌块直径在 5cm 以上,可呈单个、多个或融合成块。②结节型:为大小和数目不等的癌结节,直径一般不超过 5cm。③弥漫型:最少见,米粒至黄豆大小的癌结节散布全肝,肝大不明显,甚至缩小。④小癌型:孤立的直径小于 3cm 的癌结节或相邻两个癌结节直径之和小于 3cm。

(2)按细胞分型 ①肝细胞型:占肝癌的 90%,癌细胞由肝细胞发展而来。②胆管细胞型:少见,由胆管细胞发展而来。③混合型:上述两型同时存在,此型更少见。

2.转移方式 原发性肝癌的转移方式有血行转移、淋巴转移、种植转移三种。肝内血行转移发生最早,也最常见,易侵犯门静脉分支形成肝内多发性转移灶,并向肝外血行转移至肺、肾上腺、骨等处形成肝外转移灶。

(三)临床表现

原发性肝癌病人起病较隐匿,早期多无任何临床症状和体征,一般是经甲胎蛋白(AFP)普查检查出的早期肝癌,又称亚临床肝癌。一旦出现症状而就诊者病程大多已进入中晚期,其主要表现为以下几方面。

1.症状与体征

(1)肝区疼痛 为常见的首发症状,占 31%～74%。多呈肝区持续性胀痛或钝痛。当肝表面的癌节结破裂,坏死的癌组织及血液流入腹腔时,出现腹部剧痛和急腹症的表现。如出血量大,还会引起晕厥或休克。

(2)胃肠道症状 主要为食欲减退和腹胀,也可有恶心、呕吐及腹泻等。

(3)全身症状 可有乏力、进行性消瘦、发热、营养不良和恶病质等。

(4)转移灶症状 如咳嗽、咯血、气短、头痛、呕吐和神经定位症状等。

(5)最常见的体征 ①肝大:肝脏呈进行性肿大、质地坚硬、表面凹凸不平、有大小不等节结或巨块、边缘不规则、常伴有不同程度的压痛。②黄疸:常在病程晚期出现。③肝硬化征象:肝癌伴有肝硬化门静脉高压者可有脾大、腹腔积液、静脉侧支循环形成等表现。

2.并发症

(1)肝性脑病 是肝癌晚期的严重并发症,大约 1/3 的肝癌病人因此而死亡。

(2)上消化道出血 上消化道出血约占肝癌死亡原因的15%,常因合并食管、胃底静脉曲张,破裂时发生呕血和(或)黑便。晚期还可因胃肠道黏膜糜烂合并凝血功能障碍而有广泛出血。

(3)肝癌结节破裂出血 当癌结节破裂局限于肝包膜下,可形成压痛性包块,破裂进入腹腔可引起急性腹痛及腹膜刺激征。

(4)继发感染 原发性肝癌病人在长期消耗或因放射治疗、化学治疗导致白细胞减少的情况下,抵抗力减弱。再加上长期卧床等因素,易并发肺炎、败血症、肠道感染等。

3.实验室及其他检查

(1)肿瘤标志物的检测

1)甲胎蛋白(AFP)测定:是肝癌早期诊断的重要方法之一。对肝癌的普查、诊断、判断疗效、预测复发等有重要作用。AFP诊断肝癌的指标是:①AFP>500μg/L持续4周。②AFP由低浓度逐渐升高不降。③AFP在200μg/L以上的中等水平持续8周。

2)γ-谷氨酰转肽酶同工酶Ⅱ(GGT$_2$):在原发性和转移性肝癌的阳性率可提高到90%,特异性达97.1%,小肝癌中GGT$_2$阳性率达78.6%。

(2)超声显像 可显示直径为2cm以上的肿瘤,对早期定位诊断有较大价值,结合AFP有利于早期诊断。

(3)CT 是诊断肝癌较常用的方法,阳性率达90%以上,可显示直径2cm以上的肿瘤。如结合肝动脉造影对1cm以下的肿瘤检出率可达80%以上,故为目前诊断小肝癌和微小肝癌的最佳方法。

(4)X线肝血管造影 可显示1~2cm的癌结节,阳性率达87%,结合AFP检测结果,可检出早期肝癌。

(5)MRI 对显示子瘤和癌栓有价值,能清楚地显示肝细胞癌内部结构特征。

(6)放射性核素扫描 能显示直径3~5cm以上的肿瘤,有助于肝癌与肝脓肿、血管瘤等相鉴别。

(7)其他 如肝穿活检、剖腹探查等方法均可作为肝癌的诊断手段。

(四)治疗要点

原发性肝癌目前最好的根治方法是手术治疗。诊断明确者应争取尽早手术。如果剖腹探查肿瘤已不适宜于切除,术中选择肝动脉插管进行局部化学药物灌注或肝血管阻断术,也可以将二者结合,治疗效果优于全身治疗。还可以采用液氮冷冻或激光治疗。有条件者可以进行肝移植。在CT或超声定位后,用直线加速或^{60}Co作局部外放射,与化疗以及生物和免疫治疗等联合治疗效果好。

二、护 理

(一)护理评估

1.健康史 询问有无病毒性肝炎、肝硬化病史。

2.身体状况 观察有无肝功能减退、门脉高压征的临床表现,有无肝区疼痛等。

3.实验室及其他检查　甲胎蛋白（AFP）测定、超声显像、CT、放射性核素扫描、MRI、X线肝血管造影等有无异常改变。

4.心理-社会状况　病人一旦得知被诊断为肝癌,将直接面对死亡的威胁,常常产生极度恐惧心理。及时对病人的恐惧心理程度进行评估,以确定对其进行心理辅导的方式。

（二）护理诊断及/问题

1.肝区痛　与肿瘤生长迅速、肝包膜被牵拉或肝动脉栓塞术后产生栓塞后综合征有关。
2.预感性悲哀　与病人知道疾病的预后有关。

（三）护理目标

病人能正确应对疼痛,疼痛有所减轻;能正确面对疾病,积极配合治疗和护理。

（四）护理措施

1.休息与环境　病人应卧床休息,适当活动,但要避免疲劳。病室环境要整洁、安静、舒适,温湿度适宜。

2.饮食护理　应给予高蛋白质、高维生素、适当热量、易消化饮食,避免摄入高脂肪食物。

3.病情观察　①监测疼痛征象,注意观察疼痛发作的时间,疼痛的部位、性质、程度,疼痛伴随的症状,如恶心与呕吐,有无发热等。②监测有无并发症的征象,发现异常及时处理。

4.用药护理　遵医嘱给病人应用抗肿瘤的化学药物,注意观察药物的疗效,及时发现和处理副作用,如胃肠道反应、骨髓抑制等。

5.对症护理　协助病人减轻疼痛,疼痛剧烈者,教会病人放松和转移注意力的技巧,如做深呼吸、听音乐、与人交谈等,有利于缓解疼痛。保持环境安静、舒适,减少对病人的不良刺激和心理压力。尊重病人,认真倾听病人述说疼痛的感受,及时做出适当的反应,可减轻病人的孤独无助感和焦虑,使其保持稳定的情绪而有助于减轻疼痛。根据医嘱采用病人自控镇痛（PCA）法进行止痛。

6.肝动脉栓塞化疗的护理　肝动脉栓塞化疗是一种创伤性的非手术治疗,应做好术前和术后护理及术中配合,以减少并发症的发生。

（1）术前护理　①向病人解释有关治疗的方法、步骤及效果,使病人做到心中有数,从而减少病人对手术的疑虑。②做好各种检查,如血常规、出凝血时间、肝功能、心电图等,检查股动脉和足背动脉搏动的强度。③做碘过敏试验和普鲁卡因过敏试验。④术前禁食禁水 6 小时,术前半小时可遵医嘱给予镇静剂,并测量血压。

（2）做好术中的配合工作。

（3）术后护理　术后由于肝动脉供血量突然减少,可产生栓塞后综合征,即出现腹痛、发热、恶心、呕吐、血清白蛋白降低、肝功能异常等改变。应做好相应护理:①术后禁食 2～3 天,逐渐过渡到流质饮食,注意少量多餐,以减少恶心呕吐。②穿刺部位压迫止血 15 分钟再加压包扎,沙袋压迫 6 小时,保持穿刺侧肢体伸直 24 小时,并观察穿刺部位有无血肿及渗血。③密切观察病人病情变化,注意局部有无出血,注意肝性脑病前驱症状,注意观察体温变化等,一旦发现异常,应配合医生及时处理;高热病人应及时采取降温措施,避免机体消耗量增加。④鼓励病人做深呼吸和及时排痰,预防肺部感染,必要时吸氧,以提高血氧分压,有利于肝细胞的代谢。⑤栓塞术 1 周后,常因肝缺血影响肝糖原储存和蛋白质的合成,应根据医嘱静脉输入白蛋白,适量补充葡萄糖溶液。准确记录出入量,如出汗、尿量和尿比重,以作为补液的依据。

7. 心理护理 ①充分认识病人的心理反应:与其他癌症病人一样,肝癌病人往往出现否认、愤怒、忧伤、接受等几个心理反应阶段。在疾病诊断初期,病人多存在侥幸心理,希望自己的诊断是错误的,故病人表现为经常提问,十分关心自己的各项检查,焦虑和恐惧的心理并存。一旦确诊,会表现愤怒或逃避现实,部分病人会出现过激的心理反应,出现绝望甚至自杀的行为。如果给予正确的心理疏导,病人会很快接受疾病诊断的事实,并配合治疗和护理,从而延缓生命。②建立良好的护患关系:要关心、体贴病人,多与病人交谈以深入了解其内心活动,鼓励病人说出自己的感受,给予适当的解释,帮助减轻病人的恐惧感。

(五)健康教育

1. 帮助病人建立有规律的生活方式,注意劳逸结合,防止情绪剧烈波动和劳累,以减少肝糖原的分解,减少乳酸和血氨的产生;全面摄取营养,增强机体抵抗力;戒烟、戒酒,减少对肝脏的损害;注意饮食和饮水卫生。

2. 保持乐观情绪,有条件者应鼓励参加社会性抗癌组织活动,增强精神支持力量,以提高机体抗肿瘤功能。

3. 为病人和家属介绍肝癌的有关知识和并发症的预防和识别,以便及时发现病情变化,及时就诊。

4. 按医嘱服药,忌服对肝脏有损害的药物。

5. 积极宣传和普及肝癌的预防知识,定期对肝癌高发区人群进行普查,以预防肝癌发生和早期诊治肝癌。

(六)护理评价

肝区疼痛是否在病人能承受的范围;病人情绪是否乐观、积极配合治疗和护理、乐于参加社会活动。

本节小结

原发性肝癌是指肝细胞或肝内胆管细胞发生的恶性肿瘤。早期患者缺乏典型症状,临床症状明显者大多已进入中晚期;肝区疼痛是肝癌最常见的症状;甲胎蛋白监测已广泛用于肝癌的普查、诊断、判断疗效、预测复发。目前无特效治疗方法,重在积极防治病毒性肝炎、肝硬化。

本节关键词:肝癌;肝区疼痛

课后思考

1. 肝癌的产生可能与哪些因素有关？
2. 能早期提示有肝癌病变的临床指标(症状、体征、实验室及其他检查等方面)是什么？
3. 对肝动脉栓塞化疗病人可实施哪些护理措施？

(余江萍)

第八节　肝性脑病病人的护理

案例 4-7

某病人,女,56岁,有乙肝病史,腹胀、水肿、皮肤黏膜出血2年。一周前出现识别昼夜颠倒。昨天食鸡蛋后出现答非所问情况。体检:T 36℃,P 80次/分,R 18次/分,BP 100/70mmHg,嗜睡,对答不切题,定向力差。消瘦,慢性肝病面容,扑翼样震颤(＋),腹壁静脉曲张,脾肋下 2cm,腹部移动性浊音(＋)。初步诊断为肝硬化、肝性脑病。

问题:
1. 该病人的主要护理诊断有哪些？
2. 如何对病人进行饮食指导？

本节学习目标

1. 掌握肝性脑病的病因、临床表现及护理措施。
2. 熟悉肝性脑病的治疗要点及健康教育。
3. 关心病人,满足病人的各项身心需求。

肝性脑病(hepatic encephalopathy,HE)是由严重肝脏疾病或广泛门－腔静脉侧支循环引起的,以代谢紊乱为基础的中枢神经系统功能失调的临床综合征。主要临床表现为行为失常、意识障碍,甚至昏迷,过去也称肝性昏迷(hepatic coma)。

临床上把由门静脉高压、门静脉与腔静脉之间侧支循环形成引起的肝性脑病称为门体分流性脑病(portal-systemic encephalopathy,PSE)。对于没有明显临床表现和血液生化检查异常,仅用精细的智力测验和(或)电生理检测发现异常的肝性脑病,称为轻微肝性脑病(minimal hepatic encephalopathy,MHE)。

一、疾病概要

(一)病因与发病机制

1.病因及诱因

(1)各型肝硬化,尤其是肝炎后肝硬化是引起肝性脑病的最常见病因。

(2)门体静脉分流术 部分肝性脑病可由门体静脉分流术引起。

(3)其他 肝性脑病还可由重症病毒性肝炎、中毒性肝炎、药物性肝病等发生急性或暴发性肝功能衰竭引起。

(4)诱因 肝性脑病的发生常有诱因存在,常见的有:

1)感染可增加组织分解代谢,使氨产生增多;发热和缺氧还可增加氨的毒性。若肠道细菌增多,可使肠道产氨增多。

2)上消化道出血、大量排钾利尿、大量放腹水等,可致血容量减少,引起组织缺氧,导致肾前性氮质血症,使血氨增高。缺氧时,脑组织对氨毒的耐受性降低。

3)高蛋白饮食可使肠道产氨增多。

4)便秘可使含氮及其他有毒衍生物与肠黏膜接触时间延长,增加有毒物质的吸收。

5)低钾性碱中毒可促进血氨透过血脑屏障进入脑内,使脑细胞功能受影响。

6)低血糖时体内能量减少,脑内去氨功能停滞,氨的毒性增加。

7)其他:使用麻醉剂和安眠镇静药,可抑制大脑功能和呼吸中枢,引起缺氧。手术可增加脑、肝、肾的负担,加重功能衰竭。尿毒症病人体内含氮物质增多,产氨增加等。

2.发病机制

肝性脑病的发病机制尚未完全明确。一般认为本病的发生是由于肝功能衰竭和门体静脉分流术后形成侧支循环,来自肠道吸收的各种毒性代谢产物,未经肝脏解毒,直接经侧支循环进入体循环,透过血脑屏障进入脑部,引起大脑功能紊乱。主要学说有以下几种。

(1)氨中毒学说 氨代谢紊乱所致的氨中毒是肝性脑病尤其是门体分流性脑病的重要发病机制。氨对大脑的毒性作用主要是干扰脑的能量代谢,引起高能磷酸化合物浓度降低,导致脑细胞能量供应不足,不能维持正常脑功能。氨在大脑的去毒过程中,要消耗大量的三磷酸腺苷、辅酶、谷氨酸、α-酮戊二酸等来合成谷氨酰胺。其中 α-酮戊二酸是三羧酸循环中的重要物质,如缺少可使大脑细胞的能量供应不足;谷氨酸是大脑内重要的兴奋性神经递质,减少后可致大脑功能抑制;谷氨酰胺是一种作用很强的细胞内渗透剂,可导致大脑星型细胞及神经元细胞肿胀,而星型细胞谷氨酰胺受体有调节神经兴奋性的作用,因此导致大脑功能受到抑制。另外,氨还是一种具有神经毒性的物质,可直接引起中枢神经系统损伤。

许多诱发因素可使氨的产生和吸收增多。又由于在肝功能衰竭时,肝脏将氨合成为尿素的能力明显减退,当门体分流存在时,肠道的氨吸收后未经肝脏代谢而直接进入体循环,均可使血氨浓度升高。诱发因素还能影响血氨进入脑组织的量增加,使脑组织对氨的敏感性增强,引起脑功能障碍。

(2)假神经递质学说 神经系统冲动的传导是由神经递质完成的。神经递质可分为兴奋性神经递质和抑制性神经递质两类,其中,兴奋性神经递质主要有去甲肾上腺素和多巴胺、乙酰胆碱、谷氨酸等。食物中的芳香族氨基酸,如苯丙氨酸、酪氨酸可经肠道内细菌作用,形成苯乙胺和酪胺。由于肝功能衰竭,肝脏对此两种物质的清除作用存在障碍,因而它们由血液进入脑组织,经 β-羟化酶的作用分别形成苯乙醇胺和 β-羟酪胺。它们的结构与去甲肾上腺素相似,可与神经突触中的递质受体结合,但不能传递神经冲动或传递作用很弱,因而使正常神经冲动传导受阻。

（3）γ-氨基丁酸/苯二氮草（GABA/BZ）复合体学说　γ-氨基丁酸是大脑的主要抑制性神经递质,由肠道细菌产生,在严重肝衰竭和门体静脉分流发生时,γ-氨基丁酸可不经过肝脏而直接进入体循环,透过血脑屏障进入大脑,引起神经冲动传导抑制。肝性脑病病人的血浆 γ-氨基丁酸浓度与脑病程度平行。部分肝性脑病病人经 BZ 受体拮抗剂治疗后,症状可减轻,证明肝性脑病可由 GABA/BZ 受体增多所致。

（4）色氨酸中毒学说　由于肝病致肝功能减退、白蛋白合成减少,加之血浆中其他物质与白蛋白的竞争性结合,使游离色氨酸增多。色氨酸通过血脑屏障进入大脑,在脑中代谢生成 5-羟色胺（5-HT）及 5-羟吲哚乙酸（5-HITT）,二者均为抑制性神经递质,与早期睡眠型态异常有关。

（5）锰中毒学说　锰具有神经毒性。正常时由胆道分泌至肠道而排出体外,肝病时锰不能正常排出而进入体循环,在大脑中聚集产生毒性。

（二）临床表现

1.症状及体征　肝性脑病的临床表现可因原有肝病的性质、肝脏损害的急缓、程度和诱发因素的不同而差异很大。由急性重症肝炎或暴发性肝炎所致的急性肝性脑病,常无明显诱因,肝功能急剧衰竭,病人常在数周内迅速进入昏迷期直至死亡。由肝硬化和（或）门体静脉分流术后引起的慢性门体分流性脑病,多由于上消化道出血、感染、大量蛋白质摄入、大量排钾利尿或大量放腹水等而诱发,以慢性反复发作性精神错乱、昏迷为突出表现。昏迷逐渐加深,最后死亡。

临床上常依据神经系统表现、意识障碍程度、脑电图变化等将肝性脑病分为四期。各期分界不清楚,且随病情发展或好转而变化。

（1）一期（前驱期）　以轻微性格改变和行为失常为主要表现。可出现衣冠不整、随地便溺,表情欣快、激动或淡漠少语,应答尚准确,但常有说话缓慢且吐词不清。此期可引出扑翼样震颤（flapping tremor）（嘱病人双上肢平伸,手掌向手背侧伸展,手指分开,可见手向外侧偏斜,同时掌指关节、腕关节甚至肘关节、肩关节出现不规则扑击样抖动）。脑电图正常。此期可持续数日或数周。若症状不明显,容易被忽视。

（2）二期（昏迷前期）　以意识错乱、睡眠障碍、行为失常为主要表现。前一期的症状加重,定向力（一个人自己对时间、地点、人物以及自身状态的认识能力）障碍,理解力减退,不能完成简单的计算和智力构图,言语不清,书写障碍。常有睡眠型态紊乱,昼睡夜醒。病人可有狂躁、行为反常,出现幻觉、错觉,常被误认为精神病。病人可出现不随意运动及运动失调。此期病人有明显神经体征,如肌张力增高、腱反射亢进、阵挛等。可出现病理反射,如Babinski征阳性等。扑翼样震颤明显,脑电图异常。

（3）三期（昏睡期）　以昏睡和精神错乱为主要表现。病人大部分时间处于昏睡状态,强烈刺激作用下可以被唤醒,醒时可回答提问,但常答非所问,可有幻觉。各种神经体征持续或加重,锥体束征阳性,肌张力亢进。扑翼样震颤在唤醒后可以引出,脑电图明显异常。

(4)四期(昏迷期) 病人意识完全丧失,处于昏迷状态。浅昏迷时,仍有肌张力增高、腱反射亢进,对疼痛等有反应,存在生理反射,生命体征变化不大。深昏迷时,肌张力降低,瞳孔常散大,所有反射均消失,生命体征不稳定。由于病人不能被唤醒,扑翼样震颤无法引出,脑电图异常。

2.实验室及其他检查

(1)血氨 慢性肝性脑病病人多有血氨浓度增高。急性肝性脑病病人血氨可以正常。

(2)脑电图 肝性脑病病人的脑电图特点为节律变慢。昏迷前期、昏睡期病人常表现为δ波或三项波,每秒 4～7 次。昏迷期病人表现为高波幅的δ波,每秒少于 1～3 次。亚临床肝性脑病及前驱期肝性脑病病人的脑电图可以正常。

(3)心理智能测验 常用于轻微肝性脑病的诊断。常用方法有木块图试验、数字连接试验、数字符号试验等。缺点是该方法受病人受教育程度及年龄等因素的影响。

(4)影像学检查 如脑部 CT、MRI 等检查。慢性肝性脑病病人可有不同程度的脑萎缩。急性肝性脑病病人可发现脑水肿等。

(三)治疗原则

1.去除诱因 去除诱发因素是治疗的基本原则,也是药物治疗的基础。如积极治疗上消化道出血并清除肠道内积血,避免大量释放腹水,慎用安眠镇静剂,限制或暂时禁食蛋白质食物,纠正水、电解质、酸碱平衡紊乱、缺氧等。

2.减少氨的产生和吸收

(1)饮食 限制或暂时禁止蛋白质饮食,如需进食蛋白质,应首选植物蛋白,少食动物蛋白。

(2)灌肠或导泻 用于清除肠道内积食、积血及其他含氨物质,可口服 25％硫酸镁导泻,灌肠液宜选用生理盐水或弱酸性溶液,禁用肥皂水等碱性溶液。

(3)乳果糖 乳果糖口服后,在肠道被细菌分解后产生乳酸和乙酸,使肠道 pH 降低,可减少肠道氨的产生和吸收,并可促进血液中的氨渗入肠道排出。乳果糖可用于各期肝性脑病病人的治疗,疗效确切。常用剂量为每日 30～60g,分 3 次口服,调整至病人每天排便2～3次为宜。对急性门体分流性肝性脑病昏迷病人,可将 66.7％乳果糖 500ml 灌肠作为首选治疗措施。乳梨醇与乳果糖的疗效相当,每日可用 30～45g,分 3 次口服。

(4)抑制肠道细菌生长 口服抗生素,可抑制肠道产尿素酶的细菌生长,减少氨的产生。常用的抗生素有:新霉素 2.0～8.0g/d,分 4 次口服;甲硝唑 0.8g/d,分 4 次口服;利福昔明 1.2g/d。

3.促进有毒物质的代谢清除,纠正氨基酸代谢紊乱

(1)降氨药物 ①L-鸟氨酸-L-门冬氨酸(OA):每日静脉注射 20g,可促进体内的尿素循环而降低血氨。②谷氨酸盐:有谷氨酸钾、谷氨酸钠两种,可与氨结合形成谷氨酰胺而降低血氨。临床上常依据血钾和血钠浓度混合使用,每次剂量共 4 支,二者使用比例一般为 3∶1 或 2∶1,血钾减低时为 2∶2,加入葡萄糖液中静脉滴注,碱中毒病人不宜使用。③精氨酸:可

促进尿素循环而降低血氨,常用剂量为 $10\sim20g/d$,静脉滴注,可用于碱中毒病人。

(2)γ-氨基丁酸/苯二氮䓬(GABA/BZ)复合受体拮抗剂 可以拮抗苯二氮䓬引起的神经抑制,对于昏睡期及昏迷期病人具有催醒作用。常用氟马西尼 $0.5\sim1.0mg$ 静脉注射。

(3)纠正氨基酸代谢紊乱 口服或静脉输注以支链氨基酸为主的氨基酸混合液,可改善氮平衡,还可竞争性抑制芳香族氨基酸进入大脑,减少假神经递质的形成。

(4)减少门体分流 可采取介入方法用气囊或钢圈栓塞相关的门静脉系统,以减少门体分流,可用于门体分流性难治性脑病的治疗。

(5)人工肝 用分子吸附剂,如活性炭、树脂等进行血液灌流及血液透析,可清除血氨等有毒的物质,肝性脑病有一定疗效。

4.对症治疗

(1)纠正水、电解质、酸碱平衡紊乱 液体总入量以不超过 2500ml 为宜,如为肝硬化腹水病人,一般以前一日尿量加 1000ml 为标准控制输入液量,以免补液过多引起低钠血症,使昏迷加重。同时注意纠正低钾血症和代谢性碱中毒,低血钾病人应补充氯化钾,碱中毒病人可静脉滴注精氨酸溶液。

(2)保护脑细胞功能 可用冰帽降低颅内温度,以减少脑的能量消耗,保护脑细胞功能。

(3)保持呼吸道通畅 注意排痰。对深昏迷病人应行气管切开。

(4)防治脑水肿 静脉输注 20% 甘露醇或 50% 葡萄糖液,以防治脑水肿。

5.肝移植 是治疗各种终末期肝病的有效方法,严重和顽固性肝性脑病病人可行肝移植术。

二、护　理

(一)护理评估

1.健康史 询问病人有无慢性肝病史,尤其是肝硬化病史及其诊治过程;有无门体静脉分流术史;询问有无感染、大量排钾利尿、大量放腹水、高蛋白饮食、上消化道出血、便秘、低钾性碱中毒、使用麻醉剂和安眠镇静药、手术等诱发因素。

2.身体状况 出现性格、行为异常,精神错乱,如衣冠不整、随地便溺,出现幻觉、错觉等;发生昼睡夜醒等睡眠障碍;病人定向力障碍,计算和智力构图障碍;可有意识障碍,如昏睡、昏迷等;有扑翼样震颤,肌张力增高、腱反射亢进、踝阵挛、Babinski 征阳性等神经系统体征。

3.实验室及其他检查 血氨浓度升高,脑电图异常,出现慢节律的δ波或三项波。

4.心理－社会状况 本病常在各类严重肝病的基础上发生。随着病情的进展,病人的肝脏功能明显减退,逐渐丧失劳动能力和生活自理能力,严重影响病人的学习、工作、生活,并给家庭带来沉重的经济负担。病人清醒时可出现焦虑、抑郁、悲观、绝望等心理问题。当病人发生昏迷时,病人家属可能感到紧张、无助、担忧、恐惧,不知如何才能更好地照顾病人,缺乏照顾病人的知识和能力。此外,由于病程长、经济负担重,家属可能产生厌倦情绪。

(二)护理诊断/问题

1.感知改变 与血氨增高,干扰脑细胞能量代谢引起大脑功能抑制有关。

2.营养失调　与肝功能减退、进食减少、消化吸收障碍、控制蛋白质摄入等有关。

3.照顾者角色困难　与病人意识障碍、病程长、经济负担过重、照顾者缺乏有关知识等有关。

4.知识缺乏　缺乏预防肝性脑病、护理病人的有关知识。

（三）护理目标

病人意识恢复清醒，感知逐渐恢复正常，未发生受伤和误吸等意外；营养得到及时补充，能满足机体需要量；病人及其家属增进了肝性脑病的预防、护理知识，家属能胜任照顾者角色。

（四）护理措施

1.休息与环境　安置病人于重症监护室，绝对卧床休息。环境应安静、舒适，保持室内空气新鲜、流通。有专人护理，限制探视。利用电视、收音机、报纸、杂志及其熟悉的探视者等提供环境刺激，以帮助病人的定向力恢复。对躁动病人应做好防护，可加装床边护栏、使用约束带等，防止病人发生坠床等意外。

2.饮食护理

（1）每日总热量保持在 6.7kJ 左右，热量供应以碳水化合物为主，以减少体内蛋白质分解。糖类还能促使氨转化为谷氨酰胺，有利于降低血氨。糖类供应每日保持在 300g 左右，清醒病人可予葡萄糖、蜂蜜、果汁、稀饭、面条等食用，昏迷病人可鼻饲 25％葡萄糖液或静脉补充。在大量滴注葡萄糖液时，应注意防止低钾血症、脑水肿、心力衰竭等发生。因脂肪可延缓胃的排空，应减少食用。

（2）限制或暂停蛋白质摄入　因食物中的蛋白质可被肠菌的氨基酸氧化酶分解产生氨，因此肝性脑病病人应减少或暂停蛋白质的摄入。病人昏迷时，应禁止蛋白质摄入，待病情好转、意识清醒后，可逐渐恢复蛋白质摄入，从小量开始补充，每日先给 20g，以后每 3～5 日增加 10g，逐渐达到每日 40～50g。因植物蛋白富含支链氨基酸，而蛋氨酸、芳香族氨基酸、产氨氨基酸含量较少，且能增加粪氨排出；此外，植物蛋白还含非吸收纤维，被肠菌分解产酸，有利于氨的排出及通便，因此蛋白质供应应以植物蛋白为主，少食动物蛋白。在补充蛋白质的过程中，应密切观察病人对蛋白质的耐受能力，反复试探，掌握适宜的蛋白供应量。

（3）注意维持水、电解质平衡　肝性脑病病人多有水、钠潴留倾向，因此水的摄入不宜过多，一般每日补充 2000ml 左右。有脑水肿者，更应限制水的摄入，同时注意限制钠盐摄入。除肾功能有障碍者，钾应补足。

3.消除诱因　协助医师积极消除本次发病的诱发因素，指导病人避免其他诱发因素。

（1）限制蛋白质摄入　避免因摄入大量蛋白质，在肠道内被细菌分解而增加产氨。

（2）积极防治上消化道出血并及时清除肠道积血　上消化道出血可使肠道产氨增多，因而要积极防治。在出血停止后，还应灌肠和导泻，以及时清除积血。

（3）防治感染　感染可加重肝脏免疫、吞噬和解毒功能的负担，并可使组织分解代谢加速而增加机体耗氧量及氨的产生。

（4）避免快速利尿和大量放腹水，及时处理严重的呕吐、腹泻，以防止引起有效循环血容量降低及水、电解质、酸碱平衡紊乱。

(5)避免应用安眠镇静药及麻醉药,以免引起大脑功能抑制,发生脑细胞缺氧,降低脑组织对氨的耐受性。

(6)避免输液过多过快,以免引起低钾血症、低钠血症、脑水肿等,从而加重肝性脑病。

(7)防止便秘,保持粪便通畅。 便秘可延长氨及其他有毒物质与结肠黏膜接触的时间,增加氨等有毒物质的吸收。可口服乳果糖或乳梨醇,亦可口服25%硫酸镁导泻,用生理盐水或弱酸溶液(生理盐水 100ml 加白醋 30ml)灌肠,清除肠道内有毒物质。因肥皂水等碱性溶液可促进氨的吸收,应禁止使用。

4.昏迷病人护理

(1)病人取仰卧位,头偏向一侧,防止舌后坠阻塞呼吸道或误吸引起吸入性肺炎等。

(2)保持呼吸道通畅,可给予吸氧,严重者应进行气管插管或气管切开,并行机械辅助呼吸。

(3)做好皮肤、口腔、眼的护理 应保持床单、被褥清洁、干燥、平整,协助病人定时翻身,经常按摩受压部位,防止压疮;定时进行口腔护理;对眼睑不能完全闭合有角膜外露者,应用眼药膏涂满眼睛,并覆盖生理盐水纱布,防止角膜损伤。

(4)经常帮助病人做肢体被动运动,防止肌肉萎缩及肢体静脉血栓形成。

(5)有尿潴留者,应给予留置导尿,并详细记录尿量、颜色、气味等。

5.病情观察 密切观察病人有无出现肝性脑病的早期表现,如表情欣快或淡漠、衣冠不整、随地便溺等;观察病人有无定向力障碍、理解力及记忆力减退等表现;有无嗜睡、昏睡、昏迷等意识障碍;有无扑翼样震颤、肌张力增高、腱反射亢进、Babinski 征阳性;密切监测体温、脉搏、呼吸、血压等生命体征以及瞳孔变化等;定期检查血氨、肝肾功能、电解质等。

6.用药护理 应根据医嘱合理选择药物,同时应注意观察药物的疗效及不良反应。

(1)乳果糖 对有肾功能损害或忌用新霉素者可作为首选。但它可引起腹胀、腹痛、恶心、呕吐及电解质紊乱等,应用时应从小剂量开始,逐渐调整至病人粪便每日 2~3 次为宜。

(2)精氨酸 呈酸性,含氯离子,不宜与碱性溶液配伍,适用于肝性脑病忌钠者,肾功能衰竭时禁用。长期应用可引起代谢性酸中毒。

(3)谷氨酸盐 有肝肾综合征、少尿、无尿时慎用或禁用谷氨酸钾,以防止高钾血症;有严重水肿、腹水、心力衰竭、脑水肿时慎用或禁用谷氨酸钠。

(4)新霉素 长期应用可引起听力及肾功能损害,因此有听力下降及肾功能减退者不宜使用。服用新霉素的疗程不宜超过 1 个月,用药期间应密切注意病人有无听力下降及肾功能损害,一旦发生应立即停药。

7.心理护理 本病常发生于严重肝病基础上,病情重、病程长,病人逐渐丧失工作和自理能力,经济负担沉重,病人及家属易产生焦虑、抑郁、悲观、绝望、恐惧、厌倦等心理问题。在护理过程中应重视病人及家属的心理护理,注意观察病人及家属的心理状态,了解病人的要求,尽可能给予帮助。积极给予心理支持,以增强病人康复的信心。同时,与病人的家属一起讨论护理计划,让其了解本病的特点,做好长期护理的准备。

(五)健康教育

1.疾病知识介绍和指导 向病人及家属介绍肝性脑病的有关知识,使其充分了解引起本病的常见诱发因素、临床表现(尤其是早期性格、行为异常表现)、治疗及护理的要点。

2.避免诱因 指导病人注意避免感染、上消化道出血、大量排钾利尿、大量放腹水、高蛋白饮食、便秘、低钾性碱中毒、低血糖、使用麻醉剂和安眠镇静药等。

3.用药指导 指导病人遵照医嘱合理用药,了解药物的主要不良反应,并注意观察。

4.家庭指导 使病人家属了解疾病的严重性,认识肝性脑病发生时的早期表现,以便能及时观察,并及时送到医院诊治。告诉家属应做好长期护理准备,积极给予病人心理支持和生活照顾,帮助病人树立战胜疾病的信心。

(六)护理评价

病人的意识是否恢复清醒,感知是否正常,有无发生受伤和误吸等意外。病人的营养是否得到补充,能否满足机体需要量。病人及其家属有无增进了肝性脑病的预防、护理知识,家属能否胜任照顾者角色。

本节小结

肝性脑病是由严重肝脏疾病或广泛门-腔静脉侧支循环引起的,以代谢紊乱为基础的中枢神经系统功能失调的临床综合征。主要临床表现为行为失常、意识障碍、昏迷。可有扑翼样震颤,血氨升高,脑电图异常。治疗护理要点主要为去除诱因,减少氨的产生和吸收,促进有毒物质的代谢清除。

本节关键词:肝性脑病;行为失常;昏迷;扑翼样震颤;血氨

课后思考

1.为了减少氨的产生和吸收,应采取哪些措施?
2.请为病人及其家属制定健康教育计划。

(樊 军)

第九节 肠结核和结核性腹膜炎病人的护理

案例 4-8

某病人,女,32岁。脐周以上腹痛半年余,近1个月来低热、乏力,一天前出现腹泻,每日10余次,为糊状便,不含黏液脓血。右下腹有压痛,腹部未触及明显包块。胃肠X线钡餐检查发现回盲部有激惹征象,乙状结肠未发现异常。

问题:

1.该病人可能的医疗诊断是什么?
2.该病人最主要的治疗原则是什么?

本节学习目标

1.熟悉肠结核及结核性腹膜炎的病因、临床表现及治疗要点。
2.熟悉肠结核及结核性腹膜炎病人的护理措施。
3.关心、爱护病人,体现良好的职业道德。

一、疾病概要

【肠结核】

肠结核(intestinal tuberculosis)是指由结核分枝杆菌感染引起的肠道慢性特异性感染性疾病,病变主要位于回盲部。近年来,由于我国人民生活水平的提高,工作、生活环境的改善,卫生保健事业的不断发展,本病患病率逐渐下降。本病多见于青壮年,女性略多于男性。

(一)病因与发病机制

肠结核由结核分枝杆菌感染肠道引起,主要为人型分枝杆菌。少部分因饮用未经消毒的带菌牛乳或乳制品而发生牛型结核分枝杆菌肠结核。

结核分枝杆菌侵入肠道的途径主要有:①经口感染:为最常见的感染途径。主要是开放性肺结核或喉结核病人,经常咽下含结核杆菌的痰液而致病;经常和开放性肺结核病人共餐,而餐具未经消毒处理,也可被感染。②血行播散:常见于粟粒性肺结核,结核杆菌经血行播散引起肠道感染。③直接蔓延:由腹腔内结核病灶如女性生殖器官结核直接蔓延引起肠壁感染。

结核病的发病是人体与结核分枝杆菌相互作用的结果。只有当侵入人体的结核分枝杆菌数量较多、毒力较大,人体的免疫力低下、肠道局部抵抗力削弱时才会引起发病。

(二)病理

肠结核最多见的部位是回盲部,其他依次为升结肠、空肠、横结肠、降结肠、阑尾、十二指肠、乙状结肠等处。

肠结核的病理变化特点与人体对结核分枝杆菌的免疫力及变态反应有关。当人体对结核分枝杆菌的变态反应强,则肠结核以渗出性炎症为主。当感染的结核分枝杆菌数量较多、毒力强,可致干酪样坏死,形成溃疡型肠结核。当感染的结核分枝杆菌数量较少、毒力较小,而人体的免疫力较强时,则表现为肉芽组织大量增生和纤维化,形成增生型肠结核。兼有上述两种病变者称混合型肠结核或溃疡增生型肠结核,临床上亦不少见。

溃疡型肠结核因溃疡基底多有闭塞性动脉炎,故较少发生肠出血。在肠结核慢性发展过程中,病变肠段与周围组织多发生粘连,故一般不发生肠道急性穿孔,但可发生慢性肠道穿孔而形成腹腔内包裹性脓肿或肠瘘。在病变修复时,大量纤维组织增生、瘢痕形成可导致肠管变形或狭窄。增生型肠结核由于大量结核肉芽肿形成、纤维组织大量增生,可使病变肠腔狭窄,引起肠梗阻。

（三）临床表现

1.腹痛　因本病好发于回盲部,因此腹痛最常见于右下腹部,可牵涉至上腹部或脐周疼痛,多呈钝痛或隐痛。有时进餐可诱发腹痛伴便意,排便后腹痛可缓解。发生肠梗阻时,可出现腹部绞痛,常位于右下腹或脐周。体检可发现右下腹压痛、肠鸣音亢进、肠型、肠蠕动波等。

2.腹泻与便秘　溃疡型肠结核常表现为腹泻,一般每日 2～4 次,严重者可达每日 10 余次,粪便呈糊状,一般无肉眼黏液和脓血,无里急后重感。有时病人腹泻与便秘交替出现。增生型肠结核主要表现为便秘。

3.腹部肿块　常位于右下腹部,质地中等,可有轻度至中度压痛。主要见于增生型肠结核,也可见于溃疡型肠结核合并局限性腹膜炎,病变部位和腹腔内周围组织粘连。

4.全身表现　多见于溃疡型肠结核,表现为长期低热,尤其是午后低热、盗汗、乏力、消瘦等结核毒性症状。随病情进展,逐渐出现营养不良、贫血等表现。常同时有肠外结核,如肺结核的临床表现。增生型肠结核全身情况一般较好,多不伴肠外结核表现。

5.并发症　多见于晚期病人,以肠梗阻多见,慢性穿孔、肠瘘、肠出血、结核性腹膜炎较少见,偶有急性肠穿孔。

6.实验室及其他检查

(1)实验室检查　白细胞计数一般正常。溃疡型肠结核晚期可有轻、中度贫血。血沉常明显增快,为活动性结核病的指标之一。溃疡型肠结核的粪便多为糊样,显微镜下可见少量红细胞与脓细胞。结核菌素试验强阳性有辅助诊断意义。

(2)X 线检查　X 线胃肠钡餐造影检查是诊断肠结核的重要方法。溃疡型肠结核表现为 X 线钡影跳跃征象(钡剂在病变肠段呈激惹征象,表现为钡剂在病变肠段充盈不佳,排空很快,而在病变部位的上、下肠段充盈良好)。若病变肠段有钡剂充盈,则有肠黏膜皱襞粗乱,肠壁边缘不规则,有时呈锯齿状。若有肉芽组织增生突入肠腔,可见肠腔变窄、收缩畸形、充盈缺损。应注意的是,并发肠梗阻时,胃肠钡餐造影检查应慎重,避免加重肠梗阻。对于结肠病变,可进行钡剂灌肠造影检查。

(3)纤维结肠镜检查　结肠镜检查对本病诊断有重要价值。病变肠黏膜可见充血、水肿、溃疡、炎症息肉、肠腔狭窄等。取部分活组织检查,找到结核分枝杆菌或结核干酪样坏死性肉芽肿可以确诊。

（四）治疗原则

1.抗结核化学药物治疗　该方法是治疗的关键。治疗原则是:早期、适量、规律、联合、全程。目前多采用短程疗法,疗程为 6～9 个月。具体治疗方案见第二章第九节"肺结核病人的护理"相关内容。

2.对症治疗　注意休息、补充营养是本病治疗的基础。腹痛者可用抗胆碱能药物,如山莨菪碱 5～10mg,每日 3 次。对不完全肠梗阻者,可进行胃肠减压。对于摄入不足或严重腹泻者,注意纠正水、电解质、酸碱平衡紊乱。

3.手术治疗　对于以下病人,应进行外科手术治疗:①急性肠穿孔。②完全性肠梗阻。③肠道大量出血经内科抢救不能有效控制者。④慢性肠穿孔瘘管形成经内科治疗不能闭合者。

【结核性腹膜炎】

结核性腹膜炎(tuberculous)是由结核分枝杆菌感染引起的腹膜慢性弥漫性炎症。本病以中青年多见,男女发病率之比约为1:2。

（一）病因和发病机制

本病由结核分枝杆菌感染腹膜引起。感染途径以腹腔内的结核病灶直接蔓延最常见,常见原发灶有肠结核、肠系膜淋巴结结核、输卵管结核等。少数由血行播散引起,多可发现有其他部位的活动性结核病变,如肺、骨、关节、睾丸结核等。

（二）病理

本病可根据病理特点分为渗出、粘连、干酪三型,以渗出、粘连两型常见。若有两种以上类型并存,称为混合型。渗出型可见腹膜充血、水肿、表面有纤维蛋白渗出物及黄白色或灰白色细小结节,可互相融合成较大的结节。腹腔内有少量或中等量浆液纤维蛋白渗出物积聚,多呈草黄色,少数可为血性,偶见乳糜性腹水。粘连型主要以粘连为病理特点,有大量纤维组织增生,腹膜、肠系膜、大网膜明显增厚。肠袢之间相互粘连,并与其他腹腔内脏器粘连在一起,肠腔可因受压与束缚而发生肠梗阻。干酪型以干酪样坏死为特点,是本病的严重型态。肠管、肠系膜、大网膜与腹腔内其他脏器相互粘连,有多数小房腔形成,内有混浊积液,可形成结核性脓肿。小房腔若向肠管、腹腔、阴道穿破可形成瘘管或窦道。

（三）临床表现

本病一般起病缓慢,早期常无明显症状。少数可急性起病,以突发高热或急性腹痛为主要表现。

1.症状

(1)全身症状　病人常出现全身结核毒血症状,以发热、盗汗为主。发热多表现为低、中度热,多为弛张热,少数可呈稽留热,还可出现乏力、消瘦,后期有浮肿、贫血、口角炎、舌炎等营养不良表现。

(2)腹痛　早期腹痛不明显,后期可出现持续性腹痛,也可始终没有腹痛。腹痛常位于脐周及下腹部,有时全腹部疼痛,常呈持续性隐痛或钝痛。当并发肠梗阻时,可出现阵发性绞痛。

(3)腹泻与便秘　腹泻常见,一般每日排便3～4次,呈糊样,由腹膜炎引起肠道功能紊乱及肠管内瘘等引起。部分病人可表现为腹泻与便秘交替出现。

(4)腹胀。

2.体征　腹壁柔韧感(揉面感)是结核性腹膜炎的常见体征。腹部轻度压痛,干酪型结核性腹膜炎可有明显压痛,反跳痛阳性。有中等量以上腹水时腹部叩诊可有移动性浊音。

粘连型或干酪型结核性腹膜炎可在脐周及其他部位触及包块,包块大小不一,表面不平,边缘不整齐,活动度小。

3.并发症　以肠梗阻多见,还可有肠瘘、腹腔脓肿等形成。

4.实验室及其他检查

(1)实验室检查　白细胞计数一般正常,干酪型病人可增高。后期可有轻、中度贫血。血沉常明显增快,可作为活动性结核病变的判断指标。结核菌素试验有助于本病的诊断。

(2)腹水检查　本病腹水为渗出液,多呈草黄色,少数呈血性,偶见乳糜性。腹水普通细菌培养一般为阴性,结核分枝杆菌培养阳性率较低。

(3)B超检查　腹部B超检查可发现少量腹水,还可帮助鉴别腹部肿块的性质。

(4)X线检查　X线胃肠钡餐造影检查可发现肠粘连、肠结核、肠瘘、肠腔外肿块等,对本病诊断有辅助作用。

(5)腹腔镜检查　一般适用于有游离腹水或诊断困难者,可见腹膜、大网膜及腹腔内脏器表面有黄白色或灰白色细小结节,浆膜混浊粗糙,取活组织检查可确诊。腹膜有广泛粘连时禁忌腹腔镜检查。

(四)治疗原则

1.抗结核化学药物治疗　是本病治疗的关键。具体治疗方案见第二章第九节"肺结核病人的护理"相关内容。

2.对症治疗　注意休息和增强营养是本病重要的辅助治疗措施。大量腹水者,可适当放腹水。

3.手术治疗　用于并发急性肠穿孔、完全性肠梗阻、不完全肠梗阻或肠瘘及腹腔脓肿经内科治疗未好转者。

二、护　理

(一)护理评估

1.健康史　注意询问病人有无肺、骨、关节等结核病变存在。

2.身体状况

(1)症状　有全身结核毒血症表现。肠结核腹痛主要位于右下腹部及脐周,结核性腹膜炎腹痛主要位于脐周及下腹部,腹泻常呈糊样,常无肉眼黏液及脓血等。

(2)体征　肠结核常于右下腹部有压痛,增生型肠结核可出现腹部包块,质地中等,表面不光滑,边缘不整齐。肠穿孔时有腹肌紧张、反跳痛。结核性腹膜炎病人常有脐周及下腹部压痛,腹壁触诊呈揉面感,中等量以上腹水(>1000ml)时有移动性浊音。晚期出现营养不良。

3.实验室及其他检查　血沉增快是结核病活动性指标之一,胃肠钡餐X线造影检查对肠结核诊断有重要意义。纤维结肠镜活检可确诊。结核性腹膜炎病人的腹水为渗出液,腹腔镜检查对于诊断困难者的意义大,取活组织检查可确诊。

4.心理—社会状况　本病属慢性病变,长期迁延不愈,反复发作、加重,病人易出现焦虑,甚至悲观、绝望等不良心理反应。

(二)常见护理诊断/问题

1. 腹痛 与结核分枝杆菌感染肠壁或腹膜、肠腔痉挛、肠蠕动增加、肠梗阻等有关。
2. 腹泻 与结核分枝杆菌感染肠道或腹膜引起肠功能紊乱有关。
3. 营养失调 与结核分枝杆菌感染导致结核毒血症状、胃肠功能紊乱有关。
4. 焦虑 与病变长期慢性迁延、反复发作有关。
5. 潜在并发症 如肠梗阻、肠穿孔、肠瘘、肠出血、腹腔脓肿等。
6. 知识缺乏 缺乏结核病及其预防、治疗的相关知识。

(三)护理目标

腹痛减轻或消失,排便次数减少,粪便恢复正常,水、电解质、酸碱平衡紊乱得到纠正,营养得到充分补充,情绪稳定,未发生肠梗阻、肠穿孔等并发症。若一旦发生并发症,则病人能得到及时处理并好转,增加了结核病相关知识。

(四)护理措施

1. 休息与活动 休息是本病的重要辅助治疗措施。嘱咐病人应注意多休息,减少活动,以降低身体代谢。

2. 饮食护理 应给予高热量、高蛋白质、高维生素、易于消化、无刺激性食物。腹泻明显者,应注意少食乳制品、高脂肪和粗纤维丰富食物,以免肠蠕动增加,加重腹泻。并发急性肠穿孔、肠道大量出血、肠梗阻者应暂时禁食,给予静脉补充营养。

3. 病情观察 注意观察腹痛、腹泻情况,有无肠梗阻、肠穿孔、肠出血等并发症发生。观察药物的治疗效果及其不良反应等。

4. 对症护理

(1)腹痛 密切观察腹痛的部位、性质等,注意腹痛的变化。对于腹痛者,可指导病人采用热敷、按摩、分散注意力等方式减轻疼痛,还可采用解痉镇痛药物、针灸等方法缓解疼痛。肠梗阻者,应行胃肠减压。如发现病人腹痛突然加重、压痛明显、出现反跳痛或血便等情况,应立即报告医师,并积极配合医师迅速采取抢救措施。

(2)腹泻 密切观察病人的排便次数、性状等,伴随症状及全身情况,注意有无水、电解质、酸碱平衡紊乱等。指导病人选择合理饮食,做好肛周皮肤护理。

(3)便秘 给病人解释产生便秘的原因,稳定病人情绪。指导病人养成定时排便的习惯,排便前从右下腹部开始按顺时针方向沿结肠走向进行按摩,并注意适当运动,必要时遵医嘱使用缓泻剂或保留灌肠,以保持正常通便。

5. 用药护理 向病人介绍抗结核药物应用的重要性,应坚持早期、适量、规律、联合、全程的用药原则,介绍相关药物的服用方法、不良反应的观察等。介绍解痉止痛药物的使用方法、副作用等。

6 心理护理 由于本病病程及治疗疗程漫长,加上结核毒血症状、腹痛、腹泻等症的出现,病人易出现焦虑、抑郁等不良心理反应。护理时应多与病人交谈,关心、爱护病人,注意经常巡视,耐心介绍疾病治疗的相关知识,耐心回答病人的各种问题。

（五）健康教育

1. 疾病知识介绍　向病人及其家属详细介绍本病的产生原因、感染途径、临床表现、治疗及预防措施。

2. 生活指导　指导病人合理饮食,增强营养,定时排便。加强锻炼,以增强抗病能力。注意饮食卫生,对病人用过的口杯、碗筷等应及时消毒处理。

3. 用药指导　指导病人合理用药,介绍药物的使用方法,告知病人药物的副作用,注意观察,定时检查肝功能。告知病人应接受家属或医务人员的督导,一定要遵医嘱服药,不能自行停药。

4. 预防指导　告知病人及家属有关消毒、隔离的措施,注意个人卫生,对结核病人的痰液、粪便应及时消毒处理。

（六）护理评价

病人腹痛有无缓解,粪便是否恢复正常,营养是得到改善,情绪是否稳定,有无发生肠梗阻、肠穿孔等并发症,是否增加了结核病相关知识。

本节小结

肠结核、结核性腹膜炎均由结核分枝杆菌引起。肠结核的典型表现为全身结核毒血症状、腹痛、腹泻、便秘、腹部肿块等,好发于回盲部。结核性腹膜炎表现为全身结核毒血症状、腹痛、腹泻与便秘、腹胀等,腹壁有柔韧感。X线胃肠钡餐造影检查对肠结核有重要意义,结肠镜活组织检查可确诊。治疗最主要措施均为抗结核化学药物治疗。

本节关键词:肠结核结核性腹膜炎;回盲部;腹痛;腹泻;抗结核化学药物;腹壁柔韧感

课后思考

1. 肠结核、结核性腹膜炎病人的主要感染途径是什么?
2. 肠结核、结核性腹膜炎病人的主要表现有哪些?
3. 肠结核、结核性腹膜炎病人的主要护理措施有哪些?

（樊　军）

第十节　急性胰腺炎病人的护理

案例 4-9

某病人,男,36岁,大量饮酒后左中上腹部持续性钝痛向左腰部放射6小时,伴恶心、呕吐,吐出食物和胆汁,呕吐后腹痛不减轻,无腹泻。检查:T 36℃,P 80 次/分,R 18 次/分,BP 100/70mmHg,左中上腹压痛。血清淀粉酶 900U/L(Somogyi 单位)。初步诊断:急性胰腺炎。

问题:

1. 为什么诊断该病人是急性胰腺炎?

2. 该病人发病的诱因是什么?

3. 如何减轻该病人的腹痛?

本节学习目标

1. 掌握急性胰腺炎的概念、病因、临床表现。

2. 熟悉急性胰腺炎的辅助检查、健康教育。

3. 掌握急性胰腺炎的护理措施。

4. 关心病人,尊重病人的身心需求。

急性胰腺炎是指胰腺及其周围组织被胰腺分泌的消化酶自身消化的化学性炎症。本病可发生于任何年龄,青壮年多见。临床上分为急性水肿型胰腺炎与急性出血坏死型胰腺炎两型。前者占 90% 左右,以急性上腹痛、恶心、呕吐、发热为主要表现,预后良好。后者占 10% 左右,除上述表现外,还可出现休克、腹膜炎等,病情重,死亡率高。

一、疾病概要

(一)病因及发病机制

引起急性胰腺炎的病因很多,我国常见的病因有胆道疾病、酗酒和暴饮暴食等,其中以胆石症最常见。

1. **胆道系统疾病** 我国约 50% 以上急性胰腺炎由胆道系统疾病引起。原因有:①胆道系统结石、感染、肿瘤、息肉、蛔虫等因素导致胆总管、胰管壶腹部梗阻,胆汁和胰液排出受阻,胆汁反流入胰管,激活胰酶,引起自身消化,导致急性胰腺炎发生。②胆石移行过程中或胆道感染引起 Oddi 括约肌功能不全,致十二指肠液反流入胰管,激活胰酶,引起急性胰腺炎发生。③胆道感染时,细菌毒素、游离胆酸、胆红素等通过胰间淋巴管扩散到胰腺,激活胰酶,引起急性胰腺炎。

2. **酗酒和暴饮暴食** 可使胰液分泌过多,酗酒还可使十二指肠乳头水肿、Oddi 括约肌痉挛,使胰液排出受阻,引起急性胰腺炎。

3. **胰管阻塞** 胰管结石、肿瘤、狭窄或蛔虫进入胰管等引起胰管阻塞,胰管小分支和腺泡因压力过大而破裂,胰液外溢至胰腺间质,引起急性胰腺炎。

4.其他因素 某些手术、外伤、急性传染病、药物、高钙血症及高脂血症等,损伤胰腺组织而引起急性胰腺炎。剧烈呕吐时十二指肠液反流入胰管,激活胰酶,引起急性胰腺炎。

急性胰腺炎的发病机制尚未完全阐明,但均有共同的发病过程,即胰腺所分泌的消化酶被激活,从而导致胰腺自身消化,引起急性胰腺炎。正常情况下,胰腺所分泌的消化酶,如胰蛋白酶、糜蛋白酶等,是以无活性的酶原形式存在,在各种因素如胆汁、十二指肠液的作用下,酶原被激活成有活性的消化酶,从破裂的小胰管及胰腺腺泡溢出至胰腺间质,使胰腺发生自身消化。在急性胰腺炎发病过程中,一系列炎性介质,如前列腺素、氧自由基、血小板活化因子等,也参与了胰腺炎的发生和发展。

(二)病理

急性胰腺炎根据病理变化分为急性水肿型胰腺炎和急性出血坏死型胰腺炎两种。急性水肿型可见胰腺肿大、间质充血、水肿,炎性细胞浸润等改变。急性出血坏死型胰腺炎可见胰腺实质出血、脂肪组织坏死、分叶结构消失,坏死灶周围炎性细胞浸润等。部分病人有胰腺周围脓肿、假性囊肿、瘘管形成。

(三)临床表现

急性水肿型胰腺炎症状较轻,预后较好,有自限性,一般病程 3～5 天。急性出血坏死型胰腺炎临床表现病情重,死亡率高,少数病人甚至在数小时内发生猝死。

1.症状

(1)腹痛 为本病的主要表现和首发症状,常在酗酒或暴饮暴食后 12～36 小时突然起病。疼痛常位于中上腹部,向腰背部呈带状放射,取弯腰蜷腿位或前倾坐位时疼痛可减轻,进食可使腹痛加重。腹痛常呈剧烈的持续性疼痛,阵发性加剧,性质可呈钝痛、钻痛、绞痛或刀割样痛。急性水肿型胰腺炎病人腹痛一般持续 3～5 日后缓解。出血坏死型胰腺炎疼痛更加剧烈,持续时间较长,病情发展迅速。年老体弱者有时腹痛极轻微或无腹痛。

(2)恶心、呕吐与腹胀 病人发病后多出现恶心、呕吐,大多显著而持久。呕吐剧烈者可有胆汁呕出,病人呕吐后腹痛不减轻,一般常同时伴有腹胀。水肿型胰腺炎常持续 3～5 日。出血坏死型胰腺炎腹胀明显,甚至发生麻痹性肠梗阻。

(3)发热 大部分病人有发热。水肿型胰腺炎常为中度热,不伴寒战,持续 3～5 日。若发热持续 2 周以上,应考虑并发胰腺脓肿或胆道炎症等感染可能。出血坏死型胰腺炎常为高热,且持续时间长。

(4)低血压和休克 仅见于出血坏死型胰腺炎。由于频繁呕吐或并发消化道出血至血容量减少、剧烈腹痛,并发严重感染、胰腺坏死释放心肌抑制因子致心肌收缩力减退等因素影响,致病人发生低血压和休克。

(5)水、电解质、酸碱平衡紊乱 病人因频繁呕吐,可出现不同程度的脱水、代谢性碱中毒。出血坏死型胰腺炎脱水显著,常有代谢性酸中毒、低钾血症、低镁血症、低钙血症等。低钙血症出现,可有手足抽搐,常为重症表现,预后不良。

2.体征 急性水肿型胰腺炎体征较轻,往往与腹痛症状不对称。主要有上腹部轻度压痛,无腹肌紧张,无反跳痛。

急性出血坏死型胰腺炎发生腹膜炎时,可有全腹压痛、腹肌紧张、反跳痛。出现肠麻痹时有腹部膨隆,肠鸣音减弱甚至消失。部分严重病例两侧腰部皮肤呈灰紫色,称 Grey-Turner 征,脐周皮肤出现青紫斑,称 Cullen 征,系胰酶或坏死组织沿腹膜后间隙渗透至腹壁皮下所致。胰液渗入腹腔或经淋巴管进入胸腔则分别出现血性腹腔积液、胸腔积液。如有胰腺脓肿或假性囊肿形成,则在上腹部可触及包块。胆总管受压时可出现黄疸。

3.并发症　主要发生于出血坏死型胰腺炎。局部并发症有胰腺脓肿、胰腺假性囊肿、腹膜炎等,全身并发症有急性肾衰竭、心力衰竭、消化道出血、急性呼吸窘迫综合征、DIC、胰性脑病、败血症、糖尿病等,病死率极高。

4.实验室及其他检查

(1)实验室检查

1)血象:血白细胞增多,中性粒细胞增高,可有核左移。

2)淀粉酶测定:①血清淀粉酶常于起病后 6~12 小时开始升高,48 小时后开始下降,持续 3~5 天。血清淀粉酶超过正常的 3 倍,即 500U/L(Somogyi 法),可确诊为急性胰腺炎。应注意的是,淀粉酶升高的程度与病情严重程度并不一致,出血坏死型胰腺炎淀粉酶值可正常或低于正常。②尿淀粉酶升高时间较血清淀粉酶晚,常于起病后 12~24 小时开始升高,持续 1~2 周,急性胰腺炎病人尿淀粉酶常超过 256U/L(Winsiow 法)。③出血坏死型胰腺炎腹腔积液、胸腔积液中淀粉酶常明显升高。

3)血清脂肪酶测定:血清脂肪酶常于起病 24~72 小时后开始升高,持续 7~10 天,对病后就诊较晚的急性胰腺炎病人有诊断意义,且特异性较高。本病病人常超过 1.5U/L(Cherry-Crandall 法)。

4)C 反应蛋白(CRP):CRP 是组织损伤和炎症的非特异标志物,出血坏死型胰腺炎 CRP 常明显升高。

5)生化检查:低血钙程度与急性胰腺炎病人病情严重程度一致,暂时性低钙血症(低于 2.0mmol/L)见于重症胰腺炎,若血钙低于 1.5mmol/L,提示预后不佳。暂时性血糖升高常见,若血糖持续大于 10.0mmol/L,提示胰腺发生坏死,预后不佳。急性胰腺炎时血清 AST、LDH 及甘油三酯可升高。

(2)影像学检查

1)腹部 B 超:可见胰腺肿大,胰内及胰周回声异常。后期对胰腺脓肿及假性囊肿有诊断价值。

2)X 线腹部平片:可发现肠麻痹或麻痹性肠梗阻,排除其他急腹症。还可提示腹水存在等。

3)腹部 CT 检查:对急性胰腺炎的诊断、鉴别、判断严重程度有重要价值。增强 CT 是确定胰腺坏死的最好方法。

(四)治疗原则

急性胰腺炎的治疗原则是减少胰液分泌,减轻腹痛,积极防治并发症。

1.减少胰液分泌　①禁食 1~3 天及胃肠减压。②抑酸治疗:静脉注射或滴注 H_2 受体拮抗剂或质子泵抑制剂,如西咪替丁 400mg 或法莫替丁 20mg 静脉滴注,奥美拉唑 40mg 静脉滴注,可通过抑制胃酸分泌,进而减少胰液分泌。③生长抑素:奥曲肽首剂 100μg 静脉注射,然后以 $25\sim50\mu g/h$ 持续静脉滴注,对出血坏死型胰腺炎效果较好,应尽早使用。

2.解痉镇痛　阿托品 0.5mg 或山莨菪碱 5.0mg 肌肉注射,每日 2～3 次,严重腹胀者不宜使用。疼痛剧烈者,可使用哌替啶 100mg 肌肉注射,必要时 6～8 小时重复使用一次。应注意的是,吗啡可引起 Oddi 括约肌痉挛,应禁用。

3.抗感染　由于急性胰腺炎是化学性炎症,抗生素并非必要。但我国急性胰腺炎的发生主要与胆道疾病有关,故仍习惯使用抗生素。克林霉素 0.9g 或左氧氟沙星 0.6g 或其他抗生素静脉滴注,如感染严重,可联合应用。

4.抑制胰酶活性　用于出血坏死型胰腺炎早期。常用抑肽酶 20 万 U～50 万 U/d,分 2 次静脉滴注。

5.抗休克及纠正水、电解质、酸碱平衡紊乱　应积极补充液体及电解质,维持有效血容量。重症胰腺炎病人应及时补充清蛋白、新鲜全血或血浆代用品。休克病人应首先积极扩容,并视情况采用积极纠酸、选用血管活性药物等抗休克措施。

6.内镜下 Oddi 括约肌切开术(EST)　可用于胆道减压、引流及去除胆石梗阻。适用于老年人、不适宜手术者。

7.防治并发症　急性肾衰竭可采用透析治疗,急性呼吸窘迫综合征应行气管切开和应用呼吸机治疗等。

8.外科治疗　如腹腔灌洗、手术治疗。

二、护　理

(一)护理评估

1.健康史　注意询问既往有无胆道系统疾病病史,如胆道结石、感染、蛔虫等,有无酗酒、暴饮暴食史。

2.身体状况

(1)症状　出现上腹痛、恶心呕吐、发热、休克、腹膜炎等表现。

(2)体征　现出上腹压痛、腹肌紧张、反跳痛、脐周及两侧腰部皮肤灰紫色、休克征象等。

(3)实验室及其他检查　血、尿淀粉酶增高、血清脂肪酶增高、白细胞及中性粒细胞增多、低钙血症等,腹部 B 超示胰腺肿大、腹部平片、腹部 CT 检查等。

3.心理－社会状况　由于腹部疼痛剧烈,产生紧张情绪,出血坏死型胰腺炎病情危重,出现严重并发症,使病人感觉恐惧等。

(二)护理诊断/问题

1.腹痛　与胰腺及其周围组织炎症、腹膜炎有关。

2.体温过高　与胰腺炎症、坏死、并发感染等有关。

3.有体液不足的危险　与呕吐、禁食、胃肠减压、消化道出血有关。

4.潜在并发症　如胰腺脓肿、胰腺假性囊肿、急性肾衰竭、急性呼吸窘迫综合征、DIC、糖尿病等。

（三）护理目标

腹痛缓解,体温恢复正常,补足血容量,情绪稳定,无并发症发生。

（四）护理措施

1.休息与体位 病人应绝对卧床休息,宽解衣物、饰物,以解除压迫。协助病人取弯腰蜷腿侧卧位,鼓励和协助病人定时翻身。如病人有剧烈腹痛而在床上辗转不安,应加防护栏,防止坠床受伤,周围不要摆放危险物品。

2.饮食护理 禁食1~3天,并行胃肠减压。目的是减少胃液分泌,进而减少胰液分泌,减轻腹痛、腹胀。禁食期间一般不能饮水,如感口渴可含漱或湿润口唇,并做好口腔护理。禁食期间应积极静脉补充足量液体。腹痛基本缓解后,可逐步给予少量低糖、低脂饮食,直至恢复正常饮食。

3.对症护理

（1）指导病人采取非药物止痛方法 如松弛疗法、针刺疗法、转移注意力等。

（2）解痉镇痛 按医嘱给予解痉镇痛药物,如阿托品 0.5mg 或山莨菪碱 10mg,肌肉注射,必要时 6~8 小时注射一次,以抑制胃液及胰液分泌,解除胃、胆管、胰管痉挛。如止痛效果不佳可配合使用哌替啶 50~100mg,肌肉注射禁用吗啡。

（3）腹痛观察 注意观察腹痛部位、性质、加重与缓解的因素等,观察止痛效果。若疼痛持续且伴高热,应注意是否有胰腺脓肿、腹膜炎等并发症。

4.维持水、电解质平衡 应迅速建立静脉通道,积极补充液体及电解质,以补充有效循环血容量。禁食期间,每日补液量应达 3000ml 以上。严格记录 24 小时出入量,观察有无水、电解质失衡现象,尤其是低钾血症、低钙血症,一旦发生,应立即补充。低钙血症时可每次给予静脉注射或滴注 10％葡萄糖酸钙 10ml。

5.防治低血容量性休克 定时测量病人的生命体征,注意观察病人的意识状态、尿量变化及其他休克表现。一旦发生低血容量性休克,应积极配合医师进行抢救。具体措施包括:①迅速准备好抢救物品。②取中凹位,给予氧气吸入。③迅速建立静脉通道,遵医嘱补充血容量,可依据中心静脉压的测定确定输入液量及速度。④遵医嘱输入血管活性药物等。

6.用药护理 注意药物的使用方法,观察药物的不良反应等。当持续应用抗胆碱能药物时,应注意观察有无心动过速、腹胀加重、尿液潴留等情况。使用抗生素应注意相关副作用及过敏反应等。

7.心理护理 多巡视、安慰、关心、爱护病人,向病人及其家属解释腹痛的原因、缓解腹痛的方法,介绍急性胰腺炎的治疗、护理措施,消除病人的疑虑,缓解病人紧张、焦虑、恐惧的情绪,帮助病人树立战胜疾病的信心。

（五）健康教育

1.疾病知识指导 向病人及其家属介绍急性胰腺炎发生的原因、主要临床表现、治疗及护理措施等。指导病人积极治疗胆道系统疾病,如胆石症、胆道感染、胆道蛔虫症等。

2.生活指导 指导病人在急性胰腺炎发生时禁食、禁止饮水 1~3 天。平常养成良好的饮食卫生习惯,避免酗酒、暴饮暴食,避免刺激性食物。腹痛基本缓解后,可先进食少量低糖、低脂饮食,逐步过渡到正常饮食,但应避免产气多、高脂肪、高蛋白质食物,戒除烟酒。

3.用药指导　介绍药物的使用方法和不良反应,指导病人遵医嘱合理用药,注意观察药物的副作用。

（六）护理评价

病人体温是否恢复正常,腹痛是否完全消除,有无充足的有效循环血容量,有无急性肾衰竭、急性呼吸窘迫综合征等严重并发症发生,是否增加了急性胰腺炎的发病原因、治疗方法等相关知识。

本节小结

急性胰腺炎是指胰腺及其周围组织被胰腺分泌的消化酶自身消化的化学性炎症,青壮年多见。治疗护理上,可采用禁食、胃肠减压、抗胆碱能药物应用。出血坏死型胰腺炎还应注意补充血容量,积极防治休克。

本节关键词:胰腺炎;腹痛;休克;淀粉酶

课后思考

1.引起急性胰腺炎的原因有哪些?
2.急性胰腺炎的主要表现及治疗要点有哪些?
3.急性胰腺炎的主要护理措施有哪些?
4.如何对急性胰腺炎病人进行健康教育?

（樊　军）

第十一节　上消化道大出血病人的护理

案例 4-10

某病人,男,54岁,呕血1天(量约300ml)后入院。病人既往有乙肝病史20年。入院查体:T 37℃,R 22次/分,P 110次/分,BP 90/60mmHg。一般情况差,表情淡漠,呼吸急促,面色苍白,巩膜无黄染,面部和颈部可见3个蜘蛛痣。颈软,无颈静脉曲张,两肺未闻及啰音,心率110次/分,律齐,未闻及杂音,腹软隆起,移动性浊音(＋)。

问题:

1.该病人呕血的原因是什么?
2.该病人主要的护理诊断是什么?
3.若使用三腔二囊管压迫止血,则压迫止血期的护理措施有哪些?

本节学习目标

1.掌握上消化道出血的病因、临床表现及护理措施。
2.掌握上消化道出血量及出血是否停止的判断方法。
3.熟悉上消化道出血的治疗要点、健康指导。
4.熟悉双气囊三腔管压迫止血的护理配合要点。
5.关心病人,积极为病人做好心理支持。

消化道以十二指肠屈氏韧带为界,其以上的消化道出血,称为上消化道出血(upper gastrointestinal hemorrhage),包括食管、胃、十二指肠、肝、胆、胰腺病变引起的出血,以及胃空肠吻合术后的空肠病变出血。常表现为急性大量出血,即在短时间内失血量超过循环血量的20%或1000ml以上,常因血容量减少而引起急性周围循环衰竭,从而危及生命,是临床常见的急症。虽然近年来诊断及治疗水平有了很大程度的提高,但伴严重疾病或高龄病人的病死率仍然很高,应高度重视。

一、疾病概要

(一)病因与发病机制

临床上引起上消化道出血的原因很多,比较常见的有上消化道疾病及全身性疾病,其中最常见的病因是消化性溃疡,其他常见病因有肝硬化食管胃底静脉曲张破裂、急性糜烂性出血性胃炎、胃癌等。

1.食管疾病 食管炎、食管癌、食管贲门黏膜撕裂综合征(Mallory-Weiss综合征)等。

2.胃十二指肠疾病 消化性溃疡、急性糜烂出血性胃炎、胃癌、胃黏膜脱垂、胃泌素瘤(Zollinger-Ellison综合征)、急性胃扩张、十二指肠憩室炎等。

3.肝硬化门静脉高压引起的食管胃底静脉曲张破裂。

4.上消化道邻近组织或器官疾病 胆囊或胆管结石、胆道蛔虫症、胆囊或胆管癌、肝癌或肝血管瘤破入胆道等引起的胆道出血;胰腺癌、急性胰腺炎并发脓肿破溃等。

5.全身性疾病 血友病、血小板减少性紫癜、再生障碍性贫血、白血病、弥散性血管内凝血等血液病;过敏性紫癜、遗传性出血性毛细血管扩张等血管性疾病;尿毒症;系统性红斑狼疮、结节性多动脉炎等结缔组织病;流行性出血热、钩端螺旋体病等急性感染;应激相关胃黏膜损伤等。

(二)临床表现

上消化道出血的临床表现主要取决于出血量及出血速度,并与病人出血前的全身状况有关。

1.呕血与黑便　呕血与黑便是上消化道出血的特征性表现。一般来说,有呕血者常同时伴有黑便,而黑便可以单独出现。当发生上消化道大出血后均会有黑便出现。出血部位在幽门以上者常伴有呕血,若出血量较少、速度慢亦可无呕血;反之幽门以下出血,如出血量大、速度快,可因血液反流入胃引起呕血。

因血液在胃内与胃酸充分混合,故呕血多呈咖啡色或暗红色,如出血量大而与胃液未充分混合即呕出,则呈鲜红色。由于血红蛋白中的铁与肠道内的硫化物结合形成硫化铁,使粪便发黑,表面有光泽感,故而呈柏油样。如出血量大,粪便可呈暗红色甚至鲜红色,应注意与下消化道出血区别。

2.失血性周围循环衰竭　上消化道大量出血可引起循环血容量迅速减少,导致急性失血性周围循环衰竭,其严重程度因出血量大小和出血速度而异。一般多表现为头昏、心悸、乏力、口渴、出汗、四肢冷感、晕厥、心率增快、血压下降、脉压缩小等。严重者出现失血性休克,表现为面色苍白、呼吸急促、脉搏细速、口唇发绀、四肢湿冷、全身大汗、尿量减少、精神萎靡、烦躁不安、甚至意识模糊、心率增快(>120 次/分)、血压下降(收缩压下降至 80mmHg 以下)、脉压差减小(<25～30mmHg)。

3.发热　多数病人在发生上消化道大量出血后 24 小时内出现低热,体温一般不超过38.5℃,常持续 3～5 天。发热原因可能与急性周围循环衰竭导致体温调节中枢功能障碍有关,失血性贫血亦可能是影响因素之一。

4.失血性贫血　急性上消化道大量出血早期,红细胞计数、血红蛋白浓度、红细胞比容可无明显变化。在出血 3～4 小时后,由于组织液渗入血管内,使血液稀释,可出现贫血,在出血 24～72 小时后血液稀释达到最大限度。急性大量出血所致贫血为正细胞正色素性贫血,慢性失血为小细胞低色素性贫血。贫血程度取决于出血量及出血前有无贫血、出血后液体平衡状态等因素。

5.氮质血症　上消化道大量出血后,由于大量血液的蛋白质消化产物被吸收,导致血液中尿素氮浓度增高,称为肠源性氮质血症。若血尿素氮在一次出血 3～4 天后仍持续升高,或超过 17.9mmol/L,而此时出血已经停止,且血容量已补足而尿量仍然减少,应考虑发生急性肾功能衰竭。

6.实验室及其他检查　有助于估计失血量、判断有无活动性出血、判断治疗效果及病因诊断。

(1)实验室检查　红细胞计数、血红蛋白浓度、红细胞比容在发生贫血时低于正常值。出血 24 小时内网织红细胞即可增高,5～7 天增高达最高峰,以后逐渐降至正常。如持续出血,则网织红细胞可持续升高。白细胞计数在大量出血 2～5 小时后可升高达(10.0～20.0)×10⁹/L,出血停止后 2～3 天可恢复正常。肝功能检查异常、血小板计数及白细胞计数减少有助于肝硬化诊断。血尿素氮浓度一般在一次出血后数小时开始升高,24～48 小时达高峰,3～4 天后降至正常。血尿素氮浓度在活动性出血或发生急性肾衰竭时可持续升高。

(2)胃镜检查　是目前临床上确定上消化道出血病因的首选检查方法。现多主张在出血 24～48 小时内进行胃镜检查,称为急诊胃镜检查。通过急诊胃镜检查可以确定病因、出血部位,判断是否继续出血或估计再出血的危险性等情况,并可同时进行内镜下止血治疗。

(3)X 线钡餐检查　目前已多被胃镜检查所代替,主要适用于有胃镜检查禁忌症或不愿进行胃镜检查者。但对在十二指肠降段以下小肠病变者,有特殊诊断价值。一般在出血停止数天后进行该项检查。

(4)其他检查 选择性动脉造影、放射性核素扫描、吞棉线试验等检查,可帮助确定出血部位。

(三)治疗原则

上消化道大量出血病情危重,发展变化快,发生急性周围循环衰竭时可危及生命,故应积极采取措施进行抢救。原则是迅速积极补充血容量,预防和治疗失血性休克为一切治疗的首要措施。

1.迅速补充血容量 迅速建立静脉通道,立即配血,尽快补充血容量,可先输入平衡液或葡萄糖盐水。治疗急性失血性周围循环衰竭的关键是尽快补足全血,在等待输血时,可用右旋糖酐或其他血浆代用品代替。输液量应根据失血量及中心静脉压来确定,应注意避免因输液过多、过快而引起急性肺水肿。

2.止血措施

(1)非食管胃底静脉曲张破裂出血的止血措施 以消化性溃疡引起的上消化道出血最为常见。

1)可用去甲肾上腺素 8mg 加入生理盐水 100ml 中,分次口服或经胃管注入,可使出血血管收缩而达到止血目的。

2)抑制胃酸分泌药物的应用:由于新形成的凝血块在 pH<5.0 的环境中会迅速被消化,而血小板聚集及血浆凝血功能所诱导的止血作用需在 pH>6.0 时才明显起效。因此,使用抑制胃酸分泌的药物使胃酸分泌减少,使胃内 pH 升高至 6.0 以上具有止血作用。临床上常使用质子泵抑制剂或 H_2 受体拮抗剂,其中以质子泵抑制剂抑制胃酸分泌作用最强,效果最好。急性大量出血时常予静脉给药:奥美拉唑 40mg/次,每 12 小时 1 次,静脉注射或滴注。西咪替丁 200~400mg/次,每 6 小时 1 次,或法莫替丁 20mg/次,每 12 小时 1 次,静脉滴注。

3)还可使用其他止血药物,如巴曲酶、凝血酶等。

4)内镜止血:在进行急诊内镜检查时,如发现有活动性出血或暴露血管的溃疡应进行内镜止血,方法主要有高频电凝、激光光凝、微波、上止血夹、热探头及注射硬化剂等。

5)手术治疗:经内科积极治疗大量出血仍然不能有效控制者,应积极做好手术准备,及时行外科手术治疗。

6)介入治疗:上消化道大量出血者,若无法进行内镜治疗,又不能耐受手术,可进行选择性肠系膜动脉造影并同时进行血管栓塞治疗。

(2)食管胃底静脉曲张破裂出血的止血措施 此型出血量大、再出血率高,容易发生急性周围循环衰竭,死亡率高,应积极在短时间内控制出血。

1)药物止血:目前临床上常选用血管加压素,0.2U/min 静脉滴注,可逐渐增加至 0.4U/min。本药的作用机理为收缩内脏血管,减少门静脉血流量,以降低门静脉及其侧支循环的压力,从而使出血停止。

2)双气囊三腔管压迫止血:经鼻腔或口腔插入双气囊三腔管进行压迫止血,止血效果较好,但病人较痛苦,并发症多,如吸入性肺炎、窒息、食管炎、食管黏膜坏死、心律失常等,且停用后早期再出血率高。目前已不作为首选止血措施,临床上主要应用于药物不能有效控制出血时,作为暂时止血用,以便有时间准备其他更有效止血方法。

3)内镜治疗:是目前临床治疗食管胃底静脉曲张破裂出血的重要方法。方法是在内镜直视下用皮圈套扎或注射硬化剂至曲张的静脉,止血迅速,而且能有效防止早期再出血。

4)手术治疗:在应用上述方法仍然不能有效控制出血者,可考虑外科手术治疗,有条件的可选择经颈静脉肝内门体分流术。

二、护 理

(一)护理评估

1.健康史　应询问病人有无引起上消化道出血的病因,如消化性溃疡、胃癌、肝硬化(慢性病毒性肝炎、慢性酒精中毒、血吸虫病等)、出血性血液病等。注意询问最近是否应用阿司匹林、吲哚美辛、糖皮质激素、保泰松等药物,或实施颅脑手术、严重创伤、休克、严重感染等应激史。出血前有无过度劳累、精神紧张、酗酒、食用坚硬粗糙食物等诱因。

2.身体状况　注意观察和询问有无呕血、柏油样便,估计出血量、出血速度。注意观察有无急性失血性周围循环衰竭的表现,如面色苍白、口唇发绀、四肢湿冷、全身大汗、呼吸急促、尿量减少、精神萎靡、烦躁不安、血压下降、脉压缩小等。注意观察有无发热等。注意观察有无消化性溃疡、胃癌、肝硬化、出血性血液病的临床表现。

3.实验室及其他检查　进行血常规及网织红细胞检查,注意有无贫血;检查肾功能,注意有无氮质血症;检查肝功能,注意有无异常;进行内镜检查,以便确定出血部位、病因等。

4.心理-社会状况　注意评估病人有无紧张、恐惧、悲观、绝望等心理反应,有无对治疗丧失信心,采取不合作甚至拒绝态度。注意了解病人的生活习惯、工作环境等,了解病人及其家属对本病的基本知识及治疗的认知程度。

(二)护理诊断/问题

1.体液不足　与上消化道大量出血有关。

2.有受伤的危险　如窒息、创伤、食管胃底黏膜坏死,与血液或分泌物反流或误吸入气管、三腔气囊管阻塞气道、食管胃底黏膜长时间受压有关。

3.知识缺乏　缺乏原发疾病相关知识。

(三)护理目标

病人出血得到有效控制,血容量得到有效补充,生命征稳定,呼吸道通畅,预防窒息,食管胃底黏膜坏死,情绪稳定,增加原发疾病相关知识。

(四)护理措施

1.休息与体位　出血病人应注意多休息,大量出血者应绝对卧床休息,取平卧位,并将下肢略抬高。如有急性周围循环衰竭时,取中凹位。病人有呕血时,头应偏向一侧,防止误吸。

2.保持呼吸道通畅　及时清除口鼻腔内的血块及分泌物,必要时可使用负压吸引器吸引清除,保持呼吸道通畅,同时给予吸氧。

3.饮食护理　①非食管胃底静脉曲张破裂出血:小量出血无呕吐者,可给予温凉、流质饮食;大量出血伴呕吐者,应禁食8～24小时,待出血停止后,给予易消化、营养丰富、无刺激性半流质食物,少量多餐,逐渐过渡到软食、正常饮食。②食管胃底静脉曲张破裂出血:一般出血量大,应禁食,待出血停止后1～2日可给予高热量、高维生素、易消化的流质食物,注意避免粗糙、坚硬、刺激性食物,防止再次出血。

4.口腔护理　呕吐后及时清除口鼻腔内血块及其他物质,做好口腔护理。

5.病情观察　上消化道大量出血易引起急性周围循环衰竭,为临床常见急症,一旦发生,病情危重,有生命危险,应积极做好病情观察。

(1)出血量估计　应仔细询问黑粪、呕血出现的时间、次数、量。一般情况下,上消化道出血量在5～10ml以上时,粪便隐血试验呈阳性;出血量在50～70ml以上时,可出现柏油样便;胃内潴留血量在250～300ml以上时,可出现呕血。据此可粗略估计出血量。但应引起注意的是,上消化道出血时,大部分血液常积存于胃肠道内,而且会混有胃内容物及粪便,因此不能作出出血量的精确判断,应根据临床表现综合判断。当一次出血量少于400ml时,由于脾脏贮血及组织液的补充,一般不引起明显临床表现;当出血量超过400～500ml时,可出现头昏、心悸、乏力等表现;当出血量在短时间内迅速达到1000ml以上时,可出现急性周围循环衰竭表现,严重者出现急性失血性休克(表4-1)。急性上消化道大量出血严重程度的估计最有价值的指标是急性血容量减少所致的急性周围循环衰竭的表现,而其中血压和心率是最重要的指标,同时结合其他表现综合判断。

应引起注意的是,血红蛋白浓度、红细胞计数、红细胞比容的测定可协助估计失血的严重程度,但并不能在急性失血后立即反应出来,而且还受到出血前是否已经有贫血的影响,因此只能作为参考。

表 4-1　上消化道出血程度的判断

出血程度	出血量估计	脉搏	血压	血红蛋白	临床表现
轻度	出血量＜500ml,占全身总血量的10%～15%	正常	正常	正常	一般无症状或仅出现轻度乏力、头晕
中度	出血量在500～1000ml,占全身总血量的20%左右	100次/分左右	收缩压下降	70～100g/L左右	面色苍白、头晕、乏力、心悸、尿量减少、烦躁等
重度	出血量＞1500ml,占全身总血量的30%以上	＞120次/分脉搏细弱	收缩压下降至90mmHg以下	＜70g/L	意识恍惚、面色苍白、脉搏细速、四肢厥冷、少尿或无尿

(2)出血是否停止的判断　由于肠道内的积血约需3日才能排尽,因此不能单纯以柏油样便是否存在作为继续出血的唯一指标,应综合判断(表4-2)。当临床上出现下列现象时,应考虑继续出血或再出血:①反复呕血。②柏油样便次数增多,粪质稀薄,粪便颜色转为暗红色,同时伴肠鸣音亢进。③经积极充分输血、输液后,急性周围循环衰竭的表现未能明显

改善，或改善后又再度恶化，中心静脉压不稳定。④红细胞计数、血红蛋白浓度、红细胞比容持续下降，网织红细胞持续升高。⑤在补液、尿量充足的情况下，血尿素氮浓度持续升高，或下降后再度升高。

表 4-2　上消化道出血是否停止的判断

临床表现	活动性出血	出血已停止
呕血	反复发生	无
黑便	次数增多、粪质稀薄、转为暗红色	无，逐渐转黄
意识状态	意识模糊	清醒
颜面皮肤	苍白	转为红润
肢端温度	凉冷	温暖
冷汗	有	无
脉搏	细速	正常，有力
尿量	减少，<25ml/h	增多，>30ml/h
血压	持续下降	稳定
脉压差	缩小	由小变大
肠鸣音	亢进	正常
胃液	呈暗红色或鲜红色	清，无血液

（3）失血性休克的观察　上消化道大量出血时，应注意密切监测病人的血压、心率、呼吸、意识状态。注意观察有无面色苍白、呼吸急促、脉搏细速、口唇发绀、四肢湿冷、全身大汗、尿量减少、精神萎靡、烦躁不安，甚至意识模糊、心率增快（>120 次/分）、血压下降（收缩压下降至 90mmHg 以下）、脉压差缩小（<25～30mmHg）等表现。应准确记录 24 小时出入量，必要时留置导尿管，监测每小时尿量。如皮肤转暖、出汗停止、尿量增多>30ml/min、血压平稳、心率减慢至正常，提示血液微循环灌注好转。

6.用药护理　对于上消化道大量出血病人，应迅速建立静脉通道，配合医师准确进行输液、各种止血治疗及各种药物的应用，注意观察治疗效果及药物的不良反应。开始时输液速度应快，对于老年病人及合并有心肺功能不全者，可监测中心静脉压调整输液速度及输液量。避免因输血、输液过多过快导致急性肺水肿。血管加压素可引起腹痛、血压升高、心律失常、心绞痛、甚至心肌梗死，使用时应注意监测血压、心电变化，高血压与冠心病患者、孕妇禁用。严重肝功能减退者应输新鲜全血（库存血含氨量高，可诱发肝性脑病），忌用巴比妥类、吗啡等含氮药物。

7.双气囊三腔管压迫止血的护理　食管胃底静脉曲张破裂出血病人，经药物止血治疗效果不理想，在进行其他有效止血措施前，可行双气囊三腔管压迫止血（图 4-2）。

（1）术前护理

1）注意掌握适应证，本方法仅用于食管胃底静脉曲张破裂出血病人。

2）协助病人准备：向病人解释操作目的，告知插管时的配合方法，给病人做深呼吸和吞咽动作示范并指导其练习。

3）物品准备：双气囊三腔管、血管钳、50ml 注射器、牵引架、滑轮、牵引绳、牵引物（可用装 300ml 水的盐水瓶）、石蜡油等。插管前应仔细检查气囊是否漏气，胃管、食管气囊管、胃气囊管是否通畅,并分别做好标记,确定无误后,抽尽气囊内气体备用。

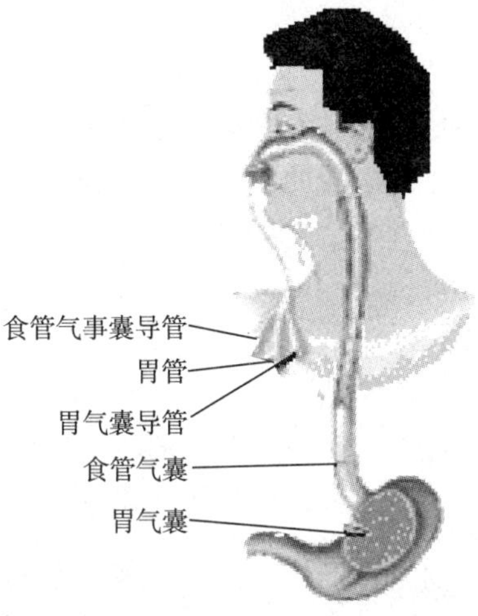

食管气事囊导管
胃管
胃气囊导管
食管气囊
胃气囊

图 4-2 双气囊三腔管压迫止血示意图

(2)术中护理 协助医师进行咽部局部麻醉,经鼻腔或口腔缓慢插管,嘱病人做深呼吸。当三腔管插入 15cm 左右时,到达咽喉部,嘱病人做吞咽动作,配合插管,插入 50～60cm 处至胃内,确定后,暂作固定,向胃气囊内充气或注水 200～300ml,即刻用血管钳将胃气囊管外口夹住,然后将该管末端反折并用弹簧夹夹紧。用牵引绳将三腔管向外牵拉并固定于牵引架上,牵引角度呈 40°角,牵引物离地面 30cm 左右。如仍有出血,再向食管气囊充气100～150ml,以压迫食管静脉。因易并发食管、气管瘘,一般勿向食管气囊内注水。在进行三腔管压迫止血过程中,应经常用负压吸引器连接胃管定时抽吸,记录引流液的量、颜色、性状、内容物,及时冲洗胃管,清除积血,减少氨的产生。出血停止后,应放松牵引,释放气囊内气体,留置管道继续观察 24 小时,如一直均无出血,可考虑拔管。气囊压迫一般以 3～4 日为限,继续出血者可适当延长。

(3)术后护理 留置管道期间注意事项:①定时做好口腔、鼻腔的清洁护理,及时清除血块及分泌物;定时从鼻腔滴入石蜡油,润滑鼻腔、食管黏膜,防止管道与黏膜粘连。拔管前让病人口服液体石蜡 20～30ml,以润滑黏膜和管、囊外壁,以免拔管时损伤黏膜。②定时测量气囊内压力,防止压力过低或过高,压力过低达不到压迫止血目的,而压力过高、压迫过久可导致黏膜坏死。③压迫 12～24 小时应放松牵引,放气 15～30 分钟,以免压迫过久导致食管胃底黏膜坏死。如出血未止,可再充气压迫止血。注意充气时应先充胃气囊,再充食管气囊;而放气时应先放食管气囊,再放胃气囊。④注意观察有无呼吸困难、窒息表现,一旦发生,应立即排出食管气囊、胃气囊内气体,拔出管道,进行抢救。⑤如病人感胸骨下不适,出现频繁期前收缩或恶心,应考虑胃气囊进入食管下段压迫心脏可能,应给予适当调整。⑥及时将食管内积聚的液体吸出,嘱咐病人勿咽下唾液等分泌物,以防误吸引起吸入性肺炎。

8.心理护理 急性上消化道大量出血,常引起病人及其家属紧张不安、恐惧,长期反复出血可使病人产生焦虑、悲观、绝望的心理反应。而病人的不良情绪,又可加重病情,对治疗失去信心。因此,医护人员应关心、爱护病人,做好安慰、解释工作。抢救时应迅速、准确、不慌乱,减轻病人紧张感。及时清除血迹,避免对病人产生不良刺激。经常巡视病人,及时发现、处理各种情况。

(五)健康教育

1.疾病知识介绍　向病人及家属介绍上消化道出血的病因、诱因、表现、治疗、护理知识,使其了解如何预防再次出血及出血后的应急处理措施。

2.饮食指导　注意养成良好的饮食卫生习惯,定时定量、细嚼慢咽、少量多餐,避免过饥或暴饮暴食,平时宜进食营养丰富、易消化、无刺激性的食物,避免坚硬、粗糙、油炸食物,避免食用过冷、过热、产气多的食物,戒除烟酒。

3.生活指导　生活要有规律,劳逸结合,保持乐观情绪,保证充足的休息。

4.用药指导　遵医嘱规律用药,注意观察药物的不良反应,一旦发生不适,应立即就医。

5.其他　慢性病者应定期到医院门诊检查,注意观察、识别出血征象,一旦发生,在进行应急处理后,立即到医院治疗。

(六)护理评价

病人出血是否停止,情绪是否稳定,生命体征是否正常,活动耐力是否增加,有无误吸、窒息、损伤、食管胃底黏膜坏死发生,疾病相关知识有无增加。

本节小结

十二指肠屈氏韧带以上的消化道出血,称为上消化道出血。在短时间内失血量超过循环血量的 20% 或 1000ml 以上,为上消化道大量出血。主要表现有呕血、黑便、急性周围循环衰竭、低热、氮质血症等。辅助检查以内镜检查为主。治疗、护理主要是药物止血、内镜止血、手术治疗,对于食管胃底静脉曲张破裂出血还可应用双气囊三腔管压迫止血。

本节关键词:上消化道出血;呕血;黑便;周围循环衰竭;双气囊三腔管

课后思考

1.引起上消化道出血的原因有哪些?

2.上消化道出血的主要表现及治疗要点有哪些?

3.上消化道大量出血的主要护理措施有哪些?

4.如何对实施双气囊三腔管压迫止血的病人进行护理?

(樊　军)

第十二节　消化系统疾病常用诊疗技术及护理

一、腹腔穿刺术及护理

腹腔穿刺术是通过腹腔穿刺,抽取腹腔积液,以明确其性质,或通过放腹水、向腹腔内注入药物进行治疗的一种临床常用方法。

（一）适应证

1.明确腹腔积液的性质,协助确定病因。

2.大量腹腔积液引起腹胀、呼吸、循环压迫症状时,可予腹腔穿刺放液治疗,以减轻症状。

3.肝硬化腹水浓缩回输。

4.向腹腔内注射药物进行治疗。

（二）禁忌证

1.肝硬化腹水伴肝性脑病先兆症状者。

2.黏连性结核性腹膜炎。

3.卵巢肿瘤。

4.包虫病等。

（三）方法

1.术前准备

(1)病人准备　向病人说明腹腔穿刺术的目的、操作方法、注意事项及术中病人配合方式等,以消除病人的顾虑及紧张情绪。若用普鲁卡因作局部麻醉药时,术前应进行皮肤敏感试验。穿刺前测量腹围、血压、脉搏等,并协助病人排去尿液。

(2)物品准备　腹腔穿刺包、利多卡因或普鲁卡因注射液、试管、盛装腹水的容器等。

2.术中配合

(1)安排体位　协助病人采取合适体位,一般取坐位,体弱者可取半卧位或左侧卧位,充分暴露腹部。

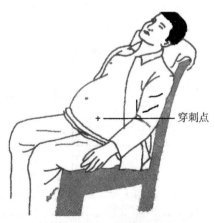

图 4-3　腹腔穿刺体位

(2)确定穿刺点　穿刺部位常定位于左髂前上棘与脐连线的中、外 1/3 交界点处,或定位于脐与耻骨联合连线的中点上方 1.0cm 稍偏左或偏右 1.0～1.5cm 处。左侧卧位时可取脐水平线与腋前线或腋中线之延长线相交处,常用于诊断性穿刺。对于少量积液或包裹性积液,可在腹部 B 超定位引导下进行穿刺。

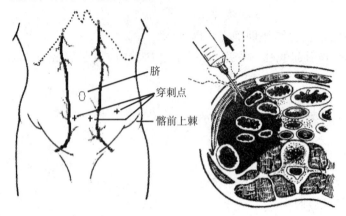

脐
穿刺点
髂前上棘

图 4-4　常用腹腔穿刺点

　　(3)协助穿刺　常规消毒穿刺部位皮肤,打开无菌腹腔穿刺包,协助医师铺无菌洞巾,用利多卡因或普鲁卡因进行局部麻醉。注射麻醉剂前,应先回抽,注意观察,如无血液回抽,则可注射麻醉剂。穿刺时,术者左手固定穿刺部位皮肤,右手持穿刺针经麻醉处垂直进针,刺入腹壁,缓慢进针,当针尖抵抗感突然消失时,提示穿刺针已经穿过壁层腹膜进入腹膜腔。可根据需要抽取相应量的腹腔积液送检。完毕后拔出穿刺针,用无菌纱布覆盖按压穿刺处 5 分钟,再用胶布固定。

　　(4)病情观察　术者操作过程中,护理人员应密切观察病人的表现,及时测量血压、脉搏、呼吸等生命体征。注意观察腹水性质,记录放液量。

　　(四)术后护理

　　1.体位　术后病人应平卧休息 8～12 小时,或向穿刺部位对侧侧卧,防止腹水从穿刺部位处外溢。

　　2.穿刺部位护理　注意穿刺部位的消毒护理,防止感染。如穿刺处在术后有腹水外溢,可用火棉胶涂抹,并及时更换敷料。

　　3.不良反应观察　术后应密切监测病人的体温、脉搏、呼吸、血压、意识状态的变化,防止因大量释放腹水而诱发肝性脑病。

　　(五)注意事项

　　1.穿刺过程中,应密切观察病人反应,如发现病人出现面色苍白、头晕、心慌、出汗、恶心、脉搏明显加快、血压下降等表现,应立即停止操作,并积极处理。

　　2.大量放液时,应以多头腹带束腹,随着腹水的放出,将腹带自上而下逐渐束紧,以防因腹内压骤然降低,出现内脏血管扩张而引起虚脱或休克。

　　3.大量放液时,注意放液速度不宜过快,放液量亦不宜过大。

二、肝脏穿刺术及护理

肝脏穿刺术是通过肝脏穿刺,取肝组织标本进行细胞学检查或病理组织学检查,以明确肝病诊断,观察治疗效果及判断预后。

(一)适应证

1.病因不明的肝脏肿大、肝功能减退者。
2.病因不明的门静脉高压、黄疸者。

(二)禁忌证

1.严重肝功能减退、重度黄疸者。
2.有大量腹腔积液者。
3.肝血管瘤、肝包虫病、肝周围化脓性感染者。
4.全身多脏器功能衰竭者。
5.有严重出血倾向者。

(三)方法

1.术前准备

(1)病人准备

1)向病人解释肝穿刺术的目的、操作方法、注意事项及术中病人配合方式等,以消除病人的顾虑及紧张情绪。

2)测定肝功能、出血时间、凝血时间、凝血酶原时间、血小板计数等,行胸部 X 线检查,观察有无肺气肿、胸膜肥厚等。若各项指标达到标准后方可进行肝穿刺术。

3)查验血型并备血,以便急需时使用。

4)术前训练病人深呼吸及屏息呼吸(嘱病人先深吸气、用力呼气,然后屏住呼吸片刻),以便术中熟练配合。

5)若用普鲁卡因作局部麻醉药时,术前应进行皮肤敏感试验。

6)情绪紧张者可于术前 1 小时口服地西泮 10mg。穿刺前测量脉搏、血压、体温、呼吸等生命体征。

(2)物品准备 准备好肝穿刺包、利多卡因或普鲁卡因注射液、含 95％乙醇或 10％甲醛固定液的标本收集瓶、玻片数张。

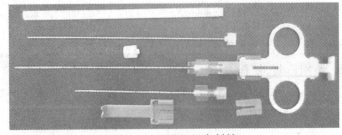

图 4-5 肝活组织穿刺针

2.术中配合

(1)体位　协助病人取仰卧位,将右手置于枕后,身体右侧靠近床沿,注意让病人保持此姿势不变。

(2)确定穿刺点　充分暴露穿刺部位,一般取右侧腋中线第8~9肋间进行穿刺。如拟诊为肝脓肿、肝癌病人,应在B超定位引导下进行穿刺。

(3)协助穿刺　常规消毒穿刺部位皮肤,打开无菌腹腔穿刺包,协助医师铺无菌洞巾,用利多卡因或普鲁卡因进行局部麻醉。嘱病人深呼吸,于深呼气末屏住呼吸。此时,术者将穿刺针自穿刺部位迅速刺入肝脏,并立即拔出。穿刺深度不宜超过6cm。穿刺部位以无菌纱布覆盖压迫5~10分钟,再用胶布固定,压上小沙袋,并用多头腹带束紧。将抽吸的肝组织标本注入含95%乙醇或10%甲醛固定液的标本收集瓶中,或制成玻片送检。

(4)病情观察　穿刺过程中,护理人员应协助术者完成操作,并密切观察血压、脉搏、呼吸等生命体征及神志等其他表现,一旦发生异常,应立即停止操作,协助医师及时处理。

(四)术后护理

1.术后安排病人绝对卧床休息12~24小时,做好饮食、排尿、排便等生活护理。

2.注意观察穿刺部位有无渗血、红肿、疼痛等,如有发生,应报告医师进行相应处理。

3.术后应密切监测病人的血压、脉搏、呼吸、体温等生命体征,注意观察神志及其他表现。注意观察有无肝脏损伤出血征象,注意观察有无气胸、胸膜休克、胆汁性腹膜炎等并发症表现,一旦发生,应立即报告医师及时处理。

(五)注意事项

1.术前应教会病人先深吸气,然后深呼气,再屏住呼吸一段时间,病人应熟练掌握。

2.取肝组织时,速度应快,并迅速拔针,此阶段病人应保持深呼气末屏住呼吸状态。

3.术中及术后应密切观察病情变化。

三、纤维胃、十二指肠镜检查术及护理

通过纤维胃、十二指肠镜检查,可以观察到食管、胃、十二指肠病变,尤其是消化性溃疡、上消化道肿瘤及食管胃底静脉曲张的部位、大小、范围、性质等,并可进行组织学或细胞学检查,还可进行相关治疗,应用范围广,效果佳,是临床最常用的内镜检查方法。

(一)适应证

1.上消化道出血(呕血、黑便或粪便隐血试验阳性)需查明原因者。

2.有明显上消化道症状但不明原因者。

3.需随访观察的病变,如胃炎、消化性溃疡、息肉、上消化道术后、肝硬化食管胃底静脉曲张等疾病的诊断、鉴别诊断、复查。

4.需作内管治疗者,如上消化道内异物摘取、息肉摘除、结扎曲张的静脉、局部激光、电灼等止血治疗。

（二）禁忌证

1.各种原因所致的休克、昏迷、癫痫发作等病人。

2.上消化道腐蚀性炎症或疑有穿孔者。

3.严重咽喉部病变、主动脉瘤、严重食管胃底静脉曲张、严重颈胸段脊柱畸形者。

4.严重心、肝、肺、肾功能衰竭者。

（三）方法

1.术前准备

（1）病人准备

1）向病人解释纤维胃、十二指肠镜检查术的目的、操作方法、注意事项及术中病人配合方式等，以消除病人的顾虑及紧张情绪。

2）检查前禁食 8 小时以上，禁烟 12 小时以上，活动性义齿应取下，以免误咽。

3）已进行 X 线胃肠钡餐造影检查者，应在检查 3 日后再行胃镜检查。有幽门梗阻者，应先抽尽胃内容物，必要时先洗胃。

4）如病人过分紧张，检查前可肌注或静脉注射地西泮 5～10mg。

5）了解病人有无麻醉药过敏史。检查前 5～10 分钟给病人进行咽喉部局部麻醉。

（2）物品准备　准备好胃镜检查仪器一套、喉头麻醉喷雾器、5ml 无菌注射器、无菌手套、弯盘、牙垫、润滑油、纱布、甲醛固定液标本瓶等物品。

2.术中配合

（1）协助病人采取左侧卧位，头稍向后仰，松开领口及腰带，嘱病人咬紧牙垫，口边摆放弯盘。

（2）协助医师将纤维胃、十二指肠镜缓慢从病人口腔插入，嘱病人用鼻呼吸，保持头部位置不动，当胃镜插入 15cm 左右时，到达咽喉部，嘱病人做吞咽动作，配合插管，注意不要将唾液咽下，以免引起呛咳。如病人出现恶心不适，嘱病人深呼吸，减轻症状。当胃镜插入约 45cm 时，镜端通过贲门入胃，随即向胃腔内注气，使胃腔充分扩张，胃壁充分舒展，便于观察。当镜面被黏液、血液、食物等物质遮挡时，应及时注水冲洗。当观察到某处病变时，协助医师进行摄像、刷取细胞涂片、取活组织、抽取胃液等，及时送检。检查完毕后，退出胃镜时应尽量排气，防止腹胀。退镜同时，用纱布将镜身外的黏液、血液擦拭干净。将用毕的内镜及相关器械彻底清洁、消毒。

（3）进行胃镜检查过程中，应密切观察病人的反应。如出现恶心、呕吐时，嘱病人做深呼吸。如出现呛咳，说明有唾液流入气管，应将病人左嘴角轻轻向后下按压，协助病人将唾液排出。如出现面色苍白、脉搏细速、呼吸困难等情况时，应立即停止检查，积极配合医师进行处理。

（四）术后护理

1.术后禁食 2 小时，当日进食流质或易消化的半流质食物，以后恢复普通饮食。行活组织检查者，4 小时后可进食温凉流质，以减少食物对胃黏膜创面的摩擦，以免引发胃黏膜

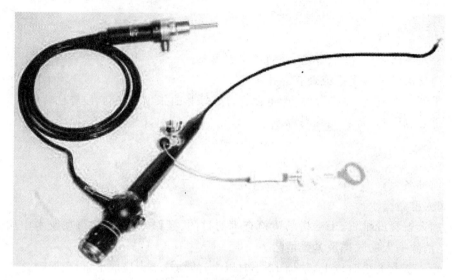

图 4-6　纤维胃、十二指肠镜

出血。

2.部分病人在胃镜检查后出现腹胀,系胃内气体过多所致,可嘱病人坐起用嘴哈气,并可进行腹部按摩,促进肠道气体排出。

3.部分病人在检查后出现咽痛、声音嘶哑、咽喉部异物感,一般于1～2日后自行消失,不必处理,也可用温水漱。嘱病人不要用力咳嗽。

4.注意观察有无麻醉意外、消化道出血、穿孔等并发症发生。一旦出现,应立即报告医师,并积极配合治疗。如出现黑便、头晕、心慌等,提示消化道出血。如出现腹部疼痛、压痛、腹肌紧张等,提示急性胃肠穿孔,发生急性腹膜炎。如出现头晕、头痛、肢体麻木、呼吸急促、血压下降等,则可能有麻醉意外。

四、纤维结肠镜检查术及护理

纤维结肠镜检查主要用于溃疡性结肠炎、结肠及直肠息肉、癌症、出血的诊断,并可行息肉切除、异物摘取等治疗。

(一)适应证

1.病因不明的下消化道出血及下腹痛需进一步诊断的患者。

2.钡剂灌肠有可疑病变需进一步明确诊断者。

3.结肠有息肉的高频电灼切除。

4.结肠病变治疗后复查。

5.原因不明的低位肠梗阻。

(二)禁忌证

1.结肠急性炎症、急性腹膜炎、急性憩室炎和疑有肠道穿孔、肠瘘者。

2.腹主动脉瘤、腹部术后有严重粘连者。

3.直肠、肛门严重狭窄者。

4.女性月经期、妊娠者。

5.有严重心肺功能衰竭、休克、全身极度衰弱者。

（三）方法

1.术前准备

（1）病人准备

1）向病人解释纤维结肠镜检查术的目的、操作方法、注意事项及术中病人配合方式等，以消除病人的顾虑及紧张情绪。

2）肠道准备：①病人检查前 3 日开始进食少渣食物，检查前 1 日进流质饮食，检查当日禁食。②导泻：检查前 1 日晚上口服缓泻剂，番泻叶 15～20g 用 500～1000ml 沸水冲泡后服下；或于检查前 3～4 小时口服 50%$MgSO_4$ 50ml，嘱病人同时饮水 1500～2000ml；或于检查前 2～3 小时口服 20%甘露醇 250ml，同时饮水 1000～1500ml。③清洁灌肠：检查前 1 日晚上口服蓖麻油 30ml，同时饮水 1000ml。检查前 2 小时用温水 1000ml 行高位清洁灌肠 2～3 次，直至无粪渣排出；或于检查前 1 小时用洗肠机洗肠至肠道清洁为止。

3）术前半小时遵医嘱给予地西泮 5～10mg、阿托品 0.5mg、哌替啶 50～100mg。

（2）物品准备　准备好纤维结肠镜及其他检查辅助用品。

2.术中配合

（1）协助病人取膝胸位或左侧卧位，腹部尽量放松并屈膝。嘱病人在检查过程中尽量保持体位不动。

（2）先给病人作直肠指检，以了解有无肛裂、痔疮、直肠肿瘤、狭窄等，并扩张肛门。护理人员将结肠镜前端涂上硅油等润滑剂（注意不可用液体石蜡）。嘱病人张口呼吸，尽量使肛门括约肌松弛，以右手食指按压结肠镜前端，使镜头滑入肛门，协助术者逐渐缓慢插入结肠镜。当观察到某处病变时，协助医师进行摄像、刷取细胞涂片、取活组织等，及时送检。检查完毕退镜时，一面缓慢退镜，一面继续观察肠道情况，尤其是病变部位情况，并尽量抽气以减轻术后腹胀。退镜后做好结肠镜的清洗、消毒。

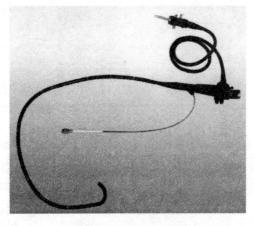

图 4-7　纤维结肠镜

（3）术者进行结肠镜检查时，护理人员应密切观察病人的反应。如出现面色苍白、呼吸急促、脉搏增快、血压下降等情况时，应立即停止检查，协助医师积极处理。

（四）术后护理

1.检查结束后，做好肛门及其周围皮肤清洁护理。

2.嘱病人注意休息，进食少渣食物3日。如行活组织检查、息肉切除、止血治疗者，应予易消化半流质食物，同时遵医嘱给予抗生素治疗。

3.密切观察体温、脉搏、呼吸、血压等生命体征，注意观察腹痛、腹胀、排便情况等。如病人出现面色苍白、腹痛、腹肌紧张、腹部压痛、反跳痛等，提示肠穿孔可能。如出现面色苍白、排血便、脉搏细速、血压下降等，提示肠出血。上述并发症一旦发生，应立即报告医师，并积极配合医师处理。

（五）注意事项

1.注意在检查前做好肠道准备工作，可予导泻或清洁灌肠。因甘露醇可在肠道内被细菌分解产生易燃气体，故病人如果行高频电凝治疗时，应禁用甘露醇，以免发生意外。

2.检查过程中应密切观察病人反应，如出现面色苍白、呼吸急促、脉搏增快、血压下降等情况时，应立即停止检查，协助医师积极处理。

3.术中及术后应密切观察病人，如发现有肠道出血、肠穿孔等并发症发生，应立即报告医师，并积极配合医师进行处理。

（樊　军）

第五章
泌尿系统疾病病人的护理

第一节　泌尿系统疾病病人常见症状体征的护理

一、水　肿

水肿是指过多的液体积聚在人体的组织间隙使组织肿胀,是肾小球疾病常见的临床表现。由肾小球疾病引起的水肿可分为两大类:一类是肾炎性水肿,其发生机制主要是由于肾小球滤过率下降,而肾小管的重吸收功能正常,从而导致"球－管失衡",引起水、钠潴留,毛细血管静水压增高而出现水肿。另一类是肾病性水肿,主要是由于大量蛋白尿造成血浆蛋白过低,血浆胶体渗透压降低,导致液体从血管内进入组织间隙而产生水肿。此外,部分病人因有效血容量减少,激活了肾素－血管紧张素－醛固酮系统,抗利尿激素分泌增多,从而进一步加重水肿。肾病性水肿一般较严重,多从下肢开始,由于增加的细胞外液主要潴留在组织间隙,血容量常是减少的,故可无高血压及循环淤血的表现;肾炎性水肿时,钠、水潴留于细胞外液的各个部分,水肿常为全身性,而以眼睑、头皮等组织疏松处最为显著。

(一)护理评估

1. 健康史　水肿发生的诱因及原因、时间、部位;水肿的特点、程度,进展情况,有无出现全身性水肿;有何伴随症状,即有无出现尿量减少、头晕、乏力、呼吸困难、心跳加快、腹胀等;水肿的治疗经过,尤其是病人的用药情况,详细了解所用药物的种类、剂量、用法、疗程、用药后的效果等。对于曾用激素和(或)免疫抑剂的病人,应评估其是否遵从医嘱用药、治疗效果如何;有无精神紧张、焦虑、抑郁等表现。

2. 身体评估　病人的精神状况、生命体征、尿量、体重的改变。全身皮肤的检查包括皮肤水肿的范围、程度、特点,如有无眼睑和面部浮肿、下肢水肿、外阴水肿等;心肺检查有无啰音、胸腔积液、心包摩擦音;腹部有无膨隆、叩诊有无移动性浊音等。

3.实验室及其他检查　尿常规检查,尿蛋白定性和定量;血清电解质有无异常;肾功能的指标,如 Ccr、BUN、血肌酐、尿浓缩与稀释试验的结果有无异常。此外,病人有无做过静脉肾盂造影、B 超、尿路平片等检查,其结果如何。

（二）常用护理诊断

1.体液过多　与水、钠潴留,大量蛋白尿致血浆清蛋白浓度下降等因素有关。
2.有皮肤完整性受损的危险　与皮肤水肿、营养不良有关。

（三）护理目标

病人的水肿减轻或完全消退。病人无皮肤破损或感染发生。

（四）护理措施

1.体液过多

（1）饮食护理　有明显水肿、高血压或少尿的病人,应严格限制水、钠的摄入。水肿主要因低蛋白血症引起,在无氮质潴留时,可给予正常量的优质蛋白饮食,1.0g/（kg·d）。对于有氮质血症的水肿病人,应同时限制食物中蛋白质的摄入。对于慢性肾衰竭的病人,可根据肾小球滤过率（GFR）来调节蛋白质的摄入量。低蛋白饮食的病人需注意提供足够的热量,以免引起负氮平衡。同时注意补充各种维生素。

（2）病情观察　定期测量病人的体重,注意其变化情况。观察并记录病人的生命体征,尤其是血压的变化。观察水肿消长情况,有无胸腔、腹腔、心包积液的表现;有无急性左心衰竭的表现;有无剧烈头痛、恶心、呕吐、视力模糊,甚至神志不清、抽搐等高血压脑病的表现。出现上述异常应通知医生及时处理。记录 24 小时液体出入量,监测尿量的变化,如经治疗尿量没有恢复正常,反而进一步减少,甚至出现无尿,提示严重的肾实质损害。同时密切监测尿常规、肾小球滤过率、血尿素氮、血肌酐、血浆蛋白、血电解质等变化。

（3）用药护理　遵医嘱使用利尿剂、肾上腺糖皮质激素或其他免疫抑制剂,观察药物的疗效及可能出现的副作用。使用激素和免疫抑制剂时,应特别注意交代病人及家属不可擅自加量、减量甚至停药。长期使用利尿剂可出现电解质紊乱,如低钾、低氯血症。呋塞米等强效利尿药有耳毒性,表现为耳鸣、眩晕、听力丧失,一般是暂时性的,也可发生永久性耳聋,应避免与链霉素等氨基糖苷类抗生素同时使用。

使用糖皮质激素的病人可出现水钠潴留、血压升高、动脉粥样硬化、血糖升高、精神兴奋性增高、消化道出血、骨质疏松、继发感染、伤口不易愈合以及类肾上腺皮质功能亢进症的表现,如满月脸、水牛背、多毛、向心性肥胖等,应密切观察病人的情况。大剂量冲击疗法时,病人免疫力及机体防御能力受到很大抑制,应对病人实行保护性隔离,防止继发感染。使用环磷酰胺（CTX）等免疫抑制剂时,容易引起出血性膀胱炎、骨髓抑制、消化道症状、肝功能损害、脱发等不良反应。服用糖皮质激素和细胞毒药物对应注意以下几点:①口服激素应饭后服用,以减少对胃黏膜的刺激。②长期用药者应补充钙剂和维生素 D,以防骨质疏松。③使用 CTX 时注意多饮水,以促进药物从尿中排泄。

(4)保健指导　告知病人及家属出现水肿的原因,如何观察水肿的变化,以及如何保护水肿部位的皮肤等,解释限制水钠对水肿消退的重要性,与病人一起讨论制定符合病人治疗要求、又能被病人接受的饮食计划。

2.有皮肤完整性受损的危险

(1)皮肤护理　水肿较严重的病人应避免着紧身的衣服,卧床休息时宜抬高下肢,增加静脉回流,以减轻水肿。嘱病人经常变换体位,对年老体弱者可协助翻身,用软垫支撑受压部位,并适当予以按摩。对阴囊水肿者,可用吊带托起。协助病人做好全身皮肤黏膜的清洁,嘱病人注意保护好水肿的皮肤,如清洗时勿过分用力,避免损伤皮肤,避免撞伤、跌伤等。气温低需使用热水袋时,嘱病人应特别小心,避免烫伤皮肤。

严重水肿者应避免肌内注射,可采用静脉途径保证药物准确及时的输入。静脉穿刺拔针后,用无菌干棉球按压穿刺部位,防止液体从针口渗漏出来,注意无菌操作。

(2)病情观察　观察皮肤有无红肿、破损、化脓等情况发生,体温有无异常。

(五)护理评价

病人的水肿是否减轻或消退;病人皮肤有无损伤或发生感染。

二、尿路刺激征

尿路刺激征包括尿频、尿急、尿痛、排尿不尽感及下腹坠痛等。正常人白天排尿 3～5 次,夜间 0～1 次,每次尿量 200～400ml。若排尿次数增多而每次尿量不多,且每日尿量正常,称为尿频。若一有尿意即要排尿,并常伴有尿失禁则称为尿急。若排尿时膀胱区和(或)尿道有疼痛或灼热感称为尿痛。尿路刺激征常见于尿路感染、结石等。

(一)护理评估

1.健康史　询问病人的排尿情况,即每天小便的次数,排尿时是否伴有膀胱区或尿道疼痛,是否一有尿意即要排尿,并有排尿不尽的感觉,而每次的尿量是否较少等;病人出现上述症状的起始时间,起病前有无明显的诱因,有无伴有其他不适,如发热、疼痛等;起病以来的治疗经过,尤其是用过哪些抗生素,药物的剂量、用法、疗程及疗效如何,有无出现不良反应;病人有无泌尿系统畸形、前列腺增生、妇科炎症、结核病病史,有无留置导尿管、进行尿路器械检查等。

2.身体评估　病人的精神、营养状况,体温有无升高。肾区有无压痛、叩击痛,输尿管行程有无压痛点,尿道口有无红肿等。

3.实验室及其他检查　尿常规检查的结果如何,如有无出现白细胞尿(脓尿)、血尿等;尿细菌镜检和定量培养结果,是否为有意义的细菌尿;尿路感染的定位,感染是在上尿路还是下尿路;24 小时尿量有无异常,有无出现夜尿增多、尿比重降低,肾功能(尤其是肾小管功能)如何;影像学检查结果显示肾脏的大小、外形有无改变,尿路有无畸形或梗阻等。

4.心理-社会状况　由于尿路刺激征反复发作带来的不适,加之部分病人可能出现肾损害,因此病人出现紧张、焦虑等心理反应,应注意评估病人的心理状态,同时还应注意评估病人的家庭状况及社会支持等。

（二）常用护理诊断

排尿异常：尿频、尿急、尿痛与尿路感染有关。

（三）护理目标

病人的尿路刺激征有所减轻或消失。

（四）护理措施

1. 保持身心两方面的休息　嘱病人于急性发作期间注意休息，心情尽量放松，因为过分紧张可加重尿频。指导病人从事一些感兴趣的活动，如听轻音乐、欣赏小说、看电视和室友聊天等，以分散病人对自身不适的注意力，减轻病人的焦虑，缓解尿路刺激征。另外，各项治疗、护理操作宜集中进行，尽量少打扰病人。

2. 水分的摄入　在无禁忌症的情形下，应嘱病人尽量多饮水、勤排尿，以达到不断冲洗尿路的目的，减少细菌在尿路停留的时间。

3. 皮肤黏膜的清洁　指导病人做好个人卫生，女病人月经期间增加外阴清洗次数。教会病人正确清洁外阴部的方法，以减少肠道细菌对尿路的感染机会。

4. 对症护理　对尿痛者指导其进行膀胱区热敷或按摩，以缓解疼痛。对高热、头痛及腰痛者给予解热镇痛剂。

5. 用药护理　遵医嘱使用抗生素，注意观察药物的治疗反应及有无出现副作用，嘱病人按时、按量、按疗程服药，勿随意停药，以达到彻底治疗的目的。指导病人正确留取尿标本。口服碳酸氢钠可碱化尿液，减轻尿路刺激征。此外，尿路刺激征明显者可予以阿托品、普鲁苯辛等抗胆碱能药物对症治疗。

（五）护理评价

病人的尿频、尿急、尿痛是否减轻或完全消失。

三、尿异常

1. 尿量异常　人的尿量与液体的摄入量和丢失量有关，正常人每日尿量平均约为1500ml。尿量的多少取决于肾小球滤过率、肾小管重吸收量及两者的比例。如尿量超过2500ml/24，称为多尿，少于400ml/24h 或 100ml/24h，分别称为少尿与无尿。

多尿见于多种原因引起的肾小管功能不全，如慢性肾盂肾炎、肾动脉硬化、肾髓质退行性变等，使肾小管破坏，降低了肾小管对水的重吸收功能。肾外疾病见于尿崩症、糖尿病、肾上腺皮质功能减退等。它们引起多尿的原因主要是肾小管内溶质过多，或肾小管重吸收功能受到抑制。若夜间尿量持续超过 750ml，称为夜尿增多。此时尿比重常低于1.018，提示肾小管浓缩功能减退。

少尿或无尿的原因是肾小球滤过率降低，分别由肾前性（心排血量减少、血容量不足等）、肾实质性（如急、慢性肾衰竭）和肾后性（尿路梗阻等）三种因素引起。

2.蛋白尿　每日尿蛋白含量持续超过 150mg,蛋白质定性试验呈阳性反应,称为蛋白尿。若每日持续超过 $3.5g/1.73m^2$ (体表面积)或者 $50mg/kg$ 体重,称大量蛋白尿。蛋白尿按发生机制,可分为五类:①肾小球性蛋白尿。②肾小管性蛋白尿。③混合性蛋白尿。④溢出性蛋白尿。⑤组织性蛋白尿。

3.血尿　不同原因所致的红细胞持续进入尿中,如新鲜尿沉渣每高倍视野红细胞大于 3 个或 1 小时尿红细胞计数超过 10 万,或 12 小时计数超过 50 万,可诊断为镜下血尿。尿外观呈血样或洗肉水样,称肉眼血尿。血尿可由各种泌尿系统疾病引起,如肾小球肾炎、泌尿系结石、结核、肿瘤、血管病变、先天畸形等,肾对药物的过敏或毒性反应等;也可由全身性疾病引起,如过敏性紫癜、风湿病、心血管疾病等;此外,还有肾下垂、剧烈运动后发生的功能性血尿。

4.白细胞尿、脓尿和菌尿　新鲜离心尿液每个高倍视野白细胞超过 5 个,1 小时新鲜尿液白细胞数超过 40 万或 12 小时计数超过 100 万,称为白细胞尿或脓尿。尿中白细胞明显增多常见于泌尿系统感染。肾小球肾炎等疾病也可出现轻度白细胞尿。菌尿是指中段尿涂片镜检中,若每个高倍视野均可见细菌,或培养菌落计数超过 10^5 个/ml,可作出泌尿系统感染的诊断。

5.管型尿　尿中管型是由蛋白质、细胞或其碎片在肾小管内形成,可分为细胞管型、颗粒管型、透明管型、蜡样管型等。正常人尿中偶见透明及颗粒管型。若 12 小时尿沉渣计数管型超过 5000 个,或镜检出现其他类型管型时,称为管型尿。其中,白细胞管型是诊断肾盂肾炎或间质性肾炎的重要依据,上皮细胞管型可见于急性肾小管坏死,红细胞管型提示急性肾小球肾炎。

课后思考

1.肾性水肿的常见病因有哪些? 如何护理肾性水肿病人?

2.肾性高血压的常见病因有哪些? 如何护理肾性高血压病人?

3.何为尿路刺激征? 护理措施有哪些?

（张　静）

第二节　肾小球疾病病人的护理

案例 5-1

郑某,女,51 岁。1 年前被诊断为"急性肾炎",住院治疗 1 个月余。3 个月前因淋雨受凉后出现恶心、呕吐、头晕、头痛、失眠、下肢水肿、尿量减少且夜尿增多。体格检查:T 36.7℃,P 90 次/分,R 20 次/分,BP 190/120mmHg。慢性病容,贫血貌,面部及眼睑明显水肿。两肺呼吸音清晰,未闻及干湿性啰音。心率 90 次/分,律齐,心尖部闻及 2 级收缩期杂音。肝脾未触及。双下肢凹陷性水肿。实验室检查：尿常规：蛋白（＋＋），可见红细胞、白细胞和颗粒管型。血象：RBC 3.0×10^{12}/L，Hb 50g/L。血生化：BUN 30.8mmol/L，Scr 800μmol/L。B超：双侧肾脏缩小。

问题：

1. 该病人的主要护理诊断和诊断依据是什么？
2. 该病人的护理要点是什么？

本节学习目标

1. 掌握急、慢肾小球肾炎及肾病综合征的临床表现、护理要点及健康指导。
2. 熟悉肾小球疾病的临床分型及常见护理诊断。
3. 熟悉急、慢肾小球肾炎及肾病综合征的治疗原则和要点。
4. 了解急、慢肾小球肾炎及肾病综合征的发病机制及实验室检查的临床意义。
5. 体现护士的爱伤精神和人文关怀，尊重病人的身心需求。

一、概　述

肾小球疾病是一组临床表现相似（如血尿、蛋白尿、水肿、高血压等），但病因、发病机制、病理、病程和预后不尽相同，且主要侵犯肾小球的疾病。临床上分为原发性、继发性和遗传性三大类。其中，原发性肾小球疾病多数病因不明，需排除继发性及遗传性肾小球疾病后才能诊断。原发性肾小球疾病占肾小球疾病的绝大多数，是引起慢性肾功能衰竭的主要疾病。本节主要介绍原发性肾小球疾病。

（一）发病机制

多数肾小球疾病属于免疫介导性炎症疾病。在疾病进程中也可有非免疫非炎症因素参与，但免疫机制是肾小球疾病的始发机制。

1. **免疫反应**　某些外源性（如致肾炎链球菌的某些成分）或内源性抗原能刺激机体产生相应的抗体，形成循环免疫复合物（circulating immune complex，CIC），沉积于肾小球而致病。多数原发性肾小球疾病由此机制而引起。肾小球中的某些固有抗原（如肾小球基膜）等能引起机体免疫反应产生相应的抗体，血液循环中的抗体与肾小球中的固有抗原或种植抗原结合，在原位形成免疫复合物（immune complex，IC）而致病。一般认为，上皮下的 IC 皆为原位形成，原位 IC 也可在系膜区或内皮下形成。

2. **炎症介导系统**　免疫反应导致炎症而致病，炎症反应由炎症细胞（如中性粒细胞、单核细胞、血小板等）和多种炎症介质（补体激活物质、凝血及纤溶因子、生物活性肽、各种中性蛋白酶等）共同参与，它们之间相互作用导致肾小球损伤。

3. **非免疫非炎症损伤**　残存的健全肾单位中肾小球毛细血管内压力过高，表现为高灌注及高滤过，促进肾小球硬化，可概括为三高：高压、高灌注、高滤过。另外，高脂血症对肾小球产生损伤,大量蛋白尿也可作为肾小球损伤的致病因素,参与肾脏的病变过程。

(二)原发性肾小球疾病的分类

可按临床及病理分型。

1.原发性肾小球病的病理分型 依据世界卫生组织(WHO)1995年制定的肾小球病病理学分类标准可分为:轻微性肾小球病变、局灶性节段性病变、弥漫性肾小球肾炎、未分类的肾小球肾炎。

2.原发性肾小球病的临床分型 根据1992年原发性肾小球疾病分型与治疗及诊断标准专题座谈会纪要,原发性肾小球疾病的临床分型如下:急性肾小球肾炎、急进性肾小球肾炎、慢性肾小球肾炎、隐匿性肾小球肾炎[无症状性血尿或(和)蛋白尿]、肾病综合征。

肾小球疾病的临床分型与病理类型存在着一定的联系,但并无肯定的对应关系,亦即一种病理类型可呈多种临床表现,而一种临床表现又可来自多种病理类型。肾活组织检查是确定肾小球疾病病理类型和病变程度的必要手段,而正确的病理诊断又必须和临床紧密结合。下面我们学习根据临床分型的几种肾小球肾炎。

二、急性肾小球肾炎病人的护理

【疾病概要】

急性肾小球肾炎(acute glomerulonephritis,AGN),简称急性肾炎,是一组起病急,以血尿、蛋白尿、水肿和高血压为主要表现,可伴有一过性氮质血症的疾病。本病常有前驱感染,多见于链球菌感染后,其他细菌、病毒和寄生虫感染后也可引起。本节主要介绍链球菌感染后急性肾炎。

(一)病因与发病机制

急性肾小球肾炎常因β-溶血性链球菌感染所致,常见于上呼吸道感染(如急性扁桃体炎、咽炎)或皮肤感染(脓疱疮)之后,发生免疫反应引起双侧肾脏弥漫型炎症。

本病主要由感染所诱发的免疫反应引起,链球菌的致病抗原导致免疫反应后,形成原位免疫复合物而致病。肾小球内的免疫复合物激活补体,导致肾小球内皮细胞及系膜细胞增生,并可吸引中性粒细胞及单核细胞浸润,导致肾脏病变。见图5-1。

(二)病理

病变主要累及肾小球,肾体积可较正常增大。病变类型为毛细血管内增生性肾小球肾炎。光镜下通常为弥漫性肾小球病变,以内皮细胞及系膜细胞增生为主要表现,急性期可伴有中性粒细胞和单核细胞浸润。病变严重时,增生和浸润的细胞可压迫毛细血管袢使管腔狭窄或闭塞。肾小管病变多不明显,但肾间质可有水肿及灶状炎症细胞浸润,免疫病理检查可见 IgG 及 C_3 呈粗颗粒状沿毛细血管壁和(或)系膜区沉积。电镜检查可见肾小球上皮细胞下有驼峰状大块电子致密物沉积。

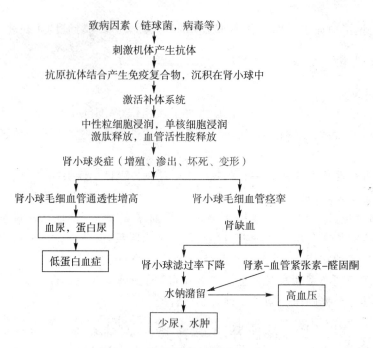

图 5-1　肾小球肾炎的发病机制

（三）临床表现

急性肾炎多见于儿童,男性多于女性。通常于前驱感染后 1～3 周(平均 10 天左右)起病,潜伏期相当于致病抗原初次免疫后诱导机体产生免疫复合物所需的时间,呼吸道感染者的潜伏期较皮肤感染者短。本病起病较急,病情轻重不一,轻者呈亚临床型(仅有尿常规及血清 C_3 异常),典型者呈急性肾炎综合征表现,重症者可发生急性肾衰竭。本病大多预后良好,常可在数月内临床自愈。本病典型者具有以下表现。

1. 症状

(1)尿异常　几乎全部病人均有肾小球源性血尿,约 30％病人可有肉眼血尿,常为起病首发症状和病人就诊原因。可伴有轻、中度蛋白尿,少数病人(＜20％病人)可呈肾病综合征表现的大量蛋白尿。尿沉渣中除红细胞外,早期尚可见白细胞和上皮细胞稍增多,并可有颗粒管型和红细胞管型等。

(2)水肿　80％以上病人均有水肿,常为起病的初发表现,典型表现为晨起眼睑水肿或伴有下肢轻度凹陷性水肿,少数严重者可波及全身。

(3)高血压　约 80％病人出现一过性轻、中度高血压,常与其钠水潴留有关,利尿后血压可逐渐恢复正常。少数病人可出现严重高血压甚至高血压脑病。

(4)肾功能异常　病人起病早期可因肾小球滤过率下降、钠水潴留而尿量减少(常在 400～700ml/d),少数病人甚至少尿(＜400ml/d)。肾功能可一过性受损,表现为轻度氮质血症。多于 1～2 周后尿量渐增,肾功能于利尿后数日可逐渐恢复正常。仅有极少数病人可表现为急性肾衰竭,易与急进性肾炎相混淆。

(5)充血性心力衰竭　常发生在急性肾炎综合征期,水钠严重潴留和高血压为重要的诱发因素。病人可有颈静脉怒张,奔马律和肺水肿症状,常需紧急处理。老年病人发生率较高(可达 40%),儿童病人少见(<5%)。

2.体征　主要是水肿,晨起眼睑水肿(即肾炎面容)或全身性水肿。高血压多为中度,少数为重度高血压。部分病人有肾区叩击痛。

3.实验室及其他检查

(1)尿液检查　均有镜下血尿,呈多形性红细胞。尿蛋白多为＋～＋＋,20%左右可有大量蛋白尿(尿蛋白定性＋＋＋～＋＋＋＋,24 小时尿蛋白定量大于 3.5g),尿沉渣中可有红细胞管型、颗粒管型等。

(2)免疫学检查　抗链球菌溶血素"O"抗体(ASO)测定:ASO 常在链球菌感染后 2～3 周出现,3～5 周滴度达高峰后逐渐下降。血清补体测定:起病初期血清 C_3 及总补体下降,8 周内逐渐恢复正常,对诊断本病意义很大。

(3)肾功能检查　可有轻度肾小球滤过率降低,血尿素氮和血肌酐升高。

(4)肾活组织检查　是确诊肾炎最主要的手段,可以区别急性肾炎的病理类型。

(四)治疗要点

本病治疗以休息及对症治疗为主,急性肾衰竭病人应给予透析。本病为自限性疾病,不宜应用糖皮质激素及细胞毒药物。

1.一般治疗　急性期应卧床休息,待肉眼血尿消失、水肿消退及血压恢复正常后应逐步增加活动量。根据病情予以特殊的饮食治疗。

2.治疗感染灶　以往主张病初应用青霉素 10～14 天(过敏者可用大环内酯类抗生素),但其必要性现有争议。反复发作的慢性扁桃体炎,待病情稳定后(尿蛋白少于＋,尿沉渣红细胞少于 10 个/HP)可考虑做扁桃体摘除,术前、术后 2 周需应用青霉素。

3.对症治疗　包括利尿消肿、降血压、预防心脑并发症的发生。休息、低盐和利尿后高血压控制仍不满意时,可加用降压药物。

4.透析治疗　少数发生急性肾衰竭而有透析指征者,应及时给予透析治疗以帮助病人度过急性期。由于本病具有自愈倾向,肾功能多可逐渐恢复,一般不需要长期维持透析。

5.中医药治疗　急性肾小球肾炎属中医"风水",多由于感受风寒、风热及湿邪所致。病变发展期有外感表征及水肿、尿少、血尿等症状,此期中医治疗往往采用祛风利水、清热解毒、凉血止血等治疗法则,常用方剂有越婢加术汤,麻黄连翘赤小豆汤等。

【护理】

(一)护理评估

1.健康史　主要症状及诊疗过程:询问病人发病前 2 周有无呼吸道感染、皮肤感染史;起病急缓,就诊原因;水肿的部位、程度,有无头晕、头痛、失眠等症状;每日承受的活动量及每日尿量;既往检查、治疗经过及效果,做过何种检查,结果如何等。

2.身体评估　血压增高的程度;有无眼睑、面部水肿,有无下肢水肿;有无局部感染灶的存在。

3.实验室及其他检查　血尿、蛋白尿的程度;肾功能是否正常;肾组织病理检查类型。

4.心理-社会评估 由于病人年龄大多偏小,对疾病后果往往不能理解,因而不予重视,不按医嘱休息。家长可能会过分约束病人,使病人产生不愉快的心情。年龄较大病人由于需要休学、长期休假等原因,也会产生焦虑、悲观等情绪。

（二）护理诊断/问题

1.体液过多 与肾小球滤过率下降、水钠潴留有关。
2.活动无耐力 与疾病处于急性发作期、水肿、高血压等有关。
3.有皮肤完整性受损的危险 与皮肤水肿、机体抵抗力降低有关。
4.潜在并发症 左心衰竭、高血压脑病、急性肾衰竭。

（三）护理目标

病人水肿减轻或消失;活动耐力增强;无相关并发症的发生;食欲增强,营养状况逐步改善。

（四）护理措施

1.休息与运动 急性期病人应绝对卧床休息,以增加肾血流量和减少肾脏负担。卧床休息4周~6周,尿液检查只有蛋白尿和镜下血尿时,方可离床活动。病情稳定后逐渐增加运动量,避免劳累和剧烈活动,坚持1~2年,待完全康复后才能恢复正常的体力劳动。

2.饮食护理 当病人有水肿、高血压或心力衰竭时,应严格限制盐的摄入,一般进盐应低于3g/d,对于特别严重病例应禁盐。在急性期,还应限制蛋白质的摄取量,并以优质动物蛋白为主。当血压下降、水肿消退、尿蛋白减少后可逐渐增加食盐和蛋白质的量。同时还应限制进水量。每日进水量应为不显性失水量加上前一天24小时尿量,此进水量包括饮食、饮水、服药、输液等所含水分的总量。另外,应选择热量充足、易于消化和吸收的饮食。

3.病情观察 注意观察水肿的范围、程度,有无胸腔积液、腹水,有无呼吸困难等急性左心衰的征象;监测血压动态变化,监测有无头痛、呕吐、颈项强直等高血压脑病的表现;观察尿的变化及肾功能的变化,及早发现有无肾衰竭的可能。

4.用药护理 在使用降压药的过程中,注意一定要定时、定量服用,随时监测血压的变化,还要嘱病人服药后在床边坐几分钟,然后缓慢站起,防止眩晕。

5.心理护理 限制儿童的活动可使其产生焦虑、烦躁、抑郁等心理反应,故对儿童及青少年病人,应使其充分理解急性期卧床休息及恢复期限制运动的重要性。

（五）健康教育

1.预防感染 平时注意加强锻炼,增强体质,防止受冻、淋雨和过度疲劳。注意个人卫生,防止化脓性皮肤感染。患感冒、咽炎、扁桃体炎、皮肤感染时,应及时治疗,注意休息和保暖,限制活动量。在幼儿园、小学等儿童集中的场所,特别要注意预防呼吸道感染,做好隔离工作。

2.疾病知识的指导 指导病人及家属学会观察水肿、尿量及尿质变化,自我监测血压等。

3.保健知识的宣传 急性肾炎的恢复可能需要1～2年,当临床症状消失后,蛋白尿、血尿等可能仍然存在,因此应加强定期随访。

4.生活指导 指导病人合理饮食,注意休息,适当活动,保持良好的心态,注意劳逸结合。

(六)护理评价

病人水肿是否减轻或消失;有无皮肤破溃及其他感染的发生;活动耐力是否增强;是否能正确认识疾病,并积极配合临床治疗。

三、慢性肾小球肾炎病人的护理

【疾病概要】

慢性肾小球肾炎(chronic glomerulonephritis)简称慢性肾炎,系指以蛋白尿、血尿、高血压、水肿为基本临床表现,起病方式各有不同,病情迁延,病变缓慢进展,可有不同程度的肾功能减退,最终将发展为慢性肾衰竭的一组肾小球病。由于本组疾病的病理类型及病程阶段不同,主要临床表现可各不相同,疾病表现呈多样化。

(一)病因和发病机制

仅少数病人是由急性肾炎发展而来(直接迁延或临床痊愈若干年后再现),绝大多数病人的病因不明,起病即属慢性肾炎,与急性肾炎无关。临床上就诊的病人病程可长可短,有的病人过去没有任何肾炎病史,几天内突然出现蛋白尿、镜下血尿、水肿、高血压等症状。

本病的病理类型不同,病因及发病机制也不尽相同。一般认为本病的起始因素为免疫介导性炎症,但随疾病的进展,也有非免疫非炎症性因素参与,如肾小球内高压、高灌注、高滤过等,这些因素可促进肾小球硬化。

(二)病理

慢性肾炎可由多种病理类型引起,常见类型有系膜增生性肾小球肾炎(包括 IgA 和非 IgA 系膜增生性肾小球肾炎)、系膜毛细血管增生性肾小球肾炎、膜性肾病及局灶性节段性肾小球硬化等,其中少数非 IgA 系膜增生性肾小球肾炎可由毛细血管内增生性肾小球肾炎(临床上急性肾炎)转化而来。

病变进展至后期,所有上述不同类型病理变化均可转化为程度不等的肾小球硬化,相应肾单位的肾小管萎缩、肾间质纤维化。疾病晚期肾体积缩小、肾皮质变薄,但所有类型到晚期均进展成硬化性肾小球肾炎,临床上进入尿毒症阶段。

(三)临床表现

慢性肾炎可发生于任何年龄,但以青中年为主,男性多见。多数起病缓慢、隐袭。临床表现呈多样性,蛋白尿、血尿、高血压、水肿为其基本临床表现,可有不同程度肾功能减退,病情时轻时重、迁延,渐进性发展为慢性肾衰竭。有的病人可无明显临床症状。

1.症状

(1)水肿 可有可无，一般不严重。可有眼睑、面部或下肢皮肤紧张或发胀感，重者可呈全身性。

(2)头晕、头痛、眼花、倦怠乏力、腰痛、食欲减退等。

(3)特殊表现 有的病人可表现为血压(特别是舒张压)持续性升高，出现眼底出血、渗出，甚至视神经盘水肿；急性发作或用肾毒性药物病情急剧恶化者，可引起不可逆性慢性肾衰竭，蛋白尿和血尿出现较早。

2.体征

(1)高血压 多数病人有高血压，肾衰竭时90％病人有高血压。

(2)蛋白尿 为慢性肾炎常见的表现。

3.并发症

(1)心功能不全 因长期高血压、水钠潴留、贫血等引起心脏扩大、心律失常，心力衰竭。

(2)高血压脑病 因血压骤然升高，引起严重头痛、呕吐、烦躁不安、抽搐甚至昏迷。

(3)感染 因免疫功能低下，易合并呼吸道和泌尿道感染。

(4)慢性肾衰竭 慢性肾炎持续发展，肾功能进行性减退，最终将出现慢性肾衰竭。

4.实验室及其他检查

(1)尿常规 多为轻度尿异常，尿蛋白＋～＋＋＋，尿蛋白定量为1～3g/24h；尿沉渣镜检可见多形性红细胞及红细胞管型；也可有肉眼血尿。

(2)血常规 早期多正常或轻度贫血。晚期可有红细胞计数和血红蛋白浓度明显下降。

(3)肾功能检查 早期内生肌酐清除率、血肌酐和血尿素氮均在正常范围。当内生肌酐清除率下降至正常值的50％以下时，即出现氮质血症，内生肌酐清除率降低，血肌酐、血尿素氮升高。

(4)B超检查 晚期可见双肾缩小，皮质变薄。

(5)肾组织活检 肾穿刺活检，可确定慢性肾炎的病理类型，为制定治疗方案提供依据。

(四)治疗要点

慢性肾炎的治疗应以防止或延缓肾功能进行性恶化、改善或缓解临床症状及防治严重并发症为主要目的，而不以消除尿红细胞或轻微尿蛋白为目标。可采用下列综合治疗措施。

1.积极控制高血压和减少尿蛋白 高血压和尿蛋白是加速肾小球硬化、促进肾功能恶化的重要因素，积极控制高血压和减少尿蛋白是两个重要的环节。高血压的治疗目标：争取把血压控制在理想水平。对于尿蛋白大于或等于1g/d的病人，血压应控制在125/75mmHg以下；对于尿蛋白低于1g/d的病人，血压控制可放宽到130/80mmHg以下。尿蛋白的治疗目标则为低于1g/d。药物治疗应选择能延缓肾功能恶化、具有肾保护作用的降压药物，首选ACEI。

2.限制食物中蛋白及磷的摄入量 氮质血症病人应限制蛋白及磷的摄入量，采用低蛋白优质饮食或加用必需氨基酸。

3.应用抗血小板药 大剂量双嘧达莫(300～400mg/d)、小剂量阿司匹林(40～300mg/d)有抗血小板聚集作用。但仅显示对系膜毛细血管增生性肾小球肾炎有一定的降尿蛋白作用。

4.糖皮质激素和细胞毒药物 鉴于慢性肾炎是一种临床综合征,其病因、病理类型及其程度、临床表现和肾功能等变异较大,故此类药物是否应用应区别对待。一般不主张积极应用,但病人肾功能正常或仅轻度受损、肾体积正常、病理类型较轻(如轻度系膜增生性肾炎、早期膜性肾病等)、尿蛋白较多时,如无禁忌者可试用,无效者逐步撤去。

5.避免加重肾损害的因素 感染、劳累、妊娠及应用肾毒性药物(如氨基糖苷类抗生素),均可能损伤肾,导致肾功能恶化,应予以避免。

【护理】

(一)护理评估

1.病史评估 询问病人有无因感染、劳累、妊娠、应用肾毒性药物、预防接种以及高蛋白质、高脂、高磷饮食而诱发或加重病情;有无家族史及过敏史;询问发病时间、起病急缓、既往有无类似病史、诊疗经过及用药情况等。

2.身体状况 询问病人目前饮食情况,评估病人的营养状况,是否有贫血面容;评估病人水肿程度和部位及血压的情况。

3.实验室及其他检查 通过尿常规检查了解病人血尿和蛋白尿的情况,24小时尿蛋白定量,肾小球功能检查及肾组织活检结果。

4.心理-社会评估 病人常因病程迁延、反复发作、疗效不佳、肾功能逐渐下降而产生紧张、焦虑甚至恐惧心理等。此外,还应了解病人家庭经济状况和社会支持情况,病人所能得到的社区保健和服务情况等。

(二)护理诊断/问题

1.体液过多 与肾小球滤过率降低,水钠潴留增多,低蛋白血症有关。
2.活动无耐力 与贫血有关。
3.营养失调 与摄入量减少、蛋白丢失、代谢紊乱等有关。
4.焦虑 与病情迁延、预后不良有关。
5.潜在并发症 如慢性肾衰竭。

(三)护理目标

病人水肿减轻或消失;活动耐力增强;食欲增强,食量增加,营养状况逐步改善;能保持乐观情绪,积极配合治疗。

(四)护理措施

1.休息与活动 保证充分休息和睡眠,并应有适度的活动。对有明显水肿、大量蛋白尿、血尿、高血压或合并感染、心力衰竭、肾衰竭、急性发作期病人,应限制活动,卧床休息,以利于增加肾血流量和尿量,减少尿蛋白,改善肾功能。病情减轻后可适当增加活动量,但应避免劳累。

2.饮食护理 一般情况下不必限制饮食,若肾功能减退应给优质低蛋白低磷饮食,$0.6 \sim 0.8 g/(kg \cdot d)$,其中50%以上为优质蛋白。低蛋白饮食时,适当增加碳水化合物和脂肪在饮食热量中的比例,以满足机体生理代谢所需要的热量,避免发生负氮平衡。限盐 3～4g/d,控制磷的摄入。同时注意补充多种维生素及锌(因锌有刺激食欲的作用)。

3. 皮肤护理　水肿病人长期卧床应防止压疮,每 2 小时翻身 1 次,避免局部长期受压;协助翻身时防止拖、拉、推等动作,避免造成皮肤破损;用 50％乙醇按摩受压部位,或用温水毛巾湿敷体表水肿部位;尽量减少各种注射和穿刺。

4. 病情观察　密切观察血压的变化,因高血压可加剧肾功能的恶化。准确记录 24 小时出入液量,监测尿量、体重和腹围,观察水肿的消长情况;注意病人有无胸闷、气急及腹胀等胸、腹腔积液的征象;监测病人尿量及肾功能变化,及时发现肾衰竭。

5. 用药护理　遵医嘱使用利尿剂和降压药,观察效果及药物副作用。输液时控制输液速度和液体总量,以免发生心衰和脑水肿。监测肾衰病人使用 ACEI 时有无高钾血症、使用血小板解聚药时有无出血。

6. 心理护理　由于慢性肾炎病人患病时间长,病情常反复,又缺乏有效根治方法,常常使不少病人出现烦躁不安、悲观失望甚至自暴自弃的情绪,这会直接损害病人的身心健康,影响病情,造成肾功能逐渐恶化,预后差。指导病人正确对待疾病,不断自我调节,避免长期精神紧张、焦虑、抑郁,保持乐观情绪。

（五）健康教育

慢性肾炎病人除积极配合医生治疗外,应学会自我保健,具体应注意以下几点。

1. 预防感染　避免受凉、受湿,注意劳逸结合,预防呼吸道感染。慢性肾炎病人的机体抵抗力低,很容易感染,故应认真预防。任何感染都会加重肾炎病情。应养成良好的生活习惯,劳逸结合。在病情稳定时,不可忘乎所以,切忌长途旅游和过度沉溺于工作,也不要因此如临大敌,与世隔绝,而应当适量运动,增强自己的抗病能力,注意个人卫生,预防泌尿道感染。

2. 疾病知识的指导　指导病人和家属学会观察水肿、尿量、排尿时引起泡沫增多且不易消失的蛋白尿、尿色等,勿使用对肾功能有害的药物,如氨基糖苷类抗生素、抗真菌药等。

3. 保健知识的宣传　注意合理膳食,有氮质血症时,给予优质低蛋白饮食。

4. 生活指导　不用损肾药物,育龄期女病人应避孕。定期门诊随访,复查尿常规及肾功能,有异常及时就诊。

（六）护理评价

病人水肿是否减轻或消失;病人活动耐力是否增强;病人食欲有无增强,进食量有无增加,营养状况是否改善;病人能否保持正常心态和乐观情绪,面对现实,积极配合治疗。

四、肾病综合征

【疾病概要】

肾病综合征(nephrotic syndrome,NS)是由各种肾脏疾病引起的具有以下共同临床表现的一组综合征:①尿蛋白大于 3.5g/d。②血浆白蛋白低于 30g/L。③水肿。④血脂升高。其中前两项为诊断所必需。

(一)病因与发病机制

NS可分为原发性及继发性两大类,可由多种不同病理类型的肾小球病变引起。原发性肾病综合征是指原发于肾小球本身的病变,继发性肾病综合征是指继发于全身系统性疾病或先天遗传性疾病,如系统性红斑狼疮、糖尿病、过敏性紫癜等引起的肾小球病变(表5-1)。

表 5-1　原发性和继发性肾病综合征的比较

分类	儿童	青少年	中老年
原发性	微小病变型肾病	系膜增生性肾小球肾炎 系膜毛细血管性肾小球肾炎 局灶性节段性肾小球硬化	膜性肾病
继发性	过敏性紫癜肾炎 乙型肝炎病毒相关性肾病	系统性红斑狼疮肾炎 过敏性紫癜肾性肾小球肾炎 乙型肝炎病毒相关性肾小球肾炎	糖尿病肾病 肾淀粉样变性 骨髓瘤、淋巴瘤 或实体肿瘤性肾病

(二)病理生理

1.大量蛋白尿　在正常生理情况下,肾小球滤过膜具有分子屏障及电荷屏障作用,当这些屏障作用特别是电荷屏障受损时,肾小球滤过膜对血浆蛋白(多以白蛋白为主)的通透性增加,致使原尿中蛋白含量增多,当远超过近曲小管重吸收量时,可形成大量蛋白尿。在此基础上,凡增加肾小球内压力及导致高灌注、高滤过的因素(如高血压、高蛋白饮食或大量输注血浆蛋白)均可加重尿蛋白的排出。

2.血浆蛋白变化　NS时大量白蛋白从尿中丢失,促进白蛋白在肝的代偿性合成和在肾小管分解的增加。当肝白蛋白合成增加不足以克服丢失和分解时,则出现低白蛋白血症。此外,NS病人因胃肠道黏膜水肿导致饮食减退、蛋白质摄入不足、吸收不良或丢失,也是加重低白蛋白血症的原因。

3.水肿　NS时低白蛋白血症,血浆胶体渗透压下降,使水分从血管腔内进入组织间隙,是造成NS水肿的基本原因。近年的研究表明,约50%病人的血容量正常或增加,血浆肾素水平正常或下降,提示某些原发于肾内的钠、水潴留因素在NS水肿发生机制中起一定作用。

4.高脂血症　高胆固醇和(或)高甘油三酯血症,血清中LDL、VLDL和脂蛋白(a)浓度增加,常与低白蛋白血症并存。其发生机制与肝中脂蛋白合成增加和脂蛋白分解减弱相关,目前认为后者可能是高脂血症更为重要的原因。

(三)原发性肾病综合征的病理类型及其临床特征

引起原发性NS的肾小球病变的主要病理类型有微小病变型肾病、系膜增生性肾小球肾炎、系膜毛细血管性肾小球肾炎、膜性肾病及局灶性节段性肾小球硬化。它们的病理及临床特征如下。

1.微小病变型肾病　光镜下肾小球基本正常,近曲小管上皮细胞可见脂肪变性。免疫病理检查阴性。特征性改变和本病的主要诊断依据为电镜下有广泛的肾小球脏层上皮细胞足突融合。微小病变型肾病占儿童原发性 NS 的 $80\%\sim90\%$，占成人原发性 NS 的 $20\%\sim25\%$。本病男性多于女性，好发于儿童，成人发病率较低，但老年人发病率又呈增高趋势。典型的临床表现为 NS，仅 15% 左右病人伴有镜下血尿，一般无持续性高血压及肾功能减退。可因严重钠水潴留导致一过性高血压，通常于利尿后即可消失。

2. 系膜增生性肾小球肾炎 光镜下可见肾小球系膜细胞和系膜基质弥漫增生，依其增生程度可分为轻、中、重度。免疫病理检查可将本组疾病分为 IgA 肾病及非 IgA 系膜增生性肾小球肾炎。前者以 IgA 沉积为主，后者以 IgG（我国多见）或 IgM 沉积为主，两者均常伴有 C_3，在肾小球系膜区或系膜区及毛细血管壁呈颗粒样沉积。电镜下在系膜区可见电子致密物。

3. 系膜毛细血管性肾小球肾炎 光镜下较常见的病理改变为系膜细胞和系膜基质弥漫重度增生，可插入到肾小球基底膜和内皮细胞之间，使毛细血管袢呈现"双轨征"。免疫病理检查常见 IgG 和 C_3 呈颗粒状于系膜区及毛细血管壁沉积。电镜下在系膜区和内皮下可见电子致密物沉积。

本病所致 NS 治疗困难，糖皮质激素及细胞毒药物治疗可能仅对部分儿童病例有效，成人疗效差。病变进展较快，约有 50% 的病例在发病 10 年后将发展至慢性肾衰竭。

4. 膜性肾病 光镜下可见肾小球弥漫性病变，早期仅于肾小球基底膜上皮侧见多数排列整齐的嗜复红小颗粒（Masson 染色），进而有钉突形成（嗜银染色），基底膜逐渐增厚。免疫病理显示 IgG 和 C_3 呈细颗粒状沿肾小球毛细血管壁沉积。电镜下早期可见基底膜上皮侧有排列整齐的电子致密物，常伴有广泛足突融合。

本病男性多于女性，好发于中老年。通常起病隐匿，约 80% 表现为 NS，约 30% 可伴有镜下血尿，一般无肉眼血尿。常在发病 $5\sim10$ 年后逐渐出现肾功能损害。本病极易发生血栓、栓塞并发症，肾静脉血栓发生率可高达 $40\%\sim50\%$。

5. 局灶节段性肾小球硬化 光镜下可见病变呈局灶、节段分布，主要表现为受累节段的硬化（系膜基质增多、毛细血管闭塞、球囊粘连等），相应的肾小管萎缩、肾间质纤维化。免疫病理检查显示 IgM 和 C_3 在肾小球受累节段呈团块状沉积。电镜下可见肾小球上皮细胞足突广泛融合。

该病理类型占我国原发性 NS 的 $5\%\sim10\%$。本病好发于青少年男性，多为隐匿起病，部分病例可由微小病变型肾病转变而来。临床上以 NS 为主要表现，其中约 3/4 病人伴有血尿，约 20% 可见肉眼血尿。本病确诊时病人约半数有高血压，约 30% 有肾功能减退，部分病人可伴有肾性糖尿、氨基酸尿及磷酸盐尿等近曲小管功能障碍的表现。

本病对糖皮质激素和细胞毒药物治疗反应较慢，约半数以上病人疗效不佳，逐渐发展至肾衰竭，但 $30\%\sim50\%$ 的病人经治疗有可能得到临床缓解，病情可比较稳定。

（四）并发症

1. 感染 与蛋白质营养不良、免疫功能紊乱及应用糖皮质激素治疗有关。常见感染部位的顺序为呼吸道、泌尿道、皮肤。

2. 血栓、栓塞并发症 由于血液浓缩（有效血容量减少）及高脂血症造成血液黏稠度增加；此外，因某些蛋白质从尿中丢失及肝代偿性合成蛋白增加，引起机体凝血、抗凝和纤溶系统失衡；加之 NS 时血小板功能亢进、应用利尿药和糖皮质激素等均进一步加重高凝状态，因此容易发生血栓、栓塞并发症，其中以肾静脉血栓最为常见（发生率 10%～50%，其中 3/4 病例因慢性形成，临床并无症状）。此外，肺血管血栓、栓塞，下肢静脉、下腔静脉、冠状血管血栓和脑血管血栓也不少见。

3.急性肾衰竭　NS 病人可因有效血容量不足而致肾血流量下降，诱发肾前性氮质血症，经扩容、利尿后可得到恢复。少数病例可出现急性肾衰竭，尤以微小病变型肾病者居多，发生时多无明显诱因，表现为少尿甚至无尿，扩容利尿无效。肾活检病理检查显示肾小球病变轻微，肾间质弥漫重度水肿，肾小管可正常或部分细胞变性、坏死，肾小管腔内有大量蛋白管型。

4.蛋白质及脂肪代谢紊乱　长期低蛋白血症可导致营养不良、小儿生长发育迟缓；免疫球蛋白减少造成机体免疫力低下、易致感染；金属结合蛋白丢失可使微量元素（铁、铜、锌等）缺乏；内分泌素结合蛋白不足可诱发内分泌紊乱（如低 T_3 综合征等）；药物结合蛋白减少可能影响某些药物的药代动力学（使血浆游离药物浓度增加、排泄加速），影响药物疗效。高脂血症增加血液黏稠度，促进血栓、栓塞并发症的发生，还将增加心血管系统并发症，并可促进肾小球硬化和肾小管-间质病变的发生，促进肾病变的慢性进展。

（五）治疗原则

1.休息与饮食　凡有严重水肿、低白蛋白血症者需卧床休息。水肿消失、一般情况好转后，可起床活动。给予正常量 0.8～1.0g/（kg·d）的优质蛋白（富含必需氨基酸的动物蛋白）饮食。热量要保证充分，每日每千克体重不应少于 126～147kJ（30～35kcal）。尽管病人丢失大量尿蛋白，但由于高蛋白饮食增加肾小球高滤过，可加重蛋白尿并促进肾病变进展，故目前一般不再主张应用。水肿时应低盐（<3g/d），为减轻高脂血症，应少进富含饱和脂肪酸（动物油脂）的饮食，而多进富含多聚不饱和脂肪酸（如植物油、鱼油）及富含可溶性纤维（如燕麦、米糠及豆类）的饮食。

2.利尿消肿　对 NS 病人利尿治疗的原则是不宜过快、过猛，以免造成有效血容量不足，加重血液高黏倾向，诱发血栓、栓塞并发症。

3.减少尿蛋白　持续性大量蛋白尿本身可导致肾小球高滤过、加重肾小管－间质损伤、促进肾小球硬化，是影响肾小球病预后的重要因素。已证实减少尿蛋白可以有效延缓肾功能的恶化。降血压药物，如 ACEI（如贝那普利 10～20mg，每日 1 次，或卡托普利每次 12.5～50mg，每日 3 次）、血管紧张素Ⅱ受体拮抗剂（如氯沙坦 50～100mg，每日 1 次）、长效二氢吡啶类钙拮抗药（如氨氯地平 5mg，每日 1 次）等，均可通过其有效的控制高血压作用而显示出不同程度地减少尿蛋白。此外，ACEI 通过降低肾小球内压和直接影响肾小球基底膜对大分子的通透性，可有不依赖于降低全身血压的减少尿蛋白作用。血管紧张素Ⅱ受体拮抗剂也具有相似的作用。

4.主要治疗——抑制免疫与炎症反应

（1）糖皮质激素　通过抑制炎症反应、抑制免疫反应、抑制醛固酮和抗利尿激素分泌、影响肾小球基底膜通透性等综合作用而发挥其利尿、消除尿蛋白的疗效。使用原则和方案一般是：①起始足量：常用药物为泼尼松 1mg/（kg·d），口服 8 周，必要时可延长至 12 周。②

缓慢减药:足量治疗后每 1~2 周减原用量的 10%,当减至 20mg/d 左右时症状易反复,应注意缓慢减量。③长期维持:最后以最小有效剂量(10mg/d)再维持半年左右。

(2)细胞毒药物 这类药物可用于"激素依赖型"或"激素抵抗型"的病人,协同激素治疗。若无激素禁忌,一般不作为首选或单独治疗用药。

1)环磷酰胺:是国内外最常用的细胞毒药物,在体内被肝细胞微粒体羟化,产生有烷化作用的代谢产物而具有较强的免疫抑制作用。应用剂量为每日每千克体重 2mg,分 1~2 次口服,或 200mg,隔日静脉注射。累积量达 6~8g 后停药。主要不良反应为骨髓抑制及中毒性肝损害,并可出现性腺抑制(尤其男性)、脱发、胃肠道反应及出血性膀胱炎。

2)氮芥:为最早用于治疗 NS 的药物,治疗效果较佳。但因较强的局部组织刺激作用,严重的胃肠道反应和很强的骨髓抑制作用,目前临床上应用较少。在其他细胞毒药物无效时,仍推荐使用。此药多在睡前从静脉点滴的三通管中推注。给药前可先用镇静止吐药,如氯丙嗪;注毕续滴 5% 葡萄糖 100~200ml 冲洗血管以防静脉炎。一般常由 1mg 开始,隔日注射一次,每次加量 1mg,至 5mg 后每周注射 2 次,累积量达每千克体重 1.5~2.0mg(80~100mg)后停药。

3)其他:苯丁酸氮芥 2mg,每日 3 次口服,共服用 3 个月,毒性较氮芥小,疗效亦较差,此外,硫唑嘌呤亦有使用报道,但疗效也较弱。

(3)环孢素 能选择性抑制 T 辅助细胞及 T 细胞毒效应细胞,已作为二线药用于激素及细胞毒药物治疗无效的难治性 NS。常用量为每日每千克体重 5mg,分 2 次口服,服药期间需监测并维持其血浓度谷值为 100~200ng/ml。服药 2~3 个月后缓慢减量,共服半年左右。不良反应有肝、肾毒性,并可致高血压、高尿酸血症、多毛及牙龈增生等。该药价格较昂贵,有上述不良反应及停药后易复发,使其广泛应用受到限制。

(4)麦考酚吗乙酯(mycophenolate motetil,MMF) 在体内代谢为霉酚酸,后者为次黄嘌呤单核苷酸脱氢酶抑制剂,抑制鸟嘌呤核苷酸的经典合成途径,故而选择性抑制 T、B 淋巴细胞增殖及抗体形成达到治疗目的。常用量为 1.5~2g/d,分 1~2 次口服,共用 3~6 个月,减量维持半年。已广泛用于肾移植后排异反应,不良反应相对较小。近年一些报道表明,该药对部分难治性 NS 有效,尽管尚缺乏大宗病例的前瞻对照研究结果,但已受到重视。

5.中医药治疗 雷公藤总苷每次 20mg,每日 3 次口服,有降尿蛋白作用,可配合激素应用。国内研究显示该药具有抑制免疫、抑制肾小球系膜细胞增生的作用,并能改善肾小球滤过膜通透性。主要不良反应为性腺抑制、肝功能损害及外周血白细胞减少等,及时停药后可恢复。本药不良反应较大,甚至可引起急性肾衰竭,用时要小心监护。

6.防治并发症 NS 的并发症是影响病人长期预后的重要因素,应积极防治。

(1)感染。

(2)血栓及栓塞并发症。

(3)急性肾衰竭 NS 并发急性肾衰竭时,如处理不当可危及生命,若及时给予正确处理,大多数病人有望恢复。可采取以下措施:①袢利尿药。②血液透析。③原发病治疗。④碱化尿液。

(4)蛋白质及脂肪代谢紊乱 在 NS 缓解前常难以完全纠正代谢紊乱,但应调整饮食中蛋白和脂肪的量和结构(如前所述),力争将代谢紊乱的影响减少到最低限度。目前,不少药物可用于治疗蛋白质及脂肪代谢紊乱。如 ACEI 及血管紧张素Ⅱ受体拮抗剂均可减少尿蛋白。有研究提示,中药黄芪(30～60g/d 煎服)可促进肝白蛋白合成,并可能兼有减轻高脂血症的作用。降脂药物可选择以降胆固醇为主的羟甲基戊二酸单酰辅酶 A(HMG-CoA)还原酶抑制剂,如洛伐他汀(lovastatin)等;或以降甘油三酯为主的氯贝丁酯类,如非诺贝特(fenofibrate)等。NS 缓解后高脂血症可自然缓解,则无需再继续药物治疗。

【护理】

(一)护理评估

1.健康史 询问疾病的起始时间、急缓和主要症状。肾病综合征病人最常见和突出的症状是水肿,应详细询问病人水肿发生的时间、部位、程度、特点、消长情况以及有无胸闷、气急及腹胀等胸、腹腔积液的征象;询问病人有无急性肾炎、急进性肾炎及慢性肾炎等病史;有无系统性红斑狼疮、糖尿病、过敏性紫癜、肾淀粉样变、淋巴瘤及多发性骨髓瘤等病史;有无发热、咳嗽、咳痰、皮肤感染、尿路刺激征和劳累等诱因;有无家族史。

2.身体状况 病人的精神状态、营养状况、生命体征和体重有无异常。

3.实验室及其他检查 血液和尿液检查:检测尿蛋白、血浆清蛋白浓度、血脂浓度、肾功能有无异常。肾组织活检:了解本病的病理类型。

4.心理-社会评估 本病病程长、易复发、预后差,病人和家属可出现焦虑和悲观情绪,评估时应注意了解病人的心理反应和病人的社会支持状况。

(二)护理诊断/问题

1.体液过多 与低蛋白血症致血浆胶体渗透压下降等有关。

2.营养失调 与大量蛋白质的丢失、胃肠黏膜水肿致蛋白质吸收障碍等有关。

3.有感染的危险 与皮肤水肿,大量蛋白尿致机体营养不良,激素、细胞毒药物的应用致机体免疫功能低下有关。

(三)护理目标

病人水肿减轻或消失;食欲改善,进食量增加,营养状况逐步好转。

(四)护理措施

1.休息与活动 全身严重水肿,合并胸水、腹水,出现呼吸困难者应绝对卧床休息,取半坐卧位,因卧床可增加肾血流量,使尿量增加。为防止肢体血栓形成,应让肢体适度活动。

2.饮食护理 ①蛋白质:给予正常量的优质蛋白饮食,肾衰竭时,应根据内生肌酐清除率调整蛋白质的摄入量。②供给足够的热量。③脂肪:少进富含饱和脂肪酸的食物,多吃富含多聚不饱和脂肪酸和可溶性纤维的食物。④限制水、钠摄入:低盐饮食;高度水肿且少尿时严格控制进水量;仅有下肢水肿,尿量在 1000ml/d 左右时,可不限制水摄入。⑤补充各种维生素及微量元素。

3.用药护理

(1)细胞毒药物 在使用环磷酰胺的过程中,可出现恶心、呕吐、白细胞计数减少、肝功能损害、脱发、性腺抑制和出血性膀胱炎等不良反应,与糖皮质激素联合应用可减轻或避免发生。长期使用环孢素可出现肝肾毒性、多毛、牙龈增生、血压升高和高尿酸血症等。用药过程中应定期进行血液、尿液、肝肾功能和血生化检查,注意监测血药浓度。

(2)利尿药 使用利尿药时可产生低钾、低钠、低氯血症性碱中毒等副作用。使用大剂量呋塞米时,应注意观察有无恶心、直立性眩晕、口干、心悸等。开始使用利尿剂不能过猛,以免血容量不足,诱发血栓形成和损伤肾功能。少尿病人慎用渗透性利尿剂,因其易与肾小管分泌的 Tamm-Horsfall 蛋白和肾小球滤过的清蛋白一起形成管型,阻塞肾小管,并由于其高渗作用导致肾小管上皮细胞变性、坏死,引发急性肾衰竭。

(3)抗凝药 如肝素、双嘧达莫等,若出现皮肤黏膜、口腔、胃肠道等的出血倾向时,应及时减药并给予对症处理,必要时停药。

4.预防感染

(1)观察感染征象 如皮肤感染、咳嗽、咳痰、肺部湿啰音、尿路刺激征、腹膜刺激征等。

(2)指导病人预防感染 告知病人及家属积极预防感染的重要性,让病人认识到加强营养、注意休息、保持个人卫生、防止外界环境中病原微生物的侵入等是预防感染的根本措施。

5.病情观察 监测生命体征、体重、腹围及出入液量的变化,结合身体状况和辅助检查结果判断病情进展。如是否合并感染;有无肾静脉、下肢静脉、冠状血管及脑血管血栓或栓塞;有无肾衰竭。

6.心理护理 向病人说明治疗经过及康复后可进行正常工作、生活和学习,使其对治疗及预后有一定了解,减轻悲观心理,树立战胜疾病的信心,积极配合治疗与护理。

(五)健康教育

1.预防呼吸道感染 指导病人注意个人卫生,保持室内空气清新,预防感染,注意休息避免受凉感冒,尽量不去公共场所,必要时戴口罩。

2.疾病知识的指导 坚持遵医嘱服药,尤其是使用激素时,勿自行减量或停药,以免引起反跳。了解激素及细胞毒药物的常见副作用。

3.保健知识的宣传 向病人讲解疾病发生的原因和诱因。教会病人自我监测水肿、尿蛋白和肾功能变化,定期随访。

4.生活指导 指导病人注意休息,并适度活动,以免发生肢体血栓等并发症。指导病人合理安排饮食。病人应乐观开朗,保持对疾病治疗的信心。定期门诊随访,密切监测肾功能的变化。

本节小结

急性肾小球肾炎,简称急性肾炎,是一组起病急,以血尿、蛋白尿、水肿和高血压为主要表现,可伴有一过性氮质血症的疾病。慢性肾小球肾炎是指以蛋白尿、血尿、高血压、水肿为基本临床表现,起病方式各有不同,病情迁延,病变缓慢进展,可有不同程度的肾功能减退,最终将发展为慢性肾衰竭的一组肾小球疾病。肾病综合征是由各种肾脏疾病引起的具有以下共同临床表现的一组综合征:①尿蛋白大于 3.5g/d。②血浆白蛋白低于 30g/L。③水肿。

④血脂升高。其中前两项为诊断所必需。

本节关键词：急、慢性肾炎；肾病综合征；血尿；蛋白尿；水肿；高血压

课后思考

1.急、慢性肾炎的临床表现有何区别？
2.如何对肾病综合征病人进行用药护理指导？
3.请为一位慢性肾衰病人制定一份健康教育计划。

（张　静）

第三节　尿路感染病人的护理

案例 5-2

李某，女性，28岁，已婚。3日前开始畏寒发热，全身乏力，肌肉酸痛。伴尿频、尿痛，恶心呕吐，右侧腰痛明显，婚后5年间有间断尿频、尿痛，但未发热，每次自服抗生素可缓解。查体：T 39.1℃，P 108 次/分。右肾区叩痛，右肋脊角有压痛，上中输尿管点压痛。辅助检查：血常规 WBC 10.8×10^9/L，尿常规脓细胞＋＋。中段尿培养埃希大肠杆菌菌落计数 10^6CFU/ml。病人很痛苦，焦虑不安，同时担心由于住院会影响工作。初步诊断：急性肾盂肾炎。

问题：

1.此病人主要的护理诊断及医护合作性问题有哪些？
2.如何做好尿细菌学检查的护理？
3.如何做好此病人的健康指导？

本节学习目标

1.掌握尿路感染的概念、感染途径及尿细菌学检查的护理。
2.熟悉尿路感染的临床表现，急性膀胱炎和肾盂肾炎的治疗要点。
3.了解再发性尿路感染的治疗要点。
4.体现护士的爱伤精神和人文关怀，尊重病人的身心需求。

尿路感染（urinary tract infection，UTI），简称尿感，是指各种病原微生物在尿路中生长、繁殖而引起的尿路感染性疾病。多见于育龄期妇女、老年人、免疫力低下及尿路畸形者。女性尿路感染发病率明显高于男性，比例约8∶1。未婚女性发病为 1%～3%；已婚女性发病

率增高,约 5%,与性生活、月经、妊娠、应用杀精子避孕药物等因素有关。60 岁以上女性尿感发生率高达 10%~12%,多为无症状性细菌尿。除非存在易感因素,成年男性极少发生尿路感染。50 岁以后男性因前列腺肥大的发生率增高,尿感发生率也相应增高,约为 7%。本节主要叙述由细菌感染所引起的尿路感染。

一、疾病概要

根据感染发生部位可分为上尿路感染和下尿路感染,前者指肾盂肾炎(pyelonephritis),后者主要指膀胱炎。肾盂肾炎、膀胱炎又有急性和慢性之分。根据有无尿路功能或结构的异常,又可分为复杂性、非复杂性尿感。复杂性尿感是指伴有尿路引流不畅、结石、畸形、膀胱输尿管反流等结构或功能的异常,或在慢性肾实质性疾病基础上发生的尿路感染。不伴有上述情况者称为非复杂性尿感。

(一)病因与发病机制

1.病因 革兰阴性杆菌为尿路感染最常见的致病菌,其中又以大肠埃希菌最为常见,占全部尿路感染的 80%~90%,其次为变形杆菌、克雷伯杆菌。

2.发病机制

(1)感染途径

1)上行感染:病原菌经由尿道上行至膀胱甚至输尿管、肾盂引起的感染称为上行感染,约占尿路感染的 95%。正常情况下前尿道和尿道口周围定居着少量细菌,如链球菌、乳酸菌、葡萄球菌和类白喉杆菌等,但不致病。当机体抵抗力下降或尿道黏膜有轻微损伤(如月经期、尿液过度浓缩、性生活后等)时,或入侵细菌的毒力大、黏附于尿路黏膜并上行传播的能力强时,细菌经尿路上行经膀胱达肾盂及肾实质引起感染。

2)血行感染:指病原菌通过血运到达肾脏和尿路其他部位引起的感染。此种感染途径少见,不足 3%。多发生于患有慢性疾病或接受免疫抑制剂治疗的病人,病人体内慢性感染病灶(如慢性扁桃体炎、皮肤感染等)的细菌侵入血液循环到达肾脏,引起肾盂肾炎。常见的病原菌有金黄色葡萄球菌、沙门菌属、假单胞菌属和白色念珠菌属等。

3)直接感染:外伤或泌尿系统周围器官、组织发生感染时,病原菌偶可直接侵入到泌尿系统导致感染。

4)淋巴道感染:少见,多因盆腔、肠道炎症时,细菌经该处淋巴管与肾周围淋巴管交通支进入肾脏,引起炎症。

(2)易感因素 在以下各种易感因素影响下,尿路抵抗力会被削弱,容易发生尿感。

1)尿路梗阻:任何妨碍尿液自由流出的因素,如结石、前列腺增生、狭窄、肿瘤等均可导致尿液积聚,细菌不易被冲洗清除,而在局部大量繁殖引起感染。尿路梗阻合并感染可使肾组织结构快速被破坏,因此及时解除梗阻非常重要。

2)膀胱输尿管反流:输尿管壁内段及膀胱开口处的黏膜形成阻止尿液从膀胱输尿管口反流至输尿管的屏障,当其功能或结构异常时可使尿液从膀胱逆流到输尿管,甚至肾盂,导致细菌在局部定植,发生感染。

3)机体免疫力低下:如长期使用免疫抑制剂、糖尿病、长期卧床、严重的慢性病和艾滋病等。

4）神经源性膀胱：支配膀胱的神经功能障碍，如脊髓损伤、糖尿病、多发性硬化等疾病，因长时间的尿液潴留和（或）应用导尿管引流尿液导致感染。

5）尿道内或尿道口周围有炎症病灶：如妇科炎症、细菌性前列腺炎等均易引起尿感。细菌性前列腺炎是青年男性尿感病人最常见的易感因素。

6）性别和性活动：女性尿道较短（约 4cm）而宽、距离肛门较近、开口于阴唇下方，是女性容易发生尿路感染的重要因素。性生活时可将尿道口周围的细菌挤压入膀胱引起尿路感染。局部使用杀精化合物避孕，使阴道菌群改变，大肠埃希菌显著增加，易发生尿感。妊娠时 2％～8％的妇女可发生尿路感染，与孕期输尿管蠕动功能减弱、暂时性膀胱输尿管活瓣关闭不全及妊娠后期子宫增大致尿液引流不畅有关。前列腺增生导致的尿路梗阻是中老年男性尿路感染的一个重要原因。包茎、包皮过长是男性尿路感染的诱发因素。

7）医源性因素：导尿或留置导尿管、膀胱镜和输尿管镜检查、逆行性尿路造影等可致尿路黏膜损伤、将细菌带入尿路，易引发尿路感染。据文献报道，严格消毒，单次导尿后，尿感的发生率为 1％～2％，留置导尿管 1 天感染率约为 50％，超过 3 天者，感染发生率可达 90％以上。

8）泌尿系统结构异常：如肾发育不良、肾盂及输尿管畸形、移植肾、多囊肾等，也是尿路感染的易感因素。

9）遗传因素：越来越多的证据表明，宿主的基因影响尿路感染的易感性。反复发作尿感的妇女，其尿感的家族史显著多于对照组。遗传可致尿路黏膜局部防御尿感的能力降低。例如，尿路上皮细胞 P 菌毛受体的数目增多，可使尿路感染发生的危险性增加。

（3）细菌的致病力　细菌进入膀胱后能否引起尿感，和它的致病力有很大关系。

（二）病理

急性膀胱炎的病理变化主要表现为膀胱黏膜血管扩张、充血、上皮细胞肿胀、黏膜下组织充血、水肿及炎症细胞浸润，重者可有点状或片状出血，甚至黏膜溃疡。

慢性肾盂肾炎双侧肾脏病变常不一致，肾脏体积缩小，表面不光滑，有肾盂肾盏粘连、变形，肾乳头瘢痕形成，肾小管萎缩及肾间质淋巴－单核细胞浸润等慢性炎症表现。

（三）临床表现

1.膀胱炎（cystitis）　占尿路感染的 60％以上。主要表现为尿急、尿频、尿痛，伴有耻骨弓上不适。尿频：每日排尿可达数十次。尿痛：排尿时烧灼感显著，排尿终末时下腹疼痛严重。尿液常混浊，并有异味，约 30％可出现血尿。一般无全身感染的表现。

2.急性肾盂肾炎（acute pyelonephritis）　可发生于各年龄段，育龄女性最多见。临床表现与感染程度有关，通常起病较急。

（1）全身表现　起病急骤，常有寒战、高热、全身不适、疲乏无力、食欲减退、恶心呕吐甚至腹痛、腹胀或腹泻等。如高热持续不退，则提示并存尿路梗阻、肾周脓肿等。

（2）泌尿系统症状　多有尿急、尿频、尿痛等尿路刺激症状，多数伴腰痛或肾区不适，肾区有压痛和叩击痛，上、中输尿管点和耻骨上膀胱区有压痛。

3.无症状细菌尿(asymptomatic bacteriuria)　临床表现为无膀胱刺激症状,尿液检查有病原体存在,全身症状不明显。发病率随年龄增长而增加,致病菌多为大肠埃希菌。

4.并发症　常见的并发症有肾乳头坏死和肾周围脓肿。

(1)肾乳头坏死　指肾乳头及其邻近肾髓质缺血性坏死,常发生于伴有糖尿病或尿路梗阻的肾盂肾炎,是其严重的并发症。主要表现为寒战、高热、剧烈腰痛或腹痛和血尿等,可同时伴发革兰阴性杆菌败血症和(或)急性肾衰竭。

(2)肾周围脓肿　为严重肾盂肾炎直接扩展而致,多有糖尿病、尿路结石等易感因素。致病菌常为革兰阴性杆菌,尤其是大肠埃希菌。除原有症状加剧外,常出现明显的单侧腰痛,且在向健侧弯腰时疼痛加剧。

5.实验室及其他检查

(1)尿液检查

1)常规检查:尿液外观浑浊,有异味。可有白细胞尿、血尿、蛋白尿。尿沉渣镜检白细胞多于 5 个/HP 称为白细胞尿,对尿路感染诊断意义较大;部分尿感病人有镜下血尿,尿沉渣镜检红细胞数多为 3～10 个/HP,呈均一性红细胞尿,极少数急性膀胱炎病人可出现肉眼血尿;尿蛋白多为阴性或微量。部分肾盂肾炎病人尿中可见白细胞管型。

2)白细胞排泄率:准确留取 3 小时尿液,立即进行尿白细胞计数,所得白细胞数按每小时折算,正常人白细胞计数小于 2×10^5/h,白细胞计数大于 3×10^5/h 为阳性,介于(2～3)$\times10^5$/h 之间为可疑。

3)细菌学检查:临床常用的检查方法有两种。①为涂片细菌检查:用清洁中段尿沉渣做涂片,革兰染色用油镜或不染色用高倍镜检查,计算 10 个视野细菌数,取其平均值,若每个视野下可见 1 个或更多细菌,提示尿路感染。本法设备简单、操作方便,检出率达 80％～90％,可初步确定是杆菌或球菌,是革兰阴性还是革兰阳性细菌,对及时选择有效抗生素有重要参考价值。②细菌培养:可采用清洁中段尿、导尿及膀胱穿刺尿做细菌培养,其中膀胱穿刺尿培养的结果最可靠,是诊断尿感的金指标。中段尿细菌定量培养大于或等于 10^5/ml,称为真性菌尿,可确诊尿路感染;尿细菌定量培养 10^4～10^5/ml,为可疑阳性,需复查;如小于 10^4/ml,可能为污染。耻骨上膀胱穿刺尿细菌定性培养有细菌生长,即为真性菌尿。

(2)血液检查　①血常规:急性肾盂肾炎时血白细胞常升高,中性粒细胞增多,核左移。血沉可增快。②肾功能:慢性肾盂肾炎肾功能受损时血肌酐可升高。

(3)影像学检查　影像学检查包括 B 超、X 线腹部平片、静脉肾盂造影(intravenous pyelography,IVP)、排尿期膀胱输尿管反流造影、逆行性肾盂造影等。目的是为了解尿路情况,及时发现有无尿路结石、梗阻、反流、畸形等导致尿路感染反复发作的因素。尿路感染急性期不宜做静脉肾盂造影,可做 B 超检查。对于反复发作的尿路感染或急性尿路感染,治疗 7～10 天无效的女性应行 IVP。男性病人无论首发还是复发,在排除前列腺炎和前列腺肥大之后均应行尿路 X 线检查,以排除尿路解剖和功能上的异常。

急性肾盂肾炎、膀胱炎及无症状菌尿三者之间的鉴别见表 5-2。

表 5-2　急性肾盂肾炎、膀胱炎及无症状细菌尿鉴别表

	尿路刺激征	腰痛	血尿	全身症状	肋脊角压痛/叩痛	实验室检查
急性肾盂肾炎	有	有	可有	有或无	有	血 WBC↑ ESR↑ 尿中 WBC↑尿培养阳性,肾浓缩功能↓
膀胱炎	有	无	30%	无	无	尿 WBC↑,血培阴性,尿培养阳性
无症状细菌尿	无	无	无	无	无	仅有细菌尿

（四）治疗要点

1. 一般治疗　急性期注意休息,多饮水,勤排尿。发热者给予易消化、高热量、富含维生素饮食。

2. 抗感染治疗　用药原则:①选用致病菌敏感的抗生素。无病原学结果前,一般首选对革兰阴性杆菌有效的抗生素,尤其是首发尿感。治疗 3 天症状无改善,应按药敏结果调整用药。②抗生素在尿和肾内的浓度要高。③选用肾毒性小、副作用少的抗生素。④单一药物治疗失败、严重感染、混合感染、耐药菌株出现时应联合用药。⑤对不同类型的尿路感染给予不同治疗时间。

（1）急性膀胱炎　应及时给予抗菌药治疗,如复方磺胺甲噁唑 2 片,每日 2 次,共 3 天。或氧氟沙星 0.2g,每日 2 次,共 3 天。复方磺胺甲噁唑 6 片(每片含 SMZ 0.4g,TMP 0.08g)顿服;甲氧苄啶(TMP,甲氧苄氨嘧啶)0.4g 或氧氟沙星 0.6g 顿服。

（2）急性肾盂肾炎　根据病情和临床表现,采用抗生素治疗,可口服、肌内注射或静脉给药。应用抗生素前,应做药敏试验。抗生素使用多采用一种,必要时联合用药。给予足够的疗程,一般 2 周左右。停药标准以尿培养病原体连续 3 次阴性后 3~5 天为宜。常用的抗菌药和应用方法:复方磺胺甲噁唑(SMZ)-TMP 2 片,每日 2 次口服;氧氟沙星 0.2g,每日 2 次口服。环丙沙星 0.25g,每日 2 次口服;庆大霉素 0.08~0.12g,每日 2 次,肌内注射或静脉滴注;氨苄西林,每日 4~6g,肌内注射;卡比西林 1~2g,每日 4 次,肌内注射;头孢唑啉 0.5g,每 8 小时肌内注射 1 次。口服碳酸氢钠片以碱化尿液,每次 1.0g,每日 3 次,可增强磺胺类抗菌药的疗效,且可减轻尿路刺激症状。

（3）慢性肾盂肾炎　治疗的关键是积极寻找并祛除易感因素。急性发作时的治疗同急性肾盂肾炎。

（4）再发性尿路感染　再发性尿路感染包括重新感染和复发。①重新感染:治疗后症状消失,尿菌阴性,但在停药 6 周后再次出现真性细菌尿,菌株与上次不同,称为重新感染。多数病例有尿路感染症状,治疗方法与首次发作相同。对半年内发生 2 次以上者,可用长疗程低剂量抑菌治疗,即每晚临睡前排尿后服用小剂量抗生素 1 次,如复方磺胺甲噁唑 1~2 片或呋喃妥因 50mg~100mg 或氧氟沙星 200mg,每 7~10 天更换药物一次,连用半年。②复发:治疗后症状消失,尿菌阴转在 6 周内再出现菌尿,菌种与上次相同,称为复发。复发肾

盂肾炎特别是复杂性肾盂肾炎者,在祛除诱发因素(如结石、梗阻、尿路异常等)的基础上,应根据药敏选择强有力的杀菌性抗生素,疗程不少于6周。反复发作者,给予长程低剂量抑菌疗法。

(5)无症状性菌尿　是否治疗目前有争议,一般认为有下述情况者应予治疗:①妊娠期无症状性菌尿。②学龄前儿童。③曾出现有症状感染者。④肾移植、尿路梗阻及其他尿路有复杂情况者。根据药敏结果选择有效抗生素,主张短疗程用药,如治疗后复发,可选长疗程低剂量抑菌疗法。

二、护　理

(一)护理评估

1.健康史

(1)本次尿感发作的主要症状,如尿频、尿急、尿痛、排尿不适、高热、寒战等;主要症状出现时间、持续时间、程度、有无其他伴随症状等。

(2)本病发病的因素,如劳累及长时间旅行致饮水量小,机体抵抗力下降,妊娠,尿路伴有结石、梗阻、尿路异常、导尿和做泌尿道器械检查等。

(3)以往有无尿感发病经历,是否熟悉发病时的正确处理方法;能否正确用药及相关知识掌握的程度,对医嘱的依从性。

2.身体状况

(1)症状　病人有无急性病容,有无寒战、发热,有无头痛、乏力、全身不适、食欲减退、恶心呕吐等全身中毒症状,有无尿频、尿急、尿痛等泌尿系统症状,有无腰痛或腰部不适等症状。

(2)体征　病人有无发热、一侧或两侧肋脊角或输尿管点压痛或肾区叩击痛。

(3)实验室及其他检查　根据实验室检查结果评估病人的病情程度及尿感类型。

3.心理一社会状况　由于起病急,发热、疼痛常引起病人烦躁、紧张、焦虑,涉及外阴及性生活等方面的询问时,病人有害羞感和精神负担。反复发作者,病人易产生焦虑和消极情绪。评估疾病对病人日常生活和工作的影响程度,是否有焦虑、痛苦情绪、害怕、担心等。

(二)护理诊断/问题

1.体温过高　与急性肾盂肾炎发作有关。

2.排尿异常　尿频、尿急、尿痛与泌尿道感染有关。

3.潜在并发症　如肾乳头坏死、肾周脓肿等。

4.焦虑　与疾病反复发作、久治不愈等有关。

(三)护理目标

病人治愈或症状消失,尿菌阴性,疗程结束后2周、6周复查尿菌仍阴性。体温恢复正常。情绪稳定,能积极配合治疗。

（四）护理措施

1.合理休息　急性肾盂肾炎、慢性肾盂肾炎急性发作时应增加休息与睡眠，为病人提供安静、舒适的环境。肾区疼痛明显应卧床休息，嘱病人少站立或弯腰，必要时遵医嘱给予止痛剂。尿频者提供床边小便用具。高热病人时应卧床休息，体温超过39℃时可采用冰敷、酒精擦浴等措施进行物理降温，加强生活护理，及时更换汗湿的衣服。

2.饮食护理　给予高蛋白质、高维生素和易消化的清淡饮食。发热、全身症状明显者应给予流质或半流质饮食，消化道症状明显者可静脉补液，同时做好口腔护理，必要时遵医嘱用止吐药。指导病人尽量多摄入水分，每日摄入量应在 2000ml 以上，增加尿量，以冲洗膀胱、尿道、促进细菌和炎性分泌物排出，减轻尿路刺激症状。

3.病情观察　密切观察病人的体温、脉搏、呼吸、血压、尿量、尿液性状等的变化，尤其是体温的变化；观察尿路刺激征、腰痛的情况，有无伴随症状；观察有无高热持续不退或体温升高，伴腰痛加剧等，一旦出现常提示肾周脓肿、肾乳头坏死等并发症，应及时报告医生协助处理。

4.用药护理

（1）合理用药　遵医嘱合理选用抗生素，注意观察疗效及药物不良反应。磺胺类药物口服可引起恶心、呕吐、厌食等胃肠道反应，经肾脏排泄时易析出结晶，还可引起粒细胞减少等。按医嘱使用抗菌药物，向病人解释药物的作用、用法、疗程、注意事项。口服复方磺胺甲噁唑期间要注意多饮水和同时服用碳酸氢钠，以增强疗效、减少磺胺结晶的形成。

（2）疗效评价　尿路感染的疗效评价标准为：①见效：治疗后复查菌尿转阴。②治愈：完成抗菌药物疗程后，菌尿转阴，于停用抗菌药物后 2 周和 6 周分别复查 1 次，如无菌尿，可认为尿路感染已治愈。③治疗失败：治疗后持续菌尿或复发。

5.采集尿培养标本　向病人解释检查的意义和方法。采集尿标本时应注意以下几点：①在应用抗生素之前或停用抗生素 3 天后留取尿标本。②取清晨第一次尿液（保证尿液在膀胱内停留 6～8 小时以上），弃掉前段尿，取清洁、新鲜的中段尿送检。③留取尿标本时严格无菌操作，充分清洗会阴部，消毒尿道口，再留取中段尿。④尿液应在 1 小时内做细菌培养或冷藏保存，否则容易造成污染。⑤尿标本中勿混入消毒药液，女性病人留尿时注意不要混入白带。

6.心理护理　应向病人解释本病的特点及规律，说明紧张情绪不利于尿路刺激征的缓解，指导病人放松心态、转移注意力，消除紧张情绪及恐惧心理，积极配合治疗。对反复发作、迁延不愈的病人，应与病人分析其原因，让病人知道造成疾病久治不愈的根源所在，共同制定护理计划，克服急躁情绪，保持良好心态，树立战胜疾病的信心。

（五）健康教育

1.预防感染　多饮水、勤排尿（2～3 小时排尿 1 次）是最实用和有效的预防方法。膀胱—尿管反流病人要养成"二次排尿"习惯，即每一次排尿后数分钟再排尿一次。女性病人要注意局部卫生，尤其要注意经期、婚后及孕期卫生，保持会阴部清洁。与性生活有关的常发作尿感，于性交后立即排尿，并按常用量服一次抗菌药物作预防，能有较好效果。尽量避免使用尿路器械，如必需留置导尿管，必须严格执行有关规范。

2.疾病知识的指导　指导病人按医嘱正确服药,学会观察药效和不良反应,不随意停药或减量,避免复发;定期做尿常规检查和细菌培养。

3.保健知识的宣传　向病人及家属讲解引起和加重尿路感染的相关因素。积极治疗并消除尿感的易感因素。

4.生活指导　指导病人保持良好的生活习惯,学会正确清洁外阴的方法,注意劳逸结合,饮食营养均衡,增强机体抵抗力。

（六）护理评价

病人尿路刺激症状是否减轻或消失;体温是否恢复正常;情绪是否稳定,能否积极配合治疗。

本节小结

尿路感染是指各种病原微生物在尿路中生长、繁殖而引起的尿路感染性疾病。最常见的感染途径是上行感染,约占尿路感染的95%。膀胱炎的主要表现为尿急、尿频、尿痛,伴有耻骨弓上不适。急性肾盂肾炎起病急骤,常有寒战、高热、全身不适、疲乏无力、食欲减退、恶心呕吐甚至腹痛、腹胀或腹泻等全身症状。泌尿系统症状表现为尿路刺激症状、可出现脓尿或血尿,多伴腰痛或肾区不适,肾区有压痛和叩击痛,上、中输尿管点和耻骨上膀胱区有压痛。多饮水、勤排尿是最实用和有效的预防方法。口服磺胺类药物时注意多饮水和同时服用碳酸氢钠,以增强疗效,减少磺胺结晶的形成。

本节关键词:尿路感染;膀胱炎;肾盂肾炎;无症状细菌尿

课后思考

1.尿路感染的易感因素有哪些?

2.何谓无症状菌尿? 临床上如何判定?

（张　静）

第四节　急性肾衰竭病人的护理

案例 5-3

某病人,男,46岁。病史:入院前10天体检时诊断为肺结核,入院前3天在当地医院予以抗结核治疗,8小时前出现腹痛,伴呕吐,呕吐物为胃内容物。入院血常规:WBC 10.34×109/L、Hb 110g/L、PLT 11×109/L、N 0.87。肝功能示 ALT 41U/L、AST 94U/L、尿素 13.8mmol/L、肌酐 24.42umol/L。入院后停用所有抗痨药物,并给予保肝及对症治疗,但患者恶心、呕吐持续不能缓解,尿量减少至每日

400ml 左右，且出现双下肢水肿。入院第 9 日肾功能：尿素 30.7mmol/L，肌酐 1232.0umol/L，尿常规隐血（＋＋）、蛋白质（＋），电解质 K^+ 3.1mmol/L、Na^+ 113mmol/L、Cl^- 81mmol/L，肾脏 B 超示双肾增大、双肾弥漫性病变。初步诊断：急性肾功能衰竭（ARF）。

问题：

1. 该患者的主要护理诊断和诊断依据是什么？
2. 如何做好该病人的饮食护理？
3. 应从哪些方面对病人进行病情观察？

本节学习目标

1. 掌握急性肾衰竭的定义、临床表现、分期、饮食护理及高钾血症的治疗配合。
2. 熟悉急性肾衰竭的护理要点。
3. 了解急性肾衰竭的病因、发病机制和实验室检查。
4. 体现护士的爱伤精神和人文关怀，尊重病人的身心需求。

急性肾衰竭（acute renal failure，ARF）是由于各种原因引起的肾功能在短时间（几小时至几天）内突然下降而出现的临床综合征。主要表现为血肌酐和尿素氮升高，水、电解质和酸碱平衡失调及全身各系统并发症。

一、疾病概要

广义的急性肾衰竭分为肾前性、肾性和肾后性三类。狭义的肾衰竭是指急性肾小管坏死（acute tubular necrosis，ATN）。肾前性 ARF 的常见病因包括血容量减少（如各种原因的液体丢失和出血）、有效动脉血容量减少和肾内血流动力学改变等。肾后性 ARF 的特征是急性尿路梗阻，梗阻可发生在尿路从肾盂到尿道的任一水平。肾性 ARF 有肾实质损伤，常见的是肾缺血或肾毒性物质［包括外源性毒素（如生物毒素、化学毒素、抗菌药物、造影剂等）和内源性毒素（如血红蛋白、肌红蛋白等）］损伤肾小管上皮细胞（如 ATN）。本节主要以 ATN 为代表进行叙述。

（一）病因与发病机制

1. 肾血流动力学改变　神经体液因素可影响肾血流量。肾血液循环路径改变，血液经弓形动脉或小叶间动脉直接流入近髓肾单位的直血管再回到小叶间静脉，使皮质外 2/3 的肾单位严重缺血。肾缺血时皮质线粒体功能明显降低，三磷酸腺苷（ATP）合成减少，使细胞膜上依赖 ATP 能量的离子转运功能降低，细胞内钙聚积，后者又刺激线粒体对钙的摄取，使线粒体内钙含量过高而致细胞死亡。

2.肾脏缺血损伤　多由于败血症、流行性出血热、休克、产后出血、出血坏死性胰腺炎等引起。

3.肾小管阻塞与反漏学说　毒物、毒素等可直接损害肾小管上皮细胞,坏死的上皮细胞及脱落的微绒毛碎屑或血红蛋白堵塞肾小管,使阻塞部位以上的肾小管和肾小囊内压增高,当后者压力与肾小球毛细血管内胶体渗透压之和等于毛细血管静水压时,导致肾小球滤过停止。若肾小管基膜完整,数日或数周内基膜上可再生出上皮细胞,则肾小管功能逐渐恢复。肾小管上皮细胞受损后坏死脱落,肾小管壁失去完整性,致使小管液反流至肾间质,引起间质水肿,压迫肾单位,加重肾缺血,使 GFR 降低。

（二）病理

由于病因及病变的严重程度不同,病理改变可有显著差异。肉眼见肾增大而质面可见髓质呈暗红色,皮质肿胀,因缺血而呈苍白色。典型的缺血性急性肾衰竭光镜检查见肾小管上皮细胞片状和灶性坏死,从基底膜上脱落,肾小管管腔管型堵塞。管型由未受损或变性的上皮细胞、细胞碎片、Tamm-Horsfall 黏蛋白和色素组成。肾缺血严重者,肾小管基底膜常遭破坏。如基底膜完整性存在,则肾小管上皮细胞可迅速再生,否则上皮细胞不能再生。肾毒性 ARF 形态学变化最明显的部位在近端肾小管的曲部和直部。肾小管上皮细胞坏死不如缺血性 ARF 明显。

（三）临床表现

ATN 是肾性 ARF 最常见的类型,通常按其病因分为缺血性和肾毒性。但临床上常是多因素,如发生在危重疾病时,它综合包括了脓毒症、肾脏低灌注和肾毒性药物等因素。

1.症状　临床病程可分为三期。

（1）起始期　此期 ATN 的病因明确,如低血压、缺血、脓毒血症和肾毒素等,但尚未发生明显的肾实质损伤,在此阶段 ARF 是可预防的。但随着肾小管上皮细胞发生明显损伤,GFR 突然下降,临床上 ARF 综合征的表现变得明显,则进入维持期。

（2）维持期　又称少尿(oliguria)期。典型的为 7~14 天,但也可短至几天,长至 4~6 周。肾小球滤过率保持在低水平。许多病人可出现少尿(<400ml/d)。也有些病人尿量在400ml/d 以上,称为非少尿型 ARF,其病情大多较轻,预后较好。然而,不论尿量是否减少,随着肾功能减退,临床上均可出现尿毒症的一系列表现。

1)ARF 的全身并发症:①消化系统症状:食欲减退、恶心、呕吐、腹胀、腹泻等,严重者可发生消化道出血。②呼吸系统症状:除感染外,因过度容量负荷,可出现呼吸困难、咳嗽、憋气、胸痛等症状。③循环系统症状:多因尿少和未控制饮水,以致体液过多,出现高血压及心力衰竭、肺水肿表现;因毒素滞留、电解质紊乱、贫血及酸中毒而引起各种心律失常及心肌病变。④神经系统症状:出现意识障碍、躁动、谵妄、抽搐、昏迷等尿毒症脑病症状。⑤血液系统症状:可有出血倾向及轻度贫血现象。

感染是 ARF 另一种常见而严重的并发症。在急性肾衰竭同时或在疾病发展过程中,还可合并多个脏器衰竭,此类病人病死率可高达 70%。

2)水、电解质和酸碱平衡紊乱可表现为:①代谢性酸中毒(metabolic acidosis):主要因为肾排酸能力减低,同时又因 ARF 常合并高分解代谢状态,使酸性产物明显增多。②高钾血症(hyperkalemia):除肾排泄钾减少外,酸中毒、组织分解过快也是主要原因。严重创伤、烧伤等所致横纹肌溶解引起的 ARF,有时每日血钾可上升 $1.0\sim2.0$mmol/L 以上。高钾血症对心肌细胞有毒性作用,可诱发各种心律失常,严重者可出现心室颤动、心跳骤停。③低钠血症(hyponatremia):主要是由水潴留引起的稀释性低钠。此外,还可有低钙、高磷血症,但远不如慢性肾衰竭时明显。

(3)恢复期　肾小管细胞再生、修复,肾小管完整性恢复。肾小球滤过率逐渐恢复正常或接近正常范围。少尿型病人开始出现利尿,可有多尿表现,在不使用利尿剂的情况下,每日尿量可达 $3000\sim5000$ml 或更多。通常持续 $1\sim3$ 周,继而逐渐恢复。与肾小球滤过率相比,肾小管上皮细胞功能的恢复相对延迟,常需数月后才能恢复。少数病人可最终遗留不同程度的肾脏结构和功能缺陷。

2.体征　多数病人血压可升高,双肺可闻及湿啰音,心浊音界向一侧或两侧增大,心率增快,部分病人可闻及病理性杂音。

3.实验室及其他检查

(1)血液检查　有轻、中度贫血;血肌酐和尿素氮进行性上升,血肌酐每日平均增加超过 44.2μmol/L,高分解代谢者上升速度更快,每日平均增加超过 176.8μmol/L。血清钾浓度升高,常大于 5.5mmol/L。血 pH 常低于 7.35。HCO_3^- 浓度多低于 20mmol/L。血清钠浓度正常或偏低。血钙降低,血磷升高。

(2)尿液检查　尿常规检查尿蛋白多为＋～＋＋,常以中、小分子蛋白为主。尿沉渣检查可见肾小管上皮细胞、上皮细胞管型和颗粒管型及少许红、白细胞等;尿比重降低且较固定,多在 1.015 以下,因肾小管重吸收功能损害,尿液不能浓缩所致;尿渗透压浓度低于 350mmol/L,尿与血渗透压浓度之比低于 1.1,尿钠含量增高,多为 $20\sim60$mmol/L;肾衰指数和滤过钠分数常大于 1。应注意尿液指标检查须在输液、使用利尿药和高渗药物前进行,否则会影响结果。

(3)影像学检查　尿路超声显像对排除尿路梗阻和慢性肾功能不全很有帮助。X 线或放射性核素检查对检查血管是否阻塞有帮助,但要明确诊断仍需行肾血管造影。

(4)肾活检　是重要的诊断手段。在排除了肾前性及肾后性原因后,没有明确致病原因(肾缺血或肾毒素)的急性肾衰竭都有肾活检指征。活检结果可确定包括急性肾小球肾炎、系统性血管炎、急进性肾炎及急性过敏性间质性肾炎等肾脏疾病。

(四)治疗要点

治疗原则是纠正可逆的病因,预防额外的损伤;调节水、电解质和酸碱平衡,控制氮质潴留,供给足够营养和治疗原发病;防治各种并发症。

1.纠正可逆的病因　早期干预治疗 ARF 首先要纠正可逆的病因。对于各种严重外伤、心力衰竭、急性失血等都应进行相关治疗,包括输血、等渗盐水扩容、处理血容量不足、休克和感染等。停用影响肾灌注或肾毒性的药物。

2.维持体液平衡　每日补液量应为显性失液量加上非显性失液量减去内生水量。由于非显性失液量和内生水量的估计常有困难,因此每日大致的进液量,可按前一日尿量加

500ml计算。发热病人只要体重不增加可增加进液量。

3. 饮食和营养 补充营养以维持机体的营养状况和正常代谢,这有助于损伤细胞的修复和再生,提高存活率。ARF病人每日所需能量应为每千克体重147kJ(35kcal),主要由碳水化合物和脂肪供应;蛋白质的摄入量应限制为0.8g/(kg·d),对于有高分解代谢或营养不良以及接受透析的病人,蛋白质摄入量可放宽。

4. 纠正高钾血症 血钾超过6.5mmol/L,心电图表现为QRS波增宽等时,应予以紧急处理,包括:①钙剂(10%葡萄糖酸钙10~20ml)稀释后静脉缓慢(5分钟)注射。②11.2%乳酸钠或5%碳酸氢钠100~200ml静滴,以纠正酸中毒并促进钾离子向细胞内转移。③50%葡萄糖溶液50~100ml加普通胰岛素6~12U缓慢地静脉注射,可促进糖原合成,使钾离子向细胞内移动。④口服离子交换(降钾)树脂(15~30g,每日3次)。对于以上措施应用无效或高分解代谢型ATN的高钾血症病人,透析是最有效的治疗方法。

5. 代谢性酸中毒 应及时治疗,如HCO_3^-低于15mmol/L,可选用5%碳酸氢钠100~250ml静滴。对于严重酸中毒病人,应立即开始透析。

6. 感染 感染是常见的并发症,也是病人死亡的主要原因之一。应尽早使用抗生素。根据细菌培养和药物敏感试验选用对肾无毒性或毒性低的药物,并按肌酐清除率调整用药剂量。

7. 对脓毒血症合并急性肾衰竭病人的一些干预性治疗 包括针对血管内皮细胞损伤、肾小球内微血栓的抗凝;维持平均动脉血压大于或等于65mmHg;维持血细胞比容大于或等于30%;严格控制血糖;对脓毒血症难治性休克病人适度应用糖皮质激素及尽可能缩短机械通气时间。

8. 透析疗法 明显的尿毒症综合征,包括心包炎和严重脑病、高钾血症、严重代谢性酸中毒、容量负荷过重对利尿药治疗无效者都是透析治疗的指征。

9. 多尿的治疗 多尿开始时,由于肾小球滤过率尚未恢复,肾小管的浓缩功能仍较差,治疗仍应维持水、电解质和酸碱平衡,控制氮质血症和防止各种并发症。已施行透析的病人,仍应继续透析。多尿期1周左右后可见血肌酐和尿素氮水平逐渐降至正常范围,饮食中蛋白质摄入量可逐渐增加,并逐渐减少透析频率直至停止透析。

10. 恢复期的治疗 一般无需特殊处理,定期随访肾功能,避免使用对肾有损害的药物。

二、护　理

(一)护理评估

1. 健康史 详细询问病人有无大出血、心力衰竭、休克及严重脱水等病史;有无严重创伤、大面积烧伤、急性溶血、脓毒血症、肾间质或肾实质病变等疾病;有无肾结石、尿路结石及双侧肾盂积水、前列腺增生等疾病。

2. 身体评估 评估病人的全身情况、生命体征、神志、营养状况,有无水、电解质、酸碱平衡紊乱等相关表现。

3. 实验室及其他检查 根据检查结果评估病人的病情所处病程时期。

4. 心理—社会评估 因起病急,病情危重,会使病人产生对失去工作和死亡的恐惧,昂贵的医疗费用又会进一步加重病人及其家属的心理负担,产生抑郁和悲观甚至绝望的心理。评估病人有无担心、害怕及焦虑等情绪。

(二)护理诊断/问题

1. 营养失调　与病人食欲减退、低蛋白质饮食及透析等因素有关。
2. 有皮肤完整性受损的危险　与体液过多、抵抗力下降有关。
3. 有感染的危险　与机体抵抗力下降和透析等有关。
4. 恐惧　与肾功能急剧恶化、病情危重有关。
5. 潜在并发症　如高血压脑病、心力衰竭、心律失常及心包炎。

(三)护理目标

病人食欲改善,有足够的营养物质摄入,营养状况好转;水肿减轻或消退,无皮肤受损;无感染发生;恐惧心理、负性情绪得到有效缓解。

(四)护理措施

1. 休息与活动　维持期病人应绝对卧床休息,保持安静,以减轻肾脏的负担;下肢水肿病人应抬高下肢;对意识障碍病人加床护栏;昏迷病人按昏迷病人常规护理。当尿量增加、病情好转时,可逐渐增加活动量,以病人不感觉劳累为度。

2. 饮食护理　对于能进食的病人,给予高生物效价的优质蛋白质及含钾量低的食物,蛋白质摄入量以 0.8g/(kg·d)为宜,并适量补充必需氨基酸。同时给予高碳水化合物、高脂肪饮食,保证热量供给,保持机体的正氮平衡。尽可能地减少钠、钾、氯的摄入量。不能口服的病人可用鼻饲或静脉营养补充必需氨基酸及葡萄糖。

3. 皮肤及口腔护理　注意个人卫生,保持皮肤清洁。对卧床及身体虚弱的病人,应定时翻身,防止压疮和肺部感染。加强口腔护理。

4. 病情观察　密切观察病人有无急性肾衰竭的全身并发症;有无恶心、呕吐、四肢麻木、烦躁、胸闷、心率减慢及心律不齐等高钾血症表现;有无深长呼吸、恶心、呕吐、疲乏及嗜睡等酸中毒表现;有无水肿、体重增加、高血压及乏力、疲倦、意识障碍及抽搐等水潴留和低钠血症表现。监测病人生命体征、尿量、血尿素氮、血肌酐及血电解质的变化,发现异常应及时报告医师。

5. 高钾血症治疗配合　高钾血症是临床危急表现,应密切监测血钾的浓度,当血钾超过 6.5mmol/L、心电图表现为 QRS 波增宽时,应紧急协助医师处理。此外,高钾血症病人应禁用库存血,限制摄入含钾高的食物,停用含钾药物,并及时纠正酸中毒。

6. 透析疗法治疗配合　见本章第六节。

7. 心理护理　加强与病人的沟通,在精神上给予病人真诚的安慰和支持,通过介绍治疗进展信息,解除病人的恐惧心理,增加病人康复的信心,争取病人能积极配合治疗。

(五)健康教育

1. 预防措施　慎用氨基糖苷类抗生素;尽量避免需用大剂量造影剂的 X 射线检查,尤其是老年人及肾血流灌注不良者(如脱水、失血、休克)。加强劳动防护,避免接触重金属、工业毒物等。误服或误食毒物,应立即进行洗胃或导泻,并采用有效解毒剂。重大手术前应充分补充血容量,术中应保护肾功能。严重挤压创伤和误输异型血的治疗时应碱化尿液。

2.疾病知识的指导 积极治疗引起肾小管坏死的原发病。避免接触重金属和工业毒物等。教会病人识别高血压脑病、左心衰竭、高钾血症及代谢性酸中毒的表现。

3.保健知识的宣传 恢复期病人应加强营养,增强体质,适当锻炼;注意个人卫生,注意保暖,防止受凉;避免妊娠、手术、外伤等。定期门诊随访,监测肾功能、尿量等。

4.生活指导 指导病人合理安排活动和休息,劳逸结合,防止劳累;严格遵守饮食计划,加强营养,避免发生负氮平衡。

（六）护理评价

病人是否有足够的营养物质摄入,营养是否均衡;水肿是否消退、皮肤是否保持完整;有无感染发生;恐惧心理是否得到有效缓解。

本节小结

急性肾衰竭是由于各种原因引起的、肾功能在短时间(几小时至几天)内突然下降而出现的临床综合征。主要表现为血肌酐和尿素氮升高,水、电解质和酸碱平衡失调及全身各系统并发症。临床病程分为起始期、维持期和恢复期三期。急性肾衰竭的治疗与护理要点是维持营养和热量的供给,积极预防和治疗高血钾,纠正酸中毒,严重病情者可采用血液净化抢救生命。多尿期应保持水、电解质和酸碱平衡,增加营养,积极预防和治疗感染。

本节关键词:急性肾衰竭;水、电解质和酸碱平衡紊乱;透析;高钾血症

课后思考

1.引起 ARF 的常见病因有哪些?

2.简述 ARF 维持期的主要临床表现。

3.简述 ARF 的治疗原则及护理要点。

4.ARF病人出现高钾血症的临床表现、紧急处理措施及护理要点有哪些?

（张　静）

第五节　慢性肾衰竭病人的护理

案例 5-4

李某,女,64 岁,因头痛、头晕、恶心、呕吐、胸闷、心悸而入院。患者自述有"肾炎"史,多次复查尿蛋白(＋＋),时有尿潜血阳性。近 1 个月来发生感冒后,自觉头

痛、头晕、钠差、恶心、呕吐、口腔有尿臭味、腰痛、乏力、胸口发闷、精神不振。体格检查：T 38.0℃；P 90 次/分；BP 160/95mmHg；肾区有叩痛，双下肢有水肿。实验室检查：Hb 90g/L，尿蛋白(＋＋＋)，潜血(＋＋)，肌酐清除率：40ml/min，血尿素氮：25mmol/L，血电解质检查血钾为 6.3mmol/L。超生检查提示双肾体积缩小。初步诊断：慢性肾衰竭。

问题：

1. 该病人的主要护理诊断和诊断依据是什么？
2. 应从哪些方面对病人进行病情观察？
3. 如何做好病人的心理护理？

本节学习目标

1. 掌握慢性肾衰竭的定义、分期和临床表现。
2. 掌握慢性肾衰竭病人的饮食护理和病情观察内容。
3. 熟悉慢性肾衰竭的处理要点。
4. 了解慢性肾衰竭的病因、发病机制和实验室检查。
5. 体现护士的爱伤精神和人文关怀，尊重病人的身心需求。

慢性肾衰竭(chronic renal failure，CRF)指慢性肾脏病引起的 GFR(肾小球滤过率)下降及与此相关的代谢紊乱和临床症状组成的综合征，简称慢性肾衰。

一、疾病概要

慢性肾衰竭是常见的临床综合征，它发生在各种慢性肾脏病的基础上，缓慢地出现肾功能减退而至衰竭。慢性肾衰竭可分为以下四个阶段：①肾功能代偿期。②肾功能失代偿期。③肾功能衰竭期(尿毒症前期)。④尿毒症期。

表 5-3　慢性肾衰竭分期

项目	第 1 期 (肾功能不全代偿期)	第 2 期 (肾功能不全失代偿期)	第 3 期 (肾功能衰竭期)	第 4 期 (尿毒症期或肾衰终末期)
GFR(ml/min)	80～50	50～20	20～10	＜ 10
Scr(μmol/L)	133～177	178～442	443～707	＞707
Ccr(ml/min)	＞50	25～50	10～25	＜10
临床表现	无症状	症状轻	症状明显	症状严重

（一）病因

任何泌尿系统疾病能破坏肾的正常结构和功能者，均可引起肾衰。如原发和继发性肾小球病、梗阻性肾病、慢性间质性肾炎、肾血管疾病、先天性和遗传性肾病等,都可发展至肾衰。国外常见的病因依顺序是:糖尿病肾病、高血压肾病、肾小球肾炎、多囊肾等;而在我国则为:肾小球肾炎、糖尿病肾病、高血压肾病、多囊肾、梗阻性肾病等。有些病人由于起病隐匿,到肾衰晚期才来就诊,此时双侧肾已固缩,往往不能确定其病因。

(二)发病机制

本病的发病机制尚未明确,目前有几种主要学说,如肾单位高滤过学说、肾单位高代谢学说等。

1.肾单位高滤过 有关研究认为,CRF 时残余肾单位肾小球出现高灌注和高滤过状态是导致肾小球硬化和残余肾单位进一步丧失的重要原因之一。由于高滤过的存在,可促进系膜细胞增殖和基质增加,导致微动脉瘤的形成、内皮细胞损伤和血小板集聚增强、炎性细胞浸润、系膜细胞凋亡等,因而肾小球硬化不断发展。

2.肾单位高代谢 CRF 时残余肾单位肾小管高代谢状况,是肾小管萎缩、间质纤维化和肾单位进行性损害的重要原因之一。高代谢所致肾小管氧消耗增加和氧自由基增多,小管内液 Fe^{2+} 的生成和代谢性酸中毒所引起的补体旁路途径激活和膜攻击复合物形成,均可造成肾小管-间质损伤。

3.肾组织上皮细胞表型转化的作用 近年研究表明,在某些生长因子或炎症因子的诱导下,肾小管上皮细胞、肾小球上皮细胞、肾间质成纤维细胞均可转变为肌成纤维细胞,在肾间质纤维化、局灶节段性或球性肾小球硬化过程中起重要作用。

4.某些细胞因子-生长因子的作用 近年研究表明,CRF 动物肾组织内某些生长因子(如白细胞介素-1、单核细胞趋化蛋白-1、血管紧张素Ⅱ、内皮素-1 等),均参与肾小球和小管间质的损伤过程,并在促进细胞外基质增多的过程中起重要作用。

(三)临床表现

1.症状 肾衰的早期,除血肌酐升高外,往往无临床症状,而仅表现为基础疾病的症状。到了病情发展到残余肾单位不能适应机体最低要求时,肾衰症状才会逐渐表现出来。尿毒症时每个器官系统的功能均失调而出现尿毒症的各种症状。透析可改善尿毒症的大部分症状,但一些症状可持续甚至加重。

(1)水、电解质和酸碱平衡失调

1)水钠代谢紊乱:水钠平衡紊乱主要表现为水钠潴留,有时也可表现为低血容量和低钠血症。肾功能不全时,肾脏对钠负荷过多或容量过多的适应能力逐渐下降,水钠潴留可表现为不同程度的皮下水肿或(和)体腔积液,这在临床上相当常见。此时易出现血压升高、左心功能不全和脑水肿。低血容量主要表现为低血压和脱水。

低钠血症既可由缺钠引起(真性低钠血症),也可由水过多或其他因素所引起(稀释性低钠血症),而以后者更为多见,两者的临床情况与处理完全不同,故应注意鉴别。

2)钾代谢紊乱:肾衰时残余的每个肾单位远端小管排钾都增加,肠道也增加钾的排泄,因调节机制较强,故病人的血钾多正常。当 GFR 降至 $20\sim25ml/min$ 或更低时,肾脏排钾能力逐渐下降,此时易于出现高钾血症。

3)代谢性酸中毒:在部分轻、中度慢性肾衰病人中,由于肾小管分泌氢离子障碍或肾小管 HCO_3^- 的重吸收能力下降,因而发生正常阴离子间隙的高氯血症性代谢性酸中毒,即肾小管性酸中毒。

4)磷和钙代谢紊乱:主要表现为钙缺乏和磷过多。钙缺乏主要与钙摄入不足、活性维生素D缺乏、高磷血症、代谢性酸中毒等多种因素有关,明显钙缺乏时可出现低钙血症。血磷浓度由肠道对磷的吸收及肾的排泄来调节,当肾小球滤过率下降、尿内磷排出减少时,血磷浓度逐渐升高。

5)高镁血症:当 GFR 小于 20ml/min 时,由于肾排镁减少,常有轻度高镁血症。病人常无任何症状。然而仍不宜使用含镁的药物,如含镁的抗酸药、泻药等。

(2)蛋白质、糖类、脂肪和维生素的代谢紊乱

1)蛋白质代谢紊乱:表现为蛋白质代谢产物蓄积(氮质血症),也可有血清白蛋白水平下降、血浆和组织必需氨基酸水平下降等。

2)糖代谢异常:主要表现为糖耐量减低和低血糖症两种情况,前者多见,后者少见。糖耐量减低主要与胰高血糖素升高、胰岛素受体障碍等因素有关,可表现为空腹血糖水平或餐后血糖水平升高,但一般较少出现自觉症状。

3)脂代谢异常:慢性肾衰病人中高脂血症相当常见,其中多数病人表现为轻到中度,少数病人表现为轻度高胆固醇血症,或高甘油三酯血症和高胆固醇血症兼有。有些病人血浆中极低密度脂蛋白和脂蛋白水平升高,高密度脂蛋白水平降低。

4)维生素代谢紊乱:相当常见,如血清维生素 A 水平增高、维生素 B_6 及叶酸缺乏等,常与饮食摄入不足、某些酶活性下降有关。

(3)心血管系统表现　心血管疾病是肾衰最常见的死因。

1)高血压和左心室肥大:大部分病人有不同程度的高血压,个别可为恶性高血压。

2)心力衰竭:是常见的死亡原因之一,大都与钠、水潴留及高血压有关,但也有部分病例可能与尿毒症心肌病有关。在尿毒症时常有心肌病表现,如心脏扩大、持续性心动过速、奔马律、心律失常等。

3)尿毒症心肌病:各种心律失常的出现,与心肌损伤、缺氧、电解质紊乱、尿毒症毒素蓄积等因素有关。部分病人可伴有冠状动脉粥样硬化性心脏病。

4)心包炎:可分为尿毒症性或透析相关性心包炎。前者已少见,后者可见于透析不充分者。临床表现与一般心包炎相同,唯心包积液多为血性。当有可疑的心包压塞征时,应急做超声心动图,它能准确反映心包积液量及心脏舒缩功能。

5)动脉粥样硬化:本病动脉粥样硬化进展迅速,血液透析病人更甚于未透析者,冠心病是主要的死亡原因之一。脑动脉和全身周围动脉亦同样发生动脉粥样硬化,主要是由高脂血症和高血压所致,可能也与血中甲状旁腺激素增高有关。

(4)呼吸系统症状　酸中毒时呼吸深而长,体液过多可引起肺水肿。尿毒症毒素可引起尿毒症肺炎,后者是一种肺充血。由于肺泡毛细血管渗透性增加,肺部 X 线检查出现"蝴蝶翼"征,透析可迅速改善上述症状。

(5)血液系统表现

1)贫血:肾衰常有不同程度贫血,属正细胞正常色素性贫血。肾衰贫血的原因有:①肾

产生的促红细胞生成素(erythropoietin,EPO)减少。②铁的摄入减少。③血液透析过程失血或频繁的抽血化验。④肾衰时红细胞生存时间缩短。⑤叶酸缺乏。⑥体内缺乏蛋白质。⑦尿毒症毒素对骨髓的抑制等。

2)出血倾向:病人常有出血倾向,表现为皮肤淤斑、鼻出血、月经过多、外伤后严重出血、消化道出血等。

3)白细胞异常:部分病例的白细胞可减少。白细胞趋化、吞噬和杀菌的能力减弱,容易发生感染,透析后可改善。

(6)神经、肌肉系统症状 疲乏、失眠、注意力不集中是肾衰竭的早期症状之一。其后会出现性格改变、抑郁、记忆力减退、判断错误,并可有神经肌肉兴奋性增加,如肌肉颤动、痉挛和呃逆等。尿毒症时常有精神异常,对外界反应淡漠、谵妄、惊厥、幻觉、昏迷等。本病常有周围神经病变,感觉神经较运动神经显著,尤以下肢远端为甚,病人可诉肢体麻木,有时为烧灼感或疼痛感、不宁腿综合征、深反射迟钝或消失、肌肉无力、感觉障碍,但最常见的是肢端袜套样分布的感觉丧失。

(7)胃肠道症状 肾衰病人常有胃肠道症状,食欲不振是常见的早期表现。尿毒症常有口气和恶心、呕吐,限制蛋白饮食能减少胃肠道症状。

(8)皮肤症状 皮肤瘙痒是常见症状,有时难以忍受,可能与继发性甲旁亢有关,透析常不能改善。尿毒症病人面部肤色常较深且萎黄,有轻度浮肿感,称为尿毒症面容,是由于贫血、尿色素沉着于皮肤、再加上面部有些浮肿而形成。

(9)肾性骨营养不良症(简称肾性骨病) 是指尿毒症时骨骼改变的总称。依常见顺序排列为:纤维囊性骨炎、肾性骨软化症、骨质疏松症和肾性骨硬化症。肾性骨病可引起骨痛、行走不便和自发性骨折,但在透析前有症状者不到10%。然而,骨X线片约有35%发现异常,骨活体组织检查约90%可发现异常,故早期诊断要依靠骨活检。肾性骨病的病因为继发性甲旁亢、骨化三醇缺乏、营养不良、铝中毒及代谢性酸中毒。

(10)内分泌失调 肾衰时内分泌功能出现紊乱。垂体、甲状腺、肾上腺功能通常是相对正常的,感染时有些病人可发生肾上腺皮质功能不全。血浆肾素可正常或升高、骨化三醇降低、促红细胞生成素降低。肾是多种激素的降解场所,如胰岛素、胰升糖素及甲状旁腺激素等,肾衰时其作用延长。患本病者性功能常障碍,小儿性成熟延迟,透析不能改善。女病人的雌激素水平降低,性欲差,肾衰晚期可闭经、不孕。个别早期肾衰病人即使怀孕,胎儿多发育不良,流产率高,透析后多数可恢复月经来潮。男病人性欲缺乏和阳痿,透析后可部分改善。患本病者血浆睾丸素水平下降,促性腺激素水平可稍增高,但病人的阳痿使用睾丸素治疗常无效。病人精液减少,精子数量减少、活动力较差。

(11)感染 尿毒症病人易并发严重感染,以肺部感染最为常见。

2.体征 多数病人存在不同程度的高血压,几乎所有病人均有贫血,可有心脏扩大、心包摩擦音等。

3.实验室及其他检查

(1)血液检查 红细胞计数下降,血红蛋白浓度降低,白细胞计数升高或降低,血小板正常或减少,红细胞沉降率多增快。内生肌酐清除率降低,血肌酐及血尿素氮增高。血浆清蛋白降低、血钙降低、血磷增高及pH降低等。

（2）尿液检查　夜尿增多，尿比重降低。尿沉渣中有红细胞、白细胞、颗粒管型及蜡样管型等。

（3）影像学检查　超声或 X 线检查可见双肾缩小。

（四）治疗要点

对轻、中度 CRF 及时进行治疗，延缓、停止或逆转 CRF 的进展，防止尿毒症的发生，这是 CRF 防治中的一项基础工作。其基本对策是：①坚持病因治疗，如对高血压病、糖尿病肾病、肾小球肾炎等，坚持长期合理治疗。②避免或消除 CRF 急剧恶化的危险因素。③阻断或抑制肾单位损害渐进性发展的各种途径，保护健存肾单位。

1.治疗基础疾病　有些引起肾衰的基础疾病在治疗后有可逆性，哪怕肾病变有轻微改善，肾功能也可有不同程度的改善。另外，延缓慢性肾衰竭的发展应在肾衰的早期就进行。

2.必需氨基酸的应用　如果 $GFR \leqslant 10ml/min$，病人由于种种原因不能施行透析，且摄入蛋白质太少（每日为 20g 左右），超过 3 周则会发生蛋白质营养不良症，必须加用必需氨基酸（essential amino acids，EAA），才可使尿毒症病人维持较好的营养状态。

3.对症治疗

（1）高血压　24 小时持续、有效地控制高血压，对保护靶器官具有重要作用，也是延缓、停止或逆转 CRF 进展的主要因素之一。透析前 CRF（$GFR \leqslant 10ml/min$）病人的血压应当控制在 120～130/75～80mmHg 以下。容量依赖型高血压可通过限水钠、配合利尿药及降压药等综合治疗达到降压目的。上述疗效不佳时，可用透析来脱水，使血压降低。对肾素依赖型高血压应首选血管紧张素转换酶抑制剂，其他降压药有钙通道阻滞剂、β-受体阻滞剂、血管扩张剂等，用药过程中注意药物的副作用。

（2）感染　慢性肾衰竭出现感染时，应积极控制感染。治疗与一般感染相同，但要注意在疗效相近时，尽量选择对肾毒性小的药物。

（3）代谢性酸中毒　酸中毒不严重时可用碳酸氢钠 1～2g 口服，3 次/日。若二氧化碳结合力小于 13.5mmoL，酸中毒明显时，应静脉补碱，在纠酸过程中同时补钙，防止低钙引起的手足抽搐。

（4）贫血　重组人类促红细胞生成素是治疗肾性贫血的特效药。同时应补充造血原料（如铁剂、叶酸），严重贫血者可适当输新鲜血。

（5）肾性骨病　活性维生素 D_3（骨化三醇）主要用于长期透析的肾性骨病病人，使用过程中要注意监测血钙、血磷浓度，防止异常钙化的发生。

（6）水钠代谢紊乱　为防止出现水钠潴，留需适当限制钠摄入量，一般钠摄入量应不超过 5g/d。有明显水肿、高血压者，钠摄入量一般为 2～3g/d，个别严重病例可限制为 1～2g/d。也可根据需要应用袢利尿剂（呋塞米、布美他尼等）。对严重肺水肿急性左心衰竭者，常需及时给予血液透析或持续性血液滤过，以免延误治疗时机。

（7）低钙血症、高磷血症　当 GFR 小于 30ml/min 时，除限制磷摄入外，可应用磷结合剂口服，以碳酸钙较好。$CaCO_3$ 口服一般每次 0.5～2g，每日 3 次，餐中服用。对明显高磷血症[血磷大于 7mg/dl（2.26mmol/L）]或血清钙、磷乘积大于 65mg/dl 者，则应暂停应用钙剂，以防转移性钙化的加重。此时可短期服用氢氧化铝制剂（10～30ml/次，每日 3 次），待钙、磷乘积低于 65mg/dl 时，再服用钙剂。对明显低钙血症病人，可口服 1,25-$(OH)_2D_3$（骨化三醇),治疗中均需要监测血钙、磷、甲状旁腺素浓度,了解治疗效果。

(8)高脂血症　与一般高血脂者的治疗原则相同,应积极治疗。但对维持透析病人,高脂血症的标准宜放宽,血胆固醇水平保持在 $6.5\sim7.8$ mmol/L($250\sim300$ mg/dl),血甘油三酯水平保持在 $1.7\sim2.3$ mmol/L($150\sim200$ mg/dl)为好。

4.替代治疗　透析(血液透析、腹膜透析)和肾移植是替代肾功能的治疗方法。尿毒症病人经药物治疗无效时,便应透析治疗。血液透析和腹膜透析的疗效相近,各有优缺点,应结合病人的情况来选用。透析一段时间后,可考虑是否做肾移植。

二、护　理

(一)护理评估

1.健康史　重点了解发病经过,有无诱因,主要不适及特点,伴随症状及并发症等。详细询问病人的患病经过,有无各种原发肾脏疾病及泌尿系统其他疾病;询问病人诊疗经过及用药情况,病情有无逐渐加重、出现新的症状等。

2.身体评估

(1)症状　重点评估病人的生命体征、精神意识状态,有无出现贫血面容,皮肤有无出血点、淤斑、尿素霜的沉积等;有无心率增快、颈静脉怒张、肝大等心力衰竭的征象;有无出现血压下降、脉压差变小、末梢循环不良、颈静脉压力增高等心包填塞征等。

(2)体征　评估皮肤水肿的部位、程度、特点,有无出现胸腔、心包积液,腹水征;神经反射有无异常;肾区有无叩击痛等。

(3)实验室及其他检查　血、尿常规检查,了解有无血红细胞减少、血红蛋白含量降低;血尿素氮及血肌酐升高的程度,肾小管功能有无异常。血电解质和二氧化碳结合力的变化,肾影像学检查的结果。

3.心理一社会评估　慢性肾衰病人因预后不佳,治疗费用昂贵,尤其是需要进行长期透析或做肾移植手术时,病人及家属心理压力大,可出现抑郁、恐惧、悲观和绝望等心理,评估时应注意有无上述心理发生。

(二)护理诊断/问题

1.营养失调　与长期限制蛋白质摄入、消化功能紊乱、水电解质紊乱及贫血等因素有关。

2.活动无耐力　与心脏病变,贫血,水、电解质和酸碱平衡失调有关。

3.有皮肤完整性受损的危险　与水肿、皮肤瘙痒、凝血障碍及机体抵抗力低下有关。

4.有感染的危险　与机体免疫功能低下、白细胞功能异常及透析有关。

5.体液过多　如与肾小球滤过功能降低导致水钠潴留,多饮水或补液不当等因素有关。

6.潜在并发症　水、电解质和酸碱平衡失调。

(三)护理目标

病人食欲改善,摄入的营养物质增加,营养状况好转;活动耐力增强;水肿逐渐减轻或消退,皮肤保持完整;无感染发生;保持机体水、电解质和酸碱平衡。

（四）护理措施

1.一般护理

（1）休息与活动 以休息为主，避免过度劳累。休息与活动的量视病情而定：①症状明显、病情加重者，应绝对卧床休息，并提供安静的休息环境，协助病人做好各项生活护理。②对长期卧床者，应指导或帮助其进行适当的床上活动，定时为病人翻身和做被动肢体活动，防止压疮或肌肉萎缩。

（2）饮食护理 饮食护理的目的是减少体内氮代谢产物的积聚及体内蛋白质的分解，维持正氮平衡，增强机体抵抗力，缓解尿毒症症状和延缓病情发展等。原则：给予优质蛋白质、高热量、高维生素及易消化饮食，尽量少摄入植物蛋白。对长期低蛋白饮食的病人，应使用必需氨基酸（EAA）疗法或必需氨基酸及其 α-酮酸的混合制剂疗法。给予足量的碳水化合物和脂肪，以减少体内蛋白的分解。应根据病人的 GFR 来调整蛋白质的摄入量。当 GFR<50ml/min 时，开始限制蛋白质的摄入，且要求饮食中 60% 以上的蛋白质是富含必需氨基酸的蛋白质（即高生物价优质蛋白质），如鸡蛋、牛奶、瘦肉等。当 GFR<5ml/min 时，每日摄入蛋白约为 20g（0.3g/kg），此时病人需应用必需氨基酸疗法；当 GFR 在 5～10ml/min 时，每日摄入的蛋白约为 25g（0.4g/kg）；GFR 在 10～20ml/min 者约为 35g（0.6g/kg）；GFR>20ml/min 者约 40g（0.7g/kg）。应注意供给富含维生素 C、B 族维生素和叶酸的食物。

（3）皮肤及口腔护理 指导病人注意个人卫生，勤洗澡、勤换内衣、勤剪指（趾）甲，保护好水肿部位的皮肤；皮肤瘙痒时遵医嘱应用止痒剂，嘱病人切勿用力搔抓，以免被抓破或擦伤而引起皮肤感染；尿毒症病人口中常有尿素臭味，且易发生牙龈肿胀、口腔炎，每日早晚用 3% 过氧化氢溶液擦洗口腔，进食后必须漱口，防止口腔及咽喉感染。

2.病情观察 严密监测病人的生命体征、意识状态；准确记录 24 小时出入液量，每日定时测量体重；观察有无液体量过多的表现；有无各系统症状；有无电解质代谢紊乱和代谢性酸中毒表现；有无感染的征象。

3.电解质紊乱的护理 严密观察血钾、钠、钙、磷有无异常，必要时通知医生处理。密切观察高钾血症的征象，如脉搏不规则、肌无力、心电图改变等。病人有高钾血症时，应限制含钾量高的食物摄入。观察低钙血症的症状，如手指麻木、易激惹、腱反射亢进、抽搐等。如有低钙血症可摄入含钙量较高的食物，如牛奶，遵医嘱使用活性维生素 D_3 及钙剂，定期监测血 BUN、血肌酐、清蛋白、血红蛋白等的变化。

4.水肿的观察和护理 每日定时测量体重，准确记录出入水量。严格控制入液量（入液量一般为 500ml＋前一日的尿量）。已进行透析的病人，同样应强调"量出为入"的原则。为减轻病人的烦渴现象，可用含冰块代替饮水。限制钠盐的摄入。遵医嘱使用利尿剂和血管扩张剂，观察利尿效果。

5.用药护理 遵医嘱用药，观察药物疗效及不良反应。①应用促红细胞生成素时，注意有无头痛、高血压及癫痫发作等，定期查血常规。禁输库存血。②使用骨化三醇治疗肾性骨病时，要随时监测血钙、血磷的浓度，防止内脏、皮下、关节、血管钙化和肾功能恶化。③必需氨基酸疗法，宜口服给药，若需静脉输入，应注意控制输液速度。输液过程中若有恶心、呕吐，应给予止吐剂，同时减慢输液速度。切勿在氨基酸液内加入其他药物，以免引起不良反应。

6.预防感染 了解病人有无体温升高、寒战、疲乏无力、食欲下降、咳嗽、咳脓性痰、尿路刺激征、白细胞增高等。准确留取各种标本送检查,如痰液、尿液、血液等。积极采取措施预防感染的发生,如病室定期通风并消毒空气,严格无菌操作,改善病人的营养状况,加强生活护理,尤其是口腔及会阴部皮肤的卫生。告知病人尽量避免去公共场所。皮肤瘙痒时可遵医嘱用止痒剂,避免用力搔抓。卧床病人应定期翻身,指导有效的咳痰技巧。接受血液透析的病人,乙型肝炎和丙型肝炎的发生率要明显高于正常人,故要进行乙型肝炎疫苗的接种,尽量减少血液制品的输入等。

7.心理护理 护理人员应以热情、关切的态度去接近病人,使其感受到真诚和温暖。

（五）健康教育

1.预防感染 注意个人卫生,保持口腔、皮肤的清洁。皮肤瘙痒时切勿用力搔抓,以免破损引起感染;注意会阴部的清洁,观察有无尿路刺激征的出现;注意保暖,避免受凉,以免引起上呼吸道感染。

2.疾病知识的指导 遵医嘱用药,避免使用肾毒性较大的药物,如氨基糖苷类抗生素等;定期复查肾功能、血清电解质等,准确记录每日的尿量、血压及体重;血液透析者,注意保护好动静脉瘘管;腹膜透析者,保护好腹膜透析管道。

3.保健知识的宣传 积极治疗原发病,去除加重肾衰竭的诱因。

4.生活指导 强调合理饮食对本病的重要性,严格遵从饮食治疗的原则,尤其是蛋白质的合理摄入和水钠限制;根据病情和活动耐力,进行适当的活动,增强机体的抵抗力避免劳累和重体力活动。

（六）护理评价

病人是否摄入足够的营养物质,身体营养状况是否有所改善;是否自诉活动耐力增强;水肿是否减轻或消退,皮肤是否完整;住院期间是否发生感染;水、电解质和酸碱平衡是否发生紊乱。

本节小结

慢性肾衰竭是常见的临床综合征,它发生在各种慢性肾脏病的基础上,缓慢地出现肾功能减退而至肾衰竭。慢性肾衰竭是各种肾脏疾病晚期的共同转归。早期表现为血肌酐清除率下降,晚期 BUN、Scr 升高。饮食疗法、降血压治疗可防止或延缓肾功能进行性恶化。促进尿素氮、肌酐从肠道排泄和透析疗法可降低 BUN、Scr。

本节关键词:慢性肾衰竭;水、电解质和酸碱平衡失调;透析

课后思考

1.CRF 临床分为哪四期?各期有什么特点?

2.简述 CRF 的主要临床表现。

3.简述 CRF 的治疗原则及护理要点。

（张　静）

第六节　泌尿系统疾病常用诊疗技术及护理

一、血液透析及护理

(一)概念

血液透析(hemodialysis,HD,简称血透),主要是利用弥散对流作用来清除血液中的毒性物质,即溶质因在半透膜两侧溶液中的浓度不同,而从浓度高的一侧通过半透膜向浓度低的一侧运动,最后达到两侧溶质的平衡。同时,还可通过半透膜两侧压力差产生的超滤作用来去除肾衰时体内过多的水分。

(二)目的

纠正水、电解质和酸碱失衡,维持机体内环境稳定;清除体内毒素及部分炎症因子;有利于肾损伤细胞的修复和再生,为其他治疗创造条件。

(三)适应证

1.急性肾衰　主张早期频繁透析,其透析指征为:①血 BUN 大于 28.6mmol/L、血 Scr 大于 $442\mu mol/L$。②高血钾:血钾大于 6.0mmol/L。③高血容量:血压增高,超过基础血压的 30mmHg、体重进行性增长,超过平时 2～3kg,有急性左心衰、肺水肿的先兆。④严重酸中毒:二氧化碳结合力小于 15mmol/L。⑤少尿超过 4 天或者无尿超过 2 天。

2.慢性肾衰　慢性肾衰到尿毒症晚期,需要长期接受透析治疗。一般认为开始透析的时间为内生肌酐清除率下降到 5～10ml/min,血肌酐大于 $709\mu mol/L$,且开始出现尿毒症症状。当病人有重度高血钾、严重代谢性酸中毒、左心衰等,应立即进行透析治疗。

3.急性药物或毒物中毒　一些药物、毒物进入血液后,若不与蛋白质结合或亲和力很小时,在血中呈小分子状态,可用透析快速清除。透析距服毒时间愈近,疗效愈好,超过 36 小时后再透析意义较小。服毒量愈大愈需要透析。昏迷伴呼吸、循环抑制者,需紧急透析。现已知可透析的药物或毒物有巴比妥、苯巴比妥、速可眠、异戊巴比妥、利眠宁、安眠宁、甲喹酮、苯海拉明、水合氯醛、异烟肼、阿司匹林、扑热息痛、优降宁、环磷酰胺、胆红素、氨、砷、汞、锂、铅、铁、铜等。

(四)禁忌证

血液透析无绝对禁忌证,相对禁忌证有低血压、休克、严重出血、心力衰竭、心律失常等。

(五)方法

1.血液透析装置　透析器,透析液,透析机与供水系统等。

(1)透析器　又称为"人工肾",是血液透析溶质交换的场所,由半透膜和支撑材料组成。透析膜是透析器的关键部分,膜的面积、厚度、孔径大小及血流量和透析液流量等均会影响透析的疗效。

（2）透析液　透析液渗透压与细胞外液相似。根据所含碱基的不同，透析液分为醋酸盐透析液和碳酸氢盐透析液。

（3）透析机与透析用水　透析机即透析液配制供应装置及透析监测系统。

2.血管通路准备　是指将病人的血液从体内引出进入管道及透析器，再回到体内的通路。一般有三种：①临时性血管通路，用内瘘针直接穿刺动静脉或各种血管留置导管。主要用于抢救急重危病人。②动静脉外瘘，主要用于急性肾衰病人。③动静脉内瘘，主要用于慢性肾衰病人。

3.血液透析过程　血液透析时，血液中的尿素氮、肌酐、钾离子、氢离子、磷酸盐等弥散到透析液中，病人所需的物质，如碳酸氢根、醋酸根等从透析液弥散到血液中而得到补充。因而，透析能快速纠正肾衰竭时产生的高尿素氮血症、高肌酐血症、高血钾、低血钙、高血磷、酸中毒等代谢紊乱。同时，通过半透膜两侧的跨膜压力可达到超滤脱水的目的，纠正肾衰竭时的水过多，从而达到"人工肾"的效果。

4.血液透析时肝素的应用　血液透析时，血液在体外管道内循环，需用抗凝剂来避免血液凝固。常用抗凝剂是肝素，其剂量因人而异。若试管法凝血时间正常，无出血倾向者，首剂肝素可按 0.5～0.8mg/kg 给予，以后每小时持续追加肝素 5～8mg。有出血倾向者，剂量要减少，甚至不用抗凝剂。

（六）护理

1.透析过程中的护理

（1）各种管道连接要紧密，不能有空气进入。

（2）透析开始时血流速度要从慢逐渐增快，约 15 分钟才能使血流量达到 200ml/min 以上。血流量稳定后，设置好各种报警阈值。

（3）密切观察：处理各种透析监护系统的报警、机器故障。透析前后及过程中要每隔 30～60 分钟观察一次病人生命体征，危重病人酌情增加观察次数。密切观察并发症的发生，常见的并发症有：低血压、失衡综合征（开始透析时发生头痛、恶心、呕吐、血压升高、抽搐、昏迷等）、热原反应（畏寒、高热）、出血等。

2.透析后护理

（1）观察　透析结束时要检查透析时间是否符合规定。称体重，了解是否达到脱水要求。留取血标本进行生化检查，了解透析疗效。测血压、脉搏等，注意有无并发症。

（2）教会病人掌握常见并发症的应急措施。

（3）安排好下次透析时间。

3.血管通路的护理

（1）熟悉各种血管通路的用途及使用方法。

（2）保持各种导管、瘘管清洁和无菌。

（3）密切观察导管有无滑脱、出血。

（4）观察瘘管有无栓塞、感染，避免在瘘管侧肢体测血压及静脉穿刺。

（5）每 1～2 小时听瘘管杂音 1 次。

4.饮食护理　血液透析病人的营养问题极为重要，营养状况直接影响病人的长期存活及生活质量的改善。

(1)蛋白质的摄入量为 1.1~1.2g/(kg·d),其中 50%以上为优质蛋白。

(2)能量的供给为大于或等于 125.5kJ(kg·d)。

(3)脂肪供能占 30%~40%,其余由碳水化合物供给。

(4)钠的摄入为 0.75~2g/d。注意补充锌及多种维生素等。

(5)指导病人透析期间的生活及饮食,特别要限制入水量,透析间期病人体重增长不宜超过 2kg。

二、腹膜透析及护理

(一)概念

腹膜透析是指利用人体内腹膜作为自然半透膜,输入透析液,使体内潴留的水、电解质与代谢废物或毒物扩散到腹腔,而透析液中的某些物质经毛细血管进入血液循环,以补充机体的需要。腹膜透析方法有间歇性腹透(IPD)、持续性非卧床腹透(CAPD)等。

(二)目的

清除体内代谢产物或多余水分,纠正电解质平衡紊乱及补充体内缺乏的碱性物质。

(三)适应证

同血液透析,但腹膜透析更适用于低血压、有出血倾向者、老年人、糖尿病、感染、大手术后等。

(四)禁忌证

主要是腹膜炎、腹膜广泛粘连、腹部大手术后。

(五)方法

1.设备及材料

(1)腹膜透析管 ①临时性腹膜透析管。此类腹膜透析管用于急性短时间的腹膜透析。②永久性腹膜透析管,以 Tenkhoff 管为代表,在管上增加 1 或 2 个涤纶套,一个套置于皮下,另一端位于腹膜外,结缔组织可长入涤纶套内,起固定作用,阻止细菌进入腹腔。

(2)腹膜透析液 有袋装的商品透析液,也可用输液制剂临时配制。

2.腹膜透析管安置术

手术置管法:多用于永久性腹膜透析管的安置。一般在手术室进行。

(六)护理

1.腹膜透析护理 手术后腹部宜每天换药 1 次,观察伤口有无渗液。告诉病人不能牵拉腹膜透析管,以免滑脱。一旦向外滑脱不能再送入腹腔。

(1)要掌握好各种连接系统的应用。

(2)准确填写透析记录,记录透析液进出量及时间,24 小时小结 1 次出入量。

(3)测血压、脉搏、呼吸,1～3 次/日,记录全身一般情况的变化。

(4)手术后 1～2 周或透出液混浊时,送透析液做细胞计数和细菌培养。

(5)鼓励病人变动体位,术后 1～2 周即可下床活动。

2.饮食护理 蛋白质摄入量为 1.2～1.5g/(kg·d),50% 以上为优质蛋白,能量为 125.5kJ/(kg·d),脂肪占供能的 30%～40%,其余由碳水化合物供给。钠的摄入为 1.0～2.5g/d,并补充锌、铁、多种维生素等。水的摄入应根据每天的出量而定,如果出量在 1500ml/d 以上,无明显高血压、水肿等,可以正常饮水,如果出量减少,要限制入水量。

3.腹膜透析中加用的药物 由于商品腹膜透析液配方固定,不一定适合每个病人,在某些情况下要加入一定的药物。

4.常见并发症观察及护理

(1)引流不畅或腹膜透析管堵塞 为常见并发症。应做好以下护理:①改变体位。②排空膀胱。③应用加强肠蠕动的方法,可服导泻剂或灌肠。④肝素 5mg 和(或)尿激酶 1000U 加透析液或生理盐水 30～60ml,向腹膜透析管内快速注射后保留,促使纤维块溶解。

(2)腹膜炎 腹膜炎是腹膜透析的主要并发症,大部分由细菌感染所致。细菌以革兰阳性球菌为主,其次为革兰阴性杆菌。应做好以下护理:①用透析液 1000ml 连续冲洗 3～5次。②暂时改作 IPD。③腹膜透析液内加抗生素。④全身应用抗生素。⑤若抗感染 2～4周后仍不能控制或为真菌感染者,宜拔除腹膜透析管。

(3)腹痛 腹膜透析液加温要适当,变换病人体位,降低腹膜透析液渗透压,减慢透析液进出速度,治疗腹膜炎等。

(4)水、电解质紊乱 腹膜透析超滤过多可致脱水、血压下降。引流不畅可致体内水过多。还可致高渗血症、低血钾、高血糖等。

5.出院指导 预防感染;定期门诊随访;注意慎用肾损药。

三、经皮穿刺肾活组织检查及护理

(一)概念

经皮穿刺肾活组织检查是应用肾活检针经过皮肤刺入肾下极,取出少量肾脏活组织进行病理学检查的一种方法。

(二)目的

对确定肾脏病的病理类型,疾病的诊断、治疗、判断疗效及估计预后有重要意义。

(三)适应证

凡肾脏有弥漫性损害而其病因、诊断、治疗或预后等问题尚未解决,且无禁忌证者皆为肾组织活检的指征。其中对诊断最有帮助的适应证包括:肾病综合征、无症状性蛋白尿、肾小球性血尿、弥漫性结缔组织病、急性肾小管间质疾病、移植肾等。

(四)禁忌证

1.绝对禁忌证 明显出血倾向未能纠正或中重度高血压未能控制者、精神病或不配合操作者、孤立肾、马蹄肾、固缩肾、小肾(肾脏长径小于 7cm)。

3.相对禁忌证 活动性肾脏感染、肾肿瘤、肾动脉瘤、多囊肾或肾脏大囊肿、肾脏位置过高(深吸气时肾下极也不达 12 肋下)、游走肾、肾内血管畸形、尿毒症、肾钙化、高度腹水、过度肥胖合并心力衰竭、严重贫血、低血容量、妊娠、剧烈咳嗽、全身衰竭或高龄等。

(五)方法

1.术前准备 肾活检包、注射器、2%利多卡因等。连接心电监护,术前、术中观测血压、心电图,观察病人的呼吸和精神状态,术前可适当应用镇静剂。术前半小时将 B 超探头置于 2%戊二醛消毒液中浸泡消毒。定位前用灭菌生理盐水将消毒液冲洗干净。

2.体位 病人取俯卧位,腹部肋缘下(相当于肾区位置)垫以 5~10cm 高的棉枕,以减少肾脏移动。双上肢置于两侧,头向一侧偏斜。嘱病人平静呼吸。

3.皮肤消毒 通常采用 1%碘仿消毒液消毒至少 3 遍,消毒范围包括上至肩胛下线,下至髂后上棘连线,两侧至腋后线。消毒后医生定位穿刺点。

(六)护理

1.术后应注意压迫穿刺部位 沙袋压迫 8 小时后解除。继续平卧硬板床 24 小时,用身体重量压迫肾脏。注意配合床上排便等生活护理。

2.术后观察 注意有无腹痛、腰痛,定期观察血压、脉搏、体温以及尿的颜色。

3.嘱病人多饮水,以免血块阻塞尿路。

4.术后使用止血药及抗生素 3 日。

本节小结

血液透析是急慢性肾衰病人主要的治疗方法。血管通路是指将病人的血液从体内引出进入管道及透析器,再回到体内的通路。一般有三种:临时性血管通路、动静脉外瘘和动静脉内瘘,动静脉内瘘目前临床上最常用。主要用于慢性肾衰病人。血液透析常见的并发症有低血压、失衡综合征、热原反应。经皮穿刺肾活组织检查术后应注意压迫穿刺部位。

本节关键词:血液透析;腹膜透析;肾穿刺

课后思考

1.血液透析病人的血管通路准备有哪几种方式?

2.血液透析常见的并发症及护理措施是什么?

3.如何对腹膜透析病人进行饮食指导?

(张 静)

第六章

血液系统疾病病人的护理

第一节　血液系统疾病病人常见症状体征的护理

案例 6-1

某女性,18岁,近6个月月经过多,伴发热20天,面色苍白,肝肋下触及边缘,质软,脾肋下未及。Hb 60g/L,WBC $2.7×10^9$/L,PLT $30×10^9$/L。分别在髂前及髂后上棘进行骨髓穿刺,取材不满意,胸骨穿刺增生活跃,粒细胞、红细胞二系成熟停滞于晚期,全片未见巨核细胞。

问题:

1. 该病人的主要临床表现是什么?
2. 该病例主要存在哪些护理问题?

本节学习目标

1. 掌握血液系统的常见症状和体征及其护理要点。
2. 熟悉血液系统常见症状体征的主要护理诊断。
3. 体现护士的爱伤精神和人文关怀,尊重病人的身心需求。

一、贫　血

贫血(anemia)是指单位容积外周血中血红蛋白浓度(Hb)、红细胞计数(RBC)和(或)红细胞比容(HCT)低于正常值下限的一种现象,是血液病最常见的症状。贫血的常见原因有:①红细胞生成减少:常见于缺铁性贫血、巨幼细胞贫血、再生障碍性贫血、白血病等。②红细胞破坏增多:常见于各种溶血性贫血,如遗传性球形红细胞增多症、葡萄糖-6-磷酸脱氢酶缺乏症、自身免疫性溶血性贫血、脾功能亢进症等疾病。③急、慢性失血:常见于消化道大出血、溃疡病、钩虫病、反复鼻出血、月经过多和出血性疾病等。

（一）护理评估

1.健康史 了解贫血的病因,贫血发生的速度和时间,贫血的程度。询问病人有无消化系统疾病,家族有无血液病遗传史,病人既往身体状况。女性病人应特别询问月经情况。

（1）贫血发生的速度 贫血若为缓慢发生,机体能逐渐适应低氧状况,病人自觉症状可相对较轻;反之,若贫血发展迅速,红细胞携氧能力骤然下降,可导致全身严重缺氧而出现严重的各系统症状,甚至循环衰竭而死亡。

（2）贫血的程度 轻度贫血病人多无明显症状;中度以上者常出现头晕、耳鸣、疲乏无力、活动后心悸、气短等;重度贫血病人休息时也可有气短、胸闷等。

2.身体状况

（1）症状 疲乏、困倦和软弱无力是贫血最早和最常见的症状;因脑组织对缺氧很敏感,病人常感到头晕、头痛、耳鸣、眼花、失眠多梦、记忆力下降及注意力不集中等,严重时发生晕厥;心悸、气短、活动后加重是贫血病人在呼吸系统和心血管系统方面的表现,长期的贫血会导致贫血性心脏病,严重时出现心绞痛、心律失常甚至心力衰竭;消化系统有食欲不振、恶心、呕吐、腹胀、腹泻、便秘、舌炎和口腔炎;泌尿生殖系统出现低比重尿、蛋白尿、夜尿增多等;女性有月经失调或闭经,男性有性欲减退表现。

（2）体征 皮肤黏膜苍白是贫血的最主要体征,一般以观察甲床、口唇、口腔黏膜、睑结膜及舌质较为可靠。平静时呼吸次数可能不增加,活动后呼吸加深加快,重度贫血平静时即可出现气短甚至端坐呼吸。观察心率、心律有无改变,心尖区或肺动脉瓣区有无吹风样收缩期杂音,是否出现心功能不全的体征。某些治疗贫血的药物（如糖皮质激素）可引起血压的改变。长期贫血会减弱男性特征,用雄性激素治疗者可出现男性特征亢进的表现,如毛发增多、声音变粗、女性男性化等。造血系统恶性肿瘤所致的贫血还会合并肝、脾、淋巴结肿大。

3.实验室及其他检查 血常规检查,尤其是血红蛋白测定是确定贫血及程度的可靠指标;血涂片检查可为贫血的性质、类型提供诊断线索;网织红细胞计数可作为判断骨髓造血功能和贫血疗效的早期指标;任何不明原因的贫血都应做骨髓穿刺检查,必要时做骨髓活检。

4.心理-社会状况 贫血病人由于缺血、缺氧引起不适和活动无耐力,使学习、工作、社交活动均受到影响,因而常感不安或易激动、烦躁;病人因担心某些检查如骨髓穿刺对身体有影响,或因担心输血可能传播疾病而忧虑;原发于骨髓造血功能障碍所致的贫血,如再生障碍性贫血及骨髓增生异常综合征等慢性病,由于反复住院、治疗难度大、耗资多,无疑会给病人及家属带来沉重的精神和经济负担;因长期使用糖皮质激素引起外表变化,常感到烦恼或自卑。

（二）护理诊断/问题

活动无耐力:与贫血致组织缺氧有关。

（三）护理目标

病人活动耐力增强。

（四）护理措施

1. **休息与活动**　适当的休息可减少氧的消耗,应根据病人贫血的程度及发生速度制定合理的休息与活动计划。活动量以不感到疲劳、不加重症状为度,待病情好转逐渐增加活动量。重度贫血伴缺氧症状者应注意:①卧床休息,减少心脏负荷,同时抬高床头,利于肺扩张,有助于肺泡内气体的交换。②吸氧,以改善组织缺氧症状。③改变体位宜缓慢,要扶墙起立,避免登高,防止晕倒摔伤。

2. **饮食护理**　贫血病人胃肠道消化功能往往减退,应给予高蛋白质、高热量、高维生素、易消化饮食。缺铁性贫血病人应食富含铁质的食物,如动物肝、瘦肉、蛋黄、鱼、豆类、紫菜、海带及香菇、木耳等,谷类和大多蔬菜、水果中含铁较低,乳类含铁量极低;巨幼细胞贫血病人对叶酸及维生素 B_{12} 的补充十分重要,新鲜绿色蔬菜、水果、瓜、豆类、肉类、动物肝肾中均含有丰富的叶酸,肉类、肝、肾、心等内脏和禽蛋、乳类等含有丰富的维生素 B_{12}。食物中叶酸经烹饪后会丧失 50%～90%,维生素 B_{12} 将丧失 10%～30%,故从营养学角度讲,过度烹饪并不科学。有些溶血性贫血病人忌食某些酸性食物和药物,如维生素 C、阿司匹林、苯巴比妥、磺胺等,以减少血红蛋白尿的发生;恶性血液系统肿瘤病人化疗后食欲极度下降,给予流质、低脂、易消化饮食显得格外重要。

3. **病情观察**　对急性以及重症病人要密切观察心率、脉搏、血压及呼吸改变。急性失血引起的贫血容易并发虚脱、晕厥或休克等,除卧床休息外,给予吸氧能增加各组织器官的供氧量,有利于缓解症状。重度贫血病人常并发贫血性心脏病,过多过快输液可发生左心功能不全,若病人出现心率快、咳粉红色泡沫样痰时,必须按急性左心功能不全护理,减慢甚至立即停止输液,及时报告医师,并协助进行紧急处理。对这类病人进行输液、输血时,速度必须控制在 $1ml/(kg \cdot h)$ 以内,对于老年病人更应谨慎。在输血前应告诫病人,一旦出现不适应立即报告,并加强巡视。

4. **心理护理**　针对贫血的不同原因、临床特点、疗效和预后,做好必要的疏导和解释工作。及时发现病人的需要,热情主动地介绍病室环境及医务人员,讲明各种诊疗目的、意义、方法,药物治疗的作用、用法,介绍新的治疗方法与技术,鼓励病人正视疾病,以减轻病人的负担,使病人乐于配合治疗及护理。

（五）护理评价

病人贫血症状是否得到改善,活动后有无乏力及头晕,是否出现呼吸困难、脉搏增快等。

二、出血倾向

出血倾向(hemorrhagic tendency)是指机体自发性多部位出血和(或)血管损伤后出血不止。如皮肤黏膜反复自发出血或外伤后出血延长、不易控制的鼻出血、牙龈出血、关节出血、血尿、消化道出血、子宫出血等,出血部位可遍及全身。出血过急过多易致严重贫血甚至危及生命。常见的病因有:①血管壁异常:如遗传性出血性毛细血管扩张症、过敏性紫癜及某些感染性疾病等。②血小板数量和(或)质量异常:如特发性血小板减少性紫癜、再生障碍性贫血、白血病、脾功能亢进症、血小板无力症等。③凝血功能障碍:如血友病、肝病所致凝血因子缺乏、尿毒症性凝血异常、弥散性血管内凝血(DIC)等。

（一）护理评估

1. 健康史　询问和观察出血发生的时间、缓急、部位、范围；有无原因或诱因，如皮肤、黏膜及关节出血者，应询问病人有无局部受压、擦伤、跌伤、抓伤、划伤、刀割伤等；家族成员是否患有类似疾病或出血病史；有无肝病、肾病、消化系统疾病。

2. 身体评估

（1）症状　多部位出血是血液病出血的特点。①皮肤黏膜淤点、淤斑，多见于血管性疾病及血小板异常。②皮下软组织血肿及内脏出血，多见于凝血功能障碍性疾病。③颅内出血最严重，可导致昏迷或迅速死亡。

（2）伴随症状　病人出现口腔黏膜血疱，提示血小板明显减少，是严重出血的征兆；呕血、黑便，提示消化道出血；突然视物模糊、呼吸急促、喷射性呕吐、颈项强直甚至昏迷，提示颅内出血；伴贫血、肝脾淋巴结大、骨骼疼痛时，应怀疑血液系统恶性肿瘤；大量出血特别是急性出血者，伴头昏、乏力、心悸、心动过速、血压下降、大汗淋漓，提示失血性休克。

（3）应注意病人的意识状态是清醒还是嗜睡、昏睡或昏迷；病人心率、呼吸有无改变，有无脉搏细速、血压下降、末梢循环状况如何；观察出血的体征，如出血的范围、部位，有无血肿等深部出血、伤口渗血，分布是否对称等；观察有无相关疾病的体征，如贫血，肝、脾、淋巴结肿大，黄疸，蜘蛛痣，腹水，水肿等；有无关节畸形、皮肤异常扩张的毛细血管团等。

3. 实验室及其他检查

（1）筛选试验　常用的有出血时间、毛细血管脆性试验、血小板计数、血块收缩试验、凝血时间、活化部分凝血活酶时间、凝血酶原时间、凝血酶时间等。

根据筛选试验结果，结合临床可将出血性疾病大致分为两类：出血时间延长、毛细血管脆性试验阳性、血小板计数正常或减少，而凝血功能检查正常者，可归纳为血管壁结构或功能异常、血小板数量或质量异常；凝血时间、APTT、PT 以及 TT 中任何一项或多项延长，而其他结果正常者，多为凝血功能障碍。

（2）确诊试验　血小板及血管壁异常的进一步检查可做毛细血管镜、血小板形态、血小板黏附及聚集功能、P 选择素、血小板相关抗体测定等；凝血功能障碍的进一步检查可做凝血黏附时间纠正试验及凝血酶原时间纠正试验等，有条件时直接测定凝血因子的含量及活性，以检出缺乏的凝血因子。

（3）特殊试验　对某些遗传性疾病及一些特殊、少见的出血性疾病，在上述试验的基础上，可能需要做一些特殊检查才能确定诊断，如蛋白质结构分析、氨基酸测序、基因分析及免疫病理学检查等。

4. 心理-社会状况　有出血倾向的病人，常因反复出血尤其是大出血而紧张、恐惧；有关节腔出血者，有可能导致关节挛缩、强直、畸形和功能丧失，病人出现抑郁、悲观情绪。

（二）护理诊断/问题

1. 组织完整性受损　与出血与血管壁异常、血小板减少、凝血因子缺乏有关。
2. 恐惧　与反复出血尤其是大出血有关。

3.潜在并发症　如颅内出血、失血性休克。

（三）护理目标

病人不发生出血或出血时能被及时发现并处理；恐惧感减轻或消失，情绪稳定。

（四）护理措施

1.休息与环境　轻度出血者可适当活动，但应避免剧烈的或易致损伤的活动及工作，防止外伤，以减少出血的危险。若血小板低于 $50 \times 10^9/L$ 应卧床休息，若血小板低于 $20 \times 10^9/L$ 或大出血时应绝对卧床休息。

2.饮食护理　提供营养丰富、易消化、富含维生素 C 及维生素 D 的食物，鼓励病人多食水果、蔬菜，禁酒，忌食刺激性食物。过敏性紫癜者应避免食用可能发生过敏的食物，如鸡蛋、牛奶、鱼、虾、蟹及其他海产品等。凡具有扩张血管及抑制血小板聚集作用的药物，如阿司匹林、噻氯匹定、吲哚美辛（消炎痛）、保泰松等均可加重出血，有出血倾向者应避免使用。

3.病情观察　严密观察出血部位、出血量及出血范围，特别应注意有无内脏出血及颅内出血的征象，如出现呕血、便血、咯血、血尿、血压下降、脉搏增快、视力模糊、神志不清、口腔黏膜血疱等表现应立即报告医生，并积极配合抢救。

4.输血或用药护理　出血明显者，输入新鲜全血、浓缩血小板悬液、新鲜血浆、新鲜冷冻血浆是一种可靠的补充或替代疗法。此外，如血小板悬液、纤维蛋白原、凝血酶原复合物、冷沉淀物、因子Ⅷ等，也可根据情况补充。遵医嘱合理使用止血药物，如血管异常所致出血者常用维生素 C、安络血、垂体后叶素、糖皮质激素；补充合成凝血成分常用维生素 K_1 等；抗纤溶亢进药物有 6-氨基己酸、氨甲苯酸、氨甲环酸等；促进凝血因子释放的药物有去氨加压素；局部止血药常用凝血酶、巴曲酶及吸收性明胶海绵等；弥散性血管内凝血可用肝素抗凝治疗。

5.对症护理

（1）牙龈渗血时，可用冷开水漱口，遵医嘱局部用肾上腺素棉球或明胶海绵片贴敷。注意口腔卫生，每 4～8 小时用软毛刷或纱布球及非酒精类漱口液（如生理盐水）清洁口腔，去除口腔异味。口腔黏膜出血时，用生理盐水棉签清洁口腔，已结痂的血块不宜擦掉，以免引起再出血。

（2）鼻腔少量出血时，用 0.1% 肾上腺素湿润棉片填塞出血侧鼻腔，压迫止血，另可行局部冷敷；大量出血时及时报告医师，遵医嘱用明胶海绵或碘仿纱条做后鼻孔填塞术，术后定时用无菌液状石蜡滴入，以保持鼻黏膜湿润。

（3）呕血、便血时，应观察并记录呕吐物、排泄物的颜色、量、性质和次数。定时准确测量体温、脉搏、呼吸、血压，记录出血量。少量出血时，可选用温和清淡无刺激性的流质饮食。大量出血时，应禁食，待出血停止 24 小时后方可给予流质饮食，逐渐改为普通饮食。要严密观察病情，遵医嘱立即配血，尽快建立有效静脉输液通道，补充血容量。呕血时，病人的头部应偏向一侧，防止窒息。

（4）阴道出血时，要注意会阴局部清洁，防止泌尿生殖道上行性感染。

（5）关节腔出血或深部组织血肿时，应找出血肿和出血部位，测量血肿的范围，称量带血敷料的重量,以估计出血量,并指导病人抬高患肢,给予冰袋冷敷和压迫止血。

(6)眼底出血时,应卧床休息,告诫病人不要揉擦眼球,以防再出血或出血加重。

(7)一旦出现头痛、恶心、呕吐、视力模糊、瞳孔大小不等甚至昏迷等颅内出血的征象时,应立即置病人于去枕平卧位,保持情绪稳定,头偏向一侧,吸氧,保持呼吸道通畅,头部置冰袋,建立静脉输液通道,密切监测并记录血压、呼吸、脉搏、瞳孔、神志的变化。

6.预防出血　①保持皮肤清洁,床单平整,被褥柔软,衣着宽松,不穿高跟鞋,避免肢体的碰撞和外伤。勤剪指甲,不用剃须刀片刮胡须,防止皮肤摩擦、抓伤、损伤及肢体受压,以预防皮肤出血。②牙龈和鼻腔是出血的好发部位,忌用牙签剔牙及用硬牙刷刷牙,以防牙龈出血;鼻腔干燥者,可用棉签蘸取少许液状石蜡或抗生素软膏轻轻涂擦鼻腔,也可用氯己定鱼肝油滴鼻,每次2~3滴,每日4次。要保持病房湿度,以保持鼻黏膜湿润。禁止用手指挖鼻腔或人为剥去鼻腔内血痂,预防鼻黏膜出血。③避免食用生、硬、煎、炸和过热的食物,以防机械性或化学刺激性的食物损伤消化道黏膜而出血。④颅内出血是血液病病人死亡的主要原因之一,要严密观察病情,嘱病人卧床休息,保持大便通畅,防止排便用力过猛而诱发颅内出血。⑤尽量少用注射药物,对必须肌内注射或静脉注射者,应尽可能选用小针头,注射后局部加压时间应适当延长。在静脉穿刺时,扎止血带要松紧适宜,防止结扎过紧导致皮下血管损伤出血。穿刺部位应交替使用。⑥行骨髓穿刺时,应用敷料加压包扎,并观察注射或穿刺部位的渗血情况。

7.心理护理　鼓励病人表达自己的感受,对病人的恐惧表示理解;向病人介绍治疗成功的病例,增强其战胜疾病的信心,减轻恐惧感。

(五)护理评价

病人有无出血或出血是否逐渐得到控制;情绪是否稳定,配合治疗。

三、继发感染

由于正常白细胞数量减少和(或)功能缺陷,机体免疫抑制剂的应用、营养不良、贫血、化疗等因素的影响,致使抵抗力下降,血液病病人容易发生各种感染。常见病因有白血病、再生障碍性贫血、淋巴瘤等。感染部位多见于口腔黏膜、咽及扁桃体、肺部、泌尿道以及肛周皮肤,严重时可发生败血症。发热是继发感染最常见的症状。继发感染是白血病病人最常见的死亡原因之一。

(一)护理评估

1.健康史　询问病人症状出现的缓急、热度及热型的特点,有无感染的诱因存在,如受凉、不洁饮食、感染性疾病接触史(如呼吸道感染或其他传染病)、皮肤黏膜破损、组织受伤等。

2.身体评估

(1)感染的部位　感染可发生在各个部位,以口腔炎、牙龈炎、咽峡炎最常见;肺部感染、皮肤或皮下软组织化脓性感染、肛周炎、肛周脓肿等亦常见;尿道感染以女性居多。

(2)病人的生命体征有无异常,尤其是体温的变化;口腔黏膜有无溃疡;咽和扁桃体有无充血、肿大；肺部有无啰音；下腹部、输尿管区有无压痛，肾区有无叩痛；肛周皮肤有无红肿、触痛、波动感；女性病人外阴有无感染等。

（3）伴随症状　发热伴口腔黏膜小溃疡，为口腔炎；伴咽部充血、扁桃体肿大，为咽峡炎；伴咳嗽、咳痰、肺部干湿啰音，为肺部感染；伴皮肤红肿、溃烂，为皮肤软组织感染；伴肛周局部红肿、触痛、糜烂、出血，为肛周炎或肛周脓肿；伴尿频、尿急、尿痛等，为泌尿道感染；女性病人外阴瘙痒及有异常分泌物，为阴道感染。急性白血病和急性再生障碍性贫血病人严重感染时，可出现菌血症或败血症表现。

3.实验室及其他检查　外周血象检查及骨髓细胞学检查有助于血液病病因的判断。根据感染部位的不同，可选择胸片、大便常规、尿常规，排泄物、渗出物、分泌物涂片及培养加药敏试验等，以协助诊断和指导治疗。

4.心理-社会状况　病人因反复感染，尤其是粒细胞缺乏症、急性白血病和急性再生障碍性贫血的病人，病情危重、症状复杂，加上治疗效果不佳和较重的经济负担，使病人常出现焦虑、悲观、沮丧甚至绝望，家属也常因经济压力大、照顾能力有限而心情沉重。

（二）护理诊断/问题

体温过高：与继发感染有关。

（三）护理目标

病人发热得到有效控制，体温恢复正常。

（四）护理措施

1.休息与环境　卧床休息，协助病人采取舒适的体位，以减少机体的消耗，必要时吸氧。维持室温在22～24℃，湿度55%～60%，经常通风换气。

2.饮食护理　给予高蛋白质、高热量、富有营养、易消化的流质或半流质饮食，以补充机体的热量消耗，维持病人最佳的健康状况，提高机体的抵抗力。鼓励病人多饮水，每天至少2000ml以上，注意饮食卫生，忌食生冷及不洁食物。

3.病情观察　定期监测体温及热型并做好记录；观察发热前有无寒战及伴随症状。观察感染部位的病情变化，同时注意心率、呼吸、脉搏、血压的变化。

4.用药护理　遵医嘱及时、准确使用抗生素。抗生素要现配现用，以保证药物有效浓度和疗效。对长期使用抗生素的病人，应注意观察有无口腔黏膜二重感染征象。

5.对症护理　对发热病人应：①高热病人可予以物理降温，包括前额、腋下、腹股沟等处局部冷敷，32～34℃温水擦浴，4℃冰盐水灌肠等，伴有出血倾向者禁用乙醇擦浴，以免局部血管扩张引起再出血。②物理降温无效时，遵医嘱应用药物降温，并注意严格掌握药物的适应证及注意事项，降温不宜过速，防止虚脱。慎用解热镇痛药。

6.预防感染

（1）皮肤护理　病人宜穿透气、棉质衣服；注意保暖，防止受凉；勤剪指甲，避免抓伤皮肤；勤洗澡，勤换衣裤，保持皮肤清洁、干燥；高热病人应及时擦洗和随时更换汗湿的衣物、被套、床单；年老体弱长期卧床者，每日用温水擦洗皮肤，按摩受压部位，协助翻身，预防压疮；

女性病人应注意会阴部清洁,每日清洗会阴部 2 次,月经期间增加清洗次数。

(2)口腔护理　①每日口腔护理 4 次,酌情选择 3％硼酸水、3％碳酸氢钠液或呋喃西林液于进餐前、餐后漱口,每次含漱 30 秒钟,以保证口腔各部位得到机械性冲洗,每次呕吐或吐痰后均按以上要求漱口;口腔黏膜有溃疡时,可增加漱口次数,于饭后、睡前涂抹冰硼散或锡类散;合并真菌感染时,用 2.5％制霉菌素液含漱或局部用克霉唑甘油涂抹。②若出现口腔黏膜改变时,应取分泌物做细菌培养加药敏试验,增加漱口及口腔护理次数,局部给予紫外线照射治疗。③若出现口腔黏膜疼痛影响进食与睡眠,可给予生理盐水 200ml 加利多卡因 200mg 分次含漱。④不可用牙签剔牙。

(3)鼻腔护理　忌用手指挖鼻腔,鼻腔干燥时可用抗生素软膏涂抹鼻腔黏膜。

(4)肛周皮肤护理　睡前、便后用 1:5000 高锰酸钾溶液坐浴,每次 15 分钟以上,以防肛周皮肤感染;保持大便通畅,便后清洁肛门周围皮肤;有痔疮、肛裂或肛周感染者,给予局部湿热药敷,发现肛周脓肿应通知医师及时处理。

(5)中性粒细胞低于 $0.5 \times 10^9/L$ 时称粒细胞缺乏症,应对病人进行保护性隔离,有条件者可安排在无菌隔离室或层流室。

(五)护理评价

病人呼吸道、口腔、皮肤、泌尿道等部位有无感染或感染被及时发现并处理,体温是否恢复正常并保持稳定。

本节小结

贫血是指单位容积外周血中血红蛋白浓度、红细胞计数和(或)红细胞比容低于正常值下限的一种现象。贫血是血液系统疾病最常见的症状,最早出现的是疲乏、困倦和软弱无力,皮肤黏膜的苍白是贫血的主要体征。贫血的护理要点是根据贫血的严重程度制定适当的休息计划,给予高营养饮食,注意补充缺乏的造血物质,吸氧或成分输血改善缺氧症状;出血倾向的护理要点是注意休息和饮食,对于各部位出血给予相应对症护理并预防出血;感染的护理要点是降温、预防各部位的感染。

本节关键词:出血倾向、感染、贫血

课后思考

若病人出现突然头痛、恶心、呕吐、视力模糊、瞳孔大小不等甚至昏迷等表现时,你应如何处理?

(程桐花)

第二节 贫血病人的护理

案例 6-2

江某,男性,50岁,头晕、心慌、乏力20天。上述症状在活动后加重,伴有耳鸣、气促、头痛等症状。检查:T 36.7℃,P 115次/分,R 23次/分,BP 130/80mmHg,贫血面容,双肺呼吸音稍粗,未闻及干湿性啰音,HR 115次/分,心尖部可闻及收缩期杂音。WBC 6.0×10^9/L,RBC 1.5×10^{12}/L,Hb 53g/L。初步诊断:贫血,原因待查。

问题:

1. 该病人的临床表现有何特点?
2. 贫血的常见原因有哪些?
3. 该病人存在哪些护理问题?

本节学习目标

1. 掌握贫血的概念。
2. 掌握贫血的主要临床表现。
3. 熟悉贫血的分类和治疗原则。
4. 体现护士的爱伤精神和人文关怀,尊重病人的身心需求。

一、概 述

贫血(anemia)是指单位容积外周血液中红细胞计数(RBC)、血红蛋白浓度(Hb)和(或)血细胞比容(HCT)低于正常范围下限的一种常见的临床症状。临床上常以血红蛋白(Hb)浓度为主。在海平面地区,成年人诊断贫血的标准为:成年男性Hb低于20g/L,成年女性(非妊娠)Hb低于110g/L,孕妇Hb低于100g/L。但应注意,久居高原地区居民的血红蛋白正常值较海平面居民为高;在妊娠、低蛋白血症、充血性心力衰竭时,血浆容量增加,此时红细胞量是正常的,因血液被稀释,血红蛋白浓度降低,易被误诊为贫血;在脱水或失血等循环血容量减少时,由于血液浓缩,即使红细胞量偏低,但因血红蛋白浓度增高,贫血容易漏诊。贫血不是一种独立的疾病,常常是许多疾病的临床表现,各系统疾病如白血病、营养不良、恶性肿瘤、各种原因的失血等均可引起贫血。

(一)贫血的分类

贫血有不同的分类方法,临床特点也不同,综合了解并使用不同的分类方法,有助于指导临床治疗、预防和护理。

1. 按贫血的病因与发病机制分类 可将贫血分为红细胞生成减少性贫血、红细胞破坏过多性贫血、失血性贫血三大类,其中慢性失血性贫血为各类贫血中最常见的一种(表6-1)。

表6-1　贫血的病因与发病机制分类

类型	常见疾病
红细胞生成减少	
1. 造血干祖细胞异常	再生障碍性贫血、纯红细胞再生障碍贫血、骨髓增生异常综合征、白血病等
2. 造血微环境异常	骨髓纤维化、肾功能衰竭、甲状腺功能减退等
3. 造血原料不足或利用障碍	缺铁性贫血、巨幼细胞贫血等
红细胞破坏增多	
1. 红细胞自身异常	遗传性球形红细胞增多症、葡萄糖-6-磷酸脱氢酶缺乏症、丙酮酸激酶缺陷、遗传性椭圆形细胞增多症
2. 红细胞周围环境异常	免疫性溶血性贫血、人造心脏瓣膜溶血性贫血、行军性血红蛋白尿、蛇毒、疟疾、黑热病、化学毒物及药物中毒、大面积烧伤、血浆渗透压改变
红细胞丢失	各种急、慢性失血性贫血

2. 按血红蛋白的浓度分类 按血红蛋白的浓度可将贫血严重程度划分为轻度贫血(大于 90g/L)、中度贫血(60～90g/L)、重度贫血(30～59g/L)、极重度贫血(低于 30g/L)四个等级。

3. 按红细胞的形态特点分类 根据平均红细胞容积(MCV)、平均红细胞血红蛋白浓度(MCHC)、平均红细胞血红蛋白量(MCH),可将贫血分成四类(表6-2)。

表6-2　贫血的细胞形态学分类

细胞形态学分类	MCV (80～100fl)	MCH (27～34pg)	MCHC (32%～36%)	病因
正常细胞性贫血	80～100	27～34	32～36	再生障碍性贫血、急性失血性贫血、溶血性贫血、白血病等
大细胞性贫血	>100	>34	32～36	巨幼细胞贫血
小细胞低色素性贫血	<80	<27	<32	缺铁性贫血、珠蛋白生成障碍性贫血、铁粒幼细胞性贫血
单纯小细胞性贫血	<80	<27	32～36	慢性感染、炎症、肝病、尿毒症、恶性肿瘤等所致的贫血

(二)临床表现

因血红蛋白减少,红细胞携氧能力减低,导致机体各个组织和器官可发生不同程度的缺氧并造成其功能障碍,可出现一系列临床表现。贫血的临床表现与贫血发生的速度、严重程度、病因、贫血时血容量下降的程度、组织与器官对贫血的代偿和耐受能力等因素有关。

1. 一般表现 主要有疲乏、困倦、活动耐力下降等,为贫血最常见和最早出现的症状,但缺乏特异性。贫血最突出的体征为皮肤黏膜苍白,其原因是机体为保证心、脑、肾等重要器官供血、供氧,通过神经-体液机制的调节,减少皮肤黏膜的供血。另外,由于单位容积血液内红细胞和血红蛋白含量减少,也会引起皮肤、黏膜颜色变淡。检查以睑结膜、口唇、甲床、口腔黏膜、舌等部位较为可靠。

2. 神经系统 贫血缺氧可导致神经组织损害,出现头晕、头痛、耳鸣、失眠、多梦、记忆减退、注意力不集中等,严重贫血者出现晕厥,小儿贫血时可哭闹不安、躁动甚至影响智力发育。

3. 呼吸、循环系统 轻度贫血无明显表现,可在活动后引起呼吸深快并有心悸、心率加快。中度或以上贫血者,心悸、气促等症状明显,甚至在平静状态也可发生气短甚至端坐呼吸。长期贫血可引起心脏功能和结构发生异常,导致贫血性心脏病,可有心绞痛、心律失常和心功能不全等。因心脏增大,二尖瓣、三尖瓣相对关闭不全,心尖部可闻及柔和的收缩期杂音。心电图可出现 ST 段下移、T 波低平或倒置等心肌缺血、劳损的表现,如贫血得到及时的纠正,多可完全恢复。

4. 消化系统 贫血时胃肠道缺血、缺氧可造成腺体萎缩和功能紊乱,消化功能减低、消化不良,出现腹胀、食欲减低、腹泻或便秘等。

5. 泌尿生殖、内分泌系统 贫血可致肾脏缺氧,出现多尿、尿比重低、轻度蛋白尿,溶血性贫血可发生游离血红蛋白堵塞肾小管,出现少尿、无尿、急性肾功能衰竭;长期贫血可致性激素水平下降,男性性功能减退,女性月经异常等。

（三）辅助检查

1. 血常规检查 可以确定有无贫血及贫血的严重程度,贫血是否伴有白细胞、血小板数量变化。红细胞体积参数(MCV、MCHC)反应红细胞大小及血红蛋白改变,为明确贫血的病因及发病机制提供相关线索。

2. 骨髓检查 包括骨髓细胞涂片分类和骨髓活检,可反应骨髓细胞的增生程度、造血组织的结构、细胞成分、形态变化等。骨髓检查对白血病、骨髓坏死、骨髓纤维化或大理石变、髓外肿瘤细胞浸润等具有诊断价值。

3. 贫血的发病机制检查 包括造血原料缺乏的原发病检查,如叶酸、铁代谢、维生素 B_{12} 水平测定等;失血性贫血的原发病检查;造血细胞质异常有关的染色体、自身抗体、酶及细胞调控检查,以及造血系统肿瘤性疾病和其他继发性贫血的原发病检查。

（四）治疗要点

1. 对症治疗 目的是纠正贫血,恢复血容量,改善组织器官的缺氧状态,恢复其功能。重度贫血病人、老年或合并心肺功能不全者应输红细胞,急性大量失血病人应及时输全血或红细胞及血浆;对贫血合并出血者,根据出血机制不同采取不同的止血措施,如重度血小板减少应输血小板,消化性溃疡应予抑酸、抗菌和保护胃黏膜治疗,严重肝功能异常者,补充肝源性凝血因子,对贫血合并感染者应酌情抗感染治疗。

2.对因治疗 积极寻找和去除病因、针对发病机制治疗是根治贫血的关键环节。慢性失血只有根治出血原因,才能纠正贫血并彻底治愈;巨幼细胞贫血需补充叶酸或维生素 B_{12} 治疗;溶血性贫血则采用糖皮质激素或行脾切除;造血干细胞质异常性贫血采用干细胞移植等。

本节小结

按贫血的病因与发病机制分类,可将贫血分为红细胞生成减少性贫血、红细胞破坏过多性贫血、失血性贫血三大类;按血红蛋白的浓度分类,可将贫血的严重程度划分为轻度贫血、中度贫血、重度贫血、极重度贫血四个等级;按红细胞形态特点分类,可将贫血分为正常细胞性贫血、大细胞性贫血、小细胞低色素性贫血、单纯小细胞性贫血。贫血的主要治疗是对症治疗和病因治疗。

本节关键词:贫血

课后思考

如何确定有无贫血及贫血的严重程度?如何寻找贫血的原因?

案例 6-3

李某,女,43岁,头晕、乏力 6 年,活动后心慌、胸闷 7 天。平素月经量多,有失眠、多梦、注意力不集中、烦躁等。查体:T 36.7℃,P 100 次/分,R 16 次/分,BP 140/70mmHg,皮肤黏膜苍白,舌乳头萎缩,指甲凹下呈勺状,双肺呼吸音稍粗,未闻及干湿性啰音,HR 100 次/分。WBC 4.5×10^9/L,RBC 2.5×10^{12}/L,Hb 45g/L。

问题:
1.该病人的临床表现有何特点?
2.为什么会发生缺铁性贫血?
3.该病人存在哪些护理问题?

本节学习目标

1.掌握缺铁性贫血的临床表现、主要护理诊断及护理措施。
2.熟悉缺铁性贫血的发病机制及其常见病因。

二、缺铁性贫血病人的护理

缺铁性贫血(iron deficiency anemia)是体内贮存铁的缺乏,使血红蛋白合成减少而引起的一种小细胞低色素性贫血。它是各类贫血中最常见的一种,以生长发育期儿童和育龄期妇女的发病率较高。全球有6~7亿人患有缺铁性贫血,在多数发展中国家、经济不发达地区,约2/3婴幼儿、育龄期妇女缺铁,其中1/3患缺铁性贫血。在发达国家,约20%的育龄期妇女和40%的孕妇患缺铁性贫血,儿童发病率高达50%,而成人男性为9.8%。

【疾病概要】

(一)铁的代谢

1. 铁的分布　铁在体内广泛分布于各组织。正常成人体内含铁总量男性为50~55mg/kg,女性为35~40mg/kg。人体内铁分两部分:①功能状态铁,如血红蛋白铁(占体内铁67%),肌红蛋白铁(占体内铁15%),存在于细胞内某些酶类中的铁。②贮存铁(占29%,男性1000mg,女性300~400mg),包括铁蛋白和含铁血黄素。

2. 铁的来源和吸收　正常人每天造血需20~25mg铁,衰老破坏的红细胞为其主要来源。人体维持体内铁平衡需每天从食物摄铁1~1.5mg,孕妇及哺乳期妇女2~4mg。动物食品铁吸收率高(可达20%),植物食品铁吸收率低(1%~7%)。铁的主要吸收部位在十二指肠及空肠上段,且食物中的Fe^{3+}需转化成Fe^{2+}后才能被吸收。影响铁吸收的因素有食物铁状态、胃肠功能、体内铁贮存量、骨髓造血状态及某些药物等,其中维生素C、胃酸等有利于铁的吸收。

3. 铁的转运和利用　进入血液的Fe^{2+}被铜蓝蛋白氧化成Fe^{3+}后,与转铁蛋白结合后转运到组织或通过幼红细胞膜转铁蛋白受胞饮入细胞内,再与转铁蛋白分离并还原成二价铁,参与合成血红蛋白。

4. 铁的贮存和排泄　人体内多余的铁以铁蛋白和含铁血黄素形式贮存在肝、脾、骨髓、肠黏膜中,当体内需铁量增加时可动用。正常人铁排泄不超过1mg/d,主要由胆汁或粪便排泄,少量可通过汗、尿液排泄,育龄妇女可通过月经、妊娠、哺乳而丢失。

(二)病因及发病机制

1. 铁需要量增加而摄入不足　这是妇女、儿童缺铁性贫血的主要病因。婴幼儿、青少年、妊娠和哺乳期的妇女需铁量增加,如果饮食中铁摄入不足则易引起缺铁性贫血。以含铁量较低的牛乳、谷类为主要饮食的婴儿,青少年当挑食或偏食时,也可引起缺铁性贫血。

2. 铁吸收障碍　胃大部切除术后、胃肠道功能紊乱和某些药物作用,可导致胃酸缺乏或胃肠道黏膜吸收功能障碍,影响铁在肠道的吸收。如长期腹泻、慢性肠炎、Crohn病、制酸剂等均可因铁吸收障碍而发生缺铁性贫血。

3. 铁丢失过多　慢性失血是成人缺铁性贫血最多见、最重要的原因,反复多次或持续少量失血可使体内贮存铁逐渐耗竭,如消化道溃疡、肠息肉、肠道癌肿、月经过多、钩虫病、痔出血、阵发性睡眠性血红蛋白尿、食管或胃底静脉曲张破裂等。

当体内贮存铁减少时,铁代谢指标发生异常,铁蛋白、含铁血黄素减低,血清铁和转铁蛋白饱和度减低、总铁结合力和未结合铁的转铁蛋白升高。红细胞内缺铁,大量原卟啉不能与铁结合成为血红素,以游离原卟啉的形式积累在红细胞内或与锌原子结合成为锌原卟啉,血红蛋白生成减少,红细胞胞浆少、体积小,发生小细胞低色素性贫血。严重时粒细胞、血小板的生成也受影响;组织缺铁,细胞中的含铁酶和铁依赖酶的活性降低,进而影响病人的精神、行为、体力、免疫功能及患儿的生长发育和智力。缺铁可引起黏膜组织病变和外胚叶组织营养障碍。

(三)临床表现

1.症状

(1)贫血的共同症状 如乏力、头晕、头痛、心悸、气急、耳鸣等。

(2)组织缺铁症状 病人可有神经、精神系统异常,多见于儿童,如过度兴奋、烦躁、头痛、好动等。少数病人有异食癖,喜食泥土、生米、石子、冰块等;易感染;儿童生长发育迟缓、智力低下;缺铁性吞咽困难(Plummer-Vinson征);毛发干枯、脱落等。

(3)缺铁原发病的症状 如肠道出血导致的黑便、血便或腹部不适,肠道寄生虫感染导致的腹痛或大便性状改变,妇女月经过多,肿瘤性疾病的消瘦,血管内溶血的血红蛋白尿等。

2.体征 缺铁性贫血的主要体征有面色苍白、口腔炎、舌炎、舌乳头萎缩、口角炎、皮肤干燥、皱缩;指(趾)甲缺乏光泽、脆薄易裂,重者指(趾)甲变平,甚至凹下呈勺状(匙状甲)。

(四)治疗原则

1.病因治疗 是根治缺铁性贫血、防止复发的关键所在。包括合理饮食、积极治疗原发病等。

2.补铁治疗 治疗性铁剂有无机铁和有机铁两类。无机铁以硫酸亚铁为代表,有机铁包括右旋糖酐铁、葡萄糖酸亚铁、山梨醇铁、富马酸亚铁和琥珀酸亚铁。首选口服铁剂,为治疗缺铁性贫血的主要方法。如硫酸亚铁,每次0.3g,每日3次;或右旋糖酐铁50mg,每日2~3次。若口服铁剂不能耐受或胃肠道病变影响铁的吸收,可用铁剂肌内注射。常用右旋糖酐铁,首次给药须用0.5ml作为试验剂量,1小时后无过敏反应可给足量治疗,成人第一日给50mg,次日起每日或隔日给100mg,直至完成总的注射铁剂量。计算铁的总需要量按公式计算,应避免过量致铁中毒。计算公式为:注射铁总量(mg)=(需达到的血红蛋白浓度－病人血红蛋白浓度)×0.33×病人体重(kg)。

【护理】

(一)护理评估

1.健康史 询问病人是否有呕血、黑便、月经过多、血尿等失血性疾病的表现;有无存在影响铁吸收的因素,如胃肠手术史、慢性腹泻、肠炎和长期服用制酸剂等;对婴幼儿、青少年、妊娠和哺乳期的女性,应了解有无需铁量增加、有无及时补充等。

2.身体状况评估

(1)症状 乏力、头晕、头痛、心悸、气急、耳鸣的程度等。

(2)体征 判断病人的活动耐力,贫血对呼吸、循环系统的影响,有无原发性疾病的相应体征,如消化道疾病可有腹部压痛、包块、肠鸣音亢进等。

3.实验室及其他检查

(1)血常规检查　呈小细胞低色素性贫血。平均红细胞体积(MCV)小于 80fl,平均红细胞血红蛋白量(MCH)小于 27pg,平均红细胞血红蛋白浓度(MCHC)小于 32%。镜检可见红细胞体积小、大小不等、中央淡染区扩大。网织红细胞计数正常或轻度增高。白细胞和血小板计数多正常或减低。

(2)骨髓象　增生活跃或明显活跃;以红系增生为主,粒系和巨核系多正常;红系中以中晚幼红细胞为主,体积变小、核染色质致密、胞浆少、边缘不整齐,血红蛋白形成不良,呈"核老浆幼"现象。

(3)铁代谢　血清铁低于 $8.95\mu mol/L$,血清总铁结合力大于 $64.44\mu mol/L$;转铁蛋白饱和度降低,小于 15%;血清铁蛋白测定可准确反映体内贮存铁情况,低于 $12\mu g/L$ 可作为缺铁的重要依据。骨髓涂片用亚铁氯化钾(普鲁士蓝反应)染色后,在骨髓小粒中无深蓝色的含铁血黄素颗粒;在幼红细胞内铁小粒减少或消失,铁粒幼细胞计数少于 15%。

(4)其他检查　如粪常规、尿常规、肝功能、肾功能、内镜检查等,有利于寻找到病因或原发病的诊断。

4.心理一社会状况　评估缺铁性贫血对病人学习、工作和日常生活的影响情况。了解病人对疾病知识的认知程度;根据病人的个性特征等,观察病人对疾病的心理活动特点;了解病人家庭成员的文化、教育背景、经济收入、关系,对病人病情的了解及关心、支持程度等。

(二)护理诊断/问题

1.活动无耐力　与缺铁性贫血引起全身组织缺血、缺氧有关。
2.营养失调　与铁摄入不足、吸收量小、需要增加或丢失过多有关。
3.潜在并发症　铁剂治疗的不良反应。

(三)护理目标

通过输血、补铁等措施,纠正贫血,增强病人的活动耐力;调整饮食结构,增强病人食欲,营养状况得到改善。

(四)护理措施

除按贫血护理要求实施外,还应做好下述护理。

1.休息与环境　中重度贫血者应以卧床休息为主,环境温度适中,以防病人感染。

2.饮食护理　改变饮食习惯,调整饮食结构。不偏食、不挑食,进食含铁丰富(瘦肉、动物血、肝脏、蛋黄、海带、香菇及木耳等)、高蛋白质、高维生素、高热量食品是预防和治疗缺铁性贫血的重要措施,合理的饮食和饮食搭配,可增加铁的吸收。口腔炎或舌炎影响食欲者,要避免进食过热或过辣的刺激性食物。

3.病情观察　及时了解病人治疗的依从性、治疗效果、药物的不良反应,特别要关注病人的原发病及贫血的症状和体征;定期检测血常规、血清铁蛋白等生化指标等,有利于判断药物的疗效。

4.用药护理

(1)口服铁剂的护理　①口服铁剂可引起恶心、呕吐及胃部不适等胃肠道反应,餐后服用可减少反应,如不能耐受可从小剂量开始。②谷类、乳类(尤其是牛奶)、茶和咖啡均可影响铁的吸收,应避免与之同时服用,同时应避免同时服用抗酸药及 H_2 受体拮抗剂,因其可抑制铁的吸收,鱼、肉类、维生素 C 可加强铁剂的吸收。③口服液体铁剂时须使用吸管,将药液吸至舌根部咽下,再喝温开水并漱口,可避免牙齿及舌质染黑。④服铁剂期间,粪便会变成黑色,这是由于铁与肠内硫化氢作用而生成黑色的硫化铁所致,应告知病人以消除顾虑。⑤铁剂治疗 1 周后网织红细胞数开始上升,网织红细胞数增加可作为有效的指标,8~10 周血红蛋白达正常后,铁剂治疗在血红蛋白恢复正常后至少持续 4~6 个月,待铁蛋白正常后停药。

(2)注射铁剂的护理　注射铁剂的不良反应主要有注射局部肿痛、硬结形成、皮肤发黑、过敏反应等。可采用以下措施以减少其不良反应:①铁剂注射应采用深部肌肉注射法,并避开皮肤暴露部位,要经常更换注射部位以促进吸收,避免硬结形成。②抽取药液后,更换注射针头,可避免附着在针头的铁剂使组织着色。③可采用"Z"型注射法或留空气注射法,以免药液溢出使皮肤着色。④注射铁剂时可能发生面部潮红、恶心、头痛、肌肉关节痛、淋巴结炎及荨麻疹等过敏反应,甚至发生过敏性休克。注射前应备好肾上腺素,以便严重反应时紧急抢救。

(3)铁中毒的预防及护理　急性铁中毒的主要表现有头晕、恶心、呕吐、腹泻、腹痛、消化道出血等,严重者可致休克、昏迷、惊厥等,甚至死亡。慢性铁中毒以中老年的男性居多,体内铁量超过正常的 10~20 倍,就可能出现慢性中毒症状。肝、脾有大量铁沉着,可表现为肝硬化、骨质疏松、软骨钙化、皮肤呈棕黑色或灰暗、胰岛素分泌减少而导致糖尿病,对青少年还可使生殖器官的发育受到影响。故应注意:①告诫病人严格按医嘱服药,避免大剂量或长时间的服用,严防儿童误服。②注射铁剂时要注意用铁总量,防止长期服用铁剂或从食物中摄铁过多。

5.对症护理　通过输血等措施缓解病人头晕、心慌等症状;卧床休息,注意保暖,防止感染。

(五)健康教育

1.预防缺铁性贫血　应重视在易患人群中开展防止缺铁的卫生知识教育,如婴幼儿生长期应及时添加含铁丰富且铁吸收率高的食品,并注意合理搭配膳食,提供母乳喂养;以谷类或牛奶为主食的婴幼儿食品中可加入适量铁剂进行强化;妊娠后期、哺乳期妇女、早产儿 2 个月左右可给小剂量铁剂预防;及时治疗各种慢性失血性疾病,如月经过多、消化性溃疡、痔出血等。

2.疾病知识的指导　如缺铁性贫血的病因、临床表现等,提高病人及其家属对疾病的认识、对治疗和护理的依从性,让病人能积极主动地参与疾病的治疗与康复。

3.保健知识的宣传　大力宣教贫血的表现,如乏力、面色苍白、活动耐力下降、心慌等,使贫血的病人得到及时诊治。

4.生活指导　告知病人多食含铁量高的食物及其种类,有利于铁吸收的饮食或因素。

（六）护理评价

病人是否能够增强活动耐力,提高生活质量;通过合理的饮食,营养状况是否得到改善。

本节小结

缺铁性贫血的病因有:铁剂的需要量增加而摄入不足、铁剂吸收障碍、铁剂丢失过多。缺铁性贫血的主要临床表现有贫血一般表现、组织缺铁的表现。缺铁性贫血的治疗与护理问题主要是如何使用铁剂。

本节关键词:缺铁性贫血;铁剂;慢性失血

课后思考

铁中毒有哪些表现? 如何预防?

案例 6-4

孙某,男,68 岁,头晕、乏力 1 年,皮肤出血伴咳痰 5 天。查体:T 38.7℃,P 110 次/分,R 23 次/分,BP 130/80mmHg,皮肤黏膜苍白,全身皮肤可见多处淤点,双肺呼吸音粗,左肺可闻及湿性啰音,肝、脾肋下未及。HR 110 次/分。WBC 2.5×10^9/L,RBC 3.0×10^{12}/L,PLT 40×10^9/L。胸部 X 线示:左下肺炎。

问题:

1.该病人的临床表现有何特点?
2.该病人是哪型再生障碍性贫血?
3.该病人存在哪些护理问题?

本节学习目标

1.掌握再生障碍性贫血的临床表现、主要护理诊断及护理措施。
2.熟悉再生障碍性贫血的血常规、骨髓象等检查特点。
3.了解再生障碍性贫血的病因及其发病机制。
4.体现护理人员的爱伤精神,尊重病人的身心需求。

三、再生障碍性贫血病人的护理

再生障碍性贫血(aplastic anemia,AA,简称再障),在我国发病率为 7.4/10 万,可发生于各年龄段,老年人发病率较高,男、女发病率无明显差别。

【疾病概要】

再生障碍性贫血是一种原因不明的原发性骨髓造血功能衰竭综合征。因骨髓造血功能低下,造成全血细胞减少和贫血、出血和感染。

(一)病因及发病机制

目前病因不明确,可能为:

1.**病毒感染** 特别是肝炎病毒、微小病毒 B19 等。

2.**药物、化学因素** 氯霉素类抗生素、磺胺药等药物可致再障,其发生与个人敏感性有关,与剂量关系不大;苯及其衍生物、杀虫剂、油漆、染料等化学物质亦可致再障。

3.**物理因素** 各种电离辐射如 X 射线、γ 射线及其他放射性物质等。

再障的发病机制可能与造血干祖细胞缺陷、造血微环境异常、免疫异常等有关。

(二)临床表现

再生障碍性贫血主要表现为进行性贫血、出血及感染,根据病人的病情、血象、骨髓象及预后,通常将该病分为重型再障(SAA)和非重型再障(NSAA),两者的区别见表 6-3。

表 6-3 重型和非重型再障的区别

	重型(SAA)	非重型(NSAA)
起病与进展	起病急,进展快	起病缓,进展慢
首发症状	感染、出血	贫血,偶有出血
出血程度及其部位	严重,常发生在内脏	轻,以皮肤、黏膜多见
发热和感染	严重,常发生内脏感染,高热,常合并败血症	多数无或为一般性感染,以上呼吸道感染为主
血红蛋白下降速度	快	慢
中性粒细胞	$<0.5 \times 10^9/L$	$>0.5 \times 10^9/L$
血小板	$<20 \times 10^9/L$	$>20 \times 10^9/L$
网织红细胞绝对值	$<15 \times 10^9/L$	$>15 \times 10^9/L$
骨髓	多部位增生低下或极度低下	增生减低或活跃,可有增生灶
预后	不良,多于 6~12 个月内死亡	较好,经治疗多数可长期存活,少数死亡

1.**症状**

(1)**贫血症状** 轻度贫血者可在活动时出现乏力、头晕、心悸、气急等,重型再障贫血症状进行性加重。

(2)**感染症状** 再障病人因白细胞、红细胞减少,易发生感染,以呼吸道感染多见,可出现发热,体温在 39℃ 以上,有咳嗽、咳痰等症状。

(3)**出血症状** 可发生皮肤黏膜出血等症状,重型再障常发生内脏出血(血尿、黑便等)、颅内出血等。

2.**体征** 皮肤黏膜苍白等,如发生呼吸道感染,可出现肺部干、湿性啰音。

3.辅助检查

(1)血常规 呈全血细胞减少,以 SAA 更为明显,贫血多为正常细胞性贫血。如网织红细胞百分数在 1% 以下,且绝对值小于 $15×10^9/L$;白细胞计数多小于 $2×10^9/L$,中性粒细胞小于 $0.5×10^9/L$,淋巴细胞比例明显增高;血小板计数小于 $20×10^9/L$,提示为重型再障。

(2)骨髓象 对再障有确诊价值。多部位骨髓增生减低,粒细胞、红系细胞及巨核细胞明显减少且形态大致正常,淋巴细胞、网状细胞及浆细胞等非造血细胞比例明显增高。骨髓小粒无造血细胞,呈空虚状,可见较多脂肪滴。骨髓活检显示造血组织均匀减少,脂肪组织增加。

(三)治疗原则

1.支持、对症治疗

(1)加强保护措施、预防感染 注意饮食及环境卫生,SAA 需要保护性隔离;避免诱发或加重出血,防止外伤及剧烈活动;避免使用对骨髓有损伤作用和抑制血小板功能的药物,如阿司匹林、华法林等。

(2)控制感染 对感染的病人,及时采用经验性广谱抗生素治疗,同时取感染部位的分泌物或尿、大便、血液等做细菌培养和药敏试验,药敏试验有结果后应换用敏感的抗生素。真菌感染可用两性霉素 B 等抗真菌药物。

(3)纠正贫血 血红蛋白低于 60g/L 且病人对贫血耐受较差时,可输血。一般输浓缩红细胞。

(4)控制出血 用促凝血药(止血药),如酚磺乙胺(止血敏)等。

2.针对发病机制的治疗

(1)免疫抑制剂治疗 抗淋巴/胸腺细胞球蛋白(ALG/ATG)主要用于 SAA。ALG10~15mg/(kg·d)或 ATG 3~5mg/(kg·d)连用 5 日,用药前应做过敏皮试。环孢素适用于全部 AA,剂量为 6mg/(kg·d)左右,疗程一般长于 1 年。也有使用 CD3 单克隆抗体、麦考酚吗乙酯、环磷酰胺、甲泼尼龙等治疗 SAA。

(2)促进骨髓造血

1)雄激素:常用的有四种:①司坦唑醇(康力龙)2mg,每日 3 次。②十一酸睾酮(安雄)40~80mg,每日 3 次。③达那唑 0.2g,每日 3 次。④丙酸睾酮 100mg/d,肌内注射。应根据药物的作用效果和不良反应(男性化、肝功能损害等)及时调整疗程及剂量。

2)造血生长因子:主要用于 SAA,常用粒—单系集落刺激因子(GM-CSF)或粒系集落刺激因子(G-CSF),剂量为 5μg/(kg·d);红细胞生成素(EPO),常用 50~100U/(kg·d)。

3.造血干细胞移植 对 40 岁以下、无感染及其他并发症、有合适供体的 SAA 病人,可考虑造血干细胞移植。

【护理】

(一)护理评估

1.健康史

(1)既往是否服用过易致再障的药物,了解病人在居住区和工作环境是否接触有害物质,有无反复病毒感染史。

（2）对育龄期妇女,需注意询问妊娠、生育情况,再障可发生于妊娠时。

（3）询问病人起病的缓急,主要临床症状;患病后是否经过治疗及所用药物,如使用药物治疗应询问其种类、剂量、疗效、不良反应等情况。

2.身体评估

（1）症状　乏力、头晕、心悸、气急程度等。

（2）体征　判断病人的活动耐力,贫血对呼吸、循环系统的影响;内脏出血的程度;感染部位等。

（3）实验室及其他检查

1）血常规:全血细胞减少,贫血多为正常细胞性贫血。

2）骨髓象:对再障有确诊价值。主要表现为造血细胞减少,非造血细胞比例明显增高。

3）其他检查:如 $CD4^+$ 细胞、血清 IFN-γ、TNF、尿液检查、痰液检查等。

4.心理-社会评估　疾病对病人学习、工作和日常生活的影响;了解病人的心理状态,再障病人常因反复和严重的贫血、出血和感染,治疗效果差而感到生命受到威胁,常出现恐惧、紧张、情绪低落,对治疗失去信心;了解病人对疾病知识的认知程度;询问家庭成员对病人所患疾病的认识,对病人的态度及家庭经济状况等。

（二）护理诊断/问题

1.活动无耐力　与贫血所致组织与器官缺氧有关。

2.有感染的危险　与粒细胞减少有关。

3.组织完整性受损、出血　与血小板减少有关。

4.潜在并发症　如颅内出血。

（三）护理目标

病人能耐受一般活动,生活基本能自理;能说出预防感染的重要性,知道预防感染的措施,避免发生感染;能采取正确、有效的预防措施,减少或避免加重出血;无颅内出血等并发症发生。

（四）护理措施

1.休息与环境　对活动耐力下降、出血严重者应加强休息,室内温度、湿度适宜,限制探视人数与次数。

2.饮食护理　高蛋白质、高热量、丰富维生素清淡饮食,必要时可静脉补充营养。对感染或高热的病人,应适当多饮水,有利于毒素排出,防止脱水等。

3.病情观察　监测病人的生命体征变化。有无体温升高、脉搏增快、呼吸频率和节律改变、血压下降以及视力变化等。对有头痛、视力模糊的病人应注意检查瞳孔变化。有无皮肤黏膜出血加重或内脏出血的情况,如出现意识障碍等,应警惕脑出血。

4.用药护理

（1）免疫抑制剂　①用 ATG 和 ALG 治疗前需做过敏试验,静脉滴注 ATG 不宜过快,治疗过程可出现超敏反应、血小板减少和血清病(猩红热样皮疹、关节痛、发热)等,应密切观察,糖皮质激素可防治过敏反应。②环孢素疗程长达1年,可致肝、肾功能损害,牙龈增生、消化道反应等,应用时应监测肝、肾功能。③糖皮质激素长期使用时可有医源性肾上腺皮质功能亢进、机体抵抗力下降等,应密切观察有无诱发或加重感染,有无血压上升、上腹痛及黑便等。

(2)雄激素 ①丙酸睾酮为油剂,不易吸收,注射部位可形成硬块,甚至发生无菌性坏死。注射时行深部缓慢分层肌内注射,轮换注射部位,发现硬结应及时理疗,严格执行无菌操作,防止感染。②雄激素的常见不良反应有男性化作用,如痤疮、毛发增多,女病人停经或男性化等,用药前应向病人说明以消除疑虑。③口服司坦唑醇、达那唑等易引起肝脏损害,治疗过程中应定期检查肝功能。④定期监测血红蛋白、白细胞计数及网织红细胞计数,了解药物疗效并及时调整。通常药物治疗1个月左右网织红细胞开始上升,3个月后红细胞开始上升,而血小板上升需要较长时间。

(3)造血生长因子 用药前应做过敏试验,用药期间宜定期检查血象。①G-CSF皮下注射,病人偶有皮疹、低热、氨基转移酶升高、骨痛等不良反应,一般在停药后消失。②GM-CSF用药后注意观察有无发热、骨痛、肌痛、胸膜渗液、静脉炎、腹泻、乏力等,重者可见心包炎、血栓形成。③EPO可静脉注射或皮下注射。用药期间应监测血压、血常规,若发现血压升高应报告医师处理。偶可诱发脑血管意外或癫痫发作,应密切观察病人的意识变化。

5.对症护理 贫血、出血、感染的护理见本章第一节相关内容。

6.心理护理 耐心解释和指导病人有关疾病的知识和用药情况,在病情允许的情况下,鼓励病人进行自我护理。同时鼓励病人要与亲人、病友多交谈,争取家庭、亲友等社会支持系统的帮助,给病人以足够的关心、鼓励和照顾,帮助其克服焦虑、悲哀、恐惧情绪,增强康复的信心,积极配合治疗。

(五)健康教育

1.疾病知识的指导 向病人及家属了解常见对造血系统有害的药物,如氯霉素、磺胺、保泰松、安乃近、阿司匹林等。简介疾病的临床表现、治疗等方面的知识,增强病人及家属战胜疾病的信心。

2.保健知识的宣传 在病情许可情况下,加强病人自我病情监测,主要是贫血、出血、感染的症状体征和药物不良反应的自我监测。让病人知道病情恶化的表现,并及时就诊。

3.用药指导 向病人解释再障的治疗措施,说明坚持正规用药的重要性,使病人认识到再障治疗的长期性和艰苦性,应坚持按医嘱用药,定期门诊复查血象,以便了解病情变化及其疗效,及时调整药物种类与剂量。

4.生活指导 主要从个人防护、卫生习惯等方面加以指导。告诉病人合理饮食的重要性,加强个人卫生,注意保暖,避免受凉感冒,尽量少去公共场所,防止交叉感染,避免外伤,以及教会病人防治出血的简单方法等。

(六)护理评价

病人活动后心悸、气短、头晕等症状是否减轻或消失,能否耐受一般活动、生活自理;能否说出预防感染的重要性、积极配合治疗和护理而未发生感染;能否说出引起或加重出血的危险因素,并能采取正确、有效的预防措施;有无并发症。

本节小结

再生障碍性贫血临床表现主要为外周血中全血细胞减少和进行性贫血、出血和感染,重型再障易出现内脏出血甚至颅内出血,感染严重,常合并败血症。治疗再生障碍性贫血的主要药物是免疫抑制剂、雄激素、造血生长因子。再生障碍性贫血的用药护理主要是观察药物副作用,定时复查血常规、网织红细胞。

本节关键词:再生障碍性贫血;雄激素;免疫抑制剂

课后思考

1.再生障碍性贫血病人如果出现颅内出血,应如何护理?

2.再生障碍性贫血的用药护理包括哪些内容?

(程桐花)

第三节 白血病病人的护理

一、概　述

白血病(leukemia)是一类造血干细胞的恶性克隆性疾病,因白血病细胞自我更新增强、增殖失控、分化障碍、凋亡受阻,而停滞在细胞发育的不同阶段。在骨髓和其他造血组织中,白血病细胞大量增生累积,使正常造血受到抑制并浸润其他器官和组织。我国白血病发病率约为2.76/10万,急性白血病比慢性白血病多见(约5.5:1),其中急性髓细胞白血病最多,男性发病率略高于女性(1.81:1),成人以急性髓细胞白血病多见,儿童以急性淋巴细胞白血病多见。

(一)分类

1.按白血病细胞成熟程度和自然病程分类

(1)急性白血病　急性白血病(AL)的细胞分化停滞在较早阶段,多为原始细胞及早幼细胞,起病急,病情发展快,自然病程短,仅为数月。

(2)慢性白血病　慢性白血病(CL)的细胞分化较好,多为较成熟幼稚细胞和成熟细胞,起病缓、进展慢、自然病程长,可存活数年。

2.按白细胞计数分类　可将白血病分为白细胞增多性白血病、白细胞不增多性白血病两种,以前者多见。

(二)病因及发病机制

白血病病因暂不完全清楚,其发病机制复杂,下述因素均可促使遗传基因突变或染色体畸形,导致克隆性的异常造血细胞生成、凋亡受阻、恶性增殖等。

1.病毒　目前已经证实,成人 T 细胞白血病(ATL)/淋巴瘤可由人类 T 淋巴细胞病毒

Ⅰ型(HTLV-I)引起。EB病毒、HIV病毒与淋巴系统恶性肿瘤的关系也已被认识。

2.化学因素 多种化学物质或药物可导致白血病的发生,如苯及其衍生物、氯霉素、保泰松、乙双吗啉、烷化剂等。化学物质所致白血病多为急性非淋巴细胞白血病。

3.遗传因素 家族性白血病约占白血病的千分之七。某些遗传性疾病有较高的白血病发病率,如唐氏综合征、先天性再生障碍性贫血、Bloom综合征(侏儒面部毛细血管扩张)等。

4.电离辐射 包括X射线、γ射线等电离辐射。白血病的发生与其放射剂量的大小及放射部位有关。放射线可使骨髓抑制、机体免疫力缺陷及DNA发生断裂和重组等改变。

5.其他 如骨髓增生异常综合征、淋巴瘤、多发性骨髓瘤、阵发性睡眠性血红蛋白尿症等,最终可能发展成白血病。

案例 6-5

刘某,男,16岁,皮肤黏膜、牙龈出血3天,伴发热。有咳嗽,痰为黄色,有血丝。查体:T 39.7℃,P 110次/分,R 21次/分,BP 120/70mmHg,轻度贫血貌,全身皮肤黏膜可见多个出血点,口腔有溃疡。颈部及腹股沟区可触及多枚肿大淋巴结。胸骨中下段有压痛及叩击痛,双肺呼吸音粗,右下肺可闻及湿啰音,脾肋下4cm。WBC $50×10^9$/L,L 85%,RBC $3.5×10^{12}$/L,PLT $35×10^9$/L。

问题:
1.该病人的临床表现有何特点?
2.该病人存在哪些护理问题?

本节学习目标

1.掌握急性白血病的主要临床表现、主要护理诊断及护理措施。
2.熟悉白血病的病因、治疗要点、实验室检查。
3.了解白血病的发病机制。

二、急性白血病病人的护理

急性白血病是造血干细胞的恶性克隆性疾病,骨髓中异常的原始细胞及幼稚细胞(白血病细胞)大量增殖并抑制正常造血,广泛浸润肝、脾、淋巴结等各种脏器,表现为贫血、出血、感染和浸润等征象。

【疾病概要】

(一)分类

国际上常用的FAB(法、美、英白血病协作组)分类法,根据细胞形态学和细胞化学分类,将急性白血病(AL)分为急性淋巴细胞白血病(ALL)和急性髓细胞白血病(AML)两大类，这两类又分成多种亚型(表6-4)。WHO髓系和淋巴肿瘤分类法(2001)将病人的临床特点与形态学和细胞化学、免疫学、细胞遗传学和分子生物学结合起来，形成MICM分型。

表 6-4 急性白血病分型

急性髓细胞白血病	急性淋巴细胞白血病	
M_0 急性髓细胞白血病微分化型	L_1 型	原始和幼淋巴细胞以小细胞为主
M_1 急性粒细胞白血病未分化型	L_2 型	原始和幼淋巴细胞以大细胞为主
M_2 急性粒细胞白血病部分分化型	L_3 型	原始和幼淋巴细胞以大细胞为主，大小较一致，
M_3 急性早幼粒细胞白血病		细胞内有明显空泡，胞浆嗜碱性
M_4 急性粒-单核细胞白血病		
M_5 急性单核细胞白血病		
M_6 急性红白血病		
M_7 急性巨核细胞白血病		

(二)临床表现

急性白血病起病急缓不一。急性者可出现突发高热，类似"感冒"，也可以是严重的出血。缓慢者常为贫血、皮肤紫癜，常因月经过多或拔牙后出血难止而就医时被发现。

1.症状

(1)贫血　常为首发症状，进行性加重，半数病人就诊时已有重度贫血。病人可出现头晕、心悸、乏力等症状。急性者因病程短，可无贫血。

(2)发热　白血病本身可以发热，多为低热，可有慢性消耗表现，如乏力、多汗、消瘦等。高热多由继发感染所致，口腔炎、牙龈炎、咽峡炎最常见，可发生溃疡或坏死；肺部感染、肛周炎、肛周脓肿亦常见，严重时可致败血症。最常见的致病菌为革兰阴性杆菌，如肺炎克雷伯杆菌、铜绿假单胞菌、大肠杆菌、产气杆菌等。长期使用广谱抗菌药物、糖皮质激素以及化疗药物，可继发真菌感染。病人免疫功能缺陷后也可引起病毒感染，如单纯疱疹、带状疱疹等。

(3)出血　约有40%的人以出血为早期表现。出血可发生在全身各部位，以皮肤淤点、淤斑、鼻出血、牙龈出血、月经过多为多见。眼底出血可致视力障碍。急性早幼粒细胞白血病易并发弥散性血管内凝血(DIC)而出现全身广泛出血。颅内出血时会发生头痛、呕吐、瞳孔大小不等，甚至昏迷而死亡。大量白血病细胞在血管中淤滞及浸润、血小板减少和感染是出血的主要原因。

(4)白血病细胞增殖浸润的症状　肝、脾肿大可致腹胀、腹部隐痛等；骨骼和关节可出现疼痛，如发生骨髓坏死，可出现骨骼剧痛；眼部可因绿色瘤或粒细胞肉瘤出现眼球突出、复视，甚至失明；白血病细胞浸润口腔和皮肤，可使牙龈增生、肿胀；皮肤可出现皮肤蓝灰色斑丘疹，局部皮肤隆起、变硬，呈紫蓝色结节；中枢神经系统白血病(CNSL)以急性淋巴细胞白血病最常见，儿童尤甚，为髓外复发的主要根源，病人可有头痛、头晕、呕吐、颈项强直甚至抽搐、昏迷。

2.体征 皮肤黏膜苍白,皮下出血,肝、脾、淋巴结肿大,视力下降,眼球突出,眼底出血,无痛性睾丸肿大(是仅次于 CNSL 的白血病髓外复发的根源),胸骨下段局部压痛等。

3.实验室及其他检查

(1)血常规检查 大多数病人白细胞增多,也有白细胞计数正常或减少。血涂片分类检查可见数量不等的原始和幼稚细胞,其种类和数量因分类不同而异。病人有不同程度的正常细胞性贫血,血小板减少。

(2)骨髓象 是诊断白血病的主要依据和必做检查。FAB 协作组提出:原始细胞/骨髓有核细胞(ANC)比值大于等于 30% 为诊断标准,WHO 分类将骨髓原始细胞大于等于 20% 定为诊断标准。骨髓有核细胞显著增生,以原始细胞为主,而较成熟的中间阶段细胞缺如,并残留少量成熟粒细胞,形成所谓"裂孔现象"。如白血病细胞胞质中出现红色杆状小体,称奥尔小体(Auer 小体),仅见于急性髓细胞白血病,有独立诊断意义。

(3)血液生化 尿尿酸浓度升高,特别是在化疗期,是由于大量癌细胞被破坏所致。血清乳酸脱氢酶升高;M_5 和 M_4 血清和尿溶菌酶活性增高。

(4)细胞化学 用于协助鉴别各类白血病。主要方法有过氧化物酶染色、糖原染色、非特异性酯酶、碱性磷酸酶测定等。

(5)免疫学 用于检查白血病细胞表达的系列相关抗原,确定其系列来源。

(6)其他 中枢神经系统白血病常做脑脊液检查,脑脊液压力升高,白细胞数增加,蛋白质增多,而糖定量减少。涂片中可找到白血病细胞。染色体和基因检查,如 90% 的 M_3 有 t(15;17)(q22;q21),该易位使 15 号染色体上的 PML(早幼粒白血病基因)与 17 号染色体上 RARα(维 A 酸受体基因)形成 PML-RARα 融合基因。这是 M_3 发病及用全反式维 A 酸治疗有效的分子基础。

(三)治疗原则

白血病确诊后,应根据病人的 MICM 结果及临床特点,选择符合病人的、系统的、完整的治疗方案,以支持治疗、多药联合化学药物治疗为主。化疗获得完全缓解后或慢性期可及早进行异基因造血干细胞移植(HSCT)。

1.化学药物治疗 是目前治疗白血病最主要的方法,也是造血干细胞移植的基础。急性白血病的化疗过程分为两个阶段,即诱导缓解和缓解后治疗。治疗急性白血病常用的化疗药物见表 6-5。

表 6-5 治疗急性白血病常用化疗药物

药名	缩写	给药途径	主要毒副作用
甲氨蝶呤	MTX	口服或静注或鞘内注射	口腔及胃肠道黏膜溃疡,肝损害,骨髓抑制
6-巯基嘌呤	6-MP	口服	骨髓抑制,胃肠反应,肝脏损害
6-硫代鸟嘌呤	6-TG	口服	骨髓抑制,胃肠反应,肝脏损害
阿糖胞苷	Ara-C	静滴或皮下	口腔溃疡,消化道反应,脱发,骨髓抑制
环磷酰胺	CTX	口服或静注	骨髓抑制,恶心呕吐,脱发,出血性膀胱炎
白消安	BUS	口服或静注	骨髓抑制,久用可致闭经或睾丸萎缩,偶见出血、再生障碍性贫血及肺纤维化等严重反应

续上表

药名	缩写	给药途径	主要毒副作用
长春新碱	VCR	静注	末梢神经炎,便秘,脱发
三尖杉碱	H	静注	骨髓抑制,心脏损害,消化道反应
依托泊苷	VP-16	静注	骨髓抑制,脱发,消化道反应
柔红霉素	DNR	静注	骨髓抑制,心脏损害,胃肠反应
阿霉素	ADM	静注	骨髓抑制,心脏损害,胃肠反应
左旋门冬酰胺酶	L-ASP	静注	肝脏损伤,过敏反应,高尿酸血症、高血糖、胰腺炎、氮质血症
泼尼松	P	口服	类库欣综合征,高血压,糖尿病
羟基脲	Hu	口服	消化道反应,骨髓抑制
维甲酸(全反式)	ATRA	口服	皮肤黏膜干燥,消化道反应,头晕,关节痛,肝损害

（1）诱导缓解　是白血病治疗的第一阶段,主要通过联合化疗,迅速、大量地杀灭白血病细胞,恢复机体正常造血功能,使病人迅速获得完全缓解(complete remission,CR)。完全缓解的标准是：①白血病的症状和体征消失。②外周血：中性粒细胞绝对值大于或等于 $1.5 \times 10^9/L$,血小板大于或等于 $100 \times 10^9/L$,白细胞分类中无白血病细胞。③骨髓中：原始粒I型＋II型(原单＋幼单或原淋＋幼淋)小于或等于 5%,M_3 型原粒＋早幼粒小于工等于 5%,无 Auer 小体,红细胞及巨核细胞系列正常,无髓外白血病。主要诱导缓解及缓解后治疗方案见表 6-6。

表 6-6　急性白血病常用的联合化疗方案

治疗方案	药物	用法	疗程	CR 率(%)
急性淋巴细胞白血病				
诱导缓解方案				
VP（基本方案）	V-长春新碱 P-泼尼松	第 1 日,每周 1 次,静脉注射 每日分次口服	2~3 周	儿童 88 成人 50
DVLP	D-柔红霉素 V-长春新碱 L-左旋门冬酰胺酶 P-泼尼松	每 2 周第 1~3 日静滴,每天 1 次 每周首日静注 1 次,连用 4 周 第 19 天始每天静滴 1 次,连用 10 天 每天分次口服,连用 4 周	4 周	75~92
缓解后治疗方案				
HD Ara-C	Ara-C-阿糖胞苷	持续静滴,每 12 小时 1 次,连用 3 天,间隔 3 周	3 年	
HD MTX	MTX-甲氨蝶呤	持续静滴 24 小时,连用 3 天,间隔 3 周	3 年	
急性髓细胞白血病				
诱导缓解方案				
DA（标准方案）	D-柔红霉素 A-阿糖胞苷	第 1~3 日静注,每天 1 次 第 1~7 日静滴,每天 1 次	7 天	50~80
HA	H-高三尖杉酯碱 A-阿糖胞苷	静滴 5~7 天 第 1~7 日静滴,每天 1 次	7 天	60~65
M_3 诱导缓解	全反式维甲酸	口服治疗至完全缓解	至缓解	70~95
缓解后治疗方案				
HD Ara-C	Ara-C-阿糖胞苷		2~3 年	

注：HD 为高剂量。

（2）缓解后治疗 主要方法为化疗和造血干细胞移植（HSCT）。缓解后强化巩固、维持治疗和中枢神经系统白血病（CNSL）防治十分必要。如完全缓解后在身体任何部位出现可检出的白血病细胞，称为复发。复发多在完全缓解后 2 年内发生，以骨髓复发最常见，其次是睾丸。

（3）防治中枢神经系统白血病 主要通过腰穿鞘内注射和颅脊椎照射等方法来防治中枢神经系统白血病。腰穿鞘内注射首选药物为甲氨蝶呤，对甲氨蝶呤耐药者可用阿糖胞苷鞘内注射，同时可应用糖皮质激素以减轻药物刺激所致的蛛网膜炎。

2.对症支持治疗

（1）紧急处理高白细胞血症 当外周血液中白细胞数超过 $200×10^9/L$，可产生"白细胞淤滞症"。表现为呼吸困难呼吸窘迫、低氧血症、反应迟钝、言语不清、颅内出血、阴茎异常勃起等。因此当白细胞数超过 $100×10^9/L$ 时，应紧急使用血细胞分离机，单采清除过高的白细胞，同时给以化疗药物和水化，并预防高尿酸血症、酸中毒、电解质紊乱、凝血功能异常等并发症。

（2）防治感染 白血病病人因正常白细胞数量少，易发生感染，以呼吸道、肠道等感染多见，尤其在化疗或放疗后，如病人发生粒细胞缺乏症，宜住进层流病房或消毒隔离病房。可用粒细胞集落刺激因子（G-CSF）或粒－单细胞集落刺激因子（GM-CSF）以提升白细胞。病人高热多由感染引起，应找到感染灶，做细菌培养和药敏试验，同时行经验性抗生素治疗，然后根据药敏试验再更换合适抗生素。如为真菌感染，可用两性霉素 B、氟康唑等。

（3）成分输血 严重贫血且无白细胞淤滞时，可输注浓缩红细胞，维持 Hb 大于 $80g/L$；血小板计数过低而出血者，输注单采血小板悬液直至止血。

（4）防治高尿酸血症肾病 因白血病细胞大量破坏，特别在化疗时更明显，血清和尿中尿酸浓度增高，积聚在肾小管，引起阻塞而发生高尿酸血症肾病。应鼓励病人多饮水、碱化尿液或同时给予别嘌呤醇以抑制尿酸合成。当病人出现少尿或无尿时，应按急性肾衰竭处理。

3.造血干细胞移植（HSCT） HSCT 是目前被普遍认可的根治标准治疗。急性白血病应尽早在第一次完全缓解时进行，自体、异体移植均可采用。移植成功者一般可获得长期生存或治愈，5 年生存率为 $40\%\sim70\%$。

4.放射治疗 中枢神经系统白血病和睾丸白血病，可做头颅和脊髓放射治疗。药物对睾丸白血病疗效不佳时，也必须放射治疗。对淋巴结肿大伴有局部压迫症状者或伴有胀痛的巨脾，可采取局部放射治疗以缓解症状。

【护理】

（一）护理评估

1.健康史 询问病人的起病缓急，有无相关病因；疾病的发生、发展过程及其诊治经过；有无皮肤出血、黑便、咯血、血尿、头晕等表现及其程度。

2.身体状况

（1）症状 心悸、头晕、头痛、气急等贫血症状；发热、乏力、消瘦等慢性消耗症状；皮肤黏膜出血、牙龈出血、呕血、便血、月经过多出血症状及其程度；咳嗽、咳痰、咽喉疼痛、尿路刺激以及肛周疼痛等感染症状;肝脾、淋巴结肿大及骨痛等症状。

（2）体征 皮肤黏膜苍白,皮下出血,肝、脾、淋巴结肿大,视力下降、眼球突出、眼底出血,睾丸肿大、胸骨下段局部压痛或叩击痛、口腔溃疡、肺部啰音等。

（3）实验室及其他检查

1）血常规检查:大多白细胞增多,镜检可见原始和幼稚细胞,红细胞减少,血小板减少。

2）骨髓象:骨髓有核细胞显著增生,原始细胞/骨髓有核细胞（ANC）比值大于或等于30%;白血病细胞胞质中出现奥尔小体（Auer 小体）等。

3）血液生化:血液尿酸浓度升高,血清乳酸脱氢酶升高。

4）其他:如细胞化学、免疫学、脑脊液检查等。

3.心理－社会状况 应注意病人对自己所患疾病是否了解,对疾病的心理承受能力如何,是否有恐惧、震惊、悲观、绝望等心理。家庭成员能否正确处理应激以及家庭经济情况如何等。

（二）护理诊断/问题

1.有损伤的危险:出血 与血小板减少、白血病细胞浸润有关。

2.活动无耐力 与大量、长期的持续化疗、白血病引起代谢增高及贫血有关。

3.有感染的危险 与粒细胞减少、化疗使机体免疫力低下有关。

4.预感性悲哀 与患白血病和感受到死亡威胁有关。

5.潜在并发症 如中枢神经系统白血病、化疗药物不良反应、尿酸性肾病。

（三）护理目标

病人能积极配合,采取有效的措施,减少或避免出血;病人能积极地调整饮食结构,体重维持在正常范围内,体力恢复,生活自理;能说出预防感染的重要性,减少或避免感染的发生;能正确对待疾病,悲观情绪减轻或消除;能采取正确、有效的预防措施,减少或避免出血;能说出化疗可能出现的不良反应,并能积极配合治疗,不发生并发症。

（四）护理措施

1.休息与活动 白血病病人因基础代谢率升高或贫血等原因,可出现活动耐力下降,此时应适当限制活动量,可与病人共同制订日常活动计划,做到有计划地适量活动。加强生活方面的护理,将常用物品置于易取处,避免因体力消耗而加重心悸、气短症状。脾大者嘱病人取左侧卧位,以减轻不适感,尽量避免弯腰和碰撞腹部,以免发生脾破裂。

2.饮食护理 给予高蛋白质、高热量、适量维生素、清淡易消化饮食,如在化疗时有恶心、呕吐等消化道症状者,应选择合适的进餐时间,避免在化疗前后 2 小时内进餐,尽量选择在消化道症状较轻的时间进食,以半流质为主,少食多餐,必要时可给以药物止吐或经静脉补充营养。同时保证每日充足的饮水量。

3.病情观察 观察病人有无发热、咳嗽、咳痰、尿路刺激征等感染表现;注意观察病人有无皮肤黏膜、肠道、呼吸道出血的表现;脑出血是白血病病人主要的死亡原因之一,应观察病人有无意识障碍、瞳孔改变、头痛等表现;监测病人的白细胞计数,观察体温、脉搏、呼吸、体重、尿量等变化;观察化疗药物的不良反应。

4.用药护理 化疗期间,尽量减少病人反复穿刺的痛苦,建议留置深静脉导管。

(1)化疗不良反应及护理

1)局部反应:柔红霉素、氮芥、阿霉素、长春新碱等化疗药物,对组织刺激性大,多次注射或药液渗漏常会引起静脉及其周围组织炎症或坏死。防治措施主要有:①合理选用静脉,按照前臂、手背、手腕、肘前窝的次序选择静脉注射部位,若药物刺激性强、剂量过大时宜首先选用大血管注射,每次更换注射部位,并强调熟练的静脉穿刺技术,避免穿透血管。②静脉注射前先用生理盐水冲洗,确定针头在静脉内方能注入药物,药物输注完毕再用生理盐水冲洗后方能拔针头。注毕轻压血管数分钟止血,以防药液外渗或发生血肿。③输注时疑有或发生外渗,立即停止注入,不要拔针,由原部位抽取 3~5ml 血液以除去一部分药液,局部滴入解药如 8.4% 碳酸氢钠 5ml,拔掉注射针,局部冷敷后再用 25% $MgSO_4$ 湿敷,亦可用普鲁卡因局部封闭。发生静脉炎时禁止静注,患处避免受压,使用喜疗妥等药物外敷。伴有全身发热或条索状红线迅速蔓延时,可采用紫外线灯照射治疗,每日一次,每次 30 分钟。

2)骨髓抑制:骨髓抑制主要因化疗药物所致,一方面有利于彻底杀灭白血病细胞,但另一方面可加重贫血,感染与出血的风险增加,甚至危及生命。多数化疗药抑制骨髓最强的时间是化疗后 7~14 日,恢复时间为之后的 5~10 日。因此,从化疗开始到停止化疗 2 周内应加强预防感染和出血的措施,同时应监测血象。一旦出现骨髓抑制,应加强贫血、出血、感染的预防和护理。

3)消化道反应:许多化疗药物有个体差异性,可引起恶心、呕吐、食欲不振等反应。化疗期间应给病人提供一个安静、舒适、通风良好的休息环境,避免不良刺激。饮食应以清淡、易消化半流质为好,少量多餐,进食前后休息一段时间。当病人恶心、呕吐时暂停进食,及时清除呕吐物,保持口腔清洁。必要时,遵医嘱在治疗前给予止吐药物。

4)肝肾功能损害:6-巯基嘌呤、甲氨蝶呤、门冬酰胺酶对肝功能有损害作用,用药期间应观察病人有无黄疸,并定期监测肝功能情况。环磷酰胺可引起出血性膀胱炎,可用美司钠预防。应保证输液量,鼓励病人多饮水,达 2000ml/d 以上,观察小便的量和颜色。一旦发生血尿,应停止使用。

5)脱发:化疗前应向病人说明化疗的重要性,以及化疗可能会导致脱发现象,使病人有充分的思想准备。如发生脱发,应评估病人脱发后的心理变化,指导病人使用假发或戴帽子等方法降低病人的身体形象障碍,鼓励病人参与正常社交活动等。

6)其他:柔红霉素、阿霉素、三尖杉碱类药物可引起心肌及心脏传导损害,用药时要缓慢静滴,小于 40 滴/分钟,注意观察病人心率,复查心电图等。长春新碱能引起末梢神经炎、手足麻木感,停药后可逐渐消失。

(2)口腔溃疡的护理 甲氨蝶呤、阿糖胞苷、羟基脲、阿霉素等药物可引起口腔溃疡,对已发生口腔溃疡的病人,应加强口腔护理,每天 2 次,并采取相应措施促进溃疡愈合。嘱病人不食辛辣、带刺、有碎骨头的食物,以免对口腔黏膜有刺激或创伤;指导病人睡前及餐后用碳酸氢钠、依沙吖啶稀释液交替漱口或 0.5% 普鲁卡因含漱,防止口腔溃疡感染或疼痛;在三餐后及睡前用漱口液含漱后,用 1%~2% 碘甘油涂在溃疡处,有利于溃疡愈合。四氢叶酸钙口服或含漱对甲氨蝶呤所致口腔溃疡疗效显著。

（3）预防尿酸性肾病　化疗期间，鼓励病人多饮水，每天饮水量在3000ml以上，同时使用碳酸氢钠和口服别嘌呤醇，以碱化尿液和抑制尿酸生成。注射化疗药液后，最好每半小时排尿一次，持续5小时，就寝前排尿一次。

（4）鞘内注射化疗药物的护理　指导并协助病人采取头低抱膝侧卧位，推注药物宜慢，鞘注后应去枕平卧4～6小时，注意观察有无头痛、呕吐、发热等化学性脑膜炎症状发生。

5.感染的预防和护理　白血病病人在诱导缓解期间容易发生感染，当白细胞绝对值小于或等于0.5×10^9/L时，发生感染的可能性更大，此时应行保护性隔离。若无层流室则置病人于单人病房，保证室内空气新鲜，定时消毒空气和地面，谢绝探视以避免交叉感染。加强口腔、皮肤及肛周护理。若病人出现高热等感染征象，应立即协助医师做血液、咽部、尿液、粪便和伤口分泌物的培养。一旦有感染，遵医嘱用有效抗生素，常用头孢哌酮（先锋必）、头孢曲松及头孢他啶（复达欣）等。

6.对症护理　主要是贫血、出血等护理，详见症状护理相关章节。

（五）健康教育

1.疾病预防　让病人知道能引起白血病的相关因素，如电离辐射、药物、苯等化学物质等。

2.疾病知识的指导　如急性白血病的临床表现、治疗等，提高病人及其家属对疾病的认识、治疗和护理的依从性，让病人能积极主动地参与疾病的治疗与康复，同时增强病人战胜疾病的信心。

3.保健知识的宣传　向病人及民众宣传防治白血病的相关知识、临床表现等，使白血病病人得到及时诊治。

4.生活指导　告知病人合理的饮食对疾病恢复的重要性，教会病人如何避免呼吸道感染等措施，一旦发生感染应及时就诊等。

5.用药指导　指导病人按医嘱用药，说明坚持巩固强化治疗可延长白血病的缓解期，有利于延长生存期。定期门诊复查血象，发现出血、发热及骨、关节疼痛要及时去医院检查。

（六）护理评价

病人能否采取有效的措施，有无出血；病人活动耐力有无明显下降，生活能否自理；有无感染的发生；能否正确对待疾病，悲观情绪是否减轻或消除；是否了解化疗药物可能出现的不良反应，主动配合治疗，积极采取应对措施；能否描述引起或加重出血的危险因素，能否积极采取预防措施，避免出血加重；白血病缓解期或慢性期是否得到延长。

本节小结

白血病按白血病细胞成熟程度和自然病程分为急性白血病和慢性白血病；根据细胞形态学和细胞化学分为急性髓细胞白血病、急性淋巴细胞白血病。急性白血病的主要临床表现为贫血、出血、感染和浸润等征象；其治疗要点是以支持治疗、多药联合化学药物治疗为主，化疗获得完全缓解后或慢性期可及早进行异基因造血干细胞移植（HSCT）。急性白血病的主要护理是对症护理和化疗反应护理。

本节关键词:急性白血病;化疗;诱导缓解

课后思考

1.白血病的常见化疗反应有哪些？如何护理？

2.何为造血干细胞移植？

慢性白血病主要可分为慢性粒细胞白血病（CML）和慢性淋巴细胞白血病（CLL）两种类型,我国以前者多见。

案例 6-6

杨某,男,65岁,乏力、消瘦伴左上腹包块半年。有腹胀、纳差,左上腹隐痛不适。查体:T 37.7℃,P 90 次/分,R 18 次/分,BP 130/80mmHg,轻度贫血貌,全身皮肤黏膜未见出血点。胸骨中下段轻压痛,左腹部隆起。脾肋下 15cm,质硬,表面光滑,轻压痛。WBC 120×10^9/L,N 95%,RBC 3.5×10^{12}/L,PLT 445×10^9/L。

问题:

1.该病人的临床表现有何特点？

2.该病人存在哪些护理问题？

本节学习目标

1.掌握慢性白血病的主要临床表现、主要护理诊断及护理措施。

2.熟悉慢性白血病的治疗要点、实验室检查。

3.尊重慢性白血病人的身心需求,体现护士的受伤精神和人文关怀。

三、慢性白血病病人的护理

【疾病概要】

（一）慢性粒细胞白血病（简称慢粒）

慢粒是一种发生在多功能造血干细胞上的恶性骨髓增生性疾病（获得性造血干细胞恶性克隆性疾病）,该病在各年龄组均可发病,以中年多见。慢粒病程发展缓慢,自然病程可经历慢性期（chronic phase, CP）、加速期（accelerated phase, AP）、急变期（blastic phase or blast crisis, BP/BC）,多因急性变而死亡。

1.临床表现

(1)症状 慢性期早期多无症状,后可出现乏力、低热、盗汗、消瘦等慢性消耗症状;加速期可出现高热、进行性体重下降、骨骼疼痛、贫血、出血等症状;急变期其症状与急性白血病类似。

(2)体征 胸骨中下段压痛,肝脾肿大,巨脾为最突出的体征,可引起左中、上腹明显坠胀感,触诊时脾大可达脐平面,甚至到盆腔,肿大的脾脏表面光滑、质硬、无压痛。多无淋巴结的肿大。

(3)实验室及其他检查

1)血常规、骨髓象检查:见表6-7。

表 6-7 慢粒血象和骨髓象特点

	慢性期	加速期	急变期
血象	白细胞数明显增高,可达 100×10^9/L 以上,以中幼、晚幼和杆状核粒细胞居多,原始细胞<10%,血小板多在正常水平,部分病人增多,晚期血小板渐减少,并出现贫血	红细胞、血小板减少,原始细胞≥10%	红细胞、血小板明显减少,外周血中原粒+早幼粒细胞>30%
骨髓象	增生明显至极度活跃,原始细胞<10%。嗜酸、嗜碱性粒细胞增多。红细胞相对减少。巨核细胞正常或增多,晚期减少	增生明显至极度活跃,加速期骨髓原始细胞≥10%,巨核细胞、红细胞减少	增生极度活跃,原始细胞或原淋+幼淋或原单+幼单>20%,原粒+早幼粒细胞>50%,巨核细胞、红细胞减少

2)中性粒细胞碱性磷酸酶(NAP):活性减低或呈阴性反应。治疗有效时 NAP 活性可以恢复。

3)细胞遗传学及分子生物学改变:95%以上的 CML 细胞中出现 Ph 染色体(小的 22 号染色体),显带分析为 t(9;22)(q34;q11)。9 号染色体长臂上 C-ABL 原癌基因易位至 22 号染色体长臂的断裂点簇集区(BCR),形成 BCR-ABL 融合基因。

4)血液生化:血清及尿中尿酸浓度增高,血清乳酸脱氢酶增高。

2.治疗原则 慢粒治疗应着重于慢性期早期,避免疾病转化,力争细胞遗传学和分子生物学水平的缓解,一旦进入加速期或急变期则预后很差。

(1)化学治疗 羟基脲(hydroxyurea,HU)是目前治疗慢粒的首选药物。起效快,但持续时间短,常用剂量为 3g/d,分 2 次口服。其主要不良反应为骨髓抑制和消化道症状,需经常检查血象,以便调节药物剂量。白消安(busulfan,BU,马利兰)起效慢、作用长,剂量不易掌握。初始 4~6mg/d,口服,其主要不良反应为骨髓抑制、皮肤色素沉着、精液缺乏及停经、肺纤维化等。

(2)α-干扰素(interferon-α,IFN-α) 该药与羟基脲或阿糖胞苷联合应用,可提高疗效。300 万~500 万 U/(m²·d)皮下或肌肉注射,每周 3~7 次,持续用数月至数年不等。常见毒副反应为流感样症状,如畏寒、发热、疲劳、头痛、厌食、恶心、肌肉及骨骼疼痛。用扑热息痛、苯海拉明等可减轻副反应。

(3)甲磺酸伊马替尼(imatinib mesylate,IM) 疗效可达 95%~98%。治疗剂量 CP、

AP 和 BP/BC 分别为 400mg/d、600mg/d 和 600～800mg/d。该药的不良反应有：①血液学：血象下降，可出现粒缺、血小板减少和贫血。②非血液学：水肿、肌痉挛、腹泻、恶心、肌肉骨骼痛、皮疹、腹痛、疲劳、关节痛和头痛等。

（4）异基因造血干细胞移植（HSCT） 是目前根治慢粒的标准治疗。骨髓移植应在慢性期，待血象及体征控制后尽早进行。

（5）细胞淤滞症紧急处理 可使用血细胞分离机，单采白细胞，同时给予羟基脲化疗和水化，需并用碳酸氢钠和别嘌呤醇。

（6）急变期的治疗 同急性白血病的治疗。

（二）慢性淋巴细胞白血病（简称慢淋）

慢性淋巴细胞白血病是一种单克隆性小淋巴细胞凋亡受阻、存活时间延长而大量积聚在骨髓、血液、淋巴结和其他器官，最终导致正常造血功能衰竭的低度恶性疾病。该病以老年发病多见。

1.临床表现

（1）症状 起病缓慢，多无自觉症状。早期症状可能有乏力疲倦，而后出现食欲减退、消瘦、发热、盗汗等症状。晚期可出现贫血、出血、感染等症状。

（2）体征 淋巴结肿大，多见于颈部、锁骨上、腋窝、腹股沟，影像学检查可见纵隔、腹膜后等淋巴结肿大，肿大的淋巴结较硬，无压痛，可移动；轻至中度脾大，轻度肝大，但胸骨压痛少见。

（3）实验室及其他检查

1）血常规：白细胞$>10\times10^9$/L，淋巴细胞占 50% 以上，绝对值$\geqslant5\times10^9$/L（持续 4 周以上）。以小淋巴细胞为主。中性粒细胞比值降低。晚期出现血小板减少、红细胞减少等。

2）骨髓象：有核细胞增生明显活跃或极度活跃，淋巴细胞$\geqslant40\%$，以成熟淋巴细胞为主。红系、粒系及巨核系细胞均减少，伴有溶血时，幼红细胞可代偿性增生。

3）免疫学检查：半数病人可出现血清蛋白含量减少；小鼠玫瑰花结试验阳性；20% 抗人球蛋白试验阳性。

2.临床分期 国际上多采用 Binet 分期（表 6-8）。

表 6-8 慢淋的分期

	血常规、骨髓象	区域的淋巴结肿大个数	中位存活期（年）
A 期	淋巴细胞增多	<3	>10
B 期	淋巴细胞增多	$\geqslant3$	7
C 期	淋巴细胞增多，血小板、血红蛋白减少	$\geqslant3$	2

3.治疗原则 根据临床分期、症状和疾病活动情况而定。Binet A 期病人无需治疗，定期复查即可。出现下列情况应开始化疗：①体重减少超过 10%、极度疲劳、发热（38℃）持续 2 周以上、盗汗。②进行性脾肿大（左肋弓下大于 6cm）或脾区疼痛。③淋巴结进行性肿大或直径大于 10cm。④进行性淋巴细胞增生，2 个月内增加$>50\%$，或倍增时间<6 个月。⑤激素治疗后，自身免疫性贫血或血小板减少反应较差。⑥骨髓进行性衰竭；贫血或血小板减少出现或加重。Binet C 期应予化疗。

（1）化学治疗 常用的药物有苯丁酸氮芥和氟达拉滨。

（2）免疫治疗　阿来组单抗、利妥昔单抗、α-干扰素。

（3）造血干细胞移植　在缓解期,自体干细胞移植治疗 CLL 的效果优于传统化疗。

（4）并发症治疗　慢淋病人极易感染,严重感染常为致死原因,应积极治疗。反复感染者可静脉输注免疫球蛋白。并发自身免疫性溶血性贫血或血小板减少者,可用糖皮质激素治疗,无效且脾大明显时,可行脾切除术。

【护理】

（一）护理评估

1.健康史　重点询问病人的起病情况、主要症状及其特点,既往检查结果、诊治情况等。

2.身体状况

（1）症状　头晕、心慌等贫血症状程度;乏力、低热、盗汗、消瘦等慢性消耗症状;骨骼疼痛、出血等症状;如有高热应注意有无感染的征象。

（2）体征　胸骨中下段压痛,肝脾肿大,淋巴结肿大;皮肤淤点、淤斑等。

（3）实验室及其他检查

1）血常规:白细胞升高,血小板、红细胞减少,外周血可出现白血病细胞等。

2）骨髓象:骨髓增生明显活跃或极度活跃,出现白血病细胞,嗜酸性粒细胞增多,巨核系、红系增生异常等。

4.应注意病人对自己所患疾病是否了解,对疾病的心理承受能力如何,是否有恐惧、震惊、悲观、绝望等心理。家庭成员能否正确处理突来应激以及家庭经济情况如何等。

（二）护理诊断/问题

1.疼痛:脾痛　与脾大、脾梗死有关。

2.营养失调　与机体代谢亢进有关。

3.活动无耐力　与大量、长期的持续化疗、白血病引起代谢增高及贫血有关。

4.潜在并发症　如尿酸性肾病。

（三）护理目标

采取舒适体位、转移注意力等方式,使腹痛缓解;病人能积极地调整饮食结构,体重维持在正常范围内,体力恢复,生活自理;通过积极的治疗,不发生并发症。

（四）护理措施

1.休息与活动　适当限制活动量,可与病人共同制定日常活动计划,做到有计划地适量活动。脾痛者嘱病人取左侧卧位,以减轻不适,尽量避免弯腰和碰撞腹部,以免发生脾破裂。

2.饮食护理　给予高蛋白质、高热量、适量维生素、清淡易消化饮食,腹胀明显者以半流质为主,少食多餐,同时保证每日充足的饮水量。

3.病情观察　观察病人有无发热、咳嗽、咳痰、尿路刺激征等感染表现;每天测量病人脾的大小、质地并做好记录,如发生脾区疼痛,应注意有无发热、多汗、休克、脾区摩擦音、腹水等脾栓塞或脾破裂的表现;定期测量体重等,观察病人的营养状况;监测尿量,定期复查肾功能、尿常规等;注意观察病人有无关节痛等痛风表现。

4.用药护理　羟基脲、甲磺酸伊马替尼、苯丁酸氮芥和氟达拉滨可致骨髓抑制,治疗期间应定期复查血常规,即使调整剂量,可给予停药或粒细胞集落刺激因子(G-CSF)或粒－单细胞集落刺激因子(GM-CSF)以提升白细胞。

5.对症护理　主要是贫血、出血等护理。

(五)健康教育

1.疾病预防　让病人知道能引起白血病的相关因素,如电离辐射、药物、苯等,提高民众的防病意识。

2.疾病知识的指导　如慢性白血病的临床表现、治疗等;指导病人做好自我监测,如出现贫血加重、发热、腹部剧烈疼痛等,应及时到医院就诊。

3.保健知识的宣传　向病人及民众宣传防治白血病的相关知识、临床表现等,使白血病病人得到及时诊治。

4.生活指导　告知病人合理的饮食对疾病恢复的重要性,生活要有规律,保证充足的睡眠与休息,化疗期间应多饮水等。

5.用药指导　指导病人按医嘱用药,不可随意停药,增减药量。定期门诊复查血象,发现出血、发热及骨、关节疼痛要及时去医院检查。

(六)护理评价

通过护理,腹痛是否减轻或消失;病人活动耐力有无明显下降,生活能否自理;体重有无下降,营养状态是否良好;有无发生尿酸性肾病。

本节小结

慢性白血病的主要类型是慢性粒细胞白血病、慢性淋巴细胞白血病。慢性粒细胞白血病的主要临床表现分慢性期、加速期和急变期,其化疗的主要药物是羟基脲。慢性白血病的主要护理有病情观察、化疗反应护理和预防并发症。

本节关键词:慢性白血病;巨脾;羟基脲;苯丁酸氮芥

课后思考

1.比较慢粒病人慢性期、加速期和急变期的表现。

2.比较急性白血病和慢性白血病的血象及骨髓象特点。

(程桐花)

第四节　出血性疾病病人的护理

案例 6-7

某男性,32岁,因左膝疼痛和肿胀就诊。病人3天前曾因运动时跌倒而伤到左侧膝盖。体格检查发现左膝肿胀,压痛,但病人伤口流血不止。病人已知有血友病史,否认特殊药物使用史,近日无畏寒、发热。膝关节拍片未见明显异常。进行抗炎治疗、理疗、限制运动后,疼痛、肿胀减轻4周时间。后逐渐出现关节畸形、功能障碍。9个月后出现关节挛缩。

问题:

1. 该病人的临床表现有何特点?
2. 该病人存在哪些护理问题?

本节学习目标

1. 掌握出血性疾病的临床特征、主要护理诊断/问题和护理措施。
2. 熟悉出血性疾病的实验室检查及治疗要点。
3. 了解出血性疾病的病因和发病机理。
4. 尊重出血性疾病病人的身心需求,体现护士的爱伤精神和人文关怀。

一、概　述

人体血管受到损伤时,血液可自血管外流或渗出。此时,机体将通过一系列生理性反应使出血停止,此即止血。止血过程有多种因素参与,并包含一系列复杂的生理生化反应。因止血功能缺陷而引起的以自发性或血管损伤后出血不止为特征的疾病,称为出血性疾病。任何原因造成血管壁通透性增加、血小板数目减少及其功能异常和凝血功能障碍,均可导致出血。

（一）正常止血、凝血、抗凝与纤维蛋白溶解机制

1. 止血机制　正常人体局部小血管受损后引起出血,几分钟内可自然停止的现象,称为生理性止血(hemostasis)。生理性止血是机体重要的保护机制,其过程可分为血管收缩、血小板黏附及血栓形成、血液凝固三个环节,其中以血小板的作用最为重要。当血小板的质与量发生异常时,可导致出血性疾病的发生。

（1）血管因素　血管收缩是人体对出血最早的生理性反应。当血管受损时,局部血管发

生收缩,导致管腔变窄、破损伤口缩小或闭合。血管收缩通过神经反射及多种介质调控完成。

(2)血小板因素 血管受损时,血小板通过黏附、聚集及释放反应参与止血过程。

(3)凝血因素 上述血管内皮损伤,启动外源及内源性凝血途径,在 PF3 等的参与下,经过一系列酶解反应形成纤维蛋白血栓。血栓填塞于血管损伤部位,使出血得以停止。同时,凝血过程中形成的凝血酶等还具有多种促进血液凝固及止血的重要作用。

2.凝血机制 血液由流动的液体状态转变成不能流动的凝胶状态的过程,称为血液凝固。血液凝固是无活性的凝血因子(酶原)被有序地、逐级放大地激活,转变为有蛋白降解活性的凝血因子的系列性酶反应过程。凝血的最终产物是血浆中的纤维蛋白原转变为纤维蛋白。

机体的生理性凝血过程大体上可分为凝血活酶(凝血酶原酶复合物)的生成、凝血酶的生成(凝血酶原的激活)和纤维蛋白的生成三个阶段。

(1)凝血活酶生成 凝血活酶的生成过程一般被分为外源性和内源性两种途径,它们的主要区别在于启动方式及参与的凝血因子不同。①外源性凝血途径:血管损伤时,内皮细胞表达 TF 并释入血流。TF 与 FⅦ或 FⅦa 在钙离子(Ca^{2+})存在的条件下,形成 TF/FⅦ或 TF/FⅦa 复合物,这两种复合物均可激活 FⅩ,后者的激活作用远远大于前者,并具有激活 FⅨ的作用。②内源性凝血途径:血管损伤时,内皮的完整性被破坏,内皮下胶原暴露,FⅫ与带负电荷的胶原接触而被激活,转变为 FⅫa。FⅫa 激活 FⅪ。在 Ca^{2+} 存在的条件下,FⅪa 激活 FⅨa。FⅨa、FⅧ:C 及 PF3 在 Ca^{2+} 的参与下形成复合物,激活 FⅩ。

上述两种途径激活 FⅩ后,凝血过程即进入共同途径。在 Ca^{2+} 存在的条件下,FⅩa、FⅤ与 PF3 形成复合物,此即凝血活酶。

(2)凝血酶生成 血浆中无活性的凝血酶原在凝血活酶的作用下,转变为蛋白分解活性极强的凝血酶。

(3)纤维蛋白生成 在凝血酶作用下,纤维蛋白原依次裂解,释出肽 A、肽 B,形成纤维蛋白单体,单体自动聚合,形成不稳定性纤维蛋白,再经 FⅩⅢa 的作用,形成稳定性交联纤维蛋白。血液凝固过程见图 6-1。

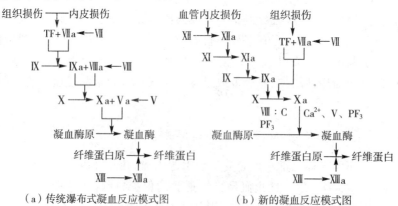

(a)传统瀑布式凝血反应模式图　　(b)新的凝血反应模式图

图 6-1　血液凝固过程模式图

3.抗凝与纤维蛋白溶解机制

除凝血系统外,人体还存在完善的抗凝及纤溶系统。体内凝血与抗凝、纤维蛋白形成与纤溶维持着动态平衡,以保持血流的通畅。

(1)抗凝系统的组成及作用　①抗凝血酶(AT):AT 是人体内最重要的抗凝物质,生成于肝及血管内皮细胞,主要功能是灭活 F Ⅹ a 及凝血酶。②蛋白 C 系统:由 PC、PS、TM 等组成。凝血酶与 TM 以 1:1 形成复合物,裂解 PC,形成活化的 PC(APC),APC 以 PS 为辅助因子,通过灭活 F V 及 F Ⅷ 而发挥抗凝作用。③组织因子途径抑制物(TFPI):一种对热稳定的糖蛋白,有抗 F Ⅹ a 和抗 TF/F Ⅶ a 复合物的作用。④肝素:抗凝作用主要表现为抗 F Ⅹ a 及凝血酶。

(2)纤维蛋白溶解系统的组成与激活

1)组成:①纤溶酶原(PLG):一种单链糖蛋白,主要在脾、嗜酸性粒细胞及肾等部位生成,血管内皮细胞也有纤溶酶原表达。②组织型纤溶酶原活化剂(t-PA):人体内主要的纤溶酶原激活剂,主要在内皮细胞合成。③尿激酶型纤溶酶原激活剂(u-PA):最先由尿中分离而得名,亦称尿激酶(UK)。主要存在形式为前尿激酶(pro-UK)和双链尿激酶型纤溶酶原激活剂。④纤溶酶相关抑制物:主要包括 α_2-纤溶酶抑制剂(α_2-PI)、α_1-抗胰蛋白酶及 α_2-抗纤溶酶(α_2-AP)等数种,有抑制 t-PA、纤溶酶等作用。

2)纤溶系统激活:①内源性途径:这一激活途径与内源性凝血过程密切相关。当 F Ⅻ 被激活时,前激肽释放酶经 F Ⅻ a 作用转化为激肽释放酶,后者使纤溶酶原转变为纤溶酶,致纤溶过程启动。②外源性途径:血管内皮及组织受损伤时,t-PA 或 u-PA 释入血流,裂解纤溶酶原,使之转变为纤溶酶,导致纤溶系统激活。

作为一种丝氨酸蛋白酶,纤溶酶作用于纤维蛋白(原),使之降解为小分子多肽 A、B、C 及一系列碎片,称之为纤维蛋白(原)降解产物(FDP)。

综上所述,机体止、凝血功能的正常发挥,是多种因素相互协调与联合作用的结果。健全的血管、血小板数目与功能正常、凝血因子数目及其活性正常,以及运作良好的纤维蛋白溶解系统是重要的前提与保障。

(二)出血性疾病分类

按病因及发病机制,可分为以下几种主要类型。

1.血管壁异常

(1)先天性或遗传性　①遗传性出血性毛细血管扩张症。②家族性单纯性紫癜。③先天性结缔组织病(血管及其支持组织异常)。

(2)获得性　①感染:如败血症。②过敏:如过敏性紫癜。③化学物质及药物:如药物性紫癜。④营养不良:如维生素 C 及 PP 缺乏症。⑤代谢及内分泌障碍:如糖尿病、Cushing病。⑥其他:如结缔组织病、动脉硬化、机械性紫癜、体位性紫癜等。

2.血小板异常

(1)血小板数量异常

1)血小板减少:①血小板生成减少:如再生障碍性贫血、白血病、放疗及化疗后的骨髓抑制。②血小板破坏过多:发病多与免疫反应等有关,如特发性血小板减少性紫癜。③血小板消耗过度:如弥散性血管内凝血。④血小板分布异常:如脾功能亢进等。

2)血小板增多:①原发性:如原发性出血性血小板增多症。②继发性:如脾切除术后。

(2)血小板质量异常　①遗传性:如血小板无力症、巨大血小板综合征、血小板颗粒性疾病。②获得性:由抗血小板药物、感染、尿毒症、异常球蛋白血症等引起。获得性血小板质量异常较多见,但未引起临床上重视。

3.凝血异常

(1)先天性或遗传性　①血友病 A、B 及遗传性 FⅪ 缺乏症。②遗传性凝血酶原、FV、FⅦ、FX 缺乏症、遗传性纤维蛋白原缺乏及减少症、遗传性 FⅧ 缺乏及减少症。

(2)获得性　①肝病性凝血障碍。②维生素 K 缺乏症。③抗因子Ⅷ、Ⅸ抗体形成;④尿毒症性凝血异常等。

4.抗凝及纤维蛋白溶解异常　主要为获得性疾病:①肝素使用过量。②香豆素类药物过量及敌鼠钠中毒。③免疫相关性抗凝物增多。④蛇咬伤、水蛭咬伤。⑤溶栓药物过量。

5.复合性止血机制异常　①先天性或遗传性,如血管性血友病(vWD)。②获得性,如弥散性血管内凝血(DIC)。

(三)出血性疾病的临床表现

1.健康史

(1)出血特征　包括出血发生的年龄、部位、持续时间、出血量、是否出生时脐带出血及迟发性出血、是否同一部位反复出血等。一般认为,皮肤、黏膜出血点、紫癜等多为血管、血小板异常所致,而深部血肿、关节出血等提示可能与凝血功能障碍等有关。

(2)出血诱因　是否为自发性,与手术、创伤及接触或使用药物的关系等。

(3)基础疾病　如肝病、肾病、糖尿病、免疫性疾病及某些特殊感染等。

(4)家族史　父系、母系及近亲家族是否有类似疾病或出血病史。

(5)其他　饮食、营养状况、职业及环境等。

2.体格检查

(1)出血体征　出血范围、部位,有无血肿等深部出血、伤口渗血,分布是否对称等。

(2)相关疾病体征　贫血,肝、脾、淋巴结肿大,黄疸,蜘蛛痣,腹水,水肿等;关节畸形、皮肤异常扩张的毛细血管团等。

(3)一般体征　如心率、呼吸、血压、末梢循环状况等。

3.实验室检查　应根据筛选、确诊及特殊试验的顺序进行。

(1)筛选试验　①血管异常:出血时间(BT),毛细血管脆性试验。②血小板异常:血小板计数,血块回缩试验,毛细血管脆性试验及 BT。③凝血异常:凝血时间(CT),活化部分凝血活酶时间(APTT),凝血酶原时间(PT),凝血酶原消耗时间(PCT),凝血酶时间(TT)等。

(2)确诊试验

1)血管异常:毛细血管镜,血 vWF、内皮素-1(ET-1)及 TM 测定等。

2)血小板异常:血小板数量、形态,平均体积,血小板黏附、聚集功能,PF3 有效性测定,网织血小板、血小板 a 颗粒膜蛋白(P 选择素)、直接血小板抗原(GPⅡb/Ⅲa 和 Ⅰb/Ⅸ)单克隆抗体固相(MAIPA)检测等。

3)凝血异常:测定 FⅫ、Ⅺ、Ⅹ、Ⅸ、Ⅷ、Ⅶ、Ⅴ 及 TF 等抗原及活性;凝血酶原抗原及活性;纤维蛋白原、异常纤维蛋白原、纤维蛋白单体、血(尿)纤维蛋白肽 A(FPA)、FⅫ抗原及活性测定等。

4)抗凝异常:AT 抗原及活性或凝血酶-抗凝血酶复合物(TAT)测定;PC、PS 及 TM 测定;FⅧ-C 抗体测定。

5)纤溶异常:鱼精蛋白副凝(3P)试验;血、尿 FDP 测定;D-二聚体测定;纤溶酶原测定;t-PA、纤溶酶原激活物抑制物(PAI)及纤溶酶-抗纤溶酶复合物(PIC)等测定。

(3)某些特殊、少见的出血性疾病,可能还需要进行一些特殊检查,才能确定诊断。如蛋白质结构分析、氨基酸测序及免疫病理学检查等。近年来,分子生物学研究在出血性疾病的诊断上取得了巨大进展,基因检测将成为遗传性出血性疾病的重要诊断手段。

4.出血性疾病临床诊断步骤　按照先常见病后少见病及罕见病、先易后难、先普通后特殊的原则,逐层深入进行程序性诊断:①确定是否属出血性疾病范畴。②大致区分是血管、血小板异常,抑或为凝血功能障碍或其他疾病。③判断是数量异常或是质量缺陷。④通过病史、家系调查及某些特殊检查,初步确定为先天性、遗传性或获得性。⑤如为先天性或遗传性疾病,应进行基因及其他分子生物学检测,以确定其病因的准确性及发病机制。

(四)血性疾病的防治

1.病因防治　主要适用于获得性出血性疾病。

(1)防治基础疾病　如控制感染,积极治疗肝胆疾病、肾病,抑制异常免疫反应等。

(2)避免接触、使用可加重出血的物质及药物　如血管性血友病、血小板功能缺陷症等,应避免使用阿司匹林、吲哚美辛(消炎痛)、噻氯匹定等抗血小板聚集药物。凝血功能障碍所致如血友病等,应慎用抗凝药,如华法林、肝素等。

2.止血治疗

(1)补充血小板和(或)相关凝血因子　在紧急情况下,输入新鲜血浆或新鲜冷冻血浆是一种可靠的补充或替代疗法,因其含有除 TF、Ca^{2+} 以外的全部凝血因子。此外,如血小板悬液、纤维蛋白原、凝血酶原复合物、冷沉淀物、因子Ⅷ等,亦可根据病情予以补充。

(2)止血药物　目前广泛应用于临床者有以下几类:①收缩血管、增加毛细血管致密度、改善其通透性的药物,如卡巴克络、曲克芦丁、垂体后叶素、维生素 C、维生素 P 及糖皮质激素等。②合成凝血相关成分所需的药物,如维生素 K_1、K_3、K_4 等。③抗纤溶药物,如氨基己酸(EACA)、氨甲苯酸(PAMBA)、抑肽酶等。④促进止血因子释放的药物,如去氨加压素(1-脱氨-8-精氨酸加压素,DDAVP)促进血管内皮细胞释放 vWF,从而改善血小板黏附、聚集功能,并有稳定和提高血浆 FⅧ:C 水平的作用。⑤局部止血药物,如凝血酶、巴曲酶及吸收性明胶海绵等。

(3)促血小板生成的药物　多种细胞因子调节各阶段巨核细胞的增殖、分化和血小板的生成,目前已用于临床的此类药物包括血小板生成素(TPO)、白介素-11(IL-11)等。

(4)局部处理　局部加压包扎、固定及手术结扎局部血管等。

3.其他治疗

(1)基因疗法。

(2)抗凝及抗血小板药物。

(3)血浆置换。

(4)手术治疗。

(5)中医中药。

本节小结

出血性疾病是因止血功能缺陷而引起的以自发性或血管损伤后出血不止为特征的疾病。临床常见有特发性血小板减少性紫癜、过敏性紫癜和血友病。

本节关键词：出血性疾病

二、特发性血小板减少性紫癜病人的护理

【疾病概述】

特发性血小板减少性紫癜(idiopathic thrombocytopenia purpura,ITP)是一组免疫介导的血小板过度破坏所致的出血性疾病,亦称自身免疫性血小板减少性紫癜。ITP 是最为常见的血小板减少性紫癜。临床上以广泛皮肤黏膜及内脏出血、血小板计数减少、血小板生存时间缩短、抗血小板自身抗体形成和骨髓巨核细胞发育成熟障碍等为特征。临床可分急性型和慢性型,前者多见于儿童,后者多见成人。男女发病率相近,育龄期女性发病率高于同龄男性。

（一）病因与发病机制

ITP 的病因迄今未明。可能与下列因素有关。

1.感染　细菌或病毒感染与 ITP 的发病有密切关系：①急性 ITP 病人,在发病前 2 周左右常有上呼吸道感染史。②慢性 ITP 病人,常因感染而使病情加重。

2.免疫因素　众多的临床研究及观察发现,ITP 的发病与免疫因素密切相关。其依据有：①将 ITP 病人血浆输给健康受试者可造成后者一过性血小板减少。②50％～70％的 ITP 病人血浆和血小板表面可检测到血小板膜蛋白特异性自身抗体。③临床应用糖皮质激素、大剂量丙种球蛋白静注和血浆置换等疗效确切。目前认为,自身抗体致敏的血小板被单核-巨噬细胞系统过度吞噬破坏是 ITP 发病的主要机制。

3.肝、脾与骨髓因素　肝、脾与骨髓不但是血小板相关抗体和抗血小板抗体产生的主要部位,也是血小板被破坏的主要场所。其中以脾脏最为重要。因为人体约 1/3 的血小板贮存于脾脏,且脾内相关抗体的水平最高。与抗体结合后的血小板因其表面性状发生改变,在通过血流较为缓慢的脾内血窦时,容易被其内单核-吞噬细胞系统的细胞所吞噬而破坏。

4.其他因素　鉴于慢性型 ITP 女性多见,且多发于 40 岁以前,推测该病发病可能与雌激素有关。目前发现雌激素可抑制血小板生成和(或)促进单核-吞噬细胞系统吞噬和破坏与抗体结合的血小板。

（二）临床表现

1.急性型　多见于儿童。

（1）起病方式　多数病人发病前1～2周有上呼吸道等感染史,特别是病毒感染史。起病急,常有畏寒、寒战、发热。

（2）出血

1）皮肤、黏膜出血:全身皮肤可有淤点、紫癜、淤斑,严重者可有血泡及血肿形成,常鼻、牙龈及口腔黏膜出血,损伤及注射部位可渗血不止或形成大小不等的淤斑。

2）内脏出血:当血小板低于$20\times10^9/L$时可发生内脏出血,如呕血、便血、咯血、血尿、阴道出血等。颅内出血是本病致死的主要原因,表现为突发剧烈头痛、意识障碍、抽搐、双侧瞳孔不等大、对光反射迟钝或消失等。

3）其他:若出血量过大或范围过广,可出现不同程度的贫血、血压降低甚至失血性休克。

2.慢性型　主要见于成人,尤其40岁以下的女性多见。

（1）起病方式　起病隐匿,多在常规血检时偶然发现。

（2）出血倾向　多数轻而局限,常反复发生。可表现为皮肤、黏膜出血,如淤点、淤斑及外伤后止血不易等,牙龈出血或鼻出血也很常见。严重内脏出血较少见,但女性病人月经过多也较为常见,甚至是部分病人唯一的症状。部分病人可因感染等致病情突然加重而出现广泛且严重皮肤黏膜及内脏出血,也可因情绪激动而诱发致命性的颅内出血。

（3）其他　长期月经过多可出现失血性贫血。反复发作者常有轻度脾大。

（三）实验室检查

1.血小板　①血小板计数减少（$<20\times10^9/L$）。②血小板平均体积偏大。③出血时间延长。④血块收缩不良。血小板功能一般正常。

2.骨髓象　①急性型骨髓巨核细胞数量轻度增加或正常,慢性型骨髓巨核细胞显著增加。②巨核细胞发育成熟障碍,急性型尤为明显,表现为巨核细胞体积变小,胞浆内颗粒减少,幼稚巨核细胞增加。③有血小板形成的巨核细胞显著减少（$<30\%$）。④红系及粒、单核系正常。

3.血小板生存时间　90％以上病人血小板生存时间明显缩短。

4.其他　可有不同程度的正常细胞或小细胞低色素性贫血。少数可发现自身免疫性溶血的证据（Evans综合征）。

（四）治疗要点

1.一般疗法　血小板明显减少、出血严重者应卧床休息,防止创伤。避免应用降低血小板数量及抑制血小板功能的药物。

2.糖皮质激素　一般为首选药物,近期有效率约为80％。其作用机制:①减少自身抗体生成及减轻抗原抗体反应。②抑制单核-吞噬细胞系统对血小板的破坏。③降低毛细血管通透性。④刺激骨髓造血及血小板向外周的释放。用法:常用泼尼松30～60mg/d,分次或顿服,待血小板接近正常,可逐渐减量（每周减5mg）,最后并以小剂量（5～10mg/d）维持治疗,持续 3～6 个月。症状严重者可静滴地塞米松或甲泼尼龙。如无明显出血倾向,血小板计数＞$30×10^9$/L 者,可不予治疗。

3.脾切除 可减少血小板抗体产生及减轻血小板的破坏。脾切除有效率约为 70％,无效者对糖皮质激素的用量亦可减少。

主要适应证为:①正规糖皮质激素治疗 3～6 个月无效者。②糖皮质激素维持剂量大于 30mg/d 者。③糖皮质激素使用禁忌者。④^{51}Cr 扫描脾区放射指数增高者。禁忌证为:①年龄小于 2 岁。②妊娠期。③因其他原因不能耐受手术者。近年来,有学者以脾动脉栓塞替代脾切除,但效果有待进一步研究。

4.免疫抑制剂 一般不作首选。用于以上疗法无效或疗效差者,可与糖皮质激素合用提高疗效及减少糖皮质激素的用量。主要药物有长春新碱、环磷酰胺、硫唑嘌呤和环孢素等。其中最常用的是长春新碱,此药除具有免疫抑制作用外,还可能有促进血小板生成和释放的作用。

5.输血及血小板悬液 仅用于危重出血或脾切除术者。输新鲜血或浓缩血小板悬液有较好的止血效果,但反复多次输血易产生同种抗体,引起血小板破坏加速。

6.其他 达那唑也可用于难治性 ITP,与糖皮质激素有协同作用,作用机制与免疫调节及抗雌激素有关。还可应用血管性止血药,如安络血。中药也有一定疗效。

7.急重症的处理 适用于:①血小板计数＜$20×10^9$/L 者。②出血严重而广泛者。③疑有或已发生颅内出血者。④近期将实施手术或分娩者。处理方法有:

(1)血小板输注 紧急补充血小板,以暂时控制或预防严重出血。成人用量为 10～20 单位/次,可根据病情重复使用。

(2)静注大剂量强的松龙 可通过抑制单核-吞噬细胞系统而发挥治疗作用。1g/d,3～5 次为 1 个疗程。

(3)静注大剂量丙种球蛋白 可竞争性抑制血小板与相关抗体的结合,减少单核-吞噬细胞系统对血小板的吞噬与破坏,是目前 ITP 紧急救治最有效的方法之一。剂量为 0.4g/(kg·d),4～5 天为一疗程。1 个月后可重复。

(4)血浆置换 可有效清除血浆中的抗血小板抗体。方法:每天置换 3000ml,连续 3 次以上。

【护理】

(一)护理评估

1.健康史 病人的起始情况和时间,发病前有无上呼吸道感染等诱因,发病时的主要症状,如畏寒、寒战、发热等;有无不明原因的皮肤黏膜出血,女性病人有无月经过多等;症状表现及其特点,症状加重和缓解的有关因素或规律性;既往检查、治疗经过及效果。做过何种检查,结果如何;有无相关的家族史、血液系统疾病史等。

2.身体状况

(1)症状 畏寒、寒战、发热,呕血、便血、咯血、血尿、阴道出血等。

(2)体征 病人的发育、体型、营养状态、面容、表情、体位、步态有无异常,病人有无意识障碍、抽搐,双侧瞳孔不等大、对光反射迟钝或消失等,皮肤黏膜有无出血情况,如全身皮肤有淤点、紫癜、淤斑等特征。

（3）实验室及其他检查　检测血小板计数是否减少；骨髓巨核细胞增多或正常，有成熟障碍等。

3.心理－社会状况

（1）心理评估　由于该病主要引起皮肤黏膜出血表现，病人容易为此而心理恐惧。了解病人对该疾病知识的认知程度，如血液病的诱发因素、防治原则、治疗效果评价；根据病人的个性特征等，观察病人对疾病的心理活动特点或情绪反应。

（2）社会支持系统的评估　病人家庭结构情况，如家庭成员组成、成员的文化、教育背景、经济收入、相互关系以及家庭社会背景等，同时了解病人家庭成员对病人病情的了解及关心、支持程度等。

（二）护理诊断/问题

1.有损伤的危险、出血　与血小板减少有关。

2.有感染的危险　与糖皮质激素治疗有关。

3.恐惧　与血小板过低、随时有出血的危险有关。

4.潜在并发症　如颅内出血。

（三）护理目标

病人了解疾病相关知识，具有良好心态，合理饮食、营养均衡，能积极配合医疗护理活动，无活动性出血。

（四）护理措施

1.休息与环境　病人发病期间，血小板低于 $20×10^9/L$ 时要卧床休息，病情缓解可适量活动，但要避免损伤。

2.饮食护理　给予高维生素、高蛋白质、高热量饮食。多食蔬菜、水果，防止便秘，勿食过热、过硬和刺激性食物，最好提供半流质和软食，以免引起消化道损伤出血。

3.病情观察　注意观察皮肤、黏膜有无损伤出血，注意出血部位和出血量。监测血小板计数、出血时间。严密观察病人生命体征及神志变化，若有烦躁不安、嗜睡、头痛、呕吐甚至惊厥、颈项抵抗，提示颅内出血。颅内出血时出现呼吸变慢不规则、双侧瞳孔大小不等，提示合并脑疝。消化道出血时常有腹痛、便血。血尿、腰痛提示肾出血。面色苍白加重、呼吸脉搏增快、出汗、血压下降提示失血性休克。

4.用药护理　长期服用糖皮质激素者应向病人解释该药可引起医源性库欣综合征，易诱发或加重感染。长春新碱可引起骨髓造血功能抑制、末梢神经炎。环磷酰胺可致出血性膀胱炎等。使病人了解药物的作用及不良反应，以主动配合治疗。用药期间定期检查血压、血糖、尿糖、白细胞分类计数，并观察药物的疗效。发现可疑药物不良反应，应及时配合医师处理。

5.对症护理　出血的预防与护理见本章第一节。

6.心理护理　鼓励病人表达自己的感受，对病人的烦躁、焦虑甚至恐惧等不良情绪表示理解,安慰病人,耐心解答病人提出的各种问题,进行护理操作要沉着冷静、敏捷准确,增加病人的安全感和信任感。取得家属的紧密配合,满足病人情感上的需要。

（五）健康教育

1.疾病知识指导　指导病人及家属学会压迫止血的方法,并能识别出血征象,如淤点、黑便,一旦发现出血应及时就医。

2.指导自我保护方法　如服药期间不与感染病人接触,去公共场所需戴口罩,衣着适度,尽可能避免感染,以免引起病情加重或复发。预防外伤,如不使用硬质牙刷,不挖鼻孔,不玩锐利的玩具和工具,不做易发生外伤的运动。血小板在 $50×10^9/L$ 以下时,不要做较强体力活动。

3.用药指导　服用糖皮质激素者,应告知必须按医嘱、按时、按剂量、按疗程用药,不可自行减量或停药,否则会出现反跳现象,加重病情。为减轻药物的不良反应,应饭后服药,必要时可加用胃黏膜保护剂或制酸剂;注意预防各种感染。定期复查外周血象,以了解血小板数目的变化,指导疗效的判断和治疗方案的调整。避免使用可引起血小板减少或抑制其功能的药物。

（六）护理评价

病人是否了解疾病相关知识;是否消除了对疾病的恐惧心理;能否合理饮食、适量活动;能否积极配合医疗护理活动;有无活动性出血等。

本节小结

特发性血小板减少性紫癜临床上以广泛皮肤黏膜及内脏出血、血小板计数减少、血小板生存时间缩短、抗血小板自身抗体形成和骨髓巨核细胞发育成熟障碍等为特征。治疗首选糖皮质激素,辅以免疫抑制剂和血小板输注。主要护理措施为预防出血、监测出血病情、规范用药及健康教育。

本节关键词:特发性血小板减少性紫癜

三、过敏性紫癜病人的护理

【疾病概要】

过敏性紫癜(allergic purpura)是一种常见的血管变态反应性出血性疾病。因机体对某些致敏物质产生变态反应,导致毛细血管脆性及通透性增加,血液外渗,产生紫癜、黏膜及某些器官出血。可伴有腹痛、便血、关节痛、血尿及血管神经性水肿和荨麻疹等其他过敏表现。本病多见于青少年,男性发病略多于女性,以春秋季发病居多。近年来过敏性紫癜的患病率有上升趋势。

（一）病因

过敏性紫癜的致敏因素较多,与本病发病密切相关的主要有下列多种因素。

1.感染　为最常见的原因,包括细菌特别是 β 溶血性链球菌引起的上呼吸道感染、猩红热及其他局灶性感染;病毒(如麻疹、水痘、风疹病毒)以及肠道寄生虫感染等。近年研究发现,副流感嗜血杆菌感染与紫癜性肾炎的发病有关。

2.食物　主要是机体对某些动物性食物中的异性蛋白质过敏所致,如鱼、虾、蟹、蛋及乳类等。

3.药物　抗生素类(如青霉素、链霉素、红霉素、氯霉素以及头孢菌素类)、磺胺类、异烟肼、阿托品、噻嗪类利尿药、解热镇痛药(如水杨酸类、保泰松、吲哚美辛)及奎宁类等。

4.其他　如花粉、尘埃、疫苗接种、虫咬及寒冷刺激等。

(二)发病机制

目前认为本病是免疫因素介导的一种全身血管炎症。

1.蛋白质及其他大分子致敏原作为抗原刺激人体产生抗体(主要为 IgG),后者与抗原结合形成免疫复合物,沉积于血管内膜,激活补体,导致中性粒细胞游走、趋化及一系列炎症介质释放,引起血管炎症反应。此炎症反应常见的部位是皮肤、黏膜及胃肠道,也可累及肾脏及关节腔。

2.小分子致敏原作为半抗原与人体内某些蛋白质结合构成抗原,刺激机体产生抗体,此类抗体吸附于血管及其周围的肥大细胞,当上述半抗原再度进入人体内时,即与肥大细胞上的抗体产生免疫反应,致肥大细胞释放一系列炎症介质,引起血管炎症反应。

(三)临床表现

多为急性起病,发病前 1~3 周常有全身不适、低热、乏力、咽痛及食欲不振等上呼吸道感染的表现,随后可出现典型的临床表现。根据受累部位及其临床表现的不同,可分五种类型。

1.单纯型(紫癜型)　是最常见的一种临床类型。主要表现为皮肤的淤点、紫癜。多局限于四肢,尤其是下肢及臀部,面部、躯干、掌心或足底甚为少见;紫癜常成批反复发生、呈对称性分布;其形状大小不等,以淤点为多,紫红色,略高出皮肤表面或融合成片,呈出血性丘疹或小型荨麻疹,可伴轻微痒感。严重者紫癜可融合成大血疱,中心呈出血性坏死。通常情况下,随着病程的发展,淤点或紫癜的颜色由紫红变成紫色、黄褐色、淡黄色,经 7~14 天消退。

2.腹型　为最具潜在危险的类型。除皮肤淤点或紫癜外,最常见的表现是腹痛,多位于脐周、下腹或全腹,呈突发的阵发性绞痛,可伴恶心、呕吐、腹泻、便血,肠鸣音活跃或亢进,无明显腹肌紧张及反跳痛,严重者可发生脱水或并发消化道大出血而出现周围循环衰竭。因部分病人在皮肤出现紫癜前就有明显腹痛、压痛、肠鸣音亢进,易误诊为外科急腹症。幼儿可因肠壁水肿、蠕动增强等而致肠套叠。

3.关节型　除皮肤紫癜外,关节部位血管受累常可出现关节肿胀、疼痛、压痛和功能障碍。多见于膝、踝、肘及腕关节。上述关节症状可反复发作,疼痛有时可呈游走性。关节症状一般在数月内消失,无后遗症或关节畸形。

4.肾型　过敏性紫癜肾炎的病情最为严重,发生率高达 12%~40%,为肾小球毛细血管祥受累所致。多在紫癜发生后 1 周左右出现血尿、蛋白尿及管型尿,少数病人可出现浮肿、高血压和肾功能不全。多数病人在 3～4 周内恢复,也有反复发作迁延数月者。少数发展为慢性肾炎或肾病综合征,甚至尿毒症。

5.混合型　具备两种以上类型的特点,称为混合型。

除以上常见类型及其临床表现以外,少数病人还可因病变累及眼部、脑及脑膜血管,而出现视神经萎缩、虹膜炎、视网膜出血及水肿、中枢神经系统症状、体征等。

(四)实验室及其他检查

白细胞计数轻度至中度增高,伴嗜酸性粒细胞增多,血小板计数正常;肾型或混合型可有血尿、蛋白尿、管型尿;消化道出血者粪便隐血试验阳性。半数以上病人束臂试验阳性,毛细血管镜检查可见毛细血管扩张、扭曲及渗出性炎症。出血时间及凝血各项试验均正常。

(五)诊断要点

诊断要点包括:①发病前 1～3 周有低热、咽痛、全身乏力或上呼吸道感染史。②典型的四肢皮肤淤点、紫癜,可伴有腹痛、关节肿痛及血尿等。③血小板计数、功能及凝血相关检查正常。④排除其他原因引起的血管炎或紫癜即可作出诊断。

(六)治疗要点

1.病因防治　寻找并去除致病因素,如消除感染病灶,驱除肠道寄生虫,避免再次接触可疑的过敏药物、食物等。

2.一般治疗

(1)抗组胺药　盐酸异丙嗪、阿司咪唑(息斯敏)、氯苯那敏(扑尔敏)、去氯羟嗪(克敏嗪)及静脉注射钙剂等。

(2)改善血管通透性药物　维生素 C(5～10g/d,静注,连续应用 5～7 日)、曲克芦丁等。

3.糖皮质激素　该类药物具有较强的抗过敏、抑制免疫反应和降低毛细血管通透性的作用,对腹型和关节型疗效较好,对紫癜型及肾型疗效不明显。常用泼尼松 30mg/d,顿服或分次口服,重者可用氢化可的松或地塞米松静注,症状减轻后改为口服;疗程不超过 30 天,肾型病人可酌情延长。

4.对症及其他治疗　腹型病人可皮下注射解痉剂,如阿托品或山莨菪碱(6-542)以缓解腹痛,发生上消化道出血者按上消化道出血的常规进行处理,禁食、制酸与止血,必要时输血。肾型病人特别是以肾病综合征为主要表现者,可联合应用糖皮质激素、免疫抑制剂及抗凝剂。此外,中医中药也可作为慢性反复发作者或肾型病人的辅助疗法。

【护理】

(一)护理评估

1.健康史

(1)患病及治疗经过　病人的起始情况和时间,发病前有无感染史,尤其 β 溶血性链球菌引起的上呼吸道感染、病毒以及肠道寄生虫感染等。发病前有无异常饮食,如鱼、虾、蟹、蛋及乳类等,有无应用过敏性药物史,有无花粉过敏史和预防接种史;发病过程中,有无尿液及粪便异常;有无相关的疾病家族史等。

(2)身体状况

1)症状:全身不适、低热、乏力、咽痛、腹痛、腹泻、关节胀痛、浮肿等。

2)体征:病人的发育、体型、营养状态、面容、表情、意识状态、体位、步态有无异常,病人有无皮肤黏膜淤点、紫癜,紫癜的分布特征;胸部评估有无呼吸运动异常,心肺听诊有无异常。对于主诉为腹痛的病人,评估疼痛的部位、性质、严重程度及其持续时间,有无伴随症状,注意腹部的体格检查,包括腹壁紧张度、有无压痛和反跳痛、局部包块和肠鸣音的变化等。应评估受累关节的部位、数目,局部有无肿、压痛与功能障碍等。

3)实验室及其他检查:血液检查白细胞计数及分类变化;尿液检查有无血尿、蛋白尿、管型尿;粪便隐血试验;血小板计数、功能及凝血相关检查有无异常等。

3.心理-社会状况

(1)心理评估 由于该病发病后可出现皮肤紫癜、腹痛、便血、血尿、关节疼痛等表现,多数病人因早期不能及时诊断而致心理焦虑。心理评估应根据病人的个性特征,观察病人对疾病的心理活动特点或情绪反应。了解病人对该疾病知识的认知程度,如过敏性疾病的诱发因素、防治原则、治疗效果评价等。

(2)社会支持系统的评估 病人家庭结构情况,如家庭成员组成、教育文化背景、成员关系以及家庭社会背景等;了解病人家庭成员对病人病情的了解及关心、支持程度等。

(二)护理诊断/问题

1.有损伤的危险、出血 与血管壁的通透性和脆性增加有关。
2.疼痛:腹痛、关节痛 与局部过敏性血管炎性病变有关。
3.潜在并发症 如慢性肾炎、肾病综合征、慢性肾衰竭。

(三)护理目标

病人了解疾病相关的知识,能辨别与过敏相关的药物、饮食及物品,积极配合医疗护理活动,对疾病无恐惧心理,学会自我监测过敏状态。

(四)护理措施

1.休息与环境 临床观察发现,无论何种类型的病人,卧床均可加快症状的消失,过早或过多的行走性活动可使症状加重或复发,因此对于发作期病人均应增加卧床休息时间,避免过早或过多的行走性活动。

2.饮食护理 除了注意避免过敏性食物的摄取外,发作期可根据病情选择清淡、少刺激、易消化的普食、软食或半流质饮食。若有消化道出血,应避免过热饮食,必要时禁食。

3.病情观察 密切观察病人出血的进展与变化,了解病情有无缓解,有无新发出血、肾损害、关节活动障碍等表现,病人的自觉症状,皮肤淤点或紫癜的分布有无增多或消退;有无浮肿以及尿量、尿色的变化等。

4.用药护理 遵医嘱正确、规律给药。用药前做好病人的解释工作,以取得病人的充分理解和配合。若使用糖皮质激素,应向病人及家属讲明可能出现的不良反应,特别是感染的问题。应加强护理,预防感染的发生。用环磷酰胺时,嘱病人多饮水,注意观察尿量及尿色改变。对出血严重或禁食者,应建立静脉通道,遵医嘱静脉补液,做好配血与输血的各项护理。

5.对症护理　协助病人采取舒适体位,如腹痛者宜取屈膝平卧位等;关节肿痛者要注意局部关节的制动与保暖;必要时可遵医嘱使用解痉剂或消炎止痛剂,注意药物疗效及不良反应的观察与预防。

6.心理护理　鼓励病人表达自己的感受,对病人的烦躁、焦虑甚至恐惧等不良情绪表示理解,安慰病人,耐心解答病人提出的各种问题,进行护理操作要沉着冷静、敏捷准确,增加病人的安全感和信任感。取得家属的紧密配合,满足病人情感上的需要。

（五）健康教育

1.疾病知识教育　向病人及其家属简介本病的性质、原因、临床表现及治疗的主要方法。说明本病为过敏性疾病,解释引发疾病的有关因素及避免再次接触的重要性。

2.预防疾病发生与复发　避免接触与发病有关的药物或食物,这是有效预防过敏性紫癜的重要措施。养成良好的个人卫生习惯,饭前便后要洗手,避免食用不洁食物,以预防寄生虫感染。注意休息、营养与运动,增强体质,预防上呼吸道感染。

3.自我监测病情指导　教会病人对出血情况及其伴随症状或体征的自我监测。一旦发现新发大量淤点或紫癜、明显腹痛或便血、关节肿痛、血尿、浮肿、泡沫尿甚至少尿者,多提示病情复发或加重,应及时就医。

（六）护理评价

病人是否了解疾病相关知识,是否能辨别并避免过敏性药物、饮食及物品,病人是否具有良好的心态,对给予的医疗护理措施是否有较好的依从性,能否自我监测过敏状态。

本节小结

过敏性紫癜是因机体对某些致敏物质产生变态反应,导致毛细血管脆性及通透性增加,血液外渗,产生紫癜、黏膜及某些器官出血。临床表现为单纯型、腹型、关节型、肾型和混合型。治疗首选抗过敏药物,辅以对症治疗。主要护理措施为避免过敏原、监测出血病情、规范用药及健康教育。

本节关键词:过敏性紫癜

四、血友病病人的护理

【疾病概要】

血友病(hemophilia)是因遗传性凝血活酶生成障碍引起的一组出血性疾病,包括血友病A、血友病B和遗传性FXI缺乏症,其中以血友病A最为常见。血友病以阳性家族史、幼年发病、自发或轻度外伤后出血不止、血肿形成及关节出血为临床特征。血友病的社会人群发生率为 5/10 万～10/10 万,婴儿发生率约为 1/5000。血友病 A、B 及遗传性 FⅪ缺乏症的比较发病率为 16:3:1,我国的血友病中,血友病 A 约占 80%,血友病 B 约占 15%,遗传性 FⅪ缺乏症则极少见。

(一)病因与遗传规律

1.病因 血友病 A,又称遗传性抗血友病球蛋白缺乏或 FⅧ:C 缺乏症。FⅧ由两部分组成:即 FⅧ凝血活性部分(FⅧ:C)和 vWD 因子(vWF)。两者以复合物形式存在于血浆中。前者被激活后参与 FX 的内源性激活;后者作为一种黏附分子参与血小板与受损血管内皮的黏附,并有稳定及保护 FⅧ:C 的作用。FⅧ:C 基因位于 X 染色体长臂末端(Xq28),当其因遗传或突变而出现缺陷时,人体不能合成足量的 FⅧ:C,导致内源性凝血障碍及出血倾向的发生。

血友病 B,又称遗传性 FⅨ缺乏症。FⅨ为一种单链糖蛋白,被Ⅺa 等激活后参与内源性FX 的激活。FⅨ基因位于 X 染色体长臂末端(Xq26-q)。遗传或突变使之缺陷时,不能合成足够量的 FⅨ,造成内源性凝血障碍及出血倾向的发生。

遗传性 FⅪ缺乏症,又称 Rosenthal 综合征。

2.遗传规律 血友病 A、B 均属性染色体(X 染色体)连锁隐性遗传性疾病(女性遗传、男性发病)。其遗传规律见图 6-2。遗传性 FⅪ缺乏症为常染色体隐性遗传,男女均可遗传,子女均可发病。约 1/3 的病人无家族史,发病原因不明。

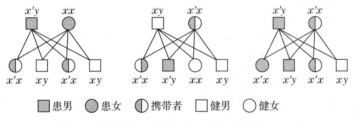

图 6-2 血友病 A、B 遗传规律

(二)临床表现

血友病的临床表现取决于其类型及相关凝血因子缺乏的严重程度,主要表现为出血和局部血肿形成所致的压迫症状与体征。按 FⅧ:C 活性,可将血友病 A 分为三型:①重型:FⅧ:C 活性低于健康人的 1%。②中型:FⅧ:C 活性相当于健康人的 1%～5%。③轻型:FⅧ:C 活性相当于健康人的 5%～25%。

1.出血 是血友病病人最主要的临床表现。其中血友病 A 出血最严重,血友病 B 则较轻,遗传性 FⅪ缺乏症最轻。血友病的出血多为自发性或轻度外伤(如碰撞、切割、针刺或注射、运动性扭伤或拉伤等)、小手术(如拔牙、扁桃体摘除等)后出血不止,罕有急性大出血。常具备以下特征:①生来具有,伴随终身,但罕有出生时脐带出血。②常表现为软组织或深部肌肉内出血。③负重关节(如膝关节、踝关节等)反复出血较为突出,最终可致关节肿胀、僵硬、畸形,可伴骨质疏松、关节骨化及相应肌肉萎缩(血友病关节)。重症病人可发生呕血、咯血,甚至颅内出血。但皮肤紫癜罕见。

2.血肿压迫症状及体征　血肿形成造成周围神经受压,可出现局部肿痛、麻木及肌肉萎缩;压迫血管可致相应供血部位缺血性坏死或淤血、水肿;颈部、咽喉部软组织出血及血肿形成,压迫或阻塞气道,可引起呼吸困难甚至窒息。

3.实验室检查及其他检查

(1)外周血象及血小板功能　红细胞、白细胞及血小板计数大致正常;出血时间、血块回缩试验正常。

(2)筛查试验　凝血时间(CT)和活化部分凝血活酶时间(APTT)延长,凝血酶原消耗(PCT)不良及简易凝血活酶生成试验(STGT)异常,有助于血友病诊断与分型(表6-9)。

表6-9　血友病A各项筛查试验诊断结果

类型	FⅧ:C活性(%)	APTT	PCT	STGT
轻	5~25	可延长	可正常	多异常
中	1~5	延长	缩短	异常
重	<1	延续	缩短	异常

(3)确诊试验　凝血活酶生成试验(TGT)及纠正试验有助于三种血友病的诊断和鉴别诊断。见表6-10。

(4)FⅧ:C活性检测:FⅧ:C是凝血因子Ⅷ的凝血活性部分,是血友病A的发病基础,其出血程度与FⅧ:C活性水平密切相关。该项检查主要用于血友病A疾病严重程度的判断,见表6-10。

(5)其他　vWF抗原(vWFAg)测定;基因诊断。

表6-10　三种血友病凝血活酶生成试验结果

血浆种类	血友病A	血友病B	遗传性FⅪ缺乏症
病人血浆	延长	延长	延长
病人血浆+正常血浆	不能纠正	纠正	纠正
病人血浆+钡吸附正常血浆	纠正	不能纠正	纠正

(三)诊断要点

1.血友病A

(1)临床表现　①男性病人,有或无家族史,有家族史者符合X连锁隐性遗传规律。②关节、肌肉、深部组织出血,可呈自发性,或发生于轻度损伤、小型手术后,易引起血肿及关节畸形。

(2)实验室检查　①CT正常或延长。②APTT多数延长,PCT、STGT多数异常。③TGT异常,并能被钡吸附正常血浆纠正。④FⅧ:C水平明显低下。⑤vWFAg正常,FⅧ:C/vWFAg比值降低。

2.血友病B

(1)临床表现　基本同血友病A,但程度较轻。

(2)实验室检查　①APTT延长,PCT缩短。②TGT延长,不能被钡吸附正常血浆纠正。③FⅨ抗原及活性明显减低。

(3)遗传性FⅪ缺乏症(国内极罕见,诊断标准从略)。

（4）携带者及胎儿产前诊断　采用 FⅧ:C、FⅨ定量检测、PCR 及基因芯片技术等,可对携带者及胎儿作出诊断,以利优生优育。

（四）治疗要点

以补充凝血因子的替代治疗为主,及时处理局部出血,预防损伤性出血。

1.局部出血的处理　皮肤表面的出血,局部可采用压迫止血法;鼻黏膜出血,可用凝血酶、巴曲酶(立止血)、止血海绵等药物加压或堵塞止血;出血较多的伤口或拔牙后出血不止者,可采用含相关凝血因子的黏贴物覆盖伤口或创面;局部深层组织血肿和关节腔出血,早期应采取冷敷或绷带加压止血,抬高患肢固定、制动。肌肉出血常为自限性,不主张进行血肿穿刺,以防感染。

2.补充凝血因子　是目前防治血友病病人出血最重要的措施。常用新鲜全血、新鲜血浆或冷冻血浆、冷沉淀物(含 FⅧ及纤维蛋白原等)。

3.药物治疗

（1）去氨加压素(DDAVP)　一种人工合成的抗利尿激素类物质,有抗利尿和动员体内贮存因子Ⅷ释放的作用,可用于轻型血友病 A 病人。常用剂量为 $16\sim32\mu g$/次,置于 30ml 生理盐水内快速静注,每 12 小时 1 次。也可分次皮下注射或鼻腔滴入。

（2）达那唑　$300\sim600$mg/d,顿服或分次口服,对轻、中型者疗效较好。

（3）糖皮质激素:通过改善血管通透性及减少抗 FⅧ:C 抗体的产生而发挥作用,对反复接受 FⅧ:C 治疗而效果差者疗效较佳。

（4）抗纤溶药物:通过保护已形成的纤维蛋白凝块不被溶解而发挥止血作用。

4.其他　目前血友病已开始试用基因治疗。对于关节强直、畸形的病人,可在补充足量相应凝血因子的基础上行关节成型术或置换术。

【护理】

（一）护理评估

1.健康史　病人的发病情况和时间,发病时的主要症状及表现特征,如出血、出血的原因、出血的部位、加重和缓解的因素等;既往做过何种检查,结果如何,治疗经过及治疗效果;有无相关的家族史及遗传史等。

2.身体状况

（1）症状　牙龈出血、自发性或外伤性出血不止、关节肿胀畸形、呼吸困难等。

（2）体征　病人的发育、体型、营养状态、面容、表情、意识状态、体位、步态有无异常,病人有无皮肤黏膜出血;全身皮下及深部组织有无出血、血肿形成及压迫体征;四肢关节有无肿胀,活动有无障碍等。

3.实验室及其他检查　外周血象及血小板功能检查是否异常;CT、APTT、PCT、STGT、TGT 检查是否异常;FⅧ:C 活性检测、vWFAg 测定是否异常等。

4.心理—社会状况

（1）心理评估　由于该病发病以出血为临床特征,多导致病人产生恐惧心理,因此应注意病人的个性特征,观察病人对疾病的心理活动特点或情绪反应。了解病人对该疾病知识的认知程度,如该疾病的遗传特征、防治原则、治疗效果评价等。

(2)社会支持系统的评估 同特发性血小板减少性紫癜。

(二)护理诊断/问题

1.有损伤的危险、出血 与凝血因子缺乏有关。

2.有失用综合征的危险 与反复多次关节腔出血有关。

3.疼痛 与深部组织血肿或关节腔出血有关。

4.焦虑 与终生性出血倾向、担心丧失劳动能力有关。

(三)护理目标

病人无损伤出血,负重关节能自由活动,生活质量明显改善。

(四)护理措施

1.休息与环境 临床观察发现,对于各种类型的血友病病人,卧床均可加快症状的消失,过早或过多的行走性活动可使症状加重或复发,尤其是负重关节的病变。因此,对于发作期病人均应增加卧床休息时间,避免过早或过多的行走性活动。

2.饮食护理 少食过热、带骨、带刺的食物,以免损伤口腔或消化道黏膜导致出血。

3.病情观察 监测病人出血情况的变化,以判断疗效,及时发现急重症病人,为有效救治、挽救病人生命赢得时间。观察内容包括病人的自觉症状、不同部位出血的主要表现等。

4.用药护理 正确输注各种凝血因子制品:①输全血者必须做好常规的核对工作,避免异型输血。②凝血因子取回后,应立即输注。③输注冷冻血浆或冷沉淀物者,输注前应将冷冻血浆或冷沉淀物置于37℃温水(水浴箱)中解冻、融化,并以病人可耐受的速度快速输入。输注过程中密切观察有无输血反应。快速静注 DDAVP 可出现心率加快、颜面潮红、血压升高、少尿及头痛等不良反应,要密切观察,必要时遵医嘱对症处理。

5.对症护理

(1)预防出血的发生 告诉病人不要过度负重或进行剧烈的接触性运动;不要穿硬底鞋或赤脚走路;使用刀、剪、锯等工具时,应小心操作,必要时配戴防护性手套;尽量避免手术治疗,必须手术时,术前应根据手术大小常规补充足够量的凝血因子;尽量避免或减少各种不必要的穿刺或注射,必要时拔针后局部按压5分钟以上,直至出血停止;禁止使用静脉留置套管针,以免针刺点出血;注意口腔卫生,防龋齿;少食带骨、刺的食物,以免刺伤口腔或消化道黏膜;遵医嘱用药,避免使用阿司匹林等有抑制凝血机制作用的药物。

(2)局部出血处理的配合 按医嘱实施或配合止血处理,紧急情况下配合医师救治病人。对于咽喉部出血或血肿形成者,为避免血肿压迫呼吸道而引起窒息,应协助病人取侧卧位或头偏向一侧,必要时用吸引器将血吸出,并做好气管插管或切开的准备。一旦出现颅内出血,遵医嘱紧急输注凝血因子,配合做好其他抢救工作。详见本章第一节。

6.关节康复训练 针对病变关节进行科学合理的康复训练,是预防血友病病人发生关节失用的重要措施,应向病人及其家属解释康复训练的目的、意义、主要方法、注意事项与配合要求等。急性期为避免出血加重、促进关节腔内出血的吸收,应予局部制动并保持肢体于功能位;在肿胀未完全消退、肌肉力量未恢复之前,切勿使患肢负重,适当增加卧床时间,避免过早行走,预防反复的关节腔出血;指导病人进行股四头肌收缩功能训练,以利局部肌力的恢复。在关节腔出血控制后,可帮助病人循序渐进地进行受累关节的被动或主动活动,可给予理疗以促进受累关节功能的康复。

7.心理护理　鼓励病人表达自己的感受,对病人的烦躁、焦虑甚至恐惧等不良情绪表示理解,安慰病人,耐心解答病人提出的各种问题,进行护理操作要沉着冷静、敏捷准确,增加病人的安全感和信任感。取得家属的紧密配合,满足病人情感上的需要。

(五)健康教育

1.疾病知识指导　目的在于充分调动病人及其家属的主观能动性,积极主动地配合治疗和康复。首先要向病人及其家属介绍疾病的原因、遗传特点、主要表现、诊断与治疗的主要方法与预防等,说明本病为遗传性疾病,需终身治疗,并应预防出血的发生。

2.自我监测病情　包括出血症状与体征的自我监测,如碰撞后出现关节腔出血的表现、外伤后伤口的渗血情况等。一旦发生出血,常规处理效果不好或出现严重出血,如关节腔出血等,均应及时就医。

3.出血的应急指导　包括常见出血部位的止血方法,详见本节护理措施的有关内容。有条件者可教会病人注射凝血因子的方法,以在紧急情况下应急处理严重出血。告诉病人若需外出或远行,应携带写明血友病的病历卡,以备发生意外时可得到及时的处理。

4.预防疾病指导　重视遗传咨询、婚前检查和产前诊断,是减少血友病发病率的重要措施。对于有家族史的病人,婚前应常规进行血友病的遗传咨询。重视婚前检查,不但可以发现血友病病人,更重要的是发现血友病基因的女性携带者。血友病病人与女性携带者不宜婚配,并应避免生育,以减少本病的遗传。为了减少血友病患儿的诞生,女性携带者均应进行产前诊断,一般可于妊娠第13~16周进行羊水穿刺,确定胎儿性别及基因表型,以明确是否为胎儿血友病,决定是否终止妊娠。

(六)护理评价

病人是否有新发的损伤出血,或出血、血肿部位有无明显好转,负重关节能否自由活动,生活质量是否显著改善,对疾病恐惧心理是否消除等。

本节小结

血友病是因遗传性凝血活酶生成障碍引起的一组出血性疾病。以幼年发病、自发或轻度外伤后出血不止、血肿形成及关节出血为临床特征。治疗以补充凝血因子的替代治疗为主,及时处理局部出血,预防损伤性出血。

本节关键词:血友病;出血

课后思考

1. 病例中病人的主要治疗措施有哪些？

2. 病例中病人的出血、关节病变会给病人带来何种问题？你将对关节病变如何护理？

3. 该病例与特发性血小板减少性紫癜和过敏性紫癜在临床表现与诊断上如何区别？

（余新超）

第五节　血液系统疾病常用诊疗技术及护理

本节学习目标

1. 掌握骨髓穿刺术的术前准备与术后护理。

2. 掌握常用成分血输注的护理。

3. 熟悉造血干细胞移植及移植术的护理。

4. 学会尊重各种操作过程中病人的身心需求，体现护理人员的人文关怀。

一、骨髓穿刺术及护理

骨髓穿刺术（bone marrow puncture）是一种临床常用诊疗技术，目的是采取骨髓液，用以观察骨髓内细胞形态及分类，以协助诊断血液病；做骨髓涂片或细菌培养，可用以检查某些传染病和寄生虫病；采集供者骨髓，以备骨髓移植。

（一）适应证

1. 白血病、再障、恶性组织细胞病、多发性骨髓瘤、骨髓转移瘤等诊断；化疗和免疫抑制剂治疗效果和不良反应的观察。

2. 骨髓给药或骨髓移植。

3. 骨髓培养寻找病原体。

（二）禁忌证

1. 有出血倾向者，慎做骨髓穿刺。

2. 血友病等出血性疾病病人和穿刺部位局部感染者。

（三）术前准备

1. 用物准备　①常规消毒治疗盘1套。②无菌骨髓穿刺包1个（内含骨髓穿刺针1枚、无菌注射器 2ml 和 20ml 各 1 副、7 号针头 1 个、洞巾 1 条、纱布 2 块等）。③其他用物：2％利多卡因、无菌手套 2 副、棉签盒、载玻片及盖玻片若干、培养基、酒精灯、火柴、胶布等。

2. 病人准备　向病人解释穿刺目的及注意事项，并简要说明穿刺过程，以消除顾虑，取得合作。主要向病人做如下解释：①告知病人骨髓穿刺是一种微小的有创性的检查操作，医师在局麻下操作，全过程约数分钟。②正常人体的骨髓总量约为 2600g，骨髓穿刺仅抽取 0.2g，不足总量的 1/10000，对健康不会产生影响。③骨髓穿刺后，穿刺局部有轻微疼痛，属正常情况，很快即可恢复。④操作过程中应保持体位不变。

3. 辅助检查和皮试　术前查血小板、出血时间、凝血时间。若用普鲁卡因作局部麻醉，术前需作皮试。

（四）操作过程

1. 选择穿刺部位　髂前上棘穿刺点、髂后上棘穿刺点、胸骨穿刺点、腰椎棘突穿刺点。

2. 采取适当的体位　选用髂前上棘部位穿刺者取仰卧位；选用胸骨部位穿刺者，取仰卧位并于后背垫以枕头；选用髂后上棘部位穿刺者，取侧卧位或俯卧位；选用腰椎棘突穿刺点，则取坐位，尽量弯腰，头俯屈于胸前使棘突暴露。

3. 消毒与麻醉　常规消毒局部皮肤，术者戴无菌手套、铺无菌洞巾，用 1％普鲁卡因或 2％利多卡因行局部皮肤、皮下及骨膜麻醉。

4. 穿刺抽吸　将骨髓穿刺针的固定器固定于一定长度（通常距针尖 1.5cm 处，胸骨穿刺者固定于距针尖 1cm 处），用左手拇指和示指固定穿刺部位，右手持穿刺针垂直刺入，当针尖接触骨膜后则将穿刺针左右旋转缓缓钻刺骨质，当阻力突然消失，穿刺针固定在骨内不再晃动时，表明针尖已进入骨髓腔，此时可拔出针芯，以 20ml 无菌干燥注射器接穿刺针座吸取骨髓液 0.1～0.2ml 滴于玻片上，立即制成均匀薄片。如需做细菌培养，可再抽取骨髓液 1～2ml，并应将注射器针座及培养基开启处通过酒精灯火焰灭菌。

5. 拔针　标本取得后，套入针芯，拔出穿刺针，消毒穿刺部位，覆盖无菌纱布，局部按压 1～2 分钟后，用胶布将纱布固定。

（五）术后护理

1. 解释与休息　再次向病人说明术后穿刺处疼痛是暂时的，不会对身体有影响，并嘱病人平卧休息 4 小时。

2. 观察　穿刺后局部覆盖无菌纱布，并保持局部干燥，注意观察穿刺处有无出血，如果有渗血，应立即更换无菌纱布，压迫伤口直至无渗血为止。

3. 保护穿刺处　指导病人 48～72 小时内不要弄湿穿刺处，多卧床休息，避免剧烈活动，防止伤口感染。

二、成分输血及护理

成分输血治疗（blood component therapy）是指分离或单采适合供体的某种或某些血液成分并将其安全地输给病人。各类血液成分经过进一步处理后可以再输给病人。成分输血的有效成分含量高、治疗针对性强、效率高、节约血源，是当前输血技术发展的总趋势，也是输血现代化的重要标志之一。

（一）常用成分血制剂及适应证

1.红细胞制剂

（1）浓缩红细胞　从全血中移去大部分血浆后,所剩余的部分即为浓缩红细胞。适用于:①各种慢性贫血。②心、肝、肾功能不全的病人输血。③外科失血（手术前后输血）。④小儿和老年人的输血。

（2）少白细胞的红细胞　是指用离心或过滤法等去除70％以上白细胞的浓缩红细胞。适用于:①反复输血及屡有发热的非溶血性输血反应的病人。②早期怀疑或需要经常输血的自身免疫性溶血性贫血病人。③将来可能要进行骨髓移植或器官移植的病人。

（3）洗涤红细胞　通过无菌操作,用生理盐水将浓缩红细胞洗涤3～5次,去除白细胞（＞95％）和血浆（＞99.5％）,再加生理盐水配制成红细胞压积为0.7的制剂,去除的白细胞和保留的红细胞均在80％以上,称洗涤红细胞。适用于:①与少白细胞的红细胞的适应证相同。②特别适用于对血浆过敏的病人,如自身免疫性溶血性贫血、阵发性睡眠性血红蛋白尿等。③有心、肝、肾疾病和有输血反应的病人。

（4）冰冻红细胞　即将纯红细胞甘油化后低温（-85～-70℃或-196℃以下）保存,使用时再行解冻,去甘油后方可使用的制剂。主要用于稀有血型和自身血的长期保存。但制备和使用的要求均较高,价格昂贵,难以广泛推广。

（5）年轻红细胞　自20世纪80年代兴起的一种供临床输注的红细胞制剂,主要由年龄较轻的红细胞（包括网织红细胞）组成。适用于珠蛋白生成障碍性贫血及再障。

2.血小板制剂　包括浓缩血小板（用离心方法从每袋全血中分离出血小板）和单采血小板（用血细胞分离机一次从1个献血者采集的血小板）。适用于:①各种原因所致的血小板计数小于20×10^9/L,伴严重出血者。②血小板功能异常所致的严重出血或需要外科手术者。③大量输血所致的稀释性血小板减少,伴有严重出血者。④血小板计数小于5×10^9/L者,用作预防性输注。

3.血浆制剂

（1）新鲜冰冻血浆　临床应用最多的一种血浆。在采血后6小时内分离制成,并在1～2小时内于-30℃冰冻成块,于-30～-20℃下保存。适用于:①多种凝血因子缺乏引起的出血。②需要补充血容量或血浆蛋白的病人,如严重创伤、大手术出血、血浆置换、DIC、低蛋白血症等。

（2）冷沉淀物　是由新鲜冰冻血浆在控制的温度下（1～5℃）融化收集的冷不溶成分。适用于血友病A、纤维蛋白原缺乏症、Ⅷ因子缺乏症、严重创伤、大面积烧伤和严重感染等病人。

（3）凝血酶原复合物:含有凝血因子Ⅱ、Ⅶ、Ⅸ及Ⅹ。适用于血友病B、肝病所致凝血功能障碍等。

（4）FⅧ浓缩剂　含FⅧ和部分纤维蛋白原,适用于血友病A。

4.蛋白制剂

（1）血浆清蛋白溶液　主要适用于低血容量性休克、低蛋白血症、烧伤等病人。

（2）人类免疫球蛋白　包括正常人免疫球蛋白、静脉注射免疫球蛋白和特异性免疫球蛋白三种。适用于低丙种球蛋白血症、麻疹、破伤风、狂犬病、乙型肝炎等疾病的预防或治疗。

（二）常用成分血输注的护理

1. 红细胞输注

（1）剂量　一般贫血病人可每2周输注红细胞200～400ml，在2～4小时内输完，速度不宜太快。一般成人为每小时1～3ml/kg；心血管病人及儿童不宜超过每小时1ml/kg，以免循环负荷过重；急性失血者可加快输注。一般输注400ml红细胞，大约可使血红蛋白升高10g/L，血细胞比容升高3%。

（2）方法　①红细胞输注前要将血袋反复颠倒数次，直到紧密的红细胞混匀为止。②使用双头输血器，一头连接红细胞袋，另一头连接生理盐水瓶。③滤网竖直安装。④静脉注射选用较粗的针头。⑤制品的血细胞比容在0.7±0.05时一般可直接输注，但有时因血细胞比容较高，黏稠度大，输注时流速缓慢，输注时可加入生理盐水50ml稀释，一旦加入生理盐水，必须在24小时内输注完毕，不宜保存。

（3）注意事项

1）根据病情选择合适的红细胞制剂，反复发生输血反应者，最好输注少白细胞的红细胞或洗涤红细胞。

2）严格执行输血操作制度，输注前要认真反复核对床号、姓名、ABO血型、Rh血型、血量及血液成分等。严防在书写、登记、标签和核对等环节上发生错误，反复核对血液及输血用具质量和有效期等，只要受血者意识清楚，均应在输注前向受血者展示所输成分血的血型标志，获得病人的确认，防止人为的错误。

3）使用标准输血过滤器，血液从血库提出后立即输注，不要放置过久及加温输入，血液温度超过37℃会使红细胞变形、破坏而致溶血，室温放置不超过30分钟。

4）洗涤红细胞因洗涤血袋开放，有污染的可能，故应于制备后4～6小时内输注完毕。

5）为减少输血反应，输血前30分钟遵医嘱给异丙嗪25mg肌内注射或地塞米松10mg静脉注射，输入同型非同一供血者血液时，两袋血液之间应以生理盐水冲洗静脉管道，且严禁向血液中加入任何药物。

6）当病人贫血严重累及心脏时（贫血性心脏病），每次输注量以100ml为宜，速度宜慢，每分钟10～15滴；急救需要快速输血时，可选用大针头，但仍以让血液自行滴入为宜，切忌加压挤入输注。

（4）密切观察输血反应　输血过程中，尤其是输血初期10～15分钟或开始输注30～50ml血液时，要认真观察有无不良反应。若发生输血反应，应立即减慢或停止输血，保留输血用具，保持静脉通畅并更换成生理盐水输注，通知医师。

2. 浓缩血小板输注

（1）剂量　对各类需要输注血小板的病人，开始剂量应至少输注1袋单采血小板，每周至少2次。一般出血停止、血小板上升数日后即可停输。

（2）方法　①用有滤网的标准输血器，在血小板分离后尽快输给病人，输注前和输注过程中轻轻振荡血袋使血小板悬起，防止血小板凝集。②输注的速率以病人可耐受为准，一般输注速率越快越好,以提高止血效果。③若系冷冻血小板宜在10分钟内融化,解冻后立即输给病人。

(3)注意事项

1)严格无菌操作,因血小板悬液常放置于20～24℃保存,容易发生污染,若病人为免疫缺陷伴有出血者,细菌感染发生率要比一般血制品高。

2)温度和pH对血小板的影响最大,最佳保存温度是20～24℃,pH应在6.0～7.4之间,否则输注后回升率低,存活期短。

3)因反复多次输注可产生同种免疫,导致输注无效,故应严格掌握指征,最好做到ABO、Rh血型相同,有条件者可选用HLA相配合的单一供者血小板。

3.血浆输注

(1)剂量 ①新鲜冰冻血浆首次剂量通常为10ml/kg,一次最大安全量为10～15ml/kg,维持剂量为5ml/kg,输注速度为每分钟5～10ml。②冷沉淀物、FⅧ浓缩剂、克隆纯化FⅧ、凝血酶原复合物浓缩剂(PCC),均主要用于血友病的治疗,其剂量根据凝血因子缺乏的程度、有无并发症及手术大小而异。

(2)方法 ①新鲜冰冻血浆于输注前10分钟内在37℃水浴中融化,6小时内输完。②冷沉淀物融化后宜尽早用输血器以病人可以耐受的速度尽快输注,室温存放不宜超过6小时。

(3)注意事项

1)供、受血者ABO血型相合。

2)为避免浪费、传播疾病和产生不良反应,新鲜冰冻血浆不应作扩充血容量使用。

3)对IgA缺乏,且血中存在有抗IgA抗体的病人禁用血浆或含血浆制品。

4)在应用凝血酶原复合物时,禁忌使用纤溶抑制剂,以免发生血栓性栓塞。

5)因少数病人用凝血酶原复合物治疗后,可发生静脉血栓和DIC等,故对DIC或纤维蛋白溶解症病人禁用。

4.蛋白制剂输注

(1)剂量 成人每次剂量4～10g。当病人血容量正常或轻度减少时,50%清蛋白的输注速度是每分钟2～4ml,而25%清蛋白为每分钟1ml。儿童的输注速度是成人的1/4～1/20。

(2)方法 单独静脉滴注或用生理盐水稀释后静脉滴注。

(3)注意事项

1)不能与氨基酸混合输注,也不宜与其他任何液体或药品混合输注。

2)血浆清蛋白溶液不宜用作静脉内补充营养,也不宜用于代偿期肝硬化和肾病综合征病人。

(三)输血不良反应及护理

1.发热反应 造成不良反应的原因有血液或血液制品中有致热原,其次为受血者本身高过敏体质或多次受血而致敏。主要表现为寒战、发热(38～41℃)、头痛、心悸、皮肤潮红等,于输血后15～20分钟或数小时发生。护理措施包括:①立即停止输血并通知医师,同时密切观察病情,监测生命体征,每15～30分钟测体温、血压1次。②注意保暖,遵医嘱肌内注射异丙嗪,必要时用地塞米松以减轻症状,伴有紧张或烦躁者,可给予地西泮口服。③高热者给予物理降温。④反应严重者将剩余血送输血科或检验科进行核查检验,必要时抽血做培养,以排除污染性输血反应的发热。

2.过敏反应 多发生在有过敏体质的受血者,与Ⅰ型变态反应有关。轻者仅有皮肤瘙痒或荨麻疹,常在数小时内消退,重者可有支气管痉挛、喉头水肿,偶有过敏性休克。护理措施包括:①轻型:减慢输血速度,遵医嘱给予异丙嗪25mg,肌内注射。②重型:立即停止输血,遵医嘱静脉注射肾上腺素、地塞米松,必要时协助医师行抗休克处理。③喉头严重水肿的危重病人,配合医师行气管切开,并做好相应护理。

3.溶血反应 溶血反应最常见的原因是血型不合(ABO血型或其亚型、Rh血型不合),其次为血液保存运输或处理不当,及受血者患溶血性疾病等。急性输血相关性溶血反应一旦发生,后果十分严重,必须尽早识别。起病缓急与血型及输入血量有关,ABO血型不合通常输入血液10～50ml后即可产生症状,输入200ml以上可发生严重的输血反应,甚至导致死亡。典型表现为突起寒战、发热、腰背疼痛、心悸、胸闷、呼吸困难、心率加快、血压下降,继之出现酱油色尿、尿量减少、休克,甚至急性肾衰竭。护理时应特别注意。

(1)预防溶血反应 加强工作责任心是预防溶血反应的关键。输血前要严格执行"三查七对"制度,严格遵守操作规程,防止溶血反应的发生。

(2)密切观察病情 当疑有溶血反应时,应立即停止输血,报告医师,保持静脉通畅。同时严密观察病情,密切监测生命体征和尿量、尿色的变化,准确记录摄入量和排尿量,注意有无少尿和无尿,必要时留置导尿管准确记录每小时尿量。

(3)寻找溶血的原因 迅速核对病人及供血者血型、交叉配血试验报告单及血袋姓名等有无差错;进行溶血的有关检查,如从受血者身上取静脉血5ml,离心后观察血浆颜色,若呈红色,提示血管内溶血后血浆中游离血红蛋白浓度增加。

(4)防治并发症 遵医嘱防治低血压、急性肾衰和DIC等,如静脉注射地塞米松或静脉滴注氢化可的松;应用血管活性药物间羟胺或多巴胺以纠正休克;静脉注射呋塞米40～80mg或20%甘露醇,使每分钟尿量在1ml以上,以预防急性肾衰竭;同时注意防止高钾血症和DIC的发生,必要时行透析、血浆置换或换血疗法等。

4.其他反应

(1)心力衰竭 常见于慢性严重贫血和心、肾功能不全的病人。表现为输血后突起呼吸困难、发绀、两肺湿啰音等。护理的关键是根据病情控制输血量(一般不超过100ml)和输血速度(每分钟15～20滴)。

(2)传播疾病 目前已知可经输血传播的感染有各型病毒性肝炎、艾滋病、巨细胞病毒感染、梅毒、疟疾及污染血导致的各种病原微生物感染。该类不良反应的预防主要是:控制献血者资质及血液采集、贮存、运输、质检、输注等环节的无菌化。

三、造血干细胞移植病人的护理

造血干细胞移植(hematopoietic stem cells transplantation,HSCT)是指对病人进行全身照射、化疗和免疫抑制剂预处理后,将正常供体或自体的造血细胞(hematopoietic cells,HC)经血管输注给病人,使之重建正常的造血和免疫功能。HC包括造血干细胞

(hematopoietic stem cells,HSC)和祖细胞(progenitor)。HSC 具有增殖、分化为各系成熟血细胞的功能和自我更新能力,维持终身持续造血。HC 表达 CD34 抗原。

经过 40 余年的不断发展,HSCT 已成为临床重要的有效治疗方案,每年全世界移植病例数都在增加,移植病人无病生存最长的已超过 30 年。造血干细胞移植是目前治疗白血病最为有效的方法。此外,许多恶性肿瘤和遗传性疾病,以及再生障碍性贫血等也可通过此方法获得治愈。

(一)造血干细胞移植的分类

1. HC 供体分类　按 HC 取自健康供体还是病人本身,HSCT 被分为异体 HSCT 和自体 HSCT。异体 HSCT 又分为异基因移植和同基因移植。后者指遗传基因完全相同的同卵孪生间的移植,供受者间不存在移植物被排斥和移植物抗宿主病(graft-versus-host disease,GVHD)等免疫学问题,此种移植几率仅约占 1%。

2. HSC 采集部位分类　按 HSC 取自骨髓、外周血或脐带血,又分别分为骨髓移植(bone marrow transplantation,BMT)、外周血干细胞移植(peripheral blood stem cell transplantation,PBSCT)和脐血移植(cord blood transplantation,CBT)。

3. 供受者有无血缘关系分类　按供受者有无血缘关系而分为血缘移植(related transplantation)和无血缘移植(unrelated donor transplantation,UDT)。

4. 人白细胞抗原(human leukocyte antigen,HLA)配型分类　按 HLA 配型相合的程度可分为 HLA 相合、部分相合和单倍型相合(haploidentical)移植。

(二)主要适应证

1. 恶性病　①造血系统恶性病,如急性淋巴细胞白血病、急性非淋巴细胞白血病、慢性粒细胞白血病、骨髓增生异常综合征、淋巴瘤、多发性骨髓瘤等。②其他实体瘤,如神经母细胞瘤、乳腺癌、卵巢癌、睾丸癌、小细胞肺癌及儿童肉瘤等。

2. 非恶性病　①如重型再生障碍性贫血。②重型海洋性贫血。③重型联合免疫缺陷病。④其他疾病:理论上讲,HSCT 可以治疗所有先天性淋巴造血系统疾病和酶缺乏所致的代谢性疾病。

(三)移植并发症

1. 感染　感染是最常见的并发症之一,也是移植成败的关键。移植早期(移植后数周的骨髓植入前期)是感染的危险期,感染率 60%～80%,以细菌感染尤其是革兰阴性杆菌败血症多见,真菌感染也可发生;移植中期(移植后第 2～3 个月的骨髓植入早期)主要为病毒感染,常见的有单纯疱疹病毒Ⅰ型和Ⅱ型感染,尤以巨细胞病毒引起的间质性肺炎最严重;恢复后期(移植 3 个月之后的时间)的感染与移植物抗宿主病有关,以肺炎病毒感染多见,亦可有细菌、真菌和寄生虫感染等。

2. 肝静脉闭塞病(veno-occlusive disease of the liver,VOD)　其临床特征为不明原因的体重增加、黄疸、右上腹痛、肝大、腹水。发病率约占 10%,确诊需做肝活检。主要因肝血管和窦状隙内皮的细胞毒损伤并在局部呈现高凝状态所致。高峰发病时间为移植后 16 天,一般都在 1 个月内发病。

3.移植物抗宿主病(GVHD)　是异基因造血干细胞移植成功后最严重的并发症。系植人的供者免疫活性 T 细胞与病人的白细胞或组织细胞发生免疫反应,引起受者组织损伤、破坏。

4.间质性肺炎　是异基因骨髓移植的严重并发症。主要与感染(尤其是巨细胞病毒感染)、全身照射、GVHD 等有关。大多发生在移植后 5～15 周,一旦发生,死亡率高达 80%,呼吸衰竭是主要的直接死亡原因。

(四)移植前的护理

1.供者的选择和准备　异基因骨髓移植应首先选择供者,供、受者抽血做组织配型、混合淋巴细胞培养、细胞遗传及基因检查等。首选 HLA 配型相合的同胞,次选 HLA 配型相合的无血缘供体。若有多个 HLA 相合者,则选择年轻、男性、巨细胞病毒阴性和红细胞血型相合者。由于我国实行独生子女政策,同胞供者日益减少,HLA 相合的无血缘 HSCT 将成为移植的主流。为保障无血缘供体的安全,避免严重不良反应,根据同胞供体的严重不良事件和教训,不应接受年龄偏大有心脑血管疾病可能者、有风湿病史、脾大或血常规异常者作为供体。

移植前 2～3 周对供者进行循环采血,以保证骨髓移植时有足够的新鲜血液提供给供者,以避免发生失血性休克,另外可刺激骨髓造血干细胞生长。

2.无菌层流室的准备　室内及其一切用物均需严格消毒、灭菌处理。室内不同空间采样行空气细菌学监测,合格后方可进病人。

3.病人的准备

(1)心理护理　①向病人及家属说明移植的利弊,以取得护患双方的配合。②了解病人及家属对所患疾病及造血干细胞移植重要性的认识,对造血干细胞移植方法、过程的了解程度,是否有充分的思想准备,病人的经济状况等。③向病人详细解释造血干细胞移植的必要性和可行性、要求、程序、可能出现的并发症及预防并发症的措施,鼓励病人树立信心,积极配合。

(2)全面体检和辅助检查　包括骨髓象,血象,心、肺、肝、肾等重要脏器功能检查,免疫功能及内分泌功能检查,并进行痰、尿、粪便、皮肤、耳、鼻、咽拭子细菌、真菌培养,特别要注意有无感染灶,发现感染或带菌情况应积极治疗,彻底清除慢性和潜在的感染病灶。

(3)严格消毒隔离和预防感染　将病人安置在备有层流装置的无菌室内,室外有准备室和监护室,并做好以下护理:①指导病人入层流室前做好个人卫生,如理光头、剃除腋毛、阴毛、彻底洗涤(尤其是肚脐、腋下、腹股沟、会阴等皮肤皱褶多的部位更要注意)、修剪指(趾)甲等,前 3 日开始口服肠道抗生素,如新霉素 0.5g,每日 3 次,用复方硼酸液或 1:2000 氯己定(洗必泰)漱口,眼、耳、鼻滴入相应抗生素液,便后用高锰酸钾稀释液或氯己定溶液坐浴,坐浴后在肛周涂抗生素软膏。②入层流室当日清洁灌肠,用 1:2000 氯己定溶液沐浴 20 分钟后,用无菌毛巾擦干,换消毒衣裤、鞋袜进入层流室。③告诉病人所有置入室内的物品,包括被服、药物(经紫外线照射 30 分钟)、衣服、食具、便器、书报等,均需消毒处理,以预防外源性感染。

(4)移植前预处理　在造血干细胞移植前,受者需常规接受 1 个疗程超剂量的化疗和

（或）放疗,称为"预处理"。预处理目的为:杀灭肿瘤或白血病细胞,抑制或摧毁受者体内的免疫细胞,使移植的造血干细胞得以成活。主要的预处理方案是使用抗肿瘤细胞药物和全身放射线照射,病人接受大剂量放疗和化疗时,常有恶心、呕吐、发热、腹泻、面色潮红、腮腺肿胀等反应,应密切观察,并鼓励病人补液在 4000ml/d 以上,以稀释尿中药物和尿酸浓度,防止出血性膀胱炎和尿酸性肾病。

(5)移植前一日行颈外静脉或锁骨下静脉置管术备用,这是造血干细胞移植期间各项输注性治疗得以顺利进行的重要前提与保障。

(五)移植术中护理

1.造血干细胞采集方法

(1)骨髓造血干细胞　在手术室内严格无菌操作下对供者进行骨髓采集。一般应用硬膜外麻醉或全身麻醉,术者用采髓针在供者的髂前或髂后上棘多点穿刺抽取骨髓血。根据病人需要可采取 500～800ml 骨髓血。将获取的骨髓分离、过滤(通过 17、18 号针头 2 次过滤或通过不锈钢网过滤,以清除内含的脂肪颗粒)后装入血袋,并加肝素抗凝。当采集到 400ml 时,应开始回输事先采集的自身血,以防休克。采髓过程中不断监测血压、呼吸、心率,采髓过程不宜过快,每采 500ml 的时间应不少于 30 分钟。

(2)外周血造血干细胞　供者经造血刺激因子(粒细胞集落刺激因子或粒-单细胞集落刺激因子)动员后,当白细胞总数超过 $50\times10^9/L$ 时,应用血细胞分离机采集外周血造血干细胞。分离采集的次数以能达到所需单个核细胞(MNC)数而定。一般主张自体外周血干细胞移植需 $2\times10^8/kg$ MNC,异基因外周血干细胞移植需 $4\times10^8/kg$ MNC,通常需连续采集2～3日。采集过程中要注意做好低血压、枸橼酸盐反应、低钙综合征等并发症的预防、观察与处理。此外,对于自体移植者,采集获取的外周血干细胞需低温或冷冻保存,如可加入冷冻保护剂10%二甲基亚砜,处理后置于-196℃液氮罐中保存,待病人预处理结束后 48 小时复温输注。

(3)脐带血造血干细胞　健康产妇分娩时待胎儿娩出后,迅速结扎脐带,以采血针穿刺脐静脉收集残留于脐带和胎盘内的血液。采集的脐带血需经冷冻处理后保存在-196℃液氮中,要求有核细胞达到 $2\times10^8/kg$(病人体重)。

2.造血干细胞输注　造血干细胞输注在无菌层流室进行。移植前受者准备就绪,休息 1 日。异基因造血干细胞在采集后当日用输血器经中心静脉插管快速静脉滴注,若供受者ABO 血型不合,应将红细胞分离去除,输注时间不宜超过 3 小时,输注前遵医嘱给予地塞米松 5mg 静脉注射,以减少输注反应。输入的造血干细胞会自动在受者骨髓中定居。因骨髓中的脂肪颗粒可以引起肺栓塞,所以骨髓血干细胞回输前应将装有骨髓血的采集瓶倒置 30 分钟,使骨髓中脂肪浮于上层,输注即将结束时,弃去浮在上层的脂肪滴(最后 5～10ml)。输注过程中观察有无输血反应和栓塞现象。外周血干细胞解冻后不需滤过即可输入。

(六)移植后护理

1.一般护理

(1)防止病人损伤　协助病人的日常生活及活动,注意病人安全,必要时加床档。

（2）提供无菌饮食　鼓励病人进食，以高蛋白质、高维生素、无渣、清淡、易消化饮食为宜。食物必须经蒸煮或微波炉消毒后才可食用，水果洗净后用 1∶5000 高锰酸钾液浸泡 30 分钟，用无菌刀削皮后食用。鼓励病人进食，增加营养。

（3）加强大静脉插管的护理　大静脉插管是保证治疗和维持正常营养的有效途径，对经过超大剂量的化疗和致死性全身照射的病人来说，维持大静脉输液畅通，保证液体营养成分及药物准确及时的输入是必不可少的重要环节。采用经皮锁骨下静脉穿刺插管，每日局部消毒换药，检查导管有无裂隙进气或接头滑脱，同时向病人说明维持中心静脉插管的重要性，告诉病人切忌用手触摸伤口表面，防止感染和空气栓塞。导管一般在迁出无菌室前 3～5 日拔出。

（4）维持水电解质平衡　保证热量、各种维生素、微量元素、复方氨基酸等营养成分的供给。一切药物、液体均要经大静脉通道进入，输液时要注意调节滴速，合理安排各组液体。输乳化脂肪时，滴速控制在每分钟 40～50 滴，禁止和其他药物混输，滴入 500ml 不得少于 3 小时。当输入抗生素、人血丙种球蛋白和碱性药物时，要分开单独输注。

2.严密观察病情

（1）观察有无移植并发症　①感染。②肝静脉闭塞病。③间质性肺炎。④移植物抗宿主病。

（2）观察病人的血象和骨髓象　移植后每日或隔日做血常规检查，通常第 2 周开始血象上升，第 4～6 周血象迅速恢复，骨髓象转为正常。

（3）观察造血干细胞移植植活的证据　主要依据供、受者间性别、红细胞血型和 HLA 的不同，分别通过细胞学和分子遗传学方法取得植活的实验室证据。这些标记在移植前应为病人型，移植成功后为供者型。植活的间接证据是病人血象恢复正常，移植物抗宿主病出现也是临床植活证据。

3.感染的预防和护理

（1）严格保持环境无菌　①对层流室地面、墙壁、门窗及物品等每日用 0.25％清洗消毒剂（次氯酸钠加表面活性剂）或 0.5％过氧乙酸拖擦 2 次，每日紫外线照射消毒各附属间 1 小时，每周用 0.4％过氧乙酸或 0.5％氯己定喷雾消毒全环境 1 次。②凡接触的物品及医疗护理器具、药品等，根据物品的性状及耐受性采取不同的消毒灭菌方法。凡能高压灭菌的物品，如被服类、衣类、毛巾、脸盆、痰杯、餐饮具、便器等，均用双层包布分别打包高压灭菌，每日或隔日更换 1 次，其他类可分别采用 0.5％过氧乙酸反复擦拭或浸泡、紫外线照射、环氧乙烷或甲醛、乳酸气体熏蒸，⁶⁰Co、γ 射线等消毒灭菌处理。③消毒液、泡手液每日更换 1 次。④加强无菌层流室使用的管理，如控制入室人员，监测空气含菌、含尘浓度明显增高时，应及时查找原因和检修。

（2）严格执行医护人员的自身净化制度　①加强个人卫生，勤洗澡、更衣，勤剪指甲。②呼吸道感染者禁入室内。③医护人员或家属进入无菌室前必须用氯己定漱口，清洁外耳道、鼻腔，淋浴，更衣，穿戴无菌专用衣帽、口罩，按无菌技术更衣，要求"三紧"（领口紧、袖口紧、裤脚口紧）、头发不外露。④接触病人前，需再次消毒双手，戴无菌手套，加套无菌隔离衣与袜套。⑤一切治疗护理过程严格无菌操作，配制药液在超净台中进行，物品传递严格按无菌技术，合理安排各项操作。

(3)严格保持病人无菌,加强基础护理　①每日以 1:2000 氯己定进行拭浴 1 次,便后、睡前用 1:5000 高锰酸钾液坐浴,每日至少 2 次,保持肛周及外阴部清洁,女性病人月经期间增加外阴冲洗次数。②指导病人穿丝、棉制品,不宜穿过紧的衣服,避免用力擦洗皮肤,经常修剪指甲,严禁搔抓皮肤,防止皮肤破损。③若病人皮肤出现水疱或脱落,可使用气垫床,用消毒的温盐水沐浴后,用适宜的药膏覆盖破损的皮肤。④每日给予抗生素滴眼、滴鼻、擦拭外耳道 4 次,加强呼吸道消毒,每日雾化吸入抗菌药、抗病毒药物 3 次。⑤指导病人勿用手挖鼻及外耳道。

(4)加强口腔护理　由于预处理时大剂量放、化疗,容易引起口腔黏膜损伤,严重者表现为炎症、溃疡,从而继发感染,甚至引起败血症,故做好口腔护理非常重要。

(5)遵医嘱用药　移植后应用粒细胞集落刺激因子、粒-单细胞集落刺激因子,可缩短粒细胞恢复时间,减少因粒细胞低下而发生的严重感染和败血症。静脉输注较大剂量的免疫球蛋白,可促进病人免疫恢复,对防治感染有一定疗效。

4.出血的预防与护理　预处理后血小板极度减少是导致病人出血的主要原因,且移植后血小板的恢复较慢。因此要每天监测血小板计数,观察有无出血倾向,必要时遵医嘱输注经 25Gy 照射后或白细胞过滤器过滤后的浓缩血小板。详见本章第一节。

5.GVHD 的预防与护理　依 GVHD 发生的严重程度不同,可采取局部用药或大剂量甲泼尼龙冲击治疗。护理配合中要注意:①遵医嘱正确应用各种治疗药物,如环孢素、甲氨蝶呤、肾上腺糖皮质激素等,并要注意各种药物不良反应的观察。②输注各种血液制品时,必须在常规照射等处理后执行。③密切观察病情变化,如自觉症状、生命体征、皮肤黏膜、二便性质及其排泄情况,及早发现 GVHD 并配合做好各种救治工作。④严格执行无菌操作。

6.用药护理　环孢素和甲氨蝶呤是预防急性移植物抗宿主病的主要药物。甲氨蝶呤可致口腔及胃肠黏膜溃疡;环孢素有肝、肾毒性,部分病人可出现高血压、胃肠道反应、多毛、齿龈增生等毒副作用。要定期检查肝、肾功能,监测血压和尿量,并向病人说明可能出现的副作用,以便及早发现和更好地配合治疗。环孢素在输注时,抽取药液应准确和避免浪费,抽药时,最好用 1ml 注射器,配上 12 号针头抽吸。一次用不完剩下的药液用 5ml 注射器抽出,用无菌包包好置冰箱冷藏,以备下次再用。输注时不得与其他药物混输。口服水剂型,需用吸管准确抽吸后直接注入口中,温开水送服;大剂量糖皮质激素易诱发消化道出血和感染,应注意粪便颜色,体温有无升高等;若应用抗胸腺细胞球蛋白或抗淋巴细胞球蛋白,要注意观察病人有无过敏反应;注射血液制品,需用 γ 射线或紫外线照射后才能输注,以免带入免疫活性细胞。此外,尽量输注去白细胞的成分血液。

7.心理护理　造血干细胞移植后病人的心理压力和精神负担均较重,常有对健康状况变化和死亡的恐惧。护理人员应鼓励、关心、安慰、体贴病人,向其讲解造血干细胞移植技术的先进性、可靠性,请移植成功的病人向准备进行移植的病人介绍移植的感受及配合护理的体会,使其坚定移植成功的信心;了解其对治疗、护理的要求,并尽量给以满足,及时有效地处理不良反应,尽可能减轻病人的痛苦,使病人在隔离的环境中有安全感和舒适感,尽力帮助病人度过移植关。

本节小结

1.骨髓穿刺术的目的是采取骨髓液,用以检查诊断血液病或以备骨髓移植。适用于多种血液疾病,但禁用于有出血倾向或出血性疾病及局部有感染的病人。

2.成分输血是指分离或单采适合供体的某种或某些血液成分并将其安全地输给病人。成分输血治疗的护理主要是严格执行输血操作规范、密切观察输血反应、防治并发症。

3.造血干细胞移植是指对病人进行全身照射、化疗和免疫抑制预处理后,将正常供体或自体的造血细胞经血管输注给病人,使之重建正常的造血和免疫功能。

本节关键词:骨髓穿刺;成分输血;造血干细胞移植

课后思考

1.骨髓穿刺的护理措施有哪些?

2.成分输血的不良反应及其护理措施有哪些?

3.造血干细胞移植术前、术中和术后的主要护理措施是什么?

(余新超)

第七章
内分泌及代谢性疾病病人的护理

内分泌系统(endocrine system)是机体的重要调节系统,它与神经系统、免疫系统构成了一个调控生物整体功能的系统,从而保持机体代谢稳定、脏器功能协调、并能适应环境变化。内分泌系统由内分泌腺(垂体、甲状腺、甲状旁腺、肾上腺、性腺和胰岛)和分布于其他器官的内分泌细胞(心血管、胃肠、肾、脑,尤其是下丘脑的内分泌组织和细胞)组成。内分泌腺是人体内一些无输出导管的腺体。内分泌细胞的分泌物是具有高效能的生物活性物质,经血液或组织液传递,发挥调节作用,这种化学物质又称激素(hormone)。激素主要通过远距分泌、旁分泌和自分泌方式作用于靶器官、靶组织、靶细胞而发挥作用。

新陈代谢是人体生命活动的基本形式,新陈代谢包括物质的合成代谢和分解代谢两个过程,为个体的生存、劳动、生长、发育、生殖和维持内环境恒定提供物质与能量。合成代谢是营养物质进入人体内,在机体内合成较大分子并转化为自身物质的过程,这一反应过程常需要耗能。分解代谢是体内的糖原、蛋白质和脂肪等大分子物质分解为小分子物质的降解过程,常伴有能量的生成与释放。中间代谢是指营养物质进入机体后在体内合成和分解代谢过程中的一系列化学反应。营养病是指各种营养物质的供给不能满足机体的需求,或超过机体的需要量或耐受量而导致的疾病,按其发病原因可分为原发性和继发性两大类。代谢性疾病(metabolic diseases)一般是指以中间代谢某个环节障碍为主所致的疾病,而把由于原发器官疾病为主所致的代谢障碍归入该器官疾病的范畴内,但这种划分是人为的,有时没有明确的界限。营养疾病和代谢疾病的关系密切,彼此可相互影响。

第一节　内分泌及代谢性疾病病人常见症状体征的护理

本节学习目标

1. 掌握内分泌及代谢性疾病病人常见症状体征的护理评估、护理措施。
2. 体现护士的爱伤精神和人文关怀,尊重病人的身心需求。

内分泌及代谢疾病病人最常见的症状和体征有:身体外形的改变、营养状况的改变、性功能异常、进食或营养异常、疲乏、排泄功能异常、骨痛与自发性骨折等。本节主要讲述身体外形的改变和性功能异常。

一、身体外形的改变

身体外形的改变是指面容、体形和身高、体态、毛发、皮肤黏膜色素等的异常变化，这些变化多与脑垂体、甲状腺、甲状旁腺、肾上腺或部分代谢性疾病有关。如侏儒症、巨人症、肢端肥大症、呆小症、Cushing 综合征、甲状腺功能减退症、甲状腺功能亢进症、Sheehan 病、Addison 病、Turner 综合征等，这些身体外形的改变可严重影响病人的生活和心理状态。

（一）护理评估

1.健康史　评估引起病人身体外形改变的原因、改变发生的时间，有无伴随症状。

2.身体状况　包括体形的变化、毛发的颜色、质地及分布，有无脱发、面容的变化及皮肤黏膜色素沉着等。

（1）体形异常　身材矮小见于侏儒症病人、Turner 综合征等。身材过长见于巨人症、Klinefelter 综合征等；体重受诸多因素的影响，如遗传因素、神经精神因素、躯体疾病、营养状况、代谢类型和多种激素等。当营养高于机体需要时，机体把多余的热量以脂肪的形式储存于体内，形成超重或肥胖。机体内某种激素分泌异常导致体重增加，见于下丘脑疾病、Cushing 综合征、胰岛素瘤、甲状腺功能减退症等。反之，营养消耗过大或某些激素分泌异常可致消瘦，见于甲状腺功能亢进症、糖尿病、肾上腺皮质功能减退症、Sheehan 病、嗜铬细胞瘤等。

（2）毛发异常　皮质醇增多时，由于雄性激素分泌增多，病人躯体和面部毛发可增多。甲状腺功能减退、睾丸功能减退、卵巢功能减退等均可引起毛发脱落，男性胡须生长缓慢或缺如。

（3）面容异常　肢端肥大症病人可表现为下颌增大、颧骨突出、嘴唇增厚、耳鼻长大等异常面容。甲状腺功能减退症的黏液性水肿病人出现面颊及眼睑水肿、表情淡漠的"假面具样面容"。甲状腺功能亢进病人出现眼裂增宽、眼球突出、表情惊愕的"甲亢面容"以及 Cushing 综合征病人的满月脸等。

（4）皮肤黏膜色素沉着　由于黑色素增多以致皮肤色泽加深。如原发性慢性肾上腺皮质功能减退症的病人可出现皮肤、黏膜色素沉着，尤以摩擦处、掌纹、乳晕、瘢痕处明显。异位 ACTH 综合征和 ACTH 依赖性 Cushing 综合征均可出现皮肤色素明显加深。

（5）皮肤紫纹和痤疮　紫纹是 Cushing 综合征的特征之一。病理性痤疮见于 Cushing 综合征等。

3.实验室及其他检查　包括垂体功能、甲状腺功能、甲状旁腺功能和肾上腺皮质功能有无异常，胰岛素水平是否变化等。

4.心理－社会状况　身体外形改变可使病人产生自卑感、羞辱感、精神紧张、焦虑易怒等，严重时可发生精神分裂症。评估时注意是否由于身体外形改变导致病人出现心理障碍，有无焦虑、自卑、抑郁、自我形象紊乱等。

（二）护理诊断／问题

体像紊乱：与疾病引起身体外形改变等因素有关。

（三）护理目标

病人身体外形逐渐恢复正常；能建立有效的调适机制和良好的人际关系。

（四）护理措施

1. 饮食护理 伴有身体外形改变的病人多有营养失调的情况存在，针对病人的具体情况，调节摄入的营养成分，与营养师一起为病人设计食谱，以改善病人的营养状态。

2. 对症护理 指导病人改善自身形象：甲亢突眼的病人外出可戴深色眼镜；肥胖、侏儒症和巨人症病人选择合身的衣服，并适当修饰；毛发稀疏的病人外出可戴帽子等。合适的衣着、恰当的修饰可以增加病人心理的舒适度和美感，增强自信心。

3. 心理护理 评估病人对其身体变化的感觉及认知，多与病人沟通，鼓励病人表达其感受。交谈时语言要温和，耐心倾听，建立信任的护患关系；鼓励和协助病人表达因形象改变带来的感受，尊重病人需要有一段时间来调节对身体外形改变的心理适应，关注病人自卑、焦虑、抑郁等问题，必要时安排心理医生给予心理疏导。给病人提供有关疾病的资料和患有相同疾病并已治疗成功的病人资料，向病人说明身体外形的改变是疾病发生、发展过程的表现，只要积极配合检查和治疗，部分改变可恢复正常。使其明确治疗效果及病情转归，消除紧张情绪，树立自信心。帮助病人获取社会支持。鼓励病人亲朋好友主动与病人沟通，互相表达内心感受，并主动参与对病人的护理，以减轻病人内心的抑郁感。促进病人进行社会交往。鼓励病人加入社区中的支持团体，帮助其增强社交技巧，改善社交状况。注意病人的行为举止，预防自杀行为的发生。

（五）护理评价

病人身体外观是否得到改善；病人能否接受身体外形改变的事实，积极配合治疗；病人经治疗和护理后外观不能恢复时能否建立有效的应对方式。

二、性功能异常

性功能异常包括生殖器官发育迟缓或发育过早、性欲减退或丧失；女性月经紊乱、溢乳、闭经或不孕；男性勃起功能障碍、乳房发育；自儿童期起的腺垂体生长激素缺乏或性激素分泌不足可导致病人青春期性器官不发育，第二性征缺如，男性生殖器小，与幼儿相似；女性表现为原发性闭经，乳房不发育；青春期前开始的性激素或促性腺激素分泌过早、过多则为性早熟。

（一）护理评估

1. 健康史 评估病人性功能异常的发生过程、主要症状、性欲改变情况，女病人的月经及生育史，有无不孕不育、早产、流产、死胎、巨大儿等，男病人有无勃起功能障碍等。

2. 身体状况 有无皮肤干燥、粗糙，毛发脱落、稀疏或增多，女性闭经溢乳，男性乳房发育，外生殖器的发育是否正常，有无畸形。

3. 实验室及其他检查 测定性激素水平有无变化。

4. 心理-社会状况 评估性功能异常及性器官改变对病人心理的影响，有无焦虑、抑郁、自卑等；评估病人与配偶的关系，以及配偶的心理感受，有无关系紧张、家庭不和等不良表现。

（二）护理诊断/问题

性功能障碍：与内分泌功能紊乱有关。

（三）护理目标

病人对性问题有正确的认识；病人性功能逐渐恢复，达到其希望中的性满足。

（四）护理措施

1.心理护理　尊重、理解病人，指导病人通过各种学习方式寻求帮助来缓解心理压力。提供一个隐蔽舒适的环境和恰当的时间，鼓励病人描述目前的性功能、性活动与性生活形态，使病人能开放地讨论该问题。

2.对症护理　提供专业指导，向病人讲解所患疾病、用药治疗等对性功能的影响，使病人有目的地积极配合治疗。为病人提供可能的信息咨询服务，如专业医师、心理咨询师、性咨询门诊等。

（五）护理评价

病人明确其性功能障碍与疾病本身有关，能否正确对待性问题。病人性功能逐渐恢复，能否采取恰当的方式进行性生活，达到其希望的性满足。

本节小结

内分泌及代谢疾病病人最常见的症状和体征有：身体外形的改变、性功能异常、营养状况的改变、进食或营养异常、疲乏、排泄功能异常、骨痛与自发性骨折。常见症状护理主要是心理护理与专业指导。

本节关键词：身体外形的改变；性功能异常

（项　茹）

第二节　腺垂体功能减退症病人的护理

案例 7-1

杨某，女，43 岁，9 年前无明显诱因出现间歇性溢乳，伴月经量减少，诊断为催乳素瘤，行伽玛刀垂体瘤切除术。术后逐渐恢复正常。5 年前无明显诱因出现月经量减少，直至闭经，伴眉毛稀疏，阴毛、腋毛完全脱落，同时出现皮肤干燥苍白、乏力、畏寒、纳差、消瘦，无明显记忆力减退、便秘。病人自发病以来，精神可，饮食、睡眠较差，二便正常，近 5 年内体重约下降了 5 千克。辅助检查：心电图：窦性心律，HR 60

次/分，V_1-V_6 导联 T 波低平；血清电解质示血钾 4.54mmol/L，血钠 121.2mmol/L，血钙 2.19mmol/L；血常规：WBC 7.6×10^9/L，N 76.3%。初步诊断：成人腺垂体功能减退症。入院后给予激素替代治疗。

问题：

1. 该病人的临床表现有何特点？
2. 该病人存在哪些护理问题？

本节学习目标

1. 掌握腺垂体功能减退症的临床表现、主要护理诊断/问题、护理措施。
2. 熟悉腺垂体功能减退症的实验室检查及治疗。
3. 了解腺垂体功能减退症的病因和发病机理。
4. 体现护士的爱伤精神和人文关怀，尊重病人的身心需求。

一、疾病概要

腺垂体功能减退症（Simmonds-Sheehan syndrome）是指各种原因导致腺垂体分泌的促激素不能满足人体需要而出现的内分泌功能减退综合征，主要累及的腺体为性腺、甲状腺及肾上腺皮质。临床表现复杂，为一种或几种激素功能低下，少数为垂体激素全部缺乏。临床症状变化较大，可长期延误诊断，但补充所缺乏的激素治疗后症状可迅速缓解。

（一）病因与发病机制

1. 垂体瘤　为成人最常见的原因。腺瘤可分为功能性和无功能性。腺瘤增大可压迫正常垂体组织，使其功能减退，或功能亢进与减退合并存在。也可为其他转移的恶性肿瘤。

2. 下丘脑病变　如肿瘤、炎症、浸润性病变（如淋巴瘤、白血病）、肉芽肿（如结节病）等，可直接破坏下丘脑神经分泌细胞，使释放激素分泌减少，从而减少腺垂体的分泌。

3. 垂体缺血性坏死　妊娠期腺垂体增生肥大、血供丰富，若围生期因前置胎盘、胎盘早期剥离、胎盘滞留、子宫收缩无力等引起大出血、休克、血栓形成，使腺垂体大部分缺血坏死和纤维化，临床称为席汉（Sheehan）综合征。糖尿病血管病变使垂体供血障碍也可导致垂体缺血性坏死。

4. 蝶鞍区手术、放射治疗和创伤、垂体瘤切除、放疗均可损伤垂体。严重头部、鼻咽癌放疗也可损坏下丘脑和垂体，引起垂体功能减退。

5. 感染和炎症　病毒、细菌、真菌等感染引起的脑炎、脑膜炎、流行性出血热、结核、梅毒等均可引起本病。

6. 糖皮质激素长期治疗　可抑制下丘脑促肾上腺皮质激素释放激素（CRH）－垂体促肾

上腺皮质激素（ACTH），突然停用糖皮质激素后可出现医源性腺垂体功能减退，表现为肾上腺皮质功能减退。

7.垂体卒中　可见于垂体瘤内突然出血、瘤体突然增大，压迫正常垂体组织和邻近神经组织，呈现急症危象。

8.先天遗传性　基因遗传缺陷导致腺垂体激素合成障碍。

9.其他　自身免疫性垂体炎、空泡蝶鞍、海绵窦处颈内动脉瘤也可压迫垂体引起。

（二）临床表现

1.症状与体征　约50％以上腺垂体组织破坏后才出现症状，75％破坏时才有明显的临床症状，待破坏达95％时可有严重垂体功能减退。最早为促性腺激素、生长激素和催乳素缺乏表现；促甲状腺激素缺乏次之；然后可伴有 ACTH 缺乏。席汉综合征病人表现为所有垂体激素均缺乏，无占位性病变表现。腺垂体功能减退主要表现为各靶腺（性腺、甲状腺、肾上腺）功能减退。

（1）性腺（卵巢、睾丸）功能减退　女性有产后大出血、休克、昏迷病史，产后无乳、月经稀少、闭经、性欲减退、不育、毛发脱落、性征退化、性器官萎缩等。成年男子性欲减退、阳痿、睾丸松软缩小等。两性均有生育能力减退或丧失，阴毛、腋毛脱落。

（2）甲状腺功能减退　见本章第三节中甲状腺功能减退表现，但本病病人通常无甲状腺肿。

（3）肾上腺功能减退　由于 ACTH 缺乏，皮质醇分泌减少，病人常有明显疲乏、软弱无力、体重减轻、食欲不振、恶心、呕吐、血压偏低。对胰岛素敏感可有血糖降低，生长激素缺乏可加重低血糖发作。由于缺乏黑素细胞刺激素，故有皮肤色素减退，面色苍白，乳晕色素浅淡，有别于原发性慢性肾上腺功能减退症。

（4）垂体功能减退性危象（简称垂体危象）　在全垂体功能减退症基础上，各种应激如感染、败血症、腹泻、呕吐、失水、饥饿、寒冷、急性心肌梗死、脑血管意外、手术、外伤、麻醉及使用镇静药、催眠药、降血糖药等均可诱发垂体危象。临床表现为：①高热型（＞40℃）。②低温型（＜30℃）。③低血糖型。④低血压、循环虚脱型。⑤水中毒型。⑥混合型。各种类型可伴有相应的症状，突出表现为消化系统、循环系统和神经精神方面的症状，诸如高热、循环衰竭、休克、恶心、呕吐、头痛、神志不清、谵妄、抽搐、昏迷等严重垂危状态。

2.实验室及其他检查　腺垂体功能情况可通过对其所支配的靶腺功能状态来反映。

（1）性腺功能测定　女性有血雌二醇水平降低，男性见血睾酮水平降低。基础体温改变，阴道涂片、精液检查等可反映卵巢和睾丸分泌功能。

（2）肾上腺皮质功能　24 小时尿 17-羟皮质类固醇及游离皮质醇排量减少，血浆皮质醇浓度降低，但节律正常。

（3）甲状腺功能测定血清总 T_4、游离 T_4 均降低，而总 T_3、游离 T_3 可正常或降低。

（4）腺垂体分泌激素测定　FSH、LH、TSH、ACTH、GH、PRL 均减少，但因垂体激素呈脉冲式分泌，故宜相隔 15～20 分钟连续抽取等量血液 3 次，相混后送检测。同时测定垂体促激素和靶腺激素水平，可以更好地判断靶腺功能减退为原发性或继发性。

（5）其他检查　X 线、CT、MRI 检查可了解病变部位、大小、性质及其对邻近组织的侵犯程度，也可用于判断原发性疾病的原因。

（三）治疗要点

1.病因治疗 治疗应针对病因治疗,肿瘤病人可通过手术、放疗和化疗等措施,解除压迫及破坏作用,减轻和缓解颅内高压症状。对于出血、休克而引起缺血性垂体坏死,关键在于预防,加强产妇围生期的监护,及时纠正产科病理状态。

2.激素替代治疗 采用相应靶腺激素替代治疗可改善精神和体力活动,改善全身代谢及性功能,防治骨质疏松,但需要长期甚至终身维持治疗。应激情况下需要适当增加糖皮质激素剂量。治疗过程中应先补给糖皮质激素,然后再补充甲状腺激素,以防止肾上腺危象的发生。对于老年人、冠心病、骨密度低的病人,甲状腺激素宜按小剂量开始并缓慢递增剂量的原则。由于垂体功能减退症病人的肾上腺皮质球状带保持完整,故一般不必补充盐皮质激素。除儿童垂体性侏儒症外,一般不必应用人生长激素。

3.垂体危象的处理 ①首先抢救低血糖,给予静脉推注50％葡萄糖液40～60ml,继而解除急性肾上腺功能减退危象,补充10％葡萄糖盐水,每500～1000ml中加入氢化可的松50～100mg,静脉滴注。②对症治疗:有循环衰竭者按休克原则治疗;有感染败血症者应积极抗感染治疗;有水中毒者主要应加强利尿,可给予泼尼松或氢化可的松;低温可给予小剂量甲状腺激素,并用保暖毯逐渐加温。禁用或慎用麻醉剂、镇静药、催眠药或降血糖药等。

二、护　理

（一）护理评估

1.健康史 病人患病的起始情况和时间、有无诱因、主要症状、既往检查、治疗经过及效果。有无腺垂体功能减退相关病史,如颅脑手术史、大出血、休克、颅脑炎症等。

2.身体状况 病人是否有促性腺激素、生长激素和催乳素缺乏的症状和体征。

3.实验室及其他检查 性腺功能、甲状腺功能、肾上腺皮质功能、腺垂体分泌激素测定等检查结果。

4.心理－社会状况 评估腺垂体功能减退症对病人的学习、工作和日常生活的影响。了解病人对疾病知识的认知程度;根据病人的个性特征等,观察病人对疾病的心理活动特点或情绪反应;社会支持系统的评估,包括病人家庭成员的文化教育背景、经济收入、关系是否和睦,对病人病情的了解及关心、支持程度等。

（二）护理诊断/问题

1.身体意向紊乱 与身体外观改变有关。

2.活动无耐力 与肾上腺皮质、甲状腺功能减退有关。

3.潜在并发症 垂体危象。

4.便秘 与代谢率降低及体力活动减少引起肠蠕动减慢有关。

5.体温过低 与机体基础代谢率降低有关。

6.社交障碍 与精神情绪改变造成行为异常有关。

（三）护理目标

病人性腺功能、甲状腺功能、肾上腺皮质功能逐渐恢复，不发生垂体危象。

（四）护理措施

1.休息与环境　室温宜调节在 22～23℃ 之间，注意保暖。病情严重者绝对卧床休息，避免过度劳累、情绪激动。

2.饮食护理　给予高蛋白质、高热量、高维生素食品。

3.病情观察　注意观察病人生命体征变化，怕冷、嗜睡、表情淡漠、精神失常、呕吐、纳差、电解质紊乱等肾上腺、甲状腺、性腺功能减退症状有无改善，同时警惕垂体危象发生的可能。观察病人皮肤、皮下脂肪、面色等营养状况。记录出入量，监测血糖及血 K^+、Na^+、Cl^- 的水平，注意有无头痛、恶心、呕吐、视力障碍等肿瘤压迫症状。

4.用药护理　严格遵医嘱按时按量给药，观察病人有无激素过量产生的欣快感、失眠、应激性溃疡、免疫力下降，有无血压、血糖升高，以及心率、心律、体温、体重、情绪的变化，告诉病人必须长期甚至终身激素替代治疗，不得随意增减药物，以免加重病情或造成病情反复。同时忌用镇静剂、麻醉剂，慎用降糖药。

5.对症护理　促进排便、保护皮肤等。

6.垂体危象的护理

（1）保持呼吸道通畅，吸氧。

（2）建立静脉通道，遵医嘱给予葡萄糖溶液和糖皮质激素。

（3）监测生命体征的变化，观察神志。

（4）保暖。

7.心理护理　病人由于发生阴毛、腋毛及眉毛脱落，头发稀疏伴性功能低下，故长期心情抑郁，思想负担重，鼓励病人说出内心的感受，帮助病人理解激素替代治疗可以补充、恢复所丧失的各种功能，树立治病信心。

（五）健康教育

1.疾病知识的指导　告知病人发病原因及自我护理的注意事项。对需终生替代治疗者，向其解释终生服药的重要性和必要性。注意用药的准确性，包括：①用药名称、剂量、时间、用法、注意事项。②剂量不足和过量表现。③应激情况下应适当增加糖皮质激素用量，忌用镇静剂、麻醉剂，慎用降糖药。

2.自我监测　教会病人识别垂体危象的征兆，如发生应立即就医。外出时随身携带识别卡，以免发生意外。定期复查血象、电解质及激素水平。

3.保健知识的宣传　指导病人注意生活规律，避免过度劳累及不良情绪刺激。冬天注意保暖，少到公共场所或人多之处，以预防感染和创伤。更换体位时动作应缓慢，以免发生晕厥。平时注意皮肤清洁，预防外伤。

本节小结

腺垂体功能减退症是腺垂体分泌的促激素不能满足人体需要而出现的内分泌功能减退综合征。主要病因是垂体瘤。主要累及的腺体为性腺、甲状腺及肾上腺皮质。腺垂体功能减退症采用相应靶腺激素替代治疗，护理关键是药物的使用。垂体危象的护理关键是及时纠正血糖和血压，给予糖皮质激素。

本节关键词：腺垂体功能减退症；替代治疗；垂体危象

（项　茹）

第三节　甲状腺疾病病人的护理

一、单纯性甲状腺肿病人的护理

案例 7-2

某病人，女，46岁，家住北方农村，颈部肿物已多年，近来体积逐渐增大，并出现吞咽困难、声音嘶哑等压迫症状而入院就诊。体格检查发现甲状腺明显肿大，触及多枚结节，检测甲状腺功能无明显变化。行甲状腺切除术，标本送病理检查：肉眼见肿大的甲状腺表面及切面有大小不一、数目不等的结节，境界清楚，无包膜。镜下可见甲状腺滤泡大小不一，有高度扩张且充满胶质的滤泡，有不含胶质的小滤泡，间质纤维增生。诊断：单纯性甲状腺肿（结节期）。

问题：

1.该病人的临床表现有何特点？

2.该病最可能的病因是什么？

本节学习目标

1.掌握单纯性甲状腺肿的临床表现、主要护理诊断/问题和护理措施。

2.熟悉单纯性甲状腺肿的实验室检查及治疗。

3.了解单纯性甲状腺肿的病因和发病机理。

4.体现护士的爱伤精神和人文关怀，尊重病人的身心需求。

单纯性甲状腺肿（Simple Goiter）可呈地方性分布，当人群单纯性甲状腺肿的患病率超过 10％时,称为地方性甲状腺肿,常为缺碘所致。也可散发分布,称为散发性甲状腺肿,患病率约 5％,女性患病率是男性的 3～5 倍。

【疾病概要】

单纯性甲状腺肿又称非毒性甲状腺肿(nontoxic goiter),是指非炎症和非肿瘤原因阻碍甲状腺激素合成而导致的甲状腺代偿性肿大。一般甲状腺功能正常,不伴有功能亢进或减退,甲状腺为弥漫性或多结节性肿大。病因复杂,多数病人则找不出明确的病因,有些病人的甲状腺肿是由于合成甲状腺激素的某个步骤的酶缺乏所致。在我国,生理代偿性和结节性是最常见的甲状腺肿的类型。

(一)病因与发病机制

1.碘缺乏　是地方性甲状腺肿的主要原因。地方性甲状腺肿的主要原因是碘缺乏,所以又称为碘缺乏性甲状腺肿,多见于山区和远离海洋的地区。碘缺乏时合成甲状腺激素不足,反馈引起垂体分泌过量的 TSH,刺激甲状腺增生肥大。

2.致甲状腺肿物质　常见的食物有卷心菜、萝卜、黄豆、白菜、小米、核桃等;药物有硫脲类、磺胺类、水杨酸、间苯二酚、碳酸锂等。

3.高碘　是少见的引起甲状腺肿的原因,如常年饮用含碘高的水,使用含碘药物,如长期服用含碘的祛痰剂、结膜下注射碘化钠等。

4.甲状腺激素合成障碍　先天性某些酶缺乏。

5.甲状腺激素需要量增加　如发育、妊娠、哺乳。

(二)病理

单纯性甲状腺肿时,甲状腺呈弥漫性或结节性肿大,重量 60～100g。疾病的早期,甲状腺呈弥漫性肿大,腺体滤泡增生、血管丰富。随着病变的进展,甲状腺因不规则增生或再生,逐渐出现结节。后期,部分腺体可发生坏死、出血、囊性变、纤维化或钙化。

(三)临床表现

1.症状　临床上一般无明显症状。

2.体征　甲状腺常呈现轻、中度肿大,表面平滑,质地较软。重度肿大的甲状腺可引起压迫症状,出现咳嗽、气促、吞咽困难或声音嘶哑等。胸骨后甲状腺肿可使头部、颈部和上肢静脉回流受阻。

3.实验室及其他检查

(1)T_3、T_4、TSH 测定　T_4 常正常或偏低,T_3、TSH 正常或偏高。

(2)甲状腺摄 ^{131}I 率测定　缺碘者甲状腺摄 ^{131}I 率大多增高,但高峰不前移。

(3)甲状腺扫描　单纯性甲状腺肿甲状腺扫描为弥漫性增大,放射性分布均匀。结节性甲状腺肿可见有功能或无功能结节。

(4)24 小时尿碘含量下降。

(四)治疗要点

1.补充碘剂　生理性甲状腺肿大,如青春期、妊娠、哺乳期的甲状腺轻度肿大,可多食含碘食物,观察甲状腺肿大发展情况,暂不用药。地方性甲状腺肿流行地区可采用碘盐进行防治。服用致甲状腺肿物质而引起本病者,应停服这些物质。

2.甲状腺肿的治疗　一般不需要治疗。对甲状腺肿大明显者可以试用左甲状腺素(L-T_4),对甲状腺肿明显、有压迫症状者应积极采取手术治疗。

3.多结节性甲状腺肿的治疗　本病治疗困难,尤其是对老年病人。根据情况可以给予L-T_4。

(一)护理评估

1.健康史　询问病人居住地是否为缺碘区域,患病的起始情况和时间,甲状腺肿大的程度以及有无伴有其他临床症状,既往检查、治疗经过及效果。

2.身体状况

(1)症状　病人是否有吞咽困难和声音嘶哑等表现。

(2)体征　病人的一般状态,甲状腺肿大的程度。

(3)实验室及其他检查　T_3、T_4、TSH 测定、甲状腺摄^{131}I 率测定、甲状腺扫描等检查结果。

3.心理—社会状况　了解病人对疾病知识的认知程度,对疾病的心理活动特点或情绪反应;社会支持系统的评估,病人家庭成员的文化教育背景、经济收入、关系是否和睦,对病人病情的了解及关心、支持程度等。

(二)护理诊断/问题

1.自我形象紊乱　与病人甲状腺肿大,颈部外形改变有关。

2.知识缺乏　缺乏使用药物及正确的饮食方法等知识,与缺乏指导有关。

(三)护理目标

病人能遵医嘱服用药物,不适得到改善。

(四)护理措施

1.休息　劳逸结合,适当休息。

2.饮食护理　多进食含碘丰富的食物,如海带、紫菜等海产类食品。避免大量摄入阻碍甲状腺激素(TH)合成的食物和药物。妊娠期、哺乳、成长发育期增加碘的摄入。

3.病情观察　观察病人甲状腺肿大的程度、质地,有无结节及压痛。

4.用药护理　指导病人遵医嘱补充碘剂。

5.心理护理　指导病人恰当修饰,消除自卑。

(五)健康教育

多进食含碘丰富的食物,如海带、紫菜等海产类食品。避免大量摄入阻碍 TH 合成的食物和药物。妊娠期、哺乳、成长发育期增加碘的摄入。

（六）护理评价

评价实施护理后病人对疾病、治疗、护理的身心反应。

本节小结

单纯性甲状腺肿是指甲状腺肿大，但不伴有甲状腺功能异常等临床表现。碘缺乏是地方性甲状腺肿的主要原因。主要治疗措施是补充碘剂。

本节关键词：单纯性甲状腺肿；缺碘

案例 7-3

王某，女性，30岁，烦躁不安、畏热、消瘦3月余，高热、心悸、呼吸急促1日。病人于3月前因工作紧张，烦躁性急，常因小事与人争吵，难以自控。发病以来饭量有所增加，体重却较前下降。睡眠不好，常需服用安眠药。近3月来月经较前量少。近日因劳累后，出现高热、心悸、呼吸急促。体检：病人消瘦，神志恍惚，烦躁，T 39.2℃，P 142次/分，R 32次/分，BP 130/70mmHg，突眼，甲状腺肿大，可闻及血管杂音。实验室检查：FT_4、FT_3升高，TSH降低。初步诊断：甲状腺功能亢进症（原发性）、甲状腺危象。

问题：

1. 甲状腺功能亢进时T_4、T_3、TSH与单纯性甲状腺肿有什么不同？
2. 什么是甲状腺危象？怎样进行治疗和护理？

二、甲状腺功能亢进症病人的护理

本节学习目标

1. 掌握甲状腺功能亢进症的定义、临床表现、主要护理诊断/问题、护理措施，能够对甲状腺功能亢进症病人进行健康指导。
2. 熟悉甲状腺功能亢进症的实验室检查及治疗。
3. 了解甲状腺功能亢进症的病因和发病机理。
4. 体现护士的爱伤精神和人文关怀，尊重病人的身心需求。

甲状腺功能亢进症（hyperthyroidism）简称甲亢，是由多种原因引起的甲状腺激素分泌过多所致的一组常见内分泌疾病。甲亢按其病因不同可分为多种类型，其中最常见的是弥漫性毒性甲状腺肿（Graves 病），占全部甲亢的 $80\% \sim 85\%$，普通人群患病率国内为 0.2%，国外 0.3%，发病率 15/10 万～50/10 万，男女均可发病，但以中青年女性多见。本节主要介绍 Graves 病。

【疾病概要】

Graves 病（简称 GD）又称弥漫性毒性甲状腺肿或 Basedow 病，是一种甲状腺激素（TH）分泌增多的器官特异性自身免疫病。临床表现并不限于甲状腺，是一种多系统的综合征，主要表现包括甲状腺毒症、弥漫性甲状腺肿、眼征和胫前黏液性水肿。

（一）病因与发病机制

目前认为本病的发生与自身免疫有关，是一种器官特异性自身免疫病。

1. 遗传因素　有家族发病倾向，是多基因、多因素的遗传性疾患。与组织相容性复合体（MHC）基因相关，但有地区及种族差异。

2. 自身免疫因素　自身免疫因素在本病中起着重要作用。自身免疫系统发生紊乱，病人血清中有多种特异性自身免疫物质。现已明确其中甲状腺刺激性抗体（thyroid-stimulating antibody，TSAb）是淋巴细胞分泌的一组多克隆抗体，与 TSH 受体的不同位点结合。TSAb 中有一类与 TSH 受体结合，促进 TH 合成和释放，为自身抗体的主要成分，也是主要致病性抗体之一。

3. 环境因素　环境因素可能参与了本病的发生，如创伤、精神刺激、感染、性激素等。

（二）病理

甲状腺滤泡弥漫性对称增生，表面光滑，质软至韧，切面灰红呈分叶状，胶质少。上皮细胞呈柱状，并形成乳状结构突向滤泡腔。滤泡腔较小，腔内胶质少而稀薄，靠近上边缘有成排的吸收空泡。间质血管丰富，明显充血，有大量淋巴细胞浸润并有淋巴滤泡形成。

（三）临床表现

Graves 病起病多较缓慢，少数可在精神创伤、感染、妊娠等应激诱发后急性起病。

1. 症状与体征

（1）甲状腺毒症　与病情程度成正比。

1）高代谢症候群：甲状腺激素分泌增多导致交感神经兴奋性增高和物质代谢加速，机体产热大于散热，病人怕热、多汗、皮肤湿润、体重锐减、低热。糖耐量减低或糖尿病加重；脂肪分解加速，总胆固醇降低；蛋白质分解增强，疲乏无力，尿肌酐排出增多。

2）精神、神经系统：交感神经功能过度兴奋、多言多动、紧张多虑、焦躁易怒、失眠、思想不集中、记忆力减退。有时有幻觉，而表现为亚狂躁症或精神分裂症。偶表现为寡言抑郁、神情淡漠。手、眼睑和（或）舌震颤，腱反射亢进。

3）心血管系统：心血管系统的表现是甲亢的主要症状，且往往与甲亢的严重程度呈正相关。表现为心动过速、第一心音亢进、脉压差增大可见周围血管征（如水冲脉、毛细血管搏动等），病人自我感觉心悸、胸闷、气短。严重者可发生甲状腺毒症性心脏病，如心律失常、心脏增大、心力衰竭等。

4)消化系统:病人常有食欲亢进、多食消瘦。老年甲亢病人可有食欲减退、厌食。由于肠胃蠕动快、消化吸收不良而排便次数增多,大便一般糊状,含较多不消化食物,少数有脂肪泻。病情较重者,可有肝肿大及肝功能损害,表现为血清转氨酶、碱性磷酸酶及总胆红素的升高,严重病人偶有黄疸。这不仅是甲亢自身高代谢的影响,有时也与所用治疗药物对肝脏的损害有关。

5)肌肉骨骼系统:主要是甲状腺毒症性周期性瘫痪,20~40岁亚洲男性好发。常见诱因有剧烈运动、高碳水化合物饮食、注射胰岛素,病变主要累积下肢,发作时有低钾血症。少数甲亢性肌病表现为肌无力、肌萎缩。有1% Graves病合并重症肌无力。本病可影响骨骼脱钙而继发骨质疏松。

6)生殖系统:50%~60%的女性病人可发生月经紊乱,早期月经量减少,周期延长,久病可引起闭经,甚至影响生育。少数女性病人出现泌乳。男性病人有10%~15%出现乳房发育。半数男性病人表现为性欲下降,约25%有阳痿。

7)造血系统:周围血循环中淋巴细胞绝对值和百分比及单核细胞增多,但白细胞总数偏低,血小板寿命较短,有时出现紫癜。

(2)弥漫性甲状腺肿 多为不同程度弥漫性、对称性甲状腺肿,质地不等,无压痛,肿大程度与甲亢轻重无明显关系,左右叶上下极可触及震颤,闻及血管杂音,这是Graves病特有的体征。少数无甲状腺肿或是胸骨后甲状腺肿。

(3)眼征 25%~50%伴有眼征,分为单纯性突眼和浸润性突眼。单纯性(良性、非浸润性)突眼是由于交感神经兴奋引起上眼睑和眼外肌群张力增高所致,表现为:瞬目减少;向下看,上眼睑不能随眼球下落;向上看,前额皮肤不能皱起;看近物,眼球辐辏不良。预后良好。浸润性(恶性)突眼由眶内软组织肿胀、增生和眼肌明显病变所致。症状明显,突眼度一般在18mm以上,两侧多不对称;眼部不适症状明显;其余同良性突眼。预后差,可导致失明。

2.特殊临床表现及类型

(1)甲状腺危象 主要诱因为感染、应激(包括精神刺激、过度劳累、高温、饥饿、心力衰竭、脑血管意外、分娩及妊娠毒血症)、不适当地停用碘剂及甲状腺手术准备不充分等。发生机制主要是循环中甲状腺激素增高。临床表现为:原有甲亢症状加重;高热(39℃以上)、心率快(140~240次/分)、呼吸急促、烦躁、大汗、呕吐、腹泻;严重者可有休克、昏迷甚至死亡。

(2)甲状腺毒症性心脏病 主要表现为心脏增大、心力衰竭、心律失常(以心房颤动最为常见)。

(3)淡漠型甲亢 老年病人多见,多以淡漠表现为主,起病隐匿,70%病人无甲状腺肿大。老年突然消瘦,突发房颤应警惕。

(4)亚临床甲亢 T_3、T_4正常,TSH降低,是早期或治疗控制后的暂时表现,少数持续存在,可能进展为典型甲亢。不必治疗,需随访。

(5)其他特殊类型 如妊娠期甲亢、胫前黏液性水肿、T_3型甲状腺毒症和Graves眼病。

3.实验室及其他检查

(1)血清甲状腺激素的测定

1)FT_3、FT_4:不受血清甲状腺素结合球蛋白(TBG)影响,直接反映甲状腺功能状态。敏感性、特异性均高于TT_3、TT_4。

2)TT$_3$、TT$_4$：判定甲状腺功能的最基本指标。血清中 99.96％与蛋白结合，80％～90％与 TBG 结合，受结合量、结合力变化的影响。

（2）TSH 测定　反映甲状腺功能状态，也是反映下丘脑-垂体-甲状腺轴功能的敏感指标。对亚临床甲亢和甲减具有更重要意义。TSH 在甲状腺性甲亢时降低，甲减时升高；垂体性甲亢时升高，甲减时降低。

（3）促甲状腺激素释放激素（TRH）兴奋试验　甲亢时，血清 T$_3$、T$_4$ 浓度增高，反馈抑制垂体 TSH 释放，故在注射 TRH 后 TSH 分泌反应被抑制或者反应降低。

（4）甲状腺摄^{131}I 率　正常 3 小时 5％～25％，24 小时 20％～45％，典型病人 3 小时大于25％，24 小时大于 45％，且高峰前移。甲状腺^{131}I 摄取率已不作为甲亢诊断的常规指标。

（5）甲状腺刺激性抗体（TSAb）测定　未治疗 Graves 病的血 TSAb 阳性检出率大于95％，是判断病情活动、复发、治疗后停药的指标，也是病因诊断指标。

（6）基础代谢率（BMR）　BMR（％）＝清晨静息状态下［脉率＋脉压差（mmHg）］－111

（7）影像学检查　可进行超声波、CT、MRI 及放射性核素检查，以协助诊断。

（四）治疗要点

1.一般治疗　低碘饮食、休息、营养、镇静。

2.甲亢治疗　方法包括药物、手术、放射性碘，其中药物是甲亢的基础治疗。根据年龄、性别、病情、病程、并发症以及意愿、经济情况决定。

（1）抗甲状腺药物治疗（anti-thyroid drugs，ATD）　优点：疗效肯定，少致永久性甲减，方便、经济、较安全。缺点：疗程长，停药后复发率高，少数伴严重肝损、粒细胞缺乏症。

适应证：病情轻、中度；甲状腺轻、中度肿大；年龄小于 50 岁；孕妇、高龄或由于其他严重疾病不适宜手术或^{131}I 放射治疗；术前准备；放射性治疗前后辅助治疗；手术后复发且不适宜^{131}I 治疗者。

常用药物：硫脲类有甲基硫氧嘧啶（MTU）、丙基硫氧嘧啶（PTU）等；咪唑类有甲巯咪唑（MMI）、卡比马唑（CMZ）等。

不良反应：抗甲状腺药物治疗可导致粒细胞减少（成人外周血中性粒细胞绝对计数＜$2.0×10^9$/L），严重的导致粒细胞缺乏＜$0.5×10^9$/L，多在治疗 2～3 月内出现。白细胞＜$3×10^9$/L 或中性粒细胞＜$1.5×10^9$/L 时应停药，粒细胞缺乏是最严重的不良反应。除此之外还有皮疹、中毒性肝炎、狼疮综合征、味觉丧失。

剂量与疗程：长程治疗分为初治期、减量期及维持期。①初治期：MTU 30～45mg/d 或PTU 300～450mg/d，症状缓解或 TH 正常减量。一般持续 6～8 周。②减量期：2～4 周减一次，每次减 5/50～10/100mg，3～4 月至症状完全消失、体征明显好转再减至维持量。③维持期：5/50～10/100mg/d，维持 1～1.5 年。症状缓解而甲状腺肿明显或甲减可加 L-T$_4$或甲状腺片。疗程中除非有严重反应，一般不宜中断，并定期随访疗效。

（2）其他药物治疗　复方碘液用于术前准备和甲亢危象；β受体阻滞剂用于改善初期症状，抑制 T$_4$转化为 T$_3$，也可用于术前准备，^{131}I 治疗前后；哮喘和喘息性慢支可用阿替洛尔或美托洛尔。

（3）手术治疗　甲状腺次全切除术治愈率可达 70％以上，但可引起多种并发症。

(4)放射性碘 甲状腺有高度摄取碘的能力;[131]I释放出的β射线具有毁损组织的能力;组织内射程2mm电离辐射仅限于甲状腺局部而不累及邻近组织。适用于25岁以上Graves甲亢伴甲状腺中度肿大者;ATD治疗失败或过敏;甲亢术后复发;甲状腺毒症心脏病或甲亢伴其他病因的心脏病;甲亢合并白细胞和(或)血小板减少或全血细胞减少;老年甲亢;甲亢合并糖尿病。妊娠、哺乳妇女禁用。术后注意甲状腺功能减退、放射性甲状腺炎、突眼变化、甲状腺危象等并发症。本检查安全简便、费用低廉、效益高、治愈率达85%。

(5)甲亢危象治疗 积极去除诱因;抑制甲状腺激素(TH)合成,首选PTU,首剂600mg,以后200mg,每6小时一次;抑制TH释放,服PTU 1小时后,复方碘液5滴,每8小时一次;抑制组织T_4转化为T_3,普萘洛尔20~40mg,每6~8小时一次或1mg稀释后静脉缓慢推注,可间歇予3~5次;给予糖皮质激素,氢化可的松50~100mg加入糖盐水点滴,每6~8小时一次;如果上述治疗效果不满意,可以通过血透、腹透或血浆置换迅速降低和清除血中甲状腺激素浓度。在进行以上治疗的同时,给予降温、补液等对症支持治疗。

(6)浸润性突眼的治疗 ①夜间高枕卧位,限制食盐,给予利尿药。②1%甲基纤维素或0.5%氢化可的松滴眼,睡眠时使用抗生素眼膏,加盖眼罩预防角膜损伤。③免疫抑制剂:泼尼松100mg/d,分3次口服,持续2~4周,以后的4~12周中逐渐减量。④严重病例可应用甲泼尼龙0.5~1.0g加入生理盐水静滴,隔日一次,连用2~3次后改为口服泼尼松。也可以试用环磷酰胺等其他免疫抑制剂。⑤严重突眼、暴露性角膜炎或压迫性视神经病变者,可行眼眶减压手术或球后放射治疗,以减轻眶内和球后浸润。泼尼松效果不佳时,可改用球后放射治疗,通常给予20Gy剂量,分10次在2周内进行。⑥控制甲亢首选ATD治疗,因手术和[131]I治疗可能加重浸润性突眼。⑦可合用L-T 450~100mg/d,以预防甲状腺功能低下加重突眼。

【护理】

(一)护理评估

1.健康史 询问病人患病的起始情况和时间,有无感染、过度劳累、身体或精神创伤或应激等诱因;家族中有无甲亢或其他自身免疫性疾病。

2.身体状况

(1)症状 有无疲乏无力、怕热、多汗、低热、多食、排便次数增多,以及心悸、胸闷、气短、手舌震颤、眼部不适及视力改变等表现;女性病人月经、妊娠及哺乳情况;患病后对睡眠、饮食、活动及耐力等日常生活有何影响。

(2)体征 病人生命体征改变情况(体温高、呼吸频率快、脉率快),精神、意识状况(有无过度兴奋、紧张不安、失眠、有无幻觉等),营养状况(有无消瘦、贫血等);皮肤、黏膜是否潮湿、多汗,有无双下肢胫骨前皮肤粗厚、结节等黏液性水肿表现;眼睛有无眼球突出,程度如何,有无睑裂增宽、上睑挛缩及其他甲亢眼征,有无畏光、复视、视力下降等;甲状腺有无对称性弥漫性肿大,可否触及震颤和闻及杂音;心脏有无扩大、心律失常;有无肌力减退及肌肉萎缩等。

(3)实验室及其他检查 甲状腺激素测定、抗体测定、甲状腺影像学检查、血常规等。

3.心理-社会状况 了解疾病所致病人的身体外形改变,有无心理变化;疾病发展对病人的学习、工作和日常生活的影响,以及家庭成员对病人病情的了解及关心、支持程度等。

(二)护理诊断/问题

1. 营养失调　与代谢增高有关。
2. 活动无耐力　与蛋白质分解增加、甲亢性心脏病、肌无力等有关。
3. 应对无效　与性格及情绪改变有关。
4. 自我形象紊乱　与甲亢所致突眼、甲状腺肿大或手术引起的疤痕等形体改变有关。
5. 潜在并发症　如甲状腺危象,与代谢紊乱、甲状腺素分泌过多有关。
6. 知识缺乏　缺乏有关甲状腺疾病及其保健知识。
7. 焦虑　与甲状腺激素对神经系统的毒性作用和对病人疾病治疗及预后缺乏信心有关。

(三)护理目标

病人能按医嘱服药;病人恢复并维持正常体重。能逐步增加活动量,活动时无明显不适。病人能主动避免甲状腺危象的常见诱因。发生病情变化,能及早给予抢救处理。双眼能闭合或得到保护,无感染征象,角膜未受到损伤且病人知道保护眼睛的措施。能恢复并保持足够的应对能力。

(四)护理措施

1. **休息与环境**　环境以安静、凉爽为宜。适当活动,以不感到疲劳为度,协助病人完成日常生活。

2. **饮食护理**　给予高热量、高蛋白质、高维生素(尤其是复合维生素 B)及矿物质丰富的饮食。鼓励病人多饮水,2000～3000ml/d,但有心脏病者应避免大量饮水。每日进食的总热量比正常提高,蛋白质以 $1～2g/(kg \cdot d)$ 为宜,膳食中增加乳类、蛋类、瘦肉、鱼肉等优质蛋白,可多餐,食易消化食物,多吃水果,禁忌摄入刺激性食物及饮料,如浓茶、咖啡等,以免引起病人精神兴奋。忌食生冷食物,减少食物中粗纤维的摄入,以减少排便次数。少食卷心菜、萝卜、菠菜、核桃等致甲状腺肿食物及含碘丰富的食物。

3. **病情观察**　每周测量体重,评估体重、出入量的变化;注意观察神志、血压、心率、体温及病人服药后每周白细胞计数的变化。如发现原有症状加重,出现高热、多汗、心率加快等要及时通知医生,准备急救用药。

4. **用药护理**　按医嘱使用抗甲状腺药物,要坚持用药,一个疗程 1.5～2 年。从小剂量开始使用,不可自行减量或停服;用药期间及停药后均不要摄入含碘多的食物,忌用含碘药物,以利控制及减少复发。密切监测药物副作用,硫脲类、咪唑类均易引起粒细胞减少,应每周测白细胞。若出现发热、咽痛等均需考虑可能有粒细胞缺乏,应立即报告。如出现药疹可用抗组胺药控制,不必停药。如果皮疹加重,应立即停药。若出现中毒性肝炎、肝坏死、精神病、胆汁淤积综合征、狼疮样综合征、味觉丧失等,应立即停药抢救。脉搏减慢、体重增加是用药的有效指征。放射性^{131}I的治疗护理:空腹服^{131}I 2 小时后方可进食。治疗前后 1 个月内避免服用含碘的药物和食物。

5.对症护理

(1)甲亢危象的护理

1)告诉病人及其家属可能诱发甲状腺危象的常见因素,如感染、过度劳累、不规则服药、严重精神刺激、创伤、手术前准备不充分及放射性碘治疗等,嘱其尽量避免上述因素。

2)密切观察病情,生命体征、神志、出入量、躁动情况。如发现原有症状加重,出现高热、多汗、心率较前加快等要及时通知医生,准备急救用药。

3)一旦发生甲状腺危象,应立即采取措施,按医嘱用药,持续吸氧,严密监测病情变化,必要时进行心电监测;保证绝对卧床休息,保持病室环境安静、干净,温度保持在 15～17℃,湿度保持在 55% 左右,光线柔和,避免其他各种刺激;嘱病人多饮水,观察尿量,记录 24 小时出入量,监测血电解质,出现异常及时补液;保持皮肤清洁,及时擦拭汗液,更换浸湿的衣服和床单;对高热者给予物理或药物降温,躁动不安者应使用床栏保护,昏迷者应加强基础护理,如定时翻身、拍背,给予肢体按摩,提供鼻饲护理、口腔护理、皮肤护理等。

(2)眼部护理

1)对于眼睑不能闭合者必须注意保护角膜和结膜,经常点眼药,防止干燥、外伤及感染,外出戴墨镜或用眼罩以避免强光、风沙及灰尘的刺激。复视者戴单侧眼罩,睡前涂抗生素眼膏,并覆盖无菌生理盐水纱布或眼罩。眼睛勿向上凝视,以免加剧眼球突出和诱发斜视。

2)指导病人减轻眼部症状的方法:按医嘱给予 0.5% 甲基纤维素或 0.5% 氢化可的松溶液滴眼,可减轻眼睛局部刺激症状;高枕卧位和限制钠盐摄入可减轻球后水肿,改善眼部症状;每日做眼球运动以锻炼眼肌,改善眼肌功能。

3)定期到眼科进行角膜检查,以防角膜溃疡造成失明。

4)突眼异常严重者,应配合医生做好手术前准备,实施眶内减压术,减低眶内压力。

6.心理护理　让病人及其亲属了解敏感、急躁易怒、突眼等是甲亢临床表现的一部分,可因治疗而得到改善。减少不良刺激,合理安排生活。病员可戴有色眼镜、穿高领服饰加以修饰,增加病人自信心。倾听病员心理感受,提供有利于疾病转归的信息,减轻恐惧、焦虑心理。以平和、耐心的态度对待病人,建立相互信任的关系。

(五)健康教育

1.疾病宣教　避免劳累紧张;掌握疾病知识、饮食选择以及眼睛的保护方法;注意预防感冒或其他感染;衣领宜宽松,禁用手挤压甲状腺,以免引起甲状腺激素的过多释放,加重病情。

2.指导用药　病人坚持按医嘱用药,不可随意减量和停药,用药期间每周查白细胞计数一次,每月查甲状腺功能一次,如出现发热、咽痛等应警惕粒细胞缺乏症的发生,应立即就医。

3.避免诱因,监测病情　告诉病人避免导致甲状腺危象的一些诱因;指导病人自我监测体重、脉搏及症状变化,每日清晨醒后未起床时自测脉搏,每日定时测体重,若脉搏减慢、体重增加,表明治疗有效。若原有症状加重或出现新症状,应立即就医。

4.预后　本病病程较长,经积极治疗预后较好,少数病人可自行缓解。放射性碘治疗、甲状腺手术治疗所致甲减者需终身替代治疗。

（六）护理评价

病人能否按医嘱服药，体重有无逐渐增加，眼睛症状是否得到改善，活动耐力是否增强，是否具有一定的应对能力。

本节小结

甲亢是由甲状腺激素分泌过多所致，最常见的是 Graves 病。Graves 病以甲状腺毒症表现、甲状腺肿大、突眼为特征。血 T_3、T_4 增高，TSH 降低。最严重的表现是甲状腺危象。常用抗甲状腺药物、放射性[131]I 及手术治疗。甲状腺危象的抢救关键是环境、用药、降温、安全。重点护理措施是甲状腺危象护理、抗甲状腺药物护理、放射性[131]I 护理、突眼护理。

本节关键词：甲状腺功能亢进症；甲状腺毒症表现；抗甲状腺药物；甲状腺危象；突眼

案例 7-4

李某，女性，38 岁，因畏寒乏力，食欲减退，少言懒语 1 年，面部水肿半月入院。查体：精神抑郁，皮肤粗糙，双眼睑水肿，甲状腺不大，心界稍大。Hb 95g/L，尿蛋白阴性，镜检管型（+），血脂高。心电图：窦性心动过缓，低电压，T 波低平。心脏超声：心包积液（中量）。甲状腺功能：T_3、T_4 降低，TSH 109.8mIU/ml。甲状腺 B 超示：甲状腺体积缩小。确诊为甲状腺功能减退症，予以甲状腺素片治疗。

问题：
1. 该病人的临床表现有何特点？
2. 该病人存在哪些护理问题？

本节学习目标

1. 掌握甲状腺功能减退症的临床表现、主要护理诊断/问题和护理措施。
2. 熟悉甲状腺功能减退症的实验室检查及治疗措施。
3. 了解甲状腺功能减退症的病因和发病机理。
4. 体现护士的爱伤精神和人文关怀，尊重病人的身心需求。

三、甲状腺功能减退症病人的护理

甲状腺功能减退症（Hypothyroidism）在普通人群中发病率为 $0.8 \sim 1.0\%$（女性较男性多见），新生儿的发病率为 1/7000，青春期甲减发病率降低，成年期后发病率上升，且随年龄增加而增加。若功能减退始于胎儿或新生儿期,称为克汀病;始于性发育前儿童称幼年型甲减;始于成人称成年型甲减。原发性甲减占全部甲减的95%以上,TSH缺乏导致的甲减少于5%。

【疾病概要】

甲状腺功能减退症是由多种原因引起的甲状腺激素合成、分泌或生物学效应不足所致的一种临床综合征。以低代谢率、黏多糖在组织和皮肤堆积为特征,严重者表现为黏液性水肿及黏液性水肿性昏迷(myxedema coma)。

甲减有以下三种分类方法。

1.根据病变部位分类　①原发性甲减(甲状腺本身病变),占全部甲减的95%以上。②中枢性甲减(下丘脑和垂体病变),由TSH或TRH分泌减少所致。③甲状腺激素抵抗综合征,由甲状腺激素在外周组织发挥作用缺陷所致。

2.根据病因分类　①药物性甲减。②手术后甲减。③放射碘治疗后甲减。④特发性甲减。⑤垂体或下丘脑肿瘤手术后甲减。

3.根据甲状腺功能减低的程度分类　①临床甲减。②亚临床甲减。

本节介绍成人原发性甲状腺功能减退症。

（一）病因与发病机制

原发性甲状腺功能减退症常见于慢性淋巴细胞性甲状腺炎(最常见)、Graves病晚期、甲亢^{131}I治疗后、甲状腺全切或次全切除术后导致甲减;缺碘性地方性甲状腺肿、碘过多、药物诱发甲状腺激素合成障碍导致甲减;先天性的甲状腺不发育、孕妇缺碘等导致甲减。

（二）临床表现

1.症状与体征

(1)低代谢症状　易疲劳、怕冷、体温低、体重增加。

(2)黏液性水肿　一般表现为表情淡漠、面色苍白、声哑、讲话慢;面部和眶周肿胀;眼睑下垂;毛发稀疏、粗糙和干燥;皮肤干燥、粗糙、鳞状剥落和增厚;病人健忘和显示智能损害,伴渐进性人格改变,某些表现为忧郁,可能有明显的精神病(黏液性水肿狂躁)、胡萝卜素血症(胡萝卜素沉积在富有脂肪的上皮层,手掌和足底明显)。

(3)精神神经系统　记忆力、注意力、理解力、计算力减退,反应迟钝、嗜睡,精神抑郁。重者痴呆、昏睡。

(4)心血管系统　心动过缓、心脏增大、心室扩张和心包积液。

(5)肌肉与关节　肌肉乏力、进行性肌萎缩、暂时性肌强直、痉挛、疼痛,关节病变、关节腔积液,腱反射的弛缓期特征性延长。

(6)消化系统　厌食、腹胀、便秘、麻痹性肠梗阻。

(7)内分泌系统　性欲减退,男性阳痿。女性常有月经过多或闭经,有时功能性子宫出血、溢乳。

(8)血液系统　由于甲状腺激素缺乏引起血红蛋白合成障碍以及营养吸收障碍,可以出现各种类型的贫血。Ⅷ和Ⅸ因子的缺乏,病人可有出血倾向。

（9）血脂代谢 甲状腺激素不足时，虽胆固醇合成降低，但其排出的速度更低，血中总胆固醇浓度增加。久病者出现明显的脂质代谢紊乱，如高胆固醇血症、高甘油三酯血症、高 β-脂蛋白血症以及高低密度脂蛋白胆固醇(LDL-C)血症。

（10）黏液性水肿昏迷 见于病情严重的病人，多在寒冷季节发病。诱因：严重的全身性疾病、甲状腺激素治疗中断、寒冷、手术、麻醉、使用镇静药。表现：嗜睡、低体温、心动过缓、血压下降、四肢肌肉松弛、昏迷、休克、肾功能不全。

2.实验室及其他检查

（1）一般检查 血常规检查有轻、中度贫血；生化检查有血脂升高。

（2）血清甲状腺激素和 TSH 血清 TSH 增高、FT_4 降低是诊断本病的必备指标。血清 TT_4 减低；血清 TT_3 和 FT_3 可以在正常范围内，在严重病例中减低。亚临床甲减仅有血清 TSH 增高，血清 TT_4 或 FT_4 正常。

（3）^{131}I 摄取率 降低。

（4）TRH 兴奋试验 可鉴别病变部位。静脉注射 TRH 后，血清 TSH 不增高者提示为垂体性甲减，延迟增高者为下丘脑性甲减，血清 TSH 在增高的基值上进一步增高，提示原发性甲减。

（三）治疗要点

1.替代治疗 首选左甲状腺激素(L-T_4)，开始用量宜小于 $25\mu g$，以后每 $1\sim2$ 周增加 $25\sim50\mu g$，一般维持量 $100\sim150\mu g/d$。

2.对症治疗 根据病因改善贫血。

3.黏液性水肿性昏迷的治疗 ①补充甲状腺激素：首选 L-T_3 静注，清醒后改口服，无注射剂亦可鼻饲。②保温、供氧、保持呼吸道通畅。③氢化可的松 $200\sim300mg/d$ 持续静滴。④适量补液、控制感染。

【护理】

（一）护理评估

1.健康史 病人患病的起始情况和时间，有无诱因，主要症状，既往检查、治疗经过及效果。甲状腺功能减退相关病史，如是否有甲状腺手术史、^{131}I 治疗史等。

2.身体状况

（1）症状与体征 病人是否有低基础代谢率症候群、黏液性水肿，是否有精神神经系统、肌肉和关节、心血管系统等系统的症状和体征。

（2）实验室及其他检查 血清甲状腺激素和 TSH、^{131}I 摄取率、TRH 兴奋试验以及血常规、血脂等检查结果。

（3）心理—社会状况 甲状腺减退症对病人的学习、工作和日常生活的影响。了解病人对疾病知识的认知程度；根据病人的个性特征等，观察病人对疾病的心理活动特点或情绪反应。社会支持系统的评估：病人家庭成员的文化、教育背景、经济收入、关系是否和睦，对病人病情的了解及关心、支持程度等。

（二）护理诊断/问题

1.排便异常　与代谢率降低及体力活动减少引起肠蠕动减慢有关。

2.体温过低　与机体基础代谢率降低有关。

3.有皮肤完整性受损的危险　与黏多糖在皮下堆积致黏液性水肿有关。

4.社交障碍　与精神情绪改变造成反应迟钝、冷漠有关。

5.潜在并发症　黏液性水肿昏迷。

（三）护理目标

病人排便正常,体温升高,皮肤保持完整,不发生黏液性水肿昏迷。

（四）护理措施

1.休息与环境　室温宜调节在 22～23℃之间,注意保暖。病情严重者绝对卧床休息。

2.饮食护理　给予高蛋白质、高维生素、低钠、低脂肪饮食,注意补充富含粗纤维的食物及足够的水分。

3.病情观察　观察生命体征、精神、神志、语言、体重、动作、胃肠道症状。如出现黏液性水肿,要及时记录病人出入量,观察全身黏液性水肿的变化情况。

4.用药护理　使病人明确甲状腺替代治疗是根本措施以及终身治疗的良好效果。指导病人按时服药,观察药物疗效及有无服用过量的症状。甲状腺制剂从小剂量开始,逐渐增加,注意用药的准确性。用药前后分别观察脉搏、体重及水肿情况,如脉搏超过 100 次/分,应立即报告医生。如有多食消瘦、心律失常、血压升高、脉率加快、腹泻、呕吐、大量出汗、情绪激动等服用过量的表现,应及时通知医生。

5.对症护理　纠正低体温、保暖、促进排便、保护皮肤等。

6.黏液性水肿昏迷的护理

(1)保持呼吸道通畅,吸氧,备好气管插管或气管切开设备。

(2)建立静脉通道,遵医嘱给予急救药物。

(3)监测生命体征和动脉血气分析结果的变化,观察神志、烦躁、出汗情况,并记录出入量。

(4)采用升高室温法保暖,不局部加热。

7.心理护理　应关心病人,多与其交谈,让病人倾诉自己的思想,适时给予肯定,使病人感到开心和受到重视。鼓励病人家属及亲友探视病人,使其感受到温暖和关怀,以增强信心,理解其行为,提供良好的心理支持。

（五）健康教育

1.疾病知识的指导　告知病人发病原因及自我护理的注意事项。对需终生替代治疗者,向其解释终生服药的重要性和必要性。注意用药的准确性。告之替代治疗的目标是 TSH 和甲状腺激素恢复正常,其中 TSH 最为重要,每年监测 TSH 水平至少 2 次。定期监测体重、心功能和骨密度,在替代治疗中遇到应激、腹泻、感染等应适当加量。

2.自我监测 向病人讲解黏液性水肿昏迷发生的原因及表现,使病人学会自我观察。若出现低血压、心动过缓、体温降低等,应及时就医。

3.保健知识的宣传 注意个人卫生,冬季要保暖,避免出入公共场所,以预防感染和创伤。慎用安眠、镇静、止痛、麻醉等药物。

本节小结

甲减是由甲状腺激素分泌绝对或相对不足所致。主要表现为全身代谢降低,器官功能下降。血清 FT_4 降低、TSH 增高,甲状腺^{131}I 摄取率降低。黏液性水肿昏迷的治疗护理关键是用甲状腺激素、氢化可的松静滴,保暖、吸氧、保持呼吸道通畅。

本节关键词:甲状腺功能减退;替代治疗

课后思考

1.青春期单纯性甲状腺肿病人要注意什么?

2.针对使用抗甲状腺药物的病人应如何宣教?

(项　茹)

第四节　皮质醇增多症病人的护理

案例 7-5

某病人,女,40岁,1个月前体检时发现血压升高为 180/130mmHg,同时伴有轻微头昏,无心悸、胸闷等。曾在当地医院就诊,诊为高血压病,服用降压药将血压控制为 150/90mmHg。3个月前体重逐渐增加了约 10kg,伴双下肢水肿,血压控制不佳。1个月前皮肤出现紫纹,皮下淤斑点。既往无高血压、糖尿病、肾病、出血性疾病等。入院后查体温、呼吸正常,BP 170/100mmHg,满月脸,多血质面容,水牛背,口周皮肤见毳毛增多,胸背部皮肤散在痤疮,甲状腺不大,心肺无异常,腹丰满,腹部及大腿皮肤见紫纹,腹部见点片状淤斑。辅助检查:垂体 CT 未见异常,腹部 CT 左肾上腺区见 10cm×10cm 软组织块影。上午 8 时血浆皮质醇 607.36nmol/L(正常值110.4～552nmol/L),24 小时尿游离皮质醇 1043.28nmol/L(正常值24 小时:55.2～276nmol/L)。肾功能正常,血钾 2.87mmol/L,空腹血糖 11.1mmol/L,诊为皮质醇增多症(库欣综合征),肾上腺肿瘤,继发性糖尿病,继发性高血压。

问题:

1.该病人有何临床特点?

2.针对该病人应怎样进行治疗、护理?

本节学习目标

　　1. 掌握皮质醇增多症的定义、临床表现、主要护理诊断/问题、护理措施，能够对皮质醇增多症病人进行健康指导。

　　2. 熟悉皮质醇增多症的实验室检查及治疗。

　　3. 了解皮质醇增多症的病因和发病机理。

　　4. 体现护士的爱伤精神和人文关怀，尊重病人的身心需求。

一、疾病概要

　　皮质醇增多症（Cushing 综合征）是各种病因造成肾上腺分泌过多、糖皮质激素（主要是皮质醇）所致病症的总称。其中最多见者为垂体促肾上腺皮质激素（ACTH）分泌亢进所引起的临床类型，称为 Cushing 病（Cushing's disease）。

（一）病因与分类

　　1. 依赖 ACTH 的 Cushing 综合征可分为：①Cushing 病：指垂体 ACTH 分泌过多，伴肾上腺皮质增生。垂体多有微腺瘤，少数为大腺瘤，也有未能发现的肿瘤。②异位 ACTH 综合征：系垂体以外肿瘤分泌大量 ACTH，伴肾上腺皮质增生。

　　2. 不依赖 ACTH 的 Cushing 综合征包括：①肾上腺皮质腺瘤。②肾上腺皮质癌。③不依赖 ACTH 性双侧性肾上腺小结节性增生，又称 Meador 综合征，呈家族遗传者称 Carney 综合征。④不依赖 ACTH 性双侧肾上腺大结节性增生。

　　3. 医源性皮质醇增多　由长期大量使用 ACTH 或糖皮质激素所致。

（二）临床表现

　　本病的临床表现主要因皮质醇分泌过多引起代谢紊乱和多器官功能障碍，及对感染抵抗力下降所致。起病多缓慢，病程较长，从起病到诊断平均约 3 年。

　　1. 症状与体征

　　（1）高血压　是皮质醇症的主要表现之一。由于皮质醇、脱氧皮质酮、皮质酮等弱盐皮质激素分泌增加，血容量扩大，体内总钠升高，可伴有低血钾。

　　（2）代谢异常　表现为典型库欣外貌和电解质异常。

　　1）脂肪代谢及分布异常　向心性肥胖，表现为满月脸、水牛背、悬垂腹和锁骨上窝脂肪垫。

　　2）蛋白代谢异常　皮肤菲薄，形成紫纹，肌肉萎缩，骨质疏松，病理性骨折等。

　　3）糖代谢异常　继发性糖耐量降低和（或）糖尿病。

　　4）钾、钠异常　肾上腺皮质癌和异位 ACTH 综合征的病人可有明显的低血钾性碱中毒。低血钾使病人乏力加重,引起肾浓缩功能障碍。部分病人因钠潴留而有轻度水肿。

(3)性腺功能异常:造成多毛、月经失调或继发性闭经、性功能障碍等。成人出现男性女性化或女性男性化。

(4)全身及神经系统表现:肌无力,下蹲后起立困难。常有不同程度的精神、情绪变化,如情绪不稳定、烦躁、失眠,严重者精神变态,个别可发生类偏狂。

(5)易发生各种感染:多见于肺部感染、化脓性细菌感染,且不易局限化,可发展为蜂窝组织炎、菌血症、败血症。

2.实验室及其他检查

(1)血皮质醇 血皮质醇浓度升高;昼夜规律消失,即晨间分泌高于正常,晚上及午夜的分泌不低于正常或高于午后的分泌水平。

(2)24 小时尿 17-羟皮质类固醇测定 含量明显升高。

(3)小剂量地塞米松抑制试验 本病尿 17-羟皮质类固醇不能被抑制到对照值的 50% 以下。

(4)大剂量地塞米松抑制试验 用于鉴别库欣病与肾上腺肿瘤。

(5)ACTH 兴奋试验 垂体性 Cushing 病和异位 ACTH 综合征者常有反应,原发性肾上腺皮质肿瘤者多数无反应。

(6)影像学检查 蝶鞍摄片、肾上腺 B 超、CT、MRI 等用于定位检查。

(三)治疗要点

以病因治疗为主,病情严重者应先对症治疗以改善并发症。

1.对症治疗 低钾时给予补钾;糖代谢紊乱,用降糖药治疗;若存在负氮平衡,可酌情给予雄激素治疗。

2.肾上腺皮质病变 以手术治疗为主。

3.Cushing 病 主要有手术切除、垂体放射、药物治疗三种方法。经蝶窦切除垂体微腺瘤为近年治疗本病的首选方法。临床上几乎没有特效药物能有效地治疗本病。

4.异位 ACTH 综合征 以治疗原发性癌肿为主,根据具体病情进行手术、放疗及化疗。

二、护 理

(一)护理评估

1.健康史 病人患病的起始情况和时间,有无诱因,主要症状以及家族史。

2.身体状况 病人的血压、体温有何改变;病人的外形、肌力及活动耐力是否发生改变,病人是否有皮肤、黏膜、肺部等感染情况;性功能是否减退;是否发生骨折。

3.实验室及其他检查 血糖、电解质、血皮质醇、24 小时尿 17-羟皮质类固醇测定、小剂量地塞米松抑制试验、影像学等检查结果。

4.心理—社会状况 疾病所致的身体外形改变对于病人有无心理的影响;根据病人的个性特征等,观察病人对疾病的心理活动特点或情绪反应;社会支持系统的评估,病人家庭成员的文化、教育背景、经济收入、关系是否和睦,对病人病情的了解及关心、支持程度等。

（二）护理诊断/问题

1.自我形象紊乱 与库欣综合征引起身体外形改变有关。
2.体液过多 与糖皮质激素过多引起水钠潴留有关。
3.有感染的危险 与蛋白质分解代谢作用增加和高血糖引起的白细胞吞噬功能降低有关。
4.有受伤的危险 与代谢异常引起钙吸收障碍导致的骨质疏松有关。

（三）护理目标

病人及家属掌握本病的相关知识;病人恢复一定的活动耐力;病人不发生感染和骨折等并发症。

（四）护理措施

1.休息与活动 鼓励病人做一些力所能及的活动,但避免范围过大、运动量过强,以增强活动的耐力,减缓肌肉萎缩的进程。同时注意合理休息。平卧时抬高双下肢,有利于静脉回流。

2.饮食护理 给予高蛋白质、高维生素、低脂、低盐。含钾和钙丰富的饮食,含钾丰富的食品有菠菜、白菜、葱头、橘子、香蕉、猕猴桃等。含钙丰富的食品有豆制品、牛奶、芝麻酱、虾等。并发糖尿病者,应给予糖尿病饮食。避免刺激性食物,禁烟酒。

3.病情观察 观察向心性肥胖的表现,紫纹的变化。有无咽痛、发热,注意观察注射部位皮肤,每日测量体重及身高,监测精神状态、出入量,定期监测血压、血糖、血 K^+、血 Na^+、血 Cl^- 水平,询问病人睡眠情况。

4.对症护理

（1）防止外伤、骨折、皮肤破损 保持地面清洁、干燥、无障碍物,以降低病人摔倒受伤的危险;经常巡视病人,及时满足生活需求;嘱病人穿柔软宽松的衣裤,不要系腰带。

（2）预防感染 保持皮肤、口腔、会阴等清洁卫生;注意保暖,预防上呼吸道感染;注意病室通风,温湿度适宜,并定期进行紫外线照射消毒;保持床单清洁、干燥。

5.心理护理 鼓励病人表达自己的感受,耐心倾听病人的倾诉,告知情绪不稳定的病人性格的改变是由于疾病所致,当病情得到控制后会有所好转。护理人员要态度温和,以礼相待,动作轻柔,给病人提供治疗成功的病人资料,使其明确治疗效果,消除紧张情绪,增强其战胜疾病的信心。

（五）健康教育

为病人及其家属讲解本病各种症状、体征出现的原因以及各种治疗护理措施,使其能够自觉坚持饮食、饮水、活动、自我保护及治疗等要求。保持情绪稳定。遵医嘱用药,用药过程中需注意药物的副作用。应定期复查有关化验指标。若病情发生变化随时就诊。

（六）护理评价

病人能否按医嘱规定服药,症状是否得到改善,活动耐力是否增强,是否具有一定的应对能力。

本节小结

　　皮质醇增多症(Cushing 综合征)是肾上腺分泌过多糖皮质激素(主要是皮质醇)所致病症的总称,与脑垂体、肾上腺病变有关。最常见的是 Cushing 病。主要表现为血压升高、满月脸、多血质、向心性肥胖、皮肤紫纹、痤疮、骨质疏松、抵抗力下降等。以病因治疗、生活护理为主。

　　本节关键词:Cushing 综合征

课后思考

Cushing 综合征与 Cushing 病有何区别?

(项　茹)

第五节　糖尿病病人的护理

案例 7-6

　　夏某,女,45 岁,多尿、多饮、多食 2 月余,空腹血糖 20.35mmol/L。检查:尿常规示酮体(+),葡萄糖(+++);皮肤温度正常,皮肤弹性稍减退。

　　初步诊断:糖尿病、糖尿病酮症。

　　问题:

　　1.该病人的临床表现及检查结果有何特点?

　　2.糖尿病的诊断依据是什么?

　　3.该病人存在哪些护理诊断/问题?

本节学习目标

　　1.掌握糖尿病的临床表现、诊断、治疗要点,酮症酸中毒治疗要点,胰岛素类型及胰岛素注射方法,低血糖症状和处理方法。

　　2.掌握主要护理诊断/问题及护理措施。

　　3.熟悉糖尿病的实验室检查。

　　4.了解糖尿病的分型、病因及发病机制。

　　5.理解糖尿病健康教育的重要性。

糖尿病(diabetes mellitus,DM)是常见病、多发病。随着人民生活水平的提高、人口老龄化、生活方式改变,糖尿病患病人数正逐年增加。2 型糖尿病的发病正趋向低龄化,儿童中发病率逐年升高。糖尿病是继心血管疾病和肿瘤之后的第三大非传染性疾病,已成为严重威胁人类健康的世界性公共卫生问题。糖尿病病人的生活质量较低,寿命缩短,病死率高,应积极治疗。

一、疾病概要

糖尿病是由遗传及环境因素在内的多种因素共同作用而引起的一组以慢性血葡萄糖(简称血糖)水平增高为特征的代谢性疾病,是由于胰岛素分泌不足和(或)作用缺陷所引起的碳水化合物、蛋白质、脂肪、水和电解质等代谢紊乱而引起多系统损害,导致眼、肾、神经、心脏、血管等组织器官损害的慢性进行性病变,引起功能减退及衰竭。病情严重或应激时可发生糖尿病酮症酸中毒(DKA)、高血糖高渗状态等急性代谢性紊乱。

(一)糖尿病分型

目前国际上通用 WHO 糖尿病专家委员会提出的病因学分型标准(1999)。

1.1 型糖尿病　β 细胞破坏,常导致胰岛素绝对缺乏。分为免疫介导 1 型糖尿病和特发性 1 型糖尿病。免疫介导 1 型糖尿病指有任何自身免疫机制参与的 1 型糖尿病。儿童多起病较急,成人多缓起,后者曾被称作成人隐匿性自身免疫糖尿病(latent autoimmune diabetes in adults,LADA)。特发性 1 型糖尿病是在某些人群中所见的特殊类型,病人始终没有自身免疫反应的证据。

2.2 型糖尿病　占据本病群体的大多数,主要病理生理改变为从以胰岛素抵抗为主伴胰岛素分泌不足到以胰岛素分泌不足为主伴胰岛素抵抗,表明其异质性。

3.其他特殊类型的糖尿病　共有 8 个类型数十种疾病。

4.妊娠期糖尿病　指妊娠过程中初次发现的任何程度的糖耐量异常,不包括妊娠前已知的糖尿病病人。

(二)病因及发病机制

糖尿病的病因和发病机制极为复杂,至今尚未完全阐明。不同类型的糖尿病其病因不同。总的来说,遗传因素及环境因素共同参与发病过程。发病机制可归纳为不同病因导致胰岛 β 细胞分泌胰岛素缺乏和(或)外周组织胰岛素利用不足,而引起糖、脂肪及蛋白质等物质代谢紊乱。

1.1 型糖尿病

(1)多基因遗传因素　研究发现,1 型糖尿病与某些特殊 HLA 类型有关。HLA-D 基因决定了 1 型糖尿病病人的遗传易感性,但其发病常依赖于多个易感基因的共同参与的影响。

(2)环境因素　病毒感染、化学毒性物质及饮食因素可致胰岛 β 细胞的损伤。据报道,与 1 型糖尿病有关的病毒包括风疹病毒、腮腺炎病毒、柯萨奇病毒、脑炎心肌炎病毒和巨细胞病毒。病毒感染可直接损伤胰岛 β 细胞,使细胞发生微细变化,数量逐渐减少,还可间接损伤胰岛 β 细胞,通过暴露其抗原成分启动自身免疫反应,这是病毒感染导致胰岛 β 细胞损伤的主要机制。

（3）免疫异常　90％新诊断的1型糖尿病病人血清中存在胰岛细胞抗体，比较重要的有胰岛细胞浆抗体（ICA）、胰岛素自身抗体（IAA）、谷氨酸脱羧酶（GAD）抗体和胰岛抗原2（IA-2）抗体等。在1型糖尿病的发病机制中，细胞免疫异常更为重要。

（4）进行性胰岛细胞功能丧失　随着胰岛β细胞数量减少，胰岛分泌功能下降，血糖逐渐升高，最终发展为临床糖尿病。

（5）临床糖尿病　胰岛β细胞持续损伤达到一定程度时（通常只残存10％细胞），胰岛素分泌不足，糖耐量降低，出现糖尿病的部分或典型症状。

（6）胰岛β细胞几乎完全消失，失去对刺激物的反应，糖尿病的临床表现明显。

2. 2型糖尿病

（1）遗传因素与环境因素　2型糖尿病是多个基因及环境因素综合作用引起的复杂病。环境因素包括人口老龄化、现代生活方式、营养过剩、体力活动不足、子宫内环境以及应激、化学毒物等。在遗传因素和环境因素共同作用下所引起的肥胖，特别是中心性肥胖，与胰岛素抵抗和2型糖尿病的发生有密切关系。

（2）胰岛素抵抗和细胞功能缺陷　胰岛素抵抗（insulin resistance，IR）是指胰岛素作用的靶器官（主要是肝脏、肌肉和脂肪组织）对胰岛素作用的敏感性降低。胰岛素抵抗和胰岛素分泌缺陷（包括两者的相互作用）是2型糖尿病发病机制的两个要素，并与动脉粥样硬化性心血管疾病、高血压、血脂异常、中心性肥胖等有关，是代谢综合征（metabolic syndrome，MS）的重要表现之一。

（3）糖耐量减低和空腹血糖调节受损　糖耐量减低（impaired glucose tolerance，IGT）是葡萄糖不耐受的一种类型。空腹血糖调节受损（impaired fasting glycemia，IFG）指一类非糖尿病性空腹血糖异常，其血糖浓度高于正常，但低于糖尿病的诊断值。IGT和IFG两者均代表了正常葡萄糖稳态和糖尿病的中间代谢状态，表明其调节（或稳态）受损。

（4）临床糖尿病　血糖增高，达到糖尿病诊断标准，可以无任何症状，或逐渐出现代谢紊乱症状和糖尿病症状。

（三）临床表现

1型糖尿病多见于低于30岁的青少年，少数在30岁以后的任何年龄起病。起病较急，症状较明显，如未及时诊断治疗，可发生DKA，危及生命。2型糖尿病多见于成人，常在40岁以后起病，但近年发病趋于低龄化，尤其在发展中国家，多数发病缓慢，症状相对较轻，不少病人因慢性并发症、伴发病或仅于健康体检时发现，很少自发性发生DKA，但在感染等应激情况下也可发生DKA。

1.代谢紊乱症状群　典型者表现为多尿、多饮、多食和体重减轻。因血糖升高渗透性利尿引起多尿，继而口渴多饮。为补偿损失的糖，维持机体活动，病人常易饥、多食。外周组织对葡萄糖利用障碍，脂肪分解增多，蛋白质代谢负平衡，引起乏力、消瘦、体重减轻，儿童生长发育受阻。可有皮肤瘙痒，尤其外阴瘙痒。

2.并发症

(1)急性严重代谢紊乱

1)糖尿病酮症酸中毒(diabetic ketoacidosis, DKA):为最常见的糖尿病急性并发症。糖尿病加重时,胰岛素绝对缺乏,不但血糖明显升高,而且脂肪分解增加,大量脂肪酸在肝脏经β氧化产生酮体(乙酰乙酸、β羟丁酸和丙酸),血清酮体积聚超过肝外组织的氧化能力时,血酮体升高称酮血症,尿酮体排出增多称酮尿症,临床上统称酮症。乙酰乙酸和β羟丁酸均为酸性代谢物,消耗体内储备碱,若代谢紊乱进一步加剧,血酮体继续升高,超过机体的处理能力时,便发生代谢性酸中毒,称为糖尿病酮症酸中毒。出现意识障碍,称糖尿病酮症酸中毒昏迷。①诱因:1型糖尿病病人有自发DKA倾向,2型糖尿病在一定诱因下也可发生DKA,常见诱因有感染、胰岛素治疗中断或不适当减量、饮食不当、各种应激,如创伤、手术、麻醉、妊娠和分娩、严重刺激等,有时无明显诱因。②临床表现:早期三多一少症状加重;酸中毒后,病情迅速恶化,疲乏、四肢无力、极度口渴、多饮多尿、食欲减退、恶心呕吐、头痛、嗜睡、烦躁、呼吸深快有烂苹果味(丙酮味)。随着病情进一步发展,出现严重脱水、尿量减少、皮肤弹性差、眼球下陷、脉细速、血压下降、四肢厥冷;晚期有不同程度意识障碍,各种反射迟钝甚至消失。感染等诱因引起的临床表现可被DKA的表现所掩盖。少数病人表现为腹痛,酷似急腹症。

2)高血糖高渗状态(hyperglycemic hyperosmolar status, HHS):是糖尿病急性代谢紊乱的另一临床类型,多见于老年糖尿病病人,原来无糖尿病病史,或仅有轻度症状。以高血糖、高血浆渗透压、脱水为特点,无明显酮症酸中毒,病人常有不同程度的意识障碍或昏迷。①诱因:常见诱因有感染、急性胃肠炎、外伤、手术、脑血管意外等应激状态,使用糖皮质激素、免疫抑制剂、利尿剂、脱水剂等药物,水摄入不足或失水,透析治疗,静脉高营养疗法等。有时在病程早期因误诊而输入大量葡萄糖液或因口渴而摄入大量含糖饮料可诱发本病或使病情恶化。②临床表现:最初表现为多尿、多饮,但多食不明显或反而食欲减退。逐渐出现严重脱水和神经精神症状,表现为嗜睡、反应迟钝、烦躁或冷漠,最后昏迷、抽搐。晚期尿少甚至尿闭。与DKA相比,失水更为严重,神经精神症状更为突出。

(2)感染性并发症 常发生疖、痈等皮肤化脓性感染,可反复发生,有时可引起败血症或脓毒血症。足癣、体癣等皮肤真菌感染也常见,女性病人常并发真菌性阴道炎,多为白色念珠菌感染所致。糖尿病合并肺结核的发生率较非糖尿病者高,病灶多呈渗出干酪性,易扩展播散,形成空洞。肾盂肾炎和膀胱炎为泌尿系最常见感染,尤其多见于女性,常反复发作,可转为慢性肾盂肾炎。

(3)慢性并发症

1)大血管病变:糖尿病人群中动脉粥样硬化的患病率较非糖尿病人群高,发病年龄较轻,病情进展较快。已知动脉粥样硬化的易患因素,如肥胖、高血压、脂代谢异常等,在糖尿病(主要是2型糖尿病)人群中的发生率均明显增高。动脉粥样硬化主要侵犯主动脉、冠状动脉、脑动脉、肾动脉和肢体外周动脉等,引起冠心病、缺血性或出血性脑血管病、肾动脉硬化、肢体动脉硬化等。

2)微血管病变:微血管病变是糖尿病的特异性并发症,其典型改变是微循环障碍和微血管基底膜增厚。病变主要表现在视网膜、肾、神经和心肌组织,其中尤以糖尿病肾病和视网膜病变为重要。①糖尿病肾病:常见于糖尿病病史超过 10 年的病人。是 1 型糖尿病病人的主要死亡原因;在 2 型糖尿病中,其严重性仅次于心、脑血管病。病理改变有 3 种类型:结节性肾小球硬化型,有高度特异性;弥漫性肾小球硬化型,最常见,对肾功能影响最大,但特异性较低;渗出性病变。糖尿病肾损害的发生、发展可分为五期:Ⅰ、Ⅱ期仅有肾本身的病理改变;Ⅲ期开始出现微量白蛋白尿;Ⅳ期尿蛋白逐渐增多,可伴有水肿和高血压,肾功能逐渐减退;Ⅴ期出现明显的尿毒症症状。②糖尿病性视网膜病变:糖尿病病程超过 10 年,大部分病人合并程度不同的视网膜病变,是失明的主要原因之一。视网膜改变可分为六期,分属两大类。Ⅰ期:微血管瘤、小出血点;Ⅱ期:出现硬性渗出;Ⅲ期:出现棉絮状软性渗出。以上Ⅰ～Ⅲ期为背景性视网膜病变。Ⅳ期:新生血管形成、玻璃体积血;Ⅴ期:纤维血管增殖、玻璃体机化;Ⅵ期:牵拉性视网膜脱离、失明。以上Ⅳ～Ⅵ期为增殖性视网膜病变(PDR)。当出现 PDR 时,常伴有糖尿病肾病及神经病变。糖尿病还可引起视网膜黄斑病(水肿)、白内障、青光眼、屈光改变、虹膜睫状体病变等其他眼部并发症。③其他:心脏微血管病变和心肌代谢紊乱可引起心肌广泛灶性坏死,称为糖尿病心肌病,可诱发心力衰竭、心律失常、心源性休克和猝死。

3)神经系统并发症:可累及神经系统任何一部分。①中枢神经系统并发症:伴随严重 DKA、高血糖高渗状态或低血糖症出现的神志改变;缺血性脑卒中;脑老化加速及老年性痴呆危险性增加等。②周围神经病变:最为常见,通常为对称性,下肢较上肢严重,病情进展缓慢。先出现肢端感觉异常,如袜子或手套状分布,可伴痛觉过敏、疼痛;后期可有运动神经受累,出现肌力减弱甚至肌萎缩和瘫痪。③自主神经病变:也较常见,并可较早出现,影响胃肠、心血管、泌尿生殖系统功能。临床表现为瞳孔改变、排汗异常、胃排空延迟、腹泻或便秘以及尿潴留、尿失禁、阳痿等。

4)糖尿病足:WHO 将糖尿病足定义为与下肢远端神经异常和不同程度的周围血管病变相关的足部感染、溃疡和(或)深层组织破坏。轻者表现为足部畸形、皮肤干燥和发凉、胼胝(高危足);重者可出现足部溃疡、坏疽。是截肢、致残的主要原因。

3.实验室及其他检查

(1)尿糖测定 尿糖阳性是诊断糖尿病的重要线索,尿糖阳性只是提示血糖值超过肾糖阈,因而尿糖阴性也不能排除糖尿病的可能。

(2)血糖测定 血糖升高是诊断糖尿病的主要依据,又是判断糖尿病病情和控制情况的主要指标。血糖值反映的是瞬间血糖状态。常用葡萄糖氧化酶法测定。诊断糖尿病时必须用静脉血浆测定。血糖治疗过程中随访血糖控制程度时可用便携式血糖仪(毛细血管全血测定)。空腹血糖值正常范围为 3.9～6.0mmol/L(70～108mg/dl);大于或等于 7.0mmol/L(126mg/dl)为糖尿病;DKA 时血糖多为 16.7～33.3mmol/L(300～600mg/dl),有时可达 55.5mmol/L(1000mg/dl)以上;糖尿病高渗状态血糖高至 33.3～66.6mmol/L(600～1200mg/dl)。

(3)葡萄糖耐量试验(OGTT) OGTT 适用于血糖高于正常范围而又未达到诊断糖尿病标准时。应在清晨空腹进行(至少禁食 8～10 小时),成人口服 75g 无水葡萄糖,儿童服糖量按每千克体重 1.75g 计算,总量不超过 75g,溶于 250～300ml 水中,5～10 分钟内饮完,空腹及开始饮葡萄糖水后 2 小时测静脉血浆葡萄糖。

（4）糖化血红蛋白（GHbA1）和糖化血浆白蛋白测定　GHbA1是葡萄糖或其他糖与血红蛋白的氨基发生非酶催化反应的产物，GHbA1有a、b、c三种，以GHbA1（A1c）最主要。正常A1c占血红蛋白总量的3％～5％，反映取血前8～12周的血糖情况，是糖尿病控制情况的重要监测指标。血浆白蛋白同样也和葡萄糖发生非酶催化的糖化反应而形成果糖胺（FA），正常值为1.7～2.8mmol/L，反映病人近2～3周的血糖情况，为糖尿病病人近期病情监测的指标。

（5）血浆胰岛素和C-肽测定　有助于了解胰岛β细胞功能，但不作为诊断糖尿病的依据。

（6）眼科检查　了解视网膜病变。

（7）神经电生理检查　主要包括痛觉、振动觉、触觉、自主神经功能和神经诱发电位的检查。

（8）尿微量白蛋白和尿蛋白检查　了解肾脏病变。

（9）血脂测定　主要检查胆固醇（高密度脂蛋白胆固醇和低密度脂蛋白胆固醇）、三酰甘油。

（10）其他　①DKA时血酮体升高，出现酮尿；二氧化碳结合力降低，二氧化碳分压降低，血pH小于7.35；血钾正常或偏低，血钠、血氯降低；血尿素氮和肌酐常偏高；血清淀粉酶和白细胞明显升高。②高血糖高渗状态时，血钠可在155mmol/L；血浆渗透压明显升高达330～460mmol/L；无或有轻的酮症；血尿素氮及肌酐升高；白细胞明显升高。③糖尿病足，X线检查可见足畸形等。

（四）诊断要点

糖尿病诊断以血糖异常升高为依据，应注意单纯空腹血糖正常不能排除糖尿病的可能性，应加餐后血糖，必要时进行OGTT。诊断时注意是否符合糖尿病诊断标准、分型，有无并发症和伴发症或加重糖尿病的因素存在。

目前国际上通用WHO糖尿病专家委员会提出的诊断标准（1999）要点如下。

1. 空腹血浆血糖（fasting plasma glucose，FPG）　空腹是指8～10小时内无任何热量摄入。FPG 3.9～6.0mmol/L（70～108mg/dl）为正常；6.1～6.9mmol/L（110～125mg/dl）为IFG；大于或等于7.0mmol/L（126mg/dl）应考虑糖尿病。

2. OGTT 2小时血糖（2hour plasma glucose，2hPG）　2hPG≤7.7mmol/L（139mg/dl）为正常糖耐量；7.8～11.1mmol/L（140～199mg/dl）为IGT；≥11.1mmol/L（200mg/dl）应考虑糖尿病。

3. 糖尿病诊断标准　糖尿病症状加任意时间血浆葡萄糖≥11.1mmol/L（200mg/dl），或FPG≥7.0mmol/L（126mg/dl），或OGTT2hPG≥11.1mmol/L（200mg/dl）。需重复一次确认，诊断成立。任意时间指一日内任何时间，不管上次进餐时间及食物摄入量。

（五）治疗要点

糖尿病治疗强调早期、长期治疗，积极而理性以及治疗措施个体化的原则。治疗目标为纠正代谢紊乱，消除症状，防止或延缓并发症的发生，维持良好健康和学习、劳动能力，保障儿童生长发育,延长寿命,降低病死率,提高病人生活质量。国际糖尿病联盟提出糖尿病治疗的 5 个要点为:医学营养治疗、运动疗法、血糖监测、药物治疗和糖尿病教育。糖尿病防治策略为全面治疗心血管危险因素,除积极控制高血糖外,还应纠正脂代谢紊乱、严格控制血压、抗血小板治疗、控制体重和戒烟等。

1.健康教育　是重要的基础治疗措施之一,随着医学模式的转变,健康教育被认为是治疗成败的关键。目标是使糖尿病病人了解糖尿病防治的知识和掌握糖尿病自我管理的技巧。

2.医学营养治疗　是另一项重要的基础治疗措施,应长期执行。合适的总热量、食物成分、规则的餐次安排,配合胰岛素治疗有利于控制高血糖和防止低血糖。医学营养治疗是年长者、肥胖者、少症状轻型病人的主要治疗措施。

3.体育锻炼　适当的锻炼可减轻体重,提高胰岛素的敏感性,改善血糖和脂代谢紊乱,还可调节心情。

4.病情观察　定期监测血糖,了解血糖控制情况,及时调整治疗方案,每年全面复查,了解血脂及心、肾、神经和眼底情况,尽早发现有关并发症,给予相应治疗。

5.口服药物治疗

(1)促胰岛素分泌剂

1)磺脲类(sulfonylureas,SUs):主要作用为刺激胰岛 β 细胞分泌胰岛素,SUs 降血糖作用的前提条件是机体尚保存相当数量(30％以上)有功能的胰岛 β 细胞。第一代 SUs 有甲苯磺丁脲(D-860)、氯磺丙脲等,已很少应用。第二代有格列本脲(优降糖)、格列吡嗪(美吡达、灭糖脲、灭特尼)、格列齐特(达美康)、格列喹酮(糖适平)和格列美脲(亚莫利)等。目前临床应用的基本上是第二代 SUs。建议从小剂量开始,早餐前半小时口服,根据血糖逐渐增加剂量,剂量较大时改为早、晚餐前 2 次口服,直到血糖控制良好。应强调的是不宜同时使用各种 SUs,也不宜与其他胰岛素促分泌剂(如格列奈类)合用。主要的不良反应是低血糖。

2)格列奈特类:此类药物也作用在胰岛 β 细胞膜上,但结合点与 SUs 不同,降糖作用快而短,主要用于控制餐后高血糖。较适用于 2 型糖尿病早期餐后高血糖阶段或以餐后高血糖为主的老年病人。常用药物有瑞格列奈(诺和龙)、那格列奈。可单独或与二甲双胍、胰岛素增敏剂等联合使用。

(2)双胍类(biguanides)　主要作用机制为抑制肝葡萄糖输出,也可改善外周组织对胰岛素的敏感性,增加对葡萄糖的摄取和利用,减轻胰岛素抵抗。是肥胖或超重 2 型糖尿病病人的第一线用药,单独用药极少引起低血糖,与 SUs 或胰岛素合用则有可能出现低血糖。常用药物有二甲双胍。常见的不良反应为胃肠道反应。

(3)噻唑烷二酮(thiazolidinedione,TZD)　也称格列酮类,主要作用是增强靶组织对胰岛素的敏感性,减轻胰岛素抵抗。有罗格列酮和吡格列酮两种制剂。

(4)α-葡萄糖苷酶抑制剂(AGI)　通过抑制小肠黏膜上皮细胞表面的 α-葡萄糖苷酶而延缓碳水化合物的吸收,降低餐后高血糖。作为 2 型糖尿病第一线药物,尤其适用于空腹血糖正常而餐后血糖明显升高者,可单独使用或与 SUs、双胍类合用。现有阿卡波糖(拜糖平)、伏格列波糖。AGI 应在进食第一口食物后服用。饮食成分中应有一定量的糖类,否则 AGI 不能发挥作用。常见的不良反应为胃肠道反应。

6.胰岛素治疗

（1）适应证 1型糖尿病、DKA、高血糖高渗状态和乳酸性酸中毒伴高血糖、各种严重的糖尿病急性或慢性并发症、手术、妊娠和分娩、2型糖尿病β细胞功能明显减退者、某些特殊类型糖尿病。胰岛素治疗应在一般治疗和饮食治疗的基础上进行。

（2）胰岛素制剂 按作用起效快慢和维持时间，胰岛素可分为短（速）效、中效和长（慢）效三类。现临床也使用中短效预混胰岛素。速效有正规胰岛素（RI），是唯一可经静脉注射的胰岛素，可用于抢救DKA。速效胰岛素主要控制一餐饭后高血糖；中效胰岛素主要控制两餐饭后高血糖，以第二餐饭为主；长效胰岛素无明显作用高峰，主要提供基础水平胰岛素。几种剂型胰岛素的特点见表7-1。

根据胰岛素的来源不同可分为动物胰岛素（猪、牛）和人胰岛素两种，目前已有多种不同氨基酸序列及作用特性的胰岛素类似物投入临床使用。已在国内上市的有速效胰岛素类似物（赖脯胰岛素、门冬胰岛素）、长效胰岛素类似物（甘精胰岛素）。另外，胰岛素吸入剂已开始上市，有经肺、口腔黏膜和鼻腔黏膜吸收三种。

表 7-1 各种胰岛素制剂的特点

作用类别	制剂	皮下注射作用时间（小时）		
		开始	高峰	持续
短效	普通胰岛素（RI）	0.5	2～4	6～8
中效	低精蛋白胰岛素（NPH）胰岛素锌混悬液	1～3	6～12	18～26
长效	精蛋白锌胰岛素（PZI）特慢胰岛素锌悬液	3～8	14～24	28～36

（3）治疗原则和方法 胰岛素治疗应在综合治疗基础上进行。一般从小剂量开始，根据血糖水平逐渐调整。

1）强化胰岛素治疗方案：1型糖尿病较普遍应用餐前多次注射速效胰岛素加睡前注射中效或长效胰岛素制剂；2型糖尿病胰岛素作为补充治疗，用于经合理的饮食和口服降糖药治疗仍未达到良好控制目标的病人，应根据血糖和病程制定不同的胰岛素治疗方案。通常白天继续服用口服降糖药，睡前注射中效胰岛素（早晨可加或不加小剂量）或每天注射1～2次长效胰岛素。应用胰岛素作为2型糖尿病替代治疗时，可每天注射2次中效胰岛素或预混制剂，β细胞功能极差的病人应按与1型糖尿病类似的方案长期采用强化胰岛素治疗。

采用强化胰岛素治疗方案后，有时早晨空腹血糖仍然较高，可能的原因为黎明现象（dawn phenomenon）：夜间血糖控制良好，也无低血糖发生，仅于黎明短时间内出现高血糖，可能由清晨皮质醇、生长激素等胰岛素拮抗素激素分泌增多所致。Somogyi效应：即在夜间曾有低血糖，在睡眠中未被察觉，但导致体内胰岛素拮抗素激素分泌增加，继而发生低血糖后的反跳性高血糖。

2）持续皮下胰岛素输注（continuous subcutaneous insulin infusion，CSII）：又称胰岛素泵，是一种较为完善的强化治疗方法。放置速效胰岛素或速效胰岛素类似物的容器，通过导管分别与针头和泵连接，针头置于腹部皮下组织，用可调程序的微型电子计算机控制胰岛素输注，模拟胰岛素的持续基础分泌和进餐时的脉冲式释放。

3）人工胰：由葡萄糖感受器、微型电子计算机和胰岛素泵组成。葡萄糖感受器能敏感地感知血糖浓度的动态变化，将信息传给电子计算机，指令胰岛素泵输出胰岛素，模拟胰岛β

细胞分泌胰岛素的模式。目前因技术和经济的关系,尚未广泛使用。

7.糖尿病酮症酸中毒的治疗 治疗原则是尽快补液恢复血容量、纠正失水状态,降低血糖,纠正电解质及酸碱平衡失调,同时积极寻找和消除诱因,防治并发症,降低病死率。

(1)补液 是治疗的关键环节,通常使用生理盐水,输液量和速度视失水程度而定。病人心功能良好者,开始输液速度较快,在1~2小时内输入0.9%氯化钠1000~2000ml,前4小时输入所计算失水量1/3的液体,以便尽快补充血容量,改善周围循环和肾功能。如治疗前已有低血压或休克,快速输液不能有效升高血压,应输入胶体溶液并采用其他抗休克措施。以后根据血压、心率、每小时尿量、末梢循环情况及有无发热、吐泻等决定输液量和速度。一般每4~6小时输液1000ml。24小时输液量应包括已失水量和部分继续失水量,一般为4000~6000ml,严重失水者可达6000~8000ml。由于开始治疗时血糖浓度已很高,不能给予葡萄糖液,当血糖下降至13.9mmol/L(250mg/dl)时改用5%葡萄糖液,并按2~4g葡萄糖加入1U短效胰岛素。

(2)胰岛素治疗 采用小剂量(短效)胰岛素治疗方案,即每小时给予每千克体重0.1U胰岛素加入生理盐水中持续静脉输入,(胰岛素常用剂量为4~6^{u}/h)使血糖水平稳定在较安全的范围内。血糖下降速度一般以每小时降低3.9~6.1mmol/L(70~110mg/dl)为宜,每1~2小时复查血糖。若在补足液量的情况下,2小时后血糖下降不理想或反而升高,提示病人对胰岛素敏感性低,胰岛素应加倍。当血糖降至13.9mmol/L时开始输入5%葡萄糖溶液,并按比例加入胰岛素。尿酮体消失后,根据病人尿糖、血糖及进食情况调节胰岛素剂量或过渡到常规皮下注射。

(3)纠正电解质及酸碱平衡失调 经输液和胰岛素治疗后,酮体水平下降,酸中毒可自行纠正,无需补碱。PH≤7.1,HCO_3^-<5mmol/L应予小剂量碳酸氢钠静脉输注,但补碱不宜过多过快,以免诱发或加重脑水肿。DKA病人有不同程度失钾,补钾应根据血钾和尿量:治疗前血钾低于正常,立即开始补钾;血钾正常、尿量>40ml/h,也应该立即补钾;血钾正常、尿量<30ml/h,暂缓补钾,待尿量增加后再开始补钾;血钾高于正常,暂缓补钾。前24小时内可补氯化钾达6~8g以上,治疗过程中定时监测血钾和尿量,调整补钾速度。病情恢复后仍应继续口服钾盐数天。

(4)处理诱发病和防治并发症 包括休克、严重感染、心力衰竭、肾衰竭、脑水肿、急性胃扩张等。

8.高血糖高渗状态 病情危重,并发症多,病死率高于DKA,强调早期诊断和治疗,治疗原则同DKA。失水较DKA严重,输液要更为积极小心,24小时补液量可达6000~10000ml。治疗开始多主张输入等渗溶液,如0.9%氯化钠。休克病人应另予血浆或全血。当血糖下降至16.7mmol/L时开始输入5%葡萄糖并按每2~4g葡萄糖加入1U胰岛素。补钾要更及时,一般不补碱。积极消除诱因和治疗并发症。

9.糖尿病慢性并发症的治疗原则 积极策略首先是全面控制共同危险因子,包括积极控制血糖、严格控制血压、纠正脂代谢紊乱、抗血小板治疗、控制体重、戒烟和改善胰岛素敏感性等并按要求达标(表7-2)。对于糖尿病足,强调注意预防,防止外伤、感染,积极治疗血管病变和末梢神经病变。

表 7-2 糖尿病控制目标和开始干预的起点

指标	目标值	指标	目标值
1. HbAlc	6.5%	5. 甘油三酯	1.5mol/L(133mg/dl)
2. 血压	130/80mmHg	6. 尿白蛋白/肌酐	2.5mg/mmol(22mg/g)-男性
3. LDL-胆固醇	2.5mmol/L(97mg/dl)		3.5mg/mmol(31mg/g)-女性
4. HDL-胆固醇	1.0mmol/L(39mg/dl)	7. 运动	150 分钟/周

二、护 理

(一)护理评估

1. 健康史 询问有无糖尿病家族史及发病诱因;患病的起始时间、主要症状及其特点,如有无多饮、多食、多尿、体重减轻、便秘或腹泻、伤口愈合不良等。对原有糖尿病症状加重者,伴有食欲减退、恶心、呕吐、头痛、疲乏、嗜睡、烦躁者,应注意有无酮症酸中毒的发生;注意询问有无感染、胰岛素治疗中断或不适当的减量、饮食不当,有无应激状态等诱发因素。病程长者还应询问病人有无心悸、胸闷及心前区不适感;有无视物模糊;有无尿频、尿急、尿痛、尿失禁、尿潴留及外阴瘙痒;有无肢体发凉、麻木或疼痛等;了解病人患病后的检查、治疗用药经过和效果以及病人的生活方式、饮食习惯、饮食量、妊娠情况等。

2. 身体状况

(1)症状 ①多饮、多食、多尿的程度。②有无消瘦和肥胖。③皮肤的温度和湿度改变。④下肢的痛觉、触觉有无异常。⑤局部皮肤有无发绀,或缺血性溃疡、坏疽,或其他感染灶的表现,有无不易愈合的伤口等。⑥有无低血糖反应:肌肉颤抖、心悸、出汗、饥饿感、紧张、焦虑、性格改变、神志改变、认知障碍,严重时发生抽搐、昏迷。

(2)体征 ①评估病人生命体征、精神和神志状态。②酮症酸中毒昏迷或高血糖高渗状态,还应注意病人瞳孔大小及对光反射情况,注意呼气中有无烂苹果味等。③有无白内障、视力减退、失明等。④肌张力及肌力有无减弱。⑤腱反射有无异常。⑥有无间歇性跛行。

(3)实验室检查及其他 ①血糖是否异常。②GHbA1 是否异常。③甘油三酯、胆固醇有无升高,高密度脂蛋白胆固醇(HDL-C)是否降低。④血肌酐、尿素氮有无升高,有无蛋白尿。⑤血钾、钠、氯、钙是否正常。

3. 心理-社会状况 糖尿病为终身性疾病,病人容易产生焦虑、抑郁等心理反应,对治疗缺乏信心,治疗依从性较差。护士应详细评估病人对疾病的了解程度,患病后的心理变化,家庭成员对糖尿病的认识程度及对病人的态度,以及病人的文化程度和经济状况,病人所在社区的医疗保健服务情况。

(二)护理诊断/问题

1. 营养失调 与胰岛素分泌或作用缺陷引起糖、蛋白质、脂肪代谢紊乱有关。
2. 潜在并发症 糖尿病足,低血糖,酮症酸中毒、高血糖高渗状态。

(三)护理目标

血糖控制在正常水平,体重恢复正常并保持稳定;未发生糖尿病足或发生糖尿病足时能得到有效处理;若发生低血糖能及时处理;未发生糖尿病急性并发症或发生后护士能及时发现并配合处理。

（四）护理措施

1. 休息与体位　注意休息,酮症酸中毒、高血糖高渗状态时应绝对卧床休息,注意保暖。

2. 心理护理　了解病人的基本状况,有针对性地心理辅导,并做好疾病指导,减轻病人心理压力。

3. 饮食护理

(1)制定总热量　首先按病人性别、年龄和身高查表或用简易公式计算理想体重。理想体重(kg)＝身高(cm)－105;成年人休息状态下每天每千克理想体重给予热量 105～125.5kJ(25～30kcal),轻体力劳动 125.5～146kJ(30～35kcal),中度体力劳动 146～167kJ(35～40kcal),重体力劳动 167kJ(40kcal)以上。儿童、孕妇、乳母、营养不良和消瘦以及伴有消耗性疾病者应酌情增加,肥胖者酌情减少,使体重逐渐恢复至理想体重的±5％左右。

(2)营养物质构成　糖类占饮食总热量 50％～60％,提倡粗制米、面和一定量杂粮。蛋白质含量一般不超过总热量的 15％,成人每天每千克理想体重 0.8～1.2g,儿童、孕妇、乳母、营养不良或伴有消耗性疾病者增至 1.5～2.0g,伴有糖尿病肾病而肾功能正常者应限制至 0.8g,血尿素氮升高者应限制在 0.6g。蛋白质应至少有 1/3 来自动物蛋白质。脂肪约占总热量的 30％,饱和脂肪、多价不饱和脂肪与单价不饱和脂肪的比例应为 1∶1∶1,每天胆固醇摄入量宜在 300mg 以下。

(3)合理分配　按每克糖类、蛋白质产热 16.7kJ(4kcal),每克脂肪产热 37.7kJ(9kcal),将热量换算为食品后制订食谱,并根据生活习惯、病情和配合药物治疗需要进行安排。可按每天三餐分配为 1/5、2/5、2/5 或 1/3、1/3、1/3。对注射胰岛素或口服降糖药且病情有波动的病人,可每天进食 5～6 次,从三次正餐中匀出 25～50g 主食作为加餐用。

(4)饮食注意事项　①当病人因饮食控制而出现的易饥感,可增加蔬菜、豆制品。在总热量不变的原则下,增加一种食物时应同时减去另一种食物。肥胖者忌食油炸、油煎食物,少食动物内脏等含胆固醇高的食物。限制饮酒,每天食盐少于 6g。②忌食葡萄糖、蔗糖、蜜糖及其制品(各种糖果、甜糕点饼干、冰淇淋、含糖饮料等)。进食水果可在两餐间。③多食含纤维素高的食物,加速食物通过肠道,从而延迟和减少糖类食物在肠道的吸收,使餐后血糖下降;同时增加肠蠕动,保持大便通畅。

4. 运动指导

(1)应进行有规律的有氧运动　如散步、慢跑、骑自行车、做广播操、打太极拳、登山、球类运动等。

(2)运动量的选择　合适的运动强度为:活动时病人的心率应达到个体 60％的最大耗氧量,其心率简易计算方法为:心率＝170－年龄。活动时间为 20～30 分钟,可根据病人情况逐渐延长,肥胖者可增加活动次数。

(3)运动注意事项　①运动前评估糖尿病控制情况,根据病人情况决定运动方式、时间、运动量。②运动不宜在空腹进行。③运动中随身携带糖果,当出现饥饿、心慌、出冷汗、头晕及四肢无力或颤抖等低血糖症状时及时食用。④运动中若出现胸闷、胸痛、视力模糊等,立即停止运动并及时处理。⑤血糖＞14mmol/L,应减少运动,增加休息。⑥运动时随身携带信息卡,卡上注明本人姓名、年龄、家庭住址、电话号码和病情以备急需。⑦运动后做好记录,以便观察疗效和不良反应。

5.用药护理

(1)口服用药的护理　护士应掌握降糖药的分类、剂量、作用、服用方法及药物不良反应,指导病人正确服药。磺脲类降糖药治疗应从小剂量开始,早餐前半小时口服。该药主要不良反应是低血糖,少见有肠道反应、皮肤瘙痒、胆汁淤滞性黄疸、肝功能损害、再生障碍性贫血、溶血性贫血、血小板减少等。双胍类药物不良反应有腹部不适、口中金属味、恶心、畏食、腹泻等,严重时发生乳酸血症,餐中或餐后服药或从小剂量开始可减轻不适症状。α-葡萄糖苷酶抑制剂应与第一口饭同时服用,服用后常有腹部胀气等症状。瑞格列奈应餐前服用,不进餐不服药。噻唑烷二酮主要不良反应为水肿,有心力衰竭倾向和肝病者应注意观察。

(2)使用胰岛素的护理

1)胰岛素治疗途径:①静脉输注:静脉小剂量输入胰岛素,主要用于治疗糖尿病酮症酸中毒。②皮下注射:注射器具有胰岛素注射器(普通注射器和专用注射器两种)、胰岛素注射笔、胰岛素泵三种。专用胰岛素1ml注射器消除了普通1ml注射器无效死腔的缺点,并且注射器上直接标注胰岛素单位;胰岛素笔可将胰岛素笔芯直接装入笔内,不需抽取,方便使用,易于携带;胰岛素泵只能用于短效或超短效胰岛素。③胰岛素吸入剂。

2)使用胰岛素的注意事项:①准确用药:掌握各类胰岛素的名称、剂型、作用特点,根据各类胰岛素的注射时间要求,准确执行医嘱。②严格无菌操作,防止感染。③抽取药液顺序:长、短效或中、短效胰岛素混合使用时,应先抽取短效胰岛素,再抽取长效胰岛素,然后摇匀,以免影响疗效。④注射部位选择与更换:常选择上臂三角肌、腹部、臀大肌、大腿外侧。注射部位经常更换,避免引起脂肪萎缩或增生,局部硬结。在同一部位注射,必须与上次注射部位相距2～3cm,避开硬结、疤痕处。⑤胰岛素的保存:胰岛素应放冰箱4～8℃冷藏保存,不可冷冻保存。使用中的胰岛素常温下(＜28℃)可使用28天,无需放冰箱,但应避免过冷、过热,放置阴凉处,避免日光直晒。⑥注意监测血糖,发现异常及时通知医生。⑦注射胰岛素后及时进食,避免低血糖发生。

3)胰岛素不良反应的观察和处理:①低血糖反应:见本节低血糖护理。②过敏反应:主要为注射部位瘙痒,继而出现荨麻疹样皮疹,全身荨麻疹少见,可伴有恶心、呕吐、腹泻等胃肠道症状。处理措施包括更换胰岛素,使用抗组胺药和糖皮质激素及脱敏疗法。随着胰岛素制剂的改进,过敏反应已较少。③注射部位脂肪萎缩或增生:经常更换注射部位可防止发生。

6.酮症酸中毒、高血糖高渗状态护理

(1)急救配合与护理

1)立即开放两条静脉通路,准确执行医嘱,保证液体量和胰岛素的输入,根据血糖遵医嘱及时调整输注液体及胰岛素。

2)病人绝对卧床休息,注意保暖,给予低流量氧气持续吸入。

3)加强生活护理,做好口腔、皮肤护理。

4）昏迷者按昏迷护理常规。

（2）病情观察

1）严密观察生命体征、神志、24小时出入量等。

2）观察病人症状有无加重或好转。

3）监测血糖、电解质、血气分析，根据监测结果积极配合治疗。

7.低血糖护理

糖尿病病人低血糖有两种临床类型，即反应性低血糖和药物性低血糖，前者见于少数2型糖尿病病人患病初期，后者见于口服降糖药不当或胰岛素使用不当或过量。另外，当动物胰岛素改为人胰岛素时，发生低血糖的危险性增加。

（1）急救措施是尽快补充糖分。神志清楚者，可口服糖水、含糖食品，如饼干、糖果、面包等。神志不清者，立即静脉注射50％葡萄糖60～100ml，继以静脉输注5％～10％葡萄糖，切忌喂食以免呼吸道窒息。

（2）了解病人降糖药的使用情况，告知病人降糖药或胰岛素使用注意事项。不能随意更改和增加降糖药物及其剂量，活动量增加时，要减少胰岛素的用量并及时加餐。

（3）老年病人血糖控制不宜过严，特别注意夜间低血糖的发生。

（4）指导病人及家属了解糖尿病低血糖反应的诱因、临床表现及应急措施。

（5）病人随身携带一些糖块、饼干等食品。

（6）病人在胰岛素强化治疗时，容易发生低血糖反应的时间段，血糖波动较明显时应加强血糖监测。

8.糖尿病足护理

（1）保持足部清洁，勤换鞋袜。选取轻巧柔软、前端宽大的鞋子，袜子以弹性好、透气及散热性好的棉毛质地为佳，每天检查鞋袜的平整性。不要赤足行走，以防刺伤，外出时不穿拖鞋，以免踢伤。

（2）每天检查双足，了解足部感觉，有无麻木、刺痛；观察足部皮肤有无颜色、温度改变及足背动脉搏动情况；注意检查趾甲、趾间、足底部皮肤有无胼胝、鸡眼、甲沟炎、甲癣，是否发生红肿、青紫、水疱、溃疡、坏死等；定期做足部感觉的测试，如压力觉的测试，压力觉是用尼龙丝的单丝接触受试点，5.07cm的单丝可产生一个10g的力量，垂直于皮肤用力压1～2秒，力量刚好使尼龙丝弯曲，询问病人的感觉，能感觉为阴性，反之为阳性。阳性者说明病人保护性感觉丧失，有足溃疡的高危性。

（3）趾甲避免修剪过短，视力障碍病人应由他人帮助修剪。鸡眼、胼胝应找有经验的医生诊治，并说明自己是糖尿病病人。

（4）冬天尽量不使用热水袋、电热毯、烤灯，以防烫伤，同时要注意冻伤。如发现足部有红肿热痛，及时就医。

（5）糖尿病足的预防教育应从早期指导病人控制和监测血糖开始，鼓励病人戒烟。

（五）健康教育

糖尿病健康教育是糖尿病病人重要治疗措施之一，良好的健康教育可充分调动病人的主观能动性，积极配合治疗，有利于疾病控制达标，防止并发症的发生和发展，降低耗费和负担,使病人和国家均受益。

1.增加对疾病认识的宣教 采取多种方式方法,如集中讲解、个体指导、观看录像、发放宣传资料、病友交流等,使病人认识到糖尿病是终身性疾病,治疗需持之以恒。让病人和家属了解糖尿病的病因、临床表现、诊断与治疗方法及控制要求,提高病人的依从性,积极乐观地配合治疗。

2.掌握自我监测的方法

(1)指导病人掌握血糖仪监测血糖、测量血压的方法、体重指数(kg/m^2)的计算等。

(2)了解糖尿病的控制目标(表 7-3)。

表 7-3 糖尿病的控制目标

项目	单位	备注	评价		
			理想	尚可	差
血浆葡萄糖	mmmol/L	空腹	4.4～6.1	≤7.0	>7.0
		餐后 2 小时	4.4～8.0	≤10.0	>10.0
GHbA1	%		<8.0	≤9.5	>9.5
GHbA1c	%		<6.5	≤7.5	>7.5
血压	mmHg		<130/80	≤160/95	>160/95
体重指数	kg/m^2	男	<25	<27	≥27
		女	<24	<26	≥26
总胆固醇	mmol/L		<4.5	<6.0	≥6.0
HDL-C	mmol/L		>1.1	1.1～0.9	<0.9
甘油三酯	mmol/L		<1.5	<2.2	≥2.2
LDL-C	mmol/L		<2.5	2.5－4.4	≥4.5

3.提高自我护理能力

(1)强调医学营养治疗的具体措施和体育锻炼的要求,生活有规律,戒烟酒,注意个人卫生。

(2)详细讲解口服降糖药及胰岛素的名称、剂量、给药时间和方法,学会胰岛素注射技术。

(3)指导病人及时调节不良情绪、精神压力,强调糖尿病的可防可治性,减轻病人及家属的心理负担,积极配合治疗。

(4)病人及家属了解酮症酸中毒、高血糖高渗状态、低血糖反应的临床表现、观察方法、处理措施。

(5)指导病人及家属掌握糖尿病足的预防和护理知识。

(6)教导病人外出时携带识别卡,以便紧急时及时处理。

4.要求病人定期门诊随访 每 3～6 月门诊检查一次,每年全身检查一次,检查异常者遵医嘱增加检查次数,以便尽早防治慢性并发症。

(六)护理评价

病人是否掌握糖尿病的基本知识和治疗控制要求,是否了解饮食、运动、心理、药物、血糖监测重要性,是否掌握胰岛素注射方法,血糖是否得到较好控制,糖尿病高血糖症状是否好转。

本节小结

糖尿病是由遗传及环境因素在内的多种因素共同作用而引起的一组以慢性血葡萄糖水平增高为特征的代谢性疾病。典型症状为多尿、多饮、多食和体重减轻。急性严重代谢紊乱有糖尿病酮症酸中毒、高血糖高渗状态,感染。糖尿病治疗和护理目标为纠正代谢紊乱,消除症状、防止或延缓并发症的发生,提高病人生活质量。

本节关键词:糖尿病 代谢性疾病 高血糖

课后思考

1.如果该病例病人的病情继续发展,出现食欲减退、恶心、呕吐、头痛、疲乏、嗜睡、烦躁,呼吸频率加快,呼气中伴有烂苹果味,则判断该病人的疾病诊断是什么? 如何处理?

2.糖尿病低血糖的护理要点是什么?

3.注射胰岛素的注意事项有哪些?

(吴　丹)

第六节　痛风病人的护理

案例 7-7

孟某,男,47岁,反复右足疼痛2年余,20天前,病人因大量饮酒后出现右足疼痛,伴有足背发红、肿胀,行走困难。病程中病人偶有髋关节疼痛。既往高血压病史3年,高血脂3～4年。检查:T 36.5℃,P 72 次/分,R 20 次/分,BP 130/90mmHg。查体:右足背红肿,皮温较对侧升高,压痛(＋)。实验室检查:血脂示:TC 6.38mmol/L,TG 3.95mmol/L,尿酸 459μmol/L,血沉 19mm/h,肝胆胰彩超示脂肪肝,泌尿系彩超示双肾结晶。尿蛋白 67.13mg/24h,尿酸 2740μmol/24h。初步诊断:痛风,高血压,高血脂,尿酸性肾石病,脂肪肝。

问题:

1.该病人的临床表现有何特点?

2.诊断依据有哪些? 为什么会发生痛风?

3.该病人存在哪些护理诊断/问题?

本节学习目标

1. 掌握痛风的临床表现、诊断要点及治疗、主要护理诊断/问题及护理措施。
2. 熟悉痛风的实验室检查及相关检查。
3. 了解痛风的病因及发病机制。
4. 理解健康教育的重要性。

痛风多见于中老年男性、绝经期后妇女，常有家族史，发病前常有漫长的高尿酸血症病史。

一、疾病概要

痛风(gout)是慢性嘌呤代谢障碍所致的代谢性疾病，有明显的异质性。除高尿酸血症(hyperuricemia)外，可表现为反复发作的急性关节炎、痛风石、慢性关节炎、关节畸形、慢性间质性肾炎和尿酸性尿路结石，临床上分为原发性和继发性两大类。

(一)病因与发病机制

痛风的发病原因及发病机制不明。原发性痛风多由先天性嘌呤代谢异常所致，常与肥胖、糖脂代谢紊乱、高血压、动脉硬化和冠心病等聚集发生，目前认为与胰岛素抵抗有关。继发性痛风则由某些系统性疾病或者药物引起。

1. 高尿酸血症的形成　尿酸(uric acid)主要由细胞代谢分解的核酸和其他嘌呤类化合物以及食物中的嘌呤经酶的作用分解而来，是嘌呤的代谢终产物。人体中尿酸80%来源于内源性嘌呤代谢，而来源于富含嘌呤或核酸蛋白食物仅占20%。痛风的生化标志是高尿酸血症。

(1)尿酸排泄减少　尿酸排泄障碍是引起高尿酸血症的重要因素，80%～90%的高尿酸血症的病人具有尿酸排泄障碍，且以肾小管尿酸的分泌减少最为重要。

(2)尿酸生成过多　主要由酶的缺陷和(或)功能异常所致。在嘌呤的代谢过程中，各环节都有酶的参与调控。当嘌呤核苷酸代谢酶缺陷和(或)功能异常时，则引起嘌呤合成增加而导致尿酸水平升高。

2. 痛风　临床上只有部分高尿酸血症病人发展为痛风，确切原因不明。当血尿酸浓度过高或在酸性环境下，尿酸可析出结晶，沉积在骨关节、肾脏和皮下等组织，造成组织病理学改变，导致痛风性关节炎、痛风肾和痛风石等。

(二)临床表现

1. 无症状期　仅有波动性或持续性高尿酸血症，从尿酸增高至症状的出现，时间可达数年或数十年，有的终身不出现症状。但随着年龄的增长，痛风的患病率增加，其症状出现与高尿酸血症的水平和持续时间有关。

2.急性关节炎期　多在午夜或清晨突然起病,呈剧痛,数小时内出现受累关节的红、肿、热、痛和功能障碍,单侧拇趾及第1跖趾关节最常见,其余依次为踝、膝、腕、指、肘关节。可伴有发热,初次发作呈自限性,可自行缓解,缓解时局部偶可出现特有的脱屑和瘙痒。受寒、劳累、饮酒、高蛋白质、高嘌呤饮食以及外伤、手术、感染等均为常见的发病诱因。

3.痛风石及慢性关节炎期　痛风石(tophi)是痛风的特征性临床表现,常见于耳郭、跖趾、指间和掌指关节,常为多关节受累,且多见于关节远端,表现为关节肿胀、僵硬、畸形及周围组织的纤维化和变性。严重时患处皮肤发亮、菲薄,破溃则有豆渣样的白色物质排出。形成瘘管时周围组织呈慢性肉芽肿,不易愈合但很少感染。

4.肾脏病变　有痛风性肾病和尿酸性肾结石。痛风性肾病是痛风特征性的病理变化之一,早期仅有间歇性蛋白尿,随着病情的进展,可出现蛋白尿和夜尿增多。晚期可发生高血压、氮质血症等肾功能不全的表现,少数表现为急性肾衰。$10\%\sim25\%$的痛风病人的肾有尿酸性结石,常无症状,结石较大者有肾绞痛、血尿等。

5.实验室检查及其他检查

(1)血尿酸测定　正常男性为$150\sim380\mu mol/L(2.5\sim6.4mg/dl)$,正常女性为$100\sim300\mu mol/L(1.6\sim5.0mg/dl)$。

(2)尿尿酸测定　限制嘌呤饮食5天后,每天尿酸排出量$>3.57mmol/L(600mg)$,可认为尿酸生成增多。

(3)滑囊液或痛风石内容物检查　在偏振光显微镜下可见针形尿酸盐结晶。

(4)其他检查　X线、CT、MRI有助于发现骨、关节的相关病变或尿酸性尿路结石影。

(三)诊断要点

男性和绝经后女性血尿酸$>420\mu mol/L(7.0mg/dl)$,绝经前女性$>350\mu mol/L(5.8mg/dl)$,实验室检查及其他检查符合疾病诊断标准,可诊断高尿酸血症。急性关节炎期诊断有困难者,秋水仙碱试验性治疗有诊断意义。

(四)治疗原则

目前无有效办法根治原发性痛风,主要的防治目的为:控制高尿酸血症,预防尿酸盐沉积;迅速终止急性关节炎的发作;防止尿酸结石形成和肾功能损害。

1.一般治疗　控制总热量;限制饮酒和高嘌呤食物的大量摄入;多饮水从增加尿酸的排出;慎用抑制尿酸排泄的药物;避免诱发因素和积极治疗相关疾病。

2.高尿酸血症的治疗

(1)排尿酸药　常用药物有苯溴马隆、丙磺舒,适合肾功能良好的病人。用药期间多饮水,并服碳酸氢钠。

(2)抑制尿酸生成药物　适用于尿酸生成过多或不适宜使用排尿酸药物者,常用药物为别嘌呤醇。

(3)碱性药物　碳酸氢钠可碱化尿液,使尿酸不易在尿中积聚形成结晶。

3.急性痛风性关节炎期的治疗

(1)秋水仙碱 是治疗急性痛风性关节炎的特效药物,一般服用药后 6～12 小时症状减轻,90％病人口服秋水仙碱后 48 小时内疼痛缓解,越早应用效果越好。

(2)非甾体抗炎药 常用药物有吲哚美辛、双氯芬酸、布洛芬、罗非昔布,禁止同时服用 2 种或多种非甾体抗炎药,否则会加重不良反应。

(3)糖皮质激素 一般不使用,只在上述药物治疗无效或不能使用时,作为短程治疗。该类药物特点是起效快、缓解率高,但停药后容易出现症状"反跳"。

4.其他 积极降血压、降血脂、减轻体重及改善胰岛素抵抗等治疗。

二、护 理

(一)护理评估

1.健康史 评估病人患病的起始情况和时间、有无诱因,主要症状,疼痛的特点,有无糖脂代谢紊乱,有无家族史,既往检查、治疗经过及效果等。

2.身体状况

(1)症状 评估病人关节疼痛的频率、性状和受累关节部位、顺序及发病诱因。

(2)体征 评估病人体温、体型、营养状况、皮肤情况、步态,观察各关节有无红肿热痛和功能障碍,有无痛风石的体征等。

3.心理－社会状况 了解病人对疾病知识的认知程度,评估病人对饮食控制要求的了解,观察病人对疾病的心理活动特点和情绪反应,评估病人的教育背景、家庭对病人病情的了解及关心、支持程度等。

(二)护理诊断/问题

1.关节疼痛 与尿酸盐结晶沉积在关节引起炎症反应有关。

2.躯体活动障碍 与关节受累、关节畸形有关。

3.知识缺乏 缺乏与痛风有关的饮食、运动等知识。

(三)护理目标

病人关节疼痛减轻;病人了解饮食、运动、用药等与疾病的关系。

(四)护理措施

1.休息与体位 急性期应卧床休息,抬高患肢,避免负重,减少患部受压,疼痛缓解后逐步恢复活动。

2.心理护理 了解病人的生活习惯和心理反应,护士应向其宣教痛风的有关知识,讲解饮食、生活习惯与疾病的关系,给予精神上的安慰和鼓励。

3.饮食护理 限制热量摄入,多饮水。饮食宜清淡、易消化,多进食碱性食物,如牛奶、鸡蛋、马铃薯、蔬菜、柑橘类水果等。避免进食高嘌呤食物,如动物内脏、鱼虾类、海鲜类、肉类、豆类及豆制品、菠菜、蘑菇、浓茶等。忌食辛辣和刺激性食物。严禁饮酒。

4.病情观察

(1)病人受累关节有无红、肿、热、痛和功能障碍。

(2)关节疼痛的部位、性质、间隔时间和疼痛时间。

(3)病人的体温变化。

(4)有无痛风石的体征,了解痛风石的部位及有无症状。

(5)有无诱发因素,如过度疲劳、寒冷、潮湿、紧张、饮酒、饱餐及饮食结构改变等。

(6)监测血、尿尿酸变化。

5.用药护理 指导病人正确用药,观察药物疗效,及时处理不良反应。

(1)秋水仙碱控制炎症、疼痛有特效,口服常有胃肠道反应,还可引起白细胞减少、血小板减少等骨髓抑制表现。若静脉使用可引起肝损害、骨髓抑制、DIC、脱发、肾衰竭、癫痫样发作甚至死亡。静脉注射时避免药液外漏,以免引起剧烈疼痛和组织坏死。

(2)丙磺舒、苯溴马隆等可有皮疹、发热、胃肠道刺激等不良反应。别嘌醇除上述不良反应外,还可引起骨髓抑制、肝损害。

(3)使用糖皮质激素,应观察其疗效,密切注意停药后有无症状的"反跳"。

6.局部护理 为减轻疼痛,手、腕或肘关节受累时可用夹板固定制动,也可给予局部硫酸镁湿敷或金黄散外用,消除关节的肿胀和疼痛。痛风结石严重时,可导致局部皮肤破溃,要注意局部清洁,避免局部感染。

(五)健康教育

(1)饮食指导 教会病人掌握饮食类别,讲解饮食和疾病的关系。

(2)疾病知识宣教 包括疾病的诱发因素、症状、用药的注意事项。

(3)指导适度运动、注意保护关节 运动时若感觉关节疼痛应停止运动;关节负重不宜过重且注意不要长时间持续进行重体力工作;经常改变体位,保持受累关节舒适;急性期卧床休息,局部症状明显时制动,并保持功能位。

(4)自我病情观察 注意检查痛风石好发部位,定期检查血尿酸,门诊随访。

(六)护理评价

病人症状有无明显改善,是否了解疾病知识及相关发病诱因。

本节小结

痛风是慢性嘌呤代谢障碍所致的代谢性疾病,有明显的异质性。临床表现为反复发作的急性关节炎、痛风石、慢性关节炎、关节畸形、慢性间质性肾炎和尿酸性尿路结石,临床上分为原发性和继发性两大类。治疗、护理主要是减轻疼痛、控制高尿酸血症,提高病人生活质量。

本节关键词:痛风;高尿酸血症;关节疼痛

课后思考

1.病人主诉关节剧痛,且伴有关节红肿热痛、功能障碍,值班护士应如何处理?
2.针对病人的病情应如何做好疾病健康指导?

(吴 丹)

第七节 骨质疏松症病人的护理

案例 7-8

　　武某,女,59岁,腰背部疼痛5年,在劳累活动后加重,不伴有四肢小关节疼痛,无关节强直。近1年腰背部疼痛加重,并出现左侧大腿及胸背部疼痛,同时伴有活动能力下降,不能负重。既往身体健康。查体:无阳性体征。实验室检查:FSH、LH、E2符合绝经期妇女激素水平。腰椎 MRI 提示:腰椎退行性病变,骨质疏松,T_{11}～$L_{1\sim2}$椎体压缩性骨折,腰椎后突畸形,$L_{1\sim5}$段椎管狭窄。

　　初步诊断:骨质疏松症,T_{11}～$L_{1\sim2}$椎体压缩性骨折。

问题:

1.该病人的临床表现有何特点?
2.该病人骨质疏松的诊断依据是什么? 为什么会发生骨质疏松症?
3.该病人的主要护理诊断/问题是什么?

本节学习目标

　　1.掌握骨质疏松症的临床表现、主要护理诊断/问题及护理措施。
　　2.熟悉骨质疏松症的治疗原则。
　　3.了解骨质疏松症的病因及危险因素。
　　4.理解疾病健康指导的重要性。

　　骨质疏松症(osteoporosis,OP)在各年龄均可发生,常见于老年人,特别是绝经期的女性。OP 是一种临床综合征,其发病率为所有代谢性骨病之最。

一、疾病概要

　　骨质疏松症是一种以骨量(bone mass)降低和骨组织微结构破坏为特征,导致骨脆性增加和易于骨折的代谢性骨病。按病因分为原发性和继发性两类。继发性 OP 常由内分泌代谢疾病或全身性疾病引起。原发性 OP 分为两个亚型：Ⅰ型即绝经后骨质疏松症（postmenopausal osteoporosis，PMOP）；Ⅱ型即老年性骨质疏松症。

(一)病因及危险因素

正常成熟骨的代谢主要以骨重建形式进行。在激素、细胞因子和其他调节因子的调节作用下，骨组织不断吸收旧骨，形成新骨。骨吸收过多或形成不足引起平衡失调的最终结果会导致骨量的减少和骨微细结构的变化，就会形成骨质疏松。凡可使骨吸收增加（或）骨形成减少的因素都会导致骨丢失和骨质量下降，脆性增加，直至骨折。

1.骨吸收因素

(1)性激素缺乏　雌激素缺乏使破骨细胞功能增强，骨丢失加速，这是 PMOP 的主要病因。

(2)活性维生素 D 缺乏和甲状旁腺素(PTH)增高　由于高龄和肾功能减退等原因致肠钙吸收和 $1,25(OH)_2D_3$ 生成减少，PTH 呈代偿性分泌增多，导致骨转换率加速和骨丢失。

(3)细胞因子表达紊乱　骨组织的 IL-1、IL-6 和肿瘤坏死因子(TNF)增高，而护骨素减少，导致破骨细胞活性增强和骨吸收。

2.骨形成因素

(1)峰值骨量降低　青春发育期是人体骨量增加最快的时期，约在 30 岁达到峰值骨量(PBM)。性成熟障碍致 PBM 降低，成年后发生 OP 的可能性增加，发病年龄提前。PBM 后，OP 的发生主要取决于骨丢失的量和速度。钙是骨质中最基本的矿物质成分，当钙摄入不足时，也可造成峰值骨量下降。

(2)骨重建功能衰退　成骨细胞的功能与活性缺陷导致骨形成不足和骨丢失，可能是老年性 OP 的重要发病原因。

3.骨质量下降　主要与遗传因素有关，骨质量下降导致骨脆性增加和骨折风险增高。

4.不良生活方式和生活环境　体力活动过少、长期卧床、光照减少、吸烟、酗酒、钙和维生素 D 摄入不足等均为骨质疏松症的易发因素。

(二)临床表现

1.骨痛和肌无力　轻者无症状，较重病人常诉背部疼痛或全身骨痛、乏力。乏力常于劳累或活动后加重。骨痛通常为弥漫性，无固定部位。负重能力下降或不能负重。

2.骨折　常因轻微活动、创伤、弯腰、负重、挤压或摔倒后发生骨折。多发部位为脊柱、髋部和前臂。脊柱压缩性骨折多见于 PMOP 病人，其突出表现为身材变矮，有时出现突发性腰痛，卧床而取被动体位。髋部骨折多在股骨颈部，以老年性 OP 病人多见。第一次骨折后，病人发生再次或反复骨折的几率明显增加。

3.并发症　驼背和胸廓畸形者常伴胸闷、气短、呼吸困难，甚至发绀等表现。髋部骨折者常因感染、心血管病或慢性衰竭而死亡。长期卧床加重骨丢失，使骨折极难愈合。

4.实验室检查及其他检查

(1)骨量的测定　骨矿含量(bone mineral content，BMC)和骨矿密度(bone mineral density，BMD)测定是判断低骨量、确定 OP 的重要检查。

（2）骨代谢生化指标 骨成形指标主要有血清骨源性碱性磷酸酶、骨钙素、1型胶原羧基前肽等。骨吸收指标包括尿钙/尿肌酐比值、吡啶啉、脱氧吡啶啉和血抗酒石酸酸性磷酸酶（TRAP）等。

（3）骨形态计量和微损伤分析 可探讨 OP 的早期形态与功能变化。

（三）诊断要点

详细的病史和体检是临床诊断的基本依据，但 OP 的确诊有赖于 X 线检查和 BMD 或 BMC 测定，并确定是低骨量（低于同性别峰值骨量的 1 个标准差以上但小于 2.5 个标准差）、OP（低于同性别峰值骨量的 2.5 个标准差以上）或严重 OP（OP 伴一处或多处自发性骨折）。OP 性骨折的诊断主要根据年龄、外伤骨折史、临床表现以及影像学检查确立。

（四）治疗原则

1.一般治疗

（1）合理膳食、改善营养状况 补给足够的蛋白质，提倡低钠、高钾、高钙和高非饱和脂肪酸饮食，戒烟酒。

（2）加强运动 加强负重锻炼，增强应变能力，减少骨折意外的发生。

（3）补充钙剂和维生素 D 无论何种 OP 均应补充钙剂，每天元素钙的总摄入量达 800～1200mg，同时补充维生素 D 400～600IU/d，应用期间要定期监测血钙、磷的变化，防止发生高钙血症和高磷血症。

2.对症治疗 疼痛者给予适量非甾体抗炎药，如阿司匹林或吲哚美辛（消炎痛）。发生骨折或遇顽固性疼痛时，可应用降钙素制剂。骨畸形者应局部固定或采用其他矫形措施防止畸形加剧。骨折者应给予牵引、固定、复位或手术治疗，同时应尽早辅以物理治疗和康复治疗。

3.特殊治疗

（1）性激素补充治疗 按病人的具体情况选择性激素的种类、用药剂量和途径。雌激素是女性绝经后骨质疏松症的首选药物，雄激素则可用于男性老年病人。

（2）抑制骨吸收药物 二磷酸盐抑制破骨细胞生成和骨吸收，主要用于骨吸收明显增加的代谢性骨病。

（3）降钙素 降钙素对骨质疏松症病人有镇痛作用，能抑制骨吸收，促进钙在骨基质中的沉着。

（4）甲状旁腺素（PTH） 小剂量 PTH 可促进骨形成，增加骨量。对老年性 OP、PMOP、雌激素缺乏的年轻妇女和糖皮质激素所致的 OP 均有治疗作用。

二、护 理

（一）护理评估

1.健康史 包括患病及治疗经过：病人患病的起始情况和时间，有无诱因，主要症状，如骨痛、乏力情况，有无骨折等，症状加重和缓解的有关因素或规律性。既往检查、治疗经过及效果。有无不良生活习惯等。

2.身体状况

(1)症状　腰背部疼痛、乏力、全身疼痛的特点、诱因,有无胸闷、气短、呼吸困难等。

(2)体征　病人的身高、体位、胸廓有无畸形,有无骨折的阳性体征,有无四肢活动障碍等。

3.心理-社会状况　评估病人对疾病的认知程度、疾病对病人心理的影响程度以及病人情绪的反应;病人家庭成员文化、教育背景以及对病人病情的了解及关心、支持程度等。

（二）护理诊断/问题

1.疼痛　与骨质疏松有关。

2.有受伤的危险　与骨质疏松导致骨骼脆性增加有关。

3.躯体活动障碍　与骨骼变化引起活动范围受限有关。

4.潜在并发症　骨折。

5.营养失调　与饮食中钙、蛋白质、维生素 D 的摄入不足有关。

（三）护理目标

病人了解疾病的知识,注意饮食结构的调整,疼痛缓解。

（四）护理措施

1.休息　可使用硬板床,疼痛严重时卧床休息。

2.饮食护理　增加含钙和维生素 D 的食物,补充足够的维生素 A、维生素 C 及铁,补给足够的蛋白质,戒烟酒,避免咖啡因的摄入。

3.心理护理　病人常因疼痛或害怕骨折,而不敢运动影响日常生活。且骨折时需限制活动,给家庭成员带来不便。护士应了解病人的心理,做好心理疏导。

4.预防跌倒　保证病人环境安全,如病房和浴室地面保持干燥,加强日常生活护理。指导病人维持良好姿势,在改变体位时动作缓慢,加强巡视,防止意外跌倒。当病人使用利尿剂或镇静剂时,更要注意因其频繁如厕以及精神恍惚所发生的意外。

5.对症护理

(1)使用骨科辅助物,如背架、紧身衣以限制脊椎的活动度,从而减轻疼痛。

(2)局部湿热敷,减轻肌肉痉挛,缓解疼痛。

(3)局部肌肉按摩,减少肌肉僵直所引起的疼痛。

6.用药护理

(1)钙剂宜空腹服用且要增加饮水量,同时服用维生素 D 时,不可和绿色蔬菜一起服用,以免形成钙赘生物而减少钙吸收。

(2)告知病人性激素必须在医师指导下服用,剂量准确,并要和钙剂、维生素 D 同时服用,效果更好。服用雌激素时定期进行妇科检查和乳腺检查,反复阴道出血应减少用量或停药。使用雄激素定期检查肝功能。

(3)服用二磷酸盐时,护士应指导病人空腹服用,服药期间不加钙剂,停药期间可给钙剂或维生素 D 制剂。

(4)服用阿伦膦酸盐时应空腹,同时饮水 200～300ml,半个小时内不进食或喝饮料,也不能平卧,以减轻对食道的刺激。如出现吞咽困难、吞咽痛、胸骨后疼痛,警惕发生食道炎、食管溃疡和食管糜烂,应立即停药。同时嘱病人不要咀嚼或吮吸药片,以防发生口咽部溃疡。

(5)服用降钙剂应注意观察不良反应,如食欲减退、恶心、颜面潮红等。

(6)使用止痛剂、肌肉松弛剂或抗炎药物,正确评估病人,按医嘱给药。

(五)健康教育

1.合理饮食　合理的饮食习惯可以在一定程度上降低骨量丢失的速度和程度,延缓和减轻骨质疏松的发生及其病情,多食含钙食物和维生素,改善营养状况。

2.适当运动　多进行户外运动,加强负重运动,运动的重点应放在提高耐受力和平衡能力上,降低摔倒和骨折风险。避免剧烈、有危险的运动,运动要循序渐进,持之以恒。

3.用药指导　按时服用各种药物,学会自我监测药物的不良反应。应用激素治疗的病人应定期检查,以早期发现可能出现的不良反应。

4.预防跌倒　加强预防跌倒的宣传教育和保护措施,如家庭、公共场所防滑、防绊、防碰撞措施。

5.成年后的预防　主要包括降低骨丢失速率与预防骨折的发生,妇女围绝经期和绝经后 5 年内是治疗 PMOP 的关键时段。

(六)护理评价

病人是否了解疾病的相关知识、合理饮食,是否学会自我监测用药不良反应,疼痛是否减轻。

本节小结

骨质疏松症是一种以骨量降低和骨组织微结构破坏为特征,导致骨脆性增加和易于骨折的代谢性骨病。临床表现主要为骨痛和肌无力、负重能力下降或不能负重、骨折。诊断有助于 X 线检查、骨矿含量和骨矿密度测定。骨质疏松症主要是补钙、性激素治疗、加强运动、纠正不良生活习惯和对症治疗;骨折治疗原则为复位、固定、功能锻炼和抗骨质疏松治疗。

本节关键词:骨质疏松;代谢性骨病;骨折

课后思考

1.该病人如果发生摔倒,导致股骨颈骨折,护士该如何处理?

2.该病人住院期间,护士如何做好健康指导?

(吴　丹)

第八节　代谢疾病和营养疾病常用诊疗技术及护理

本节学习目标

1. 掌握代谢疾病和营养疾病常用诊疗技术的主要护理措施。
2. 熟悉代谢疾病和营养疾病常用诊疗技术的适应证、禁忌证。
3. 了解代谢疾病和营养疾病常用诊疗技术的目的、方法。
4. 体现护士的爱伤精神和人文关怀，尊重病人的身心需求。

一、葡萄糖耐量试验

（一）概念

正常人服用一定量葡萄糖后，血糖先升高，但经过一定时间后，人体即将葡萄糖合成糖原加以贮存，血糖即恢复到空腹水平。如果口服一定量葡萄糖后，间隔一定时间测定血糖及尿糖，观察给糖前后血糖浓度的变化，借以推知胰岛素分泌情况，这个测定即称为口服葡萄糖耐量试验（oral glucose tolerance test，OGTT）。它是葡萄糖耐量试验（glucose tolerance test，GTT）最常用的一种。

（二）目的

了解胰岛 β 细胞的功能；诊断糖尿病。

（三）适应证

1. 疑似糖尿病而根据空腹及餐后血糖不能确诊者。
2. 妊娠妇女有糖尿病倾向者。
3. 有低血糖症状者。

（四）禁忌证

1. 重症糖尿病，空腹血糖＞8.4mmol/L，酮体阳性者。
2. 呕吐、腹泻。
3. 严重感染性疾病。

（五）方法

1. 试验前 3 天，每天碳水化合物进量不少于 250g。

2.试验前1天晚餐后禁食(禁食时间10～16小时),试验日清晨排空膀胱留尿查尿糖,抽血查血糖。

3.抽空腹血后,立即口服葡萄糖75g(或82.5g含结晶水的葡萄糖粉)溶解在250ml水中,5分钟喝完(或1.75g/kg,总量不超过75g),从喝第一口糖水开始计时,在第30、60、120、180分钟分别抽血查血糖,并同时留尿查尿糖。

(六)护理

1.试验前护理

(1)病人准备 向病人介绍口服葡萄糖试验的目的和必要性、大致过程、可能出现的不适和并发症;嘱咐病人停用对糖代谢有影响的药物,如糖皮质类激素、利尿剂、β受体阻滞剂及口服避孕药等,一般应停用3天。糖尿病病人要事先停用3天的口服降糖药和前一天的长效胰岛素。试验前和试验过程中应卧床休息,可以少量饮水,但不可喝茶或咖啡,不能吸烟,并应避免剧烈体力活动。

(2)物品准备 葡萄糖粉75g、温开水300ml、无菌生理盐水(封管用)、一次性5ml空针4支、取血试管5个(标注取血时间0、30、60、120、180分钟)、一次性尿管5根(注明留尿时间及次序)、一次性留置针、一次性采血针5个。

2.试验中护理

(1)准时抽血留尿 取血空针及试管要干燥,采血时应查看管上注明的时间是否吻合,采血后应把血标本放于4℃冰箱内冷藏,待收集好5次血标本后,裹好化验单一齐送检或取血后立即送检。

(2)试验中观察 部分病人在喝糖水后有些恶心、呕吐等不适,事先准备榨菜等避免恶心反应;部分有头晕、心慌、返酸等,向病人说明这些均为暂时反应,不会造成伤害;如病人出现面色苍白、多汗、恶心及晕厥等低血糖反应,停止试验,立即进食。如以上症状在服糖后3～4小时出现,可能为反应性低血糖,立刻采血查血糖,并让其进食,密切观察。

(3)心理护理 注意观察病人是否对静脉采血有恐惧的心理,采血时可通过语言安慰和鼓励,病人家属的配合转移病人的注意力,减轻和消除其恐惧。

3.试验后护理 试验完毕,告之病人可进少许食物,问病人是否有其他需要。

二、微量血糖测定

(一)概念

微量血糖测定是血糖监测的方法之一,多应用微量血糖仪采集指端微量毛细血管全血检测来完成。

(二)目的

了解饮食控制、运动治疗和药物治疗的效果,为药物治疗方案的调整提供依据;发现低血糖,防止不良事件的发生。

（三）禁忌证

有严重贫血、水肿、心衰、休克、严重脱水病人。血细胞计数过低（＜30％）或过高（＞55％），以上情况测定结果不准确。

（四）方法及护理

1.用物准备　微量血糖仪1台，采血笔1支，采血针，血糖试纸，棉棒，75％酒精。

2.被测者准备　核对姓名，向被测者讲明微量血糖测量的目的、方法，取得被测者配合。

3.检查用物　检查血糖仪电池电量是否充足，功能是否正常，试纸是否过期，试纸代码是否与血糖仪相符。

4.调整血糖仪　采血针安装在采血笔内，根据皮肤厚薄程度调好采血针的深度（2mm～3mm）。

5.选择采血部位　常规为指尖两侧，因其血管丰富而神经末梢分布较少，不仅不痛而且出血充分。

6.清洁消毒采血部位　用温水、流水和皂液洗手，下垂手臂甩动，使手指血管充盈。用75％的酒精消毒指腹，待干。

7.备好血糖仪及试纸　打开血糖仪开关，用吸血的血糖仪时，取一条试纸插入机内；用滴血的血糖仪时，取一条试纸拿在手上；手指不可触及试纸测试区，取出试纸后随手将盖筒盖紧。

8.针刺　用拇指顶紧要采血的指间关节，采血笔紧挨指腹，注意采血笔要与皮肤垂直，按动弹簧开关，针刺指尖一侧皮肤。

9.采血　采血笔刺破手指后，应从指根向指端（采血点）方向挤血，不要过分挤压，以免组织液挤出与血标本相混而导致血糖测试值偏低。使血滴饱满，自然滴下，弃去第1滴血，使用第2滴血进行测试。用吸血的血糖仪，则将血吸到试纸专用区域后等待结果。用滴血的血糖仪，则将一滴饱满的血滴抹到试纸测试区域后将试纸插入机内等待结果。不要追加滴血，否则会导致测试结果不准确。

10.止血　用棉棒按压手指10秒钟至不出血为止。

11.记录　监测值出现后记录，关机。

12.用物的维护

（1）清洁消毒用物　消毒采血笔针孔处，病人自行检测血糖时也应消毒采血笔针孔处。滴血处用软布沾少量清水擦拭，禁用清洁剂或消毒剂清洗，以防损坏仪器使测量不准确。

（2）试纸条　将试纸条筒保存在干燥阴凉的地方，10～40℃下放置。不要放置在卫生间或厨房、冰箱保存。打开一筒新试纸尽量在3个月内用完。不要把试纸条放入旧的试纸筒内。

（3）仪器校正　以下情况需要校正血糖仪：①第一次使用新购的血糖仪时。②每次使用新的一瓶试纸条时。③怀疑血糖仪和试纸条出现问题时。④测试结果未能反映出病人感觉的身体状况时，例如：感觉到有低血糖症状，而测得的血糖结果却偏高。⑤血糖仪摔跌后。校准后可以到医院与抽血检查结果对比判断其是否准确。

（4）仪器保养　血糖仪轻拿轻放，要放置在干燥清洁处，正常室温下存放即可，避免将仪器存放在电磁场（如移动电话、微波炉等）附近，避免摔打、沾水。血糖仪允许工作的温度是10～40℃，湿度是20％～80％，太冷、太热、过湿均会影响其准确性。要定期清洁。

三、持续皮下胰岛素泵治疗技术

（一）概念

胰岛素泵输入称持续皮下胰岛素输注（CSII），为模拟人体生理胰岛素分泌的一种胰岛素运载系统。胰岛素泵由泵主机、小注射器（胰岛素储药器）和与之相连的输液管组成。小注射器最多可以容纳3ml的胰岛素，注射器装入泵中后，将相连的输液管前端的引导针用注针器扎入病人的皮下（常规为腹壁），再由电池驱动胰岛素泵的螺旋马达推动小注射器的活塞，将胰岛素输注到体内。胰岛素泵体积小，使用时将导管针头埋入腹部皮下，携带方便，不影响日常生活。

（二）目的

能平稳地控制血糖，减少低血糖的发生。

（三）适应证

1. 1型糖尿病病人。
2. 妊娠期糖尿病病人或糖尿病合并妊娠者。
3. 2型糖尿病病人合并下列情况者　口服降糖药无效；急性并发症期；各种慢性并发症的初期；难以控制的高血糖、反复发生的高血糖和低血糖交替现象；存在其他应激状态，如感染、外伤及围手术期等。
4. 生活极不规律的各种不同职业的糖尿病病人。
5. 其他　内分泌疾病合并糖尿病者，如库欣综合征、肢端肥大症等。

（四）禁忌证

智力障碍者、失聪者和双目失明者。

（五）方法与护理

1. 病人准备　核对病人。置泵前护士向病人及家属全面讲解泵的性能，演示使用方法、注意事项、机器发生故障后的应急处理和需要考虑的实际生活问题。请病人提前洗澡更衣。
2. 操作者准备　操作前清洁双手。
3. 用物准备　胰岛素泵，胰岛素（核对胰岛素的有效期，提前6小时从冰箱中取出），75％酒精，棉签，无菌手套。
4. 输注部位选择　首选腹部，胰岛素吸收最快，更具有可预测性，受活动的影响较少；其次可依次选择上臂、大腿外侧、后腰、臀部等，需避开腹中线、疤痕、胰岛素注射硬结、腰带位置、妊娠纹和脐周5cm以内。妊娠中晚期的病人慎选腹部。距离前一个注射部位3～5cm。清洁选中部位,局部皮肤先使用75%酒精环形消毒,消毒面积大于敷贴黏贴范围5cm,自然干燥。

5.胰岛素泵的安装 具体细节参考所购买的胰岛素泵安装说明。

(1)装入电池。

(2)开机。

(3)设置时钟。

(4)抽取胰岛素 待药液温度达到室温后再抽到储药器中,抽取胰岛素时速度要慢,尽量避免储药器内小气泡的产生,并要排尽直径1mm以上的气泡,使得泵专用储药器充满。

(5)将储药器装入泵内。

(6)将储药器连接上输导管。

(7)设置基础量(通常由医生决定),设置餐前大剂量。

(8)充注输注导管,排出导管中气体,能看到一两滴胰岛素药液通过针头,以避免因气体残留于管道内造成胰岛素不能正常注入,产生高血糖。

(9)埋置针头 戴灭菌手套,左手以拇指和食指、中指捏起输注部位的皮肤,右手持输注针,垂直于皮肤快速置入皮下,用透明无菌贴膜将输注针的手柄固定于腹部皮肤。在近胰岛素泵端输注导管留10cm长度,其余导管在距离置部位5~7cm处呈"O"形盘曲,再用胶布固定于皮肤。

(10)泵的固定 将泵放于病人衣服口袋内或装进盒里系在腰带上,也可将泵随皮带置于腰间,卧床病人可放于睡衣口袋中或枕头边上,告知病人严防摔到地上。

(11)记录 在贴膜上注明埋置日期、时间。

(12)操作全部完成,检查导管接口和卡口处是否牢固,整理床铺、用物,告知病人勿使导管折叠和扭曲,有鸣叫立即和护士联系,及时处理。

6.使用中护理

(1)装置观察 经常检查泵的运行情况,注意有无输注装置滴漏、针头堵塞、导管打折、储蓄泵走空、电池量不足。严禁气泡进入储药器。定期清洁胰岛素泵,加强对泵的保护,防止泵受潮、损坏,防止静电报警。

(2)注射部位观察 每日观察穿刺部位的皮肤及药量,注意防止感染等并发症。注射部位应经常轮换,建议2~5天轮换,不宜超过7天。每次更换部位可挤出原输注部位针眼内的液体,涂上消炎药,再涂上除疤痕药。

(3)间断输注的处理 病人如需沐浴,检查核磁共振等,可由护理人员断开胰岛素泵导管衔接部,另一端向下固定好,取下的胰岛素泵需贴上床号、姓名,等病人沐浴或检查后消毒衔接部,将胰岛素泵接上,并检查基础率是否正确。检查敷贴,加敷贴固定好,无需取新导管重新更换部位注射。

(4)嘱病人严格遵守糖尿病膳食制度。

(5)血糖监测 严密监测每日空腹、三餐前后、睡前和凌晨时血糖。为医生调整胰岛素用量提供依据。

(6)心理护理 护理人员应与病人及家属及时交流沟通,消除顾虑。

7.更换耗材注意事项

(1)安装前要检测血糖。此时检测血糖是为了确定在重新装药和更换注射部位后是否应该适当地调整剂量。

（2）更换结束后，通常应该再检测一次血糖，以确认胰岛素的注入是否正常。

（3）记录　更换耗材的日期、时间。

四、胰岛素笔的使用

（一）概念

胰岛素笔是一种胰岛素注射装置，大小比钢笔略大，胰岛素以笔芯的方式放在笔中，可随身携带，用时只需拔下笔帽，就可进行胰岛素注射，操作非常方便。它所使用的胰岛素是专门的笔芯式胰岛素，浓度与一般的胰岛素不同，为 U－100，即 100U/ml（一般的胰岛素浓度为 U－40，40U/ml，每支 400U）。笔芯胰岛素通常为 300U/支或 150U/支，用完之后更换笔芯继续再用。

（二）目的

能准确注射胰岛素，控制血糖。

（三）适应证

需要控制高血糖的糖尿病病人。

（四）禁忌证

1. 低血糖发作。
2. 对胰岛素过敏者。

（五）方法与护理

1. 操作者准备　操作前清洁双手。

2. 用物准备　胰岛素笔、笔芯、酒精瓶、消毒棉签、注射针头、急救药品、5ml 注射器 1 支；胰岛素笔盒上贴标签，注明床号、姓名、胰岛素开启日期。

3. 安装笔芯　仔细检查笔芯的类型、剂量、失效期，有无裂缝，如有破损及时更换。将笔芯按要求装入笔芯架，再将机械装置与笔芯架拧紧。

4. 混匀（混悬型胰岛素需要此步骤）　注射前一定要将笔芯上下颠倒 10～15 次，使液体呈均匀的白色混悬液。

5. 安装针头　用 75% 酒精消毒笔芯上的橡皮帽。取出针头，打开包装，顺时针旋紧针头，摘去外帽，勿将其丢弃。

6. 排气　将显示零单位的剂量选择环调至 2 单位，将胰岛素笔针尖向上直立，手指轻弹笔芯架数次，使空气聚集在上部后，推动注射键，直至液体出现在针头即表示空气排尽，否则须重复进行此操作。

7. 调节剂量　将剂量选择环调到 0 单位，慢调至所需注射单位数。

8. 部位选择　根据病人的具体情况选择部位，用酒精棉签消毒皮肤。正确的消毒方法为用酒精棉球以注射点为中心,由中间向周围环形消毒皮肤,直径约 5cm,待干。

9.注射　如果使用 5mm 超细超短型针头注射,无需捏起皮肤,可以直接垂直进针。使用其他长度的针头,应捏起皮肤,将针头以 90°或 45°角度快速地插入皮下层进行注射(进针长度占针头长度的 1/2～2/3)。正确的捏起皮肤的方法是用大拇指、食指或中指捏起表皮和皮下层组织,不包括肌肉层。进针后,缓慢地推动注射按键直至剂量选择钮恢复到 0 位,压住胰岛素笔注射按钮,停留 10 秒以上再拔出针头(如注射胰岛素超过 10U,可采用注射完药液后停留 5 秒,退出一半针头后再停留 5 秒的方法,这样能够减少因注射剂量的增多而造成的漏液现象),拔针后按压针孔。

10.分离针头　将针头外套重新套上针头,再旋转分离针头,连同保护套一起将针头弃于利器盒内(这样可减少针刺伤)。

11.记录　注射时间、剂量、部位。注射后不要剧烈运动,30 分钟后准时进餐。

12.用物的维护和注射部位的保养

(1)胰岛素保存　胰岛素在没开封的情况下,最好的储藏方式是 2～8℃冰箱冷藏,不能冷冻。对已启用的胰岛素笔芯在低于 25℃的室温下可保存 4 周。胰岛素笔也不能暴露于阳光下,外出时随身携带,不能放在行李箱内,更不能托运。在进行胰岛素注射前应先将胰岛素从冰箱中取出,在室温中放置一段时间(20～30 分钟),使其温度接近室温,避免因温度过低而造成的注射疼痛。

(2)胰岛素笔专人专用。

(3)注射部位保养　胰岛素常用的注射部位按胰岛素吸收的速度由快到慢分别有:腹部(距离肚脐 5cm 外)、上臂外侧、大腿中段外侧、臀部。不要在同一部位同一点上注射次数过多,长期在同一部位注射胰岛素,会使局部皮肤吸收胰岛素的能力下降,并且易造成皮下结节、皮下组织萎缩。为了有效平稳地控制好血糖,可一段时间内进行单一部位轮替注射,即在一段时间内在同一部位排序进行多次注射,此时两次注射间距应大于 2.5cm。避免在有瘢痕或硬结的部位注射,避免影响胰岛素的吸收。同时应保持注射部位清洁、干燥。

(项　茹)

第八章
风湿性疾病病人的护理

第一节 概　述

本节学习目标

1. 掌握风湿性疾病的定义及有关概念。
2. 熟悉风湿性疾病的共同临床特点。

风湿性疾病(rheumatic diseases,简称风湿病)是泛指影响骨、关节及其周围软组织,如肌肉、滑囊、肌腱、筋膜、神经等,以内科治疗为主的一组疾病。其主要临床表现是关节疼痛、肿胀、活动障碍,部分病人发生脏器功能损害,呈发作与缓解交替出现的慢性病程。风湿病病因复杂,主要与感染、免疫、代谢、内分泌、环境、遗传、肿瘤等因素有关。

近年来,由于人口呈现老龄化,风湿病的患病率有逐年上升的趋势。据统计,在我国 16 岁以上的人群中各类风湿性疾病的患病率分别是:类风湿关节炎(RA)为 0.32%～0.36%,原发性干燥综合征约为 0.3%,强直性脊柱炎约为 0.25%,系统性红斑狼疮(SLE)约为 0.07%,痛风性关节炎也日渐增多,骨性关节炎在 50 岁以上者达 50%。美国用于风湿病诊治的开支占其国民生产总值的 1%。有关研究推测,风湿病很有可能成为除心脑血管疾病、肿瘤外危害人类健康的第三大类疾病。护士熟悉常见风湿病的病因、防治和预后,掌握保护骨、关节功能的方法,对减轻病人痛苦、降低受损关节畸形的发生和功能丧失,恢复病人的关节活动功能起着重要作用。

（一）分类

风湿病的分类一是界定了这组疾病的概念和范畴,二是反映出对这组疾病在认识上的进展。由于许多新的疾病不断被认识,风湿病的概念范畴也不断有新的改变和调整。目前,根据其发病机制、病理及临床特点分为以下几类。

1. 弥漫性结缔组织病　如 RA、SLE、多发性肌炎和皮肌炎、原发性干燥综合征、系统性硬化病和血管炎等。

2. 脊柱关节病　如强直性脊柱炎、银屑病关节炎、炎症性肠病关节炎和雷特(Reiter)综合征等。

3.退行性关节病　包括原发性和继发性,如骨性关节炎。

4.伴有风湿性疾病的代谢或内分泌疾病　如痛风、假性痛风等。

5.与感染有关的关节炎　如反应性关节炎、风湿热、腱鞘炎及滑囊炎等。

6.其他　如纤维肌痛、周期性风湿、骨质疏松症、腱鞘囊肿、滑膜肉瘤等。

(二)临床特点

常见的风湿病有 SLE、RA、特发性炎症性肌病等。风湿病的临床特点如下。

1.呈发作与缓解相交替的慢性病程　如 SLE、RA、痛风等都是病程长、反复发作,从而造成严重损害。

2.同一疾病其临床表现的个体差异很大　以 SLE 为例,有的病人无皮肤损害,却有明显狼疮性肾炎的表现,甚至发生肾衰竭;有的病人以皮肤损害为主,出现典型的蝶形红斑。

3.免疫学异常或生化改变　如 SLE 可有抗双链 DNA 抗体阳性;RA 多有类风湿因子(rheumatoid factor,RF)阳性;痛风有血尿酸增高等。

4.治疗效果的个体差异较大　不同病人对抗风湿药的耐受性、疗效及不良反应等都可有较大差异。

(三)护理评估

1.健康史　风湿病多为慢性病程,病情反复发作。应详细询问病人发病的时间,有无明显的诱因,起病缓急,主要症状及其特点。如对关节疼痛者应询问关节疼痛的初发时间、起病特点、性质及程度,疼痛的持续时间及演变,有无诱发因素,疼痛的部位与活动的关系,是否伴随其他全身症状;既往就医情况,做过何种检查,结果如何;是否经过正规治疗,效果如何;目前服用的药物,包括药物种类、剂量、用法,有无不良反应等;是否使用特殊的药物,如普鲁卡因胺、异烟肼、氯丙嗪、甲基多巴等,这些药物与 SLE 的发生关系密切;目前主要的不适及病情变化,一般情况如体重、营养状况、食欲、睡眠及大小便有无异常等;有无关节疼痛、吞咽困难,是否呈进行性加重。询问病人的出生地以及年龄、职业、工作环境等,这些因素与本类疾病的发生有密切关系,如长期生活工作在寒冷、阴暗、潮湿环境中者,类风湿关节炎的患病率较高。询问病人亲属中是否患有类似疾病。

2.身体评估

(1)全身状况　精神状态、营养状况,有无消瘦、发热等。

(2)皮肤和黏膜　有无皮下结节、雷诺现象和口腔黏膜溃疡等;皮肤有无红斑、皮疹或破损,其颜色、面积大小、形状及分布情况。

(3)肌肉、关节及脊柱　注意关节有无红、肿、热、压痛、活动受限、畸形,肌力检查及有无肌萎缩等。

(4)其他　有无发音困难、眼部疾患,心率和心律是否正常,肝脾是否肿大等。

3.实验室及其他检查

(1)自身抗体检测　自身抗体检测对风湿病的诊断和鉴别诊断,尤其是结缔组织病的早期诊断至关重要。目前常做的有关风湿病的自身抗体检测项目有:

1)RF:其阳性主要见于 RA,但亦可出现于其他多种结缔组织病(如 SLE、系统性硬化病、原发性干燥综合征等)、急性病毒感染(如流行性感冒、肝炎、单核细胞增多症等)、寄生虫感染(如疟疾、血吸虫病等)、慢性感染(如结核病、感染性心内膜炎等),甚至某些肿瘤及正常人。因此 RF 特异性较差,对 RA 的诊断有局限性,但其滴度与 RA 的活动性和严重性呈正相关。

2)抗核抗体(ANA)谱:ANA 在 SLE 病人中阳性率约为 95%,在混合性结缔组织病中阳性率为 99%;抗核糖蛋白(RNP)抗体在结缔组织病中阳性率为 100%;抗双链 DNA 抗体及抗 Sm 抗体对 SLE 病人有高度的特异性。

3)抗磷脂抗体:可出现在 SLE 等多种免疫性疾病中。

4)抗中性粒细胞胞浆抗体(AN-CA)测定:对血管炎的诊断极有帮助。

(2)关节液检查　对区分关节炎的性质有重要参考价值。其理化性质及细菌培养对于鉴别炎症性、非炎症性及化脓性关节炎有一定意义。在滑液中培养出病原菌对化脓性关节炎有确诊意义,查到尿酸盐结晶为痛风,查到焦磷酸钙结晶为假性痛风。

(3)影像学检查　X 线平片、磁共振显像(MRI)、电子计算机体层显像(CT)及血管造影等检查,有助于各种关节炎的诊断、鉴别诊断、疾病严重性分析及药物疗效的判断等。

(4)组织活检　如皮肤狼疮带试验、结节活检、肾活检、肌肉活检等所见病理改变,不仅对诊断有决定性意义,同时具有指导治疗的作用。

4.心理-社会状况　评估病人日常生活、工作是否因患病受到影响。如 SLE 常因疾病反复发作,长期不愈,并有关节疼痛、活动受限或脏器功能受损,使其正常的生活、工作或学习等受到影响;病人对疾病的性质、过程、预后及防治知识的了解程度;病人的心理状态,如有无易激动、敏感、多疑、性格幼稚化、自我为中心、焦虑、偏执和悲观、抑郁等心理反应及其程度;亲属对病人所患疾病的认识和态度,对病人的关心和支持程度,病人家庭及经济状况、文化、教育背景,病人单位所能提供的支持,出院后的继续就医条件,以及社区所能提供的医疗服务等。

本节小结

风湿性疾病是泛指影响骨、关节及其周围软组织,如肌肉、滑囊、肌腱、筋膜、神经等,以内科治疗为主的一组疾病。风湿性疾病的共同临床特点:发作与缓解交替出现的慢性病程;同一疾病其临床表现、治疗效果个体差异很大;均有免疫学异常或生化改变。

本节关键词:风湿性疾病

课后思考

1.何谓风湿性疾病?

2.风湿性疾病有哪些共同的临床特点?

(毛丽英)

第二节　风湿性疾病病人常见症状体征的护理

本节学习目标

1. 掌握风湿性疾病病人常见的症状、体征和护理要点。
2. 体现护士的爱伤观念和人文关爱，尊重病人的身心需求。

一、关节疼痛与肿胀

疼痛常是关节受累的首发症状，也是风湿病病人就诊的主要原因。不同疾病关节疼痛的部位和性质有所区别。RA多影响腕、掌指、近端指间关节等小关节，呈多个对称分布，持续性疼痛；风湿热关节痛多为游走性；痛风多累及单侧第一跖趾关节，疼痛剧烈；强直性脊柱炎以髋、膝、踝关节受累最为常见，多为不对称性，呈持续性疼痛。疼痛的关节均可有肿胀和压痛，多由关节腔积液或滑膜肥厚所致，是滑膜炎或周围组织炎的体征。

（一）护理评估

1. 病史　询问关节疼痛与肿胀时应注意：①疼痛的起始时间、起病特点，是青少年发病还是成年发病，是缓慢发生还是急骤发作，是游走性疼痛还是固定性疼痛。②疼痛呈发作性还是持续性，是否可逆。③疼痛的严重程度，疼痛与活动的关系。④疼痛的部位是大关节还是小关节，是单关节还是多关节或中轴脊柱受累。⑤疼痛是否影响关节的附属结构（如肌腱、韧带、滑囊等）。⑥有无关节畸形和功能障碍。⑦有无晨僵以及晨僵持续时间，如何缓解等。⑧是否伴随其他症状，如长期低热、乏力、食欲不振、皮肤日光过敏、皮疹、蛋白尿、少尿、血尿、心血管或呼吸系统症状、口眼干燥等。评估疼痛对病人的影响，病人对控制疼痛的期望和信心，既往采取减轻疼痛的方法及效果，病人有无焦虑、抑郁、失望及其程度。

2. 身体评估　病人的生命体征，营养状况，关节肿胀程度，受累关节有无压痛、触痛，局部发热及活动受限情况。

3. 实验室及其他检查　了解自身抗体测定结果、滑液检查及关节X线检查结果，以明确导致关节疼痛的原因。

（二）常见护理诊断

1. 疼痛　与炎性反应有关。
2. 焦虑　与疼痛反复发作、病情迁延不愈有关。

（三）护理目标

病人学会应用减轻疼痛的技术和方法；病人关节疼痛减轻或消失；病人焦虑程度减轻，

生理和心理上舒适感有所增加。

（四）护理措施

1.休息与体位　在炎症的急性期，关节肿胀伴体温升高时应卧床休息。帮助病人采取舒适的体位，尽量保持关节功能位，必要时给予石膏托、小夹板固定。避免疼痛部位受压，可用支架支起床上盖被。协助完成进食、排便、洗漱、翻身等日常生活。

2.减轻疼痛　遵医嘱使用非甾体类抗炎药，如布洛芬、萘普生、阿司匹林、吲哚美辛等，并告诉病人按医嘱服药的重要性和有关药物的不良反应；指导病人使用非药物性止痛措施，如松弛术、皮肤刺激疗法（冷、热敷、加压、震动等）、分散注意力等。

3.心理支持　鼓励病人说出自身感受，评估焦虑的程度。护理人员应与病人建立良好的护患关系，在协助病人认识自身焦虑的同时，说明焦虑对身体状况可能产生的不良影响，强调出现焦虑感时应注意调整心态，积极应对，教会病人及家属使用减轻焦虑的措施，如听音乐、香味疗法、放松训练、指导式想象、按摩等。与病人一起制定护理计划，让病人明确目标，积极配合治疗。劝导病人亲属多给予关心、理解，使病人得到良好的心理支持。对于脏器功能受损、悲观失望、对生活失去信心者，向病人介绍治疗成功的病例及治疗进展，鼓励病人树立起战胜疾病的信心。观察病人的精神状态是否正常，发现情绪不稳定、精神障碍或意识不清者，应加强护理，做好安全防护和急救准备，防止发生自伤和外伤等意外。

（五）护理评价

病人能否正确运用减轻疼痛的技术和方法，主动配合休息、药物等治疗。病人是否主诉疼痛减轻或消失。病人能否认识到焦虑所引起的不良影响，是否能够运用适当的应对技术，使焦虑程度减轻，是否主诉舒适感有所增加。

二、关节僵硬与活动受限

僵硬是指病人晨起以前，或病人晨起后没有活动，当开始活动时出现的一种关节局部不适、不灵便感，又称为晨僵。轻度的关节僵硬在活动后可减轻或消失，重者需1小时至数小时才能缓解。晨僵以RA最为典型，可持续数小时，其他病因所致的关节炎则持续时间较短，如SLE、淀粉样变等。有时晨僵是关节炎症的前驱症状，非炎症性关节病的晨僵持续时间较短，少于1小时，且程度较轻。其他如退行性变、损伤性关节炎的僵硬感在白天休息后明显。早期关节活动受限主要由肿胀、疼痛引起，晚期则主要由于关节骨质破坏、纤维骨质粘连和关节半脱位引起，此时关节活动严重障碍，最终导致功能丧失。

（一）护理评估

1.健康史　评估关节僵硬与活动受限发生的时间、部位、持续时间、缓解方式；关节僵硬与活动的关系，活动受限是突然性的；还是渐进性的，僵硬对病人生活的影响，既往减轻僵硬的措施是否有效。评估病人生活自理的能力、进行活动的能力和安全性；病人及家属对功能障碍及引起并发症知识的了解程度，对不能活动或活动受限所产生的心理反应，是否有紧张、恐惧等。

2.身体评估　评估病人的全身情况、僵硬关节的分布、活动受限的程度,有无畸形和功能障碍;评估病人的肌力、有无肌萎缩、皮肤的完整性;评估有无血栓性静脉炎、腓肠肌痛、肢体发红、局部肿胀等。

3.实验室及其他检查　必要时做关节影像学和关节镜检查,了解关节损害程度。自身抗体测定、病变组织活检、穿刺取滑液等进行病因诊断。

（二）常用护理诊断/问题

躯体移动障碍:与关节疼痛、僵硬及关节、肌肉功能障碍等有关。

（三）护理目标

病人关节僵硬和活动受限程度减轻,生活基本能自理或参加工作。

（四）护理措施

1.生活护理　根据病人活动受限的程度,协助病人洗漱、进食、排便及个人卫生等,将经常使用的物品放在病人健侧手容易触及的地方,鼓励病人使用健侧肢体进行自我照顾,尽力帮助病人恢复生活自理能力。

2.休息与锻炼　夜间睡眠时注意对病变关节保暖,预防晨僵。关节肿痛时,限制活动。缓解期鼓励病人坚持每天定时进行被动和主动的全关节活动锻炼,并逐步从主动的全关节活动锻炼过渡到功能性的活动,以恢复关节功能,增强肌肉的力量与耐力。活动前先进行理疗(热水袋、红外线、激光、推拿、按摩等),改善局部血液循环,使肌肉松弛,减轻疼痛,有利于锻炼,活动量以病人能够耐受为限度。必要时给予帮助或提供适当的辅助工具,如拐杖、助行器、轮椅等,并告知病人个人安全的注意事项,指导病人及家属正确使用辅助性器械,既能避免病人长时间不活动而致关节僵硬,影响功能,又能使病人在活动时掌握安全措施,避免损伤。

3.心理护理　帮助病人接受活动受限的事实,强调自身仍有的活动能力。允许病人以自己的速度完成工作,并给予正面鼓励,以增进病人自我照顾的能力和信心。鼓励病人表达自己的感受,并注意疏导、理解、支持和关心。

4.病情监测及并发症预防　①观察出入量和营养状况,注意有无摄入量不足或负氮平衡。②严密观察患病肢体的情况,并做肢体按摩,防止肌肉萎缩。③卧床病人应鼓励有效咳嗽和深呼吸,以防止肺部感染。④保持肢体功能位,如用枕头、沙袋或夹板保持足背屈曲以防止足下垂。⑤协助病人定时翻身,适当使用气圈、气垫等抗压力器材,以防压疮。⑥加强保护措施,尤其病人活动初期应有人陪伴,防止受伤。⑦保证充足的液体入量、进食富含纤维素的食物,适当活动,必要时使用缓泻剂,预防便秘发生。

（五）护理评价

病人能否掌握缓解僵硬的方法,关节疼痛、僵硬程度是否减轻,能否进行适度的关节活动;卧床病人是否发生压疮等并发症;能否自行完成穿衣、洗漱、进食、如厕等日常生活活动或参加工作。

三、皮肤受损

风湿病常见的皮损有皮疹、红斑、水肿、溃疡等,多由血管炎性反应引起。SLE病人最具特征性的皮肤损害为面部蝶形红斑,口腔、鼻黏膜溃疡或糜烂。RA的表现有皮下结节,多位于肘部鹰嘴附近、枕、跟腱等关节隆突部及受压部位的皮下,结节呈对称分布,质硬无压痛,大小不一,直径数毫米至数厘米不等。类风湿性血管疾病发生在皮肤,可见到棕色皮疹,甲床有淤点或淤斑;发生在眼部可引起巩膜炎、虹膜炎和视网膜炎。皮肌炎皮损为对称性眼睑、眼眶周围等紫红色斑疹及实质性水肿。还应注意有无雷诺现象。

(一)护理评估

1.健康史　了解皮肤受损的起始时间、演变特点,有无日光过敏、口眼干燥、胸痛等。

2.身体评估　评估生命体征;有无口腔、鼻、指尖和肢体的溃疡;皮损的部位、形态、面积大小;手、足的皮肤颜色和温度。

3.实验室及其他检查　可做皮肤狼疮带试验、肾活检、病变组织活检等,以协助诊断。

(二)常用护理诊断/问题

1.皮肤完整性受损　与血管炎性反应及应用免疫抑制剂等因素有关。

2.外周血管灌注量改变　与肢端血管痉挛、血管舒缩功能调节障碍有关。

(三)护理目标

病人受损皮肤面积缩小或完全修复;病人学会自我护理皮肤的方法;病人外周血管灌注量得到改善,手指和足趾颜色正常。

(四)护理措施

1.饮食护理　给予高蛋白质、高热量、高维生素饮食,以维持正氮平衡,满足组织修复的需要。

2.皮肤护理　除常规的皮肤护理、预防压疮的措施外,应注意:①有皮疹、红斑或光敏感者,避免阳光直射,外出时穿长衣长裤,使用遮阳伞或太阳帽,戴有色眼镜。皮损处遵医嘱局部使用外用药,并保持局部的清洁。②避免服用诱发本系统疾病的药物,如普鲁卡因胺、肼屈嗪等。③避免接触刺激性物品,如染发烫发剂、定型发胶、农药等。

3.用药护理

(1)非甾体类抗炎药　具有抗炎、解热、镇痛作用,能迅速减轻炎症引起的症状。常用的有布洛芬、萘普生、阿司匹林等。主要的不良反应有消化不良、上腹痛、恶心、呕吐等,还可引起胃黏膜损伤,应在饭后服用,同时服用胃黏膜保护剂、H_2受体拮抗剂或米索前列醇等可减轻胃黏膜损伤。神经系统不良反应有头晕、头痛、精神错乱等。久用此类药物可出现肝、肾毒性、血凝异常及皮疹等,应注意观察,及早发现并处理。

(2)肾上腺糖皮质激素　有较强抗炎、抗过敏和免疫抑制作用,能迅速缓解症状。常见的不良反应有满月脸、水牛背、血压升高、血糖升高、电解质紊乱、加重或引起消化性溃疡、骨质疏松，也可诱发精神失常。在服药期间应给予低盐、高蛋白质、含钾钙丰富的食物，补充钙剂和维生素 D。定期观察血糖、尿糖变化，测量血压，以便及早发现继发性糖尿病及高血压。做好皮肤和口腔护理，注意观察病人情绪变化。强调按医嘱服药的重要性，不能自行停药或减量过快，以免引起病情"反跳"。

（3）免疫抑制剂　本类药物不良反应主要是白细胞减少，也可引起胃肠道反应、黏膜溃疡、皮疹、肝肾功能损害、脱发、出血性膀胱炎、畸胎等。应鼓励病人多饮水，观察尿液颜色的变化。育龄女性服药期间应避孕。有脱发者，鼓励病人戴假发，以增强自尊，并做好心理护理。

（4）血管扩张剂和抑制血小板聚集药物　注意观察心率、血压的变化及大便和牙龈有无出血现象。

4.避免引起血管收缩的因素　指导病人外出时注意保暖，戴帽子、口罩，穿保暖袜子等，天气寒冷时尽量减少户外活动或工作；平时注意肢体保暖，勿用冷水洗手洗脚；避免吸烟、饮咖啡，以免引起交感神经兴奋，加重病变血管痉挛，导致组织缺血、缺氧；保持良好的心态，避免情绪激动。

5.病情观察　观察雷诺现象发生的频率、持续时间及诱发因素。肢体末梢有无发冷、感觉异常，皮肤有无苍白、发绀等。

（五）护理评价

病人能否说出皮肤防护及避免血管收缩的方法，皮肤受损面积是否缩小并逐渐愈合；是否出现新的皮肤损伤；末梢血液循环是否良好，手指和足趾颜色是否正常，雷诺现象发作频率是否降低。

本节小结

风湿性疾病病人常见的症状和体征有关节肿痛、僵硬与活动受限、皮肤受损。风湿性疾病病人的护理要点有减轻疼痛、病情观察、用药护理、安全防护、合理饮食、生活协助、皮肤护理、心理支持及保护骨关节功能等。

本节关键词：关节肿痛；僵硬；皮肤受损；心理支持

课后思考

1.何谓晨僵？

2.风湿性疾病病人常见的症状和体征有哪些？针对至少 2 种症状、体征提出护理诊断。

（毛丽英）

第三节 类风湿关节炎病人的护理

案例 8-1

陈某,女,42岁,主诉乏力、低热、食欲不振3年。2年前出现腕、掌指关节对称性肿痛,伴有功能障碍,以晨起为重,活动后症状减轻,反复发作。1周前因受凉后症状加重就诊。实验室检查:类风湿因子1640IU/ml、C反应蛋白48.20mg/L、血沉100.6mm/h,均明显升高。X线检查:双手掌指、腕关节轻度骨质疏松。

问题:

1. 该病人初步诊断是什么病?
2. 该病人的临床表现有何特点?
3. 该病人存在哪些护理诊断/问题?

本节学习目标

1. 掌握类风湿关节炎的临床表现、主要护理诊断/问题及护理措施。
2. 熟悉类风湿关节炎的病因、主要辅助检查的意义、治疗要点及健康指导。
3. 了解类风湿关节炎的发病机理。
4. 体现护士的爱伤观念和人文关爱,尊重病人的身心需求。

一、疾病概要

类风湿关节炎(rheumatoid arthritis,RA)是一种以慢性进行性关节滑膜病变为特征的全身性自身免疫性疾病。主要临床表现为进行性侵蚀性关节炎及晨僵,部分病人可出现贫血、发热、皮下结节及淋巴结肿大等关节外表现。RA是全球性疾病,我国的患病率约为0.36%,较美国白种人的患病率低。本病女性多发,男女之比为1:(2～3)。任何年龄均可发病,发病高峰在35～50岁。RA病程迁延,如不及时治疗,当炎症破坏软骨和骨质时,出现受累关节的强直、畸形和功能障碍,严重影响生活质量。因此,早期诊断、早期治疗尤为重要,规范化的治疗可使绝大多数病人的病情得到缓解。

(一)病因

病因尚无定论,可能与下列多种因素有关。

1. **遗传因素** 流行病学调查结果显示RA的家族发病率比健康人群家族中高2～10

倍,同卵双生子发病率为 21%～32%,高于异卵双生子(9%)。RA 是一种多基因疾病,作为遗传基础的人类白细胞抗原(HLA),其携带 HLA-DR 的个体对 RA 易感性高。DR 不仅与 RA 的发病有关,还和 RA 的病情严重程度有关。

2.感染因素　虽然目前尚未证实有导致本病的直接感染因子,但临床及实验研究资料均表明一些细菌、病毒、支原体、原虫等的感染均与 RA 关系密切。一般认为感染仍是 RA 的诱发或启动因素,在某些易感或遗传背景的人群中引起发病。

3.免疫因素　有 80% 的 RA 病人血液和滑膜组织中存在抗免疫球蛋白 G(IgG)Fc 端的自身抗体,即类风湿因子(RF)。调查发现 RA 病人血清中抗Ⅱ型胶原蛋白抗体(CⅡAb)滴度较高者,关节病变广泛迁延不愈。此外,血清和滑液中补体下降也说明 RA 的发病与免疫有关。

(二)发病机理

RA 的发病机制虽不十分清楚,但多数人认为 RA 是多种因素诱发机体的一种自身免疫性疾病。当抗原进入人体后,首先被巨噬细胞吞噬,经消化、浓缩后与其细胞膜上的 HLA-DR 分子结合形成复合物,若此复合物被其 T 细胞的受体所识别,则该 T 辅助淋巴细胞被活化,通过其所分泌的细胞因子、生长因子及各种介质,引起一系列免疫反应,包括激活 B 淋巴细胞,使其分化为浆细胞,分泌大量的免疫球蛋白,其中有 RF 和其他抗体,同时还使关节出现炎症反应和破坏。RF 和免疫球蛋白形成的免疫复合物,是造成关节和关节外病变的重要因素之一。

(三)病理

1.关节滑膜炎　RA 的基本病理改变是滑膜炎。滑膜早期充血水肿、弥漫性或局灶性淋巴细胞和浆细胞浸润,并伴有淋巴滤泡的形成。晚期滑膜增厚,并形成许多绒毛样突起伸入关节腔内,亦可侵入到软骨和软骨下的骨质,这些绒毛大部分为具有免疫活性的 A 型滑膜细胞。

2.类风湿结节　在典型的结节镜下分三层,中心部是纤维素样坏死组织,周围有排列成环状的上皮细胞浸润,外层是肉芽组织。

3.血管炎　可发生在关节外的任何组织,可累及动脉和静脉,尤其是中小动脉和静脉。血管壁淋巴细胞浸润、纤维素变性或坏死,血管内膜增生导致管腔狭窄、阻塞,常伴有血栓形成和相应的组织损害。

(四)临床表现

起病缓慢,在出现明显的关节症状前数月或数周,病人可有全身不适、乏力、发热、体重减轻、食欲不振、手足麻木等症状。

1.关节表现　典型表现是对称性多关节炎。主要侵犯小关节,尤其是手关节,如腕、掌指和近端指间关节,其次是趾、膝、踝、肘、肩等关节。主要关节表现为晨僵、疼痛、肿胀、关节畸形和功能障碍。

(1)晨僵　出现在 95% 以上的病人。病变关节僵硬以晨起或关节休息后明显,统称晨僵。多持续 1 小时以上,活动后减轻。晨僵持续时间与关节炎症严重程度呈正相关,被作为疾病活动的指标之一。

(2)关节痛及压痛　关节痛往往是最早的关节症状,多呈对称性、持续性疼痛,但时轻时重,并伴有压痛。

(3)关节肿胀　由于关节腔积液、滑膜增生及关节周围软组织炎症,导致受累关节肿胀,多呈对称性。关节炎性肿大而附近肌肉萎缩,关节呈梭形如梭状指(图 8-1)。

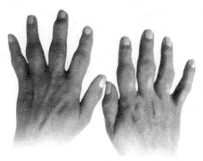

图 8-1　梭状指

(4)关节畸形　常出现在病程晚期,由于滑膜增生、软骨破坏,或关节周围肌肉萎缩及韧带损害的综合作用,引起关节半脱位或脱位。关节畸形最常见于近端指间关节、掌指关节及腕关节,如屈曲畸形、强直、钮花样畸形(图 8-2)、天鹅颈畸形等(图 8-3)。

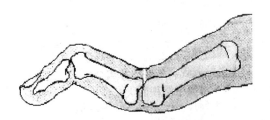

图 8-2　钮花样畸形

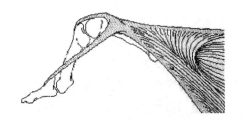

图 8-3　天鹅颈畸形

(5)功能障碍　由于关节炎症的持续存在,导致受累关节局部的损害和修复反复进行,最终使增生的滑膜发生纤维化和钙化,导致关节强直,初期以纤维化强直为主,晚期则为骨性强直,关节功能完全丧失。按影响生活能力的程度分为 4 级:

Ⅰ级:能正常进行各种日常生活活动和工作。

Ⅱ级:能正常进行各种日常生活活动和某些特定工作,其他工作受限。

Ⅲ级:能正常进行各种日常生活活动,不能胜任工作。

Ⅳ级:各种日常生活活动和工作均受限。

2.关节外表现

(1)类风湿结节　多见于晚期病人,约 25% 的 RA 病人出现类风湿结节,好发于经常受压和关节隆突部位,如腕关节、尺骨鹰嘴突、踝关节、足跟腱鞘、膝关节周围和枕部。结节大小不一,直径 0.2～3.0cm,质硬无压痛,几乎都发生于 RF 阳性的病人,是病情活动的标志。

(2)类风湿血管炎　任何部位都可发生。查体可见指甲下或指端出现小点状或丘疹状棕色小结节状淤点。少数引起局部组织缺血坏死,如肠坏死、心肌梗死、脑血管坏死以及栓塞。

(3)胸膜和肺病变 常见胸膜和肺损害包括胸膜炎、肺间质纤维化、慢性间质性肺炎、肺血管炎及肺动脉高压等。其中胸膜炎和慢性间质性肺炎最为常见,主要表现为慢性咳嗽、进行性呼吸困难。另外 RA 合并肺尘埃沉着症的病人易发生结节性肺病,称卡普兰综合征(Caplan syndrome)。类风湿结节可出现于肺内,多分布于肺的外周和上叶,可单发或多发,大小不一,结节可形成空洞或合并感染。

(4)心脏 以心包受累最为常见,主要表现为心包炎和心包积液,但也可出现心内膜炎、心肌炎。有心包炎临床表现的 RA 病人约占 10%,而超声心动图发现大约 50% 的 RA 病人心包积液和其他心包异常,但多无临床症状。类风湿活动期有极少数病人可发生心包压塞。此外,RA 还可造成瓣膜损害,主要表现为主动脉瓣关闭不全。肉芽肿病变或慢性纤维化可引起心肌损害,导致房室传导障碍或其他传导系统疾患。

(5)消化系统表现 多数病人有恶心、厌食、反酸、胃部不适等,这些症状的发生与 RA 本身和各种抗风湿药物的综合作用有关,两者在临床上难以区分。如血管炎累及胃肠道,可引起消化道出血、肠梗阻等严重症状,预后较差。

(6)肾脏病变 少数病人可出现肾脏受损,主要是肾脏淀粉样变和血管炎。肾脏淀粉样变发生率为 5%~15%,表现为持续蛋白尿。血管炎可引起肾小球肾炎,出现轻度一过性的肾小球滤过率降低,但极少发生肾功能衰竭。

(7)神经系统 神经受压迫是引起神经损害最常见的原因,周围神经因滑膜炎而受压,如正中神经在腕关节处受压,引起腕管综合征(carpal tunnel syndrome),表现为进行性鱼际肌萎缩、瘫痪及正中神经所支配的区域疼痛或感觉异常。颈椎骨突关节的类风湿病变,可压迫脊髓,引起双手感觉异常和力量减弱,腱反射亢进和病理反射阳性。

(8)血液系统损害 RA 病人贫血常见,多为正细胞性和小细胞性贫血,贫血的程度与 RA 病情的活动有关。RA 活动期可出现血小板增多,其程度与活动性滑膜炎的关节数目和关节外表现相关。30% 的病人出现淋巴结肿大,且多有病情活动、RF 阳性和血沉增快。RF 阳性的晚期病人,易发生费尔蒂综合征(Felty syndrome),是指类风湿关节炎、脾肿大和白细胞减少三者联合出现,常伴有肝肿大、发热、体重减轻、贫血和血小板减少。

(9)其他关节外表现 约 30% 的 RA 病人出现继发性干燥综合征(Sjogren syndrome),表现为口干、眼干、关节痛三大症状,血中抗 SSA 抗体阳性。有的病人因巩膜炎疼痛较剧烈导致视力障碍而去眼科就诊。

3.实验室及其他检查

RA 病人可出现多种实验室和影像学异常。这些检查有助于诊断、评价疾病的活动性及提示预后(表 8-1)。

表 8-1　RA 相关实验室及影像学检查

项目	说明
1.C 反应蛋白	疾病活动期多升高,通常用于对病情的监测
2.血沉	疾病活动期多升高,通常用于对病情的监测
3.白细胞计数	可能增高或下降
4.血红蛋白	轻度下降,多为正细胞性或小细胞性贫血
5.血小板	通常升高
6.肝功能	多正常或碱性磷酸酶轻度升高
7.尿检	部分可出现镜下血尿或蛋白尿
8.免疫球蛋白	α_1 和 α_2 球蛋白多升高
9.补体水平	正常或升高
10.RF	多为阳性,但在约 30% 的早期病人可能为阴性,需要在疾病发作后的 6～12 个月复查;另外,RF 也可见于许多其他疾病,不能作为监测疾病进展的精确指标
11.抗 CCP 抗体	对 RA 的特异性很高,与 RF 联合检测可增加诊断的敏感性,且与疾病的进展密切相关
12.抗核抗体	部分 RA 病人可为阳性,但对 RA 的诊断监测价值有限
13.关节液检查	多呈草黄色,可见纤维蛋白沉积,室温下易凝固,白细胞计数多在 5000～25000 个/mm³,85% 为多形核白细胞,细菌培养阴性,糖含量显著下降,无结晶
14.关节影像学检查	疾病早期可正常或出现骨质稀疏或关节周围骨质侵蚀;以手指和腕关节 X 线摄片最有价值
15.类风湿结节活检	典型的病理改变有助于诊断
16.关节镜及针刺活检	前者可直接观察滑膜、软骨、半月板及韧带的结构,并对病变组织取活检。后者通过穿刺取滑液,达到快速检查和治疗的目的

(五)治疗要点

RA 的治疗至今尚无特效方法。治疗原则为控制炎症,缓解症状,保护关节功能,降低关节畸形率,改善病人的生活质量。

1.一般治疗　合理饮食,给予高蛋白质、高纤维素、易消化饮食。急性期应卧床休息,减少活动,并保持关节于功能位。缓解期应适当活动和锻炼,防止关节强直、废用及肌肉萎缩,促进关节功能恢复。

2.药物治疗

(1)非甾体类抗炎药(nonsteroid anti-inflammatory drugs,NSAIDs)　是治疗 RA 的基本药物,可通过抑制环氧酶,减少花生四烯酸代谢为前列腺素,起到消炎止痛的作用,从而减轻关节疼痛和肿胀、晨僵和发热。目前常用的药物有:①水杨酸类:阿司匹林。②吲哚衍生物类:吲哚美辛、舒林酸。③丙酸衍生物类:布洛芬、芬必得(布洛芬缓释剂)、萘普生。④灭酸类:双氯芬酸、双氯芬酸缓释剂。⑤昔康类:吡罗昔康、美洛昔康。⑥罗非昔布、塞来昔布。上述药物常见不良反应有恶心、呕吐、消化性溃疡等胃肠道反应,肾功能损害,转氨酶升高。治疗作用及耐受性因人而异,至少服用 1～2 周后才能判断其疗效。效果不佳者可换用另一种非同类化学结构的药物,但应避免同时服用 2 种以上的 NSAIDs。

(2)病情改善抗风湿药(disease modifying anti-rheumatic drugs,DMARDs)　此类药物

起效缓慢,对疼痛的缓解作用较差,但抗炎效果持久,可减缓关节的侵蚀、破坏,主张尽早使用 DMARDs 治疗,达到缓解病情、延缓发展的目的。多采用与非甾体类抗炎药联合应用的方案,从而增加疗效、减少副作用。常用的药物有:

1)羟氯喹:可减少炎症渗出,减轻关节症状,防止关节挛缩,尤其对于早期、病情轻者,但不能减缓影像学方面的破坏。不良反应有恶心、呕吐、头痛、肌无力、皮疹及白细胞减少,偶有视网膜病变。

2)甲氨蝶呤:为二氢叶酸还原酶抑制剂,不良反应有胃肠道反应、骨髓抑制,严重不良反应是肝脏损害,必须检测肝功能。

3)柳氮磺吡啶:能减轻关节局部炎症和僵硬,不良反应有恶心、上腹部不适,皮疹及白细胞减少,肝酶升高等。

4)来氟米特:为新一代选择性嘧啶合成抑制剂,适用于各期活动性 RA。但患梗阻性胆管疾病、肝病、严重免疫缺陷者和妊娠妇女等禁用。

5)青霉胺:不良反应多,有胃肠道反应、骨髓抑制、肾损害、重症肌无力等。

6)金制剂:常见不良反应有腹泻、皮疹、蛋白尿、全血细胞减少等。

7)环孢素:毒性较大,最突出的是肾毒性,其他还有皮疹、胃肠道反应、肝损害、高血压等,用于治疗难治性 RA。

8)雷公藤:具有较强的抗炎、镇痛及免疫抑制作用。不良反应为月经紊乱、精子数目减少和活性降低,引起不育。

3.糖皮质激素　是 RA 治疗中的"双刃剑"。若用法得当,能有效地减轻抗炎、缓解症状,反之可引起明显的副作用。所以仅限于活动期有关节外症状者或关节症状明显者,非甾体类抗炎药不能控制的病人可采用手术治疗,或使用慢作用药尚未起效的病人。

4.外科治疗　对于晚期有关节畸形失去关节功能的病人可采用手术治疗,包括腕管松解术、滑膜切除术、关节成形术以及关节融合、人工关节置换术等。

二、护　理

(一)护理评估

1.健康史　详细询问病人发病的时间,起病急缓,生活自理能力;主要症状及特点,如关节疼痛的初发时间、性质及程度、持续时间及演变、起病特点,有无诱发因素,疼痛的部位、与活动的关系,是否伴随全身其他症状;既往检查、治疗经过及效果;目前主要的不适及病情变化,服用的药物,包括药物种类、剂量、用法,有无不良反应等;生活工作的环境,亲属中是否有类似疾病;一般情况如体重、营养状况、食欲、睡眠及大小便有无异常等;有无吞咽困难、疲乏感,是否呈进行性加重。

2.身体状况

(1)症状　评估关节僵硬与活动受限发生的时间、部位、持续时间、缓解方式,关节僵硬与活动的关系,活动受限是突发性的,还是渐进性的,僵硬对病人生活的影响,既往减轻僵硬的措施是否有效。评估病人生活自理能力、进行活动的能力和安全性。评估关节外表现,如乏力、发热、纳差、口干、眼干、慢性咳嗽等。

（2）体征　受累关节压痛，梭状指；经常受压部位和关节隆突部位的皮下结节；指甲下或指端出现小点状或丘疹状棕色小结节状淤点；两肺底闻及散在细小水泡音；鱼际肌进行性萎缩、瘫痪及肢体感觉异常和力量减弱，腱反射亢进和病理反射阳性。

（3）实验室及其他检查　C反应蛋白、血沉在疾病活动期多升高，通常用于对病情的监测；抗CCP抗体、RF阳性；血红蛋白轻度下降，多为正细胞性或小细胞性贫血；血小板升高；尿检部分病人可出现镜下血尿或蛋白尿；手指和腕关节X线摄片在疾病早期可出现骨质稀疏或关节周围骨质侵蚀。类风湿结节活检有典型的病理改变；关节镜直接观察滑膜、软骨、半月板及韧带的结构，并对病变组织取活检及穿刺取滑液检查。

3.心理－社会状况　类风湿关节炎的发展对病人日常生活、学习和工作均有影响。了解病人对疾病治疗和自我护理知识的认知程度，如减轻疼痛、预防关节废用的技术和方法、防治原则、治疗效果评价等；观察病人对疾病的情绪反应及心理活动特点；了解家庭成员的文化、教育背景、经济收入、关系是否和睦，对病人病情的了解、关心和支持程度等。

（二）护理诊断/问题

1.疼痛　与关节炎性反应有关。

2.躯体移动障碍　与疼痛、僵硬、功能障碍有关。

3.预感性悲哀　与疾病久治不愈、关节可能致残、影响生活质量有关。

4.有废用综合征的危险　与关节炎反复发作、疼痛和关节骨质破坏有关。

5.知识缺乏　缺乏疾病的治疗和自我护理知识。

（三）护理目标

病人学会应用减轻疼痛的技术和方法，关节疼痛减轻或消失；病人关节僵硬和活动受限程度减轻，能进行基本的生活自理活动和工作；病人能认识到不良情绪对身心的影响，并能够运用适当的应对技术，焦虑程度减轻，主诉舒适感有所增加；病人学会预防关节废用的方法，能进行适度的关节活动；病人能按治疗方案接受规范治疗，并能说出常用药物的副作用。

（四）护理措施

1.休息与环境　急性活动期应卧床休息，以减少体力消耗，保护关节功能，避免脏器受损。限制受累关节活动，保持关节功能位，必要时小夹板、石膏托固定，避免疼痛部位受压，可用支架支起床上盖被。缓解期应适当活动和锻炼，防止关节强直、废用及肌肉萎缩，促进关节功能恢复。

2.饮食护理　给予高蛋白质、高维生素、营养丰富的饮食，有贫血者增加含铁食物。饮食宜清淡、易消化，忌辛辣、刺激性食物。

3.病情观察

（1）了解关节疼痛的部位，病人对疼痛性质的描述，关节肿胀和活动受限的程度，有无畸形，晨僵的程度，以判断病情及疗效。

（2）注意关节外症状，如胸闷、心前区疼痛、腹痛、消化道出血、头痛、发热、咳嗽、呼吸困难等，提示病情严重，应尽早给适当的处理。

4.用药护理　非甾体类抗炎药及肾上腺糖皮质激素的护理参见本章第二节。常用的慢作用抗风湿药有甲氨蝶呤、金制剂、青霉胺、雷公藤、环孢素等。用药期间应严密观察药物疗效及不良反应,定期检测血、尿常规及肝、肾功能等,一旦出现严重的肝损害、肾毒性、血尿及血液系统不良反应,应立即停药并及时处理。鼓励病人多饮水,以促使药物代谢产物排出;饭后服药可减少胃肠道反应;给病人及家属进行所用药物常见不良反应相关知识的指导,以利于早期发现病情变化,便于及时处理;有脱发者,鼓励病人带假发可增加自信,并做好心理护理。

5.对症护理

(1)晨僵护理　鼓励病人早晨起床后行温水浴,或用热水浸泡僵硬的关节,而后活动关节。夜间睡眠戴弹力手套,注意保暖,以减轻晨僵程度。

(2)预防关节废用　为保持关节功能,防止关节畸形和肌肉萎缩,应指导病人锻炼,做到勤指导、勤协助和勤督促。肢体锻炼由被动向主动渐进,活动强度以病人能承受为限。可作肢体屈伸、行走、手部抓握、提举等活动,也可配合按摩、理疗,以增加局部血液循环、松弛肌肉,活络关节,防止关节废用。缓解期鼓励病人尽早下床活动,必要时提供辅助工具,避免长时间不活动。

6.心理护理

(1)不良心态的认知　提供合适的环境让病人诉说,鼓励病人说出自身感受,尽量减少外界刺激。和病人一起分析产生焦虑的原因,并评价其焦虑程度,对病人的处境表示理解和同情。帮助病人认识不良心态对康复的影响,长期的情绪低落可导致机体内环境失衡,引起食欲不振、失眠等症状,从而加重病情。

(2)鼓励病人自我护理　引导病人正确认识、对待疾病,积极与医护人员配合,争取达到好的治疗效果。与病人共同制定康复目标,激发病人对家庭、社会的责任感。对已经发生关节致残的病人,鼓励病人发挥健康肢体的作用,尽力做到生活自理及参加力所能及的工作,提高生活质量。

(3)鼓励病人参与集体活动　组织病人集体学习疾病的相关知识或开座谈会,以达到相互鼓励、相互学习、相互启发的作用,也可让病人参加一些集体活动或娱乐活动,使生活更充实。

(4)建立社会支持网　视病情留有陪伴,住院期间给一定的探视时间。嘱亲友给病人物质上的支持和精神上的鼓励,以缓解病人的不良心理状态,增强病人战胜疾病的信心。

(五)健康教育

1.帮助病人及家属了解疾病的性质、病程和治疗方案。

2.避免感染、寒冷、潮湿、过度劳累等各种诱因。

3.强调休息和治疗锻炼的重要性,养成良好的生活方式和习惯。每天有计划地进行锻炼,增强机体抵抗力;保护关节功能,防止废用。

4.遵医嘱按时服药,指导用药方法和注意事项,不要随便停药、换药、增减药量,坚持治疗,减少复发。

5.定期复查,病情复发或出现严重胃肠道不适、黑便等药物不良反应时,应及早就医,以免重要脏器受损。

（六）护理评价

病人能否正确运用减轻疼痛及缓解僵硬的技术和方法，能进行适度的关节活动，疼痛减轻或消失，卧床病人未发生压疮等并发症。能否接受患病的事实，情绪稳定，主动配合休息，按治疗方案正规治疗。能否独自进行穿衣、进食、如厕等日常生活活动或参加工作。在出现药物不良反应时能否及时发现，及早就医。

本节小结

类风湿关节炎是以慢性进行性关节滑膜病变为特征的全身性自身免疫性疾病。典型表现为晨僵、关节疼痛、肿胀、畸形和功能障碍、对称性多关节炎，主要侵犯小关节。经常受压部位和关节隆突部位出现皮下结节。治疗、护理主要是控制炎症，缓解症状，保护关节功能，降低关节畸形率。

本节关键词：类风湿关节炎；晨僵；侵蚀性关节炎；减轻疼痛

课后思考

1. 请根据本节病例写出主要的护理问题和相应的护理措施。
2. 类风湿关节炎的关节表现有哪些？发生晨僵时应如何护理？
3. 对于类风湿关节炎病人关节废用的预防，应如何对其进行保健指导？

（毛丽英）

第四节　系统性红斑狼疮病人的护理

案例 8-2

某病人，女，34 岁，于 3 年前面部出现红斑，经日晒后加重，伴发热、双手近端指间关节疼痛。半年前出现眼睑浮肿，1 周前病人因劳累后出现发热、全身浮肿伴尿量明显减少而入院。体检：T 38.1℃，P 110 次/分，R 26 次/分，BP 100/65mmHg，面部有蝶形红斑，双侧手掌、足底可见片状红斑。辅助检查：肾功能检查异常，抗核抗体阳性，抗双链 DNA 抗体阳性，抗 Sm 抗体阳性。

问题：

1. 该病人的临床表现主要有哪些？
2. 该病人主要存在哪些护理诊断/问题？

1.掌握系统性红斑狼疮的临床表现、主要护理诊断及护理措施。

2.熟悉系统性红斑狼疮的病因、实验室检查及治疗。

3.了解系统性红斑狼疮的病因及发病机制。

4.在疾病的护理中体现对病人的人文关怀,尊重病人的身心需求。

系统性红斑狼疮(systemic lupus erythematosus,SLE)以女性多见,患病年龄以 20～40 岁最多。SLE 的发病率随地区、种族、性别、年龄而异。我国患病率约为 70/10 万。通过早期诊断和综合性治疗,本病的预后较以往有明显改善。

一、疾病概要

系统性红斑狼疮是一种多因素参与的特异性自身免疫性结缔组织病。临床表现有全身多系统、多器官损害的症状。本病病程迁延,病情反复发作。

(一)病因与发病机制

1.本病病因未明,可能与遗传、环境因素、雌激素等有关。①遗传因素:流行病学及家系调查资料表明有 SLE 家族史、同卵双生、SLE 易感基因的人群,其患病率明显高于正常人群。②环境因素:日光、感染、食物、药物等环境因素与 SLE 有关。③雌激素:育龄女性的患病率与同龄男性之比为 9∶1。

2.SLE 发病可能是具有遗传素质者,在各种致病因子的作用下,机体产生了异常的免疫应答,从而持续产生大量的免疫复合物和致病性自身抗体,引起组织损伤。

(二)病理

主要病理改变为炎症反应和血管异常,可出现在身体的任何器官。受损器官的特征性改变有:

1.狼疮小体(苏木柴小体)　是由于细胞核受抗体作用变性为嗜酸性团块。

2.“洋葱皮样”病变　即小动脉周围有显著向心性纤维组织增生,多见于脾中央动脉;心瓣膜的结缔组织反复发生纤维蛋白样变性形成赘生物。

3.狼疮性肾炎　几乎所有的 SLE 病人均有肾损伤,称狼疮性肾炎。病理改变可位于肾小球、肾间质、肾小管及肾血管,WHO 将其作以下分型:①正常或轻微病变型。②系膜病变型。③局灶增殖型。④弥漫增殖型。⑤膜性病变型。⑥肾小球硬化型。

(三)临床表现

SLE 临床表现多样。早期可仅侵犯 1～2 个器官,表现不典型,容易误诊,以后可侵犯多个器官,而使临床表现复杂多样。病人间临床表现差异较大,多数病人呈缓解与发作交替病程。

1.症状及体征

(1)全身症状　多见于活动期病人。约90%病人可出现发热,以长期低、中度热多见。此外,亦可出现疲倦、乏力、体重减轻等。

(2)皮肤黏膜　约80%的病人可出现皮肤损害。临床表现多种多样,如蝶形红斑、红点、丘疹、紫癜、水疱和大疱等。其中蝶形红斑是SLE最具特征性的皮肤改变,表现为鼻梁和双颧颊呈蝶形分布的红斑。约40%病人在日光或其他来源的紫外线照射后有光过敏现象。约30%病人可出现口腔溃疡。少数病人有雷诺现象。

(3)关节与肌肉　关节痛是常见的症状之一,常表现为不对称的多关节痛,呈间歇性。最常见于指、腕、膝等关节,一般不引起关节畸形。部分病人可有肌痛,少数可有肌炎。

(4)肾　几乎所有病人的肾组织均有病理改变,但有临床表现者约为75%。狼疮性肾炎可表现为急性肾炎、急慢性肾炎、隐匿性肾炎、慢性肾炎和肾病综合征,以慢性肾炎和肾病综合征较常见。随着病情进展,晚期可发生尿毒症,是SLE死亡的常见原因。

(5)心血管　约30%病人有心血管表现,其中以心包炎最为常见。10%病人可有心肌损害,10%有周围血管病变,如血栓性血管炎等。

(6)肺与胸膜　约有10%病人发生狼疮性肺炎,表现为发热、干咳、胸痛及呼吸困难。约35%病人有胸膜炎,可为干性或胸腔积液,多为中等量渗出液。

(7)神经系统　约20%病人有神经系统损伤,中枢神经系统以脑损害最多见。约10%病人可出现各种精神障碍,如躁动、幻觉、猜疑、妄想等。约15%病人出现癫痫。出现脑损害提示病情活动且严重,预后不佳。此外,亦可表现为脑神经或外周神经的病变,严重头痛可以是SLE的首发症状。

(8)消化系统　约有30%病人有食欲不振、腹痛、呕吐、腹泻、腹水等。约40%病人血清转氨酶升高,10%病人肝大,但多无黄疸。少数可发生急腹症,如胰腺炎、肠穿孔、肠梗阻等,往往是SLE发作的信号。SLE的消化系统症状与肠壁和肠系膜的血管炎有关。

(9)血液系统　约60%活动性SLE有慢性贫血,约40%病人可有白细胞减少或淋巴细胞绝对数减少。约20%病人有血小板减少,并可发生各系统出血,如鼻出血、牙龈出血、皮肤紫斑、血尿、便血、颅内出血等。约20%病人有无痛性轻、中度淋巴结肿大,以颈部和腋窝多见。约15%病人有脾大。

(10)眼　约15%病人有眼底变化,如出血、乳头水肿、视网膜渗出等。重者可在数日内致盲。早期治疗,多数可逆转。

2.实验室及其他检查

(1)一般检查　血、尿常规的异常如前所述。血沉增快表示疾病控制尚不理想。

(2)免疫学检查　本病以存在多种抗核抗体为特点,对SLE的敏感性为95%,是目前最佳的SLE筛选试验,但其特异性仍不理想。以抗Sm抗体和抗dsDNA抗体对SLE的诊断特异性较高。免疫复合物增加及补体C3、C4、CH50(总补体)降低有助于SLE诊断,并提示狼疮活动。免疫病理学检查方法有肾穿刺活组织检查和皮肤狼疮带试验。

(3)其他　CT、X线及超声心动图检查分别有利于早期发现出血性脑病、肺部浸润及心血管病变。

(四)治疗原则

目前仍无根治方法,治疗目的在于控制病情及缓解临床症状。故 SLE 病人宜早期诊断、早期治疗。

(1)糖皮质激素 是目前治疗 SLE 的主要药物。适用于急性暴发性狼疮,肾、中枢神经系统、心、肺等脏器受损者,急性溶血性贫血、血小板减少性紫癜等病人。常用大剂量泼尼松,1~1.5mg/(kg·d),晨起顿服。多数病人需长期服用小剂量 10~15mg/d 以稳定病情。对于病情突然恶化的狼疮性肾炎和严重中枢神经系统病变者,可采用大剂量短期冲击疗法,由于用药量大,应严密观察药物不良反应。皮疹可用含糖皮质激素的软膏局部治疗。

(2)免疫抑制剂 活动程度较严重的 SLE 宜加用免疫抑制剂,如环磷酰胺或硫唑嘌呤等。狼疮性肾炎采用激素联合环磷酰胺(CTX)治疗,可显著减少肾衰竭的发生。雷公藤对狼疮性肾炎有一定疗效,但不良反应较大。

(3)丙种球蛋白 静脉注射大剂量丙种球蛋白是一种强有力的辅助治疗措施,适用于病情严重而体质极度虚弱者或并发全身严重感染者。

二、护 理

(一)护理评估

1. 健康史

(1)询问与本病有关的病因及诱因,如有无病毒感染、日光过敏、妊娠、药物、精神刺激等。亲属中是否有人患本病。

(2)了解起病的时间、病程及病情变化的情况。询问病人有无发热、乏力、体重下降等全身症状;有无食欲不振、呕吐、腹痛、腹泻、腹水、呕血、便血、尿少及肉眼血尿;有无头痛、意识障碍及神经系统损害症状;有无咳嗽、胸痛及呼吸困难;有无气促、心前区疼痛或不适。重点了解病人皮疹出现的时间及变化情况,有无关节和肌肉疼痛及其部位、性质和特点等。

2. 身体状况

(1)症状及体征 评估病人的神志、生命体征有无改变;有无面部蝶形红斑、皮肤丘疹、口腔黏膜溃疡;有无末梢皮肤颜色改变和感觉异常;有无关节畸形及功能障碍,有无肌肉压痛;有无肾损害的相应体征,如水肿、高血压,尿量有无减少。此外,SLE 的病人应进行全身各系统器官的详细评估。

(2)实验室及其他检查 检查尿液成分有无改变,血沉是否增快,全血细胞有无减少;抗核抗体、抗 Sm 抗体和抗双链 DNA 抗体及其他自身抗体是否阳性;血补体含量有无降低;皮肤狼疮带试验、肾穿刺活组织检查的结果。

3. 心理-社会状况 本病反复发作,迁延不愈,病人有无因容貌改变及治疗效果不理想而产生抑郁、自卑、失望、焦虑甚至恐惧等心理,病人及家属对疾病的认识程度、态度以及家庭经济状况等。

(二)护理诊断/问题

1.皮肤完整性受损 与疾病所致的血管炎性反应等因素有关。

2.疼痛:慢性关节疼痛 与自身免疫反应有关。

3.潜在并发症 慢性肾衰竭。

4.焦虑 与病情反复、迁延不愈及多脏器功能损害有关。

(三)护理目标

病人皮肤受损减轻或修复;主诉疼痛程度减轻或消失;学会避免加重肾损害的自我护理方法;能接受患病的事实,获得家庭支持,心理上舒适感有所增加。

(四)护理措施

1.休息与活动 活动期卧床休息,以减少消耗,保护脏器功能。缓解期可适当活动,病情完全稳定后,可正常学习或工作,但应避免劳累和诱发因素。

2.饮食护理 鼓励进食高蛋白质、高热量、高维生素饮食,少食多餐,宜软食,忌食芹菜、无花果、蘑菇、烟熏食物及辛辣等刺激性食物,以促进组织愈合。

3.病情观察 定时监测生命体征、体重,观察有无水肿及水肿的程度、尿量、尿色、尿液检查结果的变化,监测血清电解质、血肌酐、血尿素氮的改变。做好皮肤及疼痛的护理。

4.用药护理 使用非甾体类抗炎药、肾上腺皮质激素及免疫抑制剂的护理措施见本章第一节。雷公藤的不良反应较大,可发生停经、精子减少,亦有肝损害、胃肠道反应、白细胞减少等。

5.心理护理 了解病人的家庭、生活背景及病人的心理需求,耐心解答病人的各种提问,帮助病人转换角色。给予支持鼓励,使其积极面对疾病,配合治疗和护理。

(五)健康教育

1.疾病知识宣教 应向病人及家属介绍本病的有关知识和自我护理方法,使病人及家属了解本病。鼓励病人树立治疗信心,保持心情舒畅。

2.避免诱因 教育病人避免一切可能诱发本病的因素,如阳光直射、妊娠、分娩、药物及手术等。为避免日晒和寒冷的刺激,外出时可戴帽子,穿长衣长裤。育龄妇女应避孕。病情活动伴有心、肺、肾功能不全者属妊娠禁忌,并避免接受各种预防接种。

3.生活指导 根据病情变化合理安排休息和活动,要注意劳逸结合,避免过度劳累。注意个人卫生,切忌挤压皮肤斑丘疹,预防皮肤破损处感染。血小板低者应注意休息,避免外伤。

4.用药指导 坚持严格按照医嘱治疗,不可擅自改变药物剂量或突然停药。应向病人详细介绍所用药物的名称、剂量、给药时间和方法等,教会其观察药物疗效和不良反应。

(六)护理评价

病人能否自觉地避免各种诱因及加重疾病损害的因素;疼痛程度是否减轻或消失;能否合理地进行饮食并维持饮食平衡;能否接受患病的事实,情绪是否稳定,树立信心,积极配合治疗。

本节小结

系统性红斑狼疮是一种多因素参与的特异性自身免疫性结缔组织病。临床表现有全身多系统、多器官损害的症状。几乎所有病例均有肾组织的病理变化。80％病人有皮肤损害，其中以面部蝶形红斑最具特征性。糖皮质激素是目前治疗 SLE 的主要药物。护理中主要是指导病人避免诱因，学会皮肤护理，注意药物的不良反应。

本节关键词：系统性红斑狼疮；皮肤损害；肾损害；避免诱因

课后思考

1. 为什么本节病例中的病人被诊断为系统性红斑狼疮？
2. 面部蝶形红斑、肾功能检查异常与系统性红斑狼疮有关系吗？
3. 如何对该病人进行治疗和护理？

（刘凤云）

第五节　皮肌炎病人的护理

本节学习目标

1. 掌握皮肌炎的临床表现、主要护理诊断及护理措施。
2. 熟悉皮肌炎的治疗原则及治疗要点。
3. 了解皮肌炎的病因及发病机制。
4. 在疾病的护理中体现对病人的人文关怀，尊重病人的身心需求。

皮肌炎（dermatomyositis，DM）属自身免疫性结缔组织疾病，是一种主要累及横纹肌的非化脓性炎症病变。其发病年龄呈双峰型，前峰为 5～12 岁儿童，后峰为 45～64 岁成人。女性患病率为男性的 2 倍，种族差异明显。

一、疾病概要

（一）病因与发病机制

本病病因与发病机制尚不清楚，目前多认为在某些遗传易感个体中，由免疫介导，感染与非感染因素所诱发。

（二）临床表现

1.症状

（1）肌肉症状　起病隐匿，主要表现为对称性近侧肌群软弱无力。骨盆带及肩胛带肌群最易受累，病人感到近端肢体肌无力，尤其髋周及臀部肌无力，表现为抬腿、下蹲、起立、举臂、梳头、穿衣等均感困难，部分病人远端肌群也可受累，可出现前臂、手、腿、足无力。有些病人伴有病变肌肉的疼痛、肿胀和压痛。累及咽肌时可出现吞咽和发音困难，呼吸肌受累可导致呼吸困难。

（2）皮肤症状　出现典型皮疹可帮助诊断。皮疹与肌肉受累程度常不平行，有时皮疹可非常广泛而仅有轻度肌炎。皮疹可为多样性，但典型皮疹是以上眼睑为中心的眶周水肿性紫红色斑，掌指关节、指间关节伸面出现紫红色丘疹，称 Gottron 征；颈前及上胸部呈"V"字形红色皮疹；肩颈后的皮疹则呈披肩状。"机工手"即手掌和手指纹表现为污黑的肮脏状，甲根皱襞可见不规则增厚，甲周呈毛细血管扩张，其上常见淤点，此征具有一定的特征性。缓解期皮疹可完全消失或遗留皮肤萎缩、色素沉着或脱失、毛细血管扩张或皮下钙化，可反复发作。

2.实验室及其他检查

（1）一般检查　可有贫血，白细胞计数增多，血沉增快，血肌酸增高，肌酐下降，尿肌酸排泄增多。

（2）血肌酶谱　对本病诊断虽然敏感性高但特异性不高。急性期肌酶谱升高，病情好转后下降，连续观察可判断病情。

（3）自身抗体检查　约 3/4 病人抗核抗体阳性，不到 1/2 病人类风湿因子阳性，近年发现了一组特异性抗体：抗氨酰 tRNA 合成酶抗体、抗 SRP 抗体、抗 Mi-2 抗体等，具有高度的肌炎特异性。

（三）治疗原则

治疗用药首选肾上腺糖皮质激素，对重症可用甲泼尼松静滴。一般病例可口服泼尼松 $1\sim1.5mg/(kg\cdot d)$，根据病情好转，可逐渐减量。经 4 周至 3 个月治疗后可见效，糖皮质激素减量要缓，治疗时间要长，常需 1 年以上，约 90% 病例的病情明显改善，50%～75% 病人可完全缓解。

二、护　理

（一）护理诊断/问题

1.躯体活动障碍　与肌无力、肌萎缩和关节疼痛有关。

2.皮肤完整性受损　与血管炎性反应、免疫功能缺陷引起皮肤损害有关。

3.疼痛　与关节炎性反应有关。

4.焦虑　与疾病迁延不愈有关。

（二）护理措施

1.休息与活动　急性期有肌痛、肌肉肿胀和关节疼痛者，应绝对卧床休息，以减轻肌肉负荷和损伤。病情稳定后,有计划地进行锻炼,活动量由小到大,对肌无力的肢体应协助被动活动。

2.饮食护理 对吞咽困难者给予半流质或流质饮食,少量缓慢进食,以免呛咳引起吸入性肺炎,必要时给予鼻饲。

3.皮肤护理 急性期皮肤红肿,局部要保持清洁干燥,避免擦伤。有水泡时可涂用炉甘石洗剂;有渗出时可用3‰硼酸溶液湿敷;伴感染者,根据情况进行对症消炎、清创换药处理。

4.病情观察 应注意评估病人的肌力情况,注意观察疼痛肌肉的部位、关节症状,是否伴有发热、呼吸困难、心律失常等变化。观察皮肤颜色有无改变、皮疹的范围和程度、有无红肿水泡等。

5.用药护理 正确遵医嘱给药,观察药物毒副作用。激素类药物治疗时间较长,嘱病人不可擅自减量或停药。

6.心理护理 本病多为慢性渐进性,应鼓励病人坚持治疗,规律用药,以获得彻底缓解。对少数病变程度严重者,应倾听病人内心感受,减轻其痛苦,树立与疾病斗争的信心。

(三)健康教育

1.疾病知识宣教 护士应向病人及家属说明本病的有关知识和自我护理方法,使病人正确对待疾病,做好长期治疗的思想准备。

2.生活指导 避免一切诱因,如感染、劳累、寒冷刺激、创伤、情绪波动等。有皮肤受损者,注意保护皮肤。育龄女性病人应避孕,以免病情复发或加重。避免一切免疫接种。

本节小结

皮肌炎是一种病因未明的横纹肌非化脓性炎症。主要临床表现是对称性四肢近端肌无力,并出现典型皮疹。护理中应注意观察病人的肌力、皮肤情况,病情稳定者应有计划地进行锻炼,同时注意保护皮肤。

本节关键词:皮肌炎;对称性四肢近端肌无力

(刘凤云)

第六节 强直性脊柱炎病人的护理

本节学习目标

1.掌握强直性脊柱炎的临床表现、主要护理诊断及护理措施。

2.熟悉强直性脊柱炎的治疗原则及治疗要点。

3.了解强直性脊柱炎的病因及发病机制。

4.在疾病的护理中体现对病人的人文关怀,尊重病人的身心需求。

强直性脊柱炎(ankylosing spondylitis，AS)多见于青少年男性，发病年龄多在 10～40岁，以 20～30 岁为高峰。16 岁以前发病者称幼年型 AS，45～50 岁以后发病者称晚起型AS。本病为常见风湿性疾病之一，在我国患病率约为 0.25%。

一、疾病概要

强直性脊柱炎是以中轴关节慢性炎症为主，也可累计内脏及其他组织的慢性进展性风湿性疾病。起病大多缓慢而隐匿，典型病例 X 线片表现骶髂关节明显破坏，后期脊柱呈"竹节样"变化。

(一)病因与发病机制

本病病因迄今未明。一般认为，本病是一组多基因遗传病，多数病例除与 HLA-B27 高度相关外，可能还和 HLA 区域内以及 HLA 区域外的其他基因以及某些基因呈多态性相关。迄今已发现 28 种以上的 HLA-B27 亚型。环境因素一般认为与感染有关，且与某些肠道革兰阴性杆菌感染相关的可能性大。推测这些病原体激发了机体的炎症应答和免疫应答，造成组织损伤而引起疾病。

(二)病理

复发性、非特异性炎症主要见于滑膜以及关节囊、韧带或肌腱骨附着点。虹膜炎不少见，主动脉根炎较少见。淀粉样变性和骨折属继发性病变。

骶髂关节是本病最早累及的部位。病理表现为滑膜炎，软骨变性、破坏，软骨下骨板破坏，以及炎症细胞浸润等。后期纤维化导致骶髂关节封闭。

附着点病变为本病的基本病变，是指肌腱、韧带、关节囊等附着部位炎症、纤维化以至骨化。多见于骶髂关节、椎间盘、椎体周围韧带、跟腱、跖筋膜、胸肋连接等部位。初期表现为淋巴细胞、浆细胞及少数多核白细胞浸润。炎症过程引起附着点侵蚀、附近骨髓炎症、水肿乃至造血细胞消失，进而肉芽组织形成，最后受累部位钙化、新骨形成。在此基础上又发生新的附着点炎症、修复，如此多次反复，出现椎体方形变、韧带钙化、脊柱"竹节样"变、胸廓活动受限等临床表现。

(三)临床表现

典型表现为腰背痛、晨僵、腰椎各方向活动受限和胸廓活动度减少。

1.症状　早期症状常为腰骶痛或不适、晨僵等。也可表现为臀部、腹股沟酸痛，症状可向下肢放射而类似"坐骨神经痛"。

(1)首发症状　约半数病人以下肢大关节如髋、膝、踝关节炎症为首发症状，常为非对称性、反复发作与缓解，较少表现为持续性和破坏性，为区别于 RA 的特点。少数病人可以颈和胸痛为首发症状。症状在静止、休息时反而加重，活动后可以减轻。夜间腰痛可影响睡眠，严重者可在睡眠中痛醒，需下床活动后方能重新入睡。

(2)其他症状　如附着点炎症所致胸肋连接、脊椎骨突、髂嵴、大转子、坐骨结节以及足跟、足掌等部位疼痛。随着疾病进展，整个脊柱可自下而上发生强直，先是腰椎前凸消失，进而成驼背畸形、颈椎活动受限。胸肋连接融合,胸廓硬变,呼吸靠膈肌运动。晚期病例常伴严重骨质疏松,易发生骨折。颈椎骨折常可致死。

2.体征　常见体征为骶髂关节压痛,脊柱前屈、后伸、侧弯和转动受限,胸廓扩张度减低,枕墙距大于 0 等。

3.实验室及其他检查

(1)实验室检查　无特异性指标。RF 阴性,活动期可有血沉、C 反应蛋白、免疫球蛋白升高。90%左右病人 HLA-B27 阳性。

(2)影像学检查　①常规 X 线片:经济简便,应用最广。临床常规照骨盆正位像,除观察骶髂关节外,还便于了解髋关节、坐骨、耻骨联合等部位病变。腰椎是脊柱的最早受累部位,除观察有无韧带钙化、脊柱"竹节样"变、椎体方形变椎以及小关节和脊柱生理曲度改变等外,尚可除外其他病变。②骶髂关节 CT 检查:CT 分辨率高,层面无干扰,能发现骶髂关节轻微的变化,有利于早期诊断。对常规 X 线片难以确诊的病例,有利于明确诊断。③骶髂关节 MRI 检查:能比 CT 发现更早期的骶髂关节炎,但价格昂贵,尚难普及。

(四)治疗原则

尚无根治方法。目前治疗主要为缓解症状,保持良好姿势和减缓病情进展。

1.药物治疗　①非甾体类抗炎药:为治疗关节疼痛和晨僵的一线药,对此类药物反应良好是本病的特点。②改变病情抗风湿药:一般认为柳氮磺吡啶对轻型病例尤其外周关节受累者有效。甲氨蝶呤、雷公藤、硫唑嘌呤、环磷酰胺等的疗效有待确定。③糖皮质激素:主要用于眼急性葡萄膜炎。④生物制剂。

2.外科治疗　主要用于髋关节僵直和脊柱严重畸形的晚期病人。

二、护 理

(一)护理诊断/问题

1.疼痛　与滑膜、关节囊、韧带或肌腱骨附着点多发性、非特异性炎症有关。

2.躯体移动障碍　与附着点炎症和脊柱强直有关。

3.潜在并发症:骨折。

(二)护理措施

1.休息与活动　鼓励病人适当锻炼,坚持脊柱、胸廓、髋关节活动,注意立、坐、卧正确姿势,避免长期固定于一个姿势及过度负重和剧烈运动。宜仰卧低枕位、睡硬板床。

2.饮食护理　饮食应营养丰富,易消化,禁辛辣、生冷食物。

3.病情观察　观察疼痛部位、性质、持续时间,有无夜间腰痛而影响睡眠;注意有无骶髂关节疼痛,有无脊柱前屈、后伸、侧弯和转动受限以及胸廓扩张度减低、枕墙距大于 0;观察有无咳嗽、活动后气喘、肺活量减少、残气量增加、换气功能减退、血氧饱和度下降等肺纤维化的表现。

4.用药护理　正确遵照医嘱给药,观察药物毒副作用,定时监测肝肾功能,避免药物引起的不良反应。夜间疼痛明显者,宜用抗炎栓剂药,在病人睡前指导和协助其放入肛门。伴眼葡萄膜炎、结膜炎的病人按时滴眼药。

5.心理护理 本病是一种慢性进展性疾病,青年人发病多,最终可致脊柱融合,脊柱完全"竹节样"变,颈、胸、腰椎活动受限,病人对个人前途忧心忡忡。护理人员应理解病人的痛苦,向其介绍有关该病的知识,鼓励其坚持长期治疗,树立长期与疾病作斗争的信心,积极配合治疗护理。

（三）健康教育

1.疾病知识宣教 使病人对本病知识有所了解,树立长期治疗的信心,切忌半途而废。定期到专科门诊随访。避免寒冷刺激,注意保暖。增强机体抵抗力,预防感染。

2.用药指导 严格执行医师制定的治疗方案,不要随意减量或停药。口服非甾体抗炎药期间,注意保护性饮食,如牛奶、稀饭等,避免进食韭菜、辣椒、地瓜等刺激胃酸分泌的食物。

本节小结

1.强直性脊柱炎是以中轴关节慢性炎症为主,也可累计内脏及其他组织的慢性进展性风湿性疾病。多见于青少年,男性多见。

2.典型表现为腰背痛、晨僵、腰椎各方向活动受限和胸廓活动度减少。约半数病人以下肢大关节如髋、膝、踝关节炎症为首发症状。

3.护理中应鼓励病人适当锻炼,保持立、坐、卧正确姿势。

4.本病一般不危及生命,但可致残,所幸严重脊柱和关节畸形只占少数。

本节关键词: 强直性脊柱炎;中轴关节慢性炎症

（刘凤云）

第九章
神经系统疾病病人的护理

神经系统可分为中枢神经系统和周围神经系统两大部分，前者负责分析综合体内外环境传来的信息，后者负责传递神经冲动。神经系统疾病是指神经系统与骨骼肌由于血管性病变、感染、变性、肿瘤、外伤、中毒、免疫障碍、遗传因素、先天发育异常、营养缺陷和代谢障碍等所导致的疾病。

第一节　神经系统疾病病人常见症状体征的护理

本节学习目标

1.掌握神经系统疾病常见症状的护理。
2.体现护士的爱伤精神和人文关怀，尊重病人的身心需求。

一、头　痛

头痛（headache）是指由各种原因刺激颅内外的疼痛敏感结构所引起的从眉以上至下枕部之间的头颅疼痛。

【疾病概要】

（一）病因和发病机制

颅内的血管、神经和脑膜以及颅外的骨膜、血管、头皮、颈肌、韧带等均为疼痛的敏感结构。凡是这些敏感结构受挤压、牵拉、移位、炎症、血管的扩张或痉挛、肌肉的紧张性收缩等均可引起头痛。

头痛的病因包括：①颅脑病变：如脑肿瘤、脑出血、脑水肿、脑脓肿等。这些病变可引起颅内压增高，常为持续性整个头部的胀痛，阵发性加剧，并伴有喷射性呕吐及视力障碍。②颅外病变：如颅骨疾病、颈部疾病、神经痛，其他如眼、耳、鼻疾病所致的头痛。③全身性疾病：急性感染、心血管疾病、中毒等。④神经症：如神经衰弱及癔症性头痛。

（2）临床特点

常见头痛的特点如下。

1.发病情况 急性起病并有发热者常为感染性疾病所致。急剧的头痛持续不减,并有不同程度的意识障碍而无发热者,提示颅内血管性疾病(如蛛网膜下腔出血)。长期的反复发作头痛或搏动性头痛,多为血管性头痛(如偏头痛)或神经症。慢性进行性头痛并有颅内压增高的症状(如呕吐、缓脉、视神经乳头水肿)应注意颅内占位性病变。青壮年慢性头痛但无颅内压增高,常因焦急、情绪紧张而发生,多为肌收缩性头痛(或称肌紧张性头痛)。

2.头痛部位 了解头痛部位是单侧或双侧、前额或枕部、局部或弥散、颅内或颅外对病因的诊断有重要价值。如偏头痛及丛集性头痛多在一侧。颅内病变的头痛常为深在性且较弥散,颅内深部病变的头痛部位不一定与病变部位一致,但疼痛多向病灶同侧放射。高血压引起的头痛多在额部或整个头部。全身性或颅内感染性疾病的头痛,多为全头部痛。蛛网膜下腔出血或脑脊髓膜炎除头痛外尚有颈痛。眼源性头痛为潜在性且局限于眼眶、前额或颞部。鼻源性或牙源性也多为浅表性疼痛。

3.头痛的程度与性质 头痛的程度一般分轻、中、重三种,但与病情的轻重并无平行关系。三叉神经痛、偏头痛及脑膜刺激的疼痛最为强烈。脑肿瘤的头痛多为中度或轻度。高血压性、血管性及发热性疾病的头痛,往往带有搏动性。有时神经功能性头痛也颇剧烈。神经痛多呈电击样痛或刺痛,肌肉收缩性头痛多为重压感、紧箍感或钳夹样痛。

4.头痛出现的时间与持续时间 某些头痛可发生在特定时间。如颅内占位性病变往往清晨加剧。鼻窦炎的头痛也常发生于清晨或上午,丛集性头痛常在晚间发生,女性偏头痛常与月经期有关,脑肿瘤的头痛多为持续性,可有长短不等的缓解期。

5.加重、减轻或激发头痛的因素 咳嗽、打喷嚏、摇头、俯身可使颅内高压性头痛、血管性头痛、颅内感染性头痛及脑肿瘤头痛加剧。颈肌急性炎症所致的头痛可因颈部运动而加剧。丛集性头痛在直立时可缓解。慢性或职业性的颈肌痉挛所致的头痛,可因活动按摩颈肌而逐渐缓解。偏头痛在应用麦角胺后可获缓解。

(三)伴随症状

1.头痛伴剧烈呕吐者为颅内压增高,头痛在呕吐后减轻者见于偏头痛。

2.头痛伴眩晕者见于小脑肿瘤、椎-基底动脉供血不足。

3.头痛伴发热者常见于感染性疾病,包括颅内或全身性感染。

4.慢性进行性头痛,伴精神症状者应注意颅内肿瘤。

5.慢性头痛突然加剧并有意识障碍者提示可能发生脑疝。

6.头痛伴视力障碍者可见于青光眼或脑肿瘤。

7.头痛伴脑膜刺激征者提示有脑膜炎或蛛网膜下腔出血。

8.头痛伴癫痫发作者可见于脑血管畸形、脑内寄生虫病或脑肿瘤。

9.头痛伴神经功能紊乱症状者可能是神经功能性头痛。

(四)实验室及其他检查

CT或MRI检查有无颅内病灶。脑脊液检查有无压力增高,是否为血性,有无炎症改变;脑电图可记录脑电活动的情况,经颅多普勒可反映出脑部血流流速及血管腔有无狭窄。

（五）治疗要点

大多数头痛只要寻找出正确的诊断，在治疗上并没有太大困难。

【护理】

（一）护理评估

1.健康史

（1）病因和诱因　评估病人有无感染、高血压、动脉硬化、颅脑外伤、肿瘤、精神病、癫痫病、神经症及眼、耳、鼻、齿等部位疾病史。有无失眠、焦虑、剧烈呕吐（是否喷射性）、头晕、眩晕、晕厥、出汗、抽搐、视力障碍、感觉或运动异常、精神失常、意识障碍等相关症状。有些头痛可能是严重疾病的信号，如突发的剧烈头痛可提示蛛网膜下腔出血，进行性加重的头痛可能为颅内进行性加重的疾病如颅内高压症等，如发热伴头痛可能为颅内的感染。详细询问病人头痛是否与紧张、饥饿、精神压力、噪音、强光刺激、气候变化以及进食某些食物如巧克力、红酒等因素有关；是否因情绪紧张、咳嗽、大笑以及用力性动作而加剧。

（2）既往史　了解病人有无高血压、头部外伤、发热及家族史等，治疗经过及效果等。

（3）个人史　评估病人生活环境和生活习惯、职业特点、毒物接触史。

2.身心状况

（1）症状和体征　了解病人疼痛的部位、性质、程度、规律、持续时间，疼痛发生的方式与经过，有无前驱症状，加重、减轻或诱发头痛的因素以及伴随症状。

（2）并发症　不同原因引起的头痛，可以引起不同的并发症。

（3）心理－社会状况　评估病人是否因反复头痛而出现恐惧、忧郁或焦虑心理。

3.辅助检查　CT 或 MRI 检查有无颅内病灶；脑脊液检查有无压力、是否血性等改变；脑电图检查脑电活动情况；经颅多普勒检查脑部血流流速及血管腔有无狭窄等。

（二）护理诊断

疼痛：头痛与颅内外血管舒缩功能障碍或脑器质性病变等因素有关。

（三）护理目标

病人能说出引起或加重头痛的因素，并能运用有效的方法缓解头痛；能正确使用镇痛药，缓解头痛。

（四）护理措施

1.一般护理

（1）休息与体位　保持舒适的体位休息，一般非器质性头痛在休息或睡眠后可减轻或消失；器质性头痛病人绝对卧床，头部少活动，以免病情加重；颅内压增高的病人，床头抬高 $15°\sim30°$，头偏向一侧以防误吸呕吐物发生窒息。病室内环境应安静、舒适，光线柔和，避免各种刺激。

（2）饮食护理　给予高营养、高维生素、易消化、高纤维素的食物，保持大便通畅，嘱病人勿用力屏气排便,以防止颅内压增高。排便困难者可给开塞露。

2.对症护理

(1)避免诱因 告知病人可能诱发或加重头痛的因素,如情绪紧张、饥饿、失眠、噪音、强光和气候的变化,进食某些食物与酒(偏头痛病人吃奶酪、熏鱼、酒类、巧克力也可诱发头痛)、月经来潮等;女性病人服避孕药也可加重头痛,应使病人学会避免。

(2)减轻疼痛 指导病人做缓慢深呼吸,听轻音乐和进行气功、生物反馈治疗、引导式想象、冷热敷以及理疗、按摩、指压止痛法等。如偏头痛可用手指压迫颈总动脉或单侧头部动脉等,可短暂地控制血管的扩张而缓解头痛;脑血管扩张引起的头痛可用头部冷敷缓解疼痛;肌肉紧张所致的头痛,可采用热敷、按摩以缓解肌肉痉挛;脑出血病人可头部降温,以减少脑组织的耗氧量,减轻脑水肿,保护脑组织细胞。

(3)用药护理 指导病人按医嘱用药,告知药物的作用、用药方法、不良反应,让病人了解药物的依赖性或成瘾性的特点。

(4)心理护理 长期反复发生的头痛,病人可能出现焦虑、紧张心理,要理解、同情病人的痛苦,耐心解释,解除其思想顾虑,保持身心放松,鼓励病人树立信心,积极配合治疗。

(5)病情观察 观察病人头痛的性质、部位、持续时间、频率、程度,了解病人头痛的原因,以及是否伴有其他症状或体征。观察神志、瞳孔的变化,监测生命体征,检查头部是否有外伤,重点检查有无神经系统阳性体征,如有无脑膜刺激征和病理反射。

(五)健康教育

1.向病人介绍头痛的诱发因素和预防措施,如避免转头、低头、咳嗽及用力,可防止加重颅内高压性头痛。

2.提供安静、舒适的环境,增加睡眠时间,提高睡眠质量,可防止加重偏头痛等。教会病人必要的减轻头痛的方法,如进行指导式想象、头部冷热敷等。

(六)护理评价

头痛是否减轻或消失;血压、脉搏、呼吸、瞳孔等是否恢复正常。

二、意识障碍

意识障碍(disturbance of consciousness)是指人对外界环境和自身状态的识别和觉察能力出现障碍的一种精神状态。

【疾病概要】

(一)病因和发病机制

任何病因引起的大脑皮质、皮质下结构、脑干网状上行激活系统等部位的损害或功能抑制,均可出现意识障碍。临床上通过病人的言语反应,对针刺的痛觉反应,瞳孔对光反射、角膜反射等来判断意识障碍的程度。

引起意识障碍的常见原因有:①颅内疾病:如脑炎、脑膜炎、脑出血、脑梗死、脑肿瘤等。②全身感染性疾病:如败血症、中毒性肺炎等。③心血管疾病:如高血压脑病、肺性脑病等。

④代谢性疾病:如糖尿病酮症酸中毒、肝性脑病、尿毒症等。⑤中毒性疾病:如安眠药中毒、CO 中毒等。

（二）临床特点

意识障碍可有下列不同程度的表现。

1.嗜睡（somnolence） 是最轻的意识障碍,是一种病理性倦睡。病人陷入持续的睡眠状态,可被唤醒,并能正确回答和做出各种反应,但当刺激去除后很快又再入睡。

2.意识模糊（confusion） 是意识水平轻度下降,较嗜睡为深的一种意识障碍。病人能保持简单的精神活动,但对时间、地点、人物的定向能力发生障碍。

3.昏睡（stupor） 是接近于人事不省的意识状态。病人处于熟睡状态,不易唤醒。虽在强烈刺激下（如压迫眶上神经,摇动病人身体等）可被唤醒,但很快又入睡。醒时答话含糊或答非所问。

4.昏迷（coma） 是严重的意识障碍,表现为意识持续的中断或完全丧失。按其程度可分为三阶段。

（1）轻度昏迷 意识大部分丧失,无自主运动,对声、光刺激无反应,对疼痛刺激尚可出现痛苦的表情或肢体退缩等防御反应。角膜反射、瞳孔对光反射、眼球运动、吞咽反射等可存在。

（2）中度昏迷 对周围事物及各种刺激均无反应,对于剧烈刺激可出现防御反射。角膜反射减弱,瞳孔对光反射迟钝,眼球无转动。

（3）深度昏迷 全身肌肉松弛,对各种刺激全无反应,深、浅反射均消失。

此外,还有一种以兴奋性增高为主的高级神经中枢急性活动失调状态,称为谵妄（delirium）。临床上表现为意识模糊、定向力丧失、感觉错乱（幻觉、错觉）、躁动不安、言语杂乱。谵妄可发生于急性感染的发热期间,也可见于某些药物中毒（如颠茄类药物中毒、急性酒精中毒）、代谢障碍（如肝性脑病）、循环障碍或中枢神经疾患等。由于病因不同,有些病人可以康复,有些病人可发展为昏迷状态。

（三）伴随症状

1.伴发热 先发热然后有意识障碍,可见于重症感染性疾病;先有意识障碍然后有发热,见于脑出血、蛛网膜下腔出血、巴比妥类药物中毒等。

2.伴呼吸缓慢 是呼吸中枢受抑制的表现,可见于吗啡、巴比妥类、有机磷杀虫药等中毒,银环蛇咬伤等。

3.伴瞳孔散大 可见于颠茄类、酒精、氰化物等中毒以及癫痫、低血糖状态等。

4.伴瞳孔缩小 可见于吗啡类、巴比妥类、有机磷杀虫药等中毒。

5.伴心动过缓 可见于颅内高压症、房室传导阻滞以及吗啡类、毒蕈等中毒。

6.伴高血压 可见于高血压脑病、脑血管意外、肾炎尿毒症等。

7.伴低血压 可见于各种原因的休克。

8.伴皮肤黏膜改变 出血点、淤斑和紫癜等可见于严重感染和出血性疾病;口唇呈樱桃红色提示一氧化碳中毒。

9.伴脑膜刺激征 见于脑膜炎、蛛网膜下腔出血等。

（四）实验室及其他检查

脑电图检查对意识障碍程度的判断有意义。脑脊液、CT、MRI、TCD、动脉血气分析、血液生化检查等，有助于查明病因。

【护理】

（一）护理评估

1. 健康史

（1）病因和诱因　详细了解病人的发病经过，有无高血压、糖尿病等可能与意识障碍有关的疾病，有无外伤或中毒病史等。

（2）既往史　有无急性感染休克、高血压、动脉硬化、糖尿病、肝肾疾病、肺源性心脏病、癫痫、颅脑外伤、肿瘤等病史。

（3）个人史　评估病人的生活环境和生活习惯；有无服毒及毒物接触史。

2. 身心状况

（1）评估起病时间　评估发病前后情况、诱因、病程、程度等。有无发热、头痛、呕吐、腹泻、皮肤黏膜出血及感觉与运动障碍等相关伴随症状。通过言语、疼痛等刺激检查病人有无睁眼动作、肢体反应；检查瞳孔是否等大等圆，对光反射是否灵敏；角膜反射是否存在；以判断意识障碍的程度。观察生命体征变化，尤其注意呼吸节律与频率有无改变；评估有无肢体瘫痪，有无病理反射及脑膜刺激征是否阳性。

（2）并发症　可并发吸入性肺炎、呼吸心跳等生命体征的改变，还可因昏迷而造成外伤性损害。

（3）心理－社会状况　评估病人的家庭背景，家属的心理状态及对病人的关心程度。

3. 辅助检查　血液生化检查如血糖、血脂、肝肾功能、电解质等；脑脊液、CT 或 MRI 检查有无异常；脑电图检查脑电活动情况等。

（二）护理诊断

意识障碍：与脑组织受损、功能障碍有关。

（三）护理目标

意识障碍不加重，神志渐恢复，未发生压疮、感染及意外情况等，营养状况良好。

（四）护理措施

1. 一般护理　提供含高热量、高蛋白质、丰富维生素的食物。昏迷 24 小时以上不能进食者，给予鼻饲流质饮食，以保证营养供给。

2. 病情观察　定时观察并记录生命体征、瞳孔和意识变化，注意角膜反射、对光反射、皮肤、全身营养状况、肢体活动、肺部呼吸音、神经反射及脑膜刺激征、精神状态等变化，以发现病情变化、估计预后，并及时与医生取得联系。

3. 对症护理

（1）预防并发症　①保持室内空气流通、新鲜，限制探视，预防呼吸道感染。②对眼睑不能闭合者,要保护角膜免受损伤和感染,可采用涂抗生素眼膏、滴眼药水、用消毒的生理纱布覆盖等措施。③清洁口腔,张口呼吸者用生理盐水消毒纱布盖在口鼻上。④对大小便失禁的病人,要勤换尿布、勤洗会阴部,保持会阴部的干燥与清洁;对长期排尿异常者可酌情留置尿管,做好导尿期护理,意识清醒后及时拔除尿管,诱导自主排尿,防止会阴部皮肤黏膜损伤、泌尿道感染;保持大便通畅,避免用力排便增加颅内压。⑤及时为病人翻身拍背,每次翻身后应按摩受压部位,必要时在身下放置软枕;摆放肢体关节于功能位;护理操作时避免拖、拉、推等粗鲁动作,保持床单的清洁、干燥与平整,防止压疮形成。

(2)防止意外　①确保呼吸道通畅,使病人采取平卧位,头偏向一侧,及时清除口鼻分泌物和吸痰,防止舌根后坠、窒息与肺部感染,防止呕吐物误吸;去除义齿,防止误咽;肩下垫高,使颈部伸展,畅通呼吸道;备好吸痰器,以便及时吸痰,必要时做好器官切开和使用呼吸机的准备工作,防止痰液淤滞呼吸道。②谵妄躁动者加床栏,防止坠床,必要时作适当的约束。③有幻觉的病人,要防止走失和伤人毁物。

(3)意识恢复的训练　使用日历、电视、钟表等帮助病人恢复定向力;为病人提供其熟悉的物品,如照片、录音等,帮助其恢复记忆;指导及协助病人完成日常生活小事,帮助其恢复心理过程。

(五)健康教育

要向病人提供正面信息,消除恐惧和绝望心理,并说明为病人提供精神和物质支持的重要性。指导病人家属掌握必要的护理技能,如翻身、拍背、换尿布、清洗会阴部、关节功能位摆放等。

(六)护理评价

病人意识障碍是否减轻,神志较前是否清楚;生活需要是否得到满足,有无出现褥疮、感染及营养失调等。

三、感觉障碍

感觉是指各种形式的刺激作用于人体各种感受器后在人脑中的直接反映。感觉障碍(disorders of sensation)是指机体对各种形式(痛、温度、触、压、位置、震动等)刺激的无感知、感知减退或异常的一组综合征。

【疾病概要】

(一)病因和发病机制

1.末梢型感染障碍　常见于尺神经、正中神经、桡神经损害时,以及末梢神经炎、中毒性神经炎、代谢性神经炎、股外侧皮神经炎、多发性神经炎等。

2.后根型　常见于椎间盘突出、脊髓外肿瘤、脊髓空洞症、外伤等。

3.脊髓型　常见于横贯性脊髓炎、脊髓肿瘤、髓外肿瘤、外伤、脊髓血管病、脊髓压迫症、亚急性联合变性、脊髓空洞症、视神经脊髓炎等。

4.脑干型　常见于脑干血管病、脑干肿瘤、脑干炎症、产伤、先天性畸形、桥脑、小脑角病变、脑干空洞症等。

5.丘脑型 常见于脑血管病变、肿瘤、癫痫等。

6.内囊型 常见于脑血管病变、肿瘤等。

7.皮质型 常见于脑血管病变、肿瘤、感觉型癫痫发作、炎症、外伤等。

（二）分类

1.解剖学上将感觉分为内脏感觉（由自主神经支配）、特殊感觉（包括视、听、嗅和味觉，由脑神经支配）和一般感觉。一般感觉由浅感觉（痛、温度及触觉）、深感觉（运动觉、位置和振动觉）和复合感觉（实体觉、图形觉及两面点辨别觉等）所组成。各种感觉都有自己的传导通路（图9-1）。传导通路任何部位受损均可引起感觉障碍。感觉障碍主要见于神经系统的感染、血管病变、药物及毒物中毒、脑肿瘤、外伤以及全身代谢障碍疾病（如尿毒症、糖尿病等）。

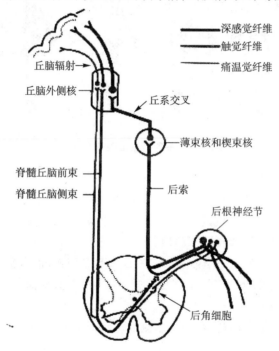

图9-1 感觉传导通路

2.感觉障碍依其病变的性质可分为以下两类。

（1）刺激性症状 感觉传导径路受到刺激或兴奋性增高时出现刺激症状。

1）感觉过敏：指轻微的刺激引起强烈的感觉，为刺激与传导径路上的兴奋性病灶产生的刺激总和引起，如较强的疼痛感。

2）感觉倒错：指非疼痛性刺激而诱发出疼痛感觉。

3）感觉过度：指轻微的刺激引起强烈难以耐受的感觉，见于带状疱疹后、多发性硬化、神经根炎症、肿瘤等。

4）感觉异常：指没有外界任何刺激而发生的感觉，常见的有麻木感、痒感、发重感、针刺感、冷热感、蚁行感、肿胀感、电击感、紧束感等。

5）疼痛：依病变部位及疼痛特点可分为局部性疼痛、放射性疼痛、扩散性疼痛、灼性神经痛、牵涉性疼痛。

（2）抑制性症状　感觉传导径路受到破坏或功能受到抑制时，出现感觉缺失或感觉减退。在同一部位各种感觉均缺失，称为完全性感觉缺失。如果在同一部位只有某种感觉障碍而其他感觉保存者，称为分离性感觉障碍。

（三）类型和范围

感觉系统不同部位的损害产生不同类型感觉障碍（图9-2），典型的感觉障碍类型有以下几种。

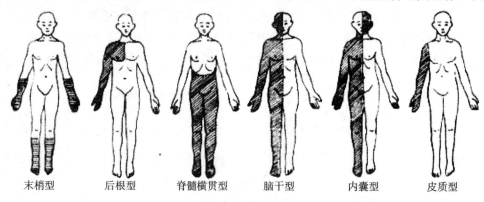

末梢型　　　后根型　　　脊髓横贯型　　　脑干型　　　内囊型　　　皮质型

图9-2　各种感觉障碍的分布

（1）末梢型　肢体远端对称性完全性感觉缺失，呈手套、袜套样分布，如神经病。

（2）节段型　①后根型：表现为单侧阶段性完全性感觉障碍，如椎间盘脱出、髓外肿瘤压迫脊神经根。②后角型：表现为单侧分离性感觉障碍，如脊髓空洞症。③前联合型：双侧对称性阶段性分离性感觉障碍，如脊髓空洞型。

（3）传导束型　①脊髓半切综合征：病变平面以下对侧痛、温觉缺失，同侧深感觉缺失，见于脊髓外伤，急性脊髓肿瘤早期。②脊髓横贯性损害：损伤平面以下各种感觉障碍，见于急性脊髓炎、脊髓压迫后期。

（4）脑干型　延髓外侧和脑桥病变时，病侧面部和对侧躯体痛温觉减退或消失。见于脑血管病、肿瘤、炎症。

（5）内囊型　丘脑及内囊等处病变时，致对侧偏身感觉减退或丧失。见于脑血管病。

（6）皮质型　皮质损害出现对侧单肢感觉障碍，以复合感觉障碍为主。见于脑血管病、颅内肿瘤等。

【护理】

（一）护理评估

1.健康史

（1）病因和诱因　评估病人感觉障碍的病因，了解感觉障碍出现的时间、发展过程、加重或缓解的因素。

（2）既往史和个人史　了解病人有无高血压、头部外伤、发热及家族史等；评估病人的生活环境和生活习惯、职业特点、毒物接触史。

2.身体状况　评估病人的意识状态与精神状况,注意有无认知、情感或意识行为方面的异常;有无智能障碍;是否疲劳或注意力不集中。观察病人的全身情况,注意感觉障碍区域的皮肤颜色、毛发分布,有无外伤疤痕及皮疹、出汗等情况。注意病人感觉障碍的部位、类型、范围及性质;了解病人是否在没有任何外界刺激的情况下,出现麻木感、冷热感、潮湿感、震动感,是否有自发性疼痛,是否在意识清楚的情况下对刺激不能感知,或感受力低下。

3.心理-社会评估　感觉缺失或减退的病人常小心翼翼、担惊受怕;感觉过敏或过度的病人常心情烦躁;感觉障碍反复发作或伴有其他症状的病人常有惊恐、焦虑甚至悲观失望的心理反应。家属可因病人生活不能自理、恢复缓慢而心情焦急或失去信心。

4.辅助检查　肌电图、诱发电位、CT及MRI检查有无异常等。

（二）护理诊断

感知改变:与脑、脊髓病变及周围神经受损有关。

（三）护理目标

病人感觉障碍减轻或消失,在感觉障碍期间不发生冻伤、烫伤等意外。

（四）护理措施

1.一般护理　保持床单整洁、干燥、无渣屑,防止感觉障碍的身体部位受压或机械性刺激;避免高温或过冷刺激。

2.心理护理　针对感觉障碍的程度和类型向病人和家属讲清病情、交代注意事项,安慰病人、稳定情绪;与医护人员配合,采用放松技术,增加舒适感。

3.病情观察　观察病人的精神状况、合作程度等,以判断感觉障碍及其程度的真实性。检查并记录意识状态、皮肤黏膜、肢体活动、共济运动、神经反射等,以评估病情的发展和预后。

4.对症护理

(1)对有刺激性症状的病人,衣服宜柔软,床褥宜轻软、平整,以减少皮肤刺激和防重压;周围不可有锐器,避免身体被刺伤;对肢体保暖时可提高环境温度或增加被褥,不可用热水袋等局部加温,用热水擦浴和冷敷时护理人员应先试水温,以防烫伤和冻伤。

(2)对深感觉障碍的病人,要提供安全的活动环境,强调不要在黑暗处行走,活动过程要注意保护,预防跌伤;经常观察受压部位的皮肤有无红肿、渗出、破溃,预防压疮形成。

(3)每天用温水擦洗感觉障碍的身体部位,以促进血液循环和刺激感觉恢复;同时可进行肢体的被动运动、按摩、理疗及针灸。

（五）健康教育

指导病人对感觉障碍肢体的知觉进行自我训练和自我防护,教会家属进行护理配合等。

（六）护理评价

皮肤有无损伤,活动时有无撞伤,在接受刺激时感觉是否有恢复等。

四、运动障碍

运动障碍主要指神经系统执行运动功能的部分发生病变及肌肉本身的病变所产生的骨骼肌活动功能的异常。

【疾病概要】

（一）临床类型

运动可分为随意运动和不随意运动。随意运动由锥体系统所控制，其运动随意志而行动，是可以控制的。不随意运动受锥体外系统控制，其运动不受意志所控制，而是自发的协调和反馈性的精细运动。锥体系和锥体外系的任何部位的损害均将产生运动障碍。运动障碍可分为瘫痪、僵硬、不随意运动及共济失调等。

1. 瘫痪　肢体因肌力下降而出现运动障碍称瘫痪，是随意运动功能减低或丧失。根据瘫痪性质可分为上运动神经元性瘫痪（中枢性瘫痪）及下运动神经元性瘫痪（周围性瘫痪）。上、下运动神经元性瘫痪的鉴别见表 9-1。

表 9-1　上、下运动神经元性瘫痪的鉴别

体征	上运动神经元性瘫痪	下运动神经元性瘫痪
瘫痪分布	以整个肢体为主（单瘫、偏瘫等）	以肌群为主
肌张力	增高	减低
腱反射	增强	减低或消失
病理反射	有	无
肌萎缩	无或轻度失用性萎缩	明显
肌束震颤	无	可有
肌电图	神经传导速度正常	神经传导速度异常

瘫痪的类型及病变部位见图 9-3。

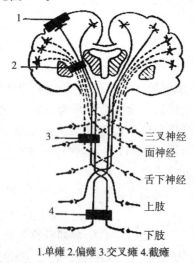

三叉神经
面神经
舌下神经
上肢
下肢

1.单瘫　2.偏瘫　3.交叉瘫　4.截瘫

图 9-3　上运动神经元损害定位示意图

（1）单瘫　单个肢体的运动不能或运动无力，多为一个上肢或一个下肢。病变部位在大脑半球、脊髓前角细胞、周围神经或肌肉等。

（2）偏瘫　一侧面部和肢体瘫痪，常伴有瘫痪侧肌张力增高、腱反射亢进和病理征阳性等体征。多见于一侧大脑半球病变，如内囊出血、大脑半球肿瘤、脑梗死等。

（3）交叉性瘫　指病变侧脑神经麻痹和对侧肢体瘫痪。中脑病变时出现病侧动眼神经麻痹，对侧肢体瘫痪；脑桥病变时出现病侧外展、面神经麻痹和对侧肢体瘫痪；延髓病变时出现病侧舌下神经麻痹和对侧肢体瘫痪。这种交叉性瘫痪常见于脑干肿瘤、炎症和血管性病变。

（4）截瘫　双下肢瘫痪称为截瘫。常见的病因为脊髓胸腰段炎症、外伤、肿瘤等引起的脊髓横贯性损害。

（5）四肢瘫　四肢不能运动或肌力减退，见于高颈段脊髓病变（如外伤、肿瘤、炎症）和周围神经病变（吉兰－巴雷综合征）。

（6）局限性瘫　指某一神经根支配区或某些肌群无力。如单神经病变、局限性肌病、肌炎等所致的肌肉无力。

2.僵硬　指肌张力增高所引起的肌肉僵硬、活动受限或不能活动的一组综合征。由中枢神经、周围神经、肌肉及神经肌肉接头的病变引起，临床上包括痉挛、僵直、强直等几种不同的表现。

3.不随意运动　指病人在意识清醒的状态下出现的不能自行控制的骨骼肌不正常运动。其表现形式有多种，一般睡眠时停止，情绪激动时增强，常为锥体外系病变所致。临床上可分为震颤、舞蹈、手足徐动、扭转痉挛、投掷动作等。

（1）震颤　指头或手不自主的摆动或抖动。临床上分为静止性震颤和动作性震颤。前者在安静时症状明显，运动时减轻，多伴有肌张力增高，见于帕金森病；后者在安静时症状轻微，动作时症状加重，如功能性震颤、小脑病变所致震颤等；老年人可出现摇头、手抖等症状，若无肌张力增高和动作缓慢等多为老年性震颤。

（2）舞蹈样动作　指肢体及头面部迅速、不规则、无节律、粗大的不能随意控制的动作。表现为皱眉、挤眼、伸舌、撅嘴、肢体舞动与扭曲、步行时跌撞等无规律的躯干扭曲等症状，多伴有肌张力降低。见于风湿性舞蹈病和遗传性舞蹈病等。

（3）手足徐动症　指肢体远端游走性的肌张力增高或减低的动作，表现缓慢的如蚯蚓爬行样的扭转样蠕动，并伴有肢体远端过度伸张如腕过屈、手指过伸等，且手指缓慢逐个相继屈曲；由于过多的自发动作使受累部位不能维持在某一个姿势和动作，可伴有异常舌运动的怪相、发音不清等。见于舞蹈病、核黄疸、肝豆状核变性及中风病人。

（4）扭转痉挛　为变形性肌张力障碍，其特点同手足徐动症，但系围绕躯干或肢体长轴的缓慢旋转性不自主运动；痉挛性斜颈为单纯头颈部的扭转。本症可见于原发性遗传病、肝豆状核变性等。

（5）偏身投掷运动　因肢体近端受累，其不自主运动更为强烈，而以粗大的无规则的跨越和投掷样运动为特点。通常由于对侧丘脑底核及与其联系的苍白球外侧部急性病损梗死或小量出血所致。

4.共济失调　是因小脑、本体感觉及前庭功能障碍所致的运动笨拙和不协调，而并非肌无力,可累及四肢、躯干及咽喉肌,引起姿势、步态和语言障碍。正常时依靠功能完整的小脑、深感觉、前庭和锥体外系统的参与来完成共济运动,小脑对完成精巧动作起着重要作用。根据病变部位共济失调可分为以下几种类型。

(1)小脑性共济失调 由小脑病变引起,表现为随意运动的速度、节律、幅度和力量的不规则,即协调运动障碍,还可伴有肌张力减低、眼球运动障碍及言语障碍,但闭目或在黑暗环境中不加重共济失调的症状。

(2)大脑性共济失调 大脑额、颞、枕叶与小脑半球之间有额桥束和颞枕桥束相联系,故当大脑损害时也可出现共济失调,但大脑性共济失调通常不如小脑性共济失调症状明显,较少伴发眼球震颤。

(3)感觉性共济失调 深感觉障碍使病人不能辨别肢体的位置及运动方向,并丧失重要的反射冲动,可产生感觉性共济失调。脊髓后索损害时症状最明显,表现为站立不稳,迈步不知远近,落脚不知深浅,常目视地面,在黑暗处步行更加不稳。

(4)前庭性共济失调 前庭损害时因失去身体空间定向功能可产生前庭性共济失调,主要以平衡障碍为主,特点是站立或步行时躯体易向病侧倾斜,摇晃不稳,沿直线行走时更为明显,改变头位可使症状加重,四肢共济运动多正常。

(二)治疗要点

首先要鉴别是器质性还是功能性瘫痪。对功能性瘫痪需暗示治疗,并配合针刺疗法、物理治疗等。对器质性瘫痪在明确诊断后进行病因治疗。当有呼吸肌瘫痪出现呼吸困难时需用人工呼吸机辅助呼吸,并予氧气吸入,保持呼吸道通畅。咽部肌肉瘫痪出现吞咽困难时下鼻管鼻饲以维持营养。瘫痪的恢复期应进行针灸、理疗、神经细胞活化剂、B族维生素药等综合治疗以及康复治疗。对不自主运动,在进行病因治疗的同时可配合镇静药和肌肉松弛药。对癫痫病人采用适当的抗癫痫药以控制发作。

【护理】

(一)护理评估

1.健康史
(1)病因 脑和脊髓的占位性病变及感染、脑血管病、中毒、脑先天畸形、周围神经病变、Jackson癫痫、低血糖等致神经系统功能永久性或暂时性受损,肌肉疾病,均可发生运动障碍。

(2)既往史和个人史 评估病人过去有无类似病史;生活环境和生活习惯、职业特点等。
2.身体状况 症状和体征:检查病人四肢的营养、肌力、肌张力情况,了解有无肌肉萎缩及关节活动受限;注意检查腱反射是否亢进、减退或消失,有无病理反射;了解病人能否在床上向两侧翻身或坐起;观察病人步行的姿势、速度、节律及步幅,步行时身体各部位的运动及重心移动情况;步行时是否需要支持,有无病理性步态;观察有无进食、发音、呼吸的异常以及抽搐和不自主运动等。其中,肌力的评估按0~5级划分,具体分级如下:

0级:完全瘫痪。
1级:肌肉可收缩,但不能产生动作。

2级:肢体能在床面上移动,但不能抵抗自身重力,即不能抬起。

3级:肢体能抵抗重力离开床面,但不能抵抗阻力。

4级:肢力能做抗阻力动作,但不完全。

5级:正常肌力。

3.心理评估　病人可因人际关系、工作、生活环境的突然变化,诱发急性脑血管病、急性中毒、高血压脑病等而致运动障碍。病人行动不便,生活不能自理,且往往伴有言语障碍、大小便失禁等,常引起心情烦恼、悲观失望等心理反应。家属因病人生活不能自理、恢复缓慢、家庭照顾能力有限等,导致心情急躁或失去信心。

护理评估要点:病人运动障碍的部位、程度及运动障碍对病人生命、生活和心理的影响。

4.辅助检查　脑脊液检查,CT、MRI检查等均有无异常。

(二)护理诊断

1.躯体移动障碍　与大脑、小脑、脊髓病变及神经肌肉受损、肢体瘫痪或协调能力异常有关。

2.有废用综合征的危险　与肢体运动障碍、长期卧床有关。

(三)护理目标

病人能保持身体平衡,掌握各种运动锻炼的方法,肌力增强或恢复正常;能独立或在他人帮助下满足生活需要,生活自理能力增强;不发生运动障碍所致的各种并发症。

(四)护理措施

1.一般护理

(1)与营养师、病人及家属配合,共同讨论饮食种类,合理搭配饮食结构,为病人提供高热量、高蛋白质、高纤维素的食物,以加强营养支持、预防便秘发生。

(2)对有吞咽障碍的病人应烹制成适合病人吞咽的饮食,保证安全进食。如病人吞咽流质呛咳,可为其提供半流质或软饭;如病人吞咽固体食物发噎,可为其提供流质、半流质饮食或给液体帮助其吞咽,包括将药片碾制成粉、调成糊状服用。做好口腔护理,如果唾液分泌不足,可用柠檬汁擦拭或鼓励病人进食酸味糖块,以刺激唾液分泌,而不应食奶制品、巧克力,防止机体缺水,以免引起唾液黏稠。在床旁备吸引器,必要时吸引。

(3)提供安静的进食环境,以避免分散病人进食的注意力。进食前,适当休息;进食时,安置病人端坐、头稍前倾的姿势。进食速度要慢,每日进食量要小,让病人充分咀嚼,吞咽后再继续进食。如果是急性脑血管病病人,应将食物放在口腔健侧的舌根部,鼓励病人尽量自己进食,进食时不要讲话,观察有无哽噎、呛咳、气促等误吸的表现。

(4)可遵医嘱给予肠外营养支持或鼻饲,插鼻饲管前应向病人说明其目的和意义,以取得合作。每周更换鼻饲管时,要检查吞咽功能恢复情况,若吞咽功能恢复良好,饮水无呛咳、不噎食,即可不再插管。

(5)误吸的急救可如果误吸食物,立即用吸引器吸出误入呼吸道的食物;如果是误吸液体,让病人上身稍前倾,头稍微低于胸口,便于分泌物引流;若病人出现呼吸困难,应立即配合医生进行抢救。

2.心理护理　告知病人有关疾病及其治疗与预后的有关知识,鼓励病人正确对待疾病,消除忧郁、恐惧心理或悲观情绪,摆脱对他人的依赖心理;关心、尊重病人,避免任何刺激和伤害病人自尊的言行,尤其在帮助病人进食、洗漱和处理大小便时,不要流露出厌烦情绪;多与病人交谈,鼓励病人正确对待疾病,克服困难,增强自我照顾的能力与信心,保持自强、自尊的良好心态。

3.病情观察　观察并记录病人的生命体征、意识状态、瞳孔、吞咽情况、营养状态、皮肤、姿势与步态、肢体活动、肌营养、肌张力、肌力、共济运动、不自主运动、步态、感觉功能、神经反射等,以评估其病情程度、进展或好转情况及预后。

4.对症处理　卧床病人采取正确的卧姿,包括仰卧位、侧卧位、半卧位等,正确的卧姿是保持肢体良好功能的关键。并做到:

(1)定时翻身、按摩受压部位、活动四肢,以预防坠积性肺炎、压疮、肢体挛缩等发生。

(2)使瘫痪肢体处于功能位,防止关节变形而丧失正常功能。

(3)借助体位辅助器调整体位,如枕头、卷筒、脚夹板、高帮软底鞋等,应避免尺神经、腓总神经等经过骨组织部位时受压。

(4)对卧床较久病人可利用起立床不定期站立。

(5)协助病人完成进食、洗漱、大小便、坐轮椅等日常活动,满足病人需要。

5.特殊护理　告知病人及家属早期康复训练的重要性,与病人、家属共同制定康复计划,并及时评价和修改;协助和督促病人早期床上桥式主动运动(训练用患腿负重,抬高和放下臀部,为病人行走做准备,以防止病人在行走中的膝关节锁住)、十字交叉握手;如一侧肢体有自主运动,可以健肢带动患肢在床上练习坐起、翻身及患肢运动。教会家属协助病人锻炼的方法与注意事项,使病人保持正确的运动模式;指导病人使用自助工具;必要时选择理疗、针灸、按摩等辅助治疗。

（五）健康教育

向病人和家属解释功能锻炼的重要性,培养病人良好的心理素质,建立和谐的家庭气氛及安全的活动环境。根据病人能力,指导肢体功能锻炼的技巧。对有吞咽障碍者,告知病人和家属可能发生误吸的原因、预防、急救与求助方法,强调吞咽功能训练的意义和方法。指导选择适宜的食物、饮食种类和烹调方法。

（六）护理评价

病人能否在他人协助下或独自定时翻身、活动四肢、坐、走和参与日常活动;能否自主进食,不呛咳、不噎食,能否摄入足够的营养,体重是否保持在正常范围;受压部位皮肤是否完整无损,关节、肌肉功能是否正常,有无受伤、坠积性肺炎等。

本节小结

本节主要介绍神经系统疾病的护理评估要点,头痛、意识障碍、运动障碍、感觉障碍的护理。

本节关键词:神经系统疾病;神经系统疾病常见症状;护理

课后思考

1. 简述头痛发作时的护理。
2. 瘫痪的护理措施有哪些?

（王荣俊）

第二节　周围神经疾病病人的护理

本节学习目标

1. 了解三叉神经痛的护理。
2. 掌握面神经炎、急性炎症性脱髓鞘性多发性神经病的护理。
3. 体现护士的爱伤精神和人文关怀,尊重病人的身心需求。

周围神经系统由除嗅神经与视神经以外的10对脑神经和31对脊神经及周围自主神经系统所组成。周围神经疾病系指原发于周围神经系统的结构或功能障碍,又称神经炎。周围神经疾病的临床表现为受损神经支配范围内的感觉、运动和(或)自主神经功能异常。

周围神经疾病的病因很多,包括炎症、压迫、外伤、代谢、遗传、变性、免疫、中毒、肿瘤等。周围神经的再生能力很强,不管何种原因引起的周围神经损伤,只要保持神经元完好,均有可能经再生而修复,但再生的速度极为缓慢,为1～5mm/d。

案例 9-1

李某,男,70岁,左侧面颊部阵发性、闪电样痛5年。近1年疼痛较前加剧,每于说话、吃饭、刷牙时诱发疼痛,可有上牙槽、下牙槽疼痛,发作频率增多。给予卡马西平口服,症状有所缓解,发作时无恶心呕吐,伴有头昏,无头痛。检查:T 36.6℃,P 82次/分,R 19次/分,BP 100/70mmHg。头颅CT检查:未见明显异常。初步诊断:左三叉神经痛。

问题：

1.该病人的临床表现有哪些?

2.该病人存在哪些主要的护理问题?

一、三叉神经痛病人的护理

三叉神经痛(trigeminal neuralgia)是一种原因未明的三叉神经分布区内短暂的、反复发作的、难以忍耐的阵发性剧痛,又称为原发性三叉神经痛。也可由脑桥小脑角占位病变、炎症、血管病变、多发性硬化等病因引起,称继发性三叉神经痛。

【疾病概要】

(一)病因和发病机制

原发性三叉神经痛的病因仍不清楚,多数学者认为是由脑干三叉神经感觉主核或半月神经节细胞发作性放电引起,也有学者认为是半月神经节附近的动脉硬化的小血管压迫三叉神经根等原因引起,总之,确切的病因不明,可能为致病因子使三叉神经脱髓鞘而产生异位冲动或伪突触传递所致。继发性三叉神经痛多为脑桥小脑角占位性病变、多发性硬化等所致。

(二)临床特点

三叉神经痛是沿三叉神经分布区域的发作性疼痛。上颌支和下颌支常受损,而眼支较少罹患。绝大多数为一侧性,右侧较左侧稍多见。有时可累及两支,但很少三支同时罹患。约 3/4 的病例发生于 40 岁以上,女性稍多于男性。典型的三叉神经痛有以下特点。

1.发作性剧痛　突如其来的剧烈疼痛发作,有一定的诱因,如说话、打哈欠、刷牙、漱口、洗脸、刮胡子、咀嚼、吞咽等动作,尤其是进食过冷或过热的食物时均可诱发,过度疲劳或精神紧张可使发作加重。白天发作较晚间多。

2.有扳机点(激痛点)　轻微刺激脸或唇、舌、齿龈、鼻翼的某一点,即可引起疼痛的暴发,这一导致发作性剧痛的过敏点称扳机点。疼痛由扳机点开始,沿三叉神经某分支分布区放射,不超过正中线,呈烧灼样或撕裂样、电击样、刀割样、针刺样剧痛,病人常张口、咂舌,用手掩盖患侧脸部,表情十分痛苦,坐立不安,严重时伴有痛性痉挛。有时在睡眠中痛醒。

3.持续时间短　通常发作持续时间短,每次仅数秒钟至 1～2 分钟或更长,疼痛的消失也很突然。可有间歇性,也可连续发作。

4.伴有血管一植物神经症状　发作严重时患侧脸红、出汗、瞳孔散大、流泪、鼻黏膜充血、流鼻涕、唾液分泌增多,患侧皮肤温度增高、肿胀。若病程较久且发作频繁者,可出现营养障碍性改变,如局部皮肤粗糙、眉毛脱落、角膜水肿和透明度下降,有时产生麻痹性角膜炎。

5.反复发作　三叉神经痛往往反复发作,发作频繁者一天可达数十次或上百次,甚至更多,病人极为痛苦。疼痛可开始于一支,以后向其他支扩展,但也可局限于一支而持续数年。

部分病例可以自然缓解。

（三）辅助检查

三叉神经痛需做相应的辅助检查以便明确诊断。

1.颅脑 CT、MRI　可发现颅脑肿瘤、炎症等。炎症是继发性三叉神经痛的常见病因，在肿瘤中脑桥小脑角肿瘤占多数，其中胆脂肿瘤占首位。炎症是指脑桥小脑角的蛛网膜炎。

2.磁共振血管成像技术。

3.脑干三叉神经诱发电位（BTEP）　三叉神经病变者 BTEP 有异常变化，且周围神经病变和中枢神经病变 BTEP 表现各异，故可用其作为一种新的可靠的评价三叉神经功能的电生理方法。

4.血糖或葡萄糖耐量实验　部分病人尚需做血糖或葡萄糖耐量实验以排除糖尿病性神经病变。

5.肌电图检查　可判断其预后：如病后 10 天面神经出现失神经电位，恢复时间则将延长，平均需 3 个月。完全性面瘫病人病后 1 周内检查面神经传导速度有助于预后判定，如患侧诱发动作电位 M 波的波幅为健侧的 30％或以上时，则 2 个月内可望恢复；如 10％～20％者需 2～8 个月恢复，并有可能出现合并症；如仅 10％或以下者需 6～12 个月才能恢复，并多伴有面肌痉挛及联带运动等合并症。

（四）诊断要点

根据三叉神经分布区域内的典型发作性疼痛，"扳机点"的存在，神经系统无局限体征等特点诊断原发性三叉神经痛并不困难。

（五）治疗原则

1.药物治疗　常用药物有卡马西平、苯妥英钠、B 族维生素、山莨菪碱等。

2.神经阻滞疗法　当药物治疗无效或有不良反应时，而疼痛严重者可行神经阻滞疗法。最常用的注射药物为无水酒精。三叉神经半月节或周围支，因感觉神经受破坏而止痛。疗效可持续数月至数年，但易复发。

3.射频电流经皮选择性热凝术　该术优点为可选择性破坏三叉神经的痛觉纤维，而基本上不损害触觉纤维。近期疗效尚可，但容易复发。一般做 1～2 次，间隔 1～2 天。

4.手术治疗　常用的有三叉神经周围支切断术、三叉神经感觉根部分切断术。目前较少应用，因手术后可引起患侧面部麻木。

【护理】

（一）护理评估

1.健康史

（1）了解起病形式及病程特点　如有无周期性发作，病程与缓解期长短及发作时有无伴随症状。

（2）了解神经系统有无阳性体征　原发性三叉神经痛一般无神经系统阳性体征。

（3）既往史和个人史　应注意询问有无既往发作史以及个人生活习惯和生活环境。

2.身心状况

（1）症状和体征　有典型发作性疼痛，"扳机点"的存在，神经系统无局限体征等。

（2）并发症　疼痛发作时，病人表情痛苦，有的保持固定姿势，不敢多动，有的呻吟、不停吸气、咀嚼，或急躁地用手搓揉面部，有少数病人出现跳动、抽搐，也有伴有面部潮红、流泪、流涕、出汗、高血压等症状。

（3）心理－社会状况　病人常因剧烈疼痛而出现烦躁不安、紧张、焦虑等不良心理反应。

（二）护理诊断

1.疼痛　面颊、上下颌及舌疼痛与三叉神经受损（发作性放电）有关。

2.焦虑/抑郁　与疼痛频繁、反复发作有关。

（三）护理目标

病人疼痛减轻、缓解或消失；病人能正确对待疾病，情绪稳定，心态正常。

（四）护理措施

1.一般护理　保持室内光线柔和，周围环境安静、清洁、整齐和安全，避免病人因周围环境刺激而产生焦虑，加重疼痛。饮食宜清淡，保证机体营养，避免粗糙、干硬、辛辣食物，严重者给予流质饮食。

2.对症护理

（1）告知病人洗脸、刷牙、剃须、咀嚼时动作要轻柔，吃软食、小口咽，以防止疼痛发作。

（2）鼓励病人适当参加娱乐活动（如看电视、听轻音乐、跳交谊舞等），进行指导式想象、气功疗法，以利于病人松弛身心、转移注意力、提高痛阈而减轻疼痛。

3.用药护理　指导病人按医嘱正确服药，并注意观察药物的疗效与不良反应，发现异常情况及时报告医生处理。如卡马西平常为首选药，其副作用有头晕、嗜睡、口干、恶心、消化不良、行走不稳等，但多于数天后消失，不要随意更换药物或自行停药。

4.心理护理　由于本病为突然、反复发作的阵发性剧痛，病人非常痛苦，加之咀嚼、哈欠、讲话等可诱发，以至于病人不敢做这些动作，表现为面色憔悴、精神忧郁和情绪低落。护士应关心、理解、体谅病人，多与病人沟通，并根据病人的心理状态给予疏导和支持，帮助病人减轻心理压力，增强战胜疾病的信心。

（五）健康教育

帮助病人及家属掌握与本病相关的知识与自我护理方法。向病人和家属介绍减轻疼痛的方法，如洗脸、刷牙、剃须、咀嚼时动作要轻柔，生活有规律、保证充分身心休息等。说明乐观对待疾病存在的现实和避免诱因的必要性。遵医嘱合理用药，尤其是在服用卡马西平期间，应每周查血常规，每月查肝、肾功能。

（六）护理评价

发作次数是否减少；疼痛是否减轻或缓解；焦虑感是否减轻。

本节小结

三叉神经痛是一种原因未明的三叉神经分布区内短暂的、反复发作的、难以忍耐的阵发性剧痛，又称为原发性三叉神经痛；典型表现为三叉神经分布区域内的典型发作性疼痛，"扳机点"的存在，神经系统无局限体征等特点；治疗主要是药物治疗、神经阻滞疗法、射频电流经皮选择性热凝术、手术治疗。

本节关键词：三叉神经痛；卡马西平

案例 9-2

王某，女，52岁，左侧面部不适，眼睑闭合不全，口角向右歪斜2天，伴左耳后乳突下压痛，进食左齿颊间填食，漱口时左侧口角漏水，无头疼头晕、恶心呕吐等症状。查：左侧额纹消失，鼻唇沟变浅，蹙额实验（+），皱眉实验（+），鼓腮实验（+），示齿（+），右侧面部不自主小幅度固动，伸舌居中，四肢无异常。经头部MRI扫描无异常。诊断为周围性面神经炎。

问题：
1. 该病人的临床表现有哪些？
2. 该病人存在哪些主要护理问题？

二、面神经炎病人的护理

面神经炎（facial neuritis）又称特发性面神经麻痹（idiopathic facial palsy）或Bell麻痹（Bell palsy），是因茎乳孔内面神经非特异性炎症所致的周围性面瘫。是一种常见的面神经瘫痪性疾病。

【疾病概要】

（一）病因与发病机制

病因和发病机制不完全清楚。一般认为由病毒感染、寒冷侵袭和自主神经不稳致面神经营养血管痉挛，使面神经缺血而水肿，面神经水肿后易在面神经管尤其在茎乳突孔内受压。也可能因风湿性炎症侵袭面神经、中耳炎使茎乳孔周围水肿、茎乳孔内的骨膜炎等引起面神经肿胀、受压。面神经损害严重时并发髓鞘脱失、轴突变性。

（二）临床特点

任何年龄均可发病，男性略多。通常急性起病，症状可于数小时或1～3天内达到高峰。多为起床后刷牙时从病侧口角漏水而发现，也有病人自己不知道患病，被别人发现口角歪斜才就诊。起初可伴有麻痹侧耳后乳头区、耳内或下颌角的疼痛。主要表现为一侧面部表情肌完全性瘫痪,额纹消失,不能皱额蹙眉,眼裂变大,眼裂不能闭合或闭合不全;闭眼时瘫痪侧眼球向上外转动,显露白色巩膜,称 Bell 征;患侧鼻唇沟变浅,口角下垂,示齿时口角歪向健侧;口轮匝肌瘫痪使鼓气和吹口哨时漏气;颊肌瘫痪使食物易滞留于病侧齿颊之间。特发性面神经炎多为单侧性,偶见双侧。面神经病变在中耳鼓室段者可出现讲话时回响过度和患侧舌前 2/3 味觉丧失;影响膝状神经节者,除上述表现外,还出现病侧乳突部疼痛、耳部与外耳道感觉减退、外耳道或鼓膜出现疱疹,称为膝状神经节综合征(Ramsay-Hunt syndrome)。

不完全性面瘫起病后 1～3 周即开始恢复,1～2 个月内可望明显恢复并逐渐痊愈;年轻病人预后好。

(三)实验室及其他检查

1.头颈 CT 或 MRI 可正常。

2.肌电图检查可判断其预后 如病后 10 天面神经出现失神经电位,恢复时间则将延长,平均需 3 个月。完全性面瘫病人病后 1 周内检查面神经传导速度有助于预后判定,如患侧诱发动作电位 M 波的波幅为健侧的 30% 或以上时,则 2 个月内可望恢复;如为 10%～20% 者需 2～8 个月恢复,并有可能出现合并症;如仅为 10% 或以下者则需 6～12 个月才能恢复,并多伴有面肌痉挛及联带运动等合并症。

(四)诊断要点

根据急性起病,一侧面部表情肌突然瘫痪等临床特点,诊断多无困难。

(五)治疗要点

面神经炎的治疗原则是改善局部血液循环,减轻面神经水肿,缓解神经受压,促进功能恢复。

1.药物治疗 目前多主张急性期尽早使用一个疗程皮质类固醇激素治疗,可用地塞米松 10～15mg/d;或服泼尼松,初剂量为 1mg/kg/d,顿服或分 2 次口服,连续 5 天,以后 7～10 日内逐渐减量。如系带状疱疹感染引起的 Hunt 综合征,可口服无环鸟苷 5mg/kg,3 次/日,连服 7～10 日。B 族维生素药物可促进神经髓鞘的恢复,维生素 B_1 100mg、维生素 B_{12} 500mg 每天一次肌内注射。

2.理疗 急性期在茎乳孔附近行超短波透热疗法、红外线照射或局部热敷等有助于改善局部血循环,消除神经水肿。恢复期可做碘离子透入疗法、针刺或电针疗法。

3.康复治疗 患侧面肌能活动即应尽早开始自我功能训练,可对着镜子做皱眉、举额、闭眼、露齿、鼓腮和吹口哨等动作,每日数次,每次数分钟,并辅以面部肌肉的按摩。

4.手术疗法 病后 2 年仍未恢复者,可考虑做面神经－副神经、面神经－舌下神经或面神经－膈神经吻合术,但疗效尚难肯定,只宜在严重病例试用。

【护理】

（一）护理评估

1.健康史　询问病人是否为急性起病及症状进展情况。评估神经功能受损情况，检查有无一侧表情肌完全性瘫痪，有无味觉和听觉障碍以及患侧乳突部疼痛等。

2.身心状况

（1）症状和体征　重点评估面部瘫痪的情况。

（2）并发症　可发生面肌联带运动、面肌挛缩、面肌痉挛、鳄鱼泪综合征等并发症。上述并发症的治疗一直是比较棘手的问题，因为其发生机制尚不清楚。

（3）心理-社会状况：病人可能出现烦躁、焦虑和自我形象紊乱等不良的心理反应评估家庭的支持功能等。

（二）护理诊断

1.自我形象紊乱　与面神经麻痹所致口角歪斜有关。
2.疼痛　与面神经病变累及膝状神经节有关。

（三）护理目标

病人能正确对待疾病，会自我护理和自我修饰；疼痛减轻或消失，舒适感增强。

（四）护理措施

1.一般护理　急性期注意休息，避免风寒，特别是患侧茎突孔周围应加以保护。饮食宜清淡，保证机体营养，避免粗糙、干硬、辛辣食物，严重者予以流质饮食；有味觉障碍的病人，应注意食物的冷热度，防止烫伤与冻伤口腔黏膜。指导病人保持口腔清洁，饭后及时漱口，清除口腔患侧滞留的食物。眼睑不能闭合者予以眼罩、眼镜及眼药等保护，以防感染。外出时可戴口鼻罩，穿风衣、系围巾或使用其他改善自身形象的恰当修饰。

2.对症护理

（1）鼓励病人用按摩法加强面肌的被动运动　最简单有效的方法是病人对着镜子用手按摩瘫痪的面肌，每日数次，每次5～10分钟，促进局部血液循环，减轻瘫痪肌受健侧的过度牵引。

（2）加强面肌的主动和被动运动　如教会病人对着镜子做皱眉、露齿、闭眼、鼓腮等动作，每日数次，每次5～15分钟，并辅以面肌按摩、理疗、针灸等治疗。

3.用药护理　使用糖皮质激素治疗的病人，应注意药物的副作用，观察有无胃肠道出血、感染征象，有无血压升高、血糖升高等。

4.心理护理　鼓励病人表达对面部形象改变的自身感受和对疾病预后担心的真实想法，告诉病人本病大多预后良好，并提供患有本病现已治愈的病例，指导他们克服急躁情绪和害羞心理，正确对待疾病，积极配合治疗，同时护士在与病人谈话时应语言柔和、态度亲切，避免伤害病人自尊的言行。

5.病情观察　观察病人口角歪斜等面部症状的变化。

（五）健康教育

向病人说明注意保暖（特别是面部和耳根部防止受凉，在冬季出差、旅游、乘车时宜戴口罩）。告知疾病相关知识及自我护理方法，坚持每天面肌功能训练，保持口腔清洁。向病人介绍通过戴眼罩、滴眼药水、涂眼药膏等，保护暴露的角膜。

（六）护理评价

病人能否正确对待疾病，是否表现为心态良好，积极配合治疗，主动进行面肌训练，面瘫症状逐渐改善。有无病侧口角漏水、齿颊间食物滞留、泪液不正常外溢；是否存在耳后、耳内、乳突区疼痛或不适；有无味觉消失、听觉过敏。

本节小结

面神经炎是因茎乳孔内面神经非特异性炎症所致的周围性面瘫。典型表现为急性起病，一侧面部表情肌完全性瘫痪，额纹消失，不能皱额蹙眉，眼裂变大，眼裂不能闭合或闭合不全，闭眼时瘫痪侧眼球向上外转动，显露白色巩膜；患侧鼻唇沟变浅，口角下垂，示齿时口角歪向健侧；头颈 CT 或 MRI 可正常。治疗、护理主要是改善局部血液循环，减轻面神经水肿，缓解神经受压，加强面肌的主动和被动运动，促进功能恢复。

本节关键词：面神经炎；Bell 征

案例 9-3

刘某，男，45 岁，双下肢乏力，双手持物困难 2 天。病前无上呼吸道或肠道感染史，既往无周期性麻痹。查体：T 36.6℃，P 78 次/分，R 20 次/min，BP 140/90mmHg。神志清，语言流利，眼底正常，左侧鼻唇沟略浅，但示齿时无明显口角牵动受限，颅神经正常，病理反射（一）脑膜刺激征（一），双下肢远端肌力 3 级，肌张力正常，双上肢远端肌力轻瘫试验（十），肌张力低下，四肢远端感觉系统减退，无神经根刺激征；心肺无特殊，血钾 4.0mmol/L。初步诊断为：急性炎症性脱髓鞘性多发性神经病。

问题：

1.该病人的临床表现有哪些？

2.该病人存在哪些主要护理问题？

三、急性炎症性脱髓鞘性多发性神经病病人的护理

急性炎症性脱髓鞘性多发性神经病（acute inflammatory demyelinating polyneuropathies，AIDP）又称吉兰－巴雷综合征（GBS，格林－巴利综合征），为急性或亚急性起病的大多可恢

复的多发性脊神经根(可伴脑神经)麻痹和肢体瘫痪的一组疾病。主要病变是周围神经广泛的炎症性节段性脱髓鞘,部分病例伴有远端轴索变性,病前可有非特异性病毒感染或疫苗接种史,病人中60%在病前有空肠弯曲菌感染。临床主要表现为四肢对称性弛缓性瘫痪和手套袜套状感觉障碍,可合并颅神经损害,严重者可出现呼吸麻痹。本病一年四季均可发生,可见于任何年龄。

【疾病概要】

(一)病因与发病机制

本病的病因和发病机制尚未完全阐明,GBS病人病前多有非特异性病毒感染或疫苗接种史,最常见空肠弯曲菌感染,此外还有巨噬细胞病毒、EB病毒、肺炎支原体、乙型肝炎病毒等感染。

多数认为本病系病前非特异性感染因子(如巨噬细胞病毒、空肠弯曲菌等)或疫苗接种后诱发的一种神经迟发性过敏性自身免疫性疾病,类似于T细胞介导的实验性变态反应性神经病。其免疫致病因子可能为存在于病人血液中的抗周围神经髓鞘抗体或对髓鞘有害性细胞因子等。分子模拟机制认为,GBS发病是由于病原体某些组分与周围神经组分相似,机体免疫系统发生错误的识别,产生自身免疫性T细胞和自身抗体,产生针对周围神经组分的免疫应答,引起周围神经脱髓鞘。

(二)临床特点

多数病人病前1～4周有上呼吸道或胃肠道感染症状,或有疫苗接种史。多为急性起病或亚急性起病,首发症状常为四肢对称性弛缓性瘫痪,瘫痪始于下肢、上肢或四肢同时发生,下肢常较早出现,可自肢体近端或远端开始,多于数日至2周达到高峰,严重病例可在1～2日内迅速加重,出现四肢完全性瘫、肋间肌及膈肌麻痹而致呼吸麻痹,危及生命。肢体呈弛缓性瘫痪,腱反射减低或消失,发病第1周可仅有踝反射消失。发病时多有肢体感觉异常,如烧灼感、麻木、刺痛和不适感,呈手套袜子样分布,约30%的病人有肌肉痛。脑神经损害以双侧周围性面瘫最常见,尤其对成人。其次是延髓麻痹,以儿童多见,表现为声嘶、吞咽困难、呼吸麻痹等。自主神经损伤可表现皮肤潮红、出汗增多、手足肿胀及营养障碍,严重者可出现窦性心动过速、体位性低血压、高血压和短暂性尿潴留。

(三)实验室及其他检查

1.实验室检查

(1)脑脊液　脑脊液的特征性改变为蛋白-细胞分离,即蛋白含量增高而细胞数正常。起病初期蛋白含量正常,至病后第3周蛋白增高最明显,少数病例细胞数可达$(20\sim30)\times10^6/L$。

(2)腓肠神经活检　发现脱髓鞘及炎症细胞浸润可提示GBS,但腓肠神经是感觉神经,GBS以运动神经受累为主,因此活检结果仅作为参考。

3.功能性检查

(1)肌电图及神经电图F波测定　F波的潜伏期明显延长。

(2)严重的病例可出现心电图异常,以窦性心动过速和 T 波改变常见,如 T 波低平、QRS 波电压增高,可能是自主神经异常所致。

（四）诊断要点

1.急性或亚急性起病,病前常有感染史。

2.四肢对称性下运动神经元性瘫痪(包括颅神经)。

3.感觉障碍轻微或缺如。

4.部分病人有呼吸肌麻痹。

5.多数脑脊液有蛋白－细胞分离现象。

（五）治疗要点

急性期治疗主要采取下列措施：

1.急性期的最大危险是呼吸肌麻痹。保持呼吸道通畅,维持呼吸功能,是提高治愈率、减少死亡率的关键,必要时及早使用呼吸机。

2.血浆置换可改善症状、缩短疗程及减少并发症。适用于重症或呼吸肌麻痹病人,严重感染、心功能不全、心律失常和凝血功能异常病人禁用。

3.静脉注射免疫球蛋白　用于急性病例可获得与血浆置换相近的疗效,禁用于免疫球蛋白过敏或存在 IgA 型抗体、心力衰竭和肾功能不全病人。

4.肾上腺糖皮质激素　多不主张使用。

5.其他　B 族维生素、辅酶 A、ATP、细胞色素 C、神经生长因子等可用于辅助治疗。

【护理】

（一）护理评估

1.健康史

(1)病因和诱因　病前可有非特异性病毒感染或疫苗接种史,病人中 60％在病前有空肠弯曲菌感染。

(2)既往史和个人史　详细了解既往的健康状况、个人的生活环境和生活习惯、营养状况等。

2.身心状况

(1)前驱因素及发病情况　发病前 1～4 周常有胃肠道或呼吸道感染史,其中空肠弯曲菌感染较多,少数有疫苗接种史。多为急性或亚急性起病,起病后逐渐加重,1～2 周达高峰,部分病人 3～4 周仍在进展。

(2)感觉障碍　多数病人有肢体感觉异常,如麻木、刺痛、烧灼感,感觉缺失较少见,典型病例呈手套、袜套样分布,约 30％病人有肌肉疼痛。感觉障碍可先于运动障碍或与之同时出现。

(3)运动障碍　首发症状为四肢对称性肌无力,从双下肢开始,并逐渐加重和向上发展至四肢,一般是下肢重于上肢,近端重于远端,表现为双侧对称的下运动神经元性瘫痪。严重病例瘫痪平面迅速上升,侵及颈胸神经根、脑神经、损害延髓,累及肋间肌和膈肌,发生呼吸麻痹,表现为呼吸困难、发绀、咳嗽无力、痰液淤积,急性呼吸衰竭是本病死亡的主要原因。

(4)脑神经麻痹　脑神经麻痹以面神经麻痹最常见,出现双侧或单侧周围性面瘫;其次为舌咽、迷走神经麻痹,出现构音障碍和吞咽困难;少见三叉、展、舌下神经损害,偶有视乳头水肿。

(5)自主神经症状　可有皮肤潮红、多汗、发凉、手足肿胀及营养障碍。严重者出现窦性心动过速、血压变化和暂时性尿潴留。

(6)并发症　常见有肺炎、肺不张、窒息、中毒性心肌炎及心力衰竭。

(二)护理诊断

1.低效性呼吸形态　与呼吸肌麻痹有关。
2.躯体移动障碍　与四肢肌肉进行性瘫痪有关。
3.恐惧　与呼吸困难、濒死感或害怕气管切开有关。
4.吞咽困难　与脑神经受损所致延髓麻痹、咀嚼肌无力及气管切开等因素有关。

(三)护理目标

病人能够保持良好的呼吸状况,没有呼吸困难和发绀,呼吸道保持通畅;能进行良好的躯体运动,无肌肉萎缩;病人吞咽功能改善,不发生误吸;病人心理问题有所好转。

(四)护理措施

1.一般护理
(1)室内光线柔和,周围环境安静,避免不良刺激。
(2)卧床休息,加用气垫床,保持皮肤卫生及床单整洁、干燥。一般每2小时更换体位一次,保持良好肢体位置。
(3)给予高热量、高蛋白质、高维生素饮食,多吃酸性及纤维素丰富的食物,少食胀气食物,鼓励多饮水。
(4)鼓励病人保持良好的心态,树立战胜疾病的信心。病情稳定后及早进行瘫痪肢体的功能锻炼。
2.心理护理　病人的心理活动对疾病的转归起到重要的作用,急性脊髓炎病人多有焦虑及恐惧心理,因本病为突发起病,病人及家属均无思想准备,由于缺乏相关知识,病人多有过度紧张。故护理人员在救护的同时,应采取多种方式,积极开展健康宣教,尽量关心安慰病人,并同时做好家属的心理安抚工作,建立良好的护患关系,架起护士与病人之间沟通的桥梁。进行有效的心理疏导,能起到辅助药物治疗的作用。
3.病情观察
(1)观察病人的呼吸频率、节律和深度,呼吸音及肺部啰音,痰的性状及排痰情况,心率、心律、脉搏、血压,躯体活动能力及皮肤受压情况,吞咽功能,意识状态等,以便及时发现病情变化。
(2)维持呼吸功能　病人的主要危险是呼吸肌麻痹,因此应备好吸引器、氧气、气管切开包及机械通气设备等,以利于随时采取措施。鼓励病人有效咳嗽、深呼吸,协助病人翻身、拍背或体位引流,及时排出呼吸道分泌物,必要时吸痰。持续给予氧气吸入,保持吸氧管道通畅,注意用氧安全,同时严密观察病人呼吸及缺氧症状有无改善。当病人出现缺氧症状,肺活量降低至 $20\sim25ml/kg$ 体重以下,血气分析 PaO_2 低于 70mmHg 时,应及时应用呼吸机。

3. 对症护理　卧床休息期间,应让病人取平卧位或侧卧、头低足高位,以利于口腔和呼吸道分泌物引流。饮食时和进食后 30 分钟取坐位,以免食物误入气管发生窒息。瘫痪肢体应保持在功能位置,进行关节被动活动至少每天 2 次,以防出现关节僵直、挛缩和肌肉废用性萎缩。防止深静脉血栓形成和并发肺栓塞,瘫痪病人应保证足够的液体入量,协助进行物理疗法,穿弹力长袜等。下肢瘫痪病人长期卧床,受压局部容易发生褥疮,因而应保持病人床单干燥平整,协助病人定时翻身,按摩受压部位,以预防褥疮的发生。

4. 特殊治疗的护理

(1)配合医生行气管内插管或气管切开术,外接呼吸机,做好气管切开的护理,确保痰液稀释并排出,防止发生肺炎、肺不张、肺脓肿等并发症,根据血气分析检查结果,随时调整呼吸机各项指标,改善通气。

(2)血浆置换疗法可出现枸橼酸盐的毒性反应及一过性低血压,严重时并发心律失常、心肌梗死和溶血反应。少数病人可有血栓形成、重度感染及出血。应严密观察,发现异常立即与医生联系,及时停药,并配合做相应处理。对心脏受累者,补液速度不宜过快。

(五)健康教育

1. 加强营养,增强体质;加强肢体锻炼,促进肌力恢复。
2. 指导家属在病人锻炼时要加以保护,以防跌伤等意外。

(六)护理评价

病人有无出现呼吸肌麻痹现象,或虽出现但处理成功;病人能否进行良好的躯体运动,无肌肉萎缩;病人心理问题有无好转。

本节小结

急性炎症性脱髓鞘性多发性神经病又称吉兰-巴雷综合征,为急性或亚急性起病的大多可恢复的多发性脊神经根(可伴脑神经)麻痹和肢体瘫痪的一组疾病。典型表现为病前 1~4 周有上呼吸道或胃肠道感染症状,或有疫苗接种史、四肢对称性上行性弛缓性瘫痪、末梢型肢体感觉异常、脑神经损害(以双侧周围性面瘫最常见)、自主神经损伤等。急性期治疗主要是保持呼吸道通畅,维持呼吸功能,血浆置换,静脉注射免疫球蛋白,营养神经等。

本节关键词:吉兰-巴雷综合征;蛋白-细胞分离

课后思考

1．某病人，男，75 岁，出现阵发性右侧上唇、上牙床 3～6 齿处闪电样疼痛，吃饭、刷牙时加重，疼痛时可串至右上眉毛、眶下区、上额部，请说出护理诊断及措施。

2．病人，女，21 岁，1 周前面部受凉后出现左侧面肌瘫痪，口角向右歪，左鼻唇沟变浅，请说出护理诊断及措施有哪些。

3．急性炎症性脱髓鞘性多发性神经病的护理措施有哪些？

（王荣俊）

第三节　脑血管疾病病人的护理

本节学习目标

1．了解脑血管大体解剖结构及血液供应、脑血液循环的生理特点。

2．熟悉脑血管疾病的概念、病因、危险因素与防治。

3．掌握脑血管疾病的护理评估、护理诊断、护理措施和健康教育要点。

4．体现护士的爱伤精神和人文关怀，尊重病人的身心需求。

一、概　述

脑血管疾病（cerebral vascular disease，CVD）是一组由脑血管发生血液循环障碍而引起的脑功能障碍疾病。脑卒中（stroke）又称中风或脑血管意外，是急性脑循环障碍迅速导致局灶性或弥漫性脑功能缺损的一组脑血管疾病，主要由血管壁异常、血栓、栓塞以及血管破裂等所致。通常包括脑出血、脑梗死、蛛网膜下腔出血。

CVD 是神经系统的常见病及多发病，其发病率为（100～300）/10 万，患病率为（500～740）/10 万，死亡率为（50～100）/10 万，约占所有疾病死亡人数的 10%，是目前人类疾病的三大死亡原因之一，存活者中至少一半留有不同程度的残疾，如瘫痪、失语等。因此脑卒中是最重要的严重致残性疾病。

脑部的血液由两条颈内动脉和两条椎动脉供给（图 9-4）。颈内动脉进入颅内后依次分出眼动脉、后交通动脉、脉络膜前动脉、大脑前动脉和大脑中动脉。这些动脉供给眼部以及大脑半球前 3/5 的血液。双侧椎动脉经枕骨大孔入颅后汇合成基底动脉。基底动脉在脑干头端腹侧面分为两条大脑后动脉，供应大脑半球后部 2/5 的血供。椎基底动脉在颅内依次分出小脑后下动脉、小脑前下动脉、脑桥支、内听动脉、小脑上动脉等，供应小脑和脑干。两侧大脑前动脉之间由前交通动脉，两侧颈内动脉与大脑后动脉之间由后交通动脉连接起来

（图 9-5），构成脑底动脉环（willis 环）。当此环的某一处血供减少或闭塞时，可互相调节血液供应。脑是人体中最重要、最精密的生命器官，功能复杂，需要能量也大。成人脑重 1400g 左右，为体重的 2%～3%，然而脑组织需用的血液供应占心搏出量的 15%～20%（静态时），这是与脑组织的较高代谢率相适应的。脑组织中几乎无葡萄糖和氧的储备，故需不断地依靠血液输送氧与糖以维持脑的正常功能。脑组织对缺血、缺氧性损害十分敏感，一旦脑的血供减少或中断，容易使脑组织受损而产生严重的后果。

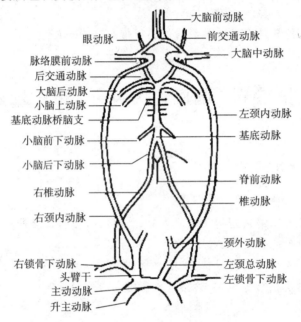

图 9-4　脑部各动脉分支及其来源示意图

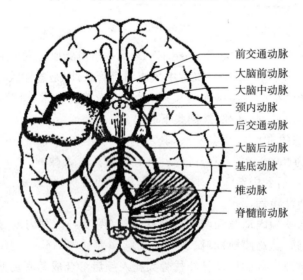

图 9-5　脑基底部的动脉

（一）脑血管疾病的分类

脑血管疾病有不同的分类方法：

1.依据神经功能缺失症状持续时间，将不足 24 小时者称为短暂性脑缺血发作（TIA），超过 24 小时者称为脑卒中。

2.依据病情严重程度可分为小卒中、大卒中和静息性卒中。

3.依据病理性质可分为缺血性脑卒中和出血性脑卒中。前者称为脑梗死，包括脑血栓形成和脑栓塞；后者包括脑出血和蛛网膜下腔出血。

（二）脑血管疾病的病因和危险因素

1.病因

（1）血管壁病变　动脉粥样硬化、动脉炎、发育异常、外伤等，其中以动脉硬化最常见。

（2）血液成分改变及血液流变学异常　①血液黏稠度增高：如高脂血症、高血糖症、高蛋白血症、白血病、红细胞增多症等。②凝血机制异常：如血小板减少性紫癜、血友病、应用抗凝剂、DIC 等。此外，妊娠、产后、术后也可引起高凝状态。

（3）血流动力学改变　如高血压、低血压、心脏功能障碍等。

（4）其他　如颈椎病、肿瘤等压迫邻近的大血管，影响供血；颅外形成的各种栓子（如空气、脂肪、肿瘤等）引起脑栓塞。

2.危险因素　脑血管病发病的危险因素共有两类，一类是无法干预的因素，如年龄、基因遗传等；另一类是可以干预的，若对其进行有效的干预，则脑血管病的发病率和死亡率就能显著降低。在可干预的危险因素中，高血压、心脏病、糖尿病和短暂性脑缺血发作（TIA）已被多数学者一致认为是脑血管疾病发病的最重要的危险因素。眼底动脉硬化、高脂血症、血黏度增高、无症状性颈动脉杂音、吸烟及酗酒、肥胖、口服避孕药、饮食因素（盐摄入量、肉类和含饱和脂肪酸的动物油食用量）等与脑血管疾病发病有关。如能对高血压、糖尿病、心脏病、饮食习惯等进行积极的干预，即可减少脑血管疾病的发生。

（三）脑血管疾病的三级预防

1.一级预防　是对有脑卒中倾向，但无 CVD 病史的个体发生脑卒中的预防，是三级预防中最关键的一环。在社区人群中首先筛选上述可干预的危险因素，找出高危人群，进行预防，即积极治疗相关疾病，如高血压、糖尿病、高脂血症等；提倡合理饮食；适当运动；根据存在的各种危险因素，按照不同的严重程度，坚持治疗，坚持进行干预。

2.二级预防　对 TIA、可逆性脑缺血发作早期诊断，早期治疗，防止其发展成为完全性脑卒中。

3.三级预防　脑卒中发生后积极治疗，防治并发症，减少致残率，提高病人的生活质量，预防复发。

在脑卒中的预防中，除了对危险因素进行非药物性调整外，主要的预防性药物有阿司匹林、噻氯匹啶和华法林等，应依据病人的个体情况加以选择。

案例 9-4

李某,男,70 岁,晨起无明显原因出现右侧肢体无力、言语含糊 2 小时,无肢体抽搐,无意识障碍,无吞咽困难,无饮水呛咳,未曾就诊,未予任何检查、处理,3 小时后上述症状消失,下午再次出现上述表现,遂来就诊。头颅 CT 示:未见明显异常。初步诊断:短暂性脑缺血发作。

问题:
1. 该病人的临床表现有哪些?
2. 该病人存在哪些主要的护理问题?

二、短暂性脑缺血发作病人的护理

短暂性脑缺血发作(transient ischemic attack,TIA)是指历时短暂并经常反复发作的脑局部供血障碍,导致供血区局限性神经功能缺失症状。每次发作持续数分钟至 1 小时,不超过 24 小时即可完全恢复,但常有反复发作。TIA 是缺血性脑卒中最重要的危险因素,近期频繁发作的 TIA 是脑梗死的特级警报,4%～8%完全性卒中病人发生于 TIA 之后。据我国调查资料统计,TIA 的患病率为 180/10 万。本病多在 50～70 岁发病,男多于女。

【疾病概要】

(一)病因和发病机制

关于本病的病因与发病机制,目前仍有争论。多数人认为:虽然 TIA 是一种多病因的综合征,但绝大多数病因是动脉粥样硬化;这种反复发作主要是由供应脑部的小动脉中发生微栓塞所致;也可能由血流动力学、血液成分的异常等触发因素所引起,以及脑血管痉挛、颈部动脉受压、盗血、心功能障碍、高凝状态等。TIA 的发病机制有多种学说,尚无一种能解释所有的病例,很可能不同的病例有不同的发病机制。

(二)临床特点

TIA 起病突然,历时短暂,症状和体征出现后迅速达高峰,持续时间多为数秒至数分钟、数小时,24 小时内完全恢复正常而无后遗症。常反复发作,多则一日数次,少则数周、数月甚至数年才发作一次;每次发作的局灶性症状雷同;常发生在动脉粥样硬化的基础上,可为某些急性脑血管疾病的前驱症状。根据受累的血管不同临床上将 TIA 分为两大类:颈内动脉系统 TIA 和椎-基底动脉系统 TIA。

1. 颈内动脉系统 TIA 的症状及体征 症状多样,常见症状为单肢无力或不完全偏瘫,可伴有面部轻瘫,系大脑中动脉供血区或大脑中动脉与大脑前动脉皮层支的分水岭区缺血的表现。特征性症状是眼动脉交叉瘫(病变侧单眼一过性黑蒙或失明、对侧偏瘫及感觉障碍)和 Horner 征交叉瘫(病变侧 Horner 征、对侧偏瘫);如果是主侧半球受累,可出现失语症。可能出现的症状有对侧单肢或半身感觉异常,如偏身麻木或感觉减退,对侧同向偏盲较少见。

2.椎－基底动脉系统 TIA 的症状及体征　常见症状为眩晕、平衡失调，一般不伴有耳鸣。特征性症状为跌倒发作，表现为病人突然双下肢失去张力而跌倒在地，无可觉察的意识障碍，病人可即刻站起，这是由双侧脑干网状结构缺血所致。猝倒特别是在急剧转动头部或上肢运动后发作；另外还可表现为短暂性全面性遗忘症，指发作时出现短时间记忆丧失，病人对此有自知力，持续数分钟至数十分钟，发作时时间、地点定向障碍，但谈话、书写和计算能力保持正常。可能出现的症状有复视、构音障碍、吞咽困难、交叉性或双侧肢体瘫痪等。

（三）实验室及其他检查

1.血常规和生化检查　一般未见明显异常，部分病例可有血糖、血脂增高。
2.影像学检查　颈椎平片可发现颈椎骨质增生等。
3.经颅多普勒（TCD）检查　可见血管狭窄、动脉粥样硬化斑块等所致的改变。

（四）诊断要点

1.为短暂的、可逆的、局部的脑血液循环障碍，可反复发作，少者 1～2 次，多至数十次。多与动脉粥样硬化有关，也可以是脑梗死的前驱症状。
2.可表现为颈内动脉系统和（或）椎－基底动脉系统的症状和体征。
3.每次发作持续时间通常在数分钟至 1 小时左右，症状和体征应在 24 小时以内完全消失。

（五）治疗要点

TIA 治疗的目的是消除病因、减少及预防复发、保护脑功能。对短时间内反复发作者，应采取有效治疗，防止脑梗死的发生。
1.病因治疗　病因明确者应尽可能针对病因治疗。如控制高血压、糖尿病，治疗冠状动脉粥样硬化性心脏病、充血性心力衰竭、瓣膜性心脏病，控制高血脂等，消除微栓子来源和血流动力学障碍。
2.药物治疗
（1）抗血小板聚集治疗　阿司匹林是治疗 TIA 首选的抗血小板药物，目前主张小剂量，每日 50mg～100mg，晚餐后口服。对服用阿司匹林仍有 TIA 发作者，可改用噻氯匹啶或氯吡格雷。
（2）抗凝治疗　可用肝素或低分子肝素，但确切疗效还有待进一步评估。
（3）钙拮抗剂　可扩张血管防止脑血管痉挛，抑制血小板聚集，常用尼莫地平 20～40mg，每日 3 次服用；尼卡地平 20～40mg，西比灵 5mg 每晚 1 次服用。
（4）其他　包括中药如丹参、川芎、红花、水蛭等单方或复方制剂。
3.手术治疗　颈动脉有明显动脉粥样硬化斑、狭窄或血栓形成，影响了脑内供血并有反复 TIA 者，可行颈动脉内膜剥离术、血栓内膜切除术、颅内外动脉吻合术或血管内介入治疗等。

【护理】

（一）护理评估

1. 健康史

（1）了解既往史和治疗情况　是否有原发性高血压、心脏病、高脂血症及糖尿病病史，是否肥胖体型；既往和目前的用药情况如何，病人的血压、血糖、血脂等各项指标是否控制在正常范围之内。

（2）了解病人的饮食习惯及家族史　是否吸烟、酗酒和长期摄入高胆固醇饮食，有无脑血管疾病的家族史。

2. 身心状况

（1）症状和体征　重点评估病人的躯体功能和语言表达能力。神经系统检查可见四肢感觉及运动功能有不同程度和范围的障碍、出现肌张力改变及病理反射。局灶性脑损害的表现与脑血管闭塞的部位和范围有关。

（2）并发症　可以并发偏侧舞蹈病、脑梗死等。

（3）心理－社会状况　病人面对突然出现的感觉、运动和语言障碍而产生孤独、恐惧、自卑等情绪表现。护士应认真评估病人的心理和情绪改变、病人及家属对所患疾病的认识情况、家庭与社会对病人的理解和支持程度。

（二）护理诊断

1. 焦虑　与 TIA 突然发病或反复发作有关。
2. 有受伤的危险　与突发偏瘫、眩晕、平衡障碍、一过性失明或猝倒发作等有关。
3. 潜在并发症　脑卒中。

（三）护理目标

情绪稳定，能以良好的心态应对病情变化；未因 TIA 发作而受伤。

（四）护理措施

1. 一般护理

（1）发作时卧床休息，注意枕头不要太高，以枕高 15～25cm 为宜，以免影响头部的血液供应；转动头部时动作宜轻柔、缓慢，防止颈部活动过度诱发 TIA；平时应适当运动或体育锻炼，注意劳逸结合，保证充足睡眠。

（2）指导病人进食低盐、低脂、清淡、易消化、富含蛋白质和维生素的饮食，多吃蔬菜、水果，戒烟酒，忌辛辣、油炸食物和暴饮暴食，避免过分饥饿。合并糖尿病的病人应严格执行糖尿病治疗饮食。

2. 心理护理　耐心向病人解释病情和进行健康指导，使病人获得相应的健康知识，阐明本病的预后较好，以利于正确应对病情变化。指出积极配合治疗和护理的重要性，以降低其焦虑程度，保持情绪稳定。

3. 病情观察　观察病人肢体无力或偏瘫程度是否减轻，肌力是否增加，吞咽障碍、构音不清、失语等症状是否恢复正常，如果上述症状呈加重趋势，应警惕缺血性脑卒中的发生；若为频繁发作的 TIA 病人，应注意观察每次发作的持续时间、间隔时间以及伴随症状，并做好记录。

4.用药护理　阿司匹林一般治疗剂量副作用较少，选用肠溶片、小剂量服用的副作用更少见。肝素抗凝治疗过程中应注意观察有无出血倾向，有无皮疹、皮下淤斑、牙龈出血等；噻氯吡啶常见的副作用是消化道症状，餐后服用可减轻，偶有粒细胞、血小板减少和肝功能损害，服药期间要监测血象、肝功能。尼莫地平常引起头晕、直立性低血压，服药期间要观察血压变化，血压过低时慎用，变换体位要慢，偶见粒细胞和肝肾功能损害，要注意观察和记录，一旦发现异常应及时报告医生，并做好相应护理。

（五）健康教育

1.通过各种方式向病人及家属宣传 TIA 的基本知识，阐明干预危险因素和积极治疗病因的重要性，以及正确的心理应对的必要性。保持心情愉快、情绪稳定，避免精神紧张和过度疲劳。

2.合理饮食，戒烟酒，生活起居有规律，养成良好的生活习惯，坚持适度运动和锻炼，注意劳逸结合。对经常发作的病人应避免重体力劳动，尽量不要单独外出。

3.按医嘱正确服药，积极治疗高血压、动脉硬化、心脏病、糖尿病、高脂血症和肥胖症。定期门诊复查，尤其出现肢体麻木、乏力、眩晕、复视或突然跌倒时应随时就医。

（六）护理评价

病人能否认识本病的病因、常见症状、预防、治疗知识；病人是否有并发症的发生；病人是否因突发眩晕、平衡失调及一过性失明而导致外伤。

本节小结

短暂性脑缺血发作是指历时短暂并经常反复发作的脑局部供血障碍，导致供血区局限性神经功能缺损症状。颈内动脉系统 TIA 症状多样，主要为单肢无力或不完全偏瘫、眼动脉交叉瘫、失语症等；椎-基底动脉系统 TIA 多表现为眩晕、平衡失调。症状和体征应在 24 小时以内完全消失。急性期治疗主要是病因治疗、物治疗（抗血小板聚集、抗凝治疗、钙拮抗剂、活血化淤等）、手术治疗。

本节关键词：短暂性脑缺血发作

案例 9-5

李某，男，59 岁，右侧肢体麻木 1 个月，不能活动伴嗜睡 2 小时，无头痛，无恶心、呕吐，不发热，二便正常。既往有高血压史 10 余年。无心脏病史。查体：T 36.8℃，P 80 次/分，R 20 次/分，BP 160/90mmHg，嗜睡，双眼向左凝视，双瞳孔等大 2mm，光反应正常，右侧鼻唇沟浅，伸舌偏右，心率 80 次/分，律齐，无异常杂音。右上下肢肌力 0 级,右侧腱反射低,右侧巴氏征(＋)。化验:血象正常,血糖 8.6mmol/L。脑 CT:左颞、顶叶大片低密度病灶。初步诊断:脑血栓形成。

问题:

1.该病人的临床表现有哪些?

2.该病人存在哪些主要的护理问题?

三、脑血栓形成病人的护理

脑血栓形成(cerebral thrombosis)又称动脉硬化性脑梗死,是在供应脑部血液的动脉系统发生粥样硬化的基础上形成血栓,使动脉管腔狭窄、闭塞,血流受阻,而引起的局部脑组织缺血、软化、坏死,以局限性神经功能缺失为主要表现,常见偏瘫、失语。约 1/4 的病人病前有 TIA 病史,通常在安静状态下缓慢起病。

【疾病概要】

(一)病因与发病机制

1.病因　最常见的病因是动脉硬化,且常伴有高血压。其他病因有动脉壁的炎症、先天性动脉狭窄、真性红细胞增多症、血高凝状态、血管痉挛等。部分病人病因不明。

2.发病机制　在颅内血管壁病变的基础上,如动脉内膜损害、破裂或形成溃疡,加上在睡眠、脱水、心力衰竭等情况时,血压下降、血流缓慢,促使胆固醇易于沉积在内膜下层,引起血管壁脂肪透明变性、纤维增生,动脉变硬、迂曲,血小板及纤维素等血液中有形成分黏附、聚集、沉着,形成血栓。血栓逐渐扩大使动脉管腔变狭窄,最后引起动脉完全闭塞,而出现不同范围、不同程度的脑组织急性缺血症状。

(二)临床特点

本病好发于中老年人,多见于 50～60 岁以上患有动脉硬化者,且多伴有高血压、冠心病或糖尿病。年轻发病者以各种原因的脑动脉炎为多见,男性稍多于女性。最初可有头痛、头昏、肢体麻木、无力等,约有 25% 的病人曾有 TIA 史。常在安静休息时发病,不少病人在睡眠中发生,次晨起床时发现不能说话,一侧肢体瘫痪。病情通常在 1～2 天达高峰,多数病人意识清楚,少数病人可有不同程度的意识障碍,生命体征一般无明显改变。神经系统体征视脑血管闭塞的部位及梗死的范围而定,不同动脉闭塞后的症状体征各不相同。

1.颈内动脉　临床表现较为复杂,常表现为:①病变对侧肢体有不同程度的瘫痪及感觉障碍,优势半球损害可有运动性失语。②眼动脉受累出现同侧单眼一过性失明,同侧霍纳征。③病变侧颈动脉搏动减弱或消失。

2.大脑中动脉　主干闭塞出现对侧偏瘫,偏身感觉障碍和偏盲(即三偏征)。在优势半球还有失语。

3.椎－基底动脉　常出现眩晕、眼球震颤、复视、构音障碍、吞咽困难、共济失调、交叉性瘫痪等症状。基底动脉主干闭塞时出现四肢瘫、眼球麻痹、意识障碍,常迅速死亡。

根据症状和体征的演进过程可分为三个临床类型:①完全性脑卒中:指发病后神经功能缺失症状较严重较完全,常于数小时内(≤6 小时)达到高峰。②进展性卒中:指发病后神经功能缺失症状在 48 小时内逐渐进展或呈阶梯式加重。③可逆性缺血性神经功能缺失：指发病后神经功能缺失症状较轻，持续 24 小时以上，但可于 3 周内恢复。

（三）实验室及其他检查

1.血糖、血脂、血液流变学检测。

2.头部 CT 和 MRI 检查　CT 在发病当天多无改变，但可排除脑出血，24 小时以后脑梗死区出现低密度灶。头部 MRI 检查时，病灶呈长 T_1、长 T_2 异常信号。脑血管造影检查可显示血栓形成的部位、程度及侧支循环。

3.脑部 PECT 检查　可发现脑局部的血流灌注异常。

4.经颅多普勒（TCD）检查　可发现大血管闭塞及血管弹性的改变。

（四）诊断要点

根据高龄病人、有高血压等病史判断，发病前有 TIA，以在安静休息时发病为主，症状逐渐加重；发病时意识清醒，而偏瘫、失语等神经系统局灶性体征明显等特点；结合 CT 检查，一般可明确诊断。

（五）治疗要点

1.超早期溶栓治疗　脑血栓形成后，尽早恢复血供是超早期的主要处理原则。超早期是指发病 3～6 小时内，经 CT 证实无出血灶，应用溶栓药物给予超早期溶栓治疗。目的是溶解血栓，迅速恢复梗死区的血流灌注，减轻神经元损伤。溶栓应在起病 6 小时内的治疗时间窗内进行才有可能挽救缺血半暗带。常用的溶栓药物有：尿激酶、链激酶、重组组织型纤溶酶原激活剂。尿激酶在我国应用最多，常用量 50 万～150 万 U，重组组织型纤溶酶原激活物一次用量 0.9mg/kg，两种药物均可静脉滴注或放射介入溶栓。应用此类药物应监测出凝血时间、凝血酶原时间，防止出现脑梗死灶继发性出血等并发症。

2.调整血压　缺血性脑卒中的病人血压应维持在比发病前稍高水平，除非血压过高，一般不使用降压药物，以免血压过底而导致脑血流量不足，使脑梗死加重。

3.防治脑水肿　脑水肿高峰期为发病后 48 小时至 5 日，脑水肿可加剧脑组织缺血、缺氧，导致脑组织坏死，应尽早防治。常给予甘露醇 250ml，6～8 小时一次，静脉滴注；亦可用速尿或 10％白蛋白等。

4.抗凝治疗　目的在于防止血栓扩展和新血栓形成。常用药物有肝素、低分子肝素及华法林等。可用于进展性卒中，溶栓治疗后短期使用防止再闭塞。治疗期间应监测凝血时间和凝血酶原时间，防止出血。

5.脑保护治疗法　可通过降低脑代谢、干预缺血引发细胞毒性机制，减轻缺血性脑损伤。脑保护剂包括自由基清除剂、阿片受体阻断剂纳洛酮、钙通道阻断剂、胞二磷胆碱等；早期还可应用头部亚低温治疗。

6.抗血小板聚集治疗　发病后 48 小时内对无选择的急性脑梗死病人给予阿司匹林 100～300mg/d，可降低死亡率和复发率，但在进行溶栓及抗凝治疗时不要同时应用，以免增加出血的风险。

7.高压氧治疗 脑血栓形成的病人如呼吸道没有明显分泌物,呼吸正常,无抽搐及血压正常,宜及早进行高压氧治疗。高压氧治疗可提高脑血氧的供应,促进侧支循环的形成,改善病变部位的血液灌注,为神经功能的尽快改善提供良好的基础。

8.其他治疗 可用巴曲酶和降纤酶等降纤药物治疗,抑制血栓形成;中药制剂,如银杏制剂、丹参、川芎嗪、三七、葛根等,有活血化瘀作用。

9.康复治疗 其原则是在一般和特殊疗法的基础上,对病人进行患肢运动和语言功能等训练和康复治疗,以增进神经功能恢复,降低致残率,提高生活质量。应从起病到恢复期贯穿于医疗和护理各个环节和全过程。

【护理】

(一)护理评估

1.健康史
(1)病因、诱因 了解病人有无脑动脉粥样硬化、高血压、高脂血症及糖尿病等。
(2)既往史 有无短暂性脑缺血发作病史;是否经过治疗及目前用药情况。
(3)个人史 了解病人的生活方式、饮食习惯,注意是否长期摄入高盐、高动物脂肪,有无烟酒嗜好;家族中是否有类似疾病。
2.身心状况
(1)症状和体征 重点评估病人的定向判断能力、语言表达能力和躯体功能。多数病人意识障碍程度较轻且持续时间短,生命体征较稳定。神经系统检查可见四肢感觉及运动功能有不同程度和范围的障碍、出现肌张力改变及病理反射。局灶性脑损害的表现与脑血管闭塞的部位和范围有关。
(2)并发症
1)脑梗死病灶继发出血:链激酶和尿激酶是非选择性纤维蛋白溶解剂,使血栓及血浆内纤溶酶原均被激活,故有诱发出血的潜在危险,用药后应监测出凝血时间及凝血酶原时间。
2)致命的再灌注损伤及脑组织水肿也是溶栓治疗的潜在危险。
3)再闭塞:再闭塞率可达 10%～20%,机制不清。
(3)心理-社会状况 病人因偏瘫、失语等影响工作、生活而可能出现焦虑、自卑、依赖、悲观失望等心理反应。如果长期住院可能加重病人家庭经济负担,或由于长期照顾病人而致家属身心疲惫。

(二)护理诊断

1.躯体移动障碍 与偏瘫或平衡能力降低有关。
2.语言沟通障碍 与语言中枢功能受损有关。
3.感知改变 与脑卒中引起感觉功能受损有关。
4.生活自理缺陷 与偏瘫、认知障碍、体力不支有关。
5.焦虑 与偏瘫、失语有关。

(三)护理目标

病人日常生活需要得到满足,能配合肢体功能康复训练,躯体活动能力逐步增强;感觉障碍改善,不因感觉障碍而受伤;能采取有效的沟通方式表达自己需要,并能配合语言训练,语言表达能力逐步增强;能掌握进食的恰当方法,维持正常的营养供给,不发生误吸,吞咽功能逐步恢复正常;能正确对待疾病,焦虑减轻或消失,情绪稳定。

(四)护理措施

1.一般护理

(1)休息 中、重度病人均应安排在卒中单元(SU)休息,注意保持环境的安静、舒适,病人宜采取平卧位,以便较多血液供给脑部,禁用冰袋等冷敷头部,以免血管收缩、血流减少而加重病情。

(2)饮食护理 病人一旦能经口进食,最好选用低脂肪、低胆固醇、高蛋白质、高维生素食物。能增加结肠吸收水分的饮食,如谷类食物、苹果、香蕉等高纤维素食品,可以防止粪便干燥、减少便秘。肥肉、蛋类、动物内脏等含胆固醇较多,要尽量少吃或不吃。如有吞咽困难或发生饮水呛咳时,可给予糊状流食或半流食,小口慢慢喂食,每餐量要适当,不要过饱,更不要暴饮暴食。

2.生活护理 指导和协助病人完成日常生活,如洗漱、进食、如厕、穿脱衣服等(见本章第一节"运动障碍的护理")。恢复期尽量要求病人独立完成生活自理活动,如鼓励病人用健侧手进食、洗漱等,以增进病人自我照顾的能力和信心,恢复部分生活、工作能力。对有意识障碍和躁动不安的病人,床周应加护栏,以防坠床,保持地面干燥平整,走道和卫生间等病人活动场所均应设置扶手,防止病人跌倒。

3.用药护理 护士应了解各类药物的作用、不良反应及注意事项,按医嘱正确用药。甘露醇用量过大、持续时间过长易出现肾损害、水电解质紊乱,应注意尿常规及肾功能检查,心肾功能不良者应慎用。使用溶栓、抗凝药物时,严格掌握药物剂量,监测出凝血时间、凝血酶原时间,观察有无皮肤及消化道出血倾向,如黑便、皮下出血等;如果病人再次出现偏瘫或原有症状加重,应考虑是否并发颅内出血,立即报告医生处理;同时观察应用溶栓后肢体功能障碍等症状的恢复情况。

4.心理护理 提供有关疾病、治疗及预后的可靠信息,关心尊重病人,避免刺激和损伤病人自尊的言行,指导病人正确面对疾病,克服急躁心理和悲观情绪,避免过分依赖心理,增强病人自我照顾的能力与信心。

5.病情观察 密切监测生命体征,必要时行24小时心电监护,密切观察病情变化,如病人再次出现偏瘫或原有症状加重,应考虑是否为梗死灶扩大及合并颅内出血,应立即报告医生;观察是否有感染、压疮等并发症的发生。

6.康复护理 在病情稳定、心功能良好、无出血倾向时及早进行。一般是在发病1周后即开始。与病人及家属共同制定康复训练计划,肢体功能锻炼和语言、感觉康复训练的方法见本章第一节相关内容。

7.其他护理

(1)器械辅助疗法 若社区医院条件允许,可采取器械辅助疗法,如按摩器械、运动器械、药物熏蒸器械等。

(2)中药辅助疗法 可采用补气活血药物、祛痰通络药物经常服用,以帮助肢体尽快恢复功能。

（3）可采用针灸、推拿按摩、理疗等。

（4）言语训练、大小便排泄的管理、并发症的护理见出血性脑血管疾病。

（五）健康教育

1. 向病人和家属介绍脑血栓形成的基本知识，说明积极治疗原发病、去除诱因、养成良好的生活习惯是干预危险因素、防止脑血栓形成的重要环节。

2. 鼓励病人做力所能及的家务，日常活动不要依赖家人，多参加朋友聚会和一些有益的社会活动。

3. 教会病人康复训练的基本方法，通过感觉、运动及言语功能等身体康复，促进神经功能恢复。重视心理康复、自我调节情绪，逐步达到职业康复和社会康复。

4. 告诉老年人晨醒后不要急于起床，最好稍做肌肉运动 10 分钟后缓慢起床，改变体位动作要慢，洗澡时间不要过长，水温不要过高，以防发生直立性低血压。

5. 平时生活起居要有规律，克服不良嗜好，多食芹菜、海带、豆类、鱼、山楂、香蕉、芝麻、大枣、食醋等。外出时要防摔倒、防受凉。

（六）护理评价

肌力是否增加，平衡功能有无改善，有无褥疮、跌伤、关节脱位、误吸等发生；感觉障碍和视力障碍是否好转，有无烫伤、冻伤、撞伤等发生；能否通过手势、表情、实物、书写等方式进行有效的非语言沟通或通过简单发音、简短语句进行沟通；能否自主进食，进食量有无增加，进食过程中有无呛咳，营养状况是否得到改善；焦虑感有无减轻或已消除，能否积极寻求健康信息，按要求接受治疗和护理。

本节小结

脑血栓形成是在供应脑部血液的动脉系统发生粥样硬化的基础上形成血栓，使动脉管腔狭窄、闭塞，血流受阻，而引起的局部脑组织缺血、软化、坏死。典型表现是局限性神经功能缺失。治疗主要是超早期溶栓治疗、调整血压、调整血糖、防治脑水肿、抗凝治疗、脑保护治疗、抗血小板聚集治疗、高压氧治疗、其他治疗、康复治疗等。

本节关键词：脑血栓形成；超早期溶栓治疗；抗凝治疗；高压氧治疗

案例 9-6

陈某，男，66 岁，右侧肢体无力伴言语不清 10 小时，既往发现有风心病史 5 年。房颤病史 5 年，查体：BP 170/110mmHg，双肺呼吸音清，未闻及干湿性啰音。心率 86 次/分，心律不齐，心音强弱不等，二尖瓣区可闻及 3/6 级吹风样杂音。神经系统：双侧瞳孔等大等圆，直径 2.5mm，对光反射灵敏，右侧鼻唇沟变浅，伸舌右歪，右上肢肌力 4 级，右下肢肌力 3 级，肌张力减弱，腱反射减弱，左侧上下肢肌张力、腱反射正常,右侧巴氏征未引出,左侧巴氏征阴性。头颅 CT 显示:右侧基底节区腔隙性梗塞。初步诊断:脑栓塞。

问题:

1.该病人的临床表现有哪些?

2.该病人存在哪些主要的护理问题?

四、脑栓塞病人的护理

脑栓塞(cerebral embolism)是由于各种栓子(血流中的异常固体、液体、气体)沿血液循环进入脑动脉造成血流阻塞、血供中断,引起相应供血区的脑组织梗死而发生的脑功能障碍。临床表现为起病急骤,是其主要特征,多在活动状态下发病,可在数日内呈阶梯式进行性恶化。

【疾病概要】

(一)病因与发病机制

1.脑栓塞根据栓子来源不同,可分为:

(1)心源性 最常见,占脑栓塞 60%～75%,特别是风湿性心脏病二尖瓣狭窄伴心房纤维性颤动时,左心房壁血栓脱落最为多见,约占 50% 以上。亚急性细菌性心内膜炎赘生物、二尖瓣脱垂、心肌梗死的附壁血栓、心脏黏液瘤、心脏手术后、心脏导管检查等也常引起。

(2)非心源性 如动脉粥样硬化斑块的脱落、肺静脉血栓或血凝块、骨折或手术时脂肪栓、潜水或高空飞行员所发生的减压病时的气栓、败血症的脓栓等。

(3)来源不明 有些脑栓塞虽经仔细检查也未能找到栓子来源。脑栓塞栓子一般较大,可单发或多发,多致完全性栓塞,且栓塞可反复发生。

2.脑栓塞多发生在颈内动脉系统,特别是大脑中动脉,而左侧大脑中动脉则更为多见,椎基底动脉较少,占 10% 左右。栓子进入血液循环,一方面阻塞脑血管,刺激血管痉挛,另一方面侧支循环一时难以建立时,因而引起脑梗区的急性坏死及不同程度的脑水肿甚至脑疝。当脑血管痉挛减轻、侧支循环建立时,栓子破裂溶解移向远端,脑缺血范围随之减小,症状亦相应减轻。

(二)临床特点

对年轻病人出现突然偏瘫、一过性意识障碍伴有抽搐发作或有其他部位栓塞、有心脏病史者,诊断不难。对于无心脏病史、临床表现象脑栓塞者,应注意查找非心源性栓子的来源,以明确诊断。中老年病人应与脑出血等鉴别。

(三)实验室及其他检查

脑脊液检查多正常,脑 CT 检查可及时检出梗死灶,对确诊有决定性意义。

(四)治疗要点

尽快恢复缺血区的脑灌注,即血流重建。阻止血栓扩展,缩小梗死范围。

1.一般治疗 尽可能减少搬动,采取头低足高位。有意识障碍者,密切注意生命体征及瞳孔变化。有心肺疾病者,给予氧气吸入。48 小时内不能进食者给予鼻饲。注意水电解质及酸碱平衡,预防并发症,注意心肺功能,注意治疗原发病。

2.合理降压　是否需要降压。如血压不超过 200/110mmHg,一般不需要采取降压措施。

(1)降压程度　已知原高血压水平的,一般降至略高于平时的水平;如不清楚平时血压情况,则降压幅度不应大于 20%,最高不大于 25%,或降至 140～160/90～100mmHg。

(2)降压方法　血压急骤下降显然不利于脑血液循环的自动调节,甚至加重脑缺血,使 TIA 频度增加,所以应缓慢地降低血压,不宜过快。

(3)控制脑水肿,降低颅内压　20% 甘露醇 125ml 静脉滴注,每 4～6 小时 1 次,可和速尿 40mg 静推交替使用。输入后 4 小时内如尿量少于 250ml,要慎用或停用,检查肾脏情况。

3.溶栓治疗

(1)溶栓时机　完全性卒中不超过 6 小时,进行性卒中不超过 12 小时。

(2)溶栓药　如链激酶(SK)、尿激酶(UK)、人组织型纤溶酶原激活物(t-PA)、重组 t-PA(rt-PA)、蛇毒制剂、蚓激酶、激肽酶。

(3)禁忌证　严重且难以控制的高血压,血压大于 200/110mmHg;出血性疾病(活动性溃疡,肺结核空洞,血液病等);严重肝肾功能不全;血小板低于 $80×10^6/L$。

4.扩血管治疗　舒血宁、悦安欣或川芎嗪加入 0.9% NaCl 溶液中静滴,10～14 天为一疗程。

【护理】

(一)护理评估

1.健康史　详细了解病人有无心脏疾病、动脉粥样硬化、严重细菌感染及寄生虫感染、肿瘤、长骨骨折、减压病等栓子来源的病史;有无用力排便、提取重物、体育运动等诱因。

2.身体状况　脑栓塞的起病年龄不一,因多数与心脏病尤其是风湿性心脏病有关,所以发病年龄以中青年居多。起病急骤是主要特征,在数秒钟或很短的时间内症状发展到高峰。多属完全性卒中。个别病人可在数天内呈阶梯式进行性恶化,系由反复栓塞所致。常见的脑局部症状为局限性抽搐、偏盲、偏瘫、偏身感觉障碍、失语等,如有意识障碍亦轻且很快恢复。严重者可突然昏迷、全身抽搐,因脑水肿或颅内出血,易发生脑疝而死亡。

3.心理-社会状况　病人可因突然发病、反复发作、神经功能障碍影响工作及生活,而使其急躁、自卑、焦虑、失去信心。

(二)护理诊断

同"脑血栓形成病人的护理"。

(三)护理目标

同"脑血栓形成病人的护理"。

(四)护理措施

同"脑血栓形成病人的护理"。

（五）健康教育

同"脑血栓形成病人的护理"。

（六）护理评价

同"脑血栓形成病人的护理"。

本节小结

1. 脑栓塞是由于各种栓子沿血液循环进入脑动脉造成血流阻塞、血供中断，引起相应供血区的脑组织梗死而发生的脑功能障碍。

2. 典型表现：年轻病人有心脏病史，突然出现偏瘫，一过性意识障碍伴有抽搐发作或有其他部位栓塞。

3. 治疗主要是一般治疗、合理降压、溶栓治疗、扩血管治疗、康复治疗等。

本节关键词：脑栓塞；溶栓治疗

案例 9-7

孙某，男，45 岁，高血压病史 5 年，不规则服用降压药治疗，3 小时前与他人吵架后，突然出现剧烈头痛、视物模糊、呕吐及左侧上、下肢瘫痪。查体：急性病容、昏睡状态，血压 170/96mmHg，双眼球可疑向右侧凝视，右侧周围性面神经麻痹，左侧上、下肢肌力 1～2 级，肌张力稍高，左侧巴彬斯基氏征（＋）。头颅 CT 检查：左侧基底节区脑出血，量约 25ml。初步诊断：左侧基底节区脑出血。

问题：
1. 该病人的临床表现有哪些？
2. 该病人主要存在哪些护理问题？

五、脑出血病人的护理

脑出血（intracerebral hemorhage，ICH）是指非外伤性脑实质内出血。据我国 6 个城市的流行病学调查，脑出血的患病率为 112/10 万，年发病率为 81/10 万。本病约占全部脑血管意外的 1/3，为高病死率和高致残率的疾病。

【疾病概要】

（一）病因与发病机制

脑出血最常见的病因为高血压和动脉粥样硬化，多数为高血压和动脉硬化并存，而单纯高血压或动脉粥样硬化的发生较少见；其次是颅内动脉瘤，主要为先天性动脉瘤，少数是动脉硬化性动脉瘤和外伤性动脉瘤；还有如脑动静脉畸形、脑动脉炎、Moyamoya 病、血液病（白血病、再生障碍性贫血、血小板减少性紫癜、血友病等）、抗凝及溶栓治疗、淀粉样血管病、脑肿瘤细胞侵袭血管或肿瘤组织内的新生血管破裂出血等。脑出血的发病主要是在原有高血压和脑血管病变的基础上,用力或情绪改变等外加因素使血压进一步骤升所致。其发病机制可能与以下因素有关:①高血压使脑小动脉形成微动脉瘤而致破裂出血。②高血压引起脑小动脉痉挛而造成其远端脑组织缺氧、坏死、点状出血、脑水肿甚至大片出血。③脑动脉的外膜及中层在结构上远较其他器官动脉薄弱,而致相对其他内脏出血多见。④大脑中动脉与其所发出的深穿支-豆纹动脉呈直角,后者又由动脉主干直接发出一个小分支,所以豆纹动脉接受的压力高,且此处也是微动脉瘤多发的部位。因此,当血压骤然升高时,此区最易出血。

(二)临床特点

高血压性脑出血常发生在 50～70 岁,由于高血压发病有年轻化趋势,因此脑出血也可能有年轻化倾向。男性略多见,冬春季发病较多。多有高血压病史。脑出血可在休息或睡眠中发病,但通常在白天情绪激动、过度用力等体力或脑力活动紧张时即刻发病。部分病人可有头痛、头晕、工作效率差、鼻出血等高血压症状,平时身体一般情况无特殊。大多数病例出血前无预兆,极个别病人在出血前数小时或数天有瞬时或短暂意识模糊、手脚动作不便或口齿不清。临床症状常在数分钟到数小时内达高峰,急性期多表现为头痛、呕吐、偏瘫、失语、意识障碍、大小便失禁等。血压多增高,脉搏徐缓有力,呼吸有鼾声,重者呼吸不规则,瞳孔大小不等。多数病人脑膜刺激征阳性。因出血部位及出血量不同而临床特点不同。

1.基底节区出血 又称内囊出血,占脑出血中的 60%～70%,其中壳核出血最为多见,系豆纹动脉尤其是其外侧支破裂所致。此区出血病情轻重不一,轻型多为壳核或丘脑的小量出血,主要表现"三偏"征,即对侧不同程度的中枢性偏瘫、偏身感觉障碍和偏盲。意识障碍轻或无,优势半球可有失语,病情相对较轻,可获一定程度恢复。重型多为壳核和丘脑的大量出血,血肿侵及内囊或破入脑室,病情凶险,一旦发病立即进入深昏迷,鼾声呼吸,反复呕吐,可吐咖啡样胃内容物,两眼同向偏斜,凝视病灶侧,常有双侧瞳孔不等大,瘫痪下肢在平卧时外旋,肌张力低、病理反射阳性。如病情发展还可出现去大脑强直、中枢性高热或体温过低,甚至出现肺水肿,死亡率极高。

2.脑桥出血 占脑出血的 10%,多由基底动脉脑桥支破裂所致。病灶多位于脑桥中部的基底部与被盖部之间。轻者表现出单侧脑桥损害体征,即相应的交叉性瘫痪,双眼凝视瘫痪肢体侧。重者则迅速进入昏迷,四肢瘫痪,双侧病理征阳性,双瞳针尖大小,中枢性高热,呼吸不规则,去大脑强直,多于 48 小时内死亡。

3.小脑出血 约占脑出血 10%,多由小脑齿状核动脉破裂所致。轻者表现眩晕、呕吐、一侧性共济失调、眼球震颤、枕部剧烈头痛和发音含糊等。重者血液直接破入第四脑室,病情十分严重,颅内压迅速增高、昏迷,极易发生枕骨大孔疝死亡。

4.脑叶出血 占脑出血的 10%,常由脑动脉畸形、血管淀粉样病、肿瘤等所致。出血以顶叶最常见,其次为颞叶、枕叶、额叶,也可有多发脑叶出血。常表现为头痛、呕吐、脑膜刺激症及出血脑叶的局灶定位症状,如顶叶可有偏身感觉障碍、空间构象障碍,额叶出血可有偏瘫、失语、摸索等。癫痫样发作较常见,昏迷较少见。部分病例缺乏脑叶的定位体征。

5.脑室出血 占脑出血的 3%～5%,多数病例为小量脑室出血,常有头痛、呕吐、脑膜刺激症,一般无意识障碍及局灶性神经缺损症状,无血性脑脊液可完全恢复,预后良好。大量脑室出血常起病急骤,迅速出现昏迷、频繁呕吐、针尖样瞳孔、眼球分离斜视或浮动、四肢弛缓性瘫痪及去脑强直发作等,病情危重,预后极差,多迅速死亡。

（三）实验室及其他检查

1.血尿常规和血液生化检查 脑出血病人白细胞增高,超过 $10 \times 10^9/L$ 者占 $60\% \sim 80\%$,重症脑出血急性期白细胞可增高至 $(15 \sim 20) \times 10^9/L$,并出现蛋白尿、尿糖、血尿素氮和血糖升高。

2.头部 CT、MRI 检查 可早期发现脑出血的部位、范围和出血量,对多灶性脑出血以及脑出血合并脑梗死诊断明确,可鉴别脑梗死和脑肿瘤,并可检出同时存在的脑水肿和脑移位。CT 检查出血部位呈高密度灶。

3.脑脊液 压力一般均增高,多为均匀血性。脑出血根据临床表现可以确定诊断者,不宜腰穿,以免诱发脑疝和促进死亡。

（四）诊断要点

1.大多数发生在 50 岁以上高血压病病人。
2.常在情绪激动或体力活动时突然发病。
3.病情进展迅速,具有典型的全脑症状或局限性神经体征。
4.脑脊液压力增高,多数为血性。
5.头颅 CT 扫描可确诊。

（五）治疗要点

1.急性期治疗 脑出血急性期治疗的主要原则是:防止再出血,控制脑水肿,维持生命功能和防治并发症。

（1）一般治疗 就地诊治,避免长途搬运,安静卧床休息,保持呼吸道通畅,维持营养和水电解质平衡。

（2）控制脑水肿,降低颅内压 脑出血后脑水肿约在 48 小时达到高峰,维持 $3 \sim 5$ 天后逐渐消退,可持续 $2 \sim 3$ 周或更长。脑水肿可使颅内压增高,并致脑疝形成,是影响脑出血死亡率及功能恢复的主要因素。积极控制脑水肿、降低颅内压是脑出血急性期治疗的重要环节,可选用以下抗脑水肿药物:20% 甘露醇 $125 \sim 250ml$ 快速静滴,在 30 分钟内滴完,每 $6 \sim 8$ 小时一次。也可用 10% 复方甘油 500ml 静滴,每日一次;呋塞米 $20 \sim 40mg$ 静脉注射,每日 $2 \sim 4$ 次;地塞米松 $10 \sim 20mg$ 加入脱水剂中静滴。每天的输液量宜控制在 $1500 \sim 2000ml$。

（3）控制血压 一般认为血压控制在 $150 \sim 180/90 \sim 100mmHg$ 较为合适,过高易再出血,过低会形成脑供血不足。收缩压 $180 \sim 230mmHg$ 或舒张压 $105 \sim 140mmHg$ 宜口服卡托普利、倍他乐克等降压药。急性期后颅内压增高不明显而血压持续增高者,应进行系统抗高血压治疗,把血压控制在理想水平。急性期血压骤然下降提示病情危笃,应及时给予多巴胺等升压药。

（4）保持水电解质和营养平衡 每日入液量可按尿量加 500ml 计算,如有高热、多汗、呕吐或腹泻者,可适当增加入液量,防止低钠血症,以免加重脑水肿。

(5)防治并发症 合并意识障碍的老年病人易并发肺部感染或因导尿而易合并尿路感染,可给予预防性抗生素治疗。可预防性使用 H_2 受体阻滞剂等预防应激性溃疡所致的消化道出血,中枢性高热病人宜先行物理降温,效果不佳者行药物降温。

(6)手术治疗 脑出血的外科治疗对挽救重症病人的生命及促进神经功能恢复有益,应根据出血部位、病因、出血量及病人年龄、意识状态及全身状况而决定,对大脑半球出血量在30ml 以上或小脑出血在 10ml 以上均可考虑手术。手术宜在超早期(发病后 6~24 小时内)进行。常用的手术方法有开颅血肿清除术、钻孔扩大骨窗血肿清除术、锥孔穿刺血肿吸除术、立位定向血肿引流术、脑室引流术等。

2.恢复期的康复治疗 与脑血栓形成相同,原则上应尽早开始。

【护理】

(一)护理评估

1.健康史

(1)病因、诱因 以 50 岁左右的高血压病人发病最为常见,因高血压的发病近年来有年轻化的趋势,因此在年轻的高血压病人中也可发生脑出血。发生在大脑半球者占80%,脑干或小脑者占20%左右。且常有比较明显的诱因,如情绪过于激动、酗酒、过度劳累、用力排便等。

(2)既往史 多数病人有高血压和动脉粥样硬化的病史。

(3)个人史 评估个人的生活习惯、环境和工作条件。

2.身心状况

(1)症状和体征 脑出血病前偶有头后部、颈部疼痛,肢体轻度运动或感觉障碍,可因高血压而有眩晕、晕厥、鼻出血、视网膜出血等。发病多在白天,且发病急、进展快,多数病人在数十分钟到数小时可进入昏迷状态。半数病人起病时有呕吐,严重病例因胃出血而呕吐物为咖啡色,面色红或苍白、青紫;呼吸深而慢或有潮式呼吸;脉搏缓慢有力、血压升高且波动性较大;瞳孔在早期可缩小,后期则扩大且可两侧不等,瞳孔对光反应可减弱或消失。因出血部位及程度不同可出现不同的神经系统体征和症状,如深反射、浅反射(包括瞳孔反射、角膜反射)消失的情况;偏瘫、偏盲(一侧视野缺失)和偏身感觉障碍的情况。因内囊出血波及下丘脑,可引起胃黏膜的应激性溃疡而出现上消化道出血。脑桥出血可因下丘脑体温调节中枢及呼吸中枢受损,而出现持续性高热和呼吸不规则。

(2)并发症

1)消化道出血:轻症或早期病人可出现呃逆,随后呕吐胃内容物;重者可大量呕吐咖啡样液体及柏油样便。多为丘脑下部植物神经中枢受损,引起胃部血管舒缩机能紊乱、血管扩张、血液缓慢及淤滞而导致消化道黏膜糜烂坏死所致。

2)脑一心综合征:发生急性心肌梗塞或心肌缺血,冠状动脉供血不足,心律失常等。多与额叶眶面、丘脑下部、中脑网状结构损害,交感神经机能增高及血中儿茶酚胺增多有关。

3)呼吸道不畅与肺炎:病人因昏迷,口腔及呼吸道分泌物不能排出,易发生呼吸道通气不畅、缺氧甚至窒息,也易并发肺炎等。少数病人亦可发生神经性肺水肿。

（3）心理－社会状况　病人多有长期大量饮酒和吸烟等不良生活习惯,缺乏锻炼,生活方式单调,肥胖,有高脂、高盐、低钾等不合理的饮食结构及 A 型性格,对紧张性应激事件反应强烈和长期失平衡心态,社会支持差等心理、社会因素。病人苏醒后,面对运动障碍、感觉障碍、言语障碍等残酷现实,而又不能表达自己的情感,常会出现情绪沮丧、悲观失望和急躁心情等情绪反应。

（二）护理诊断

1.急性意识障碍　与脑出血、脑水肿所致大脑功能受损有关。
2.躯体移动障碍　与脑出血损害锥体束和锥体外系导致运动传导通路受损有关。
3.感觉障碍　与损害感觉中枢及内囊、脑桥出血损害感觉传导束有关。
4.焦虑　与肢体瘫痪、感觉障碍、沟通交流困难影响工作和生活,经济压力增大,家庭照顾不周有关。
5.潜在并发症　脑疝、坠积性肺炎、泌尿道感染、消化道出血。

（三）护理目标

病人的生命体征平稳,意识障碍未进一步加重或逐渐清醒,颅内压维持在正常范围,头痛减轻或消失,未发生脑疝;生活自理能力提高或恢复;语言功能部分或完全恢复;病人的皮肤完整,不发生压疮;无感染、消化道出血等并发症发生。

（四）护理措施

1.休息与环境
（1）急性期绝对卧床休息,可抬高床头 15°～30°,以减轻脑水肿;谵妄、躁动病人加床栏,适当约束;保持环境安静,严格限制探视,避免各种刺激,各项治疗护理操作应集中进行。
（2）安排好病人的洗漱,保证清洁卫生。
（3）提供安静、舒适的休息环境,保证病人充足的睡眠,有利于体力的恢复。
2.饮食护理　急性脑出血病人在发病 24 小时内或有意识障碍、恶心、呕吐不止者,应暂禁食,以免发生吸入性肺炎;24 小时后生命体征稳定、无颅内压增高症状及严重消化道出血时,可开始鼻饲流质饮食并做好鼻饲管的护理;每日总热量维持在 8300kJ,保证有足够蛋白质、维生素、纤维素、液体及电解质的摄入,以保证营养、保持水及电解质平衡、预防便秘;不能鼻饲者改为胃肠外营养,一般静脉输液控制在每日 1500～2000ml,输液中要随时调整滴速并观察病人有无肺水肿、脑水肿症状;如病人意识清醒后有吞咽困难,应评估吞咽困难的程度,合理安排饮食,保证进食安全,并做好误吸急救的准备;每日 2 次进行口腔护理,以增进食欲。
3.病情观察　严密观察病人有无剧烈头痛、喷射性呕吐、躁动不安、血压升高、脉搏减慢、呼吸不规则、一侧瞳孔散大、意识障碍加重等脑疝的先兆表现,一旦出现,应立即报告医生,同时迅速输氧和建立静脉通路,遵医嘱给予快速脱水、降颅压药物（如使用甘露醇应在15～30 分钟内滴完）;及时清除呕吐物和口鼻分泌物,防止舌根后坠,保持呼吸道通畅,防止窒息;备好气管切开包、气管插管和脑室穿刺引流包,以利抢救,还应注意观察有无呃逆、上腹部饱胀不适、胃痛、呕血、便血、尿量减少等症状、体征;插胃管鼻饲的病人,注意回抽胃液,并观察胃液性状,以预防和及时发现消化道出血。意识障碍时,呼吸中枢处于抑制状态,咳嗽反射及呼吸道纤毛运动减弱,使分泌物积聚,应及时给予氧气吸入,保证脑的血氧供应。并及时取下义齿,清理口鼻分泌物、痰液或呕吐物,以免进入气道造成呼吸道梗阻或肺炎发生。对舌根后坠病人使用口咽通气道、托起下颌或以舌钳拉出口前端。深度昏迷病人应尽早行气管切开,必要时行机械通气并加强呼吸机应用的护理。

4.对症护理

(1)发现体温升高,应及时与医生联系,遵医嘱给予物理降温或药物降温。

(2)注意保护有意识障碍病人,防止发生意外。

(3)保护感觉障碍的肢体,防止发生烫伤、冻伤、刺伤、碰伤或摔伤,安置瘫痪肢体于功能位,进行肌肉按摩和被动活动肢体;加强感觉、运动障碍肢体的皮肤护理,预测皮损的危险因素并尽量避免或消除;护理操作动作要轻柔,每 2 小时翻身 1 次,随时观察皮肤受压情况并按摩受压部位,以保持皮肤完整,预防压疮形成。

(4)呼吸道感染可有坠积性肺炎、吸入性肺炎等。向病人及家属解释导致坠积性肺炎和吸入性肺炎发生的原因。对意识障碍、咳嗽反射减弱的病人应勤吸痰、勤翻身、勤拍背,做好口腔护理;对吞咽困难的病人应选择合适的食物,采取正确的进食方式,以防误吸。保持病室清洁和空气流通,定时消毒,限制探视,以防交叉感染。观察体温、呼吸变化,若有发热、咳嗽、咯黄脓痰,应考虑肺部感染,及时处理。

(5)尿路感染 观察病人尿液和体温等变化,及时发现尿路感染;勤洗会阴部,勤换内裤及床单,多进水、勤排尿,卧床的女病人每日 2 次会阴冲洗,以减少尿路感染机会;对留置尿管的病人,要严格无菌操作、做好尿管护理,每日用 1:5000 呋喃西林行膀胱冲洗 2 次,每周更换尿管 1 次,避免院内感染。

(6)上消化道出血 注意病人的呕吐物、胃液及大便性状,定时做大便隐血试验,发现出血情况,立即通知医生;严密观察脉搏、血压、出血量等;建立静脉通路,准确及时地执行医嘱,以控制出血,使病人转危为安。

(7)脑疝 密切观察病人有无用力大便、烦躁、剧烈咳嗽、快速输液、脱水剂输注滴速过慢或做腰穿等诱发脑疝的危险因素存在;有无频繁呕吐、烦躁不安、血压升高、脉搏慢而宏大、呼吸慢而深、意识障碍加重等脑疝早期表现;有无一侧瞳孔进行性扩大或两侧瞳孔散大、光反射迟钝或消失、去大脑强直等脑疝形成的表现。一旦发现脑疝,立即采取急救护理措施:①与医生联系,同时给予吸氧。②头部放置冰袋或冰帽,降低脑组织耗氧量,增加脑组织对缺氧的耐受性,防止加重脑水肿。③迅速建立静脉通路,遵医嘱快速静脉滴注 20%甘露醇或静脉推注呋塞米等,以控制脑水肿,降低颅内压。④限制液体入量,禁食病人以尿量加500ml 为宜。⑤及时清除呼吸道分泌物,保持呼吸道通畅,发现呼吸、心跳骤停,立即实施心肺复苏。

5.用药护理 使用脱水降颅压药物时注意监测尿量与水电解质的变化,执行降压治疗时密切观察血压变化,防止血压降得过快、过低,并根据血压变化配合进行相应的调整。应用甘露醇不可漏出血管外,以免发生组织坏死,甘露醇不能与电解质溶液等混用,以免发生沉淀;因低温出现结晶时,需加温溶解后再用。用 6-氨基己酸进行止血治疗时,应观察有无消化道反应、直立性低血压等,该药排泄快,使用时应持续给药,以保持有效血药浓度。

6.心理护理　病人神志清醒后,评估其心理状态,告诉病人经过坚持的锻炼,1~3年内有望机体功能康复,并请康复效果理想的病人介绍康复成功的经验。教育家属充分理解病人,给予精神、物质上的大力支持,以利于病人纠正心理障碍,树立坚定的信心,增强锻炼的意志。

（五）健康教育

1.疾病知识指导　告诉病人脑出血的病因及诱因,让病人理解治疗原发病的重要性,按医嘱服药,积极治疗高血压、糖尿病、心脏病等;避免过分喜悦、愤怒、恐惧、惊吓等诱发因素,保持情绪稳定。勿用力大便,生活规律,保证充足睡眠。

2.饮食指导　合理饮食,多吃蔬菜和水果,戒烟、忌酒、忌暴饮暴食,以清淡饮食为主。

3.坚持康复训练　与病人及家属制定康复训练计划,尽量使病人做到日常生活自理,康复训练时注意防止急于求成的心理,做到循序渐进,持之以恒。

4.学会自我监测　如果再次出现剧烈头痛、呕吐或偏瘫、失语时及时就医。

（六）护理评价

病人能否积极参与功能锻炼,使生活自理能力逐步提高或恢复;是否乐意参与必要的活动并表达其内心情感,消除悲观、自卑感;语言沟通能力是否得以提高;并发症预防是否理想。

本节小结

脑出血是指非外伤性脑实质内出血。典型表现:常由高血压病史、情绪激动、过度用力等诱发,急性期多表现为头痛、呕吐、偏瘫、失语、意识障碍、大小便失禁等,血压多增高。CT检查出血部位呈高密度灶。急性期治疗与护理重点主要是防止再出血,控制脑水肿,维持生命功能和防治并发症。

本节关键词:脑出血

案例 9-8

某病人,女,36岁,劳动中突然出现剧烈头痛伴呕吐1天,呕吐物为胃内容物,无明显发热、意识障碍、肢体偏瘫,失语等。查体:BP 128/82mmHg,双侧瞳孔等大,约3.5mm,对光反射灵敏,口角无歪斜,颈抵抗明显;肌力、肌张力正常,双侧肱二、三头肌反射及膝反射、踝反射存在,双侧巴氏征、查氏征阴性,克氏征、布氏征阳性。头颅CT示:蛛网膜下腔出血。初步诊断:蛛网膜下腔出血。

问题:

1.该病人的临床表现有哪些?

2.该病人主要存在哪些护理问题?

六、蛛网膜下腔出血病人的护理

蛛网膜下腔出血(subarachnoid hemorrhage,SAH)是多种病因所致脑底部或脑及脑脊髓表面血管破裂的急性出血性脑血管病,血液直接流入蛛网膜下腔,又称原发性 SAH。此外,脑实质内、脑室出血、硬膜外血管破裂等血液穿破脑组织流入蛛网膜下腔者,称为继发性 SAH。SAH 约占急性脑卒中的 10%,占出血性脑卒中的 20%。

【疾病概要】

(一)病因与发病机制

引起蛛网膜下腔出血的原因主要为先天性颅内动脉瘤及动静脉畸形的破裂。其他原因为:高血压脑动脉粥样硬化引起的动脉破裂、血液疾病(如白血病、血友病、恶性贫血、再生障碍性贫血、血小板减少性紫癜、红细胞增多症等)、脑基底异常血管网病(Moyamoya 病),各种感染引起的脑动脉炎、肿瘤破坏血管、结缔组织疾病等。由于蛛网膜下腔出血的病因不同,其发病机制也不一样。一般来说,动脉瘤好发于脑底动脉环交叉处,由于该处动脉内弹力层和肌层的先天性缺陷,在血液涡流的冲击下渐向外突出而形成动脉瘤;脑血管畸形的血管壁常为先天性发育不全、变性、厚薄不一;脑动脉硬化时,脑动脉中纤维组织替代了肌层,内弹力层变性断裂和胆固醇沉积于内膜,加上血流的冲击,逐渐扩张而形成动脉瘤。因此,在脑血管发生了上述病变的基础上,当重体力劳动、情绪发生改变时,血压突然升高以及饮酒特别是酗酒时,脑表面及脑底部血管发生破裂,血液流入蛛网膜下腔。

(二)临床特点

蛛网膜下腔出血在任何年龄都可发病,以青壮年多见。青少年以血管畸形破裂出血为多,而老年人则以脑动脉硬化破裂为主,青壮年多为脑动脉瘤破裂。发病突然,可有情绪激动、用力、排便、咳嗽等诱因。大多数均无前驱症状,少数病人发病前可有偏侧头痛、复视、颈背疼痛等神经症状。这些症状被视为动脉瘤破裂前的先兆症状。最常见的症状是突然剧烈的头痛、恶心呕吐、面色苍白、全身冷汗。半数病人可有不同程度的意识障碍,以一过性的意识不清为多,重者昏迷。20%可有抽搐发作。少数病人可出现精神症状,如烦躁不安、定向力障碍等。最具特征性的体征为颈强直等脑膜刺激征。某些病人出现一侧动眼神经麻痹,提示该侧后交通动脉瘤破裂,其他颅神经麻痹少见。少数病人可有短暂或持久的局限性神经体征,如偏瘫、偏盲、失语等。这些体征常与出血引起的脑水肿、出血破入脑实质直接破坏和压迫脑组织,以及由于合并脑血管痉挛导致脑梗死有关。在发病 1 小时内约 25%的病人可见玻璃体下片状出血,10%的病例可见视乳头水肿。老年病人的临床症状常不典型,头痛、呕吐、脑膜刺激征都可能不明显,而意识障碍及精神症状较重。出血后 2~3 天,常有低、中度发热,为血液吸收所致。1 周左右恢复正常。

(三)实验室及其他检查

1.脑脊液是最有诊断价值和特征性的检查,其压力增高,常超过 $200mmH_2O$ 以上,外观呈均匀血性。若无再出血,约 1 周后脑脊液内的红细胞大部分溶解,约 3 周后黄变症亦消除,可找到较多的含铁血黄素吞噬细胞。

2.CT 检查常不易显示出动脉瘤,但大多数病例可显示局限的血液,提供出血部位的线索。小量蛛网膜下腔出血时,CT 检查常不能发现,仍需腰椎穿刺确诊。

3.确定蛛网膜下腔出血的病因诊断中,脑血管造影是最有意义的辅助检查。目前多采用数字减影全脑血管造影(DSA)。

（四）诊断要点

对于突然出现的剧烈头痛、恶心、呕吐,脑膜刺激征阳性的病人,若脑脊液检查压力升高,呈均匀一致血性,可基本确立诊断。对疑似病人可做 CT 检查,以防误诊。

（五）治疗要点

蛛网膜下腔出血的治疗原则是:去除引起蛛网膜下腔出血的病因,防治继发性脑血管痉挛,控制继续出血和预防复发。

1.卧床休息　急性 SAH 的一般处理与高血压性脑出血相同,应特别强调绝对卧床休息4~6 周,同时应尽量避免一切可能增加病人血压和颅内压的因素,对头痛和躁动不安者应用足量有效的止痛、镇静药,以保持病人能安静休息。

2.去除病因　去除病因是治疗蛛网膜下腔出血的关键,只要病人一般情况和神经系统状况许可,应争取在出血后 6 小时内实施手术,此时效果最理想,最迟不超过 72 小时。

3.急性期处理　与脑出血基本相同,但主张使用大剂量止血剂以避免早期再出血。

4.解痉治疗　钙拮抗剂能降低细胞内钙离子水平、扩张血管,解除 SAH 引起的脑血管痉挛;常用药物有尼莫地平、异丙肾上腺素和盐酸利多卡因。

5.腰椎穿刺脑脊液置换　对缓解头痛、减轻出血引起的脑膜刺激症状有一定效果,也有人认为可防止出血后大脑导水管粘连所致梗阻性脑积水。但应用本法时应小心操作,谨防脑疝发生。

6.颅内动脉瘤和动静脉畸形的治疗　经脑血管造影后,择期进行手术切除、血管内介入治疗和 γ 刀治疗。

【护理】

（一）护理评估

1.健康史

(1)病因和诱因　多见于既往健康的青壮年人,最常见的病因是先天性颅内动脉瘤或脑血管畸形,由在情绪激动或用力时突然破裂所致。

(2)既往史和个人史　应重点询问既往有无病史、家族史,生活习惯和起病前有无情绪激动、精神刺激、突然用力等诱发因素及有无头痛、头晕等反复发作的前驱症状。

2.身心状况

(1)症状和体征　表现为突然发生的剧烈头痛、恶心、呕吐、面色苍白、全身冷汗、烦躁不安、短暂意识丧失,此外,声、光等外界刺激也可使症状加重。一般意识障碍较轻且短暂,最具特征性的体征为脑膜刺激征阳性。脑神经损害以一侧动眼神经麻痹最常见,常提示该侧动脉瘤破裂。重症病人起病后迅即陷入深昏迷,或因脑疝形成而死亡。老年人发病常不典型、头痛、呕吐、脑膜刺激征都可不明显。

(2)并发症

1)再出血是 SAH 致命的并发症,出血后 1 个月内再出血危险性最大,2 周内再发率占再发病例的 54%～80%。再出血原因多为动脉瘤破裂,多在病情稳定情况下,突然再次出现剧烈头痛、呕吐、抽搐、昏迷,甚至去脑强直及神经定位体征、脑膜刺激征,复查脑脊液再次呈鲜红色。

2)脑血管痉挛是死亡和致残的重要原因,常见症状是意识障碍、局灶性神经体征如偏瘫等。另外在发病后 1 周内可发生脑积水,与脑室及蛛网膜下腔中积血量有关,轻者仅有嗜睡,近期记忆受损等,重者出现昏睡或昏迷,可因脑疝形成而死亡。

(3)心理－社会状况　病人多年轻,病前可有工作及生活节奏快、压力大、易激动、嗜酒等心理社会因素。突然发病、病情凶险、接受损伤性检查及手术治疗均可使病人紧张、烦躁不安。

(二)护理诊断

1.疼痛　与颅内压增高、血液刺激脑膜或继发性脑血管痉挛有关。
2.潜在并发症　蛛网膜下腔再出血、脑疝。
3.恐惧　与剧烈头痛、害怕再次出血有关。

(三)护理目标

病人头痛减轻或消失;能正确认识和对待疾病,情绪稳定,恐惧感减轻或消失。

(四)护理措施

1.一般护理

(1)休息　应绝对卧床休息 4～6 周,抬高床头 15°～30°,卧床期间禁止坐起、洗头、沐浴及其他下床活动,日常活动应有专人协助及护理。保持环境安静,严格限制探视,避免各种刺激,治疗护理活动应集中进行。

(2)饮食护理　加强营养,避免食用生、冷、硬食物,应食质软、易消化、营养丰富的食物。饮食以全面为主,多吃动植物蛋白最好。对昏迷病人给予鼻饲流质食物,每 4 小时鼻饲 1 次,每周更换鼻饲管 1 次。

(3)避免诱因　指导病人保持情绪稳定,避免精神紧张、情绪激动。多吃蔬菜、水果,保持大便通畅,避免用力排便、屏气、剧烈咳嗽及血压过高等诱发因素。

(4)保持大小便通畅　昏迷病人出现反射性尿失禁时,使用接尿器或留置尿管,保持尿液通畅和外阴部清洁。每日用 1∶5000 呋喃西林行膀胱冲洗 2 次,每周更换导尿管 1 次,避免尿路感染及排尿困难。为保持大便通畅,可给予缓泻剂,如番泻叶 2g 分次冲泡口服,必要时用开塞露或肥皂水灌肠,以大便呈糊状较好。蛛网膜下腔出血保持大便通畅,以免因排便过度用力引起再度出血或脑疝形成。

2.对症护理

(1)颅内高压、头痛的护理　绝对卧床休息,一般为 4～6 周,头抬高 15°～20°,有利于颅内静脉回流,并保持病室安静。遵医嘱给予降颅内压,如 20%甘露醇快速静滴,必要时给予镇静止痛药,如口服安定或给予冬眠Ⅰ号 1/4 量肌注,既止痛、降血压又可镇静。同时,静滴时要合理使用和保护静脉,因病人输液时间长,静脉穿刺时有计划从四肢远端到近心端,并观察药物有无外渗。

(2)昏迷及意识障碍的护理　对昏迷期病人加用床栏,防止坠床;对躁动不安者,可用镇静剂,以免病情加重。

(3)高热病人的护理　每 4 小时测量体温、脉搏、呼吸 1 次。一般中度发热无感染征象者可能为吸收热,只要密切观察不需特殊处理;若体温过高,应及时采取物理降温,在头部体表大血管处放置冰袋,用 50%酒精和温水擦浴,必要时采用冬眠疗法。注意液体及能量的补充,成人每天至少在 2000ml 左右,同时加强皮肤及口腔的护理,每日用生理盐水棉球清洗口腔 2~3 次,口唇干燥者涂石蜡油。大量出汗者,应及时更换床单及衣裤,避免受凉。

(4)对剧烈疼痛病人和躁动不安者,可适当应用止痛剂、镇静剂,指导病人使用放松技术,如听音乐、缓慢深呼吸,分散病人注意力。

3.用药护理　遵医嘱用药,观察疗效和副反应。使用甘露醇等脱水剂时需快速静脉滴注,并注意监测 24 小时尿量及电解质;使用尼莫地平等血管扩张剂时,可能出现皮肤发红、多汗、心律失常等,应控制输液速度。

4.心理护理　告知病人紧张、情绪激动会加重病情,头痛是因为出血、脑水肿引起颅内压增高,血液刺激脑膜或脑血管痉挛所致,随着出血停止、血肿吸收,头痛会逐渐减轻。随时向病人通报疾病好转的消息,减少病人过分的担心,增加病人战胜疾病的信心。

5.病情观察

(1)密切观察病情变化,监测生命体征、瞳孔及神志情况,注意意识及瞳孔的变化,有无头痛加剧,如有异常及时汇报医生。1 周内血压应保持在 150~160/90~100mmHg 为宜,不应过低,以防引起脑供血不足、低血容量而诱发脑梗塞。

(2)蛛网膜下腔出血再发率高,特别是初次发病 2 周内再发率最高,若首次出血后病情稳定或好转情况下,突然再次出现剧烈头痛、呕吐、抽搐发作、昏迷甚至脑膜刺激征,应密切注意,及时通知医师处理。

(3)防止褥疮发生　昏迷状态并伴有肢体瘫痪,应做好皮肤清洁护理。每 2~3 小时翻身 1 次,按摩身体受压部位和使用气垫床,促进局部血液循环,保持床铺干燥、清洁、平整。

6.恢复期的护理　根据病人的自理能力制定自理活动计划。帮助偏瘫病人进行肢体被动性活动,应遵循循序渐进的原则,鼓励病人独立完成自理活动。对有语言障碍的病人,护理人员态度要和蔼可亲,借助手势和口型与病人沟通,进行语言功能训练。指导病人和家属正确对待病情,支持与配合治疗护理计划。

(五)健康教育

1.向病人介绍蛛网膜下腔出血的病因和诱因、治疗及预后等。指导病人绝对卧床休息 4~6 周,保持情绪稳定,避免用力活动、情绪激动等。

2.予以高蛋白质、富含维生素的饮食,多吃水果、蔬菜,养成良好的排便习惯。

3.配合医生尽早做脑血管造影或手术治疗。

4. 育龄妇女发病后 1～2 年内应避免妊娠及分娩。

5. 出院后，在病情稳定或好转情况下突然出现剧烈头痛、呕吐、抽搐、昏迷等，应及时就医。

（六）护理评价

头痛程度有无减轻或消失，呕吐、脑膜刺激征等表现是否消失；能否与医护人员配合，情绪稳定与否。

本节小结

蛛网膜下腔出血是多种病因所致脑底部或脑及脑脊髓表面血管破裂的急性出血性脑血管病，血液直接流入蛛网膜下腔，又称原发性蛛网膜下腔出血。典型表现：常在情绪激动、用力、排便、咳嗽等诱因下突然发病。突然剧烈的头痛、恶心呕吐；颈强直、克氏征、布氏征等脑膜刺激征阳性；脑脊液外观呈均匀血性；头颅 CT 示蛛网膜下腔出血。急性期治疗与护理措施主要是卧床休息、去除病因和诱因、应用止血剂应用和防治继发性脑血管痉挛等。

本节关键词：蛛网膜下腔出血；脑血管痉挛；脑膜刺激征

课后思考

1. 某病人，女，46 岁，因反复发作的右侧肢体麻木、无力 1 天入院，入院后神经系统检查正常，请给出护理诊断及护理措施。

2. 简述脑梗死的护理诊断及护理措施。

3. 简述脑出血的护理措施。

（王荣俊）

第四节　急性脊髓炎病人的护理

案例 9-9

李某，女，29 岁，发热、鼻塞、流涕、咽痛 4 天，突然双下肢乏力，不能行走，排尿困难 1 天。查体：T 39℃，P 110 次/分，R 24 次/分，BP 116/76mmHg，颅神经检查未见异常，双上肢肌力正常，双下肢肌力减退，左侧 1 级，右侧 2 级，腱反射迟钝，左侧 T10 以下、右侧 T12 以下针刺觉减退，病理征阴性，脑膜刺激征阴性。辅助检查：WBC 7.8×10^9/L，N 0.72，血钾 4.2mmol/L，腰穿：脑脊液细胞总数 295×10^6/L，白细胞 20×10^6/L，蛋白质 1.2g/L，糖、氯化物正常。初步诊断：急性脊髓炎。

问题：

1. 该病人的临床表现有哪些？

2. 该病人存在哪些主要护理问题？

本节学习目标

1. 了解急性脊髓炎的病因及发病机制。
2. 掌握本病的护理评估及护理措施。
3. 体现护士的爱伤精神和人文关怀,尊重病人的身心需求。

急性脊髓炎(acute myelitis)是指急性非特异性的局限于数个阶段的横贯性脊髓炎。临床表现以病变水平以下肢体瘫痪,各种感觉缺失和自主神经功能障碍为特征。若病变迅速上升波及高颈段脊髓或延髓,称为上升性脊髓炎;若脊髓内有 2 个以上散在病灶,称为播散性脊髓炎。

一、疾病概要

(一)病因和发病机制

本病确切的病因未明,多数为病毒感染或接种疫苗后引起的机体自身免疫反应。病毒感染后,抗病毒抗体所形成的免疫复合物在脊髓血管内沉积也可能是本病的发病原因。肉眼观察可见病变部位脊髓软膜充血或有炎性渗出物,脊髓肿胀,严重者质地变软;切面可见白质与灰质分界不清,有点状出血。

(二)临床特点

以青壮年多见,无性别差异。起病较急,多以双下肢麻木、无力为首发症状,病变相应部位有背痛、病变节段束带感,多在 2～3 天发展至高峰。病变水平以下肢体瘫痪,感觉缺失和括约肌障碍。严重者常出现脊髓休克,即瘫痪肢体肌张力低、腱反射消失、尿潴留等,一般休克期为 2～4 周,若有感染或压疮等并发症,则可延长至数月。损害平面以下也可有其他自主神经功能障碍,如多汗或少汗等。若无并发症,3～4 周进入恢复期,表现为瘫痪肢体肌张力增强,腱反射亢进,病理反射出现,肌力常自远端开始恢复,感觉障碍逐渐好转。上升性脊髓炎起病急,病情发展迅速,可出现吞咽困难、构音不清、呼吸肌瘫痪甚至死亡。

(三)实验室及其他检查

1. 脑脊液(cerebro-spinal fluid,CSF) 急性期白细胞稍增高,少数脊髓水肿严重者,脊髓腔可出现梗阻,腰椎穿刺时 Queckenstedt 试验不通,脑脊液蛋白质含量明显增高(可高达 2g/L 以上)。
2. 脊髓造影或磁共振成像检查 可见病变部位脊髓肿胀及异常信号等改变。

(四)诊断要点

根据急性起病、病前感染史和迅速出现的脊髓横贯性损害,结合脑脊液检查,即可确诊。

(五)治疗要点

急性脊髓炎的治疗原则为减轻症状,防治并发症,加强功能训练和促进康复。急性期主要应用糖皮质激素氢化可的松 100~200mg 或地塞米松 10~15mg,加入 5%~10%葡萄糖液中静脉滴注,每日 1 次,连用 7~10 日,后改泼尼松口服,每日 40~60mg,一般在 1 个月左右逐步减量停用。另外,可用 B 族维生素、辅酶 A、细胞色素 C、三磷酸腺苷、胞二磷胆碱、神经生长因子等,以增强神经细胞代谢及修复能力;大剂量丙种球蛋白等可调整机体免疫功能;适当应用抗生素可预防和控制感染。恢复期行肢体被动及主动运动,如推拿、按摩、理疗、针刺等,也可用高压氧治疗。

二、护　理

(一)护理评估

1.健康史

(1)病因和诱因　询问病人发病前有无上呼吸道感染的表现,或过度劳累、负重、扭伤、有疫苗接种史等诱因。

(2)既往史和个人史　详细了解既往的健康状况,有无病毒感染或疫苗接种,同时还应了解个人的生活环境和生活习惯、营养状况等。

2.身心状况

(1)身体评估　重点评估运动障碍和感觉障碍的部位、性质、范围和发展变化情况。

(2)并发症　可以发生褥疮、肺部或泌尿系统感染等并发症。

(3)心理-社会状况　由于发病急、病情进展快,出现截瘫或四肢瘫,甚至发生呼吸肌麻痹等,病人常产生焦虑、恐惧、悲观等情绪。

(二)护理诊断

1.尿潴留　与感觉缺失有关。

2.躯体移动障碍　与脊髓病变有关。

3.低效性呼吸型态　与高位截瘫有关。

4.生活自理缺陷　与神经肌肉损伤有关。

5.潜在并发症　压疮、肺炎、尿路感染。

6.感知改变　与感觉缺失有关。

(三)护理目标

病人躯体活动能力和日常生活能力逐渐增强;感觉障碍的部位不发生烫伤、冻伤等,感觉功能逐渐恢复正常;能采取有效方法排尿,不发生尿路感染,括约肌功能逐渐恢复;情绪稳定,焦虑症状减轻或缓解。

(四)护理措施

1.休息与环境　创造安静和谐的治疗环境。指导和协助病人加强功能锻炼,进行主动和(或)被动运动,运动量逐渐增加。在日常生活中,发挥病人最大限度的活动水平,逐步增加生活自理能力,协助病人做好各项生活护理。保持关节功能位置,每天给予肢体按摩,操作时动作轻柔,防止关节变形及肌肉萎缩。长期卧床病人每2~3小时翻身1次,保持床单清洁、干燥。注意保暖,防止外伤。

2.饮食护理　饮食给予高营养易消化的食物,多食蔬菜、水果,多饮水,以刺激蠕动增加,减轻便秘及肠胀气。

3.对症护理

(1)做好皮肤护理,保持会阴部清洁干燥。男性病人阴囊处易发生湿疹,可用2%硼酸液湿敷或涂新松糊软膏。避免损伤皮肤,损伤平面以上忌用热水袋和其他暖具,以防烫伤。

(2)预防褥疮,做到四勤。如已发生褥疮,应积极换药治疗。

(3)做好便秘、尿失禁、尿潴留的护理,防治尿路感染。

(4)注意保暖,避免受凉,经常拍背和坐卧位,帮助排痰,防止坠积性肺炎。

4.用药护理　急性期可用糖皮质激素。大剂量使用激素时,注意有无消化道出血倾向,观察大便颜色,必要时做大便隐血试验。

5.病情观察　观察有无呼吸肌瘫痪症状,如出现呼吸困难、紫绀时即刻吸氧,做好气管切开准备。

6.心理护理　应多和病人交流沟通,对病人关心体贴,给予精神上的安慰,使病人积极配合治疗。

(五)健康教育

1.向病人和家属介绍急性脊髓炎的基本知识,合理安排饮食,保证机体足够营养,多食瘦肉、鱼,多喝水,多食水果蔬菜等。

2.注意气候变化,及时增减衣服,避免受凉。

3.急性期积极配合治疗和护理,保护受压部位,防止褥疮形成;多饮水、勤排尿,保持会阴部清洁,防止尿路感染;不与呼吸道感染者接触,防止呼吸道感染。

4.恢复期进行康复训练,加强肢体功能锻炼和日常生活训练,做力所能及的家务和工作,劳逸结合,持之以恒,克服急于求成的心理。

5.帮助病人和家属与社区卫生服务中心取得联系,定期复查。

(六)护理评价

肌力有无增加,肌张力是否恢复,日常生活能否自理;对痛、冷、热、肢体所处位置等刺激是否有感知,感觉障碍的平面是否下降,有无皮肤损伤;能否自主排尿;能否正确地对待困难与挫折,接受治疗、护理的主动性有无增加,情绪是否稳定。

本节小结

急性脊髓炎是指急性非特异性的局限于数个阶段的横贯性脊髓炎。典型表现:以青壮年多见,起病较急,多以双下肢麻市、无力为首发症状,病变相应部位有背痛、病变节段束带感,多在 2～3 天发展至高峰。病变水平以下肢体瘫痪,感觉缺失和括约肌障碍,自主神经功能障碍,如多汗或少汗等,严重者常出现脊髓休克。脊髓造影或磁共振成像检查可见病变部位脊髓肿胀及异常信号等改变。急性期治疗与护理重点主要是防止再出血,控制脑水肿,维持生命功能和防治并发症。

本节关键词:急性脊髓炎;截瘫

课后思考

某病人,女,36 岁,突发双足感觉运动障碍并快速向上蔓延,24 小时达双乳头,痛温感觉消失,下肢躯体不能运动,大小便失禁。请给出该病人的护理诊断及措施。

(王荣俊)

第五节　帕金森病病人的护理

案例 9-10

钱某,女性,42 岁,右侧肢体活动不灵活伴写字困难 3 年,每当情绪紧张时或做精细工作时右手不自主抖动,右手活动不灵活并伴有系鞋带困难,字越写越小,且逐渐出现走路不灵活,步伐变小,走不快。查体:神清,面具脸,伸舌居中,颈无抵抗。颈部肌张力稍增强。四肢肌力正常,双侧肢体肌张力增强,双侧 Babinski 征阴性。曾做头颅 MRI 未见异常。初步诊断:帕金森病。

问题:
1. 该病人的临床表现有哪些?
2. 该病人存在哪些主要的护理问题?

本节学习目标

1. 了解帕金森病的疾病概要。
2. 掌握帕金森的病护理诊断与护理措施。
3. 体现护士的爱伤精神和人文关怀,尊重病人的身心需求。

帕金森病(parkinson disease)又称震颤麻痹(paralysis agitans),是一种常见的发生于中老年人锥体外系的进行性神经系统变性疾病。以静止性震颤、运动减少、肌强直和体位不稳为主要临床特征,主要病变部位在黑质和纹状体,黑质多巴胺能神经的变性、缺失、色素消失是其主要病理改变。本病好发于 50 岁以上的中老年人群,男性略多于女性。帕金森病呈慢性进行性发展,且不能自动缓解,药物虽可减轻症状,但不能阻止疾病的发展。少数轻症病人病后尚能继续工作,重者数年后发展至完全残废。病人主要死于疾病晚期出现的各种并发症。脑部炎症、肿瘤、代谢障碍、脑动脉硬化及使用某些药物如氟桂利嗪、氯丙嗪、利血平等产生的震颤、肌强直等症状,称为帕金森综合征。

一、疾病概要

(一)病因和发病机制

本病多见于中老年人,40 岁以前发病者甚少,而 60 岁以上人口的患病率高达 1000/10万。单纯老年化并非本病病因,但老年化可能促进本病发生。环境因素作为本病的病因已引起人们的注意,其来源为多种分子或类似的工业毒素和农业毒素。有少数家族性帕金森病的报道,说明很可能有遗传因素决定本病的易感性,包括常染色体显性或隐性遗传等。神经生化变化在本病的发病机制中起重要作用。脑部有数个多巴胺能神经通路,最主要的是黑质—纹状体系统,其神经元在黑质致密区,正常时血流摄入左旋酪氨酸,经细胞内酪氨酸羟化酶的作用转化为左旋多巴,再经氨基脱羧酶的作用转化为多巴胺。多巴胺通过黑质—纹状体来作用于壳核和尾状核细胞。黑质中储存和释放的多巴胺最后被神经元内单胺氧化酶和胶质细胞内的儿茶酚胺邻甲基转移酶分解成高香草酸而排出。在病变过程中,主要变化是酪氨酸的减少,至晚期多巴脱羧酶也减少,伴随着黑质神经元的逐步缺失。黑质—纹状体系统的多巴胺缺乏易导致锥体外功能失调。

(二)临床特点

本病起病缓慢,逐渐进行。首发症状多数为动作不灵活和震颤。随着病程的发展,可逐渐出现下列症状和体征。

1.震颤　常从一侧上肢开始,呈现有规律的拇指对掌和手指屈曲的不自主震颤,如同"搓丸"样动作。具有静止时震颤明显、动作时减轻、入睡后消失等特点,故称为"静止性震颤"。随病程进展,震颤可逐步涉及下颌、唇、面和四肢。部分病人全无震颤,尤其是发病年龄在 70 岁以上者。

2.运动减少　病人随意动作减少、减慢。常表现为开始的动作困难和缓慢,如行走时起动和终止均有困难,起动后则呈慌张步态。精细动作很难完成,系裤带、鞋带等不易进行;书写时手抖,并有越写越小的倾向,称为"小写症"。语声单调、低沉,进食饮水可致呛咳。

3.强直　多从一侧上肢或下肢的近端开始,逐渐蔓延至远端、对侧和全身的肌肉。面肌强直使表情和瞬目动作减少,造成"面具脸"。颈肌、躯干肌强直可使躯体呈前屈姿势;行走时上肢协同摆动动作消失或减少。

4.体位不稳　行走时步距缩短,常见碎步、前冲,称为"慌张步态"。晚期姿态反射进一步失常,体位不稳,容易倾跌。

(三)实验室及其他检查

1.脑电图　部分病人脑电图见有异常,多呈弥漫性波活动的广泛性轻至中度异常。

2. 颅脑 CT　除脑沟增宽、脑室扩大外，无其他特征性改变。

3. 正电子发射断层扫描(PET)或单光子发射断层扫描(SPECT)　在疾病早期可显示纹状体 DA 转运载体(DAT)功能显著降低,DA 递质合成减少和 D2 型 DA 受体活性在早期超敏,后期低敏;对帕金森病早期诊断、鉴别诊断及检测病情进展有一定价值。

4. 脑脊液检查　在少数病人脑脊液中可有轻微蛋白升高,伴有多巴胺代谢产物高香草酸和 5-羟色胺代谢产物、5-羟吲哚醋的含量降低,对临床症状尚不典型的早期病人可提供诊断线索。

5. 尿中多巴胺及其代谢产物即高香草酸亦降低。

(四)诊断要点

根据中年以后发病,进行性加重的震颤,运动减少、强直和体位不稳等典型神经症状和体征,通常明确诊断并不困难。由于本病为逐步进展,若不及时治疗,可因严重肌强直和继发性关节强硬等,致使病人长期卧床并发肺炎、褥疮而危及生命。

(五)治疗要点

1. 药物治疗　药物治疗主要在于提高脑内多巴胺的含量及其作用以及降低乙酰胆碱的活力,多数病人的症状可因而得到缓解,但不能阻止病变的自然进展。现多主张当病人的症状已显著影响日常生活工作,表示脑内多巴胺活力已处于失代偿期时,才开始用药,早期治疗尽量采取理疗、体疗等方法为宜。

(1)抗胆碱能药　此类药物有抑制乙酰胆碱的活力,相应提高脑内多巴胺的效应和调整纹体内的递质平衡,适用于早期轻症病人的治疗和作为左旋多巴的辅助药物。

(2)多巴胺能药　借此类药物以补充脑内多巴胺的不足。外源性多巴胺不能进入脑内,但左旋多巴则可通过脑屏障,入脑后经多巴脱羧酶的脱羧转变成多巴胺,以补充纹状体内多巴胺的严重不足而发挥效用。

(3)多巴胺能受体激动剂　如溴隐亭和里舒麦角晶碱,此类药物直接作用于纹状体上的多巴胺受体而起到治疗作用,可与左旋多巴合用或在左旋多巴失效时应用。

(4)其他　金刚烷胺能加强突触前合成和释放多巴胺,减少多巴胺的重吸收,尚有抗胆碱能作用。可与抗胆碱能药或左旋多巴合用。本药服药后 1～10 天即可见效,但失效也快,几个月后 70%～80% 病人的疗效减退。副作用有恶心、失眠、头痛、精神错乱等,癫痫病人忌用,常用量为 100～150mg,2 次/日。

2. 手术疗法　适用于症状局限于一侧或一侧症状相对较重,经药物治疗无效或难以忍受药物副作用,而年龄相对较轻的病人。可做脑立体定向手术破坏丘脑腹外侧核或苍白球,能缓解症状,但可复发,少数病人术后可引起轻偏瘫等并发症。近年来采取自体肾上腺髓质或胎儿黑质脑内移植术,以增加脑内多巴胺含量,其疗效尚在探索中。

3. 基因治疗　TH(移植转酪氨酸羟化酶)基因转染的成肌细胞移植可以提高多巴胺神经递质,能明显改善临床症状,前景可观。

本病除以上治疗外,应鼓励病人量力活动,并配合体疗和理疗。晚期病人应加强护理和生活照顾,加强营养,防止并发症,延缓全身衰竭的发生。

二、护 理

(一)护理评估

1.健康史 注意评估既往的健康状况,个人生活习惯、生活环境、工作条件等。

2.身心状况

(1)症状和体征 重点评估震颤、运动减少、强直和体位不稳等典型神经症状和体征的情况。

(2)并发症 应该重点评估有无下列并发症的发生。

1)损伤是帕金森病不可忽视的并发症。

2)由于植物神经功能障碍,导致消化系统并发症的发生。表现为:①营养障碍和水电解质紊乱。②食管扩张,假憩室形成,食管括约肌功能不良,胸骨后有烧灼感。③胃排空延迟,有人统计约占55%,表现为餐后饱胀、恶心、呕吐。④小肠运动功能不良,由此产生腹胀感。⑤结肠功能不良,主要表现为便秘,其高发生率(50%~67%)和顽固性给病人带来痛苦,使医生难以治疗。消化系统的各种并发症有其相同的病理生理基础,都是由于胃肠平滑肌过度紧张、运动缓慢、相互协调不良所致。

3)感染是对帕金森病构成威胁的并发症。一般的呼吸道感染、发热都会使本病症状加重。

4)肢体挛缩、畸形、关节僵硬等主要见于本病的晚期。

(3)心理-社会状况 因不自主的震颤、肌强直和运动减少、精细的动作很难完成,给病人工作带来不便或困难;"面具脸"的形成和流涎等自体形象的改变,使病人不愿参与社会活动,胆怯、逃避。病人因生活自理能力差或丧失,外加社会支持差,而感到无望、无助、失望、无价值、孤独及忧郁、自卑、无能,唯恐自己成为或即将成为生活上完全依赖他人的残废者。

(二)护理诊断

1.躯体移动障碍 与黑质病变、锥体外系功能障碍所致震颤、肌强直、体位不稳、随意运动异常有关。

2.自尊紊乱 与自体形象改变和生活依赖别人有关。

3.营养失调 与吞咽困难、饮食减少和肌强直、震颤所致机体消耗量增加有关。

4.自理缺陷 与黑质病变,锥体外系功能障碍有关。

5.潜在并发症 外伤、压疮、感染。

6.知识缺乏 缺乏本病相关知识和药物治疗知识。

(三)护理目标

病人躯体活动能力逐渐增强;能够应对自身的病情变化,并开始积极实现自我价值;保持较好的营养状况;能合理饮食,营养均衡,不发生呛咳或窒息;排便规律,不发生便秘或便秘减轻。

（四）护理措施

1.一般护理

(1)生活中的指导和帮助　本病早期时,病人运动功能无障碍,能坚持一定的劳动,应指导病人尽量参与各种形式的活动,坚持四肢各关节的功能锻炼。随着病情的发展,病人运动功能发生一定程度的障碍,生活自理能力显著降低。此时宜注意病人活动中的安全问题,走路时持拐杖助行。若病人如厕下蹲及起立困难时,可置高凳坐位排便。若病人动作笨拙,常多失误,餐食中谨防餐具。无法进食者,需有人喂汤饭。穿脱衣服,扣纽扣,系腰带、鞋带有困难者,均需给予帮助。

(2)饮食护理

1)可根据病人的年龄、活动量给予足够的总热量,膳食中注意满足糖、蛋白质的供应,以植物油为主,少进动物脂肪。服用多巴胺治疗者宜限制蛋白质摄入量,因蛋白质可影响多巴胺的治疗效果。蛋白质摄入量限制在每日每千克体重 0.8g 以下,全日总量为 40～50g。在限制范围内多选用乳、蛋、肉、豆制品等优质蛋白质。适量进食海鲜类,能够提供优质蛋白质和不饱和脂肪酸,有利于防治动脉粥样硬化。

2)无机盐、维生素、膳食纤维供给应充足。多吃新鲜蔬菜和水果,能够提供多种维生素,并能促进肠蠕动,防治大便秘结。病人出汗多,应注意补充水分。

3)食物制备应细软、易消化,便于咀嚼和吞咽,按半流质或软食供给。

4)饮食宜清淡、少盐;禁烟酒及刺激性食品,如咖啡、辣椒、芥末、咖喱等。应保证水分的充足供给。

(3)加强肢体功能锻炼　本病早期应坚持一定的体力活动,主动进行肢体功能锻炼,四肢各关节做最大范围的屈伸、旋转等活动,以预防肢体挛缩、关节僵直的发生。晚期病人的被动肢体活动和肌肉、关节的按摩,以促进肢体的血液循环。

(4)鼓励病人自我护理,如进食、穿衣、移动等,做自己力所能及的事情,增加独立性,避免过分依赖别人;给病人足够的时间去完成日常生活活动(说话、写字、吃饭);鼓励病人每天活动各关节 2～3 次,加强主动运动,若病人主动运动完成不好时,应协助病人完成;移开环境中障碍物,指导并协助病人移动,克服胆怯心理;行走时起动和终止应给予协助,防止跌倒;进食、饮水时尽量使病人保持坐位,使病人集中注意力,如手颤厉害可协助病人进食;根据病人能量、口味需要,提供营养可口、制作精细、黏稠不易返流的食物,让病人每吃一口吞咽 2～3 次,对于流涎过多的病人可使用吸管;每周测体重 1 次,动态观察体重变化,随时调整饮食计划。

2.对症护理　注意居室的温度、湿度、通风及采光等。根据季节、气候、天气等情况增减衣服,决定室外活动的方式、强度。以上措施均能有效地预防感冒。晚期的卧床病人要按时翻身,做好皮肤护理,防止尿便浸渍和褥疮的发生。被动活动肢体,加强肌肉、关节按摩,对防止和延缓骨关节的并发症有意义。结合口腔护理,翻身、叩背,以预防吸入性肺炎和坠积性肺炎。

3.用药护理　适当的药物治疗可在不同程度上减轻症状,并可因减少并发症而延长病人生命。以替代性药品如复方左旋多巴、多巴胺受体激动剂等效果较好,但不能抑制疾病的进展,且都存在有副作用和长期应用后药效衰减的缺点。抗胆碱剂、金刚烷胺等,仅适用于症状轻微者。遵医嘱指导病人正确服药方法、注意事项,观察药效及不良反应。

(1)左旋多巴的副作用较多,如消化系统常为恶心、呕吐、腹部不适、肝功能变化等;心血管系统有心律失常、直立性低血压等;泌尿系统有尿潴留、血尿素氮升高等;神经系统可有失眠、多梦、幻觉、妄想等,但最常见者为运动障碍和症状波动。运动障碍亦称"异动症",是舞蹈样、手足徐动样或简单重复的不自主动作,最常见于面、唇、舌、下颌部,也可见于颈、背、四肢。有时以某组肌肉固定收缩的形式出现,可能伴有疼痛。用此药时一般从小剂量开始,逐步增加剂量,在服药期间忌服 B 族维生素、单胺氧化酶抑制剂等,以免加重副作用并发高血压。

(2)抗胆碱能药物因阻断了副交感神经而产生副作用,如出现口干,唾液、汗液分泌减少,肠鸣音减弱,排尿困难,瞳孔调节功能不良等。有青光眼或前列腺肥大者禁用。由于抗胆碱能药物影响记忆功能,也不宜用于老年病人。

(3)金刚烷胺的副作用有不宁、恶心、失眠、头晕、足水肿、幻觉、精神错乱等。有肾功能不良、癫痫病史者禁用。

4.心理护理 PD 病人早期动作迟钝笨拙,表情淡漠,语言断续、流涎,病人往往产生自卑心理,回避人际交往,拒绝社交活动,整日沉默寡言、闷闷不乐;随着病程延长、病情进行性加重,病人将丧失劳动能力,生活自理能力也逐渐下降,同时会产生焦虑、恐惧甚至绝望心理。护士应细心观察病人的心理反应,鼓励病人表达并注意倾听他们的心理感受,与他们讨论身体健康状况改变所造成的影响,及时给予正确的信息和引导;同时,鼓励病人尽量维持过去的兴趣与爱好,帮助培养和寻找新的简单易做的嗜好;为其创造良好的亲情和人际关系氛围,减轻他们的心理压力;告诉病人本病病程长、进展缓慢,治疗周期长,而疗效的好坏常与病人精神情绪有关,鼓励他们保持良好心态。

5.病情观察 动态病情监测有助于掌握病情的发展与演变、有无并发症的发生及药物的治疗效果。应重点观察肌强直、肌震颤及其发展情况,吞咽困难及其程度,每日的进食量及体重变化情况,有无肺炎、褥疮等并发症出现,发现异常应及时报告医生并做相应的处理。

(五)健康教育

1.讲解本病的相关知识,如本病起病缓慢,为渐进性。

2.治疗的目标是减轻症状、预防并发症等;做好心理疏导工作。

3.尽量不要独自外出,防跌倒、摔伤。

4.在医生指导下按时服药,在服用左旋多巴时定时测量血压,定时做肾功能检查。

5.在家属陪同下适当地进行运动锻炼,防止关节强直与僵硬。

(六)护理评价

病人能否维持现存的功能或躯体活动能力是否逐渐增强。自信心和自我照顾能力是否逐渐增强,生活需要是否得到满足。无望、无助、无能为力、胆怯、逃避等心理反应是否有所改善,能否主动参与社会活动。进食困难、咀嚼无力及吞咽困难是否改善,有无发噎或反呛,每日经口进食量是否增多,体重有无增加。

本节小结

帕金森病是一种常见的发生于中老年人锥体外系的进行性神经系统变性疾病。典型表现:静止性震颤、运动减少、肌强直和体位不稳等。急性期治疗主要是药物治疗(抗胆碱能药、多巴胺能药、多巴胺能受体激动剂等)、手术治疗等。

本节关键词:帕金森病;药物治疗;护理

课后思考

病人李某,女,64岁,10年前,左侧肢体开始出现震颤症状,先以上肢为主,后逐渐发展到下肢。2年后,对侧肢体也开始震颤,不能拿碗执筷,不能做精细动作,用药物可暂时控制症状。随着病情的不断发展,药物的作用效果越来越差。病人肢体逐渐僵硬,运动不灵活,吃饭、穿衣、睡觉翻身需靠家人帮助,同时又出现吞咽困难、说话不清、大便不通等。请说出该病人的护理诊断及措施。

(方　琼)

第六节　重症肌无力病人的护理

案例 9-11

黄某,男,21岁,双眼睑下垂、复视6个月,加重伴四肢无力2周,晨轻暮重,休息后减轻,劳累后加重。2周前感冒后病情进一步加重,出现四肢无力,行走困难,双上肢抬举费力,既往史无特殊。查体:T 36.7℃、P 86次/分、R 19次/分、BP 120/78mmHg,双眼睑下垂,眼球活动不灵活,瞳孔正大等圆,对光反射灵敏,双侧咬肌及颞肌力可,双上肢肌力Ⅲ级,肌张力可,Hoffmann sign(一)。双下肢肌力Ⅳ级,肌张力可,跟、膝腱反射(十),Babinski sign(一),踝阵挛(一),深浅感觉未见明显异常。新斯的明试验阳性;肌疲劳试验阳性;胸腺CT示:未见异常;初步诊断:重症肌无力。

问题:

1.该病人的临床表现有何特点?

2.该病人存在哪些护理问题?

3.针对该病人应如何护理?

本节学习目标

1. 了解重症肌无力的病因及发病机制，Osserman 分型。
2. 熟悉重症肌无力的定义、护理评估、护理诊断、护理措施、健康教育。
3. 体现护士的爱伤精神和人文关怀，尊重病人的身心需求。

重症肌无力（myasthenia gravis，MG）是神经－肌肉接头传递障碍的自身免疫性疾病。受累的骨骼肌极易疲劳，活动后加重，休息后或抗胆碱酯酶药物治疗后减轻或恢复为本病的主要临床特征。

一、疾病概要

（一）病因和发病机制

MG 是一种与某些遗传因素和胸腺异常有关的细胞免疫依赖、体液介导的自身免疫性疾病。在特定的遗传因素下，长期慢性病毒感染可使胸腺的上皮细胞变成具有新抗原决定簇的肌样细胞，这些新抗原决定簇的抗原性与骨骼肌上乙酰胆碱受体（AchR）的抗原性之间有交叉，可使自身耐受机制遭到破坏而产生 AchR 抗体。AchR 抗体可直接封闭 AchR，促使 AchR 退化、降解；还可通过补体破坏 AchR，导致 AchR 数量减少。80%～90%的病人血清中可测到特异性的 AchR 抗体。

（二）临床特点

1. 本病起病隐袭，绝大多病人的首发症状为眼外肌麻痹，包括上睑下垂，眼球活动受阻而出现复视，但瞳孔括约肌不受累。
2. 表现为构音不清，吞咽困难，四肢无力。
3. 通常从一组肌群首先出现无力，逐步累及其他组肌群；不管何组肌群受累，其受累肌群均有"晨轻暮重"的趋势；出现疲劳后加重和休息后减轻等现象，以上为本病的主要临床特征。
4. 若累及呼吸肌则出现呼吸困难，称为 MG 危象，是本病致死的主要原因。心肌亦可受累，可引起突然死亡。本病发病的诱发因素多为感染，精神创伤、过度疲劳、妊娠、分娩等。这些因素也可使病情恶化甚至诱发 MG 危象。少数病例自然缓解，常发现在起病后 2～3 年内。个别病例呈暴发型，多数病例迁延数年至数十年，需用药维持，病情常有波动。

（三）实验室及其他检查

1. 肌疲劳试验（Jolly 试验） 使受累骨骼肌持续收缩而疲劳。如使病人连续睁闭眼观察眼裂大小或连续咀嚼动作、讲话或连续两臂平举等而发生困难时可确诊。

2.腾喜龙(tensilon 试验) 10mg 腾喜龙用注射用水稀释至 1ml,静注 0.2ml 时症状无明显变化则将其余 0.8ml 注入,症状迅速缓解为阳性,持续 10 分钟左右又恢复原状。

3.新斯的明试验 以新期的明 0.5～1.0mg 肌内注射,比较注射前和注射后 30 分钟受累骨骼肌的肌力。若注射后肌无力显著改善则可明确诊断。为减少此药的副作用,可同时肌注阿托品 0.5mg,儿童剂量应相应减少。

4.重复电刺激和单纤维肌电图 低频(3Hz)或高频(3.50Hz)刺激尺神经或面神经,记录远端诱发电位。低频刺激后衰减 10% 以上,高频刺激无变化或稍有增高。用单纤维肌电图测量同一神经支配的肌纤维电位间的间隔时间延长,神经传导速度正常。该方法诊断 MG 的阳性率仅为 70% 左右。

(四)诊断要点

根据病变主要累及骨骼肌以及一天内症状波动性,晨轻暮重的特点对本病诊断不难。若临床特征不典型,可行肌疲劳试验、腾喜龙试验、新斯的明试验、肌电图检查等,可帮助确诊。

(五)治疗要点

1.药物治疗

(1)抗胆碱酯酶类药物 如口服吡啶斯的明、溴化新斯的明。

(2)极化液加新斯的明、地塞米松静滴,10～12 次为一疗程。间歇 5～7 天重复一疗程,一般 2～3 疗程可出现显效,极化液可使终板机能和乙酰胆碱—胆碱酯酶系统的代谢功能恢复。也可同时口服或静注钙剂。钙离子不仅在神经骨干传递过程中起重要作用,并有加强乙酰胆碱的分泌功能。

(3)免疫抑制剂 根据免疫功能情况选用强的松、环磷酰胺、硫唑嘌呤、环孢菌素进行治疗。

2.胸腺治疗 药物疗效欠佳伴有胸腺肿大和危象发作的病人,可考虑胸腺切除术,但以病程较短(5 年以内)青年(35 岁以下)女性病人的疗效较佳,完全缓解常在术后 2～3 年,有效率 80%。但单纯眼型疗效差。对有胸腺瘤者,为防恶变,应尽早手术。对不宜手术的年老体弱或恶性胸腺瘤病人,行胸腺放射治疗,有效率约 70%。病程越短(3 年以内),年龄越轻(40 岁以下),疗效越好,对儿童应从严掌握。

3.血液疗法 有条件时可使用血浆替换疗法,也可试用高效价丙种球蛋白。但丙球具有抗原性,有肌注丙球引起变态反应性脑炎的报道,故不宜滥用。

4.危象的治疗

(1)维持和改善呼吸功能,可用人工辅助呼吸,持续低流量吸氧,痰多而咳出困难者及早作气管切开。

(2)正确迅速地使用有效抗危象药物。

1)肌无力危象:使用甲基硫酸新斯的明治疗。

2)胆碱能危象:立即停用抗胆碱酯酶药物,并用阿托品和解磷定治疗。

3)反拗性危象:停用一切抗胆碱酯酶类药物。

二、护　理

（一）护理评估

1. 健康史

（1）病因和诱因　了解有无胸腺肥大或胸腺病病史，是否已行手术切除或放疗等治疗。

（2）既往史和个人史　注意评估既往的健康状况，有无家族史；个人生活习惯、生活环境、工作条件等。

2. 身心状况

（1）症状和体征　多数起病隐袭，主要症状为骨骼肌稍经活动后即感疲乏，短时休息后又见好转。检查见肌肉有不同程度的无力以及反复收缩后无力加重。症状通常晨轻晚重，亦可多变。病程迁延，可自发减轻缓解。感冒、情绪激动、过劳、月经来潮、使用麻醉或镇静药物、分娩、手术等常使病情复发或加重。及至后期，肌无力症状恒定不再变化。

（2）并发症　由于肌无力病者因呼吸、吞咽困难而不能维持基本生活、生命体征时，称为肌无力危象，发生率占肌无力总数的 $9.8\%\sim26.7\%$。

根据肌无力危象发生的原因可分为 3 种类型：

1）肌无力性危象：系由疾病发展和抗胆碱酯酶药物不足所引起。临床表现为吞咽、咳嗽不能，呼吸窘迫、困难乃至停止的严重状况。体检可见瞳孔扩大、浑身出汗、腹胀、肠鸣音正常和新斯的明注射后症状好转等特点。

2）胆碱能性危象：占危象例数的 $1.0\%\sim6.0\%$，由抗胆碱酯酶过量所引起。除肌无力的共同特点外，病人还具有瞳孔缩小、浑身出汗、肌肉跳动、肠鸣音亢进、肌注新斯的明后症状加重等特征。

3）反拗性危象：是由感染、中毒和电解质紊乱所引起。应用抗胆碱酯酶药物后可具有暂时减轻，继之又加重的临界状态。

（3）心理—社会状况　本病为自身免疫性疾病，需要长期服药，治疗效果又往往不令人满意，而症状逐渐加重、病人丧失劳动能力或反复住院既给病人造成身体上的痛苦，也给其带来经济和精神上的压力，因此常常产生害怕、恐惧、无能为力甚至绝望的心理。

（二）护理诊断

1. 生活自理缺陷　与眼外肌麻痹、眼睑下垂或四肢无力、运动障碍有关。
2. 营养失调　与咀嚼无力、吞咽困难所致摄入减少有关。
3. 恐惧/焦虑　与呼吸肌无力、呼吸肌麻痹、濒死感或害怕气管切开有关。
4. 潜在并发症　重症肌无力危象、胆碱能危象。

（三）护理目标

病人生活自理能力增强，日常生活需要得到满足；保持良好的营养状态；焦虑或恐惧感减轻。

（四）护理措施

1. 一般护理

（1）休息和生活护理　尽量满足病人的合理需要，向病人及家属解释本病的病因、临床表现，争取病人和家属的配合，尤其应鼓励家属关心爱护病人，共同协助病人做力所能及的事情，鼓励病人尽量生活自理。禁食、禁饮，以免发生窒息。可鼻饲提供所需的营养。

（2）饮食护理　营养失调者应采取以下措施：

1）病人吞咽能力较差时，调整饮食计划，安排病人在用药后 15～30 分钟药效较强时进餐。

2）对咀嚼无力者给予饮食缓慢进入，进食呛咳、吞咽动作消失、气管插管或气管切开病人可予以鼻饲流质。给予高维生素、高蛋白质、高热量的营养饮食。

3）必要时遵医嘱给予静脉补充足够的营养。

4）经常评估病人的饮食及营养状况，包括每天的进食量，以保证正氮平衡。

2. 对症护理

（1）对重病无力病人，应避免感染、外伤、过度紧张等，以免诱发肌无力危象。做深呼吸和咳嗽训练，适当做呼吸操，但不要过度疲劳。遵医嘱吸氧，备好气管插管及气管切开包和呼吸机。

（2）抬高病人床头，及时吸痰，清除呼吸道分泌物，必要时配合气管切开或人工呼吸机辅助呼吸。

3. 用药护理

（1）遵医嘱给予抗胆碱酯酶药及阿托品。

（2）向病人说明正确的服药方法。如抗胆碱酯酶药物宜从少量开始，以防发生胆碱能危象；若病人出现呕吐、腹泻、腹痛、出汗等副作用时，可用阿托品拮抗，或遵医嘱对症处理；抗胆碱酯酶药物必须按时吃，咀嚼和吞咽无力者应在餐前 30 分钟给药。

（3）糖皮质激素　按医嘱给药，使用大剂量激素期间，应严密观察病情变化，尤其是呼吸变化。应遵医嘱补充钾盐，症状缓解后按医嘱逐渐减量至最小剂量维持治疗。长期应用者，应严密观察是否有消化道出血、骨质疏松、股骨头坏死等并发症。

4. 心理护理　做好病人的心理护理是保证治疗的重要环节。MG 病人因病程长、病情重且常有反复，易产生恐惧、焦虑、抑郁或自卑情绪。因此，护士应经常巡视，多与病人交谈，耐心仔细地向病人讲解疾病知识；同时了解病人的心理状况，帮助病人保持情绪稳定和最佳心理状态，树立战胜疾病的信心，以便主动积极与医护人员配合治疗，从而达到整体的最佳治疗效果。

5. 病情观察　加强肌群受累情况及肌无力发展情况的观察，以便了解和掌握病情的演变，为调整治疗方案及评价预后提供依据。治疗过程中应密切观察病人的呼吸频率和节律有无改变，呼吸困难有无加重，是否有发绀、咳嗽、无力、腹痛、瞳孔变化、出汗、唾液或喉头分泌物增多等现象，一旦发现应及时通知医生，同时协助医生做好抢救配合工作。

（五）健康教育

1. 向病人介绍有关疾病病因、常见诱因、临床经过、诊断方法及治疗方案等方面的信息，使病人对疾病的基本知识有所了解。

2. 根据季节和气候增减衣服，注意保暖，预防受凉、感冒。

3.指导病人正确选择饮食,采取适宜的进食体位及进食方法,以保证足够的营养供给和摄入;保持乐观情绪,生活有规律,避免外伤、过度劳累和精神创伤。

4.重视午后休息,保证充足睡眠。育龄妇女应避免妊娠、人工流产等。

5.参加一些力所能及且不使症状加重的家务劳动和体育锻炼;外出参加社交活动时,应携带药物和治疗卡;症状明显或使用大剂量激素冲击治疗期间,应控制活动量。

6.按医嘱正确服药,避免漏服、自行停服和更改药量;同时不能随便使用对神经肌肉传导有影响的药物,如各种氨基糖苷类抗生素(庆大霉素、链霉素、阿米卡星等)、普萘洛尔、氯丙嗪、普鲁卡因胺及各种肌肉松弛剂,以免加重肌无力。

(六)护理评价

病人营养状态是否改善;病人肌无力危象是否能及时发现并得到妥善处理;病人全身肌肉力是否逐渐恢复,生活能否自理;病人情绪是否稳定,能否积极配合治疗和护理。

本节小结

重症肌无力是神经-肌肉接头传递障碍的自身免疫性疾病。典型表现:受累的骨骼肌极易疲劳,活动后加重,休息后或抗胆碱酯酶药物治疗后减轻或恢复。急性期治疗主要是药物治疗(抗胆碱酯酶类药物、胆碱酯酶抑制剂、免疫抑制剂)、胸腺治疗、血液疗法。

本节关键词:重症肌无力;护理

课后思考

简述 MG 的定义、护理评估、护理诊断、护理措施和健康教育。

(方　琼)

第七节　癫痫病人的护理

案例 9-12

张某,男,20 岁,病人 5 小时前突然出现阵发性抽搐,眼球上窜、瞳孔散大、口吐白沫、口唇青紫、舌咬伤、尿失禁,持续约 3 分钟,5～10 分钟后又出现发作,发作间期意识不清。既往有癫痫发作史。发作间期查体:T 38℃,P 100 次/分,R 20 次/分,BP 120/80mmHg,浅昏迷状态,双瞳孔等大等圆,直径约 3mm,对光反射灵敏。初步诊断:癫痫持续状态。

问题:

1.该病人的临床表现有哪些?

2.该病人存在哪些主要的护理问题?

1.熟悉癫痫的定义、病因分类、影响发作因素、护理评估、护理诊断及健康教育。

2.掌握癫痫持续状态的护理、药物的监测及护理。

癫痫(epilepsy)是一组由大脑神经元异常放电所引起的短暂性中枢神经系统功能障碍的临床综合征,具有突然发生、反复发作和短暂发作的特点。根据病变累及大脑的部位,临床上可表现为运动、感觉、意识、行为和自主神经等不同程度的障碍,或兼有之。我国癫痫的发病率约为1‰,而患病率为0.5%～1%。

一、疾病概要

(一)病因和发病机制

1.病因　按照病因分类可将癫痫分为特发性和症状性两大类。特发性癫痫又叫原发性癫痫,主要与遗传因素有关,多数病人在儿童或青春期首次发病;症状性癫痫又称继发性癫痫,其病因较复杂,主要由脑部器质性病变和代谢障碍所致,可发生于各个年龄组。

2.发病机理　癫痫的发病机理迄今尚未完全阐明,但不论是何种原因引起的癫痫,其电生理改变是一致的,即因为兴奋过程的过盛,抑制过程的衰减和(或)神经膜本身的变化,发作时大脑神经元出现异常的、过度的同步性放电。

3.影响癫痫发作的因素

(1)遗传因素　在癫痫病人的近亲中,癫痫的患病率明显高于普通人群。特发性癫痫的近亲中,癫痫的患病率为1%～6%,症状性癫痫的近亲中,癫痫的患病率为1.5%。

(2)年龄与性别　男性多于女性。多种特发性癫痫的外显率与年龄有密切关系,如婴儿痉挛症多在1周岁内起病,失神癫痫多在6～7岁时发病,肌阵挛癫痫多在青少年起病。

(3)睡眠　癫痫发作与睡眠-觉醒周期有密切关系,如GTCS常在晨醒时发作,婴儿痉挛症多在醒后和睡前发作,良性中央回癫痫大多在睡眠中发作。

(4)内分泌　如少数病人仅在月经期或妊娠早期发作,称为经期性癫痫、妊娠性癫痫。

(5)其他诱因　饥饿、过饱、疲劳、睡眠缺乏、便秘、饮酒、闪光、感情冲动及各种一过性代谢紊乱和过敏反应等都能激起发作。过度换气对失神发作、过度饮水对GTCS、闪光对肌阵挛等有诱发作用。

(二)临床特点

癫痫的临床表现多样,但多具有短暂性、刻板性、间歇性和反复发作的特征。痫性发作是癫痫的特征性临床表现。根据发作的临床表现及脑电图特点,目前将癫痫发作分为部分性发作(即一侧大脑半球部分神经元被激活)和全面性发作(即双侧大脑半球同时受累)。另外,由于资料不充足或不完整而不能进行分类或无法归类于上述发作的;均属于不能分类的发作。

1.部分性发作 根据发作过程有无意识障碍分为单纯部分性发作(发作时无意识障碍)和复杂部分性发作(发作时有意识障碍及发作后不能回忆),两者均可继发为全面性强直—阵挛发作。

(1)单纯部分性发作 发作时意识始终存在、发作后能复述发作的生动细节是其主要特征,持续时间短,一般不超过1分钟,可分为四种类型,即部分运动性发作、体觉性发作或特殊感觉性发作、自主神经性发作和精神性发作。①部分运动性发作:指肢体局部的抽搐,大多见于一侧口角、眼睑、手脚或足趾,也可涉及整个一侧面部或一侧肢体远端。如放电沿大脑皮层运动区分布逐渐扩展,抽搐自一侧拇指沿手指、腕部、肘部扩展称为杰克逊癫痫。如部分运动性发作后遗留暂时局部肢体瘫痪或无力称为 Todd 瘫痪。②体觉性发作:常表现为肢体的麻木感或针刺感。多发生在口角、舌部、手指或足趾。特殊感觉性发作:包括视觉性、听力性、嗅觉性和眩晕性发作。③自主神经性发作:表现为烦渴、欲排尿感、出汗、面部及全身皮肤发红、竖毛、呕吐、腹痛及瞳孔散大等,以胃肠道症状居多。④精神性发作:表现为各种类型的遗忘症,如似曾相识、似不相识、强迫思维、无名恐惧等。

(2)复杂部分性发作 又称精神运动性发作。发作起始出现精神症状或特殊感觉症状,随后出现意识障碍、自动症和遗忘症,有时发作开始即为意识障碍。其先兆或始发症状可包括单纯部分性发作的各种症状,特别是错觉、幻觉等精神症状及特殊感觉症状。发作是在先兆之后出现部分性或完全性对环境接触不良,作出一些表面上仍有目的的动作,即自动症。病人往往先瞪视不动,然后作出无意识的动作,如机械性地重复动作,或出现吮吸、咀嚼、舐唇、清喉、搓手、抚面、解扣、脱衣、摸索衣裳和挪动桌椅等,甚至游走、奔跑、乘车上船,也可自动言语或叫喊、唱歌等。

(3)单纯或复杂部分性发作 可继发为全面性强直—阵挛性发作。

2.全面性发作 发作时伴有意识障碍或以意识障碍为首发症状,神经元痫性放电起源于双侧大脑半球。

(1)全面性强直—阵挛发作(GTCS) 简称大发作,是最常见的发作类型之一,以意识丧失和全面对称性抽搐为特征,发作可分为三期:强直期、阵挛期及惊厥后期。①强直期:病人突然意识丧失,跌倒在地,全身骨骼肌呈持续性收缩;上睑抬起,眼球上窜,喉部痉挛,发出叫声;口先强张,而后突闭,可能咬破舌尖;颈部和躯干先屈曲后反张,上肢先上举、后旋再变为内收前旋,下肢自屈曲转变为强烈伸直,强直期持续10~20秒。②阵挛期:病人震颤幅度增大并延及全身成为间歇性痉挛,即进入阵挛期;每次阵挛都继有短促的肌张力松弛,阵挛频率由快变慢,松弛期逐渐延长,本期持续0.5~1分钟,最后一次强烈阵挛后,抽搐突然终止,所有肌肉松弛;在以上两期中可见心率加快、血压升高、汗液、唾液和支气管分泌物增多、瞳孔扩大等自主神经征象;呼吸暂时中断,皮肤自苍白转为发绀,瞳孔散大、对光反射及深、浅反射消失、病理反射阳性。③惊厥后期:阵挛之后病人尚有短暂的强直痉挛,造成牙关紧闭和大小便失禁;呼吸首先恢复,心率、血压、瞳孔等恢复正常,肌张力松弛,意识逐渐苏醒,自发作开始至意识恢复历时5~10分钟;清醒后常感到头昏、头痛、全身酸痛和疲乏无力,对抽搐全无记忆;不少病人发作后进入昏睡。

若癫痫持续发作之间意识尚未完全恢复而又频繁再发,或癫痫发作持续 30 分钟以上不能自行停止称为癫痫持续状态。这是内科常见的急症,常伴有高热、脱水、酸中毒,如不及时终止发作,可因呼吸、循环及脑功能衰竭而死亡。

(2)失神发作 典型的失神发作通常称为小发作。儿童期起病,青春期前停止发作。表现为意识短暂中断,持续 3～5 秒,病人停止当时的活动,呼之不应,两眼瞪视不动,状如"愣神",手中持物可坠落,无先兆和局部症状;可伴有简单的自动性动作,如擦鼻、咀嚼等,一般不会跌倒,事后立即清醒,继续原有活动,对发作无记忆。

(3)强直性发作 见于弥漫性脑损害儿童,睡眠中发作较多,表现为全身或部分肌肉强直性痉挛,使头、眼和肢体固定在某一位置,躯干呈角弓反张,伴有颜面青紫、呼吸暂停和瞳孔散大,短暂意识丧失,一般不跌倒,持续 30 秒至 1 分钟以上,发作后立即清醒。

(4)肌阵挛性发作 特征是突发短促的震颤样肌收缩,全身闪电样抖动,也可只表现为面部、某一肢体或个别肌群颤动。

(5)阵挛性发作 仅见于婴幼儿,表现为全身重复性阵挛性肌抽搐伴意识障碍。

(6)失张力性发作 部分或全身肌肉张力突然降低,以至垂颈、张口、肢体下垂或跌倒。

(三)实验室和其他检查

1.脑电图检查 癫痫发作时一般可见特异性 EEG 改变,发作间歇期很难记录到,但可记录到散在的阵发性痫性活动波形。EEG 的痫性活动可被过度换气、闪光刺激和药物诱发,但也可被大剂量抗癫痫药所抑制。约 80% 病人可记录到痫性活动脑电波,但也有约 15% 的正常人脑电活动不正常。

2.血液检查 血常规、血糖、血寄生虫(如肺吸虫、血吸虫、囊虫等)检查,可了解有无贫血、低血糖和脑寄生虫病。

3.头部放射性核素和影像学检查 SPECT、CT、MRI 检查可发现脑部器质性改变、占位性病变和脑萎缩等。DSA 可发现颅内血管畸形和动脉瘤、血管狭窄或闭塞以及颅内占位性病变。

(四)诊断要点

详细的病史和发作时目击者的描述,临床表现有短暂性、刻板性、间歇性和反复发作性等特点,有时有意识障碍;发作时伴有舌咬伤、跌伤、尿失禁等;脑电图检查有异常发现。根据以上资料首先考虑是不是癫痫;然后借助于神经系统检查、生化等实验室检查、脑血管造影、放射性核素扫描、CT 和 MRI 等检查找出病因,确诊是特发性还是症状性癫痫。

(五)治疗要点

癫痫是可治性疾病,大多数病人预后较好,药物治疗可使病人发作在最初 5 年内缓解,其中一半病人可完全停药。对癫痫源进行精确定位及合理选择手术治疗可使 80% 难治性癫痫病人彻底治愈。

1.发作时的治疗 当病人还处在全身抽搐和意识丧失时,原则上是预防外伤及其他并发症,而不是立即用药来控制本次的发作。应立即让病人就地睡平,解开衣领、衣扣,头侧向一侧保持呼吸道通畅,及时给氧。尽快将压舌板或筷子、纱布、手帕、小布卷等置于病人口腔的一侧上、下齿之间,以防咬伤舌和颊部。对抽搐肢体不能用暴力按压,以免骨折、脱臼等。为预防再次发作,可选用地西泮、苯妥英钠、异戊巴比妥钠等药物预防。

2.发作间歇期的治疗

(1)间歇期药物治疗原则　从单一药物、小剂量开始,逐渐加量;一种药物达到最大有效血药浓度仍不能控制发作者再加用第二种药物;经药物治疗后 2~3 年未发作、EEG 随访痫性活动消失者可开始减少药物剂量,但不能突然停药,且合并用药者应先改为单一用药,然后逐渐减少单一用药剂量,停药过程不应少于 3 个月。

(2)常用药物选择　药物的选择主要取决于发作类型,但也要注意药物的毒副作用。特发性 GTCS 首选丙戊酸钠,次选苯妥英钠;症状性或原因不明的 GTCS 首选卡马西平,次选苯巴比妥;特发性失神发作首选乙琥胺,次选丙戊酸钠;复杂部分性发作首选卡马西平,次选苯妥英钠;婴儿痉挛症首选 ACTH,次选泼尼松;青春期肌阵挛发作首选丙戊酸钠,次选氯硝西泮。

3.癫痫持续状态的治疗　在给予吸氧、防护的同时,迅速建立静脉通道,选用足量强有力的抗癫痫药物及时控制发作(首选地西泮静脉注射);保持呼吸道通畅,必要时行气管切开和人工呼吸;注意预防和控制感染,避免发生脑水肿、酸中毒、肺部感染和呼吸循环衰竭;抽搐停止后应立即给予维持量,清醒后改用口服抗癫痫药,并寻找病因。

4.病因治疗　病因明确者于针对病因治疗。

二、护　理

(一)护理评估

1.健康史

(1)病因和诱因　应评估病人胎儿期、围产期的情况,有无产伤、头颅外伤、脑炎、脑膜炎、脑寄生虫等病史。因发作时多有意识障碍,故除向病人了解病史外,还应向家人或目睹病人发作者作补充了解。

(2)既往史　注意评估既往的健康状况,有无家族史。注意询问初次发作年龄、发作情况及以后的发作情况。

(3)个人史　评估个人生活习惯、生活环境、工作条件等。

2.身心状况

(1)症状和体征　注意询问初次发作年龄、发作情况及以后的发作频度、发作时间、场合,有无先兆,哪一部位首先出现症状,发作时有无意识障碍、口吐白沫、面色青紫、瞳孔散大、病理反射、自伤、外伤、大小便失禁,发作后有无肢体瘫痪、无力、神经系统体征等。查体中注意有无皮下结节、全身性疾病及神经系统局限体征等。

(2)并发症　常并发急性肾功能衰竭,急性早幼粒细胞白血病,精神抑郁。

(3)心理-社会状况　突然、反复发作使病人无法正常生活和工作,精神负担加重,以致产生焦虑、恐惧甚至无能为力感,而长期服药可能导致病人孤独、忧郁、自信心下降。

（二）护理诊断

1. 有窒息的危险 与癫痫发作时意识丧失、喉头痉挛、全身抽搐有关。

2. 有受伤的危险 与癫痫发作时突然意识丧失或精神失常、判断障碍有关

3. 潜在并发症 癫痫持续状态。

4. 知识缺乏 缺乏自我保健的知识。

（三）护理目标

癫痫发作时严防窒息发生；癫痫发作时应防止受外伤，如咬伤舌头、碰伤或摔伤；防止水电解质紊乱发生。

（四）护理措施

1. 一般护理 避免促发因素，如疲劳、饥饿、睡眠不足、便秘、经期、饮酒、感情冲动、一过性代谢紊乱和过敏反应等均可诱发癫痫；过度换气对于失神发作、过度饮水对于强直性阵挛发作、闪光对于肌阵挛发作都有诱发作用；有些反射性癫痫还应避免如声光刺激、惊吓、心算、阅读、书写、下棋、玩牌、刷牙、起步、外耳道刺激等特定因素。癫痫持续状态的诱发因素常为突然停药、减药、漏服药及换药不当；其次为发热、感冒、劳累、饮酒、妊娠与分娩；使用异烟肼、利多卡因、氨茶碱或抗抑郁药亦可诱发。

2. 心理护理 向病人解释所患癫痫的类型、临床特征及可能的诱发因素，帮助病人正确面对现实，对待自己的疾病；同情和理解病人，鼓励病人说出害怕及担忧的心理感受，指导病人进行自我调节，以维持良好的心理状态；告知病人疾病相关的知识、预后的正确信息和药物治疗知识，帮助掌握自我护理的方法，尽量减少发作次数；鼓励家属、亲友向病人表达不嫌弃和关心的情感，解除病人的精神负担，增强其自信心；指导病人承担力所能及的社会工作，督促其与社会接触、交往，并在自我实现中体现自身的价值。

3. 对症护理 发作的护理：①保持呼吸道通畅：全面性强直阵挛发作，尤其是癫痫持续状态的病人，应取头低侧卧或平卧头侧位，下颌稍向前，解开领扣、领带和腰带，取下活动性义齿，防止舌后坠阻塞呼吸道，及时清除口鼻分泌物等，以利呼吸道通畅。癫痫持续状态者插胃管鼻饲，防止误吸，必要时备床旁吸引器和气管切开包。②告知病人有前驱症状时立即平卧，发作时切勿用力按压抽搐身体，防止骨折、脱臼；将压舌板或筷子、纱布、手绢、小布卷等置于病人口腔一侧上、下齿之间，防止舌、口唇和颊部被咬伤；癫痫持续状态的病人应专人守护，床加护栏，极度躁动的病人必要时给予约束带适当约束；对于突然发病跌倒而易受擦伤的关节部位，应用棉垫或软垫加以保护，防止擦伤；对于发作停止后，意识恢复过程中有短时严重躁动的病人，应加强安全保护，防止自伤或他伤。平时保持环境安静、安全，室内热水壶、火炉、锐利器械等应远离病人，防止突然发作引起烫伤、刺伤。

4. 用药护理 有效的抗癫痫药物治疗可使80%的病人发作得到控制。告诉病人抗癫痫药物治疗的原则以及药物疗效与不良反应的观察，指导病人按医嘱坚持长期正确服药。苯妥英钠的常见不良反应为复视、牙龈增厚、毛发增多、乳腺增生、眼球震颤、中性粒细胞减少等；卡马西平可致眩晕、复视、皮疹、血白细胞下降、共济失调、骨髓抑制、胃肠道反应和皮肤

过敏反应(荨麻疹、斑丘疹等);丙戊酸钠可引起食欲不振、恶心、呕吐、消化不良、腹泻、便秘、血小板减少和肝损害;苯巴比妥、扑痫酮可致嗜睡、烦躁等情绪改变。不良反应轻者一般不需停药,从小剂量开始逐渐加量或与食物同服可以缓解,严重反应时应遵医嘱减量或停药、换药;服药前应做血、尿常规和肝、肾功能检查,服药期间应定期做血药浓度监测,复查血象和血液生化检查。

5.特殊护理

(1)迅速建立静脉通路,立即按医嘱缓慢静脉注射地西泮,速度不超过每分钟 2mg,必要时可在 15～30 分钟内重复给药;也可用地西泮 100～200mg 溶于 5％葡萄糖或生理盐水中,于 12 小时内缓慢静脉滴注;用药中密切观察病人呼吸、心律、血压的变化,如出现呼吸变浅、昏迷加深、血压下降,宜暂停注射。异戊巴比妥钠 0.5g 溶于注射用水 10ml 静注,速度不超过每分钟 0.1g,每日极量为 1g,用药时注意有无呼吸抑制和血压下降。

(2)严密观察生命体征、意识、瞳孔等变化,监测血清电解质和酸碱平衡情况,以及时发现并处理高热、周围循环衰竭、脑水肿等严重并发症。

(3)保持病室环境安静、光线较暗,避免外界各种刺激,床旁加床档,关节、骨突处用棉垫保护,以免病人受伤。

(4)连续抽搐者应控制输入液量,按医嘱快速静滴脱水剂,并给氧气吸入,以防缺氧所致脑水肿。

(5)保持呼吸道通畅和口腔清洁,24 小时以上不能经口进食的病人,应给予鼻饲流质,少量多次。

(五)健康教育

1.疾病知识指导　向病人及家属介绍本病的基本知识及发作时家庭紧急护理方法。避免诱发因素,如睡眠不足、便秘、劳累、强烈的声光刺激、精神刺激等。

2.饮食指导　禁忌酗酒,不能过度饮水,食物以清淡且营养丰富为主,禁食对味觉、嗅觉有强烈刺激的食品,如辣椒、芥末等,禁食某些兴奋性食物与饮料,如可乐、咖啡等。

3.适当活动　适当参加体力和脑力劳动,做力所能及的工作,注意劳逸结合。

4.注意安全　避免单独行动,禁止从事带有危险性的活动,如攀高、游泳、驾驶以及在炉火旁或高压电机旁作业等,以免发作时对生命有危险。随身携带个人资料,上面注明姓名、住址、病史、联系电话等,以备发作时及时联系与处理。

5.用药指导　向病人及家属告知药物的名称、剂量、用法及不良反应。并说明遵守用药原则的重要性,不可随意增减药物剂量及随意停药或换药,要坚持长期、规律服药。

(六)护理评价

病人发作时有无外伤、窒息等并发症的发生;病人是否知道癫痫用药、自我保健的相关知识。

本节小结

癫痫是一组由大脑神经元异常放电所引起的短暂性中枢神经系统功能障碍的临床综合征。典型表现为运动、感觉、意识、行为和自主神经等不同程度的障碍，或兼有之，具有突然发生、反复发作和短暂发作的特点。分为部分性发作和全面性发作。治疗及护理主要是发作时、发作间歇期、癫痫持续状态的治疗及护理。

本节关键词：癫痫；癫痫持续状态

课后思考

1.阐述癫痫发作时的护理。
2.简述癫痫治疗的药物护理。

（方　琼）

第八节　神经系统疾病常用诊疗技术及护理

本节学习目标

1.掌握腰椎穿刺术的护理。
2.掌握脑血管造影术的术前准备及术后护理。
3.掌握脑室穿刺引流术的护理。
4.熟悉高压氧治疗的护理。
5.体现护士的爱伤精神和人文关怀，尊重病人的身心需求。

一、腰椎穿刺术

腰椎穿刺术(lumbar puncture)常用于检查脑脊液的性质、成分，对诊断脑血管病变、脑瘤及脑膜炎等中枢神经系统疾病有重要意义。有时也用于鞘内注射药物以及测定脑脊液压力，检查椎管是否有阻塞等。

（一）适应证及禁忌证

1.适应证

(1)中枢神经系统的感染性疾病　通过脑脊液（CSF）检查，确诊各种脑炎、脑膜炎（如乙型脑炎、流行性脑膜炎、结核性脑膜炎、病毒性脑炎、真菌性脑膜炎等），并追踪治疗效果。

（2）蛛网膜下腔出血　不能做头颅 CT 检查或 CT 不能明确诊断的蛛网膜下腔出血病人，根据病情需做 CSF 置换的蛛网膜下腔出血病人。

（3）脊髓病变　了解脊髓腔有无梗阻及病变性质，鉴别出血、肿瘤或炎症。

（4）脑占位病变　脑脊液压力增高、细胞数增加、蛋白含量增多有助诊断，且脑和脊髓的转移性癌可能从中找到癌细胞。

（5）格林－巴利综合征、脱髓鞘病变。

（6）用于某些造影检查，如气脑造影和脊髓造影。

2.禁忌证

（1）颅内压升高和明显视乳头水肿或有脑疝先兆者。

（2）病人处于休克、衰竭或濒危状态者。

（3）穿刺部位皮肤和软组织有炎症者。

（4）脊髓压迫症特别是未明确骨质是否有破坏或高位颈髓病变者。

（5）颅后窝有占位性病变者。

（二）术前准备

1.病人准备　向病人说明腰穿的目的、方法及注意事项、穿刺时所采取的特殊体位，征得病人及家属的签字同意。用普鲁卡因局麻时先做好过敏试验。指导病人排空大小便，放松情绪，配合检查。

2.用物准备　无菌腰穿包 1 个（内有腰穿针、镊子、洞巾、纱布、棉球、无菌试管及培养管等）、压力表、1％普鲁卡因或 2％利多卡因 2～4ml、皮肤消毒剂、无菌手套、酒精灯、火柴、胶布、所需药物等。

（三）方法及术中配合

1.体位　嘱病人去枕侧卧于硬板床上，背部接近床沿，头向前胸部屈曲，两手抱膝紧贴腹部，使躯干呈弓形，使脊柱尽量前屈以增宽椎间隙，便于进针。

2.确定穿刺点　穿刺点一般为髂后上棘连线与后正中线的交会处，即第 3～4 腰椎棘突间隙。

3.消毒、麻醉　常规消毒穿刺点皮肤后，打开无菌包，术者戴无菌手套，盖消毒洞巾，用利多卡因自皮肤到椎间韧带做局部麻醉。

4.穿刺、测压、取液　术者用左手固定穿刺点皮肤，右手持穿刺针以垂直背部的方向缓慢刺入，成人进针深度为 4～6cm，儿童为 2～4cm。当感到阻力感突然消失有落空感时，提示针尖已进入蛛网膜下腔，此时可将针芯缓慢抽出（以防脑脊液迅速流出，造成脑疝），脑脊液自动流出。先进行压力检测，如压力明显增高，针芯则不能完全拔出，若脑脊液压力不高，可拔出针芯，收集脑脊液 2～5ml 备做检查，如怀疑椎管梗阻，可协助术者做脑脊液动力学检查。

5.病情观察　穿刺中应密切观察病人的呼吸、脉搏及面色变化，如有异常症状时，应告知术者停止操作，并做相应处理。

6.穿刺点护理　测压及放液完后将针芯插入后一起拔出穿刺针，覆盖消毒纱布，用胶布固定。

（四）术后护理

1.嘱病人去枕平卧 4～6 小时，卧床期间不可抬高头部，可适当转动身体。

2.观察病人有无头痛、腰背痛、脑疝及感染等穿刺后并发症，鼓励病人多补充水分，防止穿刺后低颅压性头痛。

3.观察有无穿刺部位渗液、渗血，指导病人保护局部；穿刺针眼敷料防止潮湿，24 小时内不宜淋浴。

二、脑血管造影术的护理

应用含碘造影剂注入颈动脉、椎动脉、肱动脉或股动脉内，经连续 X 线摄影技术和（或）数字减影记录造影剂随脑血液循环的不同时期，显示脑动脉、脑静脉和脑静脉窦的形态、部位、分布和行径的一种显影技术，称脑血管造影术。常采取颈动脉造影、椎动脉造影、全脑血管造影。

（一）适应证及禁忌证

1.适应证

（1）脑血管疾病　颅内动脉瘤、动静脉畸形、动脉狭窄闭塞、脑动脉痉挛等。

（2）颅内占位病变和颅脑外伤　脑肿瘤、颅内血肿、硬膜外和硬膜下血肿、硬膜下积液等。

2.禁忌证

（1）严重的血管硬化、心力衰竭或严重的冠心病。

（2）严重的肾脏病、支气管哮喘。

（3）对造影剂过敏、穿刺部位局部炎症等。

（二）术前准备

1.用物准备　备好造影剂、麻醉剂、生理盐水、肝素、股动脉穿刺包、无菌手套、沙袋及抢救药物等。

2.病人准备

（1）告知病人及家属脑血管造影的必要性和造影过程中可能发生的反应，消除紧张、恐惧心理，征得家属及病人的签字同意和病人的合作。儿童与烦躁不安者应使用镇静药或在麻醉下进行。

（2）检查病人出、凝血时间，血小板计数，做普鲁卡因和碘过敏试验。

（3）皮肤准备穿刺部位备皮 5cm×5cm，经股、肱动脉穿刺插入导管者，按外科术前要求准备皮肤。

（4）术前 4～6 小时禁食，术前 30 分钟排空大小便。

（三）方法及术中配合

1.颈动脉造影　取头过伸仰卧位，常规消毒皮肤及铺巾，取 1％普鲁卡因或 2％利多卡因局麻,于胸锁关节上 4～5cm、胸锁乳突肌内侧缘、颈动脉搏动明显处进针,穿刺颈动脉。以 60％泛影葡胺 10ml(在 2 秒内)注入颈总动脉,当注入至最后 3ml 时立即拍片,6 秒内连续拍 2～3 张,侧位应有动脉、浅静脉和深静脉期,正位应有动脉和深静脉期。可在双球管同时照射下取头部的正侧位连续摄片。造影剂总量不宜超过每千克体重 1ml。造影满意后拔针,压迫止血后才能离开病人。

2.椎动脉造影 经皮穿刺法较常用。于颈椎第 5～6 横突孔处直接穿刺椎动脉,进行侧位和额枕位摄片。造影剂用量及注入速度和摄片方法与颈动脉造影相似。

3.全脑血管造影 经肱动脉或股动脉插管可做全脑血管造影。在注射和摄片过程中严密观察有无碘过敏反应等,一旦发现病人出现胸闷、心慌、恶心、呕吐、呼吸急促、头晕、头痛甚至休克等碘过敏反应的表现,应立即配合医生进行抢救。

(四)术后护理

1.密切观察血压、呼吸变化,注意穿刺部位有无渗血、血肿,穿刺部位应用沙袋压迫止血,股动脉穿刺者肢体制动 6～12 小时,同时应观察足背动脉搏动和远端皮肤颜色、温度等。

2.嘱平卧 4 小时后再起床活动或进食。

3.术后 24 小时多饮水,以促进造影剂排泄。

三、脑室穿刺引流术的护理

脑室穿刺引流术用于急救或诊断某些颅内压增高疾病,通过穿刺放出 CSF 以抢救脑危象和脑疝,同时引流脑室内的肿瘤液、炎性液、血性液,能有效地减轻其对脑室的刺激,以减轻症状,为继续抢救和治疗赢得时机。

(一)适应证及禁忌证

1.适应证

(1)颅内压增高出现脑危象或脑疝。

(2)颅内感染须经脑室注药,自发性或外伤性脑室内出血,或脑内血肿破入脑室系统。

(3)先天性脑积水、术后脑水肿、蛛网膜下腔出血、脑室内出血、颅内占位性病变(尤其是中线部位、后颅窝肿瘤)等。

(4)开颅术中和术后颅内压监测。

2.禁忌证

(1)穿刺部位有明显感染。

(2)有明显出血倾向者。

(二)术前准备

1.用物准备 皮肤消毒剂、麻醉剂、颅骨钻、血肿穿刺包、脑室引流装置、注射器、麻醉剂、消毒剂、急救用物等,按需要备颅内压监测装置。

2.病人准备

(1)告知病人及家属脑室穿刺引流的目的、方法和术中、术后可能出现的反应与并发症,征得家属及病人的同意与配合;躁动病人必要时使用镇静剂。

(2)剃掉头发,协助医生按脑室穿刺引流的不同部位备皮并定位。

(3)非紧急情况下,术前苯巴比妥钠 0.1g 肌内注射镇静。

(三)方法及术中配合

脑室穿刺引流的方法有侧脑室额角穿刺、侧脑室枕角穿刺和经眶侧脑室额角穿刺等。下面介绍通常使用的床旁侧脑室额角穿刺法(额入法)。

1.协助病人取仰卧位,选定前额中线旁开 2～3cm、发际后 2～3cm 为穿刺点。

2.头皮常规消毒,铺无菌巾,2%利多卡因局麻。

3.快速颅骨钻孔,用导丝引导内径 3mm 的硅胶管,向垂直于两侧外耳道假想连线方向插入 4～6cm,拔出导丝即可见脑脊液流出,置入硅胶或塑料引流管并固定于头皮。

4.连接和妥善悬挂引流装置,控制性引流 CSF,一次放出量不宜过多,以免减压太快引起脑室内出血。

(四)术后护理

1.保持脑室引流通畅,缓慢持续引流 CSF。引流管最高处离侧脑室距离为 15～20cm,以保持颅内压低于 CSF 初压水平;引流管不可受压扭曲、折叠,翻身或搬运病人等护理操作时,防止引流管牵拉、脱出;引流管内无 CSF 流出时,应查明原因,不可强行冲洗,否则可能导致脑血栓、感染的发生。

2.防止引流过量、过快而导致低颅压性头痛、呕吐。同时颅内压较高情况下骤然减压,可导致硬膜外或硬膜下血肿、脑卒中甚至脑疝发生。

3.脑室引流不畅时,先放低引流袋观察是否有 CSF 流出,必要时可在无菌条件下向外抽吸;如为引流管阻塞,则重新更换引流管。

4.保持穿刺部位敷料干燥,伤口敷料和引流管每日更换;保持引流系统的密闭性,防止逆行感染。

5.密切观察病人的意识、瞳孔、生命体征、脑脊液引流量、性状。正常 CSF 无色透明、无沉淀,术后 1～2 天内略带血性,以后转为澄清。①若术后 CSF 颜色加深、血性,提示有脑内出血,应通知医生行止血处理。②CSF 混浊,呈毛玻璃状或有絮状物,提示发生感染,应放低引流袋低于侧脑室 7cm 以引流感染 CSF,并送标本化验,配合医生抗感染处理。③引流的 CSF 量多时应注意及时补充水、电解质。

6.及时拔管　持续引流一般不超过 1 周,拔管前一天夹闭引流管,并观察病人有无头痛、呕吐等症状,以便了解是否有再次颅内压升高;拔管后切口如有脑脊液漏应通知医生及时缝合,以免引起感染。

四、高压氧舱治疗

高压氧医学仅有百余年历史,国内发展较晚,上世纪 60 年代才起步,改革开放以来发展迅速,现已成为一个完整的学科,日益受到医务界及广大人民群众的欢迎和高度重视。

（一）适应证及禁忌证

1.适应证

（1）急症适应证　急性一氧化碳中毒及其他有害气体中毒、气性坏疽、破伤风及其他厌氧菌感染、减压病、气栓症、各种原因引起心肺复苏后急性脑功能障碍、休克的辅助治疗、脑水肿、肺水肿（除心源性水肿）、挤压综合征、断肢（指、趾）及皮肤移植术后血运障碍、药物及化学物中毒、急性缺血缺氧性脑病。

（2）相对适应证　一氧化碳中毒及其他中毒性脑病、突发性耳聋、缺血性脑血管疾病、脑外伤、脑出血恢复期、骨折及骨折后愈合不良、中心性浆液性脉络膜视网膜炎、植物状态、高原适应不全症、周围神经损伤、颅内良性肿瘤术后、牙周病、病毒性脑炎、面神经炎、骨髓炎、无菌性骨坏死、脑瘫、胎儿宫内发育迟缓、病毒性脑炎、糖尿病及糖尿病足、冠状动脉粥样硬化性心脏病、快速性心律失常（房颤、早搏、心动过速）、心肌炎、周围血管疾病、眩晕症、慢性皮肤溃疡、脊髓损伤、消化性溃疡、溃疡性结肠炎、传染性肝炎、烧伤、冻伤、整形术后、植皮术后、运动性损伤、放射性损伤、恶性肿瘤（与放疗或化疗并用）、视神经损伤、疲劳综合征、血管神经性头痛、脓疱疹、银屑病、玫瑰糠疹、多发性硬化、急性感染性多发性神经根炎、复发性口腔溃疡、麻痹性肠梗阻、支气管哮喘、急性呼吸窘迫综合征。

2.禁忌证

（1）绝对禁忌证　未经处理的气胸、纵膈气肿，肺大疱，活动性出血及出血性疾病，结核性空洞形成并咯血。

（2）相对禁忌证　重症上呼吸道感染、重症肺气肿、支气管扩张症、重症鼻窦炎、心脏Ⅱ度以上房室传导阻滞、血压过高者（160/100mmHg）、心动过缓低于50次/分、未做处理的恶性肿瘤、视网膜脱落（术后）、早期妊娠（3个月内）。

（二）方法

高压氧治疗时，首先根据病情选用高压氧舱舱型（大型多人舱或小型单人舱）。大舱可以容纳多人进行治疗，医护人员可同时进舱救治和护理，便于直接观察病情变化。因此危重病人或昏迷病人以大舱为宜。小舱以纯氧加压，仅能容纳一人，不用戴面罩，适合于呼吸无力、气管切开病人及轻中度中毒病人。

一般分三个阶段进行：

1.加压　由常压加压上升至所需治疗压力的过程。单人纯氧舱直接用高压氧气加压，大、中、小型空气舱以压缩空气加压，一般治疗压力为2～2.5个大气压。

2.稳压　当压力升至预定的治疗压力后，立即停止升压即稳压，也称为高压下停留。病人在停留时间内戴面罩呼吸，吸入纯氧，而单人纯氧舱内病人直接吸舱内氧气。高压下停留一般需60～90分钟。

3.减压　高压氧治疗结束后，按一定的速度排气降压至常压下可出舱，时间为20～30分钟。高压氧有多种减压方案，采取缓慢、等速吸氧减压法，即同时给予吸氧直至减至出舱，继续吸常压氧，以适应高压氧环境到常压的平稳过渡。这也是预防脑压反跳急剧发生的措施之一，尤其注意减压速度要均匀，太快舱温容易下降到零点起雾，造成病人紧张情绪。

一般治疗全程时间为100～120分钟,10日为一疗程,但不同疾病的治疗时间不同。一般重者时程、疗程长,轻者则短。压力及时程要相呼应,绝对不能超过安全范围,否则会引起氧中毒等不良后果。在高压氧治疗的间歇期,有条件者最好给予常压面罩纯氧治疗。

（三）护理

1.进舱前的护理　病人进舱前,要有针对性地进行心理护理,向病人介绍氧舱的性能、原理、作用及治疗效果,治疗时会出现的问题及症状等。介绍病员进舱须知,并辅导进舱后的调节动作。让已接受治疗的病人与新病人交谈在氧舱内的感受,树立新病人的信心。针对病人的盲目乐观心理,向病人介绍高压氧舱不是神奇的治疗仪器,解释不同疾病治疗次数,让病人在思想上有所准备,避免盲目乐观。

2.进舱后的护理　对于第一次进舱病人,可采取医护人员进舱陪护方法,以消除病人的恐惧紧张心理。在不同治疗阶段采取不同心理护理,与病人互相交流,有条件的氧舱还可以播放一些音乐、歌曲等,以分散病人的注意力,缓解病人恐惧、紧张情绪,如有耳痛时应立即停止加压,让病人做好调节动作,直到耳痛症状消失后再加压,在最初加压阶段,即0.04MPQ所需时间为10～15分钟让病人逐步适应过程,以稳定病人情绪,采取先慢后快逐步增加的方法,严格控制规定时间达到所要求的压力。

（1）稳压阶段　也是吸氧阶段,一般为60分钟,由于舱内压力无波动,病人相对比较稳定,但仍要密切观察病人的动作、表情,询问有无不舒适感,遇到问题及时解决。根据病人面部大小选择吸氧面罩及氧气面罩的使用方法,病人不要加快呼吸,应有节律的深呼吸,为避免发生氧中毒,常采取间断吸氧的方法,即在1ATA压力下,吸氧30分钟,休息10分钟,再吸30分钟,对个别病人由于个体差异或变态反应,吸氧后会出现面色苍白、恶心、面部肌肉颤动或刺激性咳嗽等氧中毒症状,应立刻停止吸氧密切观察,如不好转应减压出舱。

（2）减压阶段　注意保暖,正常呼吸,严禁屏气,防止肺气压伤,减压时病人耳部有不适应感觉,告诉病人不适的原因,消除紧张情绪,以愉快的心情完成治疗过程。病人出舱后认真做好舱内清洁、消毒、通风工作,使舱内空气新鲜、干净。

本节小结

1.腰椎穿刺术常用于检查脑脊液的性质、成分,有时也用于鞘内注射药物,术后注意有无穿刺部位渗液、渗血,指导病人保护局部。

2.脑血管造影术常采取颈动脉造影、椎动脉造影、全脑血管造影,术后密切观察血压、呼吸变化,注意穿刺部位有无渗血、血肿。

3.脑室穿刺引流术用于急救或诊断某些颅内压增高疾病、方法有侧脑室额角穿刺、侧脑室枕角穿刺和经眶侧脑室额角穿刺等。

4.高压氧治疗采取先慢后快逐步增加的方法,严格控制规定时间达到问题要求的压力。

本节关键词:腰椎穿刺术;脑血管造影术;脑室穿刺术;高压氧;护理

课后思考

1. 简述腰椎穿刺术术后病人的护理。
2. 描述脑室穿刺引流术的术后护理。

（方　琼）

第十章

传染病病人的护理

1. 传染病的基本特征及传染病临床特点、常见症状体征的护理。
2. 熟悉传染病的治疗和预防。
3. 了解传染病的病因和发病机理。
4. 在工作中能热情、耐心地护理病人。

第一节　概　述

传染病是由病原微生物即细菌、病毒、衣原体、立克次体、支原体、螺旋体、真菌等和寄生虫即原虫、蠕虫感染人体后产生的具有传染性的疾病。

在"预防为主"的卫生工作方针指导下，大力开展防治工作，一些烈性传染病如天花、霍乱、鼠疫等曾在人类历史上造成重大灾难的传染病的发病率已大幅度下降，病死率也显著降低，这是预防工作取得的很大成绩。然而，有些传染病如感染性腹泻、病毒性肝炎、流行性出血热等仍然广泛存在；近年结核病又复燃、AIDS 有蔓延之势，给广大民众的健康、生命安全造成了严重威胁。同时，传染病疾病谱也在发生改变，人感染高致病性禽流感、甲型 H1N1 流感等，这些新出现的传染病使传染病防治工作仍然严峻。只有坚持贯彻"预防为主"，切实落实"三级预防"措施，才能最终达到控制或消灭传染病的目的，实现"人人享有初级卫生保健"的目标。传染病护理是传染病防治工作的重要组成部分，它不仅关系到传染病病人的早日康复，而且对控制和终止传染病在人群中流行也是十分重要的。面对传染病流行的新形势、新特点，对传染病的护理工作也提出了新的更高要求。

一、感染与免疫

感染又称传染，是指病原体侵入人体后在人体内的一种寄生过程，也是病原体与人体之间相互作用、相互斗争的过程。此过程受病原体的致病能力（数量、侵袭力、毒力、变异性）、机体的免疫应答及外界干预的影响，从而产生不同的表现。临床上的传染病仅是感染过程中的表现形式之一，而不是感染的全部。

（一）感染过程的表现

1.病原体被清除　病原体进入人体后,在人体有效的防御作用下,通过特异性免疫或非特异性免疫将使病原体在体内被消灭或被排出体外,人体不发生病理变化,也不出现任何症状。

2.隐性感染　又称亚临床感染或非显性感染,是指病原体进入人体后,仅引起机体产生特异性免疫应答,病理变化轻微,而临床上大多无任何症状、体征和生化改变,只有通过免疫学检查才能发现。大多数传染病如脊髓灰质炎、流行性乙型脑炎等以隐性感染为最常见。隐性感染后机体可获得对该传染病的特异性免疫力,病原体被清除;某些传染病(如乙型肝炎、伤寒、菌痢等)隐性感染后,少数可转变为病原携带状态,成为传染源。

3.病原携带状态　包括带菌、带病毒及带虫状态。这些病原体侵入机体后,存在于机体的一定部位,虽可有轻度的病理损害,但不出现疾病的临床症状。在乙型肝炎、伤寒、痢疾、霍乱等许多传染病中,病原携带者是重要的传染源,由于携带者向外排出病原体,成为具有传染性的重要传染源。

4.潜在性感染　是指人体内保留病原体,潜伏于一定部位,不出现临床症状,病原体也不向外排出,当人体抵抗力降低时,病原体则乘机活跃增殖引起发病。常见于结核病、带状疱疹、疟疾等。

5.显性感染　病原体侵入人体后,因免疫功能的改变,使病原体不断繁殖产生毒素,机体出现病理生理改变和传染病特有的临床表现,传染病发作。在大多数传染病中,显性感染仅占小部分;少数传染病(如麻疹)则以显性感染为主。显性感染后机体可获得特异性免疫力;少数显性感染者可转变为病原携带者,成为传染源。

上述5种感染表现形式在不同的传染病中各有侧重,其中以隐性感染最常见,病原携带状态次之,显性感染比例最小但最容易识别。各种感染表现形式在一定条件下可相互转化。

（二）感染过程中病原体的致病作用

感染过程中,病原体的侵袭力、毒力、数量和变异性等在传染过程起着重要的作用。

1.侵袭力　是指病原体侵入人体并在体内扩散的能力。有些病原体经呼吸道、消化道进入人体,先黏附在呼吸道和消化道黏膜表面,再进一步侵入组织细胞,产生酶和毒素,引起病变,如溶血性链球菌产生透明质酸酶,金黄色葡萄球菌产生血浆凝固酶等;有些病原体可直接侵入人体,如钩虫丝状蚴、钩端螺旋体等;病原菌的荚膜能够抵抗吞噬细胞的吞噬、菌毛能黏附在黏膜上皮表面,能增强其侵袭力。

2.毒力　包括毒素和其他毒力因子。毒素包括外毒素和内毒素,具有代表性的外毒素有破伤风外毒素和白喉外毒素;大多数革兰阴性菌都有内毒素,如伤寒杆菌、痢疾杆菌等。其毒力因子中,有些具有穿透能力,有些具有侵袭能力,有些具有溶组织能力。许多细菌还能分泌一些针对其他细菌的毒力因子。

3.数量　在同一种传染病中,入侵病原体的数量与致病力成正比。然而,在不同的传染病中,能引起疾病的最低病原体数量可有较大的差异,如伤寒需要10万个菌体,而菌痢仅需10个菌体。

4.变异性病原体 可因遗传、环境、药物等因素而发生变异。一般来说,经过人工多次传代培养可使病原体的致病力减弱,如用于预防结核病的卡介苗;在宿主之间反复传播可使病原体的致病力增强,如肺鼠疫。病原体的抗原变异可逃避机体的特异性免疫,从而不断引起疾病发生或使疾病慢性化,如艾滋病病毒等。

(三)传染过程中机体的免疫应答作用

在感染过程中,人体的免疫应答在抵御病原体致病方面起着主导作用。免疫应答可以是保护机体免受病原体入侵与破坏的保护性免疫应答,也可以是促进病理生理过程及加重组织损伤的变态反应,变态反应属于特异性免疫应答。病原体侵入机体后是否发病,取决于病原体的致病能力和机体免疫应答能力的综合作用。保护性免疫反应分为非特异性免疫应答与特异性免疫应答。

1.非特异性免疫 是机体对进入人体的异物的一种清除机制。

(1)天然屏障 包括外部屏障,如皮肤、黏膜及其分泌物等;内部屏障,如血脑脊液屏障和胎盘屏障等。

(2)吞噬作用 单核—吞噬细胞系统可清除体液中的颗粒状病原体。

(3)体液因子 包括体液中的补体、溶菌酶、纤维蛋白和各种细胞因子。

2.特异性免疫 通过对抗原的识别而产生的针对抗原特异性免疫应答,是通过后天获得的一种主动免疫。包括由 B 淋巴细胞介导的体液免疫和由 T 淋巴细胞介导的细胞免疫。

二、传染病的流行过程及影响因素

(一)流行过程的基本环节

传染病的流行必须具备传染源、传播途径和人群易感性三个基本环节,且三者同时存在,缺少其中任一环节,传染病都不能发生和流行。

1.传染源 是指体内带有病原体,并不断向体外排出病原体的人或动物。

(1)病人 病人是重要传染源;不同病期传染性也不同,发病期传染性最强。

(2)隐性感染者 隐性感染者由于无任何症状和体征而不易被发现,是某些传染病如脊髓灰质炎的重要传染源。

(3)病原携带者 包括病后病原携带者和无症状病原携带者,病后病原携带者称恢复期病原携带者,病后 3 个月内排菌的为暂时病原携带者,超过 3 个月的为慢性病原携带者。病原携带者在某些传染病中有重要的流行病学意义。

(4)受感染的动物 某些传播疾病的动物为动物传染源,如狂犬病、鼠疫等,也可在人类引起严重的疾病。

2.传播途径 病原体离开传染源后到达另一个易感者的途径,称为传播途径。

(1)水、食物 是消化道传染病的主要传播途径,如伤寒、细菌性痢疾等,易感者因进食被病原体污染的水或食物而感染,如苍蝇、蟑螂等携带病原体污染食物和水;此外,某些传染病可通过与疫水接触,如血吸虫病、钩端螺旋体病等,病原体经皮肤或黏膜侵入人体导致感染。

（2）空气、飞沫、尘埃 为呼吸道传染病的主要传播途径,如流感、麻疹、SARS 等。当传染源咳嗽、打喷嚏时,含有病原体的飞沫被排出而漂浮于空气中,较大的飞沫和痰液坠落于地,外层干燥后形成蛋白膜,随尘埃飞扬于空气中,易感者因吸入而感染。

（3）手、用具、玩具 又称日常生活接触传播,既可传播消化道传染病,如痢疾,也可传播呼吸道传染病,如白喉,主要接触了被传染源的分泌物和排泄物污染的餐具或日常生活用品等而感染。

（4）吸血节肢动物 又称虫媒传播,见于以吸血节肢动物（蚊虫、跳蚤、白蛉、恙虫等）为中间宿主的传染病,如蚊虫传播疟疾、乙脑,虱传播斑疹伤寒等。

（5）血液、体液、血制品 含有病原体的血液、体液、血制品通过血管进入人体而感染,见于乙型肝炎、丙型肝炎、艾滋病等。

（6）母婴传播 某些传染病的病原体可通过产前、产时、产后传播,如乙型肝炎、艾滋病、风疹等。母婴传播属于垂直传播,以上其他传播途径统称为水平传播。

（7）土壤 当易感者接触被病原体的芽孢、幼虫、虫卵污染的土壤时,土壤就成为这些传染病的传播途径。

3.人群易感性 是指某一特定人群中对某种传染病的易感程度。对某一传染病缺乏特异性免疫力的人称为易感者。对某一特定传染病的易感者所占比例越多,人群易感性越高,如果有传染源存在且又有合适的传播途径时,该传染病就很容易发生流行。在普遍推行人工自动免疫后,可将易感者比例降至最低从而控制或阻止传染病的流行。

（二）影响流行过程的因素

1.自然因素 包括地理因素与气候因素。大部分虫媒传染病和某些自然疫源性传染病有较严格的地区性和季节性。

2.社会因素 主要是人民的生活水平和社会卫生保健事业的发展,与预防普及的程度密切相关。

三、传染病的基本特征和临床特点

（一）传染病的基本特征

传染病与其他疾病的主要区别在于传染病具有 4 个基本特征。

1.有病原体 每种传染病都是由特异的病原体感染引起的,包括各种致病微生物和寄生虫,如伤寒的病原体为伤寒杆菌,疟疾的病原体为疟原虫。其中病毒和细菌感染最常见。

2.有传染性 所有传染病都具有一定的传染性,是传染病与其他感染性疾病的主要区别。传染性是指病原体由一个宿主排出体外,经一定的途径传给另一个宿主的特性。传染病病人排出病原体的整个时期称为传染期,每一种传染病都有相对固定的传染期,这是确定传染病病人隔离期的重要依据。

3.有流行病学特征

（1）流行性 在一定条件下,传染病能在人群中传播的特性称为流行性。按传染病的流行强度和广度可分为:①散发:是指某种传染病发病率为某地区近年来的一般水平。②流行：是指某种传染病在某地区的发病率显著高于当地一般的发病水平。③大流行：是指某种传染病在一定时间内迅速蔓延，波及范围广泛，甚至可超出国界、洲界。④暴发：是指某种传染病病例发病分布高度集中于一个短时间之内。

（2）季节性　由于受气温、湿度、雨水等环境因素影响，某些传染病的发病率在每年一定季节出现升高的现象。

（3）外来性和地方性　①外来性：是指在国内或地区内原来不存在，而是从国外或外地传入的传染病，如 AIDS。②地方性：是指在地理气候、人们生活习惯等某些特定的自然或社会条件下，某些自然生态环境有利于某些传染病如鼠疫等在野生动物间的传播，野生动物成为主要传染源，人类进入该地区时也可感染发病，称为自然疫源性传染病，也属于地方性传染病。存在这种疾病的地区称自然疫源地。

此外，传染病在不同人群包括年龄、性别、职业中的分布差异，也属于流行病学特征。

4.有感染后免疫　人体感染病原体后，无论是显性或隐性感染，都能产生针对病原体及其产物的特异性免疫。感染后免疫属于主动免疫，其持续时间在不同传染病，中有很大差异。一般情况下，病毒性传染病如麻疹的感染后免疫持续时间最长，甚至可保持终身；细菌、螺旋体、原虫性传染病，如细菌性痢疾、钩端螺旋体病、阿米巴病等，感染后免疫持续时间通常较短，仅为数月至数年；蠕虫感染后一般不产生保护性免疫，常可重复感染，如蛔虫病、钩虫病。

（二）传染病的临床特点

急性传染病的发生、发展和转归具有一定的规律性和阶段性，大致分为以下 4 个阶段。

（1）潜伏期　从病原体侵入人体之后至出现临床症状之前的时期。各种传染病的潜伏期长短不一，但每种传染病的潜伏期都有一个范围，通常相当于病原体在体内繁殖、转移、定位、引起组织损伤和功能改变导致临床症状出现之前的整个过程。潜伏期是确定医学观察、留验等检疫期限的重要依据。

（2）前驱期　自起病开始至出现该病明显的症状为止的时期。该期的临床表现多属于非特异性的全身反应，为许多传染病所共有的症状，如发热、头痛、乏力、肌肉酸痛、食欲不振等，一般持续 1～3 天。起病急骤者可无前驱期表现。多数传染病在前驱期有较强的传染性。

（3）症状明显期　急性传染病在前驱期后，逐渐表现出某种传染病所特有的症状和体征的时期。如肝炎病人的黄疸、肝脾大，流脑病人的脑膜刺激征等。本期由轻变重达到高峰，然后逐渐缓解，又可分为上升期、极期和缓解期。此期容易发生各种并发症，传染性极强。

（4）恢复期　机体免疫力增长到一定程度，体内病理生理过程基本终止，临床症状和体征基本消失，直至完全康复的时期。病原体大多被消除，少数病人体内仍可带有病原体，可复发或成为病原携带者。也可发生并发症，部分病人可转为慢性或留有后遗症。①复发：某些传染病病人进入恢复期后，已稳定一段时间，由于潜伏于体内的病原体再度繁殖到一定程度，使初发病的症状再次出现称复发，如伤寒、疟疾。②再燃：病人进入恢复期后，体温尚未稳定下降至正常而又再次上升者，称为再燃。③再感染：传染病痊愈后，经过一段时间免疫力逐渐消失，又感染同一种病原体称为再感染，见于细菌性痢疾等。④重复感染：传染病尚未痊愈,又受到同一种病原体感染,称为重复感染。多见于寄生虫病,如血吸虫病;也可为病毒感染,如传染性单核细胞增多症、流行性出血热等。尿及粪便检查,方法简便、易于操作,对确定某些传染病和寄生虫病的诊断有重要价值。生化检查有助于病毒性肝炎、流行性出血热等病的诊断和病情判定。

四、传染病的预防

做好传染病的预防工作,对减少传染病的发生与流行,最终达到控制和消灭传染病的目的具有重要意义。根据《中华人民共和国传染病防治法》规定:国家对传染病实行预防为主方针,根据各种传染病的特点,针对传染病流行过程的 3 个环节进行预防工作,采取相应的预防措施。

(一)管理传染源

1.对病人的管理　早发现、早诊断、早报告、早隔离、早治疗是预防传染病传播的重要措施。我国传染病防治法实施办法规定:①甲类传染病:为强制管理的传染病,责任疫情报告人发现甲类传染病和乙类传染病中的人感染高致病性禽流感、肺炭疽、传染性非典型肺炎、脊髓灰质炎的病人、病原携带者和疑似传染病病人时,城镇在 2 小时内,农村于 6 小时内通过传染病疫情监测信息系统进行报告。②乙类传染病:为严格管理的传染病,责任疫情报告人发现其他乙类传染病病人、疑似病人和伤寒、副伤寒、痢疾、梅毒、淋病、乙型肝炎、白喉、疟疾的病原携带者,城镇应于 6 小时内、农村应于 12 小时内通过传染病疫情监测信息系统进行报告。③丙类传染病:为监测管理的传染病,责任疫情报告人在丙类传染病监测区发现丙类传染病病人时,应当在 24 小时内通过传染病疫情监测信息系统进行报告。

建立健全医疗卫生防疫机构,积极开展传染病卫生宣传教育,提高人群对传染病识别能力,对早期发现、早期诊断传染病有重要意义。一旦发现传染病病人或疑似病人,应立即隔离治疗。隔离期限由传染病的传染期或化验结果而定,应在临床症状消失后做 2～3 次病原学检查,结果均为阴性时方可解除隔离。传染病的报告制度是早期发现传染病的重要措施,每个医疗、护理及防疫人员必须严格遵守。经传染病防治法规定管理的传染病分为甲、乙、丙 3 类,共 38 种。

甲类:鼠疫、霍乱,2 种。

乙类:传染性非典型肺炎、艾滋病、病毒性肝炎、脊髓灰质炎、人感染高致病性禽流感、麻疹、流行性出血热、狂犬病、流行性乙型脑炎、登革热、炭疽、细菌性和阿米巴性痢疾、肺结核、伤寒和副伤寒、流行性脑脊髓膜炎、百日咳、白喉、新生儿破伤风、猩红热、布鲁菌病、淋病、梅毒、钩端螺旋体病、血吸虫病、疟疾,共 25 种。

丙类:流行性感冒、流行性腮腺炎、风疹、急性出血性结膜炎、麻风病、流行性和地方性斑疹伤寒、黑热病、棘球蚴病、丝虫病、除霍乱、细菌性和阿米巴性痢疾、伤寒和副伤寒以外的感染性腹泻病、手足口病,共 11 种。

2.对接触者的管理　接触者是指曾经和传染源发生过接触的人,可能受到感染而处于疾病的潜伏期,有可能是传染源。对接触者采取的防疫措施称为检疫。检疫期限由最后接触之日算起,至该病最长潜伏期。可对接触者分别采取医学观察、留验或卫生处理,也可根据具体情况进行紧急免疫接种或药物预防。①医学观察：是指对接触者的日常活动不加限制，但每天进行必要的诊查，以了解有无早期发病的征象。主要用于乙类传染病。②留验：又称隔离观察，是对接触者的日常活动加以限制，并在指定场所进行医学观察，确诊后立即隔离治疗。对集体单位的留验又称集体检疫。主要用于甲类传染病。

3.对病原携带者的管理　检出的病原携带者须隔离治疗，做好登记、加强管理，指导督促其养成良好卫生、生活习惯，并随访观察，必要时应调整工作岗位、隔离治疗等。

4.对动物传染源的管理　在流行地区对动物家畜、家禽进行预防接种，可降低发病率。应根据动物的病种和经济价值，予以隔离、治疗或杀灭。属有经济价值而又非烈性传染病的动物，应分群放牧或分开饲养，给予治疗；对无经济价值或危害性大的动物，如鼠类、狂犬应予杀灭，动物尸体应焚毁或深埋，尽可能减少污染。

(二)切断传播途径

以消灭被污染环境中的病原体及传递病原体的生物媒介为目的，切断传播途径是起主导作用的预防措施，应根据传染病的不同传播途径采取不同措施。

消毒是切断传播途径的重要措施，广义的消毒包括消灭传播媒介在内，狭义的消毒是指消灭污染环境的病原体。消毒分为疫源地消毒（包括随时消毒和终末消毒）及预防性消毒两大类。消毒方法有物理消毒法和化学消毒法两种。

(三)保护易感人群

保护易感人群主要通过提高人体对传染病的抵抗力和免疫力来实施，具体分为：①提高非特异性免疫力。②增强特异性免疫力。

(四)标准预防

标准预防是指认定病人血液、体液、分泌物、排泄物均具有传染性，必须进行隔离，不论是否有明显的血迹污染或是否接触非完整的皮肤与黏膜，接触上述物质者，必须采取防护措施。

1.标准预防的基本特点

(1)既要防止血源性疾病的传播，又要防止非血源性疾病的传播。强调双向防护，既要防止疾病从病人传至医护人员，又要防止疾病从医护人员传至病人。

(2)根据疾病的主要传播途径，采取相应的隔离措施。

2.标准预防的措施

(1)洗手　洗手是预防感染传播最经济最有效的措施。医疗活动前后，应按照洗手法要求认真洗净双手。

(2)戴手套　当接触血液、体液、分泌物、排泄物及破损的皮肤黏膜时，应戴手套。戴手套不能代替洗手。

(3)戴面罩、护目镜和口罩　戴面罩、护目镜和口罩可以减少病人的血液、体液、分泌物、排泄物等有传染性的物质飞溅到医护人员的眼睛、口腔及鼻腔黏膜。

(4)穿隔离衣　为了防止被传染性的血液、分泌物、渗出物等污染，应使用隔离衣。

（5）隔离室　将可能污染环境的病人安置在专用病房，以维持适当的卫生或环境控制。负压隔离室能够最大限度地控制污染的范围，尤其适用于严重的呼吸道传染病。空气在排出室外或流向其他传染领域之前，应经高效过滤处理。有病人在房间时，房门应保持关闭。

（6）其他　包括医院日常设施、环境、重复使用设备的清洁消毒和卫生处理程序的落实，医护人员的职业健康安全措施。

五、隔离与消毒

（一）传染病房的区域划分和隔离要求

1.清洁区　指未与传染病病人接触、未被病原微生物污染的区域，如工作人员会议室、值班室、配餐室、更衣室等。隔离要求：①病人及病人接触的物品不得进入清洁区。②工作人员不得穿隔离衣、穿工作服、戴口罩、戴帽子、穿隔离鞋进入清洁区。

2.污染区　指已被病人接触、经常受病原微生物污染的区域，如病房、病人洗浴间、厕所、入院处置间、传染科化验室等。污染区对工作人员的隔离要求：①工作人员进入污染区需按要求穿隔离衣、戴口罩、戴帽子、穿隔离鞋，必要时戴护目镜或防护面具。②工作人员的脸部不可与病人或污染物接触，避免病人对着自己打喷嚏、咳嗽，如果出现此污染，须立即清洗消毒；严格遵守隔离技术规定，污染的手不能触摸自己的五官及非污染物品，直接、间接接触病人或污染物品后，必须认真清洗双手。③工作人员出入呼吸道病室，要随手关门，防止病室中病原微生物污染中间环境。④污染区一切物品需经严格消毒才能进入半污染区。

污染区对病人的隔离要求：①入院病人经病区污染端进入，更换病人衣服，换下的衣服及携带物品，经消毒处理后，交家属带走或由医院统一管理。病人出院时，经卫生处置后换上清洁衣服，由病区清洁端出院。②为防止交叉感染，病人不得随意离开病室，只能在病室内活动。③向病人及家属进行宣传，污染物品及信件等未经消毒不得带出院外，以免病原微生物污染外界环境。

3.半污染区　指有可能被病原微生物污染的区域，如内走廊、病室的缓冲间、医护办公室、治疗室、工作人员厕所等。隔离要求：①工作人员进入半污染区一般不穿隔离衣，而穿工作服，以减少交叉感染机会。②病人不得进入半污染区。③治疗室内的清洁物品、已消毒的医疗器械和药物必须与污染物品严格分开放置，由病室带回的物品应先消毒后放在一定的位置。

（二）传染病的隔离种类和要求

见基础护理相关章节。

（三）传染病的消毒种类和方法

见基础护理相关章节。

本节小结

传染病的基本特征：有病原体、有传染性、有流行病学特征及感染后免疫。传染病的流行必须具备传染源、传播途径和人群易感性三个基本环节,且三者同时存在,缺少其中任一环节,传染病都不能发生和流行。传染病的临床特点:急性传染病的发生、发展和转归具有一定的规律性和阶段性,大致分为以下 4 个阶段:潜伏期、前驱期、症状明显期、恢复期。传染病的预防措施包括:管理好传染源、切断传播途径、保护易感人群。目前传染病防治法规定管理的传染病有 38 种,其中甲类 2 种、乙类 25 种、丙类 11 种。

(毕清泉)

第二节　病毒感染病人的护理

案例 10-1

某病人,男,21 岁,乏力、食欲下降、厌油 2 天,今起发热而入院。检查:T 37.8℃,P 96 次/分,R 22 次/分,BP 100/70mmHg。神志清楚,巩膜黄染,心、肺无异常发现,肝于肋下 1.5cm 可触及,脾未触及。实验室检查:白细胞 0.9×10⁹/L,中性粒细胞 70%,淋巴细胞 28%,ALT 280U/L,AST 102U/L,抗 HAV-IgM 阳性,抗 HBs 阳性。

问题:

1.该病人的最可能的诊断是什么?

2.该病人主要的护理措施有哪些?

本节学习目标

1.掌握病毒感染性疾病的流行病学特点、临床表现、主要护理诊断/问题、护理措施。

2.熟悉病毒感染性疾病的实验室检查及治疗。

3.了解病毒感染性疾病的发病机理。

4.在护理工作中能体现出护士对病人的同情心、爱心和高度的责任心。

一、病毒性肝炎病人的护理

【疾病概要】

病毒性肝炎(viral hepatitis)是由多种不同嗜肝肝炎病毒引起的以肝脏损害为主的一组全身性传染病。目前按病原体明确分类有甲型、乙型、丙型、丁型、戊型五种肝炎病毒。多数为无症状感染者,甲型和戊型主要表现为急性感染,经粪口途径传播;乙型、丙型、丁型多呈慢性感染,少数病人可发展为肝硬化或肝细胞癌,主要经过血液、体液等胃肠外途径传播。

（一）病原学

1.甲型肝炎病毒（Hepatitis A virus，HAV）　为单股正链 RNA 病毒，外界抵抗力较强，耐酸碱，能耐 56℃ 30 分钟，室温下可存活 1 周，60℃ 12 小时部分灭活，紫外线照射 1 小时或煮沸 5 分钟全部灭活。3％甲醛 5 分钟可灭活，氯 10～15ug/ml 30 分钟可灭活。血清中抗 HAV-IgM 的出现可以作为甲型肝炎的早期诊断。

2.乙型肝炎病毒（Hepatitis B virus，HBV）　是一种 DNA 病毒，属嗜肝 DNA 病毒科，是直径 42nm 的球形颗粒，又名 Dane 颗粒，有外壳和核心两部分。乙型肝炎病人血清在显微镜的观察下可查见 3 种颗粒：①直径为 42nm 的大球形颗粒。②直径 22nm 的小球形颗粒。③管状颗粒，直径 22nm，长 100～1000nm。小球形颗粒及管状颗粒均为过剩的病毒外壳，含表面抗原，大球形颗粒即病毒颗粒。HBV 在体外抵抗力很强，对热、低温、干燥、紫外线及一般浓度的消毒剂均能耐受。在 37℃ 可存活 7 天，在血清中 30～32℃ 可保存 6 个月，－20℃ 可保存 15 年。100℃ 10 分钟、65℃ 10 小时、高压蒸汽 122℃ 10 分钟或过氧乙酸（0.5％）7.5 分钟以上则可以灭活。

3.丙型肝炎病毒（Hepatitis C virus，HCV）　属黄病毒科丙型肝炎病毒属，是一种具有脂质外壳的 RNA 病毒，直径 30～60nm，其基因组为 9.4kb 单股正链 RNA 分子。

4.丁型肝炎病毒（Hepatitis D virus，HDV）　是一种缺陷的嗜肝单链 RNA 病毒，需要 HBV 的辅助才能进行复制，因此 HDV 与 HBV 同时或重叠感染。HDV 是直径 35～37nm 的小圆球状颗粒，其外壳为 HBsAg，内部含 HDAg 和基因组 HDVRNA 分子。HDAg 具有较好的抗原特异性。感染 HDV 后，血液中可出现抗-HD。

5.戊型肝炎病毒（Hepatitis E virus，HEV）　为直径 27～34nm 的单股正链 RNA 病毒。在碱性环境中较稳定，对高热、氯仿敏感。

（二）流行病学

1.传染源　急、慢性病人，亚临床感染者和病毒携带者是本病的传染源。

（1）甲型与戊型肝炎　传染源为急性肝炎病人和亚临床感染者。病人在发病前 2 周和起病后 1 周，从粪便中排出病毒的数量最多，传染性最强。亚临床感染者是最重要的传染源。

（2）乙、丙、丁型肝炎　三种肝炎都有急、慢性病人和病毒携带者，其传染性贯穿整个病程。急性病人的传染性可从起病前数周开始，并持续于整个急性期。慢性病人和 HBsAg 携带者是乙型肝炎最主要的传染源。急性丙型肝炎以无黄疸者多见，慢性病人是丙型肝炎的主要传染源。丁型肝炎病人发生于 HBV 感染的基础上，也以慢性病人和携带者为主要传染源。

2.传播途径

（1）粪口传播　是甲型和戊型肝炎的主要传播途径。其方式有：①日常生活接触传播为最常见的传播方式，主要通过污染的手、用具、玩具或直接与口接触而传播。②食物传播：主要引起甲型肝炎暴发流行。③水传播：水源污染可引起暴发流行，为戊型肝炎暴发流行的主要传播方式。④媒介的传播：苍蝇和蟑螂造成的食物污染。

(2)体液和血液传播 是乙型、丁型、丙型肝炎的主要传播途径。①血液传播:是主要的传播方式,包括不洁注射或针刺、输注含肝炎病毒的血液和血制品、共用牙刷或剃刀等。HDV 传播与 HBV 相似。HCV 感染主要通过输血,占输血后肝炎的 90%。②生活密切接触传播:是次要的传播方式,主要与各种体液和分泌物接触有关。多个性伴侣及同性恋者是高危人群。③医源性传播:见于血液透析、医牙科器械、内窥镜等医疗物品污染等,随着一次性注射用品的普及,医源性传播呈下降趋势。

(3)母婴传播 由母亲传给婴儿,亦是 HBV 感染的一种重要传播途径。

3.易感人群 各型肝炎之间无交叉免疫。①甲型肝炎:初次接触 HAV 的儿童最为易感,故以学龄前儿童发病率最高,其次为青年人。成人甲型肝炎抗体阳性率达 90%,感染后免疫力可持续终身。②乙型肝炎:新生儿普遍易感,发病多见于婴幼儿及青少年。感染后可产生牢固的免疫力。③丙型肝炎:普遍易感。④丁型肝炎:普遍易感,未发现对 HDV 的保护性抗体。⑤戊型肝炎:普遍易感,尤以孕妇易感性较高,感染后免疫力不持久。

4.流行特征

(1)散发性发病 甲型肝炎与戊型肝炎主要由日常生活接触所致,故以散发性发病为主(占散发性肝炎的 90%)。乙型肝炎也以散发性发病为主,具有家庭聚集现象。散发性丙型肝炎与密切生活接触有关。

(2)流行暴发 主要是水源和食物污染传播所致,常见于甲型和戊型肝炎。

(3)季节分布 我国甲型肝炎以秋、冬季为发病高峰,戊型肝炎多发生于雨季,乙、丙、丁型肝炎无明显季节性。

(4)地理分布 我国是乙型肝炎的高发区,一般人群无症状,HBsAg 携带者占 10%~15%。丁型肝炎以南美洲、中东等为高发区,我国以西南地区感染率最高,约为 3%。戊型肝炎主要流行于亚洲和非洲,可呈地方性流行。

(三)发病机制

HAV 经口感染后可能先在肠道中繁殖,然后经病毒血症定位于肝脏。HAV 引起细胞损伤的机理尚不明确,可能与免疫反应有关。HBV 侵入人体后,当血流达到肝脏及其他器官时,在部分组织中复制,引起机体一系列免疫反应,造成组织损伤。丙型病毒性肝炎的发病机制也和 HAV 感染相似,主要是病毒诱发人体免疫反应,造成肝脏细胞的免疫损伤。

(四)临床表现

1.潜伏期 甲型肝炎平均为 30 日(5~45 日),乙型肝炎平均为 70 日(30~180 日),丙型肝炎平均为 50 日(15~150 日),戊型肝炎平均为 40 日(10~70 日)。丁型肝炎与乙型肝炎的潜伏期相似。

2.临床分型

(1)急性肝炎 临床表现的阶段性较为明显,分为 3 期,总病程 2~4 个月。

1)急性黄疸型肝炎:①黄疸前期:甲型肝炎起病急,乙型肝炎起病较缓慢。有畏寒、发热、全身不适、乏力、食欲不振、厌油、恶心、呕吐、上腹部饱胀不适或轻泻、尿色逐渐加深等症状,至本期末少数病例以上呼吸道感染症状为主。本期持续 1~21 日,平均 5~7 日。②黄疸期:可持续 2～6 周。尿色加深似浓茶,巩膜、皮肤出现黄染,于数日至 2 周内达高峰,部分病人可有大便颜色变浅、皮肤瘙痒、心动过缓等阻塞性黄疸表现。肝大至肋下 1～3cm,有压痛及叩击痛。部分病例有轻度脾大。③恢复期:持续 1～2 个月,黄疸逐渐消退,症状减轻以至消失,肝、脾回缩,肝功能逐渐恢复正常。

2)急性无黄疸型肝炎:可发生于五型病毒型肝炎中的任何一种,是一种轻型肝炎,多在 3 个月内恢复。由于无黄疸而不易被发现,发病率高于黄疸型,成为重要的传染源。

(2)慢性肝炎　仅见于乙型、丙型、丁型肝炎。

急性肝炎病程超过半年,或原有乙、丙、丁型肝炎或有 HBsAg 携带史而因同一病原感染再次出现肝炎症状、体征及肝功能异常者。发病日期不明确或虽无肝炎病史,但根据肝组织病理学或根据症状、体征、化验及 B 超检查综合分析符合慢性肝炎表现者。依据病情轻重可分为轻、中、重三度。

1)轻度:病情较轻,可反复出现乏力、头晕、食欲减退、厌油、尿黄、肝区不适、睡眠欠佳、肝稍大有轻触痛,可有轻度脾大。部分病例症状、体征缺如。肝功能指标仅一或两项轻度异常。

2)中度:症状、体征、实验室检查居于轻度和重度之间。

3)重度:有明显或持续的肝炎症状,如乏力、纳差、腹胀、尿黄、便溏等,伴肝病面容、肝掌、蜘蛛痣、脾大,丙氨酸氨基转移酶(ALT)和(或)天冬氨酸氨基转移酶(AST)反复或持续升高,白蛋白降低,丙种球蛋白明显升高。

(3)重型肝炎(肝衰竭)　五型肝炎均可发展为重型肝炎,占全部病例的 0.2%～0.5%,病死率甚高。

1)急性肝衰竭:亦称暴发型肝炎。发病初类似急性黄疸型肝炎,但病情发展迅猛,发病 2 周内出现黄疸迅速加深、肝脏迅速缩小、有出血倾向、中毒性鼓肠、腹水迅速增多,有肝臭、急性肾衰竭(肝肾综合征)和不同程度的肝性脑病。后者早期表现为嗜睡、性格改变、烦躁和谵妄,后期表现为不同程度昏迷、抽搐、锥体束损害体征、脑水肿和脑疝。本型病程不超过 3 周,病死率高,可达 70% 以上。发病多有诱因,如发病后未适当休息、营养不良、嗜酒、服用损害肝的药物、妊娠或合并感染等。

2)亚急性肝衰竭:亦称亚急性肝坏死。急性黄疸型肝炎发病 15～26 周内出现上述症状者,属于此型。常表现为乏力、食欲不振、恶心、呕吐、腹胀,黄疸迅猛上升,明显出血倾向,腹水、肝性脑病常出现较晚(病期 15 日以上)。晚期出现肝肾综合征。

3)慢加急性肝衰竭:是在慢性肝病的基础上出现的急性肝功能失代偿。

4)慢性肝衰竭:是在肝硬化基础上,肝功能进行性减退导致的以腹水或门脉高压、凝血功能障碍和肝性脑病等为主要表现的慢性肝功能失代偿。有慢性活动性肝炎或肝硬化病史、体征及肝功能损害,预后差,病死率高。

(4)淤胆型肝炎　亦称毛细胆管型肝炎。主要表现为较长期(2～4 个月或更长)肝内梗阻性黄疸,如皮肤瘙痒、粪便颜色变浅、肝大和梗阻性黄疸。

(5)肝炎肝硬化　根据肝脏炎症情况分为活动性与静止性两型。①活动性肝硬化:有慢性肝炎活动的表现,乏力及消化道症状明显,ALT 升高,出现黄疸,白蛋白下降。伴有腹壁、食管静脉曲张,腹水,肝缩小,质地变硬,脾进行性增大,门静脉、脾静脉增宽等门脉高压征表现。②静止性肝硬化:无肝脏炎症活动的表现,症状轻或无特异性,可有上述体征。

3.实验室及其他检查

(1)肝功能检查

1)血清酶检测:①丙氨酸转氨酶(ALT),急性肝炎时在黄疸出现前3周即开始升高,直至黄疸消退后2~4周才恢复正常;慢性肝炎时可持续或反复升高,有时成为肝损害的唯一表现;重型肝炎时若黄疸迅速加深ALT反而下降,呈胆酶分离现象,则表明肝细胞大量坏死。②AST(天冬氨酸转氨酶)的意义同ALT,但特异性较ALT低。③γ-谷氨酰转肽酶(GGT)和碱性磷酸酶(ALP),肝细胞性黄疸时升高,肝外梗阻性黄疸时明显升高,有助于肝细胞性黄疸的鉴别。

2)血清蛋白检测:慢性活动性肝炎和肝硬化时常有血清白蛋白减少、球蛋白升高,形成白/球(A/G)比值下降、甚至倒置,反映肝功能的显著下降。A/G比值的检测有助于慢性活动性肝炎和肝硬化的诊断。

3)血清和尿胆色素检测:急性肝炎早期尿胆原增加,黄疸期尿胆红素及尿胆原均增加,淤胆型肝炎时尿胆红素强阳性而尿胆原可阴性。黄疸型肝炎时血清结合和非结合胆红素测定均升高,但前者升高的幅度高于后者。

4)凝血酶原时间检测:凝血酶原活动度低于40%或凝血酶原时间比正常对照延长1倍以上时提示肝损害严重。

5)血氨浓度测定:血氨浓度升高提示有肝性脑病可能。

(2)肝炎病毒标记物检测　血清免疫学标志物用酶联免疫吸附试验法(ELISA)或放射免疫法(RIA)检测。

1)甲型肝炎:HAV-Ab IgM阳性,提示存在HAV,正在感染;HAV-Ab IgM阴转而HAV-Ab IgG阳性时,提示过去感染HAV而产生的免疫。

2)乙型肝炎:①HBsAg与抗-HBs(HBs-Ab):HBsAg阳性表明正存在HBV感染,但HBsAg阴性则不能排除HBV感染,因为可能有s基因突变株存在。HBs-Ab阳性提示可能通过预防接种或过去感染产生对HBV的免疫力,HBs-Ab阴性说明对HBV易感,需要注射疫苗。②HBeAg与抗-HBe(HBe-Ab):HBeAg持续阳性表明存在HBV活动性复制,提示传染性强,容易转为慢性;HBe-Ab持续阳性提示HBV复制处于低水平,HBVDNA可能与宿主DNA整合,并长期潜伏下来。③HBcAg与HBc-Ab:HBcAg阳性意义同HBeAg,但通常方法不能测出;HBc-Ab IgM高滴度时提示HBV在肝细胞内复制,有早期诊断价值。未检出HBc-Ab IgM可排除急性乙型肝炎。HBc-Ab IgM消失表示乙型肝炎康复或转为慢性。HBe-Ab IgG在血清中可持续多年,无中和作用,是过去感染的标志。④HBV DNA:是病毒复制和传染性的直接标志。

3)丙型肝炎:受HCV感染后的机体可产生HCV-Ab,它是传染性的标记而不是保护性抗体。HCV-Ab阳性于丙型肝炎恢复或治愈后仍持续存在,HCV-Ab IgM仅存在于急性期,治愈后消失。

4)丁型肝炎:①HDAg是HDV颗粒的内部成分,阳性是诊断急性HDV感染的直接证据。②抗HD IgM阳性是现症感染的标志。③抗HD IgG不是保护性抗体,高滴度抗HD IgG提示感染的持续存在,低滴度提示感染静止或终止。④HDV RNA:血清或肝组织中

HDV RNA 是诊断 HDV 感染最直接的依据。可采用分子杂交和 RT-PCR 方法检测。

5)戊型肝炎:抗 HEV IgM 在发病初期产生,是近期 HEV 感染的标志,大多数在 3 个月内转阴。抗 HEV IgG 滴度在急性期较高,在恢复期则明显下降。采用 RT-PCR 法在粪便和血液标本中检测到 HEV RNA,可明确诊断。

(3)血常规 白细胞总数在急性肝炎初期正常或略高,黄疸期减少;分类中单核及淋巴细胞升高,可见异常淋巴细胞。

(4)尿常规 发热或重度黄疸病人,尿中可出现蛋白、红、白细胞或管型。

(5)影像学检查 B超、CT、MRI 便于鉴别阻塞性黄疸、脂肪肝、肝内占位性病变以及对肝硬化诊断。

(6)肝组织病理检查 对明确诊断、衡量炎症活动度及评估疗效具有重要价值。

(五)治疗要点

病毒性肝炎目前缺乏可靠的特效治疗方法,急性肝炎应卧床休息,辅以适当药物。慢性及重型肝炎应合理用药。

1.急性肝炎 适当补充 B 族维生素和维生素 C,进食量过少时可由静脉补充葡萄糖和维生素 C。

2.慢性肝炎 可用:①保肝药:如各种维生素、肝太乐。②降转氨酶药:如甘草酸素、五味子类、垂盆草等。③抗病毒药:如干扰素、核苷类药物等。④免疫调节药:如胸腺肽、转移因子等。⑤中医中药:根据症状辨证施治。

3.重型肝炎

(1)支持疗法可输入人血白蛋白或新鲜血浆。注意水、电解质及酸碱平衡。

(2)阻断肝坏死、促进肝细胞再生可应用促肝细胞生长因子等。

(3)免疫调节疗法可应用胸腺肽等。

(4)对症治疗 病人有肝性脑病、出血、继发感染、肾功能不全等,给以相应处理。

【护理】

(一)护理评估

1.健康史 询问当地有无肝炎流行;是否与肝炎病人有密切接触;个人饮食及饮水卫生情况;是否有注射、输血及使用血制品的历史;家庭中特别是母亲是否感染肝炎;是否进行过肝炎疫苗接种等。

2.身体状况

(1)症状 急性肝炎有无突出症状,如疲倦乏力、食欲不振、恶心、呕吐、上腹不适、腹胀、皮肤瘙痒等;急性肝炎症状有无超过半年以上;重症肝炎出现肝衰竭的临床表现等。

(2)体征 皮肤和黏膜有无黄疸、搔抓痕迹或破损、肝脏和脾脏大小、肝脏有无压痛及叩痛等。

(3)实验室及其他检查 肝功能转氨酶有无升高、肝炎病毒标记物检测、肝脏有无肿大或缩小等。

3.心理-社会状况 评估病人对肝炎一般知识的了解情况、对预后的认识、对所患疾病的心理反应;对患肝炎后住院隔离的认识,是否有被人歧视、嫌弃或孤独感等。

(二)护理诊断/问题

1. 知识缺乏　与缺乏急性病毒性肝炎的防治知识有关。
2. 活动无耐力　与肝功能受损、能量代谢障碍有关。
3. 营养失调　与食欲下降、呕吐、腹泻、消化和吸收功能障碍有关。
4. 体温过高　与肝炎病毒感染、继发感染、重症肝炎大量肝细胞坏死有关。
5. 潜在并发症　肝性脑病、出血、继发感染、肾功能衰竭、干扰素治疗的不良反应。

(三)护理目标

病人、家属知道病毒性肝炎防治相关的知识;病人进行日常活动时不感到疲乏,休息、活动适度;病人厌食、呕吐、腹胀等症状消失,保持良好的营养状况;体温降低;降低并发症发生率。

(四)护理措施

1. 休息与环境　急性肝炎、慢性肝炎活动期、重型肝炎应卧床休息,待症状好转、黄疸减轻、肝功能改善后,逐渐增加活动量,以不感疲劳为度。病情严重者需协助病人做好进餐、沐浴、如厕等生活护理。肝功能正常1~3个月后可恢复日常活动及工作,但仍应避免过度劳累和重体力劳动。

2. 饮食护理　急性期宜进食清淡、低脂肪、易消化、富含维生素的流质或半流质饮食,少食多餐;恶心、呕吐严重者可在饭前服用止吐药,必要时静脉补充能量。

3. 病情观察　密切观察病人的生命体征、神志、黄疸、出血;观察有无恶心、呕吐、返酸等症状,观察消化道症状与饮食关系,及时对饮食进行调整。如果病人消化道症状较重,特别是伴有中毒性肠麻痹所致的进行性腹胀,则提示病情重。注意观察精神、神经症状,及时发现肝昏迷先兆。使用利尿剂、进高蛋白质饮食、消化道大出血或放腹水的病人易诱发肝性脑病,要加强病情观察。

4. 用药护理　遵医嘱使用抗病毒、护肝和支持药物。注意药物剂量、疗程及不良反应。

5. 对症护理　病人出现肝性脑病、出血、继发感染、肾功能衰竭等并发症时,加强观察,应给予相应的护理。

6. 心理护理　保持乐观情绪,过分焦虑、忧虑、愤怒等不良情绪不利于肝脏功能恢复。

(五)健康教育

1. 对病人的指导　向病人及家属宣传病毒性肝炎的家庭护理和自我保健知识。慢性病人和无症状携带者应做到:①正确对待疾病,保持乐观情绪。②生活规律,劳逸结合。③加强营养,适当增加蛋白质摄入,但要避免长期高热量、高脂肪饮食,戒烟酒。④不滥用药物,如吗啡、苯巴比妥类、磺胺类及氯丙嗪等药物,以免加重肝损害。⑤实施适当的家庭隔离,如病人的食具、用具和洗漱用品应专用,病人的排泄物、分泌物可用3%漂白粉消毒后弃去。家中密切接触者,可行预防接种。⑥定期复查:急性肝炎病人出院后第1个月复查1次,以后

1～2个月复查1次,半年后每3个月复查1次,定期复查1～2年。⑦慢性乙型和丙型肝炎病人、无症状HBV和HCV携带者应进一步检测各项传染性指标,HBsAg、HBeAg、HBV DNA和HCV RNA阳性者应禁止献血和从事托幼、餐饮业工作。

2.预防疾病指导　甲型和戊型肝炎应预防消化道传播,重点在于加强粪便管理,保护水源,严格饮用水的消毒,加强食品卫生和食具消毒。乙、丙、丁型肝炎预防重点在于防止通过血液和体液传播。接触病人后用肥皂和流动水洗手。

3.预防接种　甲型肝炎易感者可接种甲型肝炎疫苗,对接触者可接种人血清免疫球蛋白以防止发病。母亲HBsAg阳性者,新生儿应在出生后立即注射高滴度抗-HBV IgG及乙肝疫苗。

（六）护理评价

病人及家属是否知道病毒性肝炎的防治相关知识,能否正确实施预防措施;病人是否掌握交替休息与活动的方法;病人营养状况是否保持良好;是否降低各种并发症的发生率。

本节小结

病毒性肝炎是由多种肝炎病毒引起的以肝脏损害为主的一组全身性传染病。甲型和戊型肝炎经粪—口途径传播;乙型、丙型、丁型肝炎主要经血液、体液等途径传播。护理重点:休息与隔离、合理饮食、加强病情观察以及对症护理等。

本节关键词:病毒性肝炎;乙型肝炎

二、艾滋病病人的护理

【疾病概要】

艾滋病是获得性免疫缺陷综合征（acquired immune deficiency syndrome,AIDS）的简称,是由人类免疫缺陷病毒（human immunodeficiency virus,HIV）所引起的慢性传染病,主要通过性接触、血液、母婴等途径传播。HIV主要侵犯、破坏$CD4^+$ T淋巴细胞,导致机体免疫功能受损乃至缺陷,最终并发各种严重的机会性感染和恶性肿瘤。具有传播迅速、死亡率高的特点。

（一）病原学

本病的病原体称为人类免疫缺陷病毒（HIV）,是一种逆转录病毒科。HIV属于慢病毒属中的人类慢病毒组,呈圆形或椭圆形,直径100～120nm,为单股RNA病毒,外有类脂包膜,核为中央位,圆柱状,含Mg^{2+}依赖性逆转录酶。HIV对外界抵抗力较弱,加热56℃30分钟或一般消毒剂如0.5%次氯酸钠、5%甲醛、70%乙醇、2%戊二醛等均可灭活,但对紫外线、γ射线不敏感。

（二）流行病学

1.传染源　艾滋病病人和无症状携带者,特别是后者,更具有危险性。

2.传播途径

(1)性接触 这是本病的主要传播途径。HIV在同性恋、异性恋间均可通过性行为而传播。

(2)通过血液和血制品传播：共用针具静脉吸毒，输入被HIV污染的血液或血液制品以及介入性医疗操作等均可受感染。

(3)母婴传播 感染本病的孕妇在妊娠期间、产程中及产后传染给婴儿。目前认为HIV阳性孕妇11%～60%会发生母婴传播。

(4)其他途径 移植病毒携带者的器官或人工授精亦可感染。

3.易感人群 人群普遍易感。15～49岁发病者占80%。儿童和妇女感染率逐年上升。男性同性恋、性乱者、静脉药瘾者、血友病病人、多次接受输血或血制品者为本病的高危人群。

4.流行特征 本病呈世界性分布，其中撒哈拉以南的非洲地区是艾滋病病毒感染最多的地方，拉丁美洲地区也是受艾滋病病毒感染最严重的地区之一。

（三）发病机制

HIV侵入机体后，有选择性地侵犯$CD4^+$T淋巴细胞，病毒在细胞内大量复制而导致细胞溶解或破裂。使$CD4^+$T细胞数量大为减少，导致细胞免疫功能受损，引起机会感染和恶性肿瘤。由于单核－巨噬细胞表面也具有$CD4^+$分子，因此也可被HIV侵袭，成为病毒贮存场所。病毒可随受染细胞进入中枢神经系统，造成神经系统病变和精神障碍。

（四）病理

主要病理变化在淋巴结、胸腺等免疫器官。淋巴结病变，一类为反应性病变，包括滤泡增殖性淋巴结肿等，另一类为肿瘤性病变，如卡波肉瘤（Kapasi's sarcoma）和其他淋巴瘤；胸腺的病变主要可有萎缩性、退行性或炎性病变；中枢神经系统病变包括神经胶质细胞的灶性坏死以及血管周围炎性浸润和脱髓鞘改变等。

（五）临床表现

1.本病潜伏期较长，感染病毒后需2～10年。

2.临床分期

(1)急性期 部分病人感染后2～4周，大多数临床症状轻微，持续1～3周后缓解。临床表现以发热最为常见，可有全身不适、头痛、盗汗、恶心、呕吐、腹泻、咽痛、关节痛、皮疹、淋巴结肿大以及神经系统症状。进入无症状期，少数病人可持续发展。

(2)无症状感染 可经急性期进入此期，或无明显的急性期症状而直接进入。持续6～8年。此期由于HIV在感染者体内不断复制，$CD4^+$T淋巴细胞计数逐渐下降，无自觉症状，仅血清抗HIV抗体阳性，具有传染性。

(3)艾滋病期 为感染HIV后的最后阶段。病人$CD4^+$T淋巴细胞计数明显下降，HIV血浆病毒含量明显升高，主要表现为HIV相关症状、各种机会感染及肿瘤。

1)HIV相关症状：主要表现为持续1个月以上的发热、乏力、盗汗、消瘦和腹泻，部分病人表现为精神症状,如记忆力减退、性格改变、头痛、癫痫及痴呆等。可出现持续性全身淋巴结肿大,其特点为除腹股沟以外有 2 个或 2 个以上部位淋巴结肿大;肿大的淋巴结多对称发生,直径 1cm 以上,质地韧,可移动,无压痛;持续时间 3 个月以上。

2)机会性感染及肿瘤:①呼吸系统:人肺孢子虫引起肺孢子虫肺炎,表现为慢性咳嗽、发热、发绀,胸部 X 线显示间质性肺炎。主要病原体有卡氏肺囊虫、弓形体、隐孢子虫、念珠菌、组织胞浆菌、鸟分枝杆菌、巨细胞病毒、疱疹病毒等。②消化系统:白色念珠菌食道炎、巨细胞病毒食道炎、肠炎、隐孢子虫肠炎、直肠肛管炎。③口腔:为鹅口疮、牙龈炎、复发性口腔溃疡等。④中枢神经系统:隐球菌脑膜炎、弓形虫脑膜炎、结核性脑膜炎、各种病毒性脑膜炎。⑤皮肤:带状疱疹、传染性软疣、尖锐湿疣、甲癣等。⑥眼部:巨细胞病毒性和弓形虫性视网膜炎,表现眼底为絮状白斑。⑦肿瘤:恶性淋巴瘤、卡波氏肉瘤等。卡波氏肉瘤侵犯下肢皮肤和口腔黏膜,出现紫红色或深蓝色浸润斑或结节。这种恶性病变可出现于淋巴结和内脏。

3.实验室及其他检查

(1)血常规　多有红细胞、血红蛋白降低,白细胞多下降至 $4 \times 10^9/L$ 以下,分类示中性粒细胞增加,淋巴细胞明显减少,多低于 $1 \times 10^9/L$。少数病人血小板可减少。

(2)免疫学检查　T 细胞总数降低,CD4$^+$ T 淋巴细胞减少,CD4$^+$/CD8$^+$ 比值小于或等于 1.0,免疫球蛋白、β$_2$ 微球蛋白升高。

(3)特异性诊断检查

1)病毒分离:病人血浆、单核细胞、精液、宫颈分泌物、脑脊液可分离到 HIV,但难以作为常规。

2)抗 HIV 抗体测定:常用 ELISA 或 RIA 作初筛,再经蛋白质印迹确诊。

3)抗原检测:用抗 ELISA 法测血清 HIV$_{P24}$ 抗原。采用流式细胞技术检测血或体液中 HIV 特异性抗原,对诊断有一定意义。

(六)治疗要点

目前尚无特效疗法。可试用以下方法。

1.抗病毒治疗　可试用叠氮脱氧胸苷(AZT)、苏拉明、磷甲酸钠、病毒唑、锑钨酸铵(HPA-23)、α-干扰素、博来霉素等。目前国外唯一获准使用的为 AZT,本药为逆转录酶抑制剂,可口服和静滴,有延长寿命的效果,副作用较少。

2.重建或增强免疫功能　可用骨髓移植、同系淋巴细胞输注、胸腺植入等免疫重建疗法。亦可用白细胞介素-2、胸腺素、异丙肌苷等提高免疫功能。

3.合并症治疗　卡氏肺孢子虫肺炎可采用戊烷脒或复方新诺明,或二药联合应用;隐孢子虫可用螺旋霉素;弓形体病可用乙胺嘧啶和磺胺类;鸟分枝杆菌病可用祥霉素与氯苯吩嗪联合治疗;巨细胞病毒感染可用丙氧鸟苷;卡波氏肉瘤可用阿霉素、长春新碱、博莱霉素等,亦可同时应用干扰素治疗。

4.中医中药　中医中药辨证论治及针灸治疗。

【护理】

(一)护理评估

1.健康史　评估时要注意询问病人的性生活史,有无多次接受输血史或被艾滋病人血污染破损皮肤史以及有无器官和骨髓移植史等。

2.身体状况

(1)症状 不规则发热,盗汗无力,咽痛,关节、肌肉疼痛,持续腹泻,厌食,体重下降和多处淋巴结肿大。如头痛、抽搐、记忆力减退、截瘫、痴呆、视力障碍和运动障碍等。恶性淋巴瘤、卡波氏肉瘤可引起紫红色或深蓝色浸润结。出现机会性感染时,有白色念珠菌或疱疹病毒所致口腔感染等。外阴疱疹病毒感染、尖锐湿疣均较常见。

(2)体征 慢性病容,营养不良,表情淡漠,口唇及全身皮肤可见红色斑块、大小不一的坚硬结节或溃疡、全身淋巴结可增大,可触及肿大的肝脏,晚期病人出现全身衰竭、恶病质、痴呆和失明等。

(3)实验室及其他检查 血常规、免疫学、血清学检查特异性 HIV 抗体和抗原、病毒分离证实 HIV。

3.心理-社会状况 由于艾滋病缺乏特效治疗,预后不良,加之疾病的折磨,病人易有焦虑、抑郁、恐惧等心理障碍,部分病人可出现报复、自杀等行为。了解病人的社会支持资源状况及病人对资源的利用度等。

(二)护理诊断/问题

1.体温过高 与病人免疫系统缺损、抵抗力下降、机会性感染有关。
2.腹泻 与机会性感染有关。
3.营养失调 与长期胃纳差,进食困难,持续性腹泻、发热,机体消耗大有关。
4.皮肤、黏膜完整性受损 与病毒、真菌感染及卡波肉瘤有关。
5.疼痛 全身肌肉、关节疼痛、咽痛等,与艾滋病病毒急性感染有关。
6.疲乏 与艾滋病毒感染有关。
7.恐惧 与疾病预后不良、疾病严重、担心受到歧视有关。

(三)护理目标

病人情绪稳定,机会性感染症状减轻,全身不适有所缓解;知道本病的传染性和隔离措施,学会自我护理;病情平稳,存活延长。

(四)护理措施

1.休息与环境 艾滋病期病人应在执行血液/体液隔离的同时实施保护性隔离。在急性感染期和艾滋病期应卧床休息,以减轻症状;无症状感染可以正常工作,但应避免劳累。

2.饮食护理 应给予高热量、高蛋白质、高维生素、易消化饮食,同时根据病人的饮食习惯,注意食物的色香味,少量多餐,设法促进食欲。若有腹泻,能进食者应给予少渣、少纤维素、高蛋白质、高热量、易消化的流质或半流质;若有呕吐,在饭前 30 分钟给止吐药。鼓励病人多饮水或给肉汁、果汁等;忌食生冷刺激性食物。不能进食、吞咽困难者给予鼻饲。必要时静脉补充所需营养和水分。

3.病情观察 密切观察有无肺部、胃肠道、皮肤黏膜、中枢神经系统等机会性感染的发生,以便及早发现、及时治疗。

4.用药护理　遵医嘱给药,注意药物作用和副作用的观察。如 AZT 治疗者,注意其严重的骨髓抑制作用,早期可表现为巨幼细胞性贫血,晚期可有中性粒细胞和血小板减少,亦可出现恶心、头痛和肌炎等症状。应查血型,做好输血准备,并定期检查血象。

5.对症护理　加强口腔护理和皮肤清洁,防止继发感染或减轻口腔、外阴真菌、病毒等感染引起的不适。长期腹泻的病人要注意肛周皮肤护理。便后用温水清洗局部,再用吸水性好的软布或纸巾吸干,可涂抹润肤油保护皮肤。

6.心理护理　多与病人沟通,运用倾听技巧,了解病人的心理状态。由于艾滋病缺乏特效治疗,预后不良,加上疾病的折磨,病人易有焦虑、抑郁、恐惧等心理障碍,部分病人可出现报复、自杀等行为。护士要真正关心体谅病人,并注意保护病人的隐私。鼓励亲属、朋友给病人提供生活上和精神上的帮助,解除病人的孤独和恐惧感。

（五）健康教育

1.对病人的指导　教育病人,使之充分认识本病的基本知识、传播方式、预防措施及保护他人和自我健康监控的方法。对 HIV 感染者实施管理,包括:①病人的血、排泄物和分泌物应用 0.2％次氯酸钠或漂白粉等消毒液进行消毒。②严禁献血、器官、精液,性生活应使用避孕套。③定期或不定期的访视及医学观察。④出现症状、并发感染或恶性肿瘤者,应住院治疗。⑤已感染 HIV 的育龄妇女应避免妊娠、生育,防止母婴传播。HIV 感染的哺乳期妇女应人工喂养婴儿。

2.预防疾病指导　广泛开展宣传教育和综合治理,应通过传媒、社区教育等多种途径使群众了解艾滋病的病因和感染途径,采取自我防护措施进行预防,尤其应加强性道德教育;加强静脉药物依赖者注射用具的管理;推广使用一次性注射用品,不共用针头、注射器;对医疗器械如胃镜、肠镜、血液透析器械应严格消毒,防止医源性感染;加强对高危人群的艾滋病疫情监测,严格取缔卖淫和嫖娼活动。

（六）护理评价

是否能有效降低发生感染的几率;是否能摄入足够的营养物质;病人各种机会性感染和肿瘤是否得到控制;体质是否有所改善;是否能客观正视现实;是否发生艾滋病传播。

本节小结

艾滋病是由人类免疫缺陷病毒所引起的慢性传染病。主要通过性接触、血液和血制品、母婴传播。护理重点是合理休息,加强营养,重视心理支持,做好症状护理、皮肤护理和用药护理。

本节关键词:AIDS

三、流行性乙型脑炎病人的护理

【疾病概要】

流行性乙型脑炎(epidemic encephalitis B)简称乙脑,是由乙型脑炎病毒所致的以脑实质炎症为主要病变的中枢神经系统急性传染病。经蚊媒传播,常流行于夏秋季,多发生于儿童,临床上以高热、意识障碍、抽搐、脑膜刺激征为特征。部分病人留有严重后遗症,病死率较高。

(一)病原学

乙型脑炎病毒(简称乙脑病毒)属虫媒病毒乙组的黄病毒科,呈球形,直径 40～50nm,有包膜,核心为单股正链 RNA。可在体外细胞培养中生长。病毒的抵抗力不强,不耐热,100℃ 2 分钟或 56℃ 30 分钟即可灭活,对乙醚、酸等均很敏感,但耐低温和干燥,用冰冻干燥法在 4℃ 中可保存数年。感染后可产生补体结合抗体、中和抗体及血凝抑制抗体,这些抗体的检测可用于临床诊断和流行病学调查。

(二)流行病学

1.传染源　乙脑是人畜共患的自然疫源性疾病,动物或人受感染后出现病毒血症,是本病的传染源。其中猪是本病最主要的传染源。人感染后不是主要的传染源。其他动物如蝙蝠、蠛蠓亦可作为本病的传染源和长期储存宿主。

2.传播途径　本病通过蚊虫叮咬而传播。库蚊、伊蚊和按蚊中的某些种属都能传播此病,以三带喙库蚊为主要传播媒介。蚊感染后可携带病毒越冬或经卵传代,成为乙脑病毒的长期储存宿主。

3.人群易感性　人对乙脑病毒普遍易感,以隐性感染最为常见,感染后可获持久免疫力。病人主要集中在 10 岁以下儿童,以 2～6 岁儿童发病率最高。但广泛接种疫苗后,成人和老年人发病率相对增高。

4.流行特征　东亚和太平洋地区是乙脑的主要流行区,我国除青海、新疆、西藏、东北外均有发生,多数地区有本病流行。乙脑在热带地区全年均可发病,温带和亚热带地区有严格的季节性。多集中在 7、8、9 月份,占病例的 80%～90%,这主要与气温、雨量和蚊虫孳生密度高峰有关。

(三)发病机制

感染的蚊虫在叮咬人或动物时,病毒即侵入机体。在单核—吞噬细胞内繁殖,继而进入血液循环引起病毒血症。若不侵入中枢神经系统则呈隐性或轻型感染,仅在少数情况下如机体免疫力低下、病毒量多、毒力强时,病毒才通过血脑脊液屏障进入中枢神经系统,引起脑炎。发病机制与病毒对神经组织的直接侵袭及诱发免疫性损伤有关。

(四)病理

乙脑的主要病理改变是神经细胞病变:神经细胞变性、坏死和细胞肿胀,尼氏小体消失,核可溶解,细胞质内出现空泡,核偏位等;灶性神经细胞坏死,液化形成镂空筛网状软化灶,对此病诊断有一定的价值;血管高度充血,血管周围间隙增宽,脑组织水肿;灶性炎症细胞浸润以淋巴细胞、单核细胞和浆细胞为主,多以变性坏死的神经元为中心,或围绕血管周围间隙形成"血管套";同时胶质细胞增生,小胶质细胞增生明显,有时聚集在坏死的神经细胞周围形成胶质小结。

（五）临床表现

1.临床分期 潜伏期4～21天,一般为10～14天。典型病人的病程可分4个阶段。

(1)初热期 病程第1～3天,体温在1～2日内升高到39～40℃,伴头痛、神情倦怠和嗜睡、食欲差、恶心、呕吐。小儿可有呼吸道症状或腹泻。

(2)极期 病程第4～10天,进入极期后,突出表现为脑实质受损的症状。

1)高热:是乙脑的表现。体温高达40℃以上。一般7～10天,重者可达3周。热度越高、热程越长则病情越重。

2)意识障碍:大多数人在起病后1～2天出现不同程度的意识障碍,如嗜睡、昏迷。嗜睡常为乙脑早期特异性的表现。一般在7～10天恢复正常,重者持续1月以上。昏迷的深浅、持续时间的长短与病情的严重程度和预后呈正相关。

3)惊厥或抽搐:是乙脑的严重症状之一。主要是由高热、脑实质炎症及脑水肿所致。由于脑部病变部位与程度不同,可表现轻度的手、足、面部抽搐或惊厥,也可为全身性阵发性抽搐或全身强直性痉挛,持续数分钟至数十分钟不等。

4)呼吸衰竭:主要为中枢性的呼吸衰竭,是乙脑最为严重的症状,也是重要的死亡原因。由脑实质炎症、缺氧、脑水肿、颅内高压、脑疝及低血钠脑病等所致。表现为呼吸表浅、节律不整、双吸气、叹息样呼吸、呼吸暂停、潮或呼吸以至呼吸停止。中枢性呼吸衰竭可与外周性呼吸衰竭同时存在。高热、抽搐及呼吸衰竭是乙脑急性期的三联症,常互为因果,相互影响,加重病情。较大儿童及成人均有不同程度的脑膜刺激征。婴儿多无此表现,但常有前囟隆起。

5)其他神经系统症状和体征:多在病程10天内出现,常见浅反射减弱或消失,深反射亢进或消失。若锥体束受损,常出现肢体痉挛性瘫痪、肌张力增强、巴彬斯基征阳性,少数人可呈软瘫。植物神经受损常有尿潴留、大小便失禁。

6)其他:部分乙脑病人可发生循环衰竭,表现为血压下降、脉搏细速,偶有消化道出血。多数病人在本期末体温下降,病情改善,进入恢复期。少数病人因严重并发症或脑部损害重而死于本期。

(3)恢复期 病人体温逐渐下降,一般2周左右可完全恢复。昏迷转为清醒,有的病人呈短期精神"呆滞阶段",以后言语、表情、运动及神经反射逐渐恢复正常。部分病人恢复较慢,需1～6个月以上。个别重症病人表现为低热、多汗、失语、瘫痪等。经积极治疗,可在6个月内恢复。

(4)后遗症期 部分病人在发病6个月后仍留有神经、精神症状,称为后遗症。发生率为5～20％,以失语、瘫痪、意识障碍、精神失常及痴呆最为多见。

2.临床分型 根据病情轻重,乙脑可分为四型:

(1)轻型 病人神志始终清晰,有不同程度嗜睡,一般无抽搐,脑膜刺激征不明显。体温通常在39℃以下,多在1周内恢复,无恢复期症状。

(2)普通型 体温常在39～40℃之间,有意识障碍,昏睡或浅昏迷。腹壁反射和提睾反射消失,病理反射阳性。偶有抽搐,病程为7～14天,多无恢复期症状。

(3)重型 体温持续在 40℃ 以上,神智昏迷,有反射或持续性抽搐。深反射先消失后亢进,浅反射消失,病理反射强阳性,可出现呼吸衰竭。病程多在 2 周以上,恢复期常有不同程度的精神异常及瘫痪表现,部分病人可有后遗症。

(4)极重型(暴发型) 起病急骤,体温于 1～2 天内升至 40℃ 后迅速出现深昏迷并有反复强烈抽搐,可在短期内因中枢性呼吸衰竭而死亡。幸存者常有严重后遗症。

乙脑临床症状以轻型和普通型居多,约占总病例数的 2/3。流行初期重型多见,流行后期轻型多见。

3.实验室及其他检查

(1)血象 白细胞总数常在 $(10～20)×10^9/L$,中性粒细胞增至 80% 以上。

(2)脑脊液 压力增高,外观清亮或微混,白细胞计数多在 $(50～500)×10^9/L$,白细胞分类早期以中性粒细胞为主,以后则以单核细胞为主。氯化物正常、蛋白质轻度增高、糖正常或偏高。

(3)血清学检查

1)特异性 IgM 抗体:检查最早在病程第 2 日即出现阳性,2 周内阳性率达 70%～90%,可作为早期诊断。

2)血凝抑制试验:病程第 4～5 天出现,抗体可阳性,效价于第 2 周达高峰,持续时间长,可达 1 年以上,可用于临床诊断、流行病学调查。临床诊断需双份血清效价呈 4 倍增高才有意义。

(4)病毒分离 可用组织培养法获得病毒。

(五)治疗要点

治疗主要为对症措施。处理高热、抽搐和呼吸衰竭等危重症状是乙脑病人抢救成功的关键。

1.对症治疗

(1)高热 以物理降温为主,可用小剂量阿司匹林或肌注安乃近。持续高热伴反复抽搐可用亚冬眠疗法,以氯丙嗪和异丙嗪各 0.5～1mg/kg 肌注。

(2)惊厥或抽搐 处理措施包括去除病因及镇静止痉:①脑水肿所致者以脱水治疗为主。②高热所致者以降温为主。③呼吸道痰阻者,应及时吸痰、吸氧,必要时行气管切开。④低血钠性脑病及低血钙者,应纠正电解质紊乱及代谢性酸中毒。⑤脑实质炎症应及时镇静止痉。首选地西泮,成人每次 10～20mg,小儿每次 0.1～0.3mg/kg,肌注或缓慢静注;水合氯醛每次 1.5～2.0g,保留灌肠,儿童酌减。必要时可用异戊巴比妥钠(阿米妥钠)。预防抽搐可用巴比妥钠,每次 0.1～0.2g,肌注。

(3)颅内压增高 应早期足量给予脱水治疗,常用 20% 甘露醇 1～2g/kg,重者 2～4g/kg 或更大剂量,每 4～6 小时 1 次,快速静滴。还可用呋塞米、肾上腺糖皮质激素。

(4)呼吸衰竭 若脑水肿所致者用脱水剂治疗;中枢性呼吸衰竭可用呼吸兴奋剂;呼吸道分泌物梗阻所致者,应注意吸痰、体位引流、雾化吸入化痰药物等。必要时使用人工呼吸器辅助呼吸;还可选用血管扩张剂,如山莨菪碱或东莨菪碱,以改善微循环、解痉以及兴奋呼吸中枢。

2.中医中药治疗　白虎汤、清瘟败毒饮等。中成药可选用安宫牛黄丸等。

3.恢复期及后遗症处理　注意进行功能训练,包括吞咽、语言和肢体功能,可行理疗、针灸、体疗、高压氧治疗等。

【护理】

（一）护理评估

1.健康史　询问病人是否与传染源接触,是否是易感人群,是否在高发季节以及有无进行乙脑疫苗的预防接种等。

2.身体状况

（1）症状　是否有高热、惊厥抽搐,是否有颅内高压症所致剧烈的头痛、呕吐、意识障碍、呼吸衰竭等。

（2）体征　高热儿常有前囟隆起、浅反射减弱、消失、深反射先亢进后消失,双吸气、叹息样呼吸、潮式呼吸、瞳孔不等大或缩小等。

（3）实验室及其他检查　检查血象白细胞增高、脑脊液压力增高、血清学检测、乙脑病毒特异性 IgM 抗体测定等上述乙脑检测特点。

（二）护理诊断/问题

1.体温过高　与病毒血症、脑部炎症有关。
2.营养失调　与持续高热、呕吐及昏迷不能进食有关。
3.气体交换受损　与呼吸衰竭有关。
4.意识障碍　与中枢神经系统、脑实质损害、抽搐、惊厥有关。
5.有感染的危险　与昏迷时间较长有关。
6.潜在并发症　支气管肺炎、肺不张、败血症、消化道出血等。
7.生理缺陷　与乙脑所致神经系统病变有关。

（三）护理目标

体温恢复正常;营养状况改善,体重增加;无并发症发生和后遗症产生。

（四）护理措施

1.休息与环境　应严格卧床休息,降低室温,可采用空调、冰块、地面洒水等措施,使室温控制在 28℃ 以下,病房保持安静,各种操作尽量集中进行。

2.饮食护理　乙脑病人应按不同病期给予不同饮食。初期及极期应给予清淡流质饮食,如西瓜汁、绿豆汤、菜汤、牛奶等。昏迷及有吞咽困难者给予鼻饲或静脉输液,保证每日入量 1000～2000ml,并注意水、电解质平衡。恢复期应逐渐增加高营养、高热量饮食。

3.病情观察重点　①生命体征中尤应注意观察体温变化,每 1～2 小时测体温 1 次,观察呼吸频率、节律,以判断有无呼吸衰竭。②观察意识状态,注意意识障碍是否继续加重。③观察有无脑疝的先兆,重点应观察瞳孔大小、形状,两侧是否对称,对光反应等。④准确记录出入量。⑤观察有无并发症的表现,如肺部感染及褥疮等。

4.用药护理　遵医嘱给予镇静、降温、改善呼吸及抗感染药物。

5.对症护理

（1）惊厥或抽搐　对惊厥或抽搐病人应争取早期发现，及时处理。①脑水肿所致者进行脱水治疗时，脱水剂应于 30 分钟内注入，速度过慢会影响脱水效果；准确记录出入量，维持水、电解质平衡。②脑实质病变引起的抽搐，可按医嘱使用抗惊厥药物。注意给药途径、作用时间及不良反应，观察抗惊厥药物对呼吸的抑制。③呼吸道分泌物阻塞引起抽搐者，给予吸痰、吸氧，氧流量为 4～5L/min，以改善脑组织缺氧。④因高热所致者，降温的同时按医嘱给予镇静剂。⑤惊厥或抽搐发作时防止窒息及外伤。

（2）呼吸衰竭　见本书第二章相关内容。

6.恢复期及后遗症的护理要点

（1）对于恢复期病人应注意增加营养、防止继发感染。

（2）观察病人的神志、各种生理功能的恢复情况。

（3）对遗留有精神、神经后遗症者，可进行中西医结合治疗。鼓励并指导病人进行功能锻炼，帮助其尽快康复。

7.心理护理　刚清醒病人的思维能力及接受外界刺激的能力均较差，感情脆弱，易激动，应使病人保持安静，避免不良刺激，帮助病人适应环境，直至恢复正常。对躯体活动受限或有语言障碍的病人，给予关心与照顾，并鼓励病人积极治疗，使残疾减到最低程度。

（五）健康教育

1.病人出院后，对康复期仍有失语、瘫痪、吞咽困难、神志迟钝等功能障碍的病人，应鼓励其树立康复的信心，指导病人坚持康复训练，进行瘫痪肢体的功能锻炼，定期随诊。

2.指导病人家属掌握一定的护理常识及康复疗法，如按摩、针灸、热疗等，协助病人恢复训练。

（六）护理评价

体温是否正常；营养状况是否改善，体重是否增加；有无并发症发生和后遗症产生。

本节小结

流行性乙型脑炎是由乙型脑炎病毒所致的以脑实质炎症为主要病变的中枢神经系统急性传染病。临床上以高热、意识障碍、抽搐、脑膜刺激征为特征。积极的对症治疗和护理是抢救乙脑成功的关键。

本节关键词：乙型脑炎

四、狂犬病病人的护理

【疾病概要】

狂犬病（rabies）又名恐水症，是由狂犬病毒（rabies virus）引起的一种以侵犯中枢神经系统为主的急性人畜共患传染病。人狂犬病以病畜咬伤方式传给人而感染发病，主要表现为特有的恐水、恐声、怕风、恐惧不安、咽肌痉挛、进行性瘫痪等。迄今无特效治疗,病死率几乎达 100%。

（一）病原学

狂犬病病毒属弹状病毒科拉沙病毒属,形似子弹,大小约 75nm×180nm,病毒中心为单股负链 RNA,外面为核衣壳和含脂蛋白、糖蛋白的包膜。狂犬病病毒对外界环境抵抗力不强,易被紫外线照射、碘酒、高锰酸钾、苯扎溴铵、乙醇、甲醛等灭活,加热 100℃ 2 分钟可杀灭病毒。

（二）发病机制

狂犬病病毒自皮肤和黏膜破损处进入人体后,对神经组织有强大的亲和力,致病过程分为 3 个阶段:①伤口局部组织繁殖期:病毒侵入人体后,首先在伤口附近的肌细胞内繁殖,在局部停留 3 天或更久后侵入周围神经,此时病人处于潜伏期。②侵入中枢神经期:病毒沿周围神经的轴索向中枢神经系统向心性扩散,至脊髓的背根神经节再大量繁殖,入侵脊髓并很快到达脑部,主要侵犯脑干和小脑等处的神经细胞。③病毒向各器官扩散期:中枢神经系统的病毒向周围神经离心性扩散,侵入各器官组织,尤以涎腺、舌根部味蕾、嗅神经上皮等处含病毒量较多。由于迷走神经核、舌咽神经核和舌下神经核受损,导致吞咽肌及呼吸肌痉挛,病人出现恐水、吞咽及呼吸困难;交感神经受损时出现唾液分泌增加和多汗。迷走神经节、交感神经节和心脏神经节受损时,可引起病人心血管功能紊乱或猝死。

（三）流行病学

1.传染源 带狂犬病病毒的动物是本病的传染源。在我国主要的传染源是病犬,其次为猫、猪、牛、马等家畜。野生动物如蝙蝠、狼、浣熊、臭鼬、狐狸等也可传播本病,是发达国家和基本控制了犬的狂犬病地区的主要传染源。病人的唾液可含有少量病毒,一般不会成为主要传染源。

2.传播途径 病毒主要通过病畜咬伤、抓伤的皮肤伤口侵入人体,也可由染毒的唾液经各种创口或黏膜而感染,少数可在宰杀病畜、剥皮、切割等过程中吸入含有病毒的气溶胶而感染。有报道称角膜移植可传播狂犬病。

3.易感人群 人对狂犬病病毒普遍易感,兽医、动物饲养员及野外工作人员受感染的机会较多。人被病犬咬伤后的发病率为 15%～20%,感染后若能及时处理伤口和正确接种疫苗,发病率可降至 0.15% 左右。

4.流行特征 全国各地均有发生。发病无明显年龄差异,亦无季节性。近年随着我国养犬者逐渐增多,狂犬病疫情有上升趋势。

（四）病理

病理变化主要为急性弥漫性脑脊髓炎,以大脑基底面海马回和脑干部位(中脑、脑桥和延髓)及小脑损害最为明显。外观有充血、水肿、微小出血等。镜下脑实质有非特异的神经细胞变性与炎性细胞浸润。特征性的病变是嗜酸性包涵体,称内基小体,为狂犬病毒的集落,最常见于海马及小脑浦野细胞中。

(五)临床表现

1.临床分期 潜伏期长短不一,一般为 3 个月内发病,最长为 10 年以上,潜伏期与年龄、伤口部位与深浅、入侵病毒数量和毒力等因素有关。典型临床经过分三期。

(1)前驱期 最有意义的早期症状是在愈合的伤口周围及神经支配区有痒、痛、麻及蚁走等异样感觉,发生率约 80%。常有低热、倦怠、头痛、恶心、全身不适感,继而恐惧不安,烦躁失眠,对声、光、风等刺激敏感而有喉部紧缩感。此期持续 2~4 天。

(2)兴奋期 高度兴奋,极度恐惧、恐水、怕风。体温升高达 38~40℃。恐水是本病的主要特征,最初为吞咽口水时诱发咽部肌肉收缩,继而逐渐加重,典型病人出现渴极而不敢饮水,常导致声音嘶哑和脱水。闻水声、见水或仅谈论水时,即可引起咽喉肌严重痉挛。本期为 1~3 天。

(3)麻痹期 肌肉痉挛停止,全身弛缓性瘫痪,由安静进入昏迷状态,最后因呼吸和循环衰竭而死亡。本期一般为 6~18 小时。

2.病程及预后 狂犬病病程一般不超过 6 天。除上述典型表现外,部分病例可表现为无兴奋期或无明显恐水,即所谓的"瘫痪型"或"静型",也称哑狂犬病。常以高热、头痛和咬伤部位痛痒起病,继而出现肢体无力、共济失调、瘫痪、大小便失禁、横断性脊髓炎或上行性麻痹等症状,最终因瘫痪而死亡。

3.实验室及其他检查

(1)血、尿常规 外周血白细胞总数轻至中度增多,中性粒细胞占 80% 以上。尿常规可发现轻度蛋白尿。

(2)脑脊液 脑脊液细胞数及蛋白质稍增多,糖及氯化物正常。

(3)病原学检查

1)检查抗原:取病人的唾液、脑脊液、泪液或脑组织、角膜印片、咬到部位皮肤组织,通过免疫荧光检测抗原,阳性率可达 98%。

2)病毒分离:取病人的唾液、脑脊液、皮肤或脑组织进行细胞培养,或用乳小白鼠接种法分离病毒。

3)内基小体:动物或死者的脑组织切片染色,镜检找到内基小体可确诊,阳性率可达到 70%~80%。

4)核酸测定:采用反转录—聚合链反应(RT-PCR)法测定狂犬病毒 RNA。

(六)治疗要点

目前尚无特效疗法,以对症支持、综合治疗为主。

1.一般治疗 单室严格隔离病人,尽量保持环境安静,让病人安静卧床,避免声、光、风的刺激。医护人员必须穿隔离服、戴口罩及手套,防止唾液污染。病人的分泌物、排泄物及污染物品均须严格消毒。加装床栏,防止病人痉挛发作时坠床受伤。

2.对症疗法 ①保证热量供应,纠正酸中毒、维持水和电解质平衡。②兴奋不安、痉挛发作严重时,应用地西泮或巴比妥类镇静剂。③加强监护治疗,有脑水肿时给予甘露醇等脱水剂;有心动过速、心律失常、高血压等症状时,应用β受体阻滞剂、降压药及强心剂。④适当使用抗生素防治继发感染。⑤保持呼吸道通畅,维护呼吸功能,必要时行气管切开,间歇正压给氧。

【护理】

(一)护理评估

1.健康史　询问病人流行病学资料,主要为是否被狂犬咬伤或抓伤,其次为是否被猫、猪、狼等咬伤或抓伤,少数病人可通过对病犬宰杀、剥皮等感染而患病。

2.身体状况

(1)症状　主要表现为特有的恐水、恐声、怕风、恐惧不安、咽肌痉挛、进行性瘫痪等。

(2)体征　病人早期神志清楚,继而出现恐惧表情、咽喉肌痉挛、全身肌肉阵发性抽搐、高热、呼吸困难、发绀、大量流涎、大汗淋漓、心率加快、血压升高、全身弛缓性瘫痪、昏迷状态等。

(3)实验室及其他检查　血常规、脑脊液、免疫学等检查符合狂犬病。

3.心理-社会状况　病人因症状明显、病情进展快而出现紧张、恐惧不安等不良情绪。评估病人及家属对疾病的认识程度、病人所能得到的保健资源和服务等。

(二)护理诊断/问题

1.皮肤完整性受损　与病犬、病猫等动物的咬伤或抓伤有关。

2.有受伤的危险　与病人极度兴奋、狂躁、挣扎及攻击性行为有关。

3.恐惧　与病情进行性加重、病人失去应对能力有关。

4.低效性呼吸形态　与病毒损害中枢神经系统导致呼吸肌痉挛有关。

5.体液不足　与疾病导致液体摄入不足和(或)体液丢失过多有关。

6.并发症　呼吸衰竭、昏迷、继发感染等。

(三)护理目标

局部伤口得到及时、彻底的冲洗、清创和相应处理;呼吸得到改善,病情好转,营养得到改善;情绪基本稳定;无并发症发生。

(四)护理措施

1.休息与环境　将病人安置于安静、避光的单人房间内,绝对卧床休息,避免干扰和声光的刺激,注意安全,必要时给予约束。

2.饮食护理　禁食、禁饮水,在痉挛发作的间歇期或应用镇静剂后采用鼻饲徐徐注入高热量流质饮食,以补充营养;必要时予以静脉输液,保证每日摄入量及维持水、电解质平衡,准确记录出入液量。

3.病情观察　观察病人有无高度兴奋、恐水、怕风等表现的变化;有无痉挛性发作(发作部位和持续时间)或弛缓性瘫痪的状况,发作时有无幻觉和精神异常、有无呼吸和循环衰竭表现。注意生命体征及意识状态是否稳定,尤其是呼吸频率和节律的改变,有无呼吸困难、发绀。

4.用药护理 因苯巴比妥等镇静药有抑制呼吸作用,故在遵医嘱使用时,应注意观察病人有无呼吸抑制现象。

5.消毒隔离 单独隔离病房、专人护理,实施严密接触隔离,接触病人时要穿隔离衣、戴口罩、手套;因病人唾液含有狂犬病病毒,在做口腔护理、清除咽喉部分泌物时要戴乳胶手套,注意自身防护,避免被病人咬伤或击伤;病人的残余食物应焚烧,病人的唾液、尿液、血液和其他体液或分泌物以及被污染的环境均应彻底消毒,使用0.1%苯扎溴铵、2%~5%碘酊、0.5%碘伏、75%乙醇等消毒剂以及紫外线照射等,均可达到消毒目的。

6.对症护理

(1)及时、有效地处理伤口可明显降低狂犬病的发病率 尽快用20%肥皂水或0.1%苯扎溴铵溶液反复冲洗(两者不可合用)至少30分钟,力求祛除狗涎、挤出污血,再用大量凉开水反复冲洗后,局部用70%乙醇及2%~5%碘酊反复消毒。应注意彻底冲洗以清除和消灭局部伤口的病毒,伤口较深者,要进行清创,用注射器插入伤口进行灌注、清洗。伤口一般不宜缝合或包扎,以便排血引流。使用狂犬病免疫球蛋白或免疫血清在伤口底部及周围进行局部浸润注射,每次剂量40IU/kg,皮试阳性者要进行脱敏疗法。此外,要注意预防破伤风和细菌感染。①疫苗接种:目前多采用地鼠肾细胞疫苗。暴露前预防,接种3次,每次2ml肌注,于0天、7天、21天接种;暴露后预防,采用5针免疫方案,即咬伤后第0天、3天、7天、14天和30天各肌注2ml;严重咬伤者(如伤口在手指、头颈部或多处受伤),用全程10针预防,即当日至第6天每日1针,后于第10天、14天、30天、90天再各注射1针。全程、足量地接种狂犬疫苗,以减少发病机会和提高生存率,接种疫苗期间应戒酒,多休息。②免疫球蛋白接种:人抗狂犬病病毒免疫球蛋白(HRIG)20IU/kg,总量的一半在伤口行局部浸润注射,余量在臀部肌注。③对野外工作人员、兽医、捕狗者和洞穴探险者等特殊人群,应实施疫苗预防注射。

(2)减轻惊厥与抽搐 烦躁不安者,注意有无痉挛发作,为防止病人自伤或伤及他人,应加床栏保护或适当约束;尽量减少一切不必要的其他刺激,如光、声、风、触动、拖曳等,以免诱发咽部肌肉发生痉挛、兴奋和狂躁。有计划地安排并简化医疗、护理操作,集中在使用镇静剂后进行,动作要轻快,以免引起不必要的刺激而诱发痉挛。

(3)保持呼吸道通畅,维持正常呼吸功能 ①加强监护、给氧,及时清除口腔及呼吸道分泌物,防止窒息。②密切观察病程进展,定时记录神志、面色及生命体征,尤其应注意呼吸频率、节律的改变。③准备好所需急救物品和药品,若有严重呼吸衰竭、不能自主呼吸者,应配合医生行气管插管、气管切开或使用人工呼吸机辅助呼吸。

7.心理护理 多数病人神志清楚,可因病情进展快、痉挛发作、恐水等引起痛苦和恐惧不安,应给予更多的关心和加倍地爱护病人,尽量减少病人独处。根据病人心身等方面的需要,提供必要的帮助,以减轻其忧虑不安和恐惧的心理。

(五)健康教育

宣传狂犬病的预防知识:①预防关键是消灭狂犬、野犬和对家犬进行预防接种。加强犬类管理、遵循登记制度,定期给宠物预防接种兽用狂犬病毒疫苗;对野犬、野猫应捕杀并焚毁或深埋；进口动物必须检疫。②阐明狂犬病缺乏特效治疗方法，是一种"只可预防，不可治疗"的疾病，一旦发病，几乎100％死亡。应广泛宣传被犬、猫（尤其野犬、野猫等）动物咬伤或抓伤后，应立即进行彻底地处理伤口和及时、全程、足量地接种狂犬疫苗，以减少发病机会和提高生存率，指出接种疫苗期间应戒酒，多休息。③对野外工作人员、兽医、捕犬者和洞穴探险者等特殊人群，应实施疫苗预防注射。

（六）护理评价

病人局部伤口是否得到及时、正确的处理；是否及时接种疫苗；病情是否好转；呼吸、营养是否得到改善；不良情绪是否减轻或消除。

本节小结

狂犬病主要通过被犬、狼、猫等动物咬伤或抓伤感染狂犬病毒而发病。本病无特效治疗，主要护理措施是对症护理。预防是关键，预防措施包括加强犬类等动物的管理，及时正确处理伤口，应用狂犬病免疫血清与狂犬病疫苗联合接种。

本节关键词：狂犬病

五、肾综合征出血热病人的护理

【疾病概要】

肾综合征出血热（hemorrhagic fever with renal syndrome，HFRS）是由汉坦病毒引起的一种自然疫源性传染病，又称流行性出血热（epidemic hemorrhagic fever）。鼠类为主要传染源。临床主要表现为发热、出血、低血压和急性肾衰竭。

（一）病原学

汉坦病毒属于布尼亚病毒科，为负性单链 RNA 病毒，形态呈圆形或卵圆形，有双层包膜，直径为 78～210nm，平均 120nm，根据血清学方法可分为多个血清型，汉坦病毒至少有 20 个以上血清型。目前，经 WHO 认定的有四型，分别是Ⅰ型汉坦病毒、Ⅱ型汉城病毒、Ⅲ型马拉病毒和Ⅳ型希望山病毒。在我国流行的是Ⅰ型汉坦病毒和Ⅱ型汉城病毒，近年来在我国也发现了Ⅲ型马拉病毒。

汉坦病毒对乙醚、氯仿和去氧胆酸盐敏感，对紫外线、乙醇和碘酊也很敏感。不耐热（37℃以上）、不耐酸（pH 5.0 以下），加热 56℃ 30 分钟或 100℃ 1 分钟均可灭活。

（二）流行病学

1. 传染源　本病毒呈多宿主性，据国内外不完全统计，有 170 多种脊椎动物能自然感染汉坦病毒，我国发现有 53 种动物携带汉坦病毒。鼠类为主要传染源，其他宿主动物包括猫、猪、犬、家兔等。在我国以黑线姬鼠和褐家鼠为主要宿主动物和传染源。林区以大林姬鼠为主。带病毒的动物可经粪、尿、唾液等排出病毒。早期病人的血和尿中也可携带病毒，但不是主要传染源。

2.传播途径　可有多种途径传播:①呼吸道传播:鼠携带病毒的排泄物污染尘埃后形成气溶胶,经呼吸道被吸入而侵入人体。②消化道传播:进食被携带病毒鼠类排泄物所污染的食物,可经口腔及胃肠道黏膜侵入人体。③接触传播:带有病毒的鼠类血液、排泄物通过人体破损的皮肤、黏膜或被鼠咬伤而感染。④虫媒传播:寄生于鼠类的柏次禽刺螨和恙螨亦可能通过吸血传播本病。⑤母婴垂直传播:孕妇感染本病后,病毒可经胎盘或分娩感染胎儿。

3.易感人群　人群普遍易感,病后可获持久免疫力。以男性青壮年农民和工人发病较高。

4.流行特征　世界上已有31个国家和地区发现肾综合征出血热,主要分布在亚洲,其次为欧洲和非洲,美洲最少。我国是疫情最严重的国家,除青海和新疆外,均有病例报告。姬鼠型疫区主要在农村和林区,传染源为黑线姬鼠和大林姬鼠,病原体为汉坦病毒,发病高峰在11月至次年1月,5~7月为小高峰,临床病情多较重。家鼠型疫区主要在城市,传染源为褐家鼠,病原体为汉城病毒,发病高峰在3~5月。

(三)发病机制

汉坦病毒进入机体后,随血流侵入血管内皮细胞、肝、脾、肺、肾、淋巴等组织,经复制后再释放入血引起病毒血症。发病机制可能是病毒直接作用与病毒感染后诱发免疫损伤共同作用的结果。

(四)病理

全身小血管和毛细血管的广泛损伤是最基本的病理变化,还有血管内皮细胞肿胀、变性、坏死,管腔内可有微血栓形成。以肾脏病变最明显,其次为心脏、垂体等组织器官。

(五)临床特点

1.临床分期　临床表现潜伏期为4~46天,一般为7~14天,以2周多见。典型病程分为发热期、低血压休克期、少尿期、多尿期及恢复期五期。非典型和轻型病人可有越期现象,重型病人前三期可互相重叠。

(1)发热期　主要表现有发热和全身中毒症状,出血及小血管损伤,肾损害。

1)发热:起病急骤,畏寒发热,体温39~40℃,以稽留热或弛张热多见,持续3~7天。体温越高,持续时间越长,病情越重。

2)全身中毒症状:表现为全身酸痛,主要为头痛、腰痛、眼眶痛,统称"三痛",是由于相应部位充血和水肿所致;多数病人出现食欲减退、恶心、呕吐、腹痛、腹泻等消化道症状。腹痛剧烈时腹部有压痛、反跳痛,易误诊为急腹症;部分病人出现嗜睡、兴奋不安、谵妄、神志恍惚等神经系统症状。

3)充血、出血及外渗表现:颜面、颈部、胸部潮红称为"皮肤三红",重者呈醉酒貌;眼结膜、软腭与咽部充血,称为"黏膜三红",可见出血点;球结膜水肿,轻者眼球转动时结膜有涟漪波,重者球结膜呈水泡样;皮肤淤点,多在腋下和胸背部,如呈搔抓样、条痕样则更具特征性;少数病人有内脏出血,如呕血、黑便、咯血等。

4)肾损害:发热2~3天即可出现,主要表现为蛋白尿和尿镜检发现管型。

(2)低血压休克期　常发生于病程4～6天，一般持续1～3天。多在发热末期或退热同时出现血压下降，也可在热退后出现。轻者表现为一过性低血压，重者可为顽固性休克，持续时间的长短和休克的严重程度与治疗是否及时、正确有关。特点是热退后其他症状反而加重，血压下降初期病人颜面仍潮红，四肢尚温暖；随病情加剧则出现脸色苍白、四肢厥冷、脉搏细弱、尿量减少；重症病人可出现DIC、脑水肿、急性呼吸窘迫综合征和急性肾衰竭。

(3)少尿期　常继低血压休克期后出现，系急性肾损害而引起，是本病的极期。发生于第5～8病日，一般持续2～5天。以少尿($<$400ml/24h)或无尿($<$100ml/24h)，尿毒症，水、电解质和酸碱平衡紊乱为特征。临床表现有厌食、恶心、呕吐、呃逆、头昏、头痛、嗜睡、烦躁、昏迷和抽搐等，并可有不同程度的内脏出血，如咯血、呕血、便血、血尿等。代谢性酸中毒如呼吸增快和呼吸深大，水和电解质平衡失调如高钾、低钠、高镁等；严重者可发生高血容量综合征，出现水肿、体表静脉充盈、脉搏洪大、脉压差增大、心率增快、脸部胀满、血压升高和并发肺水肿等。

(4)多尿期　多尿期是指24小时尿量$>$2000ml，出现于第9～14病日，因新生的肾小管吸收功能尚未完全恢复，肾的吸收功能差，以及体内潴留的尿素氮等物质的渗透性利尿作用所致，病人尿量从500ml/d渐增至3000ml/d以上。尿量400～2000ml/d为移行期，血尿素氮(BUN)、血肌酐(Scr)仍可升高；多尿早期，尿量$>$2000ml/d，多尿后期，尿量3000ml/d。随着尿量增加，症状逐日减轻，氮质血症逐渐好转。此期病人由于尿量过多易引起水和电解质紊乱，出现低血钠、低血钾等相应的症状，如水和电解质补充不足，则可发生继发性休克。此外，病人因全身抵抗力下降易导致继发感染，又可进一步引发和加重休克。

(5)恢复期　多尿期后，尿量逐步恢复至2000ml/d以下，精神和食欲好转，但须经1～3个月或更长的时间，体力才能完全恢复。少数病人可遗留高血压、肾功能障碍、心肌损害和垂体功能减退等症状。

2.临床分型　根据发热高低、中毒症状轻重、出血、休克、肾功能损害严重程度的不同，临床上可分为五型：

(1)轻型　体温39℃以下，中毒症状轻，除出血点外无其他出血现象，肾损害轻，无休克和少尿。

(2)中型　体温39～40℃，中毒症状较重，有明显球结膜水肿，病程中收缩压低于90mmHg或脉压差小于30mmHg。有明显出血及少尿期，尿蛋白＋＋＋。

(3)重型　体温40℃，中毒症状及渗出征严重，可出现中毒性神经精神症状。有皮肤淤斑和肠道出血，休克及肾损害严重，少尿持续5日以内或无尿2日以内。

(4)危重型　在重型基础上出现以下情况之一者，如难治性休克、重要脏器出血、少尿超出5日或无尿2日以上，BUN超过42.84mmol/L；出现心力衰竭、肺水肿，出现脑水肿、脑出血或脑疝等中枢神经系统并发症，严重感染。

(5)非典型型　发热38℃以下，皮肤黏膜可有散在出血点，尿蛋白(±)，血、尿特异性抗原或抗体阳性者。

3.实验室及其他检查

(1)血常规　白细胞总数增高，可达(15～30)×10⁹/L，发病初期中性粒细胞增多，第4～5病日后淋巴细胞增多，出现异型淋巴细胞则有助于诊断，重症病人还可见幼粒细胞呈类白血病反应；血小板常有不同程度下降，若血小板进行性下降伴凝血酶原时间延长，可能发生 DIC，提示预后不良。

（2）尿常规检查　病程第 2 天即可出现蛋白尿，随病情加重而增加，可伴有血尿和管型尿；少数病人尿中出现膜状物（为凝血块、蛋白质和上皮细胞共同构成的凝聚物）对本病诊断有帮助。

（3）血液生化检查　低血压休克期血尿素氮和血清肌酐开始升高，少尿期升高最明显；休克期和少尿期以代谢性酸中毒为主；血清钠、氯、钙在病程中均降低，血钾在少尿期增高、多尿期降低。

（4）凝血功能检查　发热期开始血小板减少，DIC 时，开始为高凝阶段，凝血时间缩短，其后为低凝阶段，血小板进一步减少，纤维蛋白原下降，凝血酶原时间延长，凝血酶时间延长。

（5）血清学检查　血中特异性抗体检测：于病后 2 天即可检出特异性 IgM 抗体，1∶20 为阳性；IgG 抗体出现较晚，1∶40 为阳性，1 周后滴度上升 4 倍有诊断价值。

（6）病原学检查　病人血清、血细胞和尿液中可分离到汉坦病毒和（或）检出汉坦病毒 RNA。

（六）治疗要点

治疗以综合疗法为主，早期应用抗病毒治疗，中晚期则为对症治疗。治疗原则为"三早一就"，即早期发现、早期休息、早期治疗和就近医治。通过综合性抢救治疗措施，预防和控制休克、肾衰竭、出血。

1. 发热期治疗

（1）抗病毒治疗　应在病后第 1 周内尽早进行抗病毒治疗，静脉滴注利巴韦林 800～1000mg/d，连用 3～5 天。

（2）改善中毒症状　高热以物理降温为主，忌用强烈退热药以防大量出汗而丧失血容量；中毒症状严重时静脉滴注地塞米松减轻外渗，输注平衡盐液和葡萄糖盐水 1000ml/d。

（3）应用路丁、维生素 C 以改善血管通透性；发热后期给予 20% 甘露醇静脉滴注，以提高血浆胶体渗透压，减轻外渗和组织水肿。

（4）预防 DIC　静脉滴注低分子葡聚糖或丹参注射液，以降低血液黏稠度，必要时应用肝素。

2. 低血压休克期治疗

（1）补充血容量　以早期、快速、适量为原则，争取在 4 小时内使血压稳定并维持 24 小时以上。扩容液体为晶体液与胶体液的结合，晶体液以平衡盐液为主，胶体液可用低分子葡聚糖、血浆或白蛋白等。

（2）纠正酸中毒　应用 5% 碳酸氢钠溶液，不但能纠正酸中毒，尚有扩容作用。应以动态血气检测结果为纠正酸中毒的依据。

（3）强心剂的应用　血容量基本补足，心率在 140 次/分以上者，可给予西地兰或毒毛花苷 K。

（4）改善微循环　应用血管活性药和糖皮质激素，在选用血管活性药如阿拉明、多巴胺等的同时给予地塞米松。

3.少尿期治疗

(1)稳定内环境　严格控制入液量,除纠正酸中毒使用的5%碳酸氢钠溶液外,补液成分以高渗葡萄糖为主。

(2)控制氮质血症　给予高糖、高维生素、低蛋白质饮食;静脉输液以高渗葡萄糖液为主,以供给充足热量,减少蛋白质分解。

(3)促进利尿　应用20%甘露醇、呋塞米等。

(4)导泻　为防止高血容量综合征和高血钾,可口服甘露醇、硫酸镁或中药大黄。

(5)透析　适用于明显氮质血症、高血钾或高血容量综合征,常用血液透析。

4.多尿期治疗　移行阶段和多尿早期治疗原则与少尿期相同,随尿量增加应注意补充水和电解质,补液以口服为主。同时要防治继发感染。

5.恢复期治疗　注意休息,加强营养,出院后应休息1～2个月,逐渐增加活动量,定期复查肾功能等。

6.并发症治疗

(1)消化道大出血　血小板明显减少者,输新鲜血小板;继发性纤溶时,用6-氨基己酸或对羧基苄胺;肝素类物质增高者,用鱼精蛋白;尿毒症所致者则需透析治疗。

(2)心衰、肺水肿　应停止或控制输液,给予吸氧,置于半卧位,给予强心、镇静、扩血管、利尿等治疗。

(3)中枢神经系统并发症　出现抽搐时可用地西泮、异戊巴比妥钠等镇静剂;脑水肿或颅内高压者可用甘露醇。

(4)急性呼吸窘迫综合征(ARDS)　应用大剂量地塞米松,及时用呼吸机进行呼气末正压通气,并积极治疗肺水肿。

(5)防治继发感染　注意皮肤黏膜的清洁和保护,注意室内空气的流通及消毒;并发细菌感染时,及时应用对肾脏无损害的抗菌药物。

【护理】

(一)护理评估

1.健康史　询问病人的职业以及有无野外工作史、家庭居住条件、有无豢养此类动物的情况等流行病学资料。

2.身体状况

(1)症状　病人有无典型发热、出血和肾脏损害等三类主要症状,以及发热、低血压、少尿、多尿与恢复期等五期临床过程。

(2)体征　评估病人有无颜面、颈部、胸部潮红即"皮肤三红";有无眼结膜、软腭与咽部充血即黏膜三红;球结膜是否水肿,轻者眼球转动时结膜有涟漪波,重者球结膜呈水泡样;皮肤是否淤点。

(3)实验室及其他检查　血常规白细胞计数增加,血清学出现特异性 IgM 抗体,病原学检测到汉坦病毒和(或)检出汉坦病毒 RNA。

3.心理—社会状况　病人因发病突然、病情进展快、症状明显、担心预后,出现焦虑、紧张、恐惧等心理。

（二）护理诊断/问题

1.体温过高　与病毒血症有关。

2.组织灌注量改变　与全身广泛小血管损伤、DIC、出血、继发感染等导致有效血容量不足有关。

3.体液过多　主要与病变损害肾脏致少尿有关。

4.营养失调　与发热、呕吐、进食减少、大量蛋白尿有关。

5.焦虑　与病情重和缺乏疾病相关知识有关。

6.有感染的危险　与机体抵抗力下降、营养不良有关。

7.潜在并发症　腔道出血、内脏出血、心力衰竭、肺水肿、DIC 等。

（三）护理目标

病人体温逐渐恢复正常；全身疼痛不适症状减轻；安全度过危险期；未发生继发感染等并发症。

（四）护理措施

1.环境与休息　保持病室安静，疾病早期绝对卧床休息，协助病人保持舒适体位，切忌随意搬动，以免加重组织和脏器出血；保持大便通畅，排便时勿用力过度；不要过早下床活动，恢复期可逐渐增加活动量。

2.饮食护理　给予清淡可口、易消化、高热量、高维生素的流质或半流质饮食。发热时应注意适当增加饮水量；少尿期必须严格限制饮水量、钠盐和蛋白质的摄入，以免加重钠水潴留和氮质血症，口渴时可采用漱口或湿棉签擦拭口唇的方式加以缓解；多尿期应遵医嘱注意液体、电解质、蛋白质和维生素的补充，指导病人摄取高蛋白质、高糖和富含多种维生素的食物，如鱼、虾、蛋、瘦肉、新鲜水果、蔬菜等，尤应注意含钾多的食品的摄取。

3.病情观察　本病病情重、变化快，早期发现和防治休克、肾衰竭、腔道和内脏出血等并发症是抢救成功的关键。

（1）监测生命体征和意识状态变化　有无嗜睡、昏迷等意识障碍表现；定时测量体温、血压、脉搏，注意有无体温骤降、烦躁不安、脉搏增快、脉压差缩小等休克早期征象，一旦出现脉搏细弱、口唇发绀、四肢冰冷、尿量减少、血压下降等表现，应立即配合抢救。

（2）观察皮肤黏膜和内脏出血征象　注意皮肤的温湿度和色泽变化，充血、渗出及出血表现，皮肤淤斑的分布、大小及有无破溃等；在休克期、少尿期和多尿期早期更要注意有无呕血、便血等腔道、内脏出血征象。当病人出现咯血、呕血、便血、剧烈头痛、视力模糊等表现时，应及时报告医生，并针对各部位出血的情况给予相应的护理。

（3）早期发现氮质血症　当尿量减少甚至无尿时，出现脉搏洪大、血压升高，提示已进入少尿期，应注意病人有无厌食、恶心、呕吐、顽固性呃逆等症状，并监测血尿素氮和血肌酐的变化。

（4）密切观察病程进展情况和治疗效果；准确记录 24 小时出入量，注意尿量、颜色、性状及尿蛋白的变化;加强电解质、酸碱平衡的监测和凝血功能的检查等。

4.对症护理

(1)高热　以物理降温为主,如头部戴冰帽、大血管处放冰袋,但不能用乙醇或温水擦浴,以免加重皮肤的充血、出血损害。必要时可配合药物降温,但忌用大量退热药,以防大量出汗诱发低血压,促使病人提前进入休克期。

(2)低血压休克　进入低血压休克期后应按医嘱早期补充血容量,保证输液通畅,输液时应警惕输液反应的发生。一旦出现休克症状,配合医生予以抢救。

(3)急性肾衰竭和出血　同相关章节护理。

5.用药护理　遵医嘱给药,注意观察药物的作用和副作用。

6.心理护理　告知病人本病经过积极治疗是能够治愈和康复的,鼓励病人树立战胜疾病的信心,克服消极悲观情绪和焦虑状态,以最佳的心理状态积极配合治疗和护理。

(五)健康教育

1.宣传预防流行性出血热的有关知识,强调防鼠、灭鼠是预防本病的关键。去除鼠类栖息场所,流行期间应大面积投放鼠药,在野外作业或疫区工作时应加强个人防护,以减少感染机会。

2.告知病人和家属,病人出院后,虽然临床症状已经消失,但因肾功能完全恢复需要较长时间,故需继续休息1～3个月。休息期间要做到生活有规律,保证足够的睡眠,参与力所能及的活动,避免劳累,加强营养,以促进康复,并定期随访复查血压及肾功能,以了解其恢复情况,若有异常,应及时就诊。

(六)护理评价

病人体温是否控制;组织灌注、体液异常是否得到改善;安全度过危险期;是否发生继发感染等并发症。

本节小结

肾综合征出血热是由汉坦病毒引起的一种自然疫源性传染病,鼠类为主要传染源。临床主要表现为发热、出血、低血压和急性肾衰竭。主要护理措施包括及早卧床休息,加强饮食护理、病情观察、治疗配合和对症护理。

本节关键词:肾综合征出血热

六、严重急性呼吸综合征病人的护理

【疾病概要】

严重急性呼吸综合征(sever acute respiratory syndrome, SARS),是一种由SARS冠状病毒(SARS coronavirus, SARS-CoV)引起的急性呼吸道传染病,以发热、头痛、肌肉酸痛、乏力、干咳少痰、腹泻等为主要临床特点,严重时出现气促或呼吸窘迫。主要通过短距离飞沫、接触病人呼吸道分泌物及密切接触传播。

（一）病原学

SARS-CoV 很可能是一种来源于动物的病毒,由于生态环境的变化、人类与动物接触的增加及病毒的适应性改变,跨越种系屏障而传染给人类,并实现了人与人之间的传播。SARS-CoV 属于冠状病毒科,是一种单股正链 RNA 病毒。其基因和蛋白质与已知的人类和动物冠状病毒差异较大,完全属于一类新的冠状病毒。SARS 病毒对外界环境的抵抗力较其他冠状病毒强。在干燥塑料表面或腹泻病人粪便中可活 4 天,在 4℃培养可存活 21 天,－80℃可长期保存。SARS-CoV 对乙醚、甲醛和紫外线等敏感,加热至 56℃ 90 分钟或 75℃ 30 分钟可灭活。

（二）流行病学

1.传染源 病人是主要传染源。部分重症病人因为频繁咳嗽或需要气管插管、呼吸机辅助呼吸等,呼吸道分泌物多,传染性强。

2.传播途径

（1）呼吸道传播 短距离飞沫是主要的传播途径。飞沫在空气中停留的时间短,移动的距离约 2m。

（2）直接传播 通过直接接触病人的呼吸道分泌物、消化道排泄物或其他体液,或者接触被病人污染的物品,可导致感染。

（3）消化道传播 病人粪便中可检出病毒 RNA,通过消化道传播可能是另一个途径。

（4）其他 病人粪便中的病毒污染了建筑的污水排放系统和排气系统,造成环境污染,可能造成局部流行。

3.易感人群 人群普遍易感,发病者以青壮年居多,儿童和老人较少见。病人家庭成员和医务人员属高危人群。

4.流行特征 该病首先在我国广东被发现,随后在亚洲、北美、欧洲蔓延,以大中城市多见,农村地区甚少发病;有明显的家庭和医院聚集发病现象,社区发病以散发为主,偶见点状暴发流行;常发生于冬末春初。

（三）发病机制

发病机制尚不清楚。发病早期可出现病毒血症。SARS-CoV 可能对肺组织细胞和淋巴细胞有直接的侵犯作用。病人发病期间淋巴细胞减少,$CD4^+$ 和 $CD8^+$ 的 T 淋巴细胞均有明显下降,表明细胞免疫可能受损,故目前倾向于认为 SARS-CoV 感染后诱导的免疫损伤是本病发病的主要原因。

（四）病理

肺部的病理改变明显,双肺明显膨胀,镜下以弥漫性肺泡损伤病变为主,有肺水肿及透明膜形成。

（五）临床表现

1.临床分期 潜伏期 1～16 天,常见为 3～5 天。典型病人起病急,以发热为首发症状,可有畏寒,体温常超过38℃,呈不规则热或弛张热、稽留热等,热程为1～2周;伴有头痛、肌肉酸痛、全身乏力,部分病人有腹泻。常无鼻塞、流涕等上呼吸道卡他症状。起病3～7天后出现干咳、少痰,偶有血丝痰,肺部体征不明显,部分病人可闻及少许湿啰音。病情于10～14天达到高峰,发热、乏力等感染中毒症状加重,并出现频繁咳嗽、气促和呼吸困难,轻微活动则气喘、心悸,被迫卧床休息。这个时期易发生呼吸道的继发感染。病程进入2～3周后,发热渐退,其他症状与体征减轻乃至消失。肺部炎症的吸收和恢复较为缓慢,体温正常后仍需2周左右才能完全吸收恢复正常。

2.临床分型　分轻型和重型。轻型病人临床症状轻,病程短;重型病人病情重,进展快,易出现呼吸窘迫综合征。儿童病人的病情较成人轻;少数病人不以发热为首发症状。

3.实验室及其他检查

(1)血常规　病程初期到中期白细胞计数正常或下降,淋巴细胞常减少,部分病例血小板减少。T淋巴细胞亚群中CD3$^+$、CD4$^+$及CD8$^+$ T淋巴细胞均减少,尤以CD4$^+$亚群减低明显。

(2)血液生化检查　丙氨酸氨基转移酶(ALT)、乳酸脱氢酶(LDH)及其同功酶等有不同程度升高。血气分析可发现血氧饱和度降低。

(3)血清学检测　常用免疫荧光法(IFA)和酶联免疫吸附法(ELISA)检测血清中SARS-CoV特异性抗体,敏感性和特异性超过90%。也可以采用单克隆抗体技术检测样本中SARS-CoV特异性抗原。

(4)分子生物学检测　以反转录聚合酶链反应法(RT-PCR),检测病人血液、呼吸物、大便等标本中SARS-CoV的RNA。

(5)细胞培养分离病毒　将病人标本接种到细胞中进行培养,分离到病毒后,还应以RT-PCR法或免疫荧光法鉴定是否有SARS-CoV。

(6)影像学检查　胸部X线、CT检查见肺部以间质性肺炎为主要特征。有不同程度片状、斑片状浸润性阴影或呈网状样改变,部分病人的病情进展迅速,呈大片状阴影;常为双侧改变,肺部阴影吸收、消散较慢。肺部阴影改变程度与临床症状体征不相平行。

(六)治疗要点

目前缺乏特异性治疗手段,以综合治疗为主。强调在疾病的整个治疗过程中,针对疾病的发生进行对症治疗。治疗原则为早发现、早隔离、早治疗。

1.隔离　按呼吸道传染病隔离和护理。

2.一般治疗和对症治疗　①卧床休息。②发热超过38.5℃者可使用解热镇痛药,儿童禁忌用阿司匹林,因可能引起Reye综合征;或给予冰敷、乙醇擦浴等物理降温。③当心、肝、肾等器官功能损害时,应该做相应的处理。④避免剧烈咳嗽,咳嗽剧烈者给予镇咳药,咳痰者给予祛痰药。

3.氧疗　可根据病情选择不同给氧方式。

4.糖皮质激素　可能是最重要的治疗方法。

5.并发和(或)继发细菌感染　使用抗生素治疗。

6.抗病毒药物　早期可试用,目前推荐使用利巴韦林。

7.增强免疫力　重症病人可试用增强免疫功能的药物。

8.重症病例的处理　加强对病人的动态监护,及时给予呼吸支持,合理使用糖皮质激素,加强营养支持和器官功能保护,注意水电解质和酸碱平衡,预防和治疗继发感染,及时处理并发症。

9.可选用中药辅助治疗　以清热解毒为主,可试用牛黄安宫丸、板蓝根等。

【护理】

（一）护理评估

1.健康史　询问2周前是否曾密切接触同类病人或有明显的传染给他人,生活在流行区或发病前2周到过SARS正在流行的地区。

2.身体状况

(1)症状　发热,体温常高于38℃,伴有头痛、全身酸痛、乏力、腹泻;咳嗽无痰、呼吸急促;严重出现急性呼吸窘迫综合征。

(2)体征　肺部啰音或有肺实变体征。

(3)实验室及其他检查　血常规、生化、免疫学、病毒分离及胸部X线检查符合SARS病毒感染。

3.心理－社会状况　SARS病情重,变化快,死亡率高,病人及家属会出现焦虑、恐惧、绝望的心理,加之目前尚无特效治疗方法,病人可能会觉得没有希望,产生放弃、不配合治疗的想法。

（二）护理诊断/问题

1.体温过高　与病毒感染有关。

2.气体交换受损　与肺部病变有关。

3.焦虑/恐惧　与隔离、担心疾病的预后有关。

4.营养失调　与发热、纳差、摄入减少、腹泻有关。

（三）护理目标

病人体温恢复正常;肺部感染症状得到有效控制;病人情绪稳定,无并发症的产生。

（四）护理措施

1.环境与休息　卧床休息,协助做好病人的生活护理,减少病人机体的耗氧量,防止肺部症状的加重。

2.饮食护理　给予高热量、高蛋白质、高维生素、易消化饮食。不能进食者或高热者应静脉补充营养,注意维持水、电解质平衡。

3.病情观察　多数病人在发病后14天内都可能属于进展期,因此要密切监测病人体温、呼吸频率、呼吸道有无阻塞;了解血气分析、血常规以及心、肝、肾功能等情况;定期复查胸片。

4.对症护理　①痰液黏稠者给予祛痰剂,鼓励咳出痰液,必要时给予雾化吸入。②呼吸困难者应根据病人的病情及耐受情况,选择氧疗和无创伤正压机械通气。③及时吸氧,保持呼吸道通畅。④必要时予以气管插管或切开,呼吸机给氧,但在气管插管和气管切开护理过程中,极易引起医护人员被病毒感染,应注意医护人员的防护。

5.用药护理 由于治疗中采用糖皮质激素,应注意药物的不良反应,如继发真菌感染、血糖升高和骨质疏松症等。

（五）健康教育

1.对病人的指导 ①心理调适:出院的"非典"病人可患有抑郁症,应及时进行心理治疗,加速康复。②饮食调理:病后初愈者体质仍较虚弱,出院后应注意均衡饮食,补充足够的营养素。③适当锻炼:康复期可练习太极拳等有利于心肺功能康复的运动项目,但避免过于疲劳。④随访:病人出院后应定期检查肺、心、肝、肾及关节等功能,发现异常应及时治疗。

2.预防疾病指导 流行期间减少大型群众性集会或活动,避免去人多或相对密闭的地方;勤洗手;不随地吐痰,避免在人前打喷嚏、咳嗽,清洁鼻子后应洗手;保持公共场所空气流通,排除住宅建筑污水排放系统淤阻隐患;对病人用过的物品、住所及逗留过的公共场所进行充分消毒;如有咳嗽、咽痛等呼吸道症状或必须到医院以及其他人多的场所时,应注意戴口罩;保持乐观稳定的心态,均衡饮食,注意保暖,避免疲劳,充足睡眠,以及在空旷场所适量的运动,均有助于提高人体对传染性非典型肺炎的抵抗力。

（六）护理评价

病人体温是否恢复正常;肺部感染症状是否得到有效控制;病人情绪是否稳定,有无并发症的产生。

本节小结

严重急性呼吸综合征(传染性非典型肺炎)是由一种新型冠状病毒-SARS冠状病毒感染而引起的急性呼吸道传染病。主要通过近距离飞沫传播,人群普遍易感。

本节关键词:传染性非典型肺炎

七、人感染高致病性禽流感病人的护理

【疾病概要】

人禽流感(human avian influenza)是由甲型流感病毒某些感染禽类亚型中的一些毒株引起的急性呼吸道传染病。感染人的禽流感病毒亚型主要为 H5N1、H9N2、H7N7。人禽流感的主要临床表现为高热、咳嗽和呼吸急促,其中高致病性禽流感常由 H5N1 亚型引起,病情严重,可出现毒血症状、感染性休克、多脏器功能衰竭以及 Reye 综合征等多种并发症而致人死亡。

（一）病原学

禽流感病毒属于正黏病毒科甲(A)型流感病毒属。甲(A)型流感病毒呈多形性,常见形状为球形,直径 80~120nm,平均 100nm,有囊膜。病毒基因组为分节段单股副链 RNA。一旦禽流感病毒与人流感病毒发生基因重组,含有人流感病毒的基因片断可转变成一种具有极强传染性和更高致病性的全新的流感病毒。人体对这种新的流感病毒几乎没有任何免疫力,一旦流行可迅速传播,造成极大危害。

禽流感病毒对热、紫外线和常用消毒药(如漂白粉、漂白粉精片、84 消毒液及乙醚、氯仿、丙酮等有机溶剂)都比较敏感,因此,当禽流感病毒被加热到 56℃ 30 分钟或 100℃ 2 分钟就可被灭活,在阳光下直射 40~48 小时以及使用常用消毒剂也均可使该病毒灭活。因此,一般家庭食物只要煮熟煮透,对家庭和周围环境用常用的消毒剂进行喷洒即可消毒。

(二)流行病学

1.传染源 人禽流感的传染源主要为患禽流感或携带禽流感病毒的鸡、鸭、鹅等禽类,特别是鸡;野禽或猪也有可能成为传染源,在禽流感的自然传播中扮演了重要角色。

2.传播途径 病毒可通过呼吸道传播,通过密切接触受禽流感病毒感染的家禽及其分泌物和排泄物、受病毒污染的水等传播。目前尚无人与人之间传播的确切证据。

3.易感人群 人群普遍易感,12 岁以下的儿童发病率较高,病情较重;其中从事养殖、分拣、运送、销售、屠宰、捕杀工作及死禽处理等相关人员属于高危人群。

(三)发病机制

人禽流感的发病机制主要是因机体免疫力下降而诱发。其病理解剖显示,支气管黏膜严重坏死;肺泡内大量淋巴细胞浸润,可见散在的出血灶和肺不张;肺透明膜形成。

(四)临床表现

1.症状 人类患上禽流感后,潜伏期一般为 7 天以内,通常 2~4 天。早期症状与其他流感非常相似,主要表现为发热、头痛、流涕、鼻塞、咳嗽、咽痛、全身不适,部分病人可有恶心、腹痛、腹泻、稀水样便等消化道症状,有些病人可见眼结膜炎,体温大多持续在 39℃ 以上,少数病人伴胸腔积液。

2.病情及预后 大多数病人预后良好,病程短,恢复快,且不留后遗症,但少数病人特别是年龄较大、治疗过迟的病人,会迅速发展成进行性肺炎、胸腔积液、急性呼吸窘迫综合征、肺出血、肾衰竭、败血症休克及 Reye 综合征等多种并发症而死亡。

3.实验室及其他检查

(1)病毒抗原及基因检测 取病人呼吸道标本,采用免疫荧光抗体技术(IFA)或酶联免疫法(ELISA)检测甲型流感病毒核蛋白抗原(NP)和禽流感病毒 H 亚型抗原。还可用反转录 PCR 法(RT-PCR)检测禽流感病毒亚型特异性 H 抗原基因。

(2)病毒分离 从病人呼吸道标本(如鼻咽分泌物、口腔含漱液、气管吸出物或呼吸道上皮细胞)中分离禽流感病毒。

(3)血常规 白细胞计数一般不高或降低。重症病人多有白细胞计数及淋巴细胞减少。

(4)血清学检查 发病初期和恢复期双份血清抗禽流感病毒抗体滴度有 4 倍或 4 倍以上升高,有助于回顾性诊断。

（5）影像学检查 重症病人胸部 X 线检查可显示单侧或双侧肺炎,少数可伴有胸腔积液等。

（五）治疗要点

治疗原则与普通流感基本相同。

1.对疑似和确诊病人进行隔离治疗。

2.抗流感病毒治疗 应在发病 48 小时内试用抗流感病毒药物:①神经氨酸酶抑制剂:奥司他韦(oseltamivir,达菲)对禽流感病毒 H5N1、H9N2 有抑制作用,为新型抗流感病毒药物。成人剂量为每天 150mg,儿童剂量 3mg/(kg·d),分 2 次口服,疗程为 5 天。②离子通道 M_2 阻滞剂:金刚烷胺(amantadine)和甲基金刚烷胺(rimantadine)可抑制甲型流感病毒株的复制。

3.抗菌治疗 有继发感染或有充分证据提示继发细菌感染时,应及时使用抗生素治疗。

4.重症病人的治疗 营养支持;加强血氧检测和呼吸支持;防治其他并发症,如短期给予肾上腺皮质激素改善毒血症及呼吸窘迫。

【护理】

（一）护理评估

1.健康史 了解传染源接触情况。接触病人的呼吸道分泌物、体液和被病毒污染的物品亦可能造成传播。进食经煮熟的猪肉及猪肉食品是安全的,从事养猪业者,在发病前 1 周内去过养猪、销售及宰杀等场所者以及接触猪流感病毒感染材料的实验室工作人员为高危人群。人感染猪流感病毒常发生在冬春季节,猪感染猪流感病毒一般发生在夏秋季节。

2.身体状况

（1）症状评估 人感染甲型流感后的临床早期症状与普通流感类似,包括发热、咳嗽、喉痛、头痛、发冷、腹泻、呕吐、肌肉痛或疲倦、眼睛发红等。部分病人病情来势凶猛、进展迅速,突然高热、体温超过 39℃,甚至继发严重肺炎、急性呼吸窘迫综合征、肺出血、胸腔积液、全血细胞减少、肾功能衰竭、败血症、休克及 Reye 综合征、呼吸衰竭及多器官损伤而导致死亡。

（2）体征 病人肺部体征常不明显,部分病人可闻及湿啰音或有肺部实变体征等。

（3）实验室及其他检查 血常规白细胞总数一般不高或降低,血清学诊断:可使用间接 ELISA 抗原捕捉、ELISA 荧光免疫法等。反转录－聚合酶链式反应(RT-PCR):用于病毒分离,从病人呼吸道标本分离猪流感病毒,病毒分离法较敏感。胸部 X 线检查:合并肺炎时肺内可见片状影像,严重病例片状影像广泛。

3.心理一社会状况 由于病人起病急,症状重,传染性强,病人可出现焦虑、抑郁、恐惧等不良心理。

（二）护理诊断/问题

1.体温升高 与病毒感染有关。

2.疼痛 与病毒感染有关。

3.焦虑、恐惧 与疾病不适、知识缺乏有关。

4.气体交换受损　与继发细菌性肺炎有关。

5.潜在并发症　支气管炎、肺炎和胸膜炎等。

（三）护理目标

病人体温降至正常,病人自诉舒适感增加;焦虑、恐惧等不良心理减轻或消失;疼痛减轻;胸闷、咳嗽、气急等症状减轻或消失;无并发症发生。

（四）护理措施

1.环境与体位　严格按呼吸道传染性疾病隔离,病室通风,温湿度适宜,安静舒适;及早卧床休息。

2.饮食护理　多饮水,给予清淡、易消化、营养丰富的流质或半流质饮食,保证热量、矿物质、维生素的摄入,及时清理呼吸道分泌物,协助病人翻身、拍背等。

3.病情观察　监测体温、呼吸、脉搏、血压、尿量、意识等生命体征,发现胸闷、咳嗽、咳血痰、发绀、低氧血症或呼吸衰竭、休克等,应及时通知医生给予相应治疗和处理。

4.用药护理　因无特效药,用药种类繁多,故严密观察治疗效果及毒副作用非常重要,如抗生素用后的副作用、抗病毒类药物有无胃肠道反应、激素类药物有无应激性消化道出血、抗凝药物有无皮下出血等。

5.对症护理　对发热、咳嗽咳痰、气急等给予相应护理。如咽喉症状较重者,予以雾化吸入;高热、食欲不振、呕吐者应予以静脉补液。如出现低氧血症或呼吸衰竭的情况,应及时给予氧疗或机械通气等。合并休克时给予相应抗休克治疗。出现其他脏器功能损害时,给予相应支持治疗和护理。

6.心理护理　对病情的恐惧可出现焦虑、抑郁、烦躁不安的心理;被严密隔离时易产生孤独感。医护人员应及时与病人沟通,关心安慰病人,了解其真实的思想动态,并鼓励其面对现实,树立战胜疾病的信心。

（五）健康教育

1.做好疾病知识的教育,注意"四早"　当自己或周围人出现发热、咳嗽、呼吸急促、全身疼痛等症状时,应立即去医院就医;医疗机构发现不明原因肺炎病例或怀疑人感染高致病性禽流感病例时,应及时报告当地疾病预防控制机构;对人感染高致病性禽流感病例和疑似病例要及时隔离,对密切接触者要按照情况进行隔离或医学观察,以防止疫情扩散;确诊为人感染高致病性禽流感的病人,应积极开展救治,特别是对有其他慢性疾病的人要及早治疗。

2.生活知识教育　出院时告知病人要保证充分的休息和睡眠,做到生活有规律,注意劳逸结合;要进行自我心理调整,消除紧张恐惧情绪,防止出现情绪低落和心理疲劳。要保持良好的卫生习惯,适当锻炼,通过增强体质改善各系统的功能,提高机体的免疫力;加强营养,合理饮食。定期复查,加强防范。

（六）护理评价

病人体温是否降至正常,是否自诉舒适感增加;焦虑、恐惧等不良心理是否减轻或消失;

疼痛是否减轻;胸闷、咳嗽、气急等症状是否减轻或消失;有无并发症发生。

本节小结

　　人感染高致病性禽流感是由甲型流感病毒某些亚型引起的急性呼吸道传染病,护理强调急性期卧床休息,给予高营养、易消化的流质或半流质饮食,做好对症护理和心理护理,注意观察病情变化及用药不良反应。

　　本节关键词:人感染高致病性禽流感

(毕清泉)

第三节　细菌感染病人的护理

案例 10-2

　　某病人,女,32 岁,3 天前外出旅游时曾有不洁饮食,回来后,突然发热,体温 38.6℃,畏寒,无寒战,后感下腹部阵发性疼痛和腹泻。自服黄连素无好转,小便正常。查体:T 38.8℃、P 88 次/分、R 20 次/分、BP 118/80mmHg。急性面容,未见皮疹,浅表淋巴结未及。心肺(一),腹平软,下腹部有压痛,无肌紧张和反跳痛,肝脾未及,肠鸣音 5 次/分。

　　问题:

　　1.该病人的临床表现有何特点?

　　2.该病人发病的原因是什么?临床评估需要进一步做哪些检查?

　　3.该病人存在哪些护理问题?

本节学习目标

　　1.掌握常见细菌性传染病的临床特征、主要护理诊断/问题、护理措施。

　　2.熟悉细菌性传染病流行病学特征。

　　3.熟悉常见细菌性传染病的实验室检查及治疗要点。

　　4.了解常见细菌性传染病的发病机理。

　　5.尊重传染病病人的身心需求,体现护士的爱伤精神和人文关怀。

一、流行性脑脊髓膜炎病人的护理

【疾病概要】

流行性脑脊髓膜炎（epidemic cerebrospinal meningitis），简称流脑，是由脑膜炎奈瑟菌引起的一种化脓性脑膜炎。其主要临床表现是突发高热、剧烈头痛、频繁呕吐，皮肤和黏膜出现淤点、淤斑及脑膜刺激征，严重者可有败血症、休克和脑实质损害。

（一）病原学

脑膜炎奈瑟菌（又称脑膜炎双球菌）属奈瑟菌属，革兰染色阴性。该菌仅存在于人体，可在带菌者的鼻咽部及病人血液、脑脊液和皮肤淤点中检出。根据菌体表面荚膜多糖抗原性不同将脑膜炎球菌分为 13 个血清群，最常见的是 A、B、C 三群，占流行病例的 90％以上。

（二）流行病学

1.传染源　带菌者和流脑病人是本病的传染源。病人从潜伏期末开始至急性期均有传染性。

2.传播途径　病原菌主要借飞沫经呼吸道直接传播。但密切接触如同睡、怀抱、喂奶、接吻等，对 2 岁以下婴幼儿传播有重要意义。

3.易感性　人群普遍易感，与其免疫水平密切相关。新生儿有来自母体的 IgG 抗体，不易患本病，其后抗体浓度逐渐降低，6 个月至 2 岁的婴幼儿抗体水平最低，故发病率最高。病后可产生持久的免疫力，再次患病者罕见。

4.流行特征　本病全年均可发病，但有明显季节性，多发生于 11 月至次年 5 月，流行高峰为 3、4 月份。本病可呈周期性流行，一般每 3～5 年一次小流行，7～10 年一次大流行。

（三）发病机制

病原菌侵入鼻咽部后，是否发病取决于细菌数量、毒力强弱和机体防御功能。机体免疫力明显低下或细菌数量多、毒力较强时，细菌可从鼻咽部进入血液循环，形成短暂菌血症。病原菌可通过血脑屏障进入脑脊髓膜，形成化脓性脑脊髓膜炎。

普通型流脑败血症期间，细菌侵袭皮肤血管内皮细胞，迅速繁殖并释放内毒素，作用于小血管和毛细血管，引起局部出血、坏死、细胞浸润及栓塞，临床上可见皮肤和黏膜淤点。

暴发型休克型流脑的发病机制，目前认为主要与脑膜炎双球菌内毒素所致的急性微循环障碍有关。暴发脑膜脑炎型与内毒素引起脑血管微循环障碍有关。

（四）临床表现

脑膜炎球菌主要引起隐性感染，据统计，无症状带菌者占 60％～70％，上呼吸道感染型和出血型约占 30％，典型的化脓性脑膜炎仅占 1％。潜伏期为 1～10 天，一般为 2～3 天。根据病情和病程可分为下列各型。

1.普通型　最常见，占全部病例的 90％以上。

(1)前驱期（上呼吸道感染期）　多数病人此期症状不明显。少数病人可表现为低热、咽痛、咳嗽或鼻炎、全身不适等非特异性上呼吸道感染症状,持续 1～2 天。

(2)败血症期 起病急,突发寒战、高热,体温 39～40℃,伴头痛、精神萎靡、全身乏力及关节疼痛、食欲不振、呕吐等毒血症状。病人于发病后数小时出现皮肤、眼结膜或软腭黏膜淤点或淤斑,大小 1～2mm 至 1～2cm,鲜红色,随后变成紫红色,严重者发展至全身皮肤,且迅速融合成大片皮下出血,中央因血栓形成而呈紫黑色坏死或大疱,是本期特征性表现。

(3)脑膜炎期 败血症期的毒血症状及体征仍持续存在,高热持续不退,出现明显的中枢神经系统症状,如头痛加剧、喷射性呕吐频繁、烦躁不安、畏光、颈后部及全身疼痛。由于神经根受刺激而出现脑膜刺激征阳性。

(4)恢复期 经治疗后体温逐渐降至正常,皮肤淤点、淤斑消失。大淤斑中央坏死部位可形成溃疡,后结痂而愈。症状逐渐好转,神经系统检查正常。约 10％病人可出现口唇疱疹。病人一般在 1～3 周内痊愈。

2.暴发型 本型起病急骤,病势凶险,儿童多见,病死率高。可分为三型。

(1)休克型 突发剧烈寒战、高热,严重者体温不升,伴呕吐、头痛及严重的全身毒血症状。全身皮肤黏膜广泛淤点、淤斑,可迅速增多并融合成大片,伴中央坏死。循环衰竭为本型的突出特征,而脑膜炎的表现如脑膜刺激征及脑脊液改变可不明显。

(2)脑膜脑炎型 以脑膜脑实质损害为主要表现。除高热、全身毒血症状、淤斑外,严重颅内高压为本型突出症状。病人出现剧烈头痛,剧烈而频繁的呕吐呈喷射性,反复或持续惊厥,迅速陷入昏迷。血压升高、锥体束征呈阳性,严重者可因脑疝发生,出现瞳孔变化、中枢性呼吸衰竭。体检可见脑膜刺激征、巴宾斯基征阳性等病理反射。

(3)混合型 为最严重的类型,同时有休克及脑膜脑炎的表现,病死率极高。

3.轻型 多发生于流行后期,病变轻微。表现为轻微上呼吸道感染症状,皮肤有少量细小出血点及脑膜刺激征,无意识改变。脑脊液变化不明显,咽拭子培养可有病原菌。

4.慢性败血症型 此型极为少见,可迁延数月。表现为间歇性发热、寒战、皮肤淤点或皮疹、多发性大关节痛,少数病人有脾大,每次发作可持续 1～6 天。

(五)实验室及其他检查

1.血常规检查 白细胞总数明显升高,多在 20×10^9/L 左右,中性粒细胞数也明显升高。可出现中毒颗粒和空泡。并发 DIC 时血小板显著下降。

2.脑脊液检查 早期仅有压力升高,外观正常。临床脑膜炎者,则脑脊液压力明显升高,外观变混浊如米汤样或呈脓样,白细胞数明显升高,在 1×10^9/L 以上,以分叶核升高为主。蛋白质含量增高,糖和氯化物明显降低。

3.细菌学检查 是明确诊断的重要方法。①涂片:可见革兰染色阴性球菌,有早期诊断价值。②细菌培养:应在使用抗生素前进行标本采集并及时送检可提高阳性率。若呈阳性应进行菌株分型和药敏试验。

4.免疫学检查 测定流脑病人脑脊液中脑膜炎球菌特异多糖抗原和血清特异抗体,该方法敏感性高,特异性强,适用于已用抗生素治疗而细菌学检查阴性者。

5.其他 ①核酸检测:可检测早期血清和脑脊液中细菌 DNA,对细菌进行分型。②放免法检测脑脊液 β_2 微球蛋白:有助于早期诊断、鉴别诊断、病情监测和预后判断。③鲎溶解物试验:用来检测血清和脑脊液中的内毒素,有助于革兰阴性细菌感染的诊断。

(六)治疗要点

1.普通型

(1)一般治疗　早期诊断,就地执行呼吸道隔离措施。维持足够液体量及电解质平衡。

(2)病原治疗　由于耐药菌株的出现,应早期、足量应用细菌敏感又能透过血脑屏障的抗生素。①青霉素 G:为高效、毒性低、价廉的杀菌药物,缺点为不易透过血脑屏障,故需大剂量使用才能达到有效治疗浓度。②头孢菌素:第三代头孢菌素对脑膜炎球菌抗菌活性强,易透过血脑屏障,且毒性低。③氯霉素:本药较易通过血脑屏障,对脑膜炎球菌有良好的抗菌作用,适用于对青霉素过敏的病人。

(3)对症治疗　高热时给予物理降温,惊厥者适当应用镇静剂。颅内压增高者应用脱水剂降颅压。

2.暴发型

(1)休克型　①应尽早使用有效抗菌药物。②迅速纠正休克。③肾上腺皮质激素有利于抗休克。④抗 DIC 治疗。⑤保护重要脏器功能。

(2)脑膜脑炎型　减轻脑水肿,防止脑疝及呼吸衰竭是本型流脑的治疗重点。

1)病原治疗:及早应用有效的抗菌药物。

2)脱水治疗:可快速静滴或静注 20％甘露醇,或与 50％葡萄糖交替使用。

3)肾上腺糖皮质激素:可减轻脑水肿和降低颅内压。

4)呼吸衰竭:吸痰、保持呼吸道通畅。呼吸困难者吸氧,给予呼吸中枢兴奋剂。呼吸停止者应立即作气管插管或气管切开给予机械通气。

5)对症治疗:高热及惊厥者应用物理降温及镇静剂,如地西泮每次 10mg 肌注,或 10％水合氯醛灌肠,必要时可用亚冬眠疗法。

【护理】

(一)护理评估

1.健康史　①患病及治疗经过:了解病人的发病情况和时间;病人发病时的主要症状及演变特点;既往就诊、检查及治疗经过;预防接种史,有无药物过敏史。②流行病学资料:询问当地是否有流行性脑脊髓膜炎流行;有无与流行性脑脊髓膜炎病人密切接触史;饮食、饮水及个人卫生情况;既往是否患过流行性脑脊髓膜炎。

2.身体状况

(1)症状　有无全身不适、寒战、发热伴关节疼痛、呕吐、头痛、昏迷和惊厥等。

(2)体征　病人一般状况有无异常;有无皮肤黏膜淤点、紫癜;有无呼吸运动异常,心肺听诊有无异常;腹部有无压痛,肠鸣音是否亢进;四肢关节活动有无障碍,是否有脑膜刺激征,病理反射是否可引出等。

(3)实验室及其他检查　注意评估血象变化;细菌学检查;脑脊液检查是否异常;免疫学检查是否有特异性抗原和抗体等。

3.心理－社会状况　由于该病婴幼儿多发,故以社会支持系统的评估为主。着重了解病人家庭成员对疾病知识的认知程度以及对病人病情的了解、关心和支持程度等。

(二)护理诊断/问题

1.体温过高　与脑膜炎双球菌感染导致败血症有关。

2.组织灌注无效　与内毒素导致微循环障碍有关。

3.营养失调:低于机体需要量　与高热、呕吐导致丢失过多,昏迷导致营养摄入不足有关。

4.潜在并发症　惊厥、脑疝、呼吸衰竭。

(三)护理目标

病人体温下降至正常,神智清醒,无呕吐,可正常饮食。家庭成员了解该传染病的相关知识,能积极配合医疗护理活动,对疾病无恐惧心理,学会观察病人病情变化。

(四)护理措施

1.隔离　呼吸道隔离。

2.休息与环境　病人应绝对卧床休息,病室内应保持空气流通、舒适、安静。治疗护理操作要集中进行,尽量减少搬动病人,避免惊厥的发生。呕吐时,病人头偏向一侧。颅内高压的病人需抬高头部。腰椎穿刺后,协助病人去枕平卧6小时。

3.饮食护理　应给以高热量、高蛋白质、高维生素、易消化的流食或半流食。鼓励病人少量、多次饮水,保证入量2000~3000ml/d。

4.病情观察　流脑发病急骤,病情变化急剧,故需密切观察病情变化。监测生命体征,早期发现呼吸、循环衰竭;密切观察意识障碍是否加重,皮疹是否继续增加、融合、破溃,还应注意面色、瞳孔变化,出入量,惊厥先兆等。如发现异常,立即报告医师并迅速配合抢救。

5.用药护理　①使用青霉素、磺胺类药及氯霉素治疗,应注意有无毒副反应。②应用甘露醇等脱水剂时,要注意观察呼吸、心率、血压、瞳孔的变化,颅内高压、脑膜刺激征表现有无改善,脱水的同时注意监测电解质平衡状况。

6.对症护理

1)高热:参见第一章第八节的护理。

2)头痛:头痛不重者无需处理,头痛较重者可按医嘱给予止痛或进行脱水治疗。

3)呕吐:呕吐时病人应取侧卧位,呕吐后及进食后应清洗口腔,并更换脏污的衣裤、被褥,创造清洁的环境。呕吐频繁者可给予镇静剂或脱水剂,并应观察有无水、电解质平衡紊乱表现。

4)皮疹:流脑病人可出现大片淤斑甚至坏死,因此应注意皮肤护理。

5)休克的护理:迅速建立静脉通路以便及时用药,必要时开放两条通路。24小时出入量有利于判断病情和调整补液速度。遵医嘱予以扩容、纠正酸中毒等抗休克治疗。由于循环衰竭病人肢端循环不好,应注意保暖。

7.呼吸衰竭的护理　及时吸痰,保持呼吸道通畅;给予吸氧;准备好各种抢救物品和药品,如吸痰器、气管插管或气管切开包、呼吸兴奋剂等,做好抢救的准备。

8.心理护理 因本病起病急,病人及家属对本病知识认识不够,且暴发型流脑病情严重、死亡率高,故病人多产生紧张、焦虑、恐惧等心理反应。病人及家属急切需要尽快得到有效、及时的治疗和护理。护理人员应密切观察病情变化,同时耐心给病人及家属讲解有关流脑以及合理防治流脑的有关知识,使病人消除疑虑,树立信心,争取早日康复出院。

（五）健康教育

1.预防疾病指导 流脑流行期间应进行预防流脑的知识教育,介绍流脑的流行过程、传播途径、预防措施,以预防流脑传播。

2.对病人的指导 讲述流脑的疾病过程、治疗用药注意事项、皮肤自我护理方法及预后等。普通型流脑如果治疗及时则预后良好;暴发型流脑预后较差,病死率10%左右,及时治疗仍有可能痊愈。

（六）护理评价

病人体温是否正常,神智是否清醒,能否可正常饮食;家庭成员是否了解传染病相关知识,是否学会观察病人病情变化。

本节小结

流脑是由脑膜炎双球菌引起的一种化脓性脑膜炎,属呼吸道传播疾病,临床主要表现是突发高热、剧烈头痛、频繁呕吐,皮肤和黏膜出现淤点、淤斑及脑膜刺激征,严重者可有败血症、休克和脑实质损害。

本节关键词:流行性脑脊髓膜炎

二、伤寒病人的护理

【疾病概要】

伤寒(typhoid fever)是由伤寒杆菌引起的急性全身性细菌性传染病。典型临床表现为持续性发热、相对缓脉、神经系统与消化道中毒症状、肝脾大、玫瑰疹及白细胞减少等。

（一）病原学

伤寒沙门菌属于肠道杆菌沙门菌属 D 群,革兰染色阴性短杆菌。其不产生外毒素,菌体裂解时产生的内毒素在发病过程中具有重要作用。本菌主要有菌体"O"抗原、鞭毛"H"抗原和表面"Vi"抗原,感染机体后刺激机体产生相应的抗体,但均为非保护性抗体。

（二）流行病学

1.传染源 传染源为病人与带菌者,潜伏期末即可从粪便排菌,以发病2～4周排菌量最多,传染性最强。恢复期或病愈后排菌减少,极少数持续排菌达 3 个月以上,称为慢性带菌者。慢性带菌者是引起伤寒不断传播或流行的主要传染源,有重要的流行病学意义。

2.传播途径 主要通过消化道传播。伤寒杆菌随粪便排出体外,通过污染的水或食物、日常生活接触、苍蝇与蟑螂等机械性携带而传播。其中食物被污染是主要的传播途径。水源和食物污染可引起暴发流行。

3.人群易感性 人群普遍易感,病后可产生持久免疫力,第二次发病者少见,仅有约2%的病人可再次发病。伤寒与副伤寒之间无交叉免疫力。

4.流行特征 常年可发病,以散发为主,但流行多在夏秋季,部分地区偶见暴发流行。

（三）发病机制

伤寒杆菌进入人体后是否发病取决于伤寒杆菌的数量、致病性以及人体的免疫能力。伤寒杆菌入侵肠黏膜,部分病菌被吞噬细胞吞噬并在其胞浆内繁殖,部分病菌经淋巴管进入回肠集合淋巴结、孤立淋巴滤泡及肠系膜淋巴结中继续繁殖,再由胸导管释放入血,引起第一次菌血症（相当于潜伏期,无症状）。细菌随血流进入肝、脾、胆囊、骨髓等组织器官内继续大量繁殖,至潜伏期末再次释放入血引起第二次菌血症,同时释放内毒素,产生临床症状（相当于初期）。伤寒杆菌继续随血流播散至全身各脏器,临床表现达到极期。进入胆系的细菌在胆囊胆汁内繁殖,大量病原菌随胆汁入肠,部分随粪便排出体外,部分经肠黏膜再度侵入肠壁淋巴组织,使原已致敏的淋巴组织产生严重的炎症反应,导致孤立和集合淋巴滤泡坏死,形成溃疡。若坏死和溃疡累及血管可引起肠出血,侵入肌层和浆膜层可引起肠穿孔。

随着机体免疫反应的加强,尤其是细胞免疫反应的发展,细菌在血流和脏器中逐渐被消灭,肠壁溃疡逐渐愈合,病情缓解,进入恢复期。症状消失后,若胆囊内长期保留病菌则成为慢性带菌者。

（四）临床表现

潜伏期为10天左右,其长短与感染细菌量以及机体免疫状态有关。食物型暴发流行可短至48小时,而水源性暴发流行可长达30天。典型伤寒的自然病程为4~5周。

1.典型伤寒 临床自然病程可分为四期。

（1）初期 相当于病程第1周,也称侵袭期。大多起病缓慢,发热是最早出现的症状。发热前可有畏寒,但少有寒战,出汗不多。随病情逐渐加重,体温呈阶梯形上升,5~7天内达39~40℃,还可伴全身不适、头痛、乏力、四肢酸痛、食欲减退、腹部不适、咽痛、咳嗽等症状。

（2）极期 相当于病程第2~3周,常出现伤寒特征性表现。①发热:呈持续高热,以稽留热型为主,少数呈弛张热或不规则热,热程较长,持续10~14天。②消化道症状:出现腹部不适、腹胀,多数病人有便秘,少数病人表现为腹泻。右下腹可有轻压痛。③神经系统症状:与疾病的严重程度成正比。病人出现特殊的中毒面容,如精神恍惚、表情淡漠、呆滞、反应迟钝。耳鸣、听力减退,重者可有谵妄、昏迷或脑膜刺激征等中毒性脑病表现。④循环系统症状:常有相对缓脉或重脉。相对缓脉是指脉搏与发热不成比例上升,即体温每增高1℃,每分钟脉搏增加少于15~20次。并发中毒性心肌炎时,相对缓脉不显著。重脉是指桡动脉触诊时,每一次脉搏感觉有2次搏动的现象。重症病人出现脉搏细速、血压下降、循环衰竭。⑤肝脾大:多数病人在病程1周末可有肝脾大,质软有压痛。⑥玫瑰疹:病程第7~13天,部分病人在胸、腹、肩背等部位的皮肤分批出现直径2~4mm淡红色小斑丘疹,称为玫瑰疹,压之褪色,多在 10 个以下,2~4 天内消退。⑦其他:高热期间,可有蛋白尿,后期可有水晶型汗疹(白痱)、消瘦及脱发。肠出血、肠穿孔等并发症多在本期出现。

(3)缓解期　相当于病程第 3~4 周,体温逐渐下降,各种症状逐渐减轻,肿大的肝脾开始回缩。由于本期小肠病理改变仍处于溃疡期,因此仍可能出现各种肠道并发症。

(4)恢复期　相当于病程第 5 周,体温恢复正常,临床症状消失,约 1 个月完全康复。体弱、原有慢性疾患或出现并发症者,病程往往较长。

2.其他临床类型　除上述典型表现外,伤寒可有轻型、暴发型、迁延型、逍遥型、顿挫型及小儿和老年型等多种临床类型。

(1)轻型　发热 38℃左右,病程短,全身毒血症状轻,1~2 周内痊愈。多见于发病初期已应用过有效抗菌药物治疗者及儿童病人。

(2)迁延型　起病初与典型伤寒相似,发热持续不退,呈弛张热型或间歇热型,热程可迁延 1~2 个月,甚至数月之久。肝脾肿大明显。

(3)逍遥型　病情轻微,病人可照常工作。部分病人可因为突然出现肠出血或肠穿孔而被发现。

(4)暴发型　起病急骤,毒血症状严重。有畏寒、高热、肠麻痹、中毒性脑病、中毒性心肌炎、中毒性肝炎、DIC 等表现。如未能及时抢救,常在 1~2 周内死亡。

3.复发和再燃　少数病人热退后 1~3 周,临床症状再现,血培养再度阳性,称为复发。复发与胆囊或网状内皮系统中潜伏的病菌大量繁殖、再度侵入血循环有关,见于抗菌治疗不彻底、机体抵抗力低下的病人。部分缓解期病人体温下降还未恢复正常时,又重新上升,血培养阳性,持续 5~7 天后退热,称再燃,可能与菌血症未被完全控制有关。

4.并发症

(1)肠出血　为伤寒常见的并发症,多见于病程第 2~4 周。轻重不一,从大便隐血阳性至大量血便。出血量少时可无症状,大量出血可引起出血性休克。饮食不当、腹泻等常成为肠出血诱因。

(2)肠穿孔　为最严重的并发症,多见于病程第 2~4 周,发生率为 3%~4%。穿孔部位易发于回肠末段。穿孔前常有腹胀、腹泻或肠出血等先兆,穿孔时病人突然右下腹剧痛,伴恶心、呕吐、冷汗、脉细速,呼吸急促、体温与血压下降,经 1~2 小时后体温又迅速回升,并出现腹膜刺激征等。X 线检查膈下有游离气体。

(3)其他　可见中毒性肝炎、中毒性心肌炎,少见溶血性尿毒综合征。

(五)实验室及其他检查

1.一般检查

(1)血常规检查　白细胞减少,中性粒细胞减少。嗜酸性粒细胞减少或消失,病情好转后逐渐恢复正常,复发时可再度减少或消失,对伤寒的诊断与病情评估有一定参考价值。

(2)尿常规检查　常出现轻度蛋白尿和少量管型。

(3)粪便检查　在腹泻病人可见少量白细胞,并发肠出血时粪便潜血试验可为阳性。

(4)骨髓涂片　可见伤寒细胞(戒指细胞)。

2.细菌学检查

(1)血细菌培养 为最常用的确诊方法。发病第1～2周血培养阳性率最高。

(2)骨髓培养 阳性率高于血培养,阳性持续时间长,对已用抗生素治疗、血培养阴性的病人尤为适用。

(3)粪便培养 在发病第3～4周阳性率最高,早期诊断价值不高,用于判断带菌情况。

(4)尿培养 早期常为阴性,注意避免粪便污染。

(5)其他 十二指肠胆汁引流或玫瑰疹刮取液培养,不作为常规检查。

3.肥达反应(Widal test) 即伤寒杆菌血清凝集反应,该试验应用伤寒杆菌"O"抗原和"H"抗原,通过凝集反应检测病人血清中相应抗体的凝集效价,对伤寒有辅助诊断价值。

4.分子生物学诊断方法 ①DNA探针:一般用于菌种鉴定及分离。②聚合酶链反应(PCR):PCR方法具有高度敏感性和特异性,但容易出现产物污染,所以控制PCR方法的假阳性及假阴性是提高准确度的关键。

(六)治疗要点

1.病原治疗

(1)第三代喹诺酮类药物 是目前治疗伤寒的首选药物,常用的有氧氟沙星、左氧氟沙星、加替沙星。

(2)第三代头孢菌素 临床应用效果良好,可选用头孢噻肟、头孢哌酮、头孢他啶等。

(3)氯霉素 在伤寒杆菌敏感地区仍可作为首选药物。

(4)其他 还可选用氨苄西林、复方磺胺甲基异噁唑等。

2.对症治疗 高热病人可适当应用物理降温,不宜用强烈发汗退热药,以免虚脱。便秘者用开塞露或用生理盐水低压灌肠,禁用泻剂。腹泻可用收敛药,忌用阿片制剂。有严重毒血症者,可在足量有效抗生素治疗配合下使用激素。

3.慢性带菌者治疗 可选择氧氟沙星、环丙沙星或氨苄西林、阿莫西林,疗程6周。

4.并发症治疗 ①肠出血:禁食,静卧,注射镇静剂及止血剂;大出血者酌情多次输新鲜血,注意水、电解质平衡;大量出血经内科积极治疗无效时,可考虑手术处理。②肠穿孔:及早确诊,及早处理,视病人具体情况,尽快手术治疗。

【护理】

(一)护理评估

1.健康史 ①患病及治疗经过:询问病人的起病经过、病人的食欲与摄入量,有无便秘或腹泻、便血,有无腹胀、腹痛及其部位、性质、程度。起病后经过何种处理、服药情况及其效果如何。②流行病学资料:应询问当地是否有伤寒流行;饮食、饮水及个人卫生情况;有无与伤寒病人接触史;既往是否患过伤寒。

2.身体状况 ①评估有无发热、咽痛、吞咽痛、头痛、全身不适、食欲不振等一般中毒症状。②监测生命体征;注意病人意识状态的改变;了解症状与体温升降的关系;了解体温上升特点、发热程度及热型;注意有无相对缓脉、重脉或脉细数及血压下降等。检查皮疹的特点;有无皮肤黏膜黄染;腹部有无压痛;有无腹膜刺激征等。③实验室及其他检查:血常规中白细胞计数是否减少及嗜酸性粒细胞是否减少或消失;细菌培养及药敏试验是否找到伤寒杆菌及对何种抗生素敏感;血清肥达反应抗体效价是否升高等。

3.心理-社会状况　病人对伤寒的认识及了解程度;对发热等症状的心理反应、应对措施及效果;对住院隔离的认识及适应情况;患病对工作、学习的影响;家庭及亲友对病人的态度、对伤寒的了解程度及对消毒隔离的认识程度。

(二)护理诊断/问题

1.体温过高　与伤寒杆菌感染、释放大量内源性致热原有关。
2.营养失调:低于机体需要量　与高热、纳差、腹胀、腹泻有关。
3.潜在并发症　肠出血、肠穿孔。

(三)护理目标

病人能说出本病发热特点,配合治疗,体温降至正常范围;能切实执行各项饮食措施,营养状况逐步改善;能主动避免诱因,配合治疗、护理,住院期间无肠出血、肠穿孔发生。

(四)护理措施

1.隔离　对病人和带菌者执行消化道隔离措施。至体温正常后15天或间隔5~7天粪便培养1次,连续2次阴性方可解除隔离。接触者应医学观察2周,发热者应立即隔离。

2.休息与环境　发热期间病人必须卧床休息至热退后1周,以减少热量和营养物质的消耗,同时减少肠蠕动,避免肠道并发症的发生。恢复期无并发症者可逐渐增加活动量。

3.饮食护理　极期病人应给予营养丰富、清淡的流质饮食,少量多餐,避免过饱。有肠出血时应禁食,静脉补充营养。缓解期,可给予易消化的高热量、高蛋白质、高维生素、少渣或无渣的流质或半流饮食,避免刺激性和产气的食物,并观察进食后胃肠道反应。恢复期病人食欲好转,可逐渐恢复至正常饮食。

4.病情观察　密切观察生命体征,注意观察面色及意识状态的变化;密切观察大便情况如颜色、性状,注意大便隐血以及腹胀、便秘、腹泻等情况;注意观察玫瑰疹出现的部位、数量等情况;注意监测有无突发右下腹剧痛、腹肌紧张、腹部压痛及反跳痛;此外还要注意有无肝脾大及肝功能异常等。

5.用药护理　嘱病人遵医嘱服药,注意观察药物的毒副反应。

6.对症护理

(1)发热　参见第一章第八节的护理。

(2)腹胀　腹胀时停止食牛奶及糖类食物,并注意钾盐的补充。可用松节油热敷腹部及肛管排气,禁用新斯的明,以免引起剧烈肠蠕动,诱发肠穿孔或肠出血。

(3)便秘　伤寒病人应保证至少日间大便1次,如有便秘则可用开塞露或温生理盐水低压灌肠。忌用泻药,并避免大便时过度用力,防止因剧烈肠蠕动或腹腔内压力过大造成不良后果。

7.肠出血和肠穿孔的护理　肠出血的病人要绝对卧床休息,保持安静,必要时给镇静剂;密切观察病人的面色、脉搏、血压变化及每次排便的量和颜色。肠穿孔病人在密切监测生命体征的同时,积极准备手术治疗。

8.心理护理 帮助病人及其家属理解熟悉本病的有关知识,以消除病人的不良心理反应。指导病人家属在情感上关心支持病人,进而减轻病人的心理压力。

（五）健康教育

1.对病人的指导 向病人及家属进行有关伤寒的疾病知识教育,如疾病过程、治疗药物、疗程、药物不良反应、预后等。应重点讲述并发症知识及饮食管理的重要性,以预防或减少并发症。伤寒如不发生并发症则预后良好。

2.预防疾病的指导 宣传、普及卫生知识,注意饮食、饮水及个人卫生,把住病从口入关,以减少伤寒发病率。讲述本病的消毒、隔离知识,预防传播。

（六）护理评价

病人及家属能否自觉配合物理降温方法,体温是否降至正常;能否说出饮食控制的重要性、每天摄入所需营养物质,营养状况是否改善;能否列举常见并发症的诱因、征象,以及积极配合治疗和护理,是否发生肠出血、肠穿孔。

本节小结

伤寒是由伤寒杆菌引起的急性全身性细菌性传染病。人群普遍易感。主要临床表现为持续性发热、相对缓脉、神经系统与消化道中毒症状、肝脾大、玫瑰疹及白细胞减少等。病理改变以回肠末段淋巴组织病变最明显。肠出血和肠穿孔是其严重并发症。

本节关键词:伤寒

三、细菌性食物中毒病人的护理

【疾病概要】

细菌性食物中毒(bacterial food poisoning)是指食用被细菌或细菌毒素污染的食物后,引起的急性感染性中毒性疾病,又称为食物中毒感染。

（一）病原学

1.沙门菌属 是引起胃肠型食物中毒最常见的病原菌之一,革兰染色阴性。广泛存在于猪、牛、鸡、鸭等家畜、家禽的肠道中,动物内脏、肌肉、乳、蛋等极易受到污染。

2.副溶血性弧菌 又称嗜盐杆菌,为革兰染色阴性弧菌,广泛存在于海鱼、海虾、墨鱼等海产品以及含盐较高的咸菜、咸肉、咸蛋等腌制品中。

3.大肠杆菌 大肠杆菌是肠道正常存在的菌群,一般不致病。引起食物中毒的主要有产肠毒素大肠杆菌、致病性大肠杆菌、侵袭性大肠杆菌和肠出血性大肠杆菌。

4.其他 金黄色葡萄球菌、变形杆菌、蜡样芽孢杆菌等也可导致胃肠型食物中毒。

（二）流行病学

1.传染源 主要是致病菌感染的动物和人。副溶血性弧菌主要附着海洋生物体表生长繁殖,主要传染源为海产品。

2.传播途径 经消化道传播,通过进食被细菌或其毒素污染的食物而致病。

3.易感人群 人群普遍易感,病后免疫短暂,可重复感染。

4.流行特征 多发生于夏秋季,有共同的传染源,发病者往往食用被细菌或毒素污染的同一食物,未食者不发病。病例较集中,潜伏期短,多以暴发和集体发病的形式出现。

（三）发病机制

细菌或毒素随受污染的食物进入人体,是否发病和病情轻重与进食的活菌数、毒素量和机体抵抗力等因素有关。致病因素有:①肠毒素:可抑制肠上皮细胞对钠和水的吸收,促进肠液和氯离子的分泌,导致水样腹泻。②细菌内毒素:可引起发热等全身中毒症状、胃肠黏膜炎症和消化道蠕动加快,促进呕吐、腹泻等发生。③侵袭性损害:引起黏膜充血、水肿、上皮细胞变性、坏死、脱落并形成溃疡,大便可见黏液和脓血。④过敏反应:变形杆菌能使蛋白质中的组氨酸脱羧产生组胺,引起过敏反应。

（四）临床表现

潜伏期短,常在进食后数小时发病。临床症状大致相似,以急性胃肠炎症状为主,起病急,有恶心、呕吐、腹痛、腹泻等。腹痛以上、中腹部持续或阵发性绞痛多见。常先吐后泻,腹泻轻重不一,每天数次至数十次,多为黄色稀便、水样或黏液便。葡萄球菌、蜡样芽胞杆菌食物中毒呕吐较剧烈,呕吐物含胆汁,有时带血和黏液。侵袭性细菌引起的食物中毒,可有发热、腹部阵发性绞痛,里急后重和黏液脓血便。部分副溶血弧菌食物中毒病例大便呈血水样。变形杆菌还可发生颜面潮红、头痛、荨麻疹等过敏症状。病程短,多在 1～3 天恢复,极少数可达 1～2 周。腹泻严重者可导致脱水、酸中毒甚至休克。

（五）实验室检查

对可疑食物、病人呕吐物、粪便等做细菌培养,如分离到同一病原菌即可确诊。

（六）治疗要点

由于病原菌和肠毒素多于短期内排出体外,病程短,故以对症治疗为主。适当休息,执行消化道隔离措施。有酸中毒者酌情补充 5％碳酸氢钠或 11.2％乳酸钠溶液。休克者给予抗休克治疗。病情严重伴有高热或排黏液脓血便者,可根据不同病原菌选用敏感抗生素。

【护理】

（一）护理评估

1.健康史 ①询问病人的起病经过、主要症状及其特点、病情的进展情况,尤其是腹泻的临床特征。起病后经过何种处理、服药情况及其效果如何。发病以来病人的基本生活情况,如食欲、睡眠、体重等变化。②流行病学资料:询问是否有异常饮食史,共餐者在短期内集体发病有重要的诊断参考价值。

2.身体状况 ①评估同食者在短期内是否出现相似胃肠炎症状。②监测生命体征;注意病人意识状态的改变;注意是否有脱水、酸中毒、休克征象。③实验室及其他检查:对可疑食物、病人呕吐物及粪便作细菌培养。

3.心理－社会状况　了解病人对食物中毒的认知程度;对腹痛、呕吐、腹泻等症状的心理反应、应对措施及效果;家庭及亲友对病人支持情况等。

(二)护理诊断/问题

1.有体液不足的危险　与细菌及其毒素作用于胃肠道黏膜,导致呕吐、腹泻引起大量体液丢失有关。

2.腹泻　与细菌和毒素导致肠蠕动增加有关。

3.疼痛、腹痛　与胃肠道炎症及痉挛有关。

4.潜在并发症　酸中毒、电解质紊乱、休克等并发症。

(三)护理目标

病人了解食物中毒的发病特点;呕吐、腹泻等临床症状明显缓解;能补充必要的水分和营养物质,营养状况改善;积极配合治疗和护理,未发生酸中毒、电解质紊乱、休克等并发症。

(四)护理措施

1.隔离　感染性食物中毒病人应行消化道隔离。沙门菌属食物中毒应床边隔离。

2.休息与环境　急性期卧床休息,以减少体力消耗。

3.饮食护理　呕吐严重者应暂时禁食,待呕吐停止后给予易消化、清淡的流质或半流质饮食。

4.病情观察　严密观察呕吐和腹泻性质、量、次数,及时协助将呕吐物和粪便送检。注意观察伴随症状,如畏寒、发热,腹痛的部位及性质;严重病人定时监测生命体征,尤其注意观察病人的血压、神志、面色、皮肤黏膜弹性及温湿度;及时发现脱水、酸中毒、周围循环衰竭等征象以配合处理。

5.用药护理　嘱病人餐后服药,如喹诺酮类、第二、三代头孢菌素、阿托品等,注意观察药物的疗效及副作用。

6.对症护理　①呕吐:因呕吐有助于清除胃肠道内残留的毒素,故呕吐者一般不予止吐处理。但应帮助病人清理呕吐物、清水漱口,保持口腔清洁和床位整洁。②腹痛:应注意腹部保暖,禁食冷饮。剧烈吐泻、腹痛者遵医嘱口服颠茄合剂或皮下注射阿托品,以缓解疼痛。③腹泻:腹泻有助于清除胃肠道内毒素,故早期不用止泻剂。

7.心理护理　由于本病病程较短,多数病人病情较轻,故疾病对病人工作和学习影响不大,对病人及其家属的生活及心理影响较小。针对吐泻与隔离等造成的不安情绪,有针对性地给以耐心细致的解答,与病人进行有效的沟通,从心理上去除病人的不良心理反应。

(五)健康教育

做好饮食卫生,加强食品卫生管理是预防本病的关键措施。

1.预防疾病指导　向群众宣讲食物中毒的有关知识,重点是加强饮食卫生,严把"病从口入"关。沙门菌食物中毒病人的呕吐物和排泄物可携带病菌,有传染性,应严格消毒隔离。发现可疑病例及时送诊。

2.对病人的指导 进行有关细菌性食物中毒的知识教育,神经型食物中毒的预后与摄入毒素的量及治疗早晚有关,病死率较高,早期应用多价抗毒血清可有效降低神经型食物中毒的病死率。

（六）护理评价

病人是否了解食物中毒的流行特征;临床症状是否明显缓解;营养状况是否得到改善;是否能够积极配合治疗和护理等。

本节小结

细菌性食物中毒是指食用被细菌或细菌毒素污染的食物后,引起的急性感染性中毒性疾病,包括细菌感染与细菌毒素的中毒过程,临床分为胃肠型与神经型,属消化道传播疾病,临床表现以急性胃肠炎症状为主。

本节关键词:细菌性食物中毒

四、细菌性痢疾病人的护理

【疾病概要】

细菌性痢疾(bacillary dysentery)简称菌痢,是由志贺菌属引起的急性肠道传染病,又称志贺菌病。主要临床表现有腹痛、腹泻、里急后重和黏液脓血便,可伴有发热及全身毒血症状。临床表现轻重不一,轻者仅有腹痛、腹泻,严重者可有感染性休克和(或)中毒性脑病,预后凶险。

（一）病原学

痢疾杆菌属于肠杆菌科志贺菌属,为革兰染色阴性杆菌。痢疾杆菌的抗原有菌体(O)抗原、表面(K)抗原和菌毛抗原。按其抗原结构和生化反应的不同,目前本菌可分为4群(痢疾志贺菌、福氏志贺菌、鲍氏志贺菌和宋内志贺菌)和40个血清型(不包括亚型)。

志贺菌主要致病力是其侵袭力。各血清型均可产生内毒素,是引起全身毒血症的主要因素。志贺菌还可产生外毒素(志贺毒素),具有神经毒、选择性细胞毒和肠毒样作用,可引起更严重的临床表现。

（二）流行病学

1.传染源 痢疾杆菌可随粪便排出体外,因而急慢性病人及带菌者成为传染源。

2.传播途径 经消化道传播。病原菌主要通过污染食物、水、生活用品,经口传播致人感染,亦可通过苍蝇污染食物而传播。

3.易感人群 人群普遍易感。有2个年龄发病高峰,即以学龄前儿童和青壮年为多。病后可获得一定的免疫力,但短暂而不稳定,且不同群、型之间无交叉保护性免疫,故易复发和重复感染。

4.流行特征 菌痢主要集中在温带和亚热带国家。多见于卫生条件较差地区。

（三）发病机制

痢疾杆菌致病力主要取决于对肠黏膜上皮细胞的吸附和侵袭力。细菌经口侵入人体，在胃内未被胃酸杀灭则进入肠道。当免疫力低下或细菌数量多时，则细菌借菌毛作用黏附于肠黏膜上皮细胞，侵入并在其中繁殖，而后侵入固有层继续繁殖，引起肠黏膜的炎症反应，出现坏死、溃疡而发生腹痛、腹泻和脓血便。痢疾杆菌可释放内、外毒素，其外毒素与引起肠道症状及神经系统症状有关。菌痢的肠道病变主要累及结肠，以乙状结肠和直肠最为显著。

（四）临床表现

潜伏期1～4天，短者可为数小时，长者可达7天。痢疾志贺菌感染临床表现较重，但预后大多良好；宋内志贺菌感染症状较轻，非典型病例多，易被误诊和漏诊；福氏志贺菌感染病情介于两者之间，但排菌时间较长，且易转为慢性。

1.急性菌痢

（1）普通型（典型） 起病急，有畏寒、发热，体温可达39℃。可伴头痛、乏力，继而出现腹痛、腹泻及里急后重，每天排便10余次至数十次，便量少。初为稀便或水样便，1～2天后可转为脓血便，里急后重更为明显，可出现左下腹压痛和肠鸣音亢进，由于便量少，出现水、电解质紊乱及酸中毒者少见。自然病程1～2周，多数病人可自行恢复，少数病人可转为慢性。

（2）轻型（非典型） 全身毒血症状轻微，可无发热或仅有低热。表现为急性腹泻，通常每日不超过10次。大便有黏液但无脓血，里急后重较轻或缺如。可有腹痛及左下腹压痛，易误诊为肠炎。几天至1周后可自愈，少数病人亦可转为慢性。

（3）中毒性菌痢 以2～7岁儿童为多见，成人偶有发生。临床上以严重全身症状、休克和（或）中毒性脑病为主要表现，而消化道症状多不明显。按其临床表现可分为三型：①休克型（周围循环衰竭型）：此型较为多见，以感染性休克为主要表现。②脑型（呼吸衰竭型）：中枢神经系统症状为其主要临床表现。此型较为严重，病死率较高。③混合型：具有以上两型的临床表现。通常先出现高热、惊厥，如未能及时抢救，则迅速发展为呼吸衰竭和循环衰竭。此型最为凶险，病死率极高。

2.慢性菌痢 菌痢反复发作或迁延不愈，病程超过2个月以上者，即为慢性菌痢。根据临床表现可分为三型，其中以慢性迁延型最为多见，急性发作型次之，慢性隐匿型较少见。

（五）实验室及其他检查

1.一般检查

（1）血常规检查 急性期外周血白细胞计数可轻至中度增高，中性粒细胞升高为主。慢性菌痢可有贫血。

（2）粪便检查 外观多为黏液脓血便，量少，无粪质。镜检可见大量成堆的脓细胞、白细胞、分散的红细胞，如有吞噬细胞则更有助于诊断。

2.病原学检查 确诊依据为粪便培养出痢疾杆菌。粪便培养同时可做药物敏感试验以指导临床合理选用抗菌药物治疗。

（六）治疗要点

1.急性菌痢的治疗

（1）一般治疗　执行消化道隔离措施，至临床症状消失、粪便培养连续 2 次阴性，方可解除隔离。注意饮食，补充水分，维持水、电解质和酸碱平衡。

（2）病原治疗　轻型菌痢在充分休息、对症处理和医学观察的条件下，可不用抗菌药物，其他各型菌痢通常需给予病原治疗。但由于抗菌药物的广泛应用，部分地区耐药菌株已呈多重耐药，故需根据所在地区当前细菌耐药情况选用抗菌药物。

（3）对症治疗　高热者以物理降温为主，必要时适当使用退热药；腹痛剧烈者可用颠茄浸膏片或硫酸阿托品；毒血症状严重者可给予小剂量肾上腺皮质激素。

2.中毒性菌痢的治疗　中毒性菌痢病情凶险、变化迅速，故需密切观察病情变化，采取对症治疗为主的综合救治措施。

（1）病原治疗　应用有效药物静脉滴注，成人可选用环丙沙星、左氧氟沙星及加替沙星等喹诺酮类；儿童可选用头孢噻肟钠等第三代头孢菌素类药物。

（2）对症治疗　①降温止惊：高热可引起惊厥而加重脑缺氧及脑水肿。故应积极给予物理降温，必要时给予退热药；高热伴烦躁、惊厥者，可采用亚冬眠疗法。②休克型治疗：迅速扩充血容量、纠正酸中毒；改善微循环障碍；保护重要器官功能；短期使用肾上腺皮质激素。③脑型治疗：给予 20％甘露醇以减轻脑水肿；应用血管活性药物以改善脑部微循环，同时给予肾上腺皮质激素有助改善病情；防治呼吸衰竭。

3.慢性菌痢的治疗　由于慢性菌痢病因复杂，可采用全身与局部相结合的治疗原则。

【护理】

（一）护理评估

1.健康史　①评估患病及治疗经过，如发病时间、诱因、主要症状及其特点、病情的进展情况，尤其是发热、腹泻的临床特征，是否伴有烦躁不安、惊厥、昏迷等症状。起病后经过何种处理、服药情况及其效果如何。发病过程中，病人食欲、睡眠情况，大小便及体重变化等。②流行病学资料：了解病人饮食习惯，是否有摄入有污染的水源和饮食，共餐者是否发病；是否有与菌痢病人接触史；当地是否有该疾病流行等。

2.身体状况　①询问有无发热、腹痛、腹泻、黏液脓血便、里急后重、惊厥、意识障碍及循环衰竭或呼吸衰竭等症状。②评估病人的一般状况；生命体征；心肺有无异常；腹部有无压痛和肠鸣音亢进；神经反射是否正常引出，有无病理反射等。③实验室及其他检查：粪便检查有无大量脓细胞、白细胞以及红细胞，粪便培养有无痢疾杆菌。

3.心理-社会状况　了解病人对该疾病的认知程度以及疾病给其带来的心理焦虑；了解病人对高热、脓血便等症状的心理反应、应对措施及效果；住院隔离对病人工作、学习的影响；家庭及亲友对病人的支持度等。

（二）护理诊断/问题

1.体温过高　与痢疾杆菌内毒素激活细胞释放内源性致热原，作用于体温中枢导致体温升高有关。

2.腹泻 与肠道炎症、广泛浅表性溃疡形成导致肠蠕动增强、肠痉挛有关。

3.组织灌注无效 与中毒性菌痢导致微循环障碍有关。

4.潜在并发症 惊厥、脑疝。

（三）护理目标

病人了解菌痢的预后及其传染特性；积极配合治疗和护理；发热、腹泻等临床症状明显缓解；营养状况改善。

（四）护理措施

1.隔离 严格执行消化道隔离。

2.休息与环境 急性期病人腹泻频繁、全身症状明显者应卧床休息，避免烦躁、紧张、焦虑等不良情绪，有利于减轻不适。休克型病人应绝对卧床休息，专人监护。

3.饮食护理 严重腹泻伴呕吐者可暂禁食，静脉补充所需营养，使肠道得到充分休息。能进食者，以进食高热量、高蛋白质、高维生素、少渣、少纤维素、易消化、清淡流质或半流饮食为原则，避免生冷、多渣、油腻或刺激性食物。病情好转逐渐过渡至正常饮食。

4.病情观察 密切观察排便次数、量、性状及伴随症状，采集含有脓血、黏液部分的新鲜粪便作为标本，及时送检，以提高阳性率。观察治疗效果。慢性菌痢者注意一般状况的改善，如体重、营养状况等。对休克型病人应严密监测生命体征、神志、尿量等休克征象。

5.用药护理 遵医嘱用药，注意观察抗菌药物的疗效及副作用。

6.对症护理

（1）保持水、电解质平衡 根据每天出入量情况及血液生化检查结果补充水及电解质，避免发生脱水及电解质紊乱。轻者可口服补液盐溶液，严重者静脉补液。

（2）保暖 由于循环衰竭病人肢端循环不好，应注意保暖，可调高室温，减少暴露部位，加盖棉被，放置热水袋，喝热饮料。

（3）氧疗 给予吸氧，持续监测血氧饱和度，并监测动脉血气分析，观察氧疗效果。

7.抗休克治疗的护理 见流脑休克的护理。

8.心理护理 对病人及其家属进行相关知识的教育，增加与病人交谈的时间与次数，给予病人真诚的安慰和帮助，指导病人家属在情感上关心支持病人，从而消除其畏惧心理。对于中毒型痢疾病人及其家庭成员更应做到及时、细致、耐心的心理护理，以降低其恐惧感；对于慢性菌痢病人及家属除进行有关知识的教育外，告知病人按时按量服药，且避免急性发作的诱因，能早日康复，以消除其焦虑心理。

（五）健康教育

1.预防疾病指导 指导病人和家属学习、认识本病的有关知识，养成良好个人卫生习惯。帮助病人去除恐惧心理，积极配合治疗与护理，促进康复。

2.对病人的指导 指导病人和家属密切观察病情，特别要注意生命体征与低钾的表现。向病人介绍服用药物的名称、剂量、给药时间和方法，教会其观察药物疗效和不良反应。

（六）护理评价

病人是否了解菌痢的预后；是否有良好的心态，积极配合治疗和护理；发热、腹泻等临床症状是否缓解等。

本节小结

菌痢是由志贺菌属引起的急性肠道传染病，主要病理变化为直肠、乙状结肠的炎症与溃疡，主要临床表现是腹痛、腹泻、里急后重和黏液脓血便，可伴有发热及全身毒血症状。

本节关键词：细菌性痢疾

五、霍乱病人的护理

【疾病概要】

霍乱（cholera）是由霍乱弧菌所引起的烈性肠道传染病，发病急、传播快，是亚洲、非洲大部分地区腹泻的重要原因。霍乱属于国际检疫的传染病，在我国，霍乱被列为甲类传染病。临床特征主要为剧烈腹泻、呕吐，可致脱水及肌肉痉挛，严重者致循环衰竭和急性肾衰竭。

（一）病原学

霍乱的病原体为霍乱弧菌，呈革兰染色阴性。WHO腹泻控制中心根据霍乱弧菌的抗原特异性、致病性的不同，将霍乱弧菌分为三群，即 O_1 群霍乱弧菌、非 O_1 群霍乱弧菌和不典型 O_1 群霍乱弧菌。

（二）流行病学

1.传染源　霍乱的主要传染源是病人和带菌者。中、重型病人排菌量大，传染性强。轻型病人、隐性感染者、潜伏期、恢复期、健康带菌者不易被发现，得不到及时的治疗与隔离，因而成为重要的传染源。

2.传播途径　通过消化道传播。霍乱弧菌可经水、食物、生活接触和苍蝇等途径传播，其中经水传播是最重要的传播途径。

3.人群易感性　人群普遍易感。病后可产生一定免疫力，能产生抗菌抗体和抗肠毒素抗体，但维持时间短暂，有再感染的可能。

4.流行特征　①地方性及流行扩散：古典生物型和埃尔托生物型霍乱的地方性疫源地分别为印度的恒河三角洲和印尼的苏拉威西岛，并由此向东南亚传播，并先后造成 7 次世界性大流行。②季节性：热带地区发病无严格季节性，常年发病。③ O_{139} 型霍乱流行特征：主要经水和食物传播，人群普遍易感，疫情来势凶猛，传播快，病例散发，无家庭聚集性，与其他弧菌感染无交叉免疫力。

（三）发病机制

霍乱弧菌侵入人体后是否发病，主要取决于机体的免疫力和弧菌的数量。正常胃酸可杀灭一定数量的霍乱弧菌,未被杀死的弧菌通过胃进入小肠后,黏附于小肠上段黏膜上皮细胞的刷状缘上,但不侵入肠黏膜,在小肠碱性环境中大量繁殖,并产生霍乱肠毒素,即霍乱原。霍乱肠毒素可通过激活腺苷酸环化酶,促使三磷酸腺苷(ATP)不断转变为环磷酸腺苷(cAMP),进而刺激隐窝细胞过度分泌氯化物、水及碳酸氢盐,同时抑制肠绒毛细胞对氯和钠的正常吸收,使大量水、氯和钠聚积在肠腔,超过了肠道正常吸收功能,因而引起严重水样腹泻及呕吐。剧烈吐泻导致的失水使胆汁分泌减少,泻吐物呈白色"米泔水"样。

(四)临床表现

霍乱潜伏期1~3天(数小时~7天)。多数病人突然起病,古典生物型和O$_{139}$型霍乱弧菌引起的疾病,症状较重;埃尔托生物型霍乱常为轻型,隐性感染较多。典型病例的病程分三期。

1.泻吐期 ①腹泻:腹泻是发病的第一个症状,特点是无发热、无腹痛和里急后重,排便后自觉轻快感。排便次数可从每天数次至数十次,甚至难以计数;大便量多,每次可超过1000ml;性质初为泥浆样或黄色稀水样,有粪质,迅速成为"米泔水"样粪便,无粪臭。少数重症病人偶有肠道出血,粪便呈洗肉水样。O$_{139}$血清型霍乱的特征是发热、腹痛比较常见,且可并发菌血症等肠道外感染。②呕吐:一般发生在腹泻后,多为喷射性,少有恶心。呕吐物初为胃内容物,继而呈"米泔水"样。

2.脱水期 由于剧烈吐泻,机体丧失大量水分和电解质,出现脱水、电解质紊乱和代谢性酸中毒,严重者出现循环衰竭。本期病程的长短主要取决于治疗是否及时、正确,一般为数小时至2~3天。

(1)脱水 轻度脱水病人皮肤黏膜稍干燥,弹性略差。中度脱水病人皮肤弹性差,眼窝凹陷,声音轻度嘶哑,血压下降和尿量减少。重度脱水病人皮肤无弹性,眼窝凹陷眼睑不能紧闭,指纹干瘪,舟状腹,烦躁不安、表情恐慌或神志淡漠,出现周围循环衰竭。

(2)肌肉痉挛 由于吐泻使钠盐大量丢失,低钠导致腓肠肌和腹直肌痉挛,表现为痉挛部位的疼痛和肌肉呈强直状态。

(3)低钾综合征 腹泻使钾盐大量丢失所致。临床表现为肌张力减弱、肌腱反射消失、鼓肠、心动过速、心律不齐、心电图异常。

(4)尿毒症、酸中毒 表现为呼吸增快,严重者可出现意识障碍甚至昏迷。

(5)周围循环衰竭 严重失水导致低血容量性休克。病人表现为四肢厥冷、脉搏细速、血压下降甚至不可测出。继而由于脑供血不足,脑缺氧而出现意识障碍,开始为烦躁不安,继而转为呆滞、嗜睡甚至昏迷。

3.恢复期或反应期 随着腹泻停止及脱水被纠正后,病人症状逐渐消失,体温、脉搏、血压恢复正常,尿量增多,体力逐步恢复。

根据失水程度、血压和尿量情况,可将霍乱分为轻、中、重三型:①轻型:起病缓慢,轻度腹泻,为稀便或稀水样便,一般不伴呕吐,无明显脱水表现。②中型:有典型泻吐症状,腹泻每日达10~20次,为水样或"米泔水"样便,有明显失水体征。③重型:除有典型腹泻(20次/日以上)和呕吐症状外,存在严重失水,因而出现循环衰竭,表现为脉搏细速或不能触及,血压明显下降,24小时尿量在50ml以下。除上述3种临床类型外,尚有一种暴发型或称中毒型霍乱(极为罕见),以中毒性休克为首发症状,病情急骤发展,未见腹泻已死于循环衰竭,故称"干性霍乱"。

并发症:①急性肾衰竭:是最常见的严重并发症,也是常见的死因。②急性肺水肿:严重脱水,需要快速补液时,若不注意纠正酸中毒,则容易发生肺水肿。

（五）实验室检查及其他检查

1. 一般检查　①血常规及生化检查:由于脱水导致血液浓缩,红细胞和白细胞计数均升高,血清钾、钠、氯化物降低,尿素氮、肌酐增高。②尿常规检查:多数病人尿液呈酸性,可见少量蛋白质、红细胞、白细胞和管型。③粪便常规:镜检可见少数白细胞和红细胞。

2. 血清学检查　霍乱弧菌感染后可产生抗菌抗体和抗肠毒素抗体。血清学检查主要用于流行病学的追溯诊断和粪便培养阴性可疑病人的诊断。

3. 病原学检查　可行粪便涂片染色镜检、细菌动力试验（或制动试验）和增菌培养。

（六）临床诊断要点

1. 诊断标准　符合下列各项之一者,即可确诊为霍乱:①凡有泻吐症状,粪便培养霍乱弧菌阳性者。②霍乱流行期间在疫区内,有典型症状,粪便培养未发现霍乱弧菌但无其他原因可查者,经双份血清凝集试验,效价呈 4 倍增长。③在流行病学调查中,发现首次粪便培养阳性前后各 5 天内,有腹泻症状及接触史,可诊断为轻型霍乱。

2. 疑似诊断　符合下列两项之一者,可诊断为疑似霍乱:①凡有典型症状的首发病例,病原学检查未确定之前。②霍乱流行期间有明显接触史,且发生腹泻、呕吐症状,不能以其他原因解释者。

（七）治疗要点

治疗本病的关键是及时足量的补液,纠正脱水、酸中毒及电解质失衡,使心功能改善。

1. 补液治疗

（1）静脉补液　原则是早期、快速、足量,先盐后糖,先快后慢,纠酸补钙,注意补钾。输液总量应包括纠正脱水量和维持量。补液通常选择 541 液、2:1 溶液（即 2 份生理盐水,1 份 1.4%碳酸氢钠溶液）及林格乳酸钠溶液等。输液量和速度应根据失水程度决定。轻度失水以口服补液为主,中度及重度失水以快速静脉输液为主。补足入院前后累计损失量后,继之可以每天生理需要量加排出量为原则补液。同时注意补钾与纠正酸中毒。

（2）口服补液　霍乱肠毒素虽能抑制肠黏膜对 Na^+ 和 Cl^- 的吸收,但霍乱病人肠道对葡萄糖的吸收能力仍然完好,葡萄糖的吸收能带动 Na^+ 的配对吸收和 K^+、碳酸氢盐的吸收,而且葡萄糖还能增进水的吸收。口服补液不仅适用于轻、中度脱水病人,而且适用于重度脱水病人,因其能减少中度脱水病人的静脉补液量,从而减少静脉输液的副作用及医源性电解质紊乱。

2. 抗菌治疗　是液体治疗的重要辅助措施。抗菌药物能控制病原菌、减少腹泻量、缩短泻吐期及排菌期、缩短病程。

3. 对症治疗　重症病人经补液后,血压仍较低,可加用血管活性药物,直至血压恢复正常并维持稳定。对急性肺水肿及心力衰竭应暂停输液,给予强心剂、利尿剂、镇静剂治疗。

【护理】

(一)护理评估

1.健康史 ①询问病人的起病经过、主要症状及其特点、病情的进展情况,如腹泻的临床特征,是否伴有呕吐、少尿、肌肉痉挛,是否有意识障碍、嗜睡、昏迷等症状;起病后治疗情况;发病过程中,病人食欲、睡眠情况,大小便及体重变化等。②流行病学资料:了解病人是否有疫源地生活史,当地是否有饮食、水源污染,是否有该疾病的散发或流行等。

2.身体状况 ①评估腹泻的特点,有无发热、腹痛和里急后重,有无"米泔水"样粪便,呕吐物性质等。②评估病人的一般状况;生命体征;注意有无脱水征、肌肉痉挛及周围循环状况;心肺有无异常;腹部有无压痛和肠鸣音亢进;有无病理反射等。③实验室及其他检查:血常规检查及血生化检查有无异常;血清学检查有无抗菌抗体和抗肠毒素抗体;病原学检查是否有霍乱弧菌等。

3.心理-社会状况 由于该病发病急、传播快、病情重,病人会产生极度心理恐惧,因此,要了解病人对疾病的认知程度及心理变化,了解病人对腹泻等症状的心理反应、应对措施及效果;住院隔离对病人工作、学习的影响;病人及家属对疾病预后的期望;家庭及亲友对病人的支持情况等。

(二)护理诊断/问题

1.腹泻 与霍乱肠毒素作用于肠道有关。
2.组织灌注无效 与频繁剧烈的泻吐导致严重脱水、循环衰竭有关。
3.恐惧 与突然起病、病情发展迅速、严重脱水导致极度不适,实施严密隔离有关。

(三)护理目标

病人能说出疾病隔离的重要性;了解霍乱的相关知识,消除恐惧心理;腹泻、呕吐等临床症状明显缓解,能补充必要的水分和营养物质,无脱水征;积极配合治疗和护理,未发生酸中毒、电解质紊乱及休克。

(四)护理措施

1.隔离 病人应按甲类传染病进行严密隔离和消化道隔离。待症状消失后6天,并隔天粪便培养1次,连续3次,如阴性可解除隔离。确诊病人和疑似病人应分开隔离。

2.休息与环境 卧床休息,床边放置容器便于病人拿取,协助床边排便(注意遮挡),减少病人往返如厕的体力消耗。加强臀部皮肤护理,卧床病人注意预防压疮。

3.饮食护理 剧烈泻吐时,应暂时禁食。当临床症状逐渐好转,可给予少量多次饮水。病情控制后逐步过渡到温热低脂流质饮食。

4.病情观察 密切观察生命体征和神志的变化;观察及记录呕吐物及排泄物的颜色、性质、量、次数;严格记录24小时出入量;根据皮肤黏膜弹性、尿量、血压、神志等变化判断脱水程度;结合实验室检查评估水、电解质和酸碱平衡情况,为判断补液量和进一步治疗提供依据。

5.用药护理　遵医嘱使用敏感药物,注意其疗效及副作用。

6.及时补液的护理　遵医嘱进行补液治疗,是治疗抢救霍乱病人的关键。迅速建立至少2条静脉通道,有条件可作中心静脉穿刺,输液的同时监测中心静脉压的变化,为判断病情和疗效提供依据。

7.心理护理　应积极向病人及家属讲述严格隔离的重要性,与病人进行有效沟通,了解病人的顾虑、困难,满足合理需要。热心帮助病人,消除紧张与恐惧感,帮助病人树立战胜疾病的信心。

(五)健康教育

1.预防疾病指导　帮助病人和家属掌握本病的有关知识和皮肤护理及自我护理方法,消除恐惧心理,积极配合治疗与护理,促进早日康复。

2.对病人的指导　嘱病人遵医嘱用药,教会其观察药物疗效和不良反应。指导病人要严格卧床休息,保持生活规律,保持室内通风、安静、清洁。并进行切实可行的功能锻炼与康复保健治疗,以提高生活质量。指导病人及家属细心观察、及早识别病情变化,定期门诊随诊,发现病人就地隔离治疗。

(六)护理评价

病人是否了解霍乱的相关知识,消除了恐惧心理;腹泻症是否缓解,是否已补充必要的水分;是否能够积极配合治疗和护理等。

本节小结

霍乱是由霍乱弧菌所引起的烈性肠道传染病,发病急、传播快,临床主要特征为剧烈腹泻、呕吐,可致脱水及肌肉痉挛,严重者致循环衰竭和急性肾衰竭。

本节关键词:霍乱

课后思考

1.简述细菌性感染的传染病如何预防。
2.简述流脑的临床特征,流脑的主要护理问题与护理措施。
3.简述伤寒极期的临床特征,伤寒的主要护理问题与护理措施。
4.简述胃肠型食物中毒的临床特征,主要护理问题与护理措施。
5.简述细菌性痢疾的临床特征,主要护理问题与护理措施。

(余新超)

第四节　钩端螺旋体病病人的护理

本节学习目标

　　1.掌握钩端螺旋体病流行病学、临床表现、主要护理诊断/问题、护理措施,能够对钩端螺旋体病病人进行健康指导。

　　2.熟悉钩端螺旋体病的实验室检查及治疗。

　　3.了解钩端螺旋体病的病原学特点和发病机理。

　　4.体现护士的爱伤精神和人文关怀,尊重病人的身心需求。

一、疾病概要

　　钩端螺旋体病(leptospirosis)简称钩体病,是由致病性钩端螺旋体引起的急性动物源性传染病。鼠类及猪是主要传染源。典型临床特点为:早期呈钩体败血症表现;中期是各器官损害和功能紊乱;晚期多数病人恢复,少数后期可出现各种变态反应后发症。轻症像感冒;重症可发生肝、肾、中枢神经系统损害和肺弥漫性出血,危及生命。

(一)病原学

　　钩端螺旋体菌体纤细,一端或两端弯曲成钩状,呈 C 或 S 型,穿透力强,需氧,革兰氏染色阴性。在含兔血清的柯氏培养基内生长,生长速度缓慢,对干燥、日光、酸碱、消毒剂敏感。

(二)流行病学

　　1.传染源　南方以野鼠为主,北方以猪为主。黑线姬鼠是稻田型钩体病流行最重要的传染源,而猪为洪水型钩体病的主要传染源。

　　2.传播途径　主要通过直接接触传播。动物带菌尿液污染外界环境(水或土壤等),人群接触疫水和土壤,钩体经破损皮肤侵入机体。也可通过呼吸道和消化道黏膜传播。

　　3.人群易感性　人群普遍易感。病后对同型钩体有免疫力,型间无交叉免疫。

　　4.流行特征　本病的流行具有明显的季节性、地方性、流行性和一定的职业性。①季节性:多在夏秋季,洪水的发生可引起暴发流行。②地区性:遍布世界各地,但以热带、亚热带及水稻种植为主的国家多发。③流行性:我国有 31 个省发现了本病,平均发病率 9.01/10万,平均病死率 3.11%。④职业性:多为与疫水接触的农民、渔民、下水道工人、屠宰工人及饲养员。

(三)发病机制

　　钩体穿过黏膜或受损的皮肤,侵入体内经小血管或淋巴管至血循环到全身,钩体繁殖、裂解形成钩体败血症,产生钩体毒素,引起全身性毛细血管感染中毒性损伤,导致临床上早期钩体败血症的中毒症状。此后,钩体可侵入全身各组织器官引起相应内脏的病变。多数病人为单纯败血症,内脏损害轻。少数伴有较重的内脏损害,如肺出血、肝炎、间质性肾炎、脑膜脑炎等。恢复期可出现免疫病理反应,引起眼及中枢神经系统等的后发症。

(四)临床表现

1.症状与体征　潜伏期7～14天,早期在起病后3天内,为钩体败血症阶段,主要表现同感染中毒型。中期在起病后3～10天,为症状明显期。后期又称恢复期,病人可出现后发症。

根据中期病人临床特点不同,分为以下五型:

(1)感染中毒型(又称流感伤寒型)　最多见,大部分病例无明显器官损害,经1～3日后即恢复。表现为起病急、发热(多为稽留热)、头痛、肌痛(起病即可出现腓肠肌痛,有一定的特征性)、全身乏力、结膜充血、浅表淋巴结肿大触痛(腹股沟淋巴结多见)等,酷似流行性感冒。

(2)黄疸出血型　病初仍为一般感染中毒症状,于病程4～8日出现进行性加重的黄疸、出血倾向及肾功能损害。轻型病例以轻度黄疸为主,严重病例可迅速因肾功能衰竭、肝衰竭、大出血而死亡,其中肾衰竭为主要的死亡原因。

(3)肺出血型　在钩体败血症的基础上,出现肺出血的临床表现。根据病情轻重分为一般肺出血型和肺弥漫性出血型。一般肺出血型有咳嗽、痰中带血,肺部有少量湿啰音。肺弥漫性出血以迅速发展的广泛肺微血管出血为特点,是我国钩体病主要的死亡原因,其特点是:来势迅猛,迅速出血,病情危重,预后不良,呼吸循环衰竭,窒息死亡。

(4)肾衰竭型　钩体病发生肾损害十分常见,主要表现为氮质血症、少尿、无尿等改变。严重可出现尿毒症、急性肾衰。

(5)脑膜脑炎型　少见,病后2～3日出现头痛、呕吐、颈抵抗等脑膜炎症状,或神志不清、瘫痪、昏迷等脑炎的表现,可出现脑水肿、脑疝致呼吸衰竭。脑脊液压力增高,白细胞数稍升高,蛋白质含量轻度增加,易分离出钩体。

部分钩体病人恢复期可出现后发症:发热、眼部症状(虹膜睫状体炎、脉络膜炎或葡萄膜炎,影响视力)和中枢神经系统症状(反应性脑膜炎、闭塞性脑动脉炎)。

2.实验室及其他检查

(1)血常规　白细胞总数及中性粒轻度升高或正常,尿常规可见蛋白、红白细胞及管型。

(2)血培养　1周才能生长,阳性率20%～70%。

(3)血清学检查　显微镜凝集溶解试验抗体效价大于1/400,或早期及恢复期双份血清抗体效价上升4倍以上可确诊。

(4)DNA探针杂交及PCR法检测钩体DNA　用于钩体病的早期诊断。

(五)治疗要点

应强调"三早一就地"的治疗原则,即早发现、早诊断、早治疗及就地治疗。早期应卧床休息,给予支持疗法。

　　1.病原治疗　首选青霉素,用至热退后 3 日,全疗程 5～7 日。对青霉素过敏者可考虑选用庆大霉素或四环素等。

　　2.对症治疗　主要针对各种类型的重型钩体病病人。黄疸出血型病人常有肝肾功能障碍及出血倾向,可给予维生素 K 注射,并补充足够的热量和液体。肾功能不全者除注意水、电解质及酸碱平衡外,应及时采取透析疗法挽救生命。肺出血型病人强调及早使用镇静剂及激素,肺弥漫出血者常出现血压偏低,但忌用升压药,以免促进肺出血。

　　3.后发症治疗　轻者常可自行缓解。对影响较大的眼葡萄膜炎、脑动脉炎等,可酌情应用糖皮质激素。

二、护　理

(一)护理评估

　　1.健康史　询问病人生活、工作地是不是疫区,有无钩端螺旋体接触史。

　　2.身体状况

　　(1)症状　是否有头痛、呕吐、呼吸困难、咳嗽、咯血、意识障碍等临床表现。

　　(2)体征　生命体征情况,意识是否改变,皮肤黏膜是否有破损、黄疸;淋巴结是否肿大;肺部是否有湿啰音;有无肌肉疼痛和触痛,特别是腓肠肌;脑膜刺激征是否阳性;病人肢体肌力是否正常。

　　(3)实验室及其他检查　了解病人血常规、肾功能、血清学、病原学等检查结果。

　　3.心理－社会状况　对于疾病所致急性变化的心理感受;疾病对病人的学习、工作和日常生活的影响。了解病人对疾病知识的认知程度,对有关疾病及其保健知识有何需求;根据病人的个性特征等,观察病人对疾病的心理活动特点或情绪反应;社会支持系统的评估;病人家庭成员的文化、教育背景、经济收入、关系是否和睦,对病人病情的了解及关心、支持程度等。

(二)护理诊断/问题

　　1.体温过高　与钩体毒血症有关。

　　2.活动无耐力　与钩体毒血症有关。

　　3.疼痛:肌肉酸痛　与钩体毒血症和肌肉损害有关。

　　4.潜在并发症　出血、肝衰竭、急性肾衰竭、呼吸衰竭、循环衰竭、脑水肿。

(三)护理目标

　　病人体温降至正常;活动耐力增加;肌肉疼痛缓解;未出现并发症。

(四)护理措施

　　1.休息与活动　各型钩体病人均应卧床休息,危重病人应专人看护。不宜搬动病人,以免加重疼痛,同时避免诱发大出血、休克。病情重者恢复期亦不宜过早活动。直至临床症状体征完全消失后再下床活动,活动量的增加和活动时间的延长应有一个渐进的过程。

　　2.饮食护理　发热病人给予高热量、易消化饮食;少尿、无尿病人给予低钾、低盐饮食;

深度黄疸病人给予低脂、低蛋白质、易消化的半流质饮食;上消化道出血时应禁食,出血停止48小时后才给予少量冷流质饮食。

3.病情观察　观察病人意识状态、生命体征变化,有无呼吸、心率加快、血压下降等出血性休克表现;观察皮肤、黏膜有无出血点及淤斑,有无鼻出血、呕血、便血、血尿等。突然面色苍白、烦躁不安、呼吸急促、心率加快、肺部出现干湿啰音、痰中带血是肺出血的先兆表现,应及时通知医生。常规记录24小时出入量,尤其尿量的观察非常重要,定期测血电解质、血肌酐、尿素氮,维持出入量及水电解质的平衡;对少尿或无尿的病人应及时报告医生处理,严格控制病人输液量及速度,对无尿24小时以上或高氮质血症病人及时进行血液透析治疗。

4.用药护理　首剂使用抗菌药物后,必须严密观察,一旦发生赫氏反应,应积极配合医师抢救,如镇静、降温、采用氢化可的松静滴或静注、给氧等。

赫氏反应:病人在接受青霉素G首剂注射后,可因短时间内杀死大量的钩体,毒素释放而引起临床症状的加重反应,病人突然出现畏寒、寒战、体温骤升,持续0.5~2小时,继之出冷汗,体温骤降至正常或以下,严重者可出现低血压、休克、厥冷;或发生超高热,伴神志不清、抽搐、呼吸心跳停止等。

5.对症护理　向肌肉酸痛的病人解释疼痛的原因,指导病人深呼吸或分散注意力。严重头痛伴全身肌肉酸痛者可遵医嘱给予水合氯醛、异丙嗪或哌替啶。局部肌肉疼痛严重者,可热敷。

（五）健康教育

1.疾病宣教　宣传钩体病的预防知识,其重点为管理好猪、犬、牛、羊等家畜,消灭田鼠。加强疫水、粪便管理,从事污水作业的人员尤应加强防护,在疫区流行季节前1个月,可行钩体多价菌苗预防接种。一般成人第1针1ml,第2针2ml,相隔半月,皮下注射。7~13岁用量减半,7岁以下酌情减量注射。浓缩菌苗为普通菌苗用量的一半。

介绍本病的早期表现,对高度怀疑已受钩体感染者,可用青霉素G 80万U~120万U肌注,每日2~3次,连续2~3日。

2.病人出院后仍需避免过劳,加强营养。如有视力障碍、发音不清、肢体运动障碍,可能是钩体病的"后发症",应及时就诊。

（六）护理评价

病人是否出现并发症,症状有无改善,活动耐力是否增强,是否熟悉钩体病的相关知识。

本节小结

钩端螺旋体病是由致病性钩端螺旋体引起的动物源性传染病。鼠类及猪是主要传染源。临床特点为起病急骤、高热、倦怠无力、全身酸痛、眼结膜充血、腓肠肌压痛、浅表淋巴结肿大等。治疗首选青霉素,并对症处理。护理措施的重点是病情观察、对症护理、健康教育。

本节关键词:钩端螺旋体病;腓肠肌压痛;赫氏反应

（项　茹）

第五节　原虫感染病人的护理

本节学习目标

1.掌握阿米巴病、疟疾流行病学、临床表现、主要护理诊断/问题、护理措施,能够对阿米巴病、疟疾病人进行健康指导。

2.熟悉阿米巴病、疟疾的实验室检查及治疗。

3.了解阿米巴病、疟疾的病原学特点和发病机理。

4.体现护士的爱伤精神和人文关怀,尊重病人的身心需求。

一、阿米巴病病人的护理

【疾病概要】

溶组织内阿米巴感染所致疾病统称阿米巴病(amebiasis)。按其病变部位及临床表现可分为:①肠阿米巴病,是溶组织内阿米巴所致的肠道感染,主要病变部位在近端结肠和盲肠,临床表现轻重悬殊,典型表现有黏液血便等痢疾样症状,称为阿米巴痢疾。本病多复发,易转慢性。②肠外阿米巴病,病变在肝、肺或脑,表现为各脏器的脓肿,尤以阿米巴肝脓肿最常见,亦称肝阿米巴病。肠道阿米巴可侵犯邻近组织。

（一）病原学

溶组织内阿米巴有两种形态,即包囊和滋养体。包囊是溶组织内阿米巴的感染型,滋养体分大、小两型。大滋养体可伸出伪足做定向运动,具有吞噬红细胞、分泌多种溶组织酶、侵入机体组织的能力,是其致病形态(侵袭型)。小滋养体一般不致病,是大滋养体和包囊的中间型。滋养体对外界环境的抵抗力弱,离体后很快死亡,也易被胃液杀灭。包囊对外环境的抵抗力强,但对热和干燥很敏感,50℃数分钟即死亡。

（二）流行病学

1.传染源　主要传染源为粪便中持续排出包囊的人群,包括慢性病人、恢复期病人及无症状包囊携带者。

2.传播途径　主要经粪-口传播,通过进食被包囊污染的水和食物造成感染。水源污染可引起地方性流行。也可通过苍蝇、蟑螂等间接经口传播。

3.人群易感性　人群普遍易感。婴儿和儿童发病机会少。营养不良、免疫力低下及接受免疫抑制剂者感染率较高。病后产生的抗体无保护作用,故易再感染。

4.流行特征　本病遍及全球,多见于热带与亚热带。我国近年来仅个别地区有散发。

（三）发病机制与病理

包囊进入消化道后，在消化液的作用下，小滋养体脱囊而出，寄生于结肠肠腔。在适宜条件下（肠腔破坏、抵抗力下降、饮食不当等），小滋养体转变为大滋养体，凭借伪足的机械运动和其分泌酶的水解作用侵入较为疏松的肠黏膜下层进行繁殖、扩散，形成病灶。

好发部位为盲肠、升结肠，其次为乙状结肠和直肠，重者整个结肠和小肠下段受累。病变主要为肠壁组织液化性坏死并形成溃疡。邻近者可形成窦道，可造成肠出血、肠穿孔。慢性期组织破坏与修复并存，致肠管肥厚或瘢痕性狭窄、肠息肉、肉芽肿等。

由于机体抵抗力下降，寄生在肠壁的溶组织内阿米巴大滋养体可经门静脉、淋巴管或直接蔓延侵入肝脏，引起静脉栓塞、组织溶解及其分裂作用造成局部液化性坏死，逐渐形成肝脓肿（右叶顶部多见）。

（四）临床表现

1.症状与体征　潜伏期约为 3 周，也可短至数日或长达 1 年以上。可分为：

（1）轻型　临床症状不明显，间歇出现腹痛、腹泻，粪便中有包囊。

（2）普通型　全身症状轻，无发热，起病缓慢呈间歇性腹泻，又称阿米巴痢疾。

1）急性：表现为黏液血便呈果酱样，每日 10 余次，便量中等，粪质较多，有腥臭，直肠受累明显时可出现里急后重感，伴有腹胀或轻中度腹痛，体征有盲肠与升结肠部位轻度压痛。间歇期大便稀糊或基本正常。症状轻重与病变程度有关。典型急性表现，历时数日或几周后自发缓解，未经治疗或治疗不彻底者易复发或转入慢性。

2）慢性：各种症状可交替持续数月或数年，反复迁延发作后可致贫血、乏力、腹胀、排便规律改变或肠道功能紊乱，体检扪及结肠增厚与压痛。

（3）重型　起病急骤，高热，较长时间的剧烈肠绞痛后，排出黏液血性或血水样大便，每日 10 余次，里急后重，可有不同程度水、电解质紊乱甚至循环障碍，易并发肠出血、肠穿孔、腹膜炎等。如不积极抢救，可在 1～2 周内因毒血症或并发症发生死亡。

2.并发症　①肠道并发症：可并发肠出血、肠穿孔、阑尾炎、阿米巴瘤等。②肠外并发症：以阿米巴性肝脓肿最多见，大多起病缓慢，主要表现为发热、肝区痛及肝肿大伴压痛。

3.实验室及其他检查

（1）血象　白细胞总数和分类均正常。

（2）粪便检查　粪便呈暗红色果酱状，腥臭，含血及黏液。生理盐水涂片镜检见大量聚团状红细胞和少量白细胞，检到阿米巴滋养体（急性）和包囊（慢性，可用碘液涂片法检测）具有确诊意义。粪便标本必须新鲜，无尿液混杂，保温保湿，采自病人刚排出粪便，在室温下必须于 30 分钟内检查，可提高滋养体检出率。

（3）血清学检查　酶联免疫吸附试验（EISA）、间接血凝试验（IHA）、间接荧光抗体试验（IFAT）、单克隆抗体、DNA 探针杂交技术、多聚酶链反应等可应用于检测或鉴定病人粪便、脓液或血液中病原物质与虫种，也是特异和灵敏的诊断方法。

（4）结肠镜检查　可见有大小不等的溃疡，溃疡间黏膜正常，取溃疡边缘部分涂片及活检可查到滋养体。

（5）脓肿穿刺液检查 典型脓液为棕褐色如巧克力糊状,黏稠带腥味;检出阿米巴滋养体可以确诊,但阳性率不高。

（五）治疗要点

1.病原治疗 目前首选抗阿米巴药物有硝基咪唑类,如甲硝唑、替硝唑等。慢性阿米巴病及无症状的带虫者可选用双喹啉。

2.对症治疗 对频繁腹泻伴明显腹痛者,可给予颠茄合剂或肌内注射阿托品等解痉剂,也可采用腹部热敷等方法以缓解不适。混合细菌感染时,加用抗生素。

3.并发症的治疗 对较大肝脓肿,在应用抗生素治疗同时应作穿刺引流;对内科治疗无效、已破溃的肝脓肿、并发细菌混合感染应用抗生素治疗无效者,应手术治疗。

【护理】

（一）护理评估

1.健康史 询问病人的职业以及饮食、起居条件、工作居住地等流行病学资料。

2.身体状况

（1）症状 有无腹痛、腹泻、腹痛、腹胀、腹部压痛等胃肠道症状。

（2）体征 有无消瘦、贫血等营养不良的体征。

（3）实验室及其他检查 了解病人血常规、粪便检查、血清学等检查是否符合上述检查结果。

3.心理-社会状况 了解疾病所致生理功能变化的心理感受;疾病对病人的学习、工作和日常生活的影响。了解病人对疾病知识的认知程度,对有关疾病及其保健知识有何需求;根据病人的个性特征等,观察病人对疾病的心理活动特点或情绪反应;社会支持系统的评估,病人家庭成员的文化、教育背景、经济收入、关系是否和睦,对病人病情的了解及关心、支持程度等。

（二）护理诊断/问题

1.腹泻 与溶组织内阿米巴感染导致肠道病变有关。

2.疼痛:腹痛/肝区痛 与肠道阿米巴感染,导致肠壁受损有关/与肝脏液化、坏死、脓肿形成有关。

3.营养失调:低于机体需要量 与进食少、肠道吸收功能下降、腹泻有关。

4.潜在并发症 肠出血、肠穿孔、肠梗阻。

5.体温过高 与肝脓肿形成、大量坏死物质等致热源释放入血有关。

（三）护理目标

病人临床症状缓解;体重恢复并维持正常;未出现并发症。

（四）护理措施

1.休息与隔离 急性病人应卧床休息。执行消化道隔离。

2.饮食护理　急性病人给流质或少渣软食;慢性病人应加强营养,注意避免刺激性食物。

3.病情观察　观察生命体征的变化;注意每日大便次数、量、性状,是否伴有出血;严密监测有无突然发生的腹痛、腹肌紧张、腹部压痛等肠穿孔表现;重症病人由于频繁腹泻,可导致水和电解质大量丢失,甚至并发休克,应密切观察血压的变化和脱水的征兆;观察有无阵发性腹部绞痛,伴呕吐、腹胀、肠鸣音亢进等肠梗阻表现。如果是肝脓肿,应注意体温变化、疼痛的性质、部位、有无放射痛和持续时间;有无脓肿向周围组织穿破的征兆,如咳嗽、气急、局部软组织水肿、腹膜刺激征等。

4.用药护理　遵医嘱给药,应注意观察药物疗效及不良反应等。使用硝基咪唑类,主要以胃肠道反应为主,如恶心、腹痛、腹泻、口中金属味等。妊娠3个月内和哺乳期妇女禁用。不能口服者可静脉滴注。

5.对症护理　频繁腹泻注意保持病人肛周皮肤的清洁干燥,防止破损。

6.粪便标本采集　宜采集新鲜大便标本,挑选血、黏液部分立即送检;留取标本容器应清洁,不应混有尿液及消毒液;气温低时,让病人便于温水清洗过的便盆中,以防滋养体死亡。对服用油类、钡剂、铋剂者,应在停服药物3日之后留取粪便标本送检;需反复多次送检。

7.肝穿刺引流护理　穿刺最好于抗阿米巴药物治疗2～4天后进行。肝穿刺抽脓可防止脓肿破溃,并可加速愈合。向病人介绍肝穿刺引流术,消除病人紧张心理,取得病人合作。协助病人做好术前各项检查,术前一日训练病人平静呼吸下屏气的方法。术中严密观察病人的生命体征及反应。每次穿刺应尽量将脓液抽净,脓液量在200ml以上者常需在3～5天后重复抽吸。注意观察并记录脓液的性质、颜色、气味、量,及时将脓液送检。术后嘱病人禁食2小时,卧床休息6～8小时,密切观察血压、脉搏及面色,注意有无出血情况,发现异常及时报告医生。

（五）健康教育

1.疾病宣教　向病人讲解阿米巴病的知识。改善公共卫生条件,加强粪便管理或无害化处理,保护水源,防止污染,消灭苍蝇、蟑螂等传播媒介。养成良好的个人卫生习惯,避免食用污染的食物和水,不吃未洗净或未煮熟的蔬菜。饭前便后要洗手。餐饮业工作者应定期体检,发现慢性病人或排包囊者,应接受治疗,确认痊愈后,方能恢复饮食业工作。

2.指导出院后生活和治疗　解释消化道隔离和坚持用药的重要性,症状消失后连续3次粪便检查,滋养体和包囊阴性后方可解除隔离。告知病人在治疗期间加强营养,禁饮酒,防止暴饮暴食,避免受凉、劳累,出院后3个月内应每月复查大便1次。

（六）护理评价

病人症状是否改善,体重是否增加,是否出现并发症,是否了解阿米巴相关的知识。

二、疟疾病人的护理

【疾病概要】

疟疾(malaria)是由人类疟原虫感染引起的寄生虫病,主要由雌性按蚊叮咬传播。临床特点为间歇性定时发作的寒战、高热、继以大汗而缓解,常有脾肿大与贫血。

（一）病原学

寄生于人类的疟原虫有 4 种,即间日疟原虫、三日疟原虫、恶性疟原虫和卵形疟原虫。疟疾的病原体为寄生于人体红细胞的疟原虫,其生活史包括 2 个阶段,即在人体内进行的无性繁殖阶段和在蚊体内进行的有性生殖阶段。人是中间宿主,蚊为终末宿主。

（二）流行病学

1.传染源　疟疾病人和带疟原虫者。

2.传播途径　雌性按蚊是主要传播媒介,经叮咬人体是传播途径。极少数病例可因输带疟原虫的血液后而发病。

3.人群易感性　人群普遍易感,感染后有一定免疫力,但不持久。各型之间无交叉免疫。

4.流行特征　疟疾主要流行在热带和亚热带,其次为温带。发病以夏秋季为多,在热带和亚热带则不受季节限制。

（三）发病机制

疟原虫侵入人体后经血流侵入肝细胞内寄生、繁殖,成熟后又侵入红细胞内繁殖,此时并不引起症状。当红细胞被裂殖子胀破后,大量的裂殖子、疟色素和代谢产物及变性血红蛋白进入血液,引起临床发作。进入血中的裂殖子部分可再侵入其他红细胞,又进行新一轮裂体增殖,不断如此循环,引起本病间歇性的临床发作。因各种疟原虫裂殖体成熟所需时间不同,故发作的周期性也随之而异。反复多次发作,可因大量红细胞破坏而出现贫血。

（四）临床表现

1.症状与体征　潜伏期:间日疟、卵形疟 13～15 天,可长达 8～14 个月;恶性疟 7～12 天;三日疟 24～30 天。

(1)典型发作　疟疾发病的特点为周期性间歇性发作,典型症状表现为突发的寒战高热,病程可分为四期。

1)前驱期:表现为疲倦、乏力、头痛、肌肉酸痛、食欲减退等。

2)寒战期:骤感畏寒,先为四肢末端发凉,迅觉背部发冷,继而周身寒战,面色苍白、口唇发绀,持续约 10 分钟甚至 1 小时。

3)高热期:持续 2～6 小时,体温迅速上升,可达 40℃以上,全身酸痛乏力、面色潮红、周身燥热、结膜充血,脉搏快速有力,头痛如裂,但神志清楚,无明显中毒症状。严重者可发生抽搐及昏迷。

4)大汗期:高热之后,全身大量出汗,体温骤降至正常。自觉症状缓解,但仍感明显乏力。持续1～2小时后进入间歇期。

在疟疾初发时,发热可不规则。一般发作数次以后,才呈周期性发作。反复发作造成大量红细胞破坏而出现不同程度的贫血。多次发作后肝、脾可明显肿大、压痛,慢性者质地可变硬。

(2)凶险发作 常由恶性疟疾引起,偶可因间日疟或三日疟发生。临床上主要有脑型、胃肠型、超高热型、厥冷型,其中脑型最常见且病死率高。主要的临床表现为剧烈头痛、高热,常出现不同程度的意识障碍、抽搐。查体可见肝脾肿大、贫血、黄疸、皮肤出血点,脑膜刺激征阳性,可出现病理反射。

(3)复发 间日疟及卵形疟病人常有复发。

(4)并发症 黑尿热,是一种急性血管溶血,重者发生急性肾功能不全。临床以骤起、寒战高热、腰痛、酱油色尿、排尿刺痛感以及严重贫血、黄疸,蛋白,管型尿为特点。其原因可能是与自身免疫反应、使用抗疟药药物(如奎宁及伯氨喹)、G-6-P脱氢酶缺乏、疟原虫释放的毒素等有关。

2.实验室及其他检查

(1)血象 贫血,白细胞正常或减少,大单核细胞可增高。

(2)疟原虫检查 是确诊的依据。①血涂片:厚片寻找疟原虫增加阳性率;薄片鉴定疟原虫种类。②骨髓穿刺涂片:阳性率高。

(3)血清学检查 主要用于流行病学检查。

(五)治疗要点

1.抗疟原虫治疗

(1)氯喹 控制发作首选(杀灭红细胞内裂殖体),口服吸收快,排泄慢,作用持久,副作用轻,老年人和心脏病者慎用。

(2)伯安喹 控制复发(杀灭肝细胞内裂殖体、"休眠子"),防止传播(杀灭各型配子体)。不能单独控制发作(对红细胞内裂殖体作用差)。副作用有头晕、恶心呕吐、腹痛、发绀等。

其他药物有青蒿素衍生物(如蒿甲醚针剂、青蒿琥酯)、甲氟喹、磷酸咯萘啶,可用于对氯喹耐药发作的治疗。凶险型疟疾发作时静脉给药。主要用于预防的药物有氯喹、甲氟喹、乙氨嘧啶等。

2.对症治疗 高热者以物理降温为主,体温过高者可加用糖皮质激素等。20%甘露醇静脉注射可减轻脑水肿,昏迷病人应及早应用抗生素预防感染,伴有严重贫血时应输新鲜血液。

【护理】

(一)护理评估

1.健康史 患病及治疗经过,病人患病的起始情况和时间,主要症状;症状出现的时间;评估病人生活、工作地是不是疫区,有无被蚊虫叮咬或输血史。

2.身体状况

(1)症状 病人是否发热,热型如何。

（2）体征 病人生命体征变化，意识状态，是否面色苍白、口唇发绀、黄疸，有无出血点，是否肝大、脾大、脑膜刺激征、病理反射是否阳性。

（3）实验室及其他检查 了解病人血常规、尿液、血涂片、骨髓涂片、血清学等检查结果。

3.心理—社会状况 了解病人对疾病知识的认知程度，对有关疾病知识有何需求；根据病人的个性特征等，观察病人对疾病的心理活动特点或情绪反应；社会支持系统的评估。

（二）护理诊断/问题

1.体温过高 与疟原虫感染、大量致热源释放入血有关。

2.潜在并发症 惊厥、脑疝、黑尿热。

（三）护理目标

病人体温下降；病人未出现并发症。

（四）护理措施

1.休息与隔离 发作期间应卧床休息，执行昆虫隔离。

2.饮食护理 能进食者给予高热量的流质或半流质饮食。有呕吐、不能进食者，静脉补充液体。发作间歇期，给予高热量、高蛋白质、高维生素、含丰富铁质的食物，纠正贫血。

3.病情观察 对初次进入疟区的人员、年龄较小的恶性疟病人作重点观察。严密观察生命体征的变化，尤其注意热型、体温的升降方式，定时记录体温变化；观察面色，注意有无贫血的征象；对发作凶险的病人，尤其注意神志的变化、头痛、呕吐、抽搐等情况。

4.用药护理 遵医嘱使用抗疟药，观察药物疗效及不良反应。口服氯喹可引起头晕、食欲不振、恶心、呕吐、腹泻、皮肤瘙痒等。指导病人饭后服药，减少对胃肠道刺激。另外，氯喹和奎宁静注可引起血压下降及心脏传导阻滞，严重者可出现心脏骤停，故使用时应控制静滴速度，以每分钟 40～50 滴为宜，并密切监测血压、脉搏改变。如有严重反应者应立即停止滴注，禁忌静脉推注。联合应用伯氨喹可防止复发，但应注意有否头晕、恶心、呕吐、发绀等副作用，一旦出现严重毒性反应，应立即停药，报告医生。嘱病人多饮水促进药物排泄。

5.黑尿热病人的护理 立即停用奎宁或伯氨喹等导致黑尿热的药物；减少不必要的搬动，避免诱发心衰，给予吸氧；遵医嘱应用氢化可的松、5％碳酸氢钠等药物，以减轻溶血和肾损害；记录 24 小时出入量，尤其观察尿量变化，及时发现肾衰竭。

（五）健康教育

1.疾病知识宣教 对病人进行疾病知识教育；加强防蚊、灭蚊措施等；对疟疾高发区健康人群及流行季节出入流行区的易感人群，应预防性服药。

2.出院指导 指导病人出院后应定期随访，反复发作时，应迅速到医院复查。对 1～2 年内有疟疾发作史及血中查到疟原虫者，在流行季节前 1 个月给予抗复发治疗，以后每 3 个月随访 1 次，直至 2 年内无复发为止。

（六）护理评价

病人症状是否改善，是否出现并发症，是否熟悉疟疾相关知识。

本节小结

1.阿米巴病是由溶组织内阿米巴原虫感染引起的一种寄生虫病;主要传染源为粪便中持续排出包囊的人群,经口传播,普遍易感。好发部位为盲肠、升结肠;肠外好发部位是肝脏。临床表现:轻度腹泻、腹痛,常反复发作,可出现肠梗阻症状。肝阿米巴主要表现为发热、肝大、肝区痛及压痛。护理措施重点是粪便标本采集、腹泻的护理、肝穿刺护理和健康教育。

2.疟疾是疟原虫经按蚊叮咬传播的传染病;主要传染源为疟疾病人和带疟原虫者,经蚊虫叮咬传播,普遍易感。临床特点为间歇性发作的寒战、高热、继以大汗而缓解,常有脾肿大与贫血。治疗首选氯喹控制发作。护理措施重点是病情观察、对症护理和健康教育。

本节关键词:阿米巴病;肝阿米巴;肠阿米巴病;腹泻、腹痛;果酱样黏液脓血便;疟疾;寒战;高热、贫血;氯喹

课后思考

1.针对即将出院的阿米巴病病人应如何宣教?
2.疟疾的用药护理要注意哪些?

(项　茹)

第六节　蠕虫感染病人的护理

本节学习目标

1.掌握日本血吸虫病、钩虫病、绦虫病、囊尾蚴病的流行病学、临床表现、主要护理诊断/问题、护理措施,能够对日本血吸虫病病人进行健康指导。
2.熟悉日本血吸虫病、钩虫病、绦虫病、囊尾蚴病的实验室检查及治疗。
3.了解日本血吸虫病、钩虫病、绦虫病、囊尾蚴病的病因和发病机理。
4.体现护士的爱伤精神和人文关怀,尊重病人的身心需求。

一、日本血吸虫病病人的护理

【疾病概要】

日本血吸虫病(schistosomiasis japonicum)是由日本血吸虫寄生在门静脉系统所引起的疾病。急性期主要表现为发热、肝大、腹泻或脓血便、血中嗜酸性粒细胞增多;慢性期以肝脾

大为主；晚期则以门静脉高压、巨脾和腹水为主要表现。

（一）病原学

日本血吸虫成虫主要寄生于人或其他哺乳动物的门静脉系统，在肠壁黏膜下层的末梢静脉内产卵，大多数虫卵沉积于肠黏膜和肝组织内，少数虫卵进入肠腔随病人或病畜粪便排出体外，入水后如温度适宜则孵化成毛蚴。毛蚴浮游于水中，遇中间宿主钉螺时即发育成具有传染性的尾蚴，并逸出。当人、畜接触疫水时，尾蚴很快从皮肤或黏膜侵入，脱尾形成童虫，随血流经心、肺进入肝，最后发育成成虫，又逆血流移行至肠系膜下静脉内产卵。在日本血吸虫的生活史中，人是终宿主，钉螺是必需的唯一中间宿主。

（二）流行病学

1. 传染源　主要是受感染的人和动物，如牛、羊、猪、野鼠等。

2. 传播途径　接触疫水传播。传播需要 3 个必要条件：①含血吸虫卵的粪便污染水源。②钉螺的存在。③人体因接触含尾蚴的疫水而感染。

3. 人群易感性　人普遍易感。病人以农民、渔民为多，男比女多，5 岁以下儿童感染率低。感染率随年龄增加而升高，10～20 岁组为最高。

4. 流行特征　夏秋二季最易感染，钉螺分布为湖沼、水网和山丘 3 种地区，湖沼区血吸虫病最严重，人们易于与疫水接触，急性很常见。感染后有部分免疫力。

（三）发病机制与病理

虫卵是血吸虫病的主要致病阶段。虫卵主要沉积于肝及结肠肠壁等处，引起的肉芽肿和纤维化是血吸虫病的主要病变。

（四）临床表现

1. 症状与体征　临床表现复杂多样，因病期、感染程度、虫卵沉积部位以及人体的免疫应答而异，可分为急性、慢性、晚期血吸虫病和异位损害。

（1）急性血吸虫病　发生于夏秋季，以 7～9 月为常见。病人常有明确的疫水接触史，常为初次重度感染者。约半数病人在尾蚴侵入部位出现蚤咬样红色皮损，2～3 天自行消退。潜伏期长短不一（23～73 天），但以 1 个月左右居多。起病较急。

1）发热：病人均有发热。热型以间歇型最常见，弛张热及不规则低热次之；稽留热者均为重型，但少见；病人一般无显著毒血症症状；重型病人可有意识淡漠、重听、腹胀等。相对缓脉亦多见，故易误诊为伤寒。发热期限短者仅 2 周，大多数为 1 个月左右，重型病人发热可长达数月，称为重症迁延型，可伴有严重贫血，消瘦浮肿，甚至呈恶液质状态。

2）过敏反应：荨麻疹多见，血管神经性水肿，全身淋巴结轻度肿大等。血中嗜酸粒细胞常显著增多，具有重要诊断参考价值。

3）消化道症状：腹痛、腹泻常见，有时腹泻与便秘交替。仅 10% 有脓血便。重型病人腹部有压痛与柔韧感，有腹水形成。

4）其他：肝脾肿大，呼吸道症状等。

（2）慢性血吸虫病　90％的血吸虫病人为慢性血吸虫病。

1）无症状病人：最多见，仅在粪便普查或因其他疾病就医时发现虫卵而确诊。

2）有症状病人：以腹痛、腹泻为常见，每日2～3次稀便，偶尔带血。重型病人有持续性脓血便，伴里急后重，常有肝脾肿大。

（3）晚期血吸虫病　主要是血吸虫性肝纤维化，一般在感染后5年左右发生。

根据其主要临床症状分为三型：

1）巨脾型：最为常见，均伴有脾功能亢进。

2）腹水型：腹水是晚期血吸虫病肝功能失代偿的表现。腹水形成与门静脉阻塞、低白蛋白血症及继发性醛固醇增多引起水、钠潴留有关，伴有腹胀、浮肿和尿少。

3）侏儒型：现已少见。儿童和青少年因反复重度感染使肝脏生长素介质减少，影响其生长发育而引起侏儒症。病人身材呈比例性矮小，性器官不发育，类似于垂体性侏儒症。

（4）异位血吸虫病　是虫卵沉积在门静脉系统以外脏器所引起的损害，以脑型和肺型多见，表现为脑膜炎刺激征或癫痫发作、肺间质性病变等。

（5）并发症

1）肝硬化晚期的并发症：消化道大出血，消化道大出血引起休克、肝性脑病、腹水。部分腹水型可并发原发性腹膜炎与革兰阴性杆菌败血症。

2）肠道并发症：以阑尾炎多见。此外，血吸虫病引起的肠腔狭窄和结肠癌，可导致肠梗阻。

2.实验室及其他检查

（1）血象　一般病人白细胞总数增多，嗜酸性粒细胞明显增多。

（2）肝功检查　急性血吸虫病球蛋白显著增高、ALT轻度增高，慢性者大多正常，晚期白蛋白减少。

（3）病原学检查　是诊断血吸虫病最重要的依据。

1）粪检查虫卵：粪便内检查虫卵和孵出毛蚴是确诊血吸虫病的直接依据。首选水洗沉淀法加毛蚴孵化法，直接涂片法适于急性期。

2）直肠黏膜活检：晚期病人肠壁增厚、虫卵排出受阻，粪便中不易查获虫卵。以距肛门8～10cm背侧黏膜处取材阳性率最高。

3）免疫学检查：皮内试验，检测抗原、抗体等。

（4）影像学检查　B超、CT扫描可判断肝纤维化、肝硬化程度及脾脏大小。

（四）治疗要点

首选药物是吡喹酮，可用于各型血吸虫病人。急性血吸虫病者应积极住院治疗，卧床休息，采取降温措施，重症病人应加强营养，注意水、电解质平衡。对晚期者应按肝硬化采取综合治疗的措施。

【护理】

（一）护理评估

1.健康史　评估病人生活工作地是不是疫区，有无接触疫水史。

2.身体状况

(1)症状 是否有发热、荨麻疹、血管神经性水肿、腹痛、腹胀、腹泻等表现;是否有癫痫发作。

(2)体征 有无意识改变,是否消瘦、贫血、全身淋巴结轻度肿大;是否有腹部膨隆、腹壁静脉曲张、肝脾大、腹水等肝硬化表现。

(3)实验室及其他检查 了解病人血常规、肝功能、粪便、组织活检、血清学检查结果。

3.心理-社会状况 对于疾病所致生理功能变化的心理感受;疾病对病人的学习、工作和日常生活的影响。了解病人对疾病知识的认知程度,对有关疾病知识有何需求;根据病人的个性特征等,观察病人对疾病的心理活动特点或情绪反应;社会支持系统的评估。

(二)护理诊断/问题

1.体温过高 与血吸虫急性感染后虫卵和毒素作用有关。

2.营养失调:低于机体需要量 与血吸虫病引起结肠、肝脏病变有关。

3.体液过多:腹水 与血吸虫性肝硬化致门静脉高压有关。

4.腹泻 与结肠、直肠病变有关。

5.活动无耐力 与长期发热、肝脏病变有关。

(三)护理目标

体温下降、腹泻停止、腹水减轻;体重逐渐增加、活动耐力增强。

(四)护理措施

1.休息 急性期卧床休息,避免劳累。

2.饮食护理 补充营养,鼓励病人多食高蛋白质、高维生素、易消化、少粗纤维的食物,多饮水,必要时静脉补充营养。

3.病情观察 观察生命体征的变化,观察有无呕血、黑便、意识障碍等上消化道出血、肝性脑病的表现。

4.用药护理 服用吡喹酮一般每日 2 次,即上午 10 时及晚上 20 时,体质弱、反应重者则每日 3 次,即上午 9 时,午后 14 时及晚上 20 时。吡喹酮的常见反应有头昏、乏力、腰腿酸等,有时会出现视力模糊、频繁早搏等,重者可有共济失调、下肢弛缓性瘫痪、昏厥等。治疗期间应密切观察病情,嘱病人不得饮酒,注意休息。

5.对症护理 对初入院的发热病人,一般不随意使用退热药,为配合抗虫药物治疗,再酌情考虑物理降温或激素退热。此外,应及时补充水、电解质,常用温水擦身,勤换衣裤被服,保持室内空气新鲜。

(五)健康教育

1.积极进行知识宣传

(1)控制传染源 流行区对病人、病畜进行普查普治。在重流行区采用人畜同步化治疗。每年冬季集中治疗,重点人群包括水上作业和流行季节频繁接触疫水者用吡喹酮 40mg/kg 一剂疗法。每年春秋对耕牛各治 1 次,剂量按 30mg/kg 计算,一次灌服。

（2）切断传播途径　消灭钉螺是关键。粪便无害化处理，保护水源，改善用水。

（3）保护易感人群　不在疫水中游泳、戏水。加强个人防护，如用防护剂涂抹入水肢体，或穿长筒靴、防护裤、戴手套，必要时可预防性服药。

2.病人出院指导　注意生活规律，增加营养，避免使用损肝药物，限制吸烟、饮酒。

（六）护理评价

病人症状是否改善，有无出现并发症；是否熟悉血吸虫病相关知识。

本节小结

日本血吸虫病的传染源主要是受感染的人和动物，通过接触疫水感染，人群普遍易感。临床特点：急性期主要表现为发热、肝大、腹泻或脓血便、血中嗜酸性粒细胞增多；慢性期以肝脾大为主；晚期则以门静脉高压、巨脾和腹水为主要表现。首选治疗药物是吡喹酮。重点护理措施是病情观察、对症护理和健康教育。

本节关键词：日本血吸虫病；脾大；吡喹酮

二、钩虫病病人的护理

【疾病概要】

钩虫病（ancylostomiasis）是十二指肠钩虫和（或）美洲钩虫寄生于人体小肠所致的疾病。临床以贫血、营养不良和胃肠功能紊乱为主要表现。轻者可无症状，成为钩虫感染；重者可致儿童发育障碍、心功能不全等。

（一）病原学

钩虫（十二指肠钩虫和美洲钩虫）生活史包括虫卵、幼虫（可分为杆状蚴和丝状蚴）、成虫3个阶段。成虫约1cm，其前端较细，有一口囊，雌雄异体。成虫寄居于人体小肠上段，以空肠为主。虫卵椭圆形，中等大小，壳薄，无色透明。虫卵随粪便排出体外，在适当温湿度的土壤中孵化为杆状蚴。约1周经杆状蚴发育成具有感染力的丝状蚴，丝状蚴依靠体内贮存的营养物质存活，多生活在距离地面约1~2cm的表浅土壤层内，并常呈聚集性活动。此期幼虫的抵抗力很强，在温湿度适宜的土壤中可活15周左右，但多数因在自然环境中受阳光等因素的影响，生活3~4周后自行死亡。

丝状蚴接触人体即钻入皮肤，随血液流经右心到肺，穿透肺泡毛细血管后循支气管、气管而达咽喉部，然后被吞入胃，到达小肠。钩蚴主要在空肠、少数在十二指肠及回肠中上段内发育为成虫。自丝状蚴侵入皮肤至成虫在肠内产卵需5~7周。

（二）流行病学

1.传染源　病人、病兽、病畜或带虫并排虫卵者均为本病传染源。

2.传播途径　皮肤接触感染为主，手指间和脚趾间的皮肤是最常见的侵入部位。农田作业是感染的重要来源，亦可因进食含有丝状蚴的生蔬菜或饮用生水直接经口感染。

3.人群易感性　人群普遍易感,且可多次重复感染。

4.流行特征　本病可见于世界各地,尤其是热带及亚热带地区,农村高于城市。夏秋季为感染的高峰季节。种植水稻、红薯、玉米、桑、甘蔗、棉、烟和咖啡等及采桑时人体有较多与丝状蚴接触的机会,因而易引起感染。矿井下也是感染钩虫的场所。

（三）发病机制与病理

丝状蚴侵入皮肤后1小时内引发宿主局部皮肤Ⅰ型超敏反应,临床上表现为钩蚴性皮炎。当钩蚴穿过肺毛细血管进入肺泡时,可引起肺间质和肺泡壁的点状出血与炎性渗出,重症者可引发支气管肺炎。

钩虫对人体的危害主要是成虫吸血。钩虫成虫口囊内的钩齿和板齿咬附在肠黏膜上,引起损伤、溃疡及成片的出血性淤斑,可累及黏膜下层甚至肌层。钩虫以血为食,通过口囊抽筒作用泵吸血液;钩虫头腺分泌抗凝素,使伤口不易愈合,加上虫体不断更换咬附部位,造成多个出血部位,伤口渗血比其吸血量还多;此外,虫体活动可造成组织、血管的损伤,也可引起血液的流失。

（四）临床表现

1.症状与体征

（1）钩蚴成虫所致病变及症状

1）钩蚴性皮炎:感染期蚴钻入皮肤后,数十分钟内病人局部皮肤有针刺、灼烧感,奇痒难忍,进而可有丘疹出现,1~2日内出现红肿及水疱;搔破后可有浅黄色液体流出。继发感染后可形成脓疱,最后结痂愈合。多见于与泥土接触的手指、足趾间,也见于手、足的背部。

2）呼吸道症状（钩蚴性肺炎）:病人症状有咳嗽、痰中有血,并可伴有畏寒、发热等全身症状。严重时可持续干咳和哮喘。

（2）成虫所致病变及症状

1）消化道症状:病人在感染后30~60天逐渐出现上腹不适及隐痛,后发展为恶心、呕吐、腹泻等。可引起消化道出血,以黑便、柏油样便和血水样便为主,临床上常被误诊为消化道溃疡出血。

2）贫血:钩虫对人体的主要危害。表现有皮肤蜡黄、黏膜苍白、头昏眼花、耳鸣、乏力、心悸和气促等。长期严重贫血可引起心前区杂音、心率增快、心脏扩大、甚至心功能不全等心血管系统症状。重症患者由于血浆蛋白丧失常有不同程度的颜面、下肢甚至全身浮肿或腹水。

3）其他:如"异嗜症"、停经或不育、早产或死胎等。

2.实验室及其他检查

（1）血象　低色素小细胞性贫血;嗜酸性粒细胞轻度降低。

（2）骨髓象　造血旺盛现象。

（3）粪便检查　常用直接涂片法和饱和盐水浮聚法,查见虫卵可确诊本病。

（五）治疗要点

钩蚴感染后24小时内,局部可用左旋咪唑涂擦剂或15%噻苯唑软膏涂擦治疗钩蚴性皮炎;驱虫治疗可选用阿苯达唑(肠虫清)或甲苯咪唑;针对贫血和低蛋白血症给予积极治疗,补充足量的铁剂,给予维生素 C、维生素 B_{12}、叶酸、高蛋白质饮食等。

【护理】

(一)护理评估

1. 健康史　询问病人生活工作地是不是疫区,有无接触史。

2. 身体状况

(1)症状　评估病人有无有上腹不适、恶心、呕吐、腹泻、黑便、咳嗽、咯血、哮喘,及出现手足瘙痒、丘疹、红肿、水疱、脓疱等表现。

(2)体征　病人是否消瘦、贫血、发育不良,是否喜食生米、生豆,甚至泥土、煤渣、破布等,是否咳嗽、咯血、哮喘。

(3)实验室及其他检查　了解病人血常规、骨髓、粪便等检查结果。

3. 心理—社会状况　了解病人对疾病知识的认知程度,对有关疾病知识有何需求;根据病人的个性特征等,观察病人对疾病的心理活动特点或情绪反应;了解社会支持系统的情况。

(二)护理诊断/问题

1. 活动无耐力　与钩虫病慢性失血导致贫血有关。

2. 营养失调:低于机体需要量　与血吸虫病引起结肠、肝脏病变有关。

3. 皮肤完整性受损　与钩虫感染所致皮肤瘙痒有关。

(三)护理目标

病人食欲增加,体重逐渐增加、活动耐力增强;病人皮肤保持完整。

(四)护理措施

1. 休息　贫血程度较重者,应卧床休息。应加强生活护理,防止并发感染。

2. 饮食护理　给予高蛋白质、高热量、高维生素、含铁丰富的食物,增强机体抵抗力。驱虫期间宜给予半流质饮食,忌食油腻及粗纤维食物。

3. 病情观察　观察局部皮疹、病人食欲和进食情况,有无消化不良、腹泻、消化道出血等。注意有无神经精神症状、呼吸系统症状,以及病人是否有贫血的症状体征,严重贫血者应观察心功能的变化。

4. 用药护理　应用苯咪唑类药驱虫治疗时,应观察病人有无头晕、恶心、腹痛、腹泻等副作用。严重贫血者应先纠正贫血再驱虫治疗,以免加重不良反应。在输血或输液时,每分钟滴数应控制在 30 滴以内,以免诱发心衰。

(五)健康教育

开展钩虫病的卫生宣传工作,尤其在疫区应向群众解释钩虫病的感染过程。指出使用新鲜粪便施肥的危害性和加强粪便无害化处理的必要性,加强个人防护,改革耕作方法,尽量避免赤足下田劳动,不生吃蔬菜,防止钩蚴入侵。向病人及家属介绍钩虫病的临床经过和治疗方法,指导病人服药的方法、注意事项及遵医嘱服药的重要性。治疗后1个月内复查大便,如有钩虫卵,应重复驱虫。

(六)护理评价

病人症状是否改善;是否熟悉钩虫病相关知识。

本节小结

钩虫病是由十二指肠钩口线虫和(或)美洲板口线虫寄生于人体小肠所引起的肠道寄生虫病。病人、病兽、病畜或带虫并排虫卵者均为本病传染源,以皮肤接触感染为主,人群普遍易感。临床以贫血、营养不良和胃肠功能紊乱为主要表现。治疗要点为驱虫和对症处理。重点护理措施是病情观察、对症护理和健康教育。

本节关键词:钩虫病;贫血

三、肠绦虫病与囊尾蚴病病人的护理

【疾病概要】

肠绦虫病(intestinal taeniasis)是各种绦虫成虫寄生于人体小肠所引起的疾病总称。我国常见的有猪带绦虫病和牛带绦虫病。囊尾蚴病(cysticercosis)又称囊虫病,是猪带绦虫的囊尾蚴寄生于人体皮下组织、肌肉和中枢神经系统等所致,以寄生在脑组织最为严重。囊尾蚴病主要表现为癫痫、皮下结节、视力减退等症状。

(一)病原学

人是猪带绦虫的中间宿主和终宿主,是牛带绦虫的终宿主。猪肉绦虫成虫寄生于人的小肠。妊娠节片内充满虫卵。虫卵和妊娠节片随粪便排出体外,被牛或猪(中间宿主)吞食后,在十二指肠内孵出六钩蚴,六钩蚴钻破肠壁,随血流散布至全身,主要在骨骼肌内发育为囊尾蚴。当人摄食含有活囊尾蚴的牛肉或猪肉("米猪肉")后,囊尾蚴在小肠内伸出头节,长出节片经10~12周发育为成虫。

(二)流行病学

1.传染源　人是猪肉绦虫和牛肉绦虫病唯一的传染源。猪肉绦虫病人是囊尾蚴病的唯一传染源。

2.传播途径　通过食入生或未熟的含有囊尾蚴的猪或牛肉感染。囊尾蚴病感染方式有异体感染与自体感染2种:

(1)异体感染　主要感染方式,系由于个人卫生和饮食卫生不好而经口感染。

(2)自体感染　是通过不洁的手把自体排出粪便中的虫卵带入口内受感染,或因呕吐反胃,致使肠内容物返入胃或十二指肠中,绦虫卵经消化液消化后,孵出六钩蚴随血流侵入组织,重复感染。

3.人群易感性　人群普遍易感,以青壮年为多。

4.流行特征　牛肉绦虫病主要流行于贵州、西藏、四川、广西、新疆、宁夏等少数民族地区,且常可呈地方性流行。东北、华北等地则猪肉绦虫病多见,且多为散发。

（三）发病机制与病理

猪肉绦虫与牛肉绦虫以小钩和（或）吸盘钩挂和（或）吸附在小肠黏膜上,引起局部损伤及炎症。多条绦虫寄生偶可导致不完全肠梗阻。

猪囊尾蚴在人体寄生的部位依次为皮下组织、肌肉、脑、眼、心、肝、肺、腹膜等,以侵犯脑部最严重。囊尾蚴长期在寄生组织内并不引起任何症状,临床活动期是由于宿主对幼虫死亡的炎性反应激发出来的。

（四）临床表现

1.猪肉绦虫病与牛肉绦虫病　有进食生或未熟的猪（牛）肉史。潜伏期一般为2～3个月。粪便中发现白色带状节或节片自肛门逸出常为最初和唯一的症状,半数病人有上腹隐痛、恶心、食欲不振、肛门瘙痒,少数病人则食欲亢进、消瘦、乏力,偶有头痛、头晕、磨牙等神经系统症状。

2.囊尾蚴病　常因寄生部位不同产生不同的临床表现。

（1）脑囊尾蚴病　①脑实质型:最常见。临床上以癫痫最为常见,约半数以上的病人表现为癫痫单纯大发作,且为唯一的首发症状,发作频度较低,多在3个月以上发作1次。弥漫性脑实质受累者常引起颅内压增高或器质性精神病。②脑室型:表现颅内高压,反复出现突发性体位性剧烈头痛、呕吐,甚至发生脑疝。③软脑膜型:表现为头痛、呕吐、颈强直、共济失调等症状。④脊髓型:表现有截瘫、感觉障碍、大小便潴留等。

（2）皮下及肌肉囊尾蚴病　约2/3的囊尾蚴病病人在皮下可触及0.5～1cm大小的圆形或椭圆形结节,多在头部、躯干及大腿内侧,数个至数百个不等,质坚韧似软骨,有弹性,无痛,与周围组织无粘连,严重者可引起假性肌肥大症。

（3）眼囊尾蚴病　最常寄生的部位在玻璃体和视网膜下。多为单眼感染。可出现眼前黑影飘动,视力减退等症,严重时可导致葡萄膜炎、视网膜脉络膜炎等。

3.实验室及其他检查

（1）病原检查　组织活检找到囊尾蚴可明确诊断;粪便直接涂片或集卵法找到绦虫卵可确诊;妊娠节片检查可鉴别绦虫种类。

（2）脑脊液检查　囊尾蚴病软脑膜型及弥漫性病变者脑脊液压力可增高。脑脊液细胞数和蛋白质轻度增加,糖和氯化物正常或略低。

（3）免疫学检查　ELISA或间接血凝法（IHA）检测血清或脑脊液中的特异性IgG抗体,有较高的特异性和敏感性,对脑囊尾蚴病的临床诊断和流行病学调查均有实用价值。

（4）影像学检查　颅脑MRI与CT可清楚显示脑内囊尾蚴阴影,阳性率高达90%以上。

（五）治疗要点

1.猪（牛）绦虫病的治疗　主要是驱虫治疗。治疗首选吡喹酮10～20mg/kg。此外可选甲苯咪唑 400mg,2 次/天,疗程 3 天。

　　2.囊尾蚴病的治疗

　　(1)药物治疗

　　1)阿苯达唑:为目前治疗囊尾蚴病的首选药物。按每日 18～20mg/kg,分 2 次口服,疗程 10 天。脑型病人需 2～3 个疗程,每疗程间隔 14～21 天。

　　2)吡喹酮:治疗囊尾蚴病有良好的效果。剂量为每日 40～60mg/kg,分 3 次口服,连服 3 天,总剂量为 120～180mg/kg,必要时 2～3 个月重复一疗程。

　　(2)手术治疗　　对眼囊尾蚴病者或脑室囊尾蚴病者,应先行手术摘除囊尾蚴,再给予驱虫药治疗,以防止驱虫后局部炎症反应导致视力障碍或脑室孔堵塞。

　　(3)对症治疗　　包括降颅内压、抗癫痫治疗和抗过敏性休克治疗。

【护理】

(一)护理评估

　　1.健康史　　询问病人生活、工作地是否疫区,是否有进食生或未熟的猪(牛)肉史。

　　2.身体状况

　　(1)症状与体征　　大便中有无白色带状节或节片,有无消化不良、肛门瘙痒,是否消瘦、乏力,有无头痛、头晕磨牙等神经系统症状。

　　(2)实验室及其他检查　　了解病人血常规、粪便等检查结果。

　　3.心理－社会状况　　了解病人对疾病知识的认知程度,对有关疾病知识有何需求;根据病人的个性特征等,评估病人对疾病的心理活动特点或情绪反应;社会支持系统。

(二)护理诊断/问题

　　1.疼痛:腹痛　　与绦虫寄生于小肠,导致胃肠功能障碍有关。

　　2.营养失调:低于机体需要量　　与绦虫长期寄生于肠道导致胃肠道功能紊乱有关。

　　3.潜在并发症　　肠梗阻、阑尾炎、颅内高压、视力障碍、痴呆等。

　　4.有受伤的危险　　与癫痫发作有关。

(三)护理目标

病人腹痛缓解,食欲增加,体重逐渐增加;病人未出现并发症。

(四)护理措施

　　1.休息　　贫血程度较重者,应卧床休息。加强生活护理,防止并发感染。

　　2.饮食护理　　给予高蛋白质、高热量、高维生素、含铁丰富的食物,增强机体抵抗力。驱虫期间宜给予半流质饮食,忌食油腻及粗纤维食物。

　　3.病情观察　　注意有无恶心、呕吐、腹痛,观察粪便中有无节片排出;有无肠梗阻、阑尾炎等并发症表现,服用驱虫药物后的反应等;有无头痛、癫痫、视力障碍、皮下结节等。

　　4.用药护理　　服药前一天晚餐进流质饮食,服药当日晨禁食。驱猪肉绦虫前先按医嘱给以氯丙嗪,以防止恶心、呕吐反应导致绦虫孕节片返流至十二指肠或胃,引起内源性感染囊尾蚴病。驱虫时应保持大便通畅,必要时遵医嘱服用泻药。天冷时便盆应加温水,以免绦虫遇冷回缩。排虫过程中不要用手拉,以免拉断,如虫体长时间悬挂不能排出,可用温水灌肠,使虫体完整排出。服用驱虫药后,留取 24 小时大便,以便寻找绦虫虫体与头节。

脑囊尾蚴病的治疗主要应用阿苯哒唑和吡喹酮,在服药过程中由于虫体死亡后可引起癫痫发作、发热、头痛、头晕或伴有恶心呕吐、急性炎症反应,可造成脑水肿,导致颅内压急剧升高,严重者可引起脑疝。眼囊尾蚴病在服药过程中由于虫体死亡后即可引起剧烈的炎性刺激而激发视网膜炎症,造成玻璃体混浊,或并发白内障、青光眼,终致眼球萎缩而失明。治疗过程中如有不适,应及时告知医护人员给予对症处理,以便顺利完成抗囊尾蚴药物治疗。

(五)健康教育

在流行区重点开展绦虫病的卫生宣传,目的是改变不良的饮食习惯,不食生肉或未煮熟的肉,切生、熟食物的刀和砧板要分开,生食瓜果、蔬菜要清洗干净。宣传养成良好的个人卫生习惯,做到饭前、便后洗手。改变养猪和养牛的方式,建立圈养,并将人厕和猪、牛圈分开。卫生防疫部门应加强肉类检疫。

(六)护理评价

病人症状是否改善;是否熟悉绦虫病相关知识。

本节小结

我国常见的肠绦虫病有猪带绦虫病和牛带绦虫病。囊尾蚴病是猪带绦虫的囊尾蚴寄生于人体皮下组织、肌肉和中枢神经系统等所致,以寄生在脑组织最为严重。病人或带虫者为本病传染源,通过消化道传播,人群普遍易感。肠绦虫病临床特点:有进食生或未熟的猪(牛)肉史。粪便中发现白色带状节或节片自肛门逸出常为最初和唯一的症状,消化功能减退症。治疗要点为驱虫,首选吡喹酮。囊尾蚴病临床特点:表现为癫痫、皮下结节、视力减退等症状。治疗要点为驱虫,首选阿苯达唑。重点护理措施是病情观察、用药护理和健康教育。

本节关键词:肠绦虫病;囊尾蚴病

课后思考

1.针对即将出院的日本血吸虫病应如何宣教?

2.血吸虫引起肝硬化属于哪一类型肝硬化? 其致病机理有何不同?

(项 茹)

参考文献

[1] 陈文彬,潘祥林.诊断学[M],第7版.北京:人民卫生出版社,2008.

[2] 李玉林.病理学[M],第7版.北京:人民卫生出版社,2008.

[3] 陆再英,钟南山.内科学[M],第7版.北京:人民卫生出版社,2008.

[4] 尤黎明,吴瑛.内科护理学[M],北京:人民卫生出版社,2010.

[5] 李秋萍.内科护理学,第2版.北京:人民卫生出版社,2005.

[6] 杨绍基,任红.传染病学[M],第7版.北京:人民卫生出版社,2008.

[7] 吴江.神经病学[M],第2版.北京:人民卫生出版社,2006.

[8] 刘华平,李峥.内外科护理学[M].北京:人民卫生出版社,2006.

[9] 毕清泉,李惠萍.重症监护学[M].上海:第二军医大学出版社,2007.

[10] 王拥军.神经病学[M].北京:北京大学医学出版社,2009.

[11] 夏泉源,刘士生.内科护理学[M].北京:科学技术出版社,2010.

[12] 王颖,宋锦平,冯萍.传染科护理手册[M].北京:科学出版社,2010.

[13] 霍孝蓉.临床护理操作图解[M].南京:江苏科学技术出版社,2004.

[14] 刘杰.内科护理学[M],第2版.郑州:河南科技出版社,2008.

[15] 张静平,李秀敏.内科护理学[M].长沙:中南大学出版社,2010.

[16] 高健群,涂映,龚金根.内科护理学[M].南昌:江西科学技术出版社,2008.

[17] 马玉花.实用临床内科护理学[M].天津:天津科学技术出版社,2008.

[18] 盖英第.内科护理学[M].郑州:郑州大学出版社,2007.

[19] 王红梅.内科护理学实践指导[M].上海:第二军医大学出版社,2007.

[20] 张孟.内科护理学[M].合肥:安徽科学技术出版社,2009.

[21] 蒋明等.中华风湿病学[M].北京:华夏出版社,2004.

[22] 王立峰.内科护理学[M].西安:第四军医大学出版社,2005.

[23] 王拥军.神经病学[M].北京:北京大学医学出版社,2009.